Gerhard Böhme

Sprach-, Sprech-, Stimm- und Schluckstörungen

Band 1: Klinik

4., aktualisierte und erweiterte Auflage

ELSEVIER
URBAN & FISCHER

URBAN & FISCHER
München · Jena

Zuschriften und Kritik an:
Elsevier GmbH, Urban & Fischer Verlag, Lektorat Fachberufe, Karlstraße 45, 80333 München

Herausgeber:
Prof. Dr. med. habil. Gerhard Böhme
Facharzt für Hals-, Nasen- und Ohrenheilkunde
Facharzt für Phoniatrie und Pädaudiologie, FMH
Scharnitzer Straße 37
D-82166 Gräfelfing/München

Wichtiger Hinweis für den Benutzer
Die Erkenntnisse in der Medizin unterliegen laufendem Wandel durch Forschung und klinische Erfahrungen. Herausgeber und Autoren dieses Werkes haben große Sorgfalt darauf verwendet, dass die in diesem Werk gemachten therapeutischen Angaben (insbesondere hinsichtlich Indikation, Dosierung und unerwünschten Wirkungen) dem derzeitigen Wissensstand entsprechen. Das entbindet den Nutzer dieses Werkes aber nicht von der Verpflichtung, anhand der Beipackzettel zu verschreibender Präparate zu überprüfen, ob die dort gemachten Angaben von denen in diesem Buch abweichen und seine Verordnung in eigener Verantwortung zu treffen.

Bibliographische Information Der Deutschen Bibliothek
Der Deutschen Bibliothek verzeichnet diese Publikation in der Deutschen Nationalbibliografie; detaillierte bibliografische Daten sind im Internet über http://dnb.ddb.de abrufbar.

1. Auflage 1974
4. Auflage 2003

Der Urban & Fischer Verlag ist ein Imprint der Elsevier GmbH.

08 5 4 3 2

Um den Textfluss nicht zu stören, wurde bei Patienten und Berufsbezeichnungen entweder die grammatikalisch maskuline oder feminine Form gewählt. Selbstverständlich sind in diesen Fällen immer Frauen und Männer gemeint.

Lektorat: Anne Wiehage
Redaktion: Christine Pigors
Herstellung: Hildegard Graf
Satz: Mitterweger & Partner, Plankstadt
Druck: PrinterTrento, Trento/Italien
Umschlaggestaltung: Spiesz Design, Neu-Ulm
Titelillustration: Getty Images

ISBN 978-3-437-46950-3

Aktuelle Informationen finden Sie im Internet unter:
http://www.elsevier.de

Vorwort

Die ständige interdisziplinäre Weiterentwicklung von wissenschaftlichen Erkenntnissen auf dem Gebiet der Kommunikationsstörungen und Dysphagien macht eine Neuauflage des klinischen Lehrbuchs erforderlich. Die vorliegende 4. Auflage wurde umfassend aktualisiert und erweitert. Die farbige Bildausstattung wurde bewusst erweitert. Zusätzlich wurden neue Kapitel aufgenommen. Dabei handelt es sich um die Kapitel auditive Verarbeitungs- und Wahrnehmungsstörungen, Phonochirurgie sowie Kommunikationsstörungen und Dysphagie infolge Schlaganfall (einschließlich Stroke Units). Des Weiteren um das Kapitel Molekulargenetik bei Kommunikationsstörungen.

Eine enge Beziehung zum Band 2 (3. Auflage 2001) dieses Lehrbuches, die „Therapie der Sprach-, Sprech-, Stimm- und Schluckstörungen", wurde erneut angestrebt. Damit enthält das zweibändige Lehrbuch das Basiswissen für den Facharzt für Phoniatrie und Pädaudiologie, Hals-Nasen-Ohren-Heilkunde, Kopf- und Halschirurgie, (Neuro-)Pädiatrie, Neurologie, Neuropsychologie, Kinder- und Jugendpsychiatrie sowie für die Logopädie, Sprachheilpädagogik, klinische Sprechwissenschaft, Hörgeschädigtenpädagogik, Patho- und Psycholinguistik, Konzept Schlaffhorst-Andersen, Psychologie sowie Gesangspädagogik. Das Lehrbuch richtet sich – wie auch der Band 2 – bewusst an Studenten der oben genannten therapeutischen Berufe sowie ganz besonders an die Schüler der Lehranstalten für Logopädie und die Ausbildungsstätten für Sprachheilpädagogik.

Neue eigene Forschungsresultat wurden in mehrere Kapitel eingearbeitet. Es sei dabei auf Rekurrensparesen bei Bronchialkarzinom, paradoxen Stimmlippenbewegungen mit Stridor, der Stimmlippenschwingungsmodus mit Ultraschall sowie die Ultraschalldiagnostik bei Dysphagie – u. a. Ultraschall-Kinematographie der Zunge – hingewiesen. Aktuelle Überlegungen zu auditiven Verarbeitungs- und Wahrnehmungsstörungen konnten in dem vom Verfasser dieses Lehrbuchs im Jahr 2002 neu gegründeten „Interdisziplinären Arbeitskreis für auditive Verarbeitungs- und Wahrnehmungsstörungen im Kindesalter" (München) mit Mitgliedern gemeinsam diskutiert werden und haben den Inhalt des Lehrbuches mit beeinflusst.

Zahlreiche interdisziplinäre Gespräche haben sich fruchtbar auf das generell neu verfasste und erweiterte Lehrbuch der Kommunikationsstörungen und Dysphagien ausgewirkt. Auf diesem Wege möchte ich mich für die kritischen Anmerkungen bedanken, die ich gerne in die Bearbeitung aufgenommen habe. Für die freundlichen praktischen und wissenschaftlichen Anregungen darf ich mich besonders bei Herrn Professor M. Gross (Berlin) und Frau Dipl. Psychol. B. Wohlleben (Berlin) bedanken. Im Rahmen der seit 1998 gemeinsam durchgeführten Phoniatrie-Pädaudiologie-Kurse in Berlin konnte ich mit ihnen und vielen Kursteilnehmern in gemeinsamen Diskussionen wertvolle Anregungen erhalten, wofür ich mich sehr herzlich bedanken darf.

Herr Professor V. Bonkowsky (München), Herr Professor Dr. Chr. Hannig (München), Herr Professor M. Heinemann (Mainz), Herr Professor H. S. Johannsen (Ulm), Herr Professor E. Kruse (Göttingen) sowie Frau Dr. A. Wuttge-Hannig (München) haben mir freundlicherweise zahlreiche Anregungen gegeben, dafür danke ich vielmals. Frau Büttner (München), Frau B. Eßer (München), Frau A. Fox (Hamburg), Frau Geiger (München), Frau M. Thiel (München) und Herr Dr. M. Vogel (München) haben aus therapeutischer Sicht den Buchinhalt wesentlich mit beeinflusst, wofür ich mich an dieser Stelle sehr bedanken möchte.

Für die unermüdliche und wertvolle Unterstützung bei der redaktionellen Begleitung und Gestaltung sei dem Verlag Urban & Fischer, insbesondere der Lektorin Frau Anne Wiehage, vielmals gedankt.

Gerhard Böhme
Gräfelfing/München, im Frühjahr 2003

Themenübersicht

Einleitende Kapitel

Sprach- und Sprechstörungen

Stimmstörungen

Hörbedingte Sprach-, Sprech- und Stimmstörungen

Kommunikationsstörungen infolge neuropsychiatrischer Erkrankungen

Molekulargenetik und Kommunikationsstörungen

Dysphagie

Begutachtung

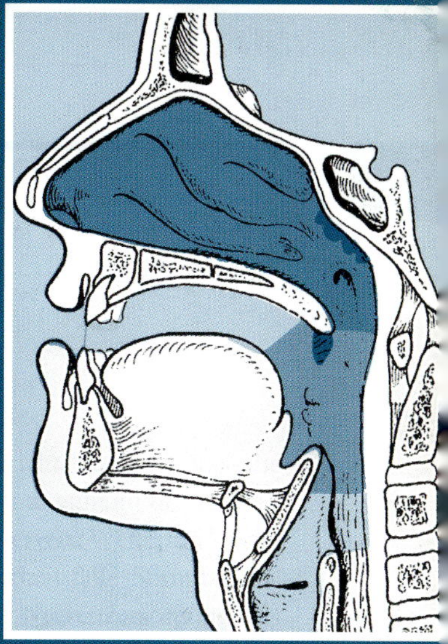

Einleitende Kapitel

1620

Juan Pablo Bonet (1579–1633) beschreibt die Lautsprachmethode für den Unterricht von Taubstummen. Ihm gebührt das Verdienst, für die praktische Gestaltung der Lautsprachmethode einen gangbaren Weg gewiesen zu haben.

1700

Der Schweizer Arzt Johann Conrad Amman (1669–1724) erörtert in seiner Schrift „Dissertatio de loquela" die Behandlung bei Taubstummen, Stimmlosen, Hörstummen, Stotterern, Stammlern, Polterern und Gaumensegelspaltenträgern.

1741

Der französische Arzt Antone Ferrein (1693–1769) beschreibt seine bedeutsamen stimmphysiologischen Untersuchungsergebnisse. Er ahmt an einem isolierten Leichenkehlkopf eine Stimme nach.

1769

Samuel Heinicke (1727–1790) unterrichtet einen gehörlosen Jungen. Er gründet 1778 in Leipzig das „Kurfürstlich-Sächsische Institut für Stumme und andere mit Sprachgebrechen behaftete Personen", die erste Schule dieser Art in Deutschland. Er wird zum entschiedenen Verfechter der Lautsprachmethode und lehrt unter Vermeidung der Gebärdensprache ausschließlich die Lautsprache.

1771

Charles Michel de l'Epeé (1712–1789) gründet in Paris die erste Taubstummenschule und vermittelt den Kindern die Sprache nur durch Zeichen und Schrift – im Sinne der Gebärdensprache.

1791

Der aus Ungarn stammende und in Wien tätige Wolfgang von Kempelen (1734–1804) erläutert in seinem Buch „Mechanismen der menschlichen Sprache nebst Beschreibung einer sprechenden Maschine" zahlreiche Überlegungen zur Stimm- und Sprechfunktion. Er stellt einen künstlichen Kehlkopf her und ahmt damit stimmähnliche Laute auf mechanischem Wege mittels seiner Sprechmaschine nach.

1816

Ludwig Mende (Greifswald) sieht als erster das Kehlkopfinnere eines lebenden Menschen. Er beobachtet zufällig den Larynx eines Selbstmörders, der durch einen Schnitt die Weichteile über der Glottis durchtrennt hat.

1827

L. Senn (Genf) untersucht mit einem kleinen Spiegel erfolgreich den Kehlkopf eines Kindes.

1829

Der englische Arzt Benjamin Guy Babington (1794–1860) entwickelt einen Kehlkopfspiegel, das „Glottiskop", und spiegelt mit reflektiertem Licht die oberen Larynxanteile.

1814–1853

Der Erkenntnisse der Physiologie der Sprache, des Sprechens und der Stimme werden durch Dzondi mit seinem Werk „Die Funktion des menschlichen Gaumens" (1831), durch Liskovius mit den Büchern „Theorie der Stimme" (1814) und „Physiologie der menschlichen Stimme" (1946), durch Lehfeldt mit der wissenschaftlichen Mitteilung „Werkzeuge der Stimme" (1847) sowie durch Harless mit seiner Arbeit die „Stimme" (1853) wesentlich bereichert.

1839

Experimentelle Untersuchungen stammen von Johannes Müller (1801–1858). Er untersucht als erster den subglottischen Atemdruck mit seinem „künstlichen Kehlkopf".

1854

Dem in London lebenden spanischen Sänger, Gesangspädagogen und Forscher Manuel Garcia (1805–1906) gelingt die Autolaryngoskopie mit Hilfe von Sonnenlicht. Damit kann er die Stimmbildung direkt beobachten.

1857

Die Wiener Ärzte Ludwig Türck (1810–1868) und Nepomuk Czermak (1828–1873) begründen – unter Benutzung des von Helmholtz 1851 erfundenen Augenspiegels – die Entwicklung der klinischen Kehlkopfheilkunde. Türck, ein Neurologe, führt vor Czermak als erster Arzt systematische Kehlkopfspiegeluntersuchungen durch und entwickelt die klinisch-wissenschaftliche Basis der Laryngologie. Trotzdem kommt dem Physiologen Czermak das Verdienst zu, die Methode verbreitet zu haben.

1861

Mit Pierre Paul Broca (1824–1880), Anthropologe und Chirurg in Paris, beginnt die klassische Aphasielehre.

1863

Carl Ludwig Merkel (1812–1876) verfasst das Buch „Anatomie und Physiologie des menschlichen Stimm- und Sprachorgans (Anthropophonik)".

1874

Carl Wernicke (1848–1905), Psychiater und Neurologe in Breslau und Halle, beschreibt die sensorische Aphasie.

1877

Der Kliniker Kußmaul (1822–1902) publiziert „Die Störungen der Sprache". Das Werk findet weiter Verbreitung.

1878

Max Joseph Oertel (München, 1835–1897) beschreibt das von ihm erfundene Lochscheibenstroboskop zur Laryngo-Stroboskopie.

1887

Der Londoner Laryngologe Sir Morell Mackenzie (1837–1892) benutzt in einem Brief vom 14.2.1887 den Begriff „Phoniatros" als Kabeladresse und nennt sich selbst so. Auf diese Überlieferung lässt sich die Bezeichnung „Phoniatrie" zurückführen.

1920

Seeman und Stern übernehmen den Begriff Phoniatrie für die Stimm- und Sprachheilkunde. Damit erfolgt – aus damaliger Sicht – eine klare Abgrenzung zur Logopädie und Sprachheilpädagogik.

1924

Fröschels führt den Begriff Logopädie ein. Er organisiert und leitet den ersten internationalen Kongress für Logopädie und Phoniatrie in Wien.

1925

Die *American Speech-Language-Hearing Association* (ASHA) wird gegründet.

1961

Österreich ist erstes Land im deutschsprachigen Raum mit bundeseinheitlicher Ausbildung zum diplomierten Logopäden.

1962

Erste staatlich anerkannte Lehranstalt für Logopädie in Berlin.

1967

Erste phoniatrische Universitätsklinik in Prag gegründet. Direktor: Miloslav Seeman.

1969

Gründung der *Voice Foundation* in New York durch Wilbur James Gould.

Es ist klar ersichtlich, dass im **Verlauf des 20. Jahrhunderts** die Lehre von den Kommunikationsstörungen weltweit immer mehr Verbreitung gefunden hat. Dafür lassen sich mehrere Gründe anführen. Die Entwicklung der Neonatologie, aber ganz besonders die zunehmende Lebenserwartung sowie die Zuwendung zu immer mehr sprechintensiven Berufen seien stellvertretend für weitere Ursachen genannt.

Zu **Beginn des 21. Jahrhunderts** hat die Lehre von den Kommunikationsstörungen weltweit an Bedeutung gewonnen. Die Ausbildungsdauer für einen medizinischen und/oder nicht-medizinischen Beruf mit Bezug auf Kommunikationsstörungen und Dysphagie dauert je nach Land zwei bis fünf Jahre. Zusätzlich hat neben der Phoniatrie und Pädaudiologie im Bereich der Neurobiologie der Sprache, der Linguistik, der Psychologie und der Sprach- und Stimmtherapie ein ganz erheblicher Wissenszuwachs stattgefunden. Ausgehend von Nordamerika gewinnen zusätzlich die Dysphagie-Lehre und ihre umfangreichen Behandlungsmöglichkeiten zunehmend an Verbreitung. Die Möglichkeiten des Internets unterstützen weltweit die Bestrebungen zur Vielfalt der Kommunikationsmöglichkeiten. In Europa entwickelt sich allmählich – in Analogie zu Nordamerika – ein Zusammenschluss der unterschiedlichen sprachtherapeutischen Berufsgruppen.

1

Literatur

Amman, J.C.: Disseratio de loquela. J. Wolters, Amstelaedami 1700

Berg, W.: Die Vortragssprache und Stimmbildungskunst bei den Alten. Die Stimme 1, 10-13, 40-43, 82-86, 155-133, 140-144 (1906)

Berndorfer, A.: Die Sprachstörungen im pädiatrischen Werk des Hieronymus Mercurialis vom modernen logopädischen Gesichtspunkt aus betrachtet. Prax. Kinderpsychol. 8, 235-238 (1959)

Bilancioni, G.: La phonétique biologique de Léonard de Vinci. Arch. internat. de laryngol., otol.-rhinol. et broncho-oesophagoscopie 2, 855-877 (1923). Ref. Zbl. Hals-, Nas.- u. Ohrenheilk. 5, 236 (1924)

Böhme, G.: Zur historischen Bedeutung der Sprechmaschine von Wolfgang Kempelen. In: Sprechen lehren – reden lernen. Hrsg. v. D.W, Allhof. E. Reinhardt, München 1987. S. 43-52

Casserius, J.: The larynx, organ of voice. Translated from M.H. Hast, E.B. Holtsmark. Acta otolaryng. (Stockh.) Suppl. 261, 1-33 (1969)

Chiari, O.: Sennor Manuel Garcia der Hundertjährige. Wien, klin. Wschr. 18, 289-291 (1905)

Cuno, F.: Manuel Carcias „Marotte Scietifique", Folia phoniat. 6, 130-166 (1954)

Czermak, J.N.: Der Kehlkopfspiegel und seine Verwertung für die Physiologie und Medizin Leipzig 1890

Czermak, J.N.: Czermaks gesammelte Schriften, 2. Bd. W. Engelmann, Leipzig 1879

Daoud, Ali, S.: Voice and speech in the writings of three medical writers of the 10th century: Rhazas, Haly-Abass, and Avicenna. 13. Internat. Kongreß Logopäd. Phoniat. Wien 1965. Proceed. Vol. II, S. 237-239

Deuster, Ch. v., Ch. Schubert: Medizinhistorische Daten zur Oto-Rhino-Laryngologie. In: Oto-Rhino-Laryngologie in Klinik und Praxis. Hrsg. v. H.H. Neumann, J. Helms, Cl. Herberhold. E. Kastenbauer, Bd. 1, Ohr. Thieme, Stuttgart/New York 1994

Finney, G.: Medical theories of vocal exercise and health. Bull. Hist. Med. 40, 395-406 (1966) Ref. Zbl. Hals-, Nas.- u. Ohrenheilk. 93, 394 (1967)

Frank, F., W. Bigenzahn: Standortbestimmung der Phoniatrie in Österreich. In: Aktuelle phoniatrisch-pädaudiologische Aspekte 1993. T. Hacki (Hrsg.). Bd. 1. R. Gross, Berlin 1993. S. 1-6

Gross, M.: 30 Jahre Logopädie in Deutschland. R. Gross, Berlin 1994

Grundmann, E.B.: Mendes Beobachtung der Stimmritzenfunktion am Lebenden – Greifswald 1816. HNO (Berl.) 19, 75-77 (1971)

Grün, E.: Die Laryngologie des Morgagni. Z. Hals-, Nasen-, Ohrenheilk. 1, 148-161 (1922)

Habermann, G.: Zur Geschichte des Kehlkopfspieglels. HNO 17 (1969) 257-261

Hast, M.H.: The larynx, organ of voice by Julius Casserius. Acta oto-laryng. (Stockh.), Suppl. 261 (1969)

Heymann, P., Kronenberg: Geschichte der Laryngologie und Rhinologie. In: Hdb. d. Laryngologie und Rhinolog. Hrsg. v. Heymann, 1. Bd. A. Hölder, Wien 1898. S. 1-54

Holmes, G.: Die Geschichte der Laryngologie von den frühesten Zeiten bis auf die Gegenwart. Hirschwald, Berlin 1887

Imre, V.: 100 Jahre Laryngoskopie in Wien. Wien. med. Wschr. 108, 762-762 (1958)

Kassel, C.: Die Stimmfrage in alter Zeit. Die Stimme 5, 161-166 (1911)

Kassel, C.: Galens Lehre von der Stimme. Z. Laryng. Rhinol. 4, 243-248 (1912).

Kempelen, W. von: Mechanismus der menschlichen Sprache nebst der Beschreibung seiner sprechenden Maschine. J. B. Degen, Wien 1791

Kindler, W.: Die Geschichte der Oto-Rhino-Laryngologie in Berlin. G. Thieme, Stuttgart 1956

Kober, E.: Manuel Garcia. Die Stimme 24, 25-37 (1929)

Leden, H. v.: Pioneers in the evolution of voice care and voice science in the United States of America. J. of Voice 4 (1990) 2, 99-106

Leden, H. v,: The cultural history of the larynx and voice (P. 3-63). The history of phonosurgery (P. 65-95). In: Voice surgery. W.J. Gould, R.Th. Sataloff, J.R. Spiegel (eds.). Mosby, St. Louis 1993

Liskovius, K.F.S.: Physiologie der menschlichen Stimme. J. A. Barth, Leipzig 1846

Luchsinger, R.: Zur Geschichte der Phoniatrie im 18. Jahrhundert. Folia phoniat. 3, 178-183 (1951)

Macha-Krau, H.: Die Entwicklung der Logopädie. Forum Logopädie (1993) 4, 11-15; (1994) 2, 14-18; (1995) 1, 11-13

Merkel, C.L.: Anatomie und Physiologie des menschlichen Stimm- und Sprachorgans (Anthropophonik), 2. Aufl. Abel, Leipzig 1863

Merkel, C.L.: Physiologie der menschlichen Sprache (physiologische Laletik). O. Wigand, Leipzig 1866

Mühlberger, A.: Dr. Manuel Garcia. Münch. med. Wschr. 52, 656-657 (1905)

Panconelle-Calzia, G.: Der erste Kehlkopfspiegel: Babingtons „Glottiskop" (1829-1835), Med. Welt (1935) 1752-1757

Panconelle-Calzia, G.: Die Phonetik des Aristotiles. Hanischer Gildenverlag, Hamburg 1942

Panconelle-Calzia, G.: Leonardo als Phonetiker. Hanischer Gildenverlag, Hamburg 1943

Panconelle-Calzia, G.: Entstehung und Entwicklung der bildlichen Darstellung des Kehlkopfes. Folia phoniat. 9, 1-10 (1957)

Perell, J.: The history of international association of logopedics and phoniatrics, 2nd ed. Editorial Augusta, Barcelona 1982

Sataloff, R. T.: In memory of Wilbur James Gould, M.D.J. of Voice 8 (1994) 2, 97-98

Schilling, R.: Aus der philosophischen Oratorie des Andreas Fabricius. Die Stimme 5, 302-304 (1911)

Scholz, W.: Die Bedeutung Hermann Gutzmanns in seiner Zeit und heute. Folia phoniat. 8, 58-62 (1956)

Schumann, P.: Geschichte des Taubstummenwesens. M. Diesterweg, Frankfurt a. Main 1940

Schwann, H.: Die Bedeutung der prälaryngoskopischen Periode für die Laryngologie. HNO-Praxis (Leipz.) 6, 145-149 (1981)

Sommerfeld, W.S.: B.G. Babington – sein Beitrag zur Entwicklung der indirekten Laryngoskopie. Msch. Ohrenheilk. 99, 434-441 (1965)

Stern, H.: Hermann Gutzmann. Mschr. Ohrenheilkunde 56, 887-892 (1922)

Wendler, J. (Hrsg.): 75 Jahre Phoniatrie. Festschrift zu Ehren von Hermann Gutzmann sen. Humboldt-Universität, Berlin 1980

Werner, H.: Geschichte des Taubstummenproblems bis ins 17. Jahrhundert, G. Fischer, Jena 1932

Wethlo, F.: Wolfgang von Kempelen als Gründer Experimentalphonetik. Arch. Sprach- u. Stimmheilk. 5, 126-130 (1941)

Wethlo, F.: die Entwicklung des Laboratoriums für experimentelle Phonetik und Akustik. Wiss. Zschr. Humb.-Univ., Gesellsch.-sprachwiss. Reihe 4, 89-90 (1954/55)

Wicker, J.H., K.D. Devine: The commemoration of great men in laryngology, Arch. Otolaryng. (Chicago) 95, 522-525 (1972)

Willemot. J. (Coord.): Naissance et développement de l'oto-rhino-larnygologie dans lhistoire de la médecine. Acta Oto-rhino-Laryngologica Belgica, Suppl. III, 1981

2 Klinische Anatomie und Physiologie der Atmung, der Stimme und des Vokaltraktes

2

Inhaltsübersicht

2.1 Atmung

Die Atmung wird zentral gesteuert. Dabei spielen Afferenzen aus Rezeptoren in der Lunge eine wesentliche Rolle. Bei der Respiration wird das Thoraxvolumen abwechselnd vergrößert und verkleinert. Es wirken zwei Komponenten, die Rippen- und Zwerchfellatmung, zusammen. Der wirkungsvollste Inspirationsmuskel ist das Diaphragma.

Über die atemmechanischen Vorgänge und den subglottischen Anblasedruck sind Phonation und Sprechvorgang möglich.

Atemfrequenz

Frequenz, Rhythmus und Amplitude der Atembewegungen werden sowohl durch das Atemzentrum im verlängerten Mark als auch durch propriozeptive Reflexe der Lunge gesteuert. Die Atemfrequenz ist von zahlreichen Faktoren wie Alter, Geschlecht, Psyche, Körpergewicht, Training usw. abhängig. Im Ruhezustand gelten als mittlere Normwerte für das Neugeborene 40–60, für das 1 bis 3-jährige Kind 19–26, das 7 bis 9-jährige Kind 18–22, das 13 bis 14-jährige Kind 16–20 Atemzüge pro Minute, ebenso viele beim Erwachsenen.

Der Larynx ist ein Hilfsorgan der Atmung. Während der Respiration lassen sich wechselnd starke Abduktionen der Stimmlippen beobachten. Die offene Glottis kann während der Atmung durch eine Kontraktion des M. cricoarytaenoideus posterior erklärt werden.

Atemtiefe

Die Atemtiefe entspricht dem Atemzugvolumen und ist abhängig von den Aktivitäten des Organismus und vom Alter. Die Ruhenormwerte im Erwachsenenalter betragen 500 ml. Abweichungen ergeben sich bei einer flachen – zumeist frequenten – oder tiefen – zumeist verlangsamten – Atmung.

Einzelheiten über die
- äußere Atmung, die Mechanik des Respirationstraktes,
- Atemstärke und Luftgeschwindigkeit,
- äußere Atmung, die Funktionsabläufe in den Alveolen und
- Atmungsregulation

findet der Interessierte aus anatomischer und physiologischer Sicht in einschlägigen Lehrbüchern.

Ruheatmung

Bei der Ruheatmung handelt es sich um eine Respiration im entspannten Zustand. Während der Inspiration erweitert sich der Thorax in drei Ebenen nach kranial und kaudal, lateral und in ventral-dorsaler Richtung. Die Exspiration ist in der Ruheatmung ein passiver Vorgang.

Sprechatmung/Phonationsatmung

Sie ist durch eine Verlängerung der Ausatmungsphase gegenüber der Einatmungsphase gekennzeichnet.

Appoggio (Atemstütze)

Darunter versteht man das aktive Führen der Ausatmung.

Einteilung der normalen Atmung in Brust- und Bauchatmung

Je nachdem, ob die Erweiterung des Brustraums bei normaler Atmung überwiegend durch Hebung der Rippen oder durch Senkung des Zwerchfells zustande kommt, unterscheidet man die Brustatmung von einem abdominalen Atemtyp (Bauchatmung).

- **Brustatmung** (Thorakalatmung): Bei ihr wird die Atmungsarbeit hauptsächlich von der Interkostalmuskulatur geleistet. Die Brustatmung ist als alleinige Atemform unphysiologisch und kann zu Stimmstörungen führen. Sie wird oft als Hochatmung bezeichnet.
- **Bauchatmung** (Abdominalatmung, Zwerchfellatmung): Die starke Kontraktion der Zwerchfellmuskulatur bewirkt ein Abflachen und Tiefertreten des Diaphragmas. Diese Atemform ist physiologisch und fördert in Ruhe etwa 2/3 des Atemvolumens.
- **Kostoabdominale Atmung** (Zwerchfellflankenatmung): Diese gemischte Atmung gilt als physiologisch.

Seidner und Wendler (1997) unterscheiden folgende Atemtypen:

- Schulter- oder Schlüsselbeinatmung (Klavikularatmung)
- Brust- oder Rippenatmung (Kostalatmung)
- Bauch- oder Zwerchfellatmung (Abdominalatmung)
- Rückenatmung

Sie bezeichnen die Kombination von Brust- und Schulteratmung als Hochatmung, die Kombination von Brust- und Bauch-/Flankenatmung als Tiefatmung.

> **!** Einen reinen physiologischen Atemtyp wird man kaum finden. Je nachdem können bei ruhiger Atmung Bewegungen des Brustkorbs oder der Bauchwand im Vordergrund stehen.

Die Rippen-(Kostal)Atmung führt zum Anheben der Rippen und somit zur Erweiterung des Brustraums. Überwiegt die abdominale Atmung – die Bauchatmung – werden bei der Inspiration durch die Kontraktion des Zwerchfells die Baucheingeweide nach unten verlagert, die abdominale Wand inspiratorisch vorgewölbt. Man spricht von einer Zwerchfellatmung.

Lungenvolumina, Lungenkapazität

Die totale Lungenkapazität und die Vitalkapazität zeigen – wie das Residualvolumen – eine starke Abhängigkeit von Körperbau und Lebensalter. Erst eine reproduzierbare Abnahme der Vitalkapazität um 25 % des Sollwerts lässt im allgemeinen auf eine respiratorische Funktionsstörung schließen (vgl. Kap. 13.12).

2.2 Glottisfunktion

Die Stimmlippenschwingungen erfordern einen hoch differenzierten und exakt koordinierten Ablauf einer großen Anzahl von Einzelbewegungen des Kehlkopfs. Es ist von grundsätzlicher Bedeutung, dass beim Sprechen die gesamte Energie auf ein Minimum reduziert ist, während sie beim Singen gesteigert wird.

Funktionelle Struktur der Stimmlippen

Wir können grundsätzlich die Mukosa (Epithel mit Lamina propria) und den M. vocalis unterscheiden (Tab. 2.1).

Tab. 2.1: Anatomie, funktionelle Morphologie und biochemische Eigenschaften der Stimmlippenschicht (vgl. Kahane 1988; Hirano 1993)

	Anatomie	Histologische Struktur	Funktionelle Morphologie	Biomechanische Steifheit	Eigenschaften, Bewegungen
Mucosa	Epithel	Plattenepithel	Cover	wenig	am meisten beweglich
Mucosa	Lamina propria	superfiziale Schicht (Reinke-Raum), gelatineartig	Cover	wenig	am meisten beweglich
Mucosa	Lamina propria	intermediäre Schicht, elast. Fasern	Übergang	mäßig	mäßig beweglich
Mucosa	Lamina propria	tiefe Schicht, Kollagenfasern, Ligamentum vocale	Übergang	mäßig	mäßig beweglich
M. vocalis	Muskel	Vocalisfasern des M. thyroarytaenoideus (M. vocalis)	Body	groß	geringste Beweglichkeit

Mukosa

Die Stimmlippe wird von Plattenepithel bedeckt und bildet mit der superfizialen Schicht der Lamina propria die Mukosa.

Reinke-Raum

Die superfiziale Schicht der Lamina propria – das subepitheliale lockere Bindegewebe – entspricht dem Reinke Raum.

Lamina propria

An das Plattenepithel der Stimmlippe schließt sich das Propriabindegewebe an. Dieses kann in drei Schichten gegliedert werden:

- Die superfiziale Schicht: Sie besteht aus lockerem gefäß- und nervenreichem Bindegewebe.
- Die intermediäre Schicht: Sie enthält viel elastisches Material.
- Die tiefe Schicht: Hier befinden sich vorwiegend kollagene Fibrillen, aber auch elastische Fasern.

(vgl. Hirano et al. 1986)

Ligamentum vocale und Conus elasticus

Sie werden aus der intermediären und der tiefen Schicht der Lamina propria gebildet. Das Ligamentum vocale bildet lediglich den oberen freien Rand des Conus elasticus.

> **!** Korrekterweise sollte von „Stimmlippe“ gesprochen werden. Davon ist das Ligamentum vocale als eigentliches „Stimmband“ abzugrenzen. Der Begriff „Stimmband“ sollte deshalb vermieden werden, wenn die gesamte Stimmlippe oder ihre Schleimhautanteile gemeint sind.

Funktionell zweischichtiger Aufbau der Stimmlippe

Die Mukosa, das Ligamentum vocale und der M. vocalis beteiligen sich in Abhängigkeit vom Spannungszustand der Stimmlippen unterschiedlich am Schwingungsablauf. Die Mukosa – bestehend aus Epithel und subglottischem Gewebe – bildet eine relativ lockere und gut bewegliche Schicht. Sie ist stroboskopisch gut als Randkantenverschiebung (Abb. 2.1) erkennbar.

Dagegen bilden das Ligamentum vocale und der M. vocalis gemeinsam ein relativ starres System. Beide Systeme stellen den funktionell wirksamen zweischichtigen Aufbau der Stimmlippe dar, da die Mukosa (Schleimhaut) locker dem starren Ligamentum-Muskel-System aufliegt. Es wird auch von einem *body-cover-model* gesprochen (vgl. Fujimura 1981).

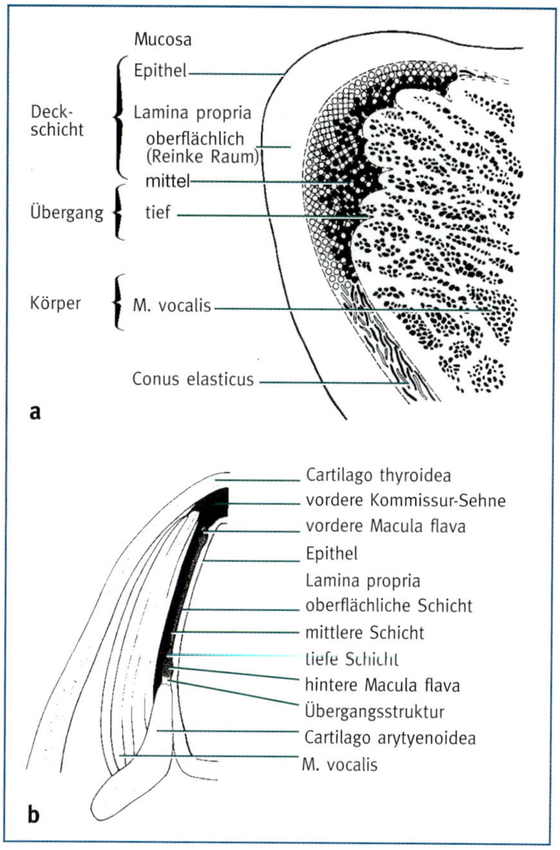

Abb. 2.1: Schematische Darstellung der Stimmlippe (Hirano, Bless 1993)
a frontaler Schnitt, **b** horizontaler Schnitt

Anteriore und posteriore Glottis

Bei der anterioren Glottis handelt es sich um den intermembranösen Anteil, bei der posterioren Glottis um den interkartilaginären Anteil. Die Grenze zwischen beiden Anteilen ist die Spitze des Processus vocalis des Aryknorpels. Die eigentliche Glottis entspricht somit dem Abstand zwischen der vorderen Kommissur und der Mitte der posterioren Wand der Glottis (vgl. Hirano et al. 1986; Friedrich et al. 1993; Friedrich, Lichtenegger 1997).

Die Bezeichnung „hintere Kommissur“ ist aus dieser Sicht nicht korrekt. Beim Erwachsenen beträgt das Längenverhältnis des intermembranösen Anteils zum interkartilaginären 3:2 (nicht 2:1) und das Verhältnis der Fläche des intermembranösen Anteils zu der des interkartilaginären 2:3 (Abb. 2.2).

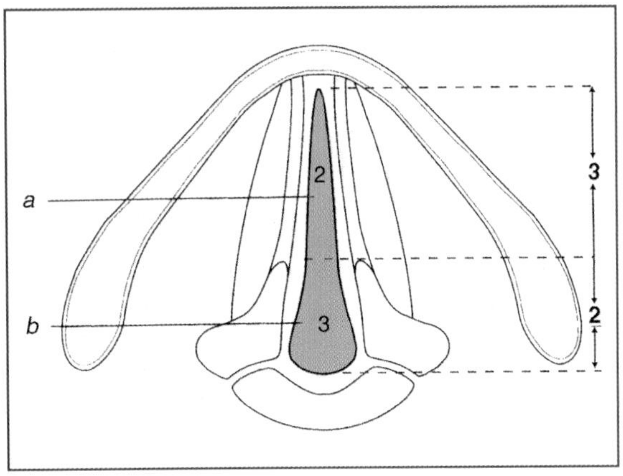

Abb. 2.2: Intermembranöse und interkartilaginäre Anteile der Glottis (Hirano 1991)
a intermembranöser Teil (anteriore Glottis): die Fläche des intermembranösen Anteils beträgt 2/5, die Länge 3/5
b interkartilaginärer Teil (posteriore Glottis): die Fläche des interkartilaginären Anteils beträgt 3/5, die Länge 2/5

Subglottischer Druck

Nach einer maximalen Einatmung beträgt der Druck nicht weniger als 20 cm H_2O, was etwa den Notwendigkeiten der sehr lauten Sprechstimme entspricht. Die sehr leise Phonation erfordert lediglich 3 cm H_2O subglottischen Druck. Beim Singen erreicht der subglottische Druck Werte von 2–50 cm H_2O (vgl. Proctor 1980). Der subglottische Druck regelt die Lautstärke, während die Einstellung der Larynxmuskulatur für die Tonhöhe verantwortlich ist (vgl. Leanderson, Sundberg 1993).

Leistungsfähigkeit der Glottis

Diese lässt sich anhand der Stimmlippenschwingungen bezogen auf die Zeit erkennen:

- In 1 Sek. finden bei 200 Hz 200 Stimmlippenschwingungen statt.
- In 1 Min. finden bei 200 Hz 12 000 Stimmlippenschwingungen statt.
- In einer 1/2 Std. finden bei 200 Hz 360 000 Stimmlippenschwingungen statt.
- In 2 Std. finden bei 200 Hz 1 440 000 Stimmlippenschwingungen statt.

Primärer Kehlkopfton

Um das glottale Signal primär zu ermitteln, werden indirekte Methoden – z. B. Larynxmodelle – oder klinische Untersuchungen – z. B. bei Aufhebung der Kopplung zwischen Ansatzrohr und Larynx infolge einer suizidalen suprahyoidalen Durchtrennung – beschrieben. Während im glottalen Signal nur die harmonischen Töne (Obertöne) bis 750 Hz über dem Rauschen liegen, finden sich in den Vokalsignalen noch oberhalb von 4kHz Obertöne (vgl. Klingholz, Arndt 1988).

Phonation

Die Stimmproduktion beruht auf einer präzisen Interaktion zwischen subglottischen und transglottischen Kräften, die sich zum Teil durch die myoelastisch-aerodynamische Theorie erklären lässt. Neben der Innervation spielt ein ausgewogenes propriozeptives System eine bedeutsame Rolle. Welchen Anteil Rückstellkräfte auf die Stimmlippe haben, ist noch unklar. Auch der Einfluss der Elastizität und Viskosität des Gewebes – neben dem Bernoulli-Phänomen der myoelastisch-aerodynamischen Theorie – ist noch nicht sicher bekannt.

Myoelastisch-aerodynamische Theorie

Nach der Tonndorf-Theorie werden die Stimmlippenschwingungen zum einen durch den subglottischen Anblasedruck und zum anderen von der Relation Masse, Spannung und Länge der Stimmlippen hervorgerufen. Zur Erklärung der Mechanik der Stimmlippenfunktion kann das Bernoulli-Strömungsgesetz (Abb. 2.3) für Flüssigkeiten und Gase angewendet und auf den Kehlkopf übertragen werden.

Danach besitzt der die Glottis passierende Luftstrom nicht nur die Kraft, die Stimmlippen zu trennen, sondern erzeugt gleichzeitig die Kraft, sie wieder zusammenzuführen. Es kommt im Bereich der Glottis zu Druck-, Sog- und Wirbelbildungen.

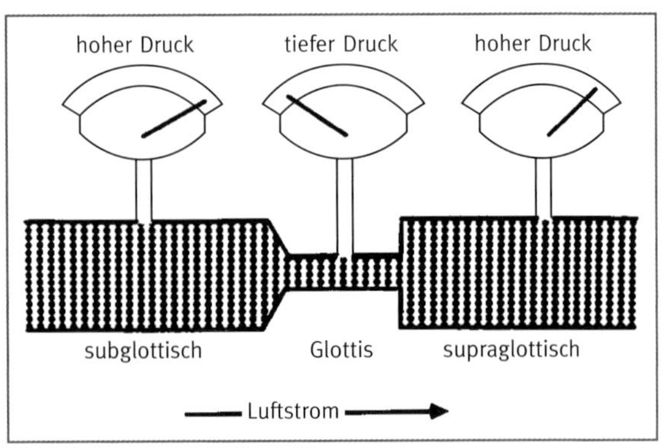

Abb. 2.3: Druckveränderungen im laryngealen Atemweg (Bernoulli-Effekt). Der mit Sensoren gemessene Druck ist im Glottisbereich geringer als subglottisch und supraglottisch (Baken 1997).

Biomechanische Eigenschaften der Stimmlippenschichten

Anatomisch betrachtet besteht der funktionelle Aufbau der Stimmlippe aus zwei Schichten (vgl. Abb. 2.1). Bei einem *body-cover-model* kann einerseits die Mukosa – Epithel und subepitheliales Gewebe – als flexibles System und andererseits das Ligamentum vocale einschließlich M. vocalis als starres System erklärt werden. Aufgrund der funktionellen Morphologie und biochemischen Eigenschaften der Stimmlippenschichten kann man auch eine Dreiteilung vornehmen (vgl. Tab. 2.1). Dabei wird der Steifheit und der Phonationsbewegung der Stimmlippe mehr Beachtung gewidmet.

Sensorische Funktionen des Kehlkopfs (propriozeptives System)

Die afferenten Verbindungen sind ebenso wie die efferenten für Phonation, Respiration und Schluckfunktion bedeutungsvoll. Eine Vielfalt von sensorischen Rezeptoren ist über das Larynxgewebe verteilt. Neben den Chemorezeptoren kennen wir unterschiedliche Mechanorezeptoren.

Die Sensoren der Propriozeptoren sind in der Mukosa des Kehlkopfs lokalisiert. Darüber hinaus finden sich Rezeptoren in den Muskeln (Muskelspindeln), Gelenken und Sehnen. Diese sind nicht nur im Larynx, sondern auch im Bereich der Lippen, der Zunge und des Velopharynx lokalisiert. Die Rezeptoren sind an den vielfältigen bewussten und unbewussten Aufgaben der Kehlkopfmotorik beteiligt. Das propriozeptive System – wie Tiefensensibilität und kinästhetische Sensibilität des Larynx – ermöglicht die Kontrolle der aktuellen Lage des Kehlkopfs im gesamten Stimm- und Sprechsystem. Das zentrale Nervensystem nutzt bei den Leistungen der Propriozeption alle verfügbaren neuralen Informationen aus.

Theoretische Larynxmodelle

Um die Biomechanik der Stimmlippenschwingungen zu analysieren, wurden theoretische Modelle mit verschiedenen Variablen entwickelt (vgl. Titze 1994). Ein mehrfach modifiziertes, mathematisch beschriebenes und computersimuliertes Modell imitiert die Massenvariabilität der Stimmlippen im Sinne des *Body-Cover*-Schwingungsmechanismus.

Im Prinzip besteht ein Dreimassen-Larynxmodell, wobei die dritte Masse das Muskelgewebe simuliert. Dieses Dreimassen-Larynxmodell wird zum Zweimassen-Modell, wenn die Steifheit der Körpermasse extrem groß wird (vgl. Story, Titze 1995).

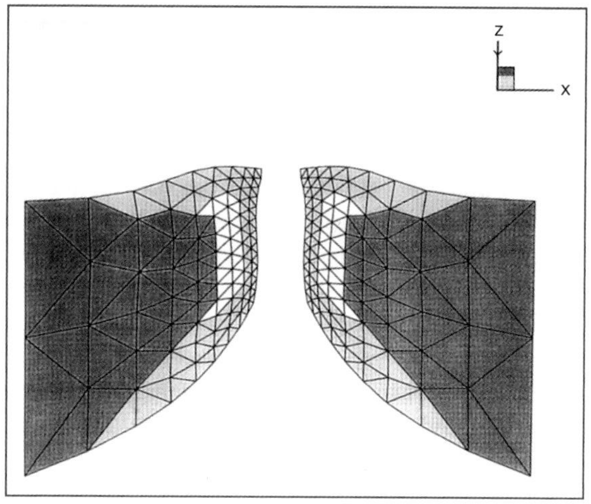

Abb. 2.4: Frontalschnitt durch die Stimmlippen mit Hilfe der Finite-Elemente-Methode (Alipour, Scherer 2000)

Die theoretischen Ergebnisse dieses Larynxmodells sowie die nachstehend beschriebene Finite-Elemente-Modelle können unser Verständnis für klinische Fragen, z. B. bei der Anwendung in der Phonochirurgie, vertiefen.

Finite-Elemente-Modelle der Stimmlippenfunktion

Die Methode der Finite-Elemente-Modelle (Abb. 2.4) gestattet die Computersimulation von mechanischen Vorgängen und kann somit physikalische Phänomene in 2D (Flächen, Querschnitte) bzw. 3D (räumlich) visualisieren.

Dabei gelingt auch die Darstellung asymmetrischer Gebilde. Es hat sich gezeigt, dass diese Modelle unsere Erkenntnisse über den Schwingungsablauf der Stimmlippen erweitern (vgl. Abb. 2.4).

2.3 Vokaltrakt

Als Vokaltrakt (Ansatzrohr) bezeichnet man alle lufthaltigen Räume – außer den Nasennebenhöhlen – oberhalb der Glottis. Der vordere Abschluss des Vokaltrakts besteht aus den Lippen und Frontzähnen. Zum Vokaltrakt gehören Mundhöhle, Nasenhaupthöhle, Naso-, Oro- und Hypopharynx sowie die supraglottischen Bezirke.

Die Nasennebenhöhlen spielen keine Rolle für den Stimmklang. Dagegen spielen die raschen Bewegungsfolgen der Lippen, des Unterkiefers, der Zunge und des Gaumensegels eine ausschlaggebende Rolle.

Neben der Respiration und der phonatorischen Glottisfunktion besitzt der Vokaltrakt für den Stimmklang

Tab. 2.3: Stimmlippenlänge im Kindesalter (vgl. Eckel et al.1999, 2000)

Monate	Glottis	knorpelige Glottis	ligamentäre Glottis
0–12	7,0	4,1	2,9
13–24	8,0	4,4	3,6
25–36	9,1	5,1	4,0
37–48	9,7	4,4	5,3
49–60	10,67	4,8	5,9

2.4 Entwicklung der Kinderstimme

Die Stimmproduktion im Kindesalter beruht auf einem Zusammenspiel unterschiedlicher Systeme. Grundsätzlich vollzieht sich die Entwicklung der Stimme parallel zur Wachstumsrate (Wachstumsgeschwindigkeit) unter endokrinologischen Bedingungen bei gleichzeitiger Reifung des Zentralnervensystems. Die Entwicklung der Stimme beim Neugeborenen, Säugling, Kleinkind, Vorschulkind, Schulkind und bei Jugendlichen zeigt altersspezifische Besonderheiten. Die kindliche Stimmentwicklung ist von einer Vielzahl von Parametern abhängig. Anhand der einzelnen Kriterien wird die Stimmentwicklung im Kindesalter geschildert. Es erfolgt eine weitgehende Beschränkung auf die stimmlichen Parameter.

Kriterien zur Beurteilung der Stimmentwicklung im Kindesalter: Morphologie, Biochemie, Physiologie

Die folgenden Parameter sind wichtige Anhaltspunkte, um die Stimmentwicklung im Kindesalter beurteilen zu können:
- Morphometrie
- biochemische Kriterien
- Sprechstimmlage
- Stimmumfang
- Stimmfeld
- maximale Phonationsdauer

(vgl. Böhme 2001)

Morphometrie des Larynx im Kindesalter

Bei Neugeborenen ist kein Ligamentum vocale nachweisbar. Der dreischichtige Aufbau der Lamina propria ist erst im 17. Lebensjahr ausdifferenziert (vgl. Ishiii et al. 2000). Die Stimmlippen im Kindesalter sind kurz und in ihrer muskulären Struktur zart. Die Lamina propria ist undifferenziert, das Ligamentum vocale unreif. Geschlechtsspezifische Merkmale sind in den ersten Lebensjahren nicht feststellbar.

Die **Stimmlippenlänge des menschlichen Kehlkopfes** während der ersten Lebensjahre ist bisher nur in wenigen Publikationen beschrieben worden. Negus (1929), Kahane (1978, 1996) und Hirano (1981, 1983) haben wichtige Teilaspekte erörtert. Die Fallzahlen sind gering und die Ergebnisse zeigen eine große Streubreite. Damit ist sicherlich nur eine *Orientierung* über die Länge der Stimmlippen möglich.

Zur Messung der Stimmlippenlänge führten Eckel et al. (1999, 2000) eine neue morphometrische Datenerhebung mit Hilfe einer Ganzorganplastination durch. Gemessen wurden u. a. folgende Distanzen:
- Länge der Glottis
- Länge des kartilaginären Anteils
- Länge des ligamentösen Anteil

Anders als bei Erwachsen umfasst nach diesen Untersuchungen der **kartilaginäre Teil** der Glottis bei Kindern unter 2 Jahren 60–75% der Stimmlippenlänge. Der vordere **ligamentäre Anteil** der Glottis vergrößert sich erst ab dem 3. Lebensmonat und bildet ab dem 3. Lebensjahr den größeren Anteil der Stimmlippen..

Tabelle 2.3 gibt ergänzend dazu einen Überblick über die von Eckel erhobenen Daten.

! Genaue Kenntnisse über die Anatomie der Glottis im Kindesalter sind Voraussetzung für endolaryngeale Operationen.

Biochemische Kriterien

Unter dem Einfluss der Geschlechtshormone kommt es während der Pubertät zu einem relativ raschen Wachstum des Kehlkopfes bei Jungen. Es beginnt eine Phase der geschlechtsspezifischen Differenzierung. **Testosteron** führt zu einer allgemeinen Zunahme der Muskelmasse, dies gilt auch für die Larynxmuskulatur. Als Laborparameter können nach Fuchs (1999) Testosteron und der *Insulin-like Growth Factor I* (IGF-I) zur Beurteilung herangezogen werden. Diese für den Stimmwechsel wichtigen Werte (Testosteron-Anstieg bei 80% der Kinder drei Monate vor Mutationsbeginn; *Insulin-like*

Growth Factor I bei 90 % der Kinder sechs Monate vor Mutationsbeginn) werden im Kapitel 13.4.1 ausführlich erörtert.

Sprechstimmlage

Bei Neugeborenen beträgt die Sprechstimmlage a1 (440 Hz) und sinkt im Vorschulalter allmählich ab. Während der Mutation sinkt die Sprechstimmlage beim Jungen um eine Oktave und beim Mädchen nach der Menarche um eine Terz (vgl. Kap. 13.1.4).

Stimmumfang

Die Stimmentwicklung im Kindesalter zeigt sich in einer allmählichen Erweiterung des Stimmumfangs, einem Absinken der mittleren Sprechstimmlage, größerer Modulationsfähigkeit und steigendem Leistungsvermögen. Der Schrei des Neugeborenen liegt bei 440 Hz (a1). Es stellt sich eine unterschiedliche Entwicklung bei Jungen und Mädchen ein (vgl. Kap. 13.1.4)

Stimmfeld

Die Entwicklung des Stimmfeldes im Kindesalter wird in Kapitel 13.1.10 beschrieben.

Literatur

Alipour, F., Scherer, R.C.: Vocal fold bulging effects on phonation using a biophysical computer model. J. of Voice 14 (2000) 4, 470-483

Böhme, G.: Development of the child's voice. 5th International Conference on Pediatric ORL. July, 8-11 (2001) 3, Graz, Austria. Abstract-Book. Page 27

Böhme, G., Gross, M.: Stroboskopie und andere Verfahren zur Analyse der Stimmlippenschwingungen. Median-Verlag, Heidelberg 2001

Eckel, H.E.: Morphology of the human larynx during the first five years of life studied on whole organ serial sections. Ann Otol Rhinol & Laryng 108 (1999) 232-238

Eckel, H.E. et al.: Zur Anatomie von Glottis und Subglottis beim kindlichen Kehlkopf. HNO 48 (2000) 501-50

Friedrich, G., Kainz, J., Freidl, W.: Zur funktionellen Struktur der menschlichen Stimmlippe. Laryngo-Rhino-Otol. 72 (1993) 215-224

Friedrich, G., Lichtenegger, R.: Surgical anatomy of the larynx. J.of Voice 11 (1997) 345-355

Fuchs, M. et al.: Methoden zur Vorhersage des Eintrittszeitpunktes der Mutation bei Knabenstimmen: Untersuchungen bei Sängern des Thomanerchores Leipzig. Folia Phoniatr Logop 51 (1999) 261-271

Fujimura, O.: Body-cover theory of the vocal fold and its phonetics implications. In: Vocal fold physiology. Stevens, K., Hirano, M. (Ed.). Tokyo: University of Tokyo Press 1981. P.271-281

Grassegger, H.: Phonetik/Phonologie. Schulz-Kirchner Verlag, Idstein 2001

Hakkarainen, H.J.: Phonetik des Deutschen. Fink,München 1995

Hirano, M.: Phonosurgical anatomy of the larynx. In: Phonosurgery. Assessment and surgical management of voice disorders. Ford, C.N., Bless, D.M.(eds.). Raven Press, New York 1991. P.21-41

Hirano, M.: Surgical anatomy and physiology of the vocal folds. In: Voice surgery. Gould, W.J., Sataloff, R.T., Spiegel, J.R. (eds.). Mosby, St.Louis 1993. P.135-158

Hirano, M. et al.: Growth, development and aging of the human vocal folds. Paper presented at Vocal Physiology Conference. Madison, Wisconsin 1981

Hirano M. et al.: Growth, development, and aging of the human vocal folds. In: D.M.Bless & J.H.Abbs (Eds.). Vocal physiology. pp. 33-44. University of Toky Press 1983

Hirano, M., Kiyikawa, K., Kurita, S., Sator, K.: Posterior glottis. Morphological study in excised human larynges. Ann. Otol. Rhinol. Laryngol. 95 (1986) 576-581

Ishii, K. et al.: Age-related development of the arrangement of connective tissue fibers in the lamina propria of the human vocal fold. Ann Otol Rhinol Laryngol 109 (2000) 1055-1064

Kahane, J.C.: A morphological study of the human prebutertal and pubertal larynx. Am J. Anat. 151 (1978) 11-19

Kahane,J.C.: Histologic structure and properties of the human vocal folds. Ear Nose Throat J 67 (1988) 322-330

Kahane, J.C.: Lifespan changes in the larynx: an anatomical persepctive. Organ voice disorders. Ed. W.S.Brown et al. Singular Publshing Group, San Diego 1996

Klingholz, F., Arndt, H.J.: Die akustische Analyse des primären Kehlkopftons. Sprache – Stimme – Gehör 12 (1988)1-4

Leanderson, R., Sundberg, J.: Breathing for singing. J. of Voice 2 (1988) 1, 2-12

Negus, V.E.: The mechanism of the larynx. St.Louis, C.V.Mosby 1929

Pompino-Marschall, B.: Einführung in die Phonetik. Walter de Gruyter, Berlin/NewYork 1995

Proctor, D.F.: Breathing, speech and song. Springer, Wien/New York 1980

Seidner, W., Wendler, J.: Die Sängerstimme, 3.Aufl. Henschel-Verlag, Berlin 1997

Story, B.H., Titze, I.R.: Voice simulation with a body-cover model of the vocal folds. J. Acoust. Soc. Am. 97(1995) 2, 1249-1260

Story, B.H., Titze, I.R.: Vocal tract area functions from magnetic resonance imaging. J. Acoust. Soc. Am. 100(1996)1, 537-554

Titze, I.R.: Principles of voice production. Prentice-Hall, Englewood Cliffs 1994

Tonndorf, W.: Zur Physiologie des menschlichen Stimmorgans. Z. Hals-, Nas.- u. Ohrenheilkunde 22 (1929) 412-423

Vries de, M.P., Schutte, H.K., Verkerke,G.J.: Determination of parameters for lumped parameter models of the vocal folds using a finite-element method approach. J. Acoust. Soc. Am. 106(1999) 6, 3620-3628

3 Sprache – Sprechen – Kommunikation

Die wichtigste zwischenmenschliche Kommunikation ist die Sprache. Sie dient als hoch differenzierte Ausdrucksform des Menschen zur Vermittlung aller geistigen Inhalte. Die Störungen der Sprache, des Sprechens und des Redeflusses können aus neurophysiologischer, psychischer und sozialer Sicht interpretiert werden. Erst wenn diese drei Faktoren in einem gemeinsamen Konzept mehrdimensional betrachtet werden, gelangt man zu einem umfassenden Kommunikationsgefüge.

Darüber hinaus lassen sich bestimmte Teilfunktionen aus dem Gesamtzusammenhang herauslösen. Es sei auf grob- und feinmotorische, auditive und visuelle Verarbeitung, kognitive, verbale, soziale und emotionale Bereiche verwiesen. Es besteht jedoch kein Zweifel, dass alle Teilfunktionen sich gegenseitig bedingen. Erst die Gesamtheit dieser genannten Teilfunktionen hat Chancen, als Grundlage einer brauchbaren Hypothese über die normalen und veränderten Kommunikationsfähigkeiten zu dienen.

Der Sprachwissenschaftler Ferdinand de Saussure (1857–1913) ist der Begründer der modernen Sprachwissenschaft. Er hat uns die unterschiedlichen Bedeutungen der Sprache und des Sprechens eingehend erläutert. Die Unterscheidung zwischen *parole* (konkrete sprachliche Äußerungen), *langage* (allgemeine Sprachfähigkeit) und *langue* (Sprache als System) geht auf ihn zurück.

Nachfolgend bezeichnet der amerikanische Sprachwissenschaftler Noam Chomsky (geb. 1928) im Hinblick auf eine Beschreibung eines Gesamtsystems von Sprachregeln (Transformationsgrammatik) die Begriffe als *Kompetenz* (Sprache) und *Performanz* (Sprechen). Er geht davon aus, dass jeder, der eine natürliche Sprache beherrscht, nicht lediglich eine lange Liste von Wörtern und Sätzen in seinem Gehirn speichert, sondern beliebig neue Sätze bilden und nie gehörte Sätze verstehen kann. Jeder Sprecher verfügt über eine generative Grammatik, deren Regelwerk ihm aber nicht bewusst ist. 1957 wurde die Sprachwissenschaft durch Chomskys „*Syntactic Structures*" revolutioniert.

Lenneberg (1967) entwickelte aus der Sicht der Entwicklungspsychologie die These, dass die menschliche Sprachfähigkeit auf besonderen, biologisch determinierten Gegebenheiten beruht; solchen der Anatomie, der Physiologie und der artspezifischen Ontogenie.

In den letzten 20 Jahren wurden die linguistischen Modellvorstellungen weiter entwickelt und in einer Vielzahl von Einzelarbeiten und Büchern als *phonetisch-phonologische, syntaktisch-morphologische, semantisch-lexikalische und pragmatisch-kommunikative Ebenen* klassifiziert. Damit sind die klassischen Vorstellungen immer weiter entwickelt worden und finden in der aktuellen Sprachdiagnostik und -therapie eine weite Verbreitung.

Die *Sprache* (engl. *language*, frz. *langue*) stellt die übergeordnete Leistung bei der verbalen Kommunikation dar und ermöglicht das Sprachsystem, den Sprachbesitz, die innere Sprache, die individuelle Sprachbenutzung sowie die Anwendung der Sprache bei der Artikulation und Phonation.

Sprechen (engl. *speech*, frz. *parole*) ist der Sprache untergeordnet. Das Sprechen stellt die Fähigkeit dar, Gedanken durch hörbare Wörter mit Hilfe der Sprech- und Stimmorgane auszudrücken.

Die Stimme ist der Sprache und dem Sprechen untergeordnet. Unter Artikulation versteht man genau vorgeschriebene Bewegungen der Sprechorgane, um die Sprache zu formen. Zu jeder Mitteilung geistigen Inhalts gehören Sprache, Sprechen und Sprechverhalten. Sprache und Sprechen einschließlich Redefluss sind Summationsleistungen (Abb. 3.1) komplexer Vorgänge und bilden in ihrer Gesamtheit ein Kommunikationsmittel. Diese Summationsleistung kann aus Sicht der verschiedenen Fachdisziplinen unterschiedlich interpretiert werden.

Auch in den einfachsten menschlichen Gemeinschaften besteht ein Bedürfnis nach verbalem Austausch von Meinungen und Gedanken. Somit unterscheidet sich der

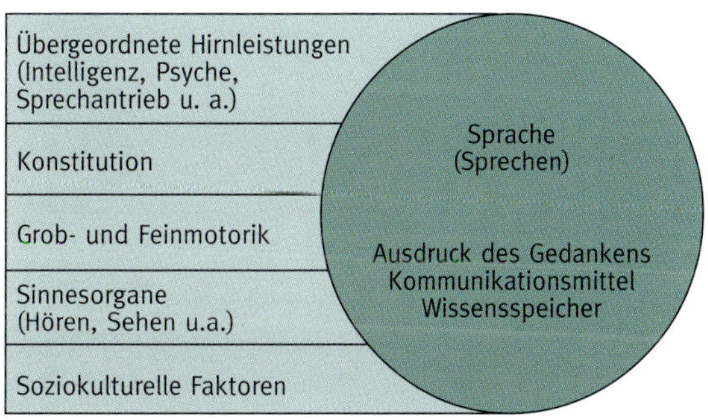

Abb. 3.1: Sprache und Sprechen als Summationsleistung

Mensch durch seine Fähigkeit zur Sprach- und Sprechbildung ganz wesentlich vom Tier. Kommunikationen, die wir bei den unterschiedlichsten Tierarten finden, beruhen auf instinktiven Verhaltensweisen.

3

Der Mensch ist ohne Reizzufluss zu seinen afferenten Systemen einschließlich Sinnesorganen nicht lebens- und kommunikationsfähig. Hören und Sehen und ihre Verarbeitungen, Gefühl und Sprache sind aufeinander abgestimmt und angepasst und können nur durch einen Partner zum ‚funktionierenden' Kommunikationssystem wechselseitig ergänzt werden. Die sprachlichen Anforderungen sind im Verlauf der letzten 100 Jahre erheblich angestiegen. Eine bedeutende Rolle spielen dabei die Medien. Ruben (2000) beschreibt die dramatischen Änderungen der Arbeitsbedingungen des Menschen in den letzten 100 Jahren (Abb. 3.2).

Während um die Jahrhundertwende nur etwa 10 % der Berufe auf kommunikativen Fähigkeiten beruhten, sind es derzeit bereits über 80 %. Bis zum Jahr 2010 werden es nach Schätzungen von Ruben für die USA an die 90 % sein.

Nicht zu übersehen ist, dass es noch weitere, den interpersonellen Kommunikationsprozess begleitende Informationen gibt. Das kommunikative Sprechen wird durch Mimik und Gestik weitgehend beeinflusst. Zur Kommunikation gehören auch Lesen und Schreiben. Störungen beim Erwerb der Schriftsprache sind als Kommunikationsstörungen weit verbreitet. Auch sekundäre kommunikative Fähigkeiten – wie Musikalität und Rhythmik – dürfen nicht unberücksichtigt bleiben. Die Sprache und das Sprechen stellen aus informationstheoretischer Sicht einen Kode dar, der beliebig in akustische, optische, elektrische oder elektromagnetische Signale transferiert werden kann, z. B. über die Medien Hörfunk, Fernsehen, Fax und Internet. Beim Spracherwerb finden sich länderspezifische Besonderheiten. Fragen der Mentalität, der Dialekte, der Mehrsprachigkeit können neben den genetischen Faktoren die verbale Kommunikationsfähigkeit verlangsamen, aber durchaus auch beschleunigen.

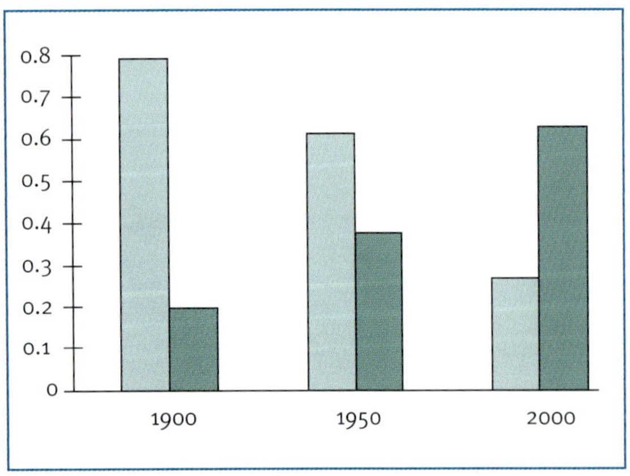

Abb. 3.2: Änderungen der Arbeitsbedingungen im letzten Jahrhundert (vgl. Ruben 2000). Die hellen Säulen dokumentieren die überwiegend manuell tätigen Berufsgruppen, die dunklen Säulen die überwiegend kommunikativ tätigen.

Neurobiologie (Neuroscience) des Gehirns sowie Sprache und Sprechen

Die Fähigkeit des Menschen zur sprachlichen Verständigung ist eines der hervorstechendsten Merkmale. Die Hirnforschung beschäftigt sich u. a. aus anatomischer und klinischer – einschließlich der Anwendung von bildgebenden Verfahren – Sicht mit der Neurobiologie der Sprache. Während früher davon ausgegangen wurde, dass nur die linke Hemisphäre für Sprache wichtig ist, deuten neuere Befunde darauf hin, dass noch andere Hirngebiete bei der Verarbeitung bestimmter Wortarten behilflich sind. Gegenstand der Untersuchungen ist dabei der Unterschied zwischen konkreten bedeutungsvollen Inhaltswörtern und sehr abstrakten grammatikalischen Funktionswörtern (vgl. Pulvermüller 1996). Gazzaniga (2000) beschreibt in Fortführung der früheren *split-brain-Untersuchungen* ausführlich die Bedeutung des Corpus callosum als wichtiges Bindeglied für die interhemisphärische Kommunikation zwischen redundanten Systemen.

! Eine wichtige Aussage der kognitiven Neurologie lautet: Das Corpus callosum kann Informationen zwischen den zwei Hirnhemisphären austauschen, so dass die Leistungsfähigkeit gesteigert wird.

Bildgebende Verfahren des Gehirns sowie Sprache und Sprechen

Bei der Beurteilung von kognitiven und verbalen Leistungen spielen bildgebende Verfahren des Gehirns eine bedeutsame Rolle (vgl. Friederici et al. 2001). Allerdings werden typische neuroradiologische und neuropsychologische Befunde oft als Einzelbefund erstellt. Dies kann besonders bei strukturellen Ergebnissen mit Hilfe der Computertomographie, Kernspintomographie sowie der funktionellen Kernspintomographie zu Überinterpretationen führen.

Interdisziplinärer Charakter

Der interdisziplinäre Charakter in der Forschung, Erkennung und interventionellen Betreuung von Sprachstörungen im Kindesalter zeigt sich in der Beteiligung zahlreicher Fachdisziplinen. In alphabetischer Reihenfolge sind zu nennen: Allgemeine Sprachwissenschaften,

Entwicklungspsychologie, Humanbiologie, Logopädie, Neurolinguistik, Neuropädiatrie, Neuropsychologie, Pädiatrie, Pädaudiologie, Phoniatrie, Verhaltensbiologie.

> **!** Auf dem heterogenen Gebiet der Sprach-, Sprech-, Stimm- und Schluckstörungen gilt es, ein interdisziplinäres und integratives System zwischen den einzelnen Fachdisziplinen zu praktizieren. Dies erfordert eine dynamische Zusammenarbeit zwischen den einzelnen medizinischen und nicht-medizinischen Fachdisziplinen.

Literatur

Friederici, A.D.: Syntactic, prosodic and semantic processes in the brain: evidence from event-related neuroimaging. J. of Psycholinquistic Research 30 (2001) 3, 237-250

Friderici, Gazzaniga, M.S.: Cerebral specialization and interhemispheric communication. Does the corpus callosum enable the human condition? Brain 123 (2000) 1293-1326

Lenneberg, E.H.: Biological foundations of language. Wiley, London 1967

Pulvermüller, F.: Neurobiologie der Sprache. Pabst Science Publishers, Lengerich 1996

Ruben, R.J.: Refining the survival of the fittest: communication disorders in the 21st century. Laryngoscope 110 (2000) 241-245

Sprach- und Sprechstörungen

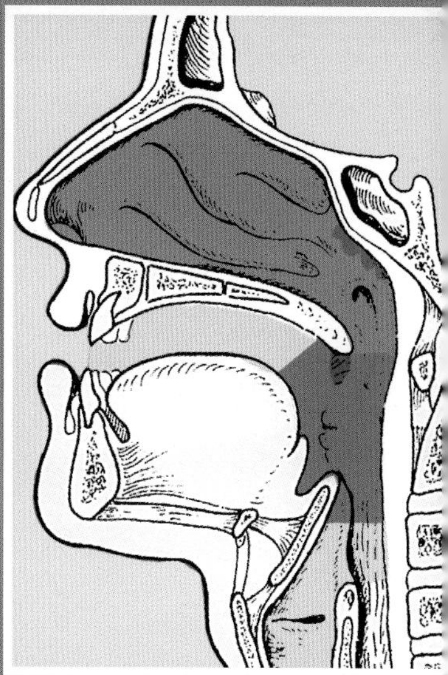

4 Normale Sprachentwicklung

Inhaltsübersicht

4.1 Einleitung

Für die normale Sprachentwicklung müssen grundlegende neuronale Mechanismen beachtet werden. Die genetischen Voraussetzungen und die Lernvorgänge werden gemeinsam in die funktionelle Betrachtungsweise integriert. Jeder Lernvorgang geht mit einer Veränderung des Gehirns einher. Das neuronale Netzwerk des Gehirns besteht aus rund 100 Milliarden Nervenzellen. Beim Neugeborenen sind die Nervenzellen und Synapsen im Gehirn wie ein gleichmäßiges dichtes Netz verbunden. Dieses Netz leitet die Impulse in alle Richtungen weiter. Bis zum 2. Lebensjahr nimmt die Zahl dieser Verbindungen (Synapsen) zu. Mit dem Prozess des Lernens – z. B. durch Sinneseindrücke – stellt sich eine Häufung der elektrischen Impulse in bestimmten Bahnen ein. Grundsätzlich müssen dabei die neuronalen Mechanismen lernen, etwas Wichtiges von Unwichtigem zu unterscheiden und Kategorien zu bilden. Dabei verstärken sich einige Synapsen und die weniger benutzten verkümmern. Dieser neurobiologische Prozess ist im Wesentlichen mit der Pubertät abgeschlossen.

> **!** In der Kindheit wird der Schaltplan der neuronalen Vernetzung erstellt. Je vielfältiger die Anregungen durch Lernvorgänge sind, desto komplexere Hirnstrukturen bilden sich.

„Die Sprachentwicklung ist Teil eines vielschichtigen Entwicklungsprozesses. Veränderungen in den Entwicklungsbereichen Motorik, Wahrnehmung, Spiel- und Sozialverhalten, Kognition und Sprache verlaufen zeitlich parallel. Dabei scheint der kindliche Spracherwerb durch verschiedene Faktoren bestimmt zu sein, wie der Fähigkeit zur Imitation, einem allgemeinen Mechanismus zum Erlernen von Sprache, kognitivem Bewusstsein und dem sprachlichen Einfluss von außen." (Flossmann et al. 2001, 3). Unser aktuelles Wissen verweist darauf, dass Kinder im Allgemeinen die Kernbereiche der Grammatik und des Wortschatzes der Erwachsenensprache innerhalb der ersten drei Lebensjahre erwerben. Voraussetzungen für eine regelgerechte Entwicklung der Sprache und des Sprechens sind eine altersentsprechende motorische Entwicklung, speziell des orofazialen Systems, sowie eine entwicklungsgemäße Reifung der Sinnesorgane. Gleichzeitig muss die kognitive, psychische und emotionale Entwicklung normal verlaufen.

Eine ungestörte Ausbildung nachfolgender Bereiche ist Voraussetzung für eine physiologische Entwicklung der Sprache und des Sprechens:

- somatische Entwicklung, besonders der peripheren Artikulationsorgane
- mentale Entwicklung
- emotionale Entwicklung
- Fein- und Grobmotorik
- Dominanzentwicklung
- Lateralität
- Funktion des peripheren und zentralen Hör- und Sehsystems
- altersentsprechendes sozio-kulturelles Umfeld

4.2 Normaler Sprachentwicklungsverlauf

Die kindliche Sprachentwicklung kann keineswegs als isolierter Vorgang angesehen werden und ist in die Gesamtentwicklung des Kindes eingebettet. Es handelt sich um eine geordnete Folge von Entwicklungsstufen mit einem beträchtlichen Maß an individueller Variation während der einzelnen Stufen. Eine sensible Phase für den Erwerb der Sprache und des Sprechens ist im Zeitraum bis zum 4. Lebensjahr anzunehmen.

4

Tab. 4.1: Stadien der normalen Sprachentwicklung

Präverbales Stadium (0–etwa 1 Jahr)	Verbales Stadium (1–etwa 4 Jahre)
Erste stimmliche Äußerungen: • reflektorisches Schreien Differenzierung von Äußerungen: • 1. Lallperiode (spielerische Lautproduktionen): etwa 1,5–4 Monate • 2. Lallperiode (Lautnachahmungen): etwa 4–12 Monate	• Einwortsätze: etwa 12–18 Monate • Zweiwortsätze: etwa 18–24 Monate • Mehrwortsätze (Satzentwicklung): etwa 24–36 Monate • Komplexe Sätze: 36–60 Monate • Weitere Perfektionierung: nach 60 Monaten

Die Kindersprachforschung unterscheidet grundsätzlich zwei Phasen in der Sprachentwicklung:

- das vorsprachliche (prälinguale) Stadium bis zur Vollendung des 1. Lebensjahres
- das nachfolgende verbale (linguale) Stadium

Im Prinzip lassen sich bei allen Kindern die gleichen Stadien in ihrer Sprachentwicklung feststellen (Tab. 4.1).

Linguistische Untersuchungen belegen, dass der Erstspracherwerb der einzelnen Bereiche nicht zur gleichen Zeit einsetzt. Meilenstein in der sprachlichen Entwicklung ist zuerst die lautliche Entwicklung, also die im Bereich der phonetisch-phonologischen Ebene. Die Entwicklung der morphologischen Ebene – die der grammatikalischen Fähigkeiten – beginnt erst später. Ein Abschluss der physiologischen Sprachentwicklung findet zu unterschiedlichen Zeitpunkten statt. Sprachentwicklungsstörungen oder -verzögerungen können auf jeder der Ebenen isoliert, aber auch in mehreren Bereichen gleichzeitig auftreten. Neben diesen linguistischen Überlegungen müssen entwicklungsneurologische und neuropädiatrische Meilensteine Beachtung finden. In einem engen Zusammenhang stehen dabei die Entwicklungsbereiche Motorik, Sprache, Sozialisation und Spielverhalten. Das Nicht-Erreichen eines Meilensteins – z. B. eine sprachliche oder statomotorische Retardierung – erfordert eine differenzierte Überprüfung.

4.2.1 Prälinguales (präverbales) Stadium

Den Studien zur präverbalen Entwicklung der normalen Sprachentwicklung wird mit Recht zunehmend Aufmerksamkeit geschenkt, da die Möglichkeiten einer Diagnostik und Behandlung im präverbalen Stadium immer mehr an Bedeutung gewinnen. Nach den Untersuchungen von Penner entscheidet bereits das 1. Lebensjahr über eine intakte Sprachentwicklung. Er favorisiert in seinen Untersuchungen deshalb die kritische Phase in der Sprachentwicklung in den ersten 18 Lebensmonaten. Auf die sog. Frühindikatoren bei Sprachentwicklungsstörungen wird in Kapitel 6.1.2 eingegangen.

Erste stimmliche Äußerungen des Säuglings sind ein reflektorisches Schreien. Sie werden als ein reflexartiges Verhalten verstanden, wenn das Kind auf Hunger, Schmerz, Kälte u. a. reagiert. Es lassen sich bereits hier Interaktionen mit den Eltern beobachten. Allmählich – etwa in der 4. bis 5. Lebenswoche – differenziert sich das Schreien, und die Interaktionen zur Umgebung werden immer intensiver. Die Mutter kann z. B. bereits Kontaktschreien von Hungerschreien unterscheiden. In dieser Periode handelt es sich also keineswegs mehr um ein rein reflektorisches Schreien. Eine Lokalisierung der Schallreize ist jetzt möglich. Keineswegs hört der Säugling Sätze, vielmehr unterscheidet er nur nach Klängen und Geräuschen.

Informationsgehalt präverbaler Lautäußerungen von Säuglingen

Allgemeine Informationen – z. B. positive oder negative Emotionen – können von den Eltern unterschieden werden. Es können jedoch keine spezifischen positiven oder negativen Emotionen differenziert werden (vgl. Schreiner et al. 2002)

In der **ersten Lallperiode** besteht ein mehr spielerisches Umgehen des Säuglings mit seinen Lautprodukten. Dies findet etwa im 2. bis 4. Lebensmonat statt. Hier sind die Bewegungsfolgen der Sprechwerkzeuge mit denen der Gliedmaßen zu vergleichen. Praktisch erfolgt ein Spiel mit den orofazialen Organen. Die Lautfolgen schafft sich das Kind selbst, seine Eigenschöpfungen von Lauten und Silben werden wahllos artikuliert. Die einfachsten Lallmonologe zeichnen sich durch eine gewisse Monotonie aus.

Etwa ab dem 6. Entwicklungsmonat gelangt der Säugling allmählich in die **zweite Lallperiode**. Jetzt tritt bereits eine Differenzierung des Lallens ein und es sind erste Lautnachahmungen zu beobachten. Die Echolalie stellt sich im letzten Quartal des 1. Lebensjahres ein. Hier artikuliert das Kind erfundene Lautfolgen und

Wortgebilde. Diese Kindersprache entspricht einer physiologischen Echolalie. Anscheinend hat sie für das Kind einen bestimmten Sinn. Praktisch handelt es sich um eine aus der ersten und zweiten Lallperiode stammende Entwicklungsphase.

Bei dem **beginnenden Sprachverständnis** zwischen dem 8. und 9. Lebensmonat wird die orofaziale Motorik – bisher ausschließlich stammhirnabhängig – zunehmend kortikal zugeordnet. Das Kleinkind beobachtet und hört die Worte und Sätze der Erwachsenen und versucht bewusst Laute und Silben nachzuahmen. Zuerst werden vom Kind nur auf einen Gegenstand hindeutende Gesten verstanden. Erst wenn der Gegenstand wiederholt genannt wird, bilden sich engere Beziehungen zwischen Wort, Laut und Gegenstand aus, so dass eine fest definierte Vorstellung entsteht. Von den auf das Kind eindringenden Lautkomplexen wird nur eine beschränkte Zahl aufgefasst und verwertet. Es sind gerade diejenigen, die dem Kind aus den Lallmonologen geläufig sind. In zunehmendem Maße versucht der Säugling, die gesammelten Erfahrungen für Laute und Worte anzuwenden. Somit stellt sich der dem Sinn von „Mama" und „Papa" entsprechende Gebrauch zwischen dem 10. und 12. Lebensmonat ein.

Gleichzeitig lernt das Kind, auf **weitere präverbale Kommunikationsmöglichkeiten** zu achten. Dazu gehören die Sprachmelodie und die bewussten und unbewussten Gebärden beim Sprechen. Besonders sind Silbenbetonungen – die rhythmischen Akzente – festzustellen. Diese sprachlichen Vorstufen eignet sich der Säugling zwischen dem 8. und 10. Lebensmonat an.

Der nun folgende Abschnitt leitet allmählich zur Einwortphase und damit zur eigentlichen Sprachentwicklung über. In dieser Entwicklungsphase versucht das Kind, die Sprache der Umgebung nachzuahmen und sinnvoll anzuwenden.

4.2.2 Linguales (verbales) Stadium

Der Ablauf der normalen Sprachentwicklung – die linguale Periode – wird aus Sicht der verschiedenen Fachdisziplinen sehr unterschiedlich interpretiert. Allerdings lassen sich die Auffassungen – die vorwiegend entwicklungsneurologisch, entwicklungspsychologisch und psycholinguistisch begründet sind – gut zu einem praktischen Modell vereinigen. Neben diesen fachlichen Strömungen treten immer mehr die Erkenntnisse über die auditive Verarbeitung und Wahrnehmung hinzu. Auch die Entwicklung des motorischen Systems am Beispiel der Entwicklung des orofazialen Systems tritt mehr und mehr in den Vordergrund. Dabei ist eine isolierte Betrachtungsweise nicht angebracht. Vielmehr können die Reifezeichen des orofazialen Systems zu den neurolinguistischen Reifezeichen der Sprachentwicklung sowie der allgemeinen motorischen Entwicklung in Beziehung gesetzt werden. Es bestehen auch enge Beziehungen zur Kau- und Schluckfunktion. Betrachtet man alle Aspekte, gelangt man zu der Vorstellung, dass die Entwicklungsdynamik Einwortphase, Zweiwortphase, Mehrwortphase usw. sich logisch der Nomenklatur der präverbalen Entwicklung anfügt. Je nach Fachdisziplin kann die jeweilige fachbetonte Eingliederung hinzugefügt werden.

In der **Einwortphase**, etwa im Alter von 12 bis 18 Monaten, können konventionelle Wörter bedeutungsvoll gebraucht werden. Dabei handelt es sich in der interpersonellen Kommunikation um Einwortsätze: Das Kleinkind drückt einen Satz global in einem Wort aus. Die Lautkomplexe stammen direkt oder indirekt aus der Sprache der Erwachsenen. In diesem Zeitraum werden die Lallmonologe immer seltener und bleiben nach einer Zeit ganz aus.

> **!** Bei einer ungestörten Sprachentwicklung beginnt das Kind bis zu einem Alter von 18 Monaten mit dem Sprechen. Im selben Zeitraum sollten auch erste Ansätze beim Sprachverständnis vorhanden sein.

Zweiwortäußerungen, etwa zwischen 18 und 24 Monaten, werden kommunikativ verwendet. Der Wortschatz erweitert sich im Laufe des 2. Lebensjahres immer mehr. Das Kind bildet allmählich **Mehrwortsätze**, die über die Zweier- und Dreierkombinationen schrittweise hinausgehen. Dies findet zwischen dem 24. und 36. Monat statt. Schwierige und lange Wörter können noch nicht ausgesprochen werden, Wörter werden z. T. falsch artikuliert. Im Alter von 2½ Jahren können Sachverhalte in einfachen Sätzen ausgedrückt werden. Kleinkinder sprechen Laute, Worte und Sätze unvollkommen aus; sie kennen diese noch ungenügend oder können sie noch nicht ausreichend unterscheiden.

In der Zeit der **Satzentwicklung**, die etwa mit dem 4. Lebensjahr beginnt, kommt es zu einer raschen Vergrößerung des Wortschatzes. Komplexe Sätze können zwischen dem 36. und 60. Monat gebildet werden. Zahlenangaben über die altersabhängig verfügbaren Einzelworte weisen eine hohe interindividuelle Variabilität auf. In dieser Periode kann ein Missverhältnis zwischen Sprechlust und Sprechgeschicklichkeit bestehen. Ebenso spielen Dialekte sowie unterschiedliche Sprachen eine erhebliche Bedeutung für die hohe Variabilität. Bei vorsichtigen Schätzungen können Kinder mit 1½ Jahren 10 bis 15 Wörter artikulieren. Mit 2 Jahren sind es bereits ca.

300, mit 3 Jahren ca. 1000, mit 4 Jahren 2000 Wörter und mit 5 Jahren bereits 2500 Wörter. Zudem ist jedes gesunde und geistig normal entwickelte Kind i.d.R. bis zum Ende des 5. Lebensjahres in der Lage, einfache Äußerungen grammatikalisch richtig auszudrücken. Was nun der normalen Sprachentwicklung folgt, sind Erweiterung und Perfektionierung. Diese beginnt etwa ab dem Alter von 5 Jahren und reicht weit über die Pubertät hinaus bis in das Erwachsenenalter hinein.

! Im Alter von 4 Jahren ist die normale Sprachentwicklung noch keineswegs abgeschlossen. Das nunmehr erreichte Entwicklungsstadium genügt jedoch, dass die Kinder inhaltlich, grammatikalisch und artikulatorisch verständlich sprechen können.

Bei zahlreichen Kindern ist eine ausgesprochene Kindersprache zu beobachten, die jedes Kind individuell ausbildet. Diese Stufe muss nach Möglichkeit schnell überwunden werden. Es ist ein Fehler, dem Kind bestimmte Silben- oder Wortsymbole als Ersatz für schwierige Worte einzuprägen. Als Beispiele für eine nicht anzustrebende Kindersprache seien nur zwei Begriffe angeführt: „Wau-wau“ für Hund, „Tut-tut“ für Eisenbahn.

Lange Zeit hat sich die internationale Forschung zur Entwicklung der kindlichen Sprache auf eine Frage beschränkt: Wie erwirbt das Kind die Regeln zur Kombination von Wörtern? Erst gegen Ende der 60er Jahre wurde eine zweite Frage empirisch untersucht: Wie erwirbt das Kind die Bedeutung der Worte? Aufgrund dieser Überlegungen wurden verschiedene Modelle für den Erstspracherwerb entwickelt.

4.3 Vier Modelle der normalen Sprachentwicklung

Die Diskussion um den Spracherwerb wird von vier Modellen dominiert:

- biologisch orientiertes Modell
- linguistisch orientiertes Modell
- entwicklungspsychologisch orientiertes Modell
- psychomotorisch orientiertes Modell

Je nach Fachgebiet wird auch eine Verknüpfung der unterschiedlichen Modelle der physiologischen Sprach- und Sprechentwicklung diskutiert und als Basis der Erklärung von Sprachentwicklungsstörungen herangezogen. Von grundsätzlicher Bedeutung ist die außerordentlich große Normvarianz der physiologischen Sprachentwicklung.

Biologisch orientiertes Modell

Ein wesentliches Ergebnis der neueren Kindersprachforschung ist die Erkenntnis, dass die kindliche Sprach- und Sprechentwicklung nicht linear zu begreifen ist. Vielmehr handelt es sich um eine geordnete Folge von Entwicklungsstufen mit einem beträchtlichen Maß an individueller Variation während der einzelnen Stufen. Der eigentliche Spracherwerb erfolgt durch die Entfaltung der genetisch fixierten Sprachfähigkeiten. Aus neurophysiologischer Sicht wird betont, dass Motorik, Intelligenz, Lateralität, zentrale Verarbeitung, Emotion und soziokultureller Einfluss von entscheidender Bedeutung für die physiologische Entwicklung der Sprache und des Sprechens sind. Voraussetzung für die normale Sprach- und Sprechentwicklung ist eine differenzierte fein- und grobmotorische Koordination. Deshalb ist die normale Schluck- und Saugfunktion von wesentlicher Bedeutung für das Sprechen und damit für den Spracherwerb. Des Weiteren sind Intelligenz sowie die Sinnesfunktionen – das gilt besonders für das Hören, Sehen und Tasten – unerlässliche Voraussetzungen für die regelgerechte Entwicklung der Sprache. Eine Sprachanregung ist unersetzbar.

Die physiologische Sprach- und Sprechentwicklung reicht bis in das hohe Alter hinein, wobei die Lernprozesse mit zunehmendem Alter langsamer und individueller ablaufen.

Das Zentralnervensystem koordiniert mit Hilfe neuromuskulärer und biochemischer Vorgänge – z. B. der vielfältigen Neurotransmitterfunktionen – den Sprach- und Sprechablauf. Zusätzlich erwerben die Kinder durch Lernen die Fähigkeit zu artikulieren sowie sich mitzuteilen und auszudrücken. Um diese Fähigkeiten zu entwikkeln, bedarf es einer stimulierenden Umgebung und organischer sowie mentaler Gesundheit. Unverkennbar ist die normale Sprach- und Sprechentwicklung eng mit dem Gefühlsleben verbunden und daher stark von psychischen Faktoren abhängig.

Linguistisch orientiertes Modell

Die linguistisch orientierte Beschreibung der Sprachentwicklung favorisiert den nativistischen Ansatz, der eine Entfaltung der angeborenen Spracherwerbsfähigkeiten betont. Dabei kommt der Umwelt lediglich eine auslösende Funktion im Erstspracherwerb zu. Aus linguistischer Perspektive sind vier Ebenen der Sprachstruktur und Sprachverwendung in die mehrdimensionale Analyse der diagnostischen Möglichkeiten und Methoden der Intervention bei Sprach- und Sprechstörungen zu integrieren. Die vier linguistischen Ebenen der Sprach- und Sprechfunktion, die Überschneidungen aufweisen

Tab. 4.2: Lautentwicklung bei 3- bis 6-jährigen Kindern (vgl. Grohnfeldt 1980)

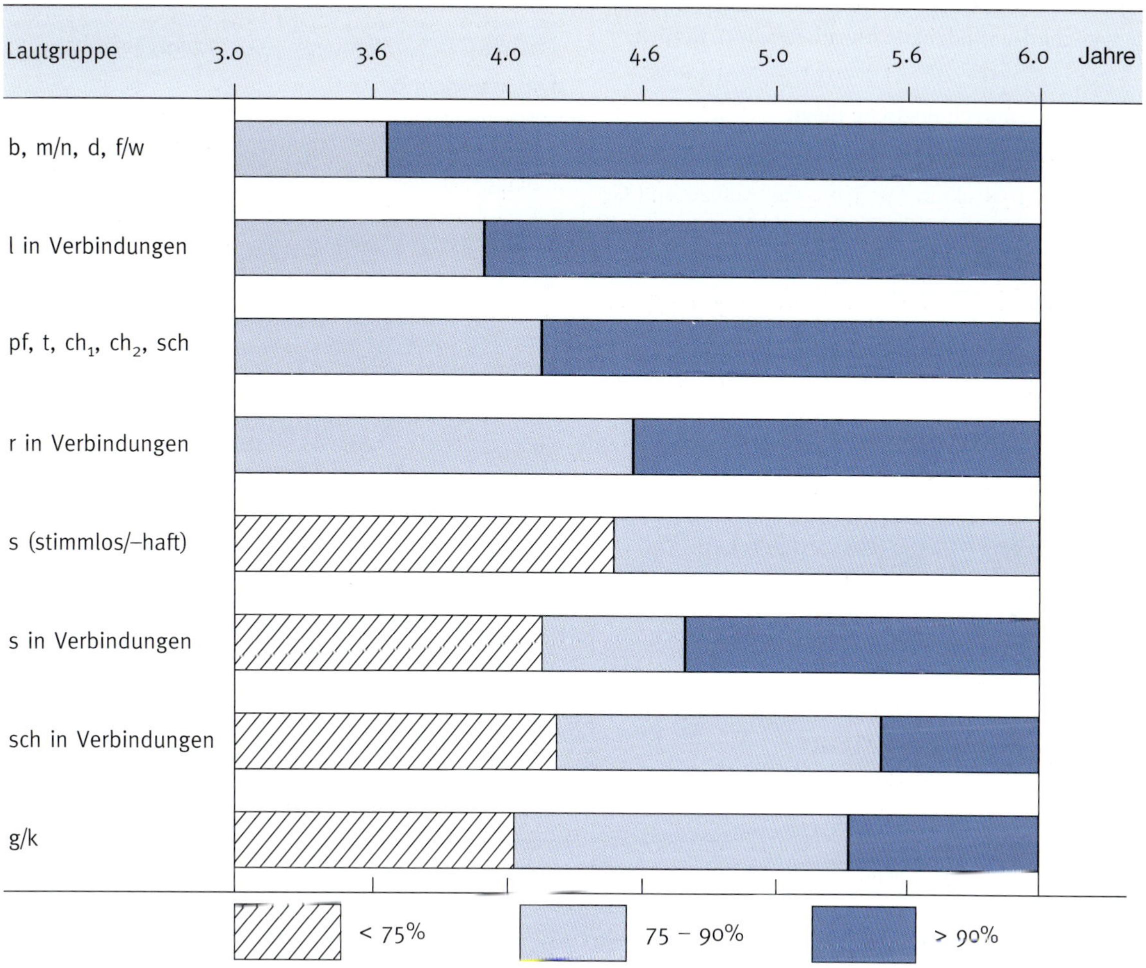

und altersabhängig, aber zeitlich weitgehend parallel ablaufen, lassen sich schematisch unterscheiden.

Phonetisch-phonologische Ebene

Die Phonetik beschäftigt sich mit artikulatorischen, akustischen und auditiven Faktoren von Lauten und Lautverbindungen. Im Vordergrund stehen die Diagnostik der Fehlbildungen von Einzellauten und die Abklärung des phonetischen Lautbestands. Dagegen befasst sich die Phonologie mehr mit dem einzelsprachlichen Lautsystem und seiner Funktion. Sie untersucht die Funktion der Laute im System einer Sprache. Die Phonotaktik beschäftigt sich mit möglichen und nicht möglichen Phonemverbindungen.

Die Lautentwicklung bei 3 bis 6-jährigen Kindern beschreibt Grohnfeldt (1980). Tabelle 4.2 vermittelt einen aufschlussreichen Überblick über die Entwicklungsreihenfolge der Konsonanten bei Kindern dieser Altersklasse.

Mehr als 75 % der 3-jährigen Kinder beherrschen die meisten Konsonanten des Deutschen. Der Erwerb des phonologischen Systems in der deutschen Sprache wurde von Fox und Dodd (1999) bei 177 Kindern im Alter von 1;6 bis 5;11 Jahren untersucht. Mit Hilfe eines Verfahrens zur Bilderbenennung wird belegt, dass das phonologische System des Deutschen während der ersten fünf Lebensjahre in einem hierarchischen Prozess erworben wird. Dabei erscheint der Phonemerwerb im Alter von 4;0–4;5 Jahren weitgehend abgeschlossen, da die Fehlerrate hier unter 5% fällt. Dies gilt für 90% der Kinder.

Die Phoneme /m, n, d, t, b, p/ zählen zu den allerersten, die erworben werden.

Interdentalität wurde auch in der letzten Altersgruppe bei 35% der Kinder festgestellt. Abgesehen von der Interdentalität konnten keine phonologischen Prozesse nach dem 4. Lebensjahr bei mehr als 10% der Kinder festgestellt werden.

Grundsätzlich können Abweichungen im phonetisch-phonologischen Bereich als phonetische und phonologische Lautbildungsstörung bezeichnet werden.

Syntaktisch-morphologische Ebene

Die Syntax charakterisiert Sätze und lenkt das Erkennen ihrer inneren Struktur. Die Lehre von Aufbau und Gesetzmäßigkeiten einer Sprache ist die Grammatik, die Morphologie. Sie kann in Flexionsmorphologie und Wortbildungsmorphologie unterteilt werden.

Als „Dysgrammatismus" wird eine Abweichung auf der syntaktisch-morphologischen Ebene angesehen.

Semantisch-lexikalische Ebene

Die Semantik ist die Lehre von den Inhalten bzw. der Bedeutung der Wörter. Die Lexikologie untersucht den Wortschatz – Lexik oder Lexikon – der Sprache. Dabei zeigt sich eine altersabhängige Differenzierung des Wortschatzes (vgl. Kap. 4.2.2):

- mit $1^1/_2$ Jahre: ca. 10 bis 15 Wörter
- mit 2 Jahren: 300 Wörter
- mit 3 Jahren: ca. 1000 Wörter
- mit 4 Jahren: ca. 2000 Wörter
- mit 5 Jahren: ca. 2500 Wörter

! Ab dem 18. Lebensmonat tritt eine Wortschatzexplosion ein. Die Gründe sind nicht sicher bekannt.

Der eingeschränkte aktive und passive Wortschatz steht dem gegenüber. In einer Untersuchung von Grimm (1999) werden die häufigsten produzierten Wörter bei 12 Monate alten Kindern klassifiziert, dabei wurden 91 Mütter befragt (Tab. 4.3).

! Der Gebrauchswortschatz setzt sich mehrheitlich aus Substantiven, gefolgt von Verben und Adjektiven zusammen und ist ein gut messbarer Baustein für die Lautsprachentwicklung (vgl. Kiese-Himmel, Ohlwein 2002).

Pragmatisch-kommunikative Ebene

Sie wendet sich dem Gebrauch der Sprache in ihren situativen und sozialen Beziehungen zwischen Sprecher und Hörer zu. Damit ist die interpersonelle Kommunikation im eigentlichen Sinn gemeint. Die Pragmatik geht damit über die Beschreibung der Sprachstruktur hinaus. Tabelle 4.4 enthält eine Aufstellung der pragmatisch-kommunikativen Entwicklung mit Bezugspunkten zu den pädiatrischen Untersuchungen U3 bis U9.

Sie geht auf die interaktionstheoretischen Untersuchungen von Rosetti (2001) und die Beschreibungen zur Entwicklung der vorsprachlichen Kommunikation von Papousek (1998) zurück und wurde von Schrey-Dern (2001) für deutsche Gegebenheiten weiterentwikkelt.

Tab. 4.3: Die am häufigsten produzierten 15 Wörter bei 12 Monate alten Kindern von 91 Müttern (vgl. Grimm 2003)

Position	Wort	Angabehäufigkeit in Prozent
1	Mama	66
2	Papa	63
3	nein	23
4	Hund	15
5	Ball	14
6	danke	12
7	Baby	8
8	Puppe	7
9	Auto	7
10	bitte	7
11	Bär	6
12	Kuh	4
13	Schaf	3
14	Ente	3
15	essen	2

Entwicklungspsychologisch orientiertes Modell

Die Entwicklungspsychologie beschäftigt sich intensiv mit der Sprach- und Sprechentwicklung (vgl. Zollinger 1995; Grimm 2003). In diesem Zusammenhang empfiehlt Zollinger (1987, 1994) den Begriff der „Spracherwerbsstörungen". Bei der normalen Sprach- und Sprechentwicklung stehen nicht die formalen Aspekte der Sprachproduktion, sondern der Sprachgebrauch und das Sprachverständnis als Verbindung der Personen- und Gegenstandswelt im Vordergrund. Jedes Kind hat die spontane Tendenz, die Sprache selbst zu entdecken (vgl. Zollinger 1996).

Psychomotorisch orientiertes Modell

Bewegungs- und Sprechfunktionen sind neurologisch eng miteinander verbunden. Diese Systemverknüpfungen werden durch eine differenzierte biologische Hirnfunktion garantiert. Die Hemisphärenentwicklung führt zu einem weiteren Anwachsen und der Verknüpfung im motorischen, sensorischen und verbalen System und unterstützt den Austausch mit der Umwelt.

Tab. 4.4: Pragmatisch-kommunikative Entwicklung (vgl. Schrey-Dern 2001)

Alter	
U3: 4.–6. Woche	• Äußerung von Gefallen/Missfallen: lächeln, schreien, wegschauen; vokalische Äußerungen
U4: 3.–4. Monat	• Äußerung von Wünschen: schreien, hinwenden (ganzkörperlich) • Äußerung von Widerstand gegenüber Personen oder Aktivitäten: abbrechen von Blickkontakt, wegdrehen, wegstoßen, schreien
U5: 6.–7. Monat	• Unterscheidung zwischen vertraut und unvertraut (ab 5. Monat), besondere Hinwendung zur Bezugsperson, eigenes Spielzeug • Blickkontakt zeigen gegenüber Eltern, die Kinder nicht ansehen • Aufmerksamkeit gegenüber Spielzeug mit Eltern teilen
Ab 7. Monat	• Fixierung eines angebotenen Spielzeuges • Turn-taking: abwechselndes Spiel zwischen Kind und Bezugsperson; vokalische Äußerungen im Wechsel • erste Spielgewohnheiten
U6: 10.–12. Monat	• Befolgen von Aufforderungen • Antworten auf Fragen • Einleiten einer Interaktion
Ab 13. Monat	• Hinlenken von Aufmerksamkeit auf eigene Person, Ereignisse, Objekte oder andere Personen
Ab 14. Monat	• Verlangt nach Objekten, Verhaltensweisen, Informationen
Ab 15. Monat	• Grüßen durch: Hand hinhalten und lautieren, winken, auf jemanden zugehen und ihn umarmen
Ab 16. Monat	• Äußerung von Protest und Widerstand durch: schreien, wegstoßen, versteifen, sich zu Boden werfen
Ab 17. Monat	• Angabe von Informationen durch: abgeben von Objekten, zeigen und hinweisen auf Objekte, Personen, an die Hand nehmen
Ab 18. Monat	• Antwort auf fragen mit ja/nein durch: Kopfnicken, lautieren,
U7: 21.–24. Monat	• Vorhandensein/Nichtvorhandensein von Objekten: benennen, suchenden Blick von verschwundenem Objekt zur Bezugsperson
Ab 26. Monat	• Auffordern zur Wiederholung von Äußerungen oder Handlungen gestisch, durch Blickkontakt oder sprachlich „mehr“, „haben“
U7 a: 30.–36. Monat	• Ausdruck von Besitz: durch „auf sich selbst zeigen“ oder sprachlich durch „mein“ oder „ich“
Ab 33. Monat	• Ortsangabe (Person, Objekt): z. B. durch Zeigen auf einen Stuhl zum Hinsetzen oder sprachlich durch „hier“ und „da“
Ab 34. Monat	• Handlungsanweisungen/Kommentare: sprachlich
U8: 43.–48. Monat	• Missverständnisse sprachlich klären: „warum“ „wieso“ • Einhalten von Gesprächskonventionen, z. B. Sprecherwechsel • Dialogeröffnung
U9: 60.–64. Monat	• Höflichkeitsfloskeln • Anredeformeln
5. Lebensjahr	• Äußerungen von verbalen Bitten • Wiederholungen, redundante Formulierungen • Überredungstechniken

4

Literatur

Flossmann, I., Schrey-Dern, D., Tockuss, C.: Therapie bei kindlichen Sprach- und Sprechstörungen. In: Böhme (Hrsg.): Sprach-, Sprech-, Stimm- und Schluckstörungen. Band 2. 3. Aufl. Urban & Fischer, München/Jena 2001, S. 3-35

Fox, A.V., Dodd, B.J.: Der Erwerb des phonologischen Systems in der deutschen Sprache. Sprache – Stimme – Gehör 23 (1999) 183-191

Grimm, H.: Störungen der Sprachentwicklung. 2. Aufl. Hogrefe, Göttingen 2003

Grohnfeldt, M.: Erhebungen zum altersspezifischen Lautbestand bei drei- bis sechsjährigen Kindern. Die Sprachheilarbeit 25 (1980) 5, 169-177

Kiese-Himmel, C., Ohlwein, S.: Der Wortschatzumfang bei jungen sensoneural schwerhörigen Kindern. HNO 50 (2002) 48-54

Papousek, M.: Vom ersten Schrei zum ersten Wort. Anfänge der Sprachentwicklung in der vorsprachlichen Kommunikation. 2.Aufl. Huber, Bern 1998

Rosetti, L.M.: Communication intervention. Birth to three. 2.Ed.Singular Publishing Group/Thomson Learning, San Diego/London 2001

Schreiner, E., Hammerschmidt, K., Jürgens, U., Zwirner, P.: Informationsgehalt präverbaler Lautäußerungen von Säuglingen. In: Aktuelle phoniatrisch-pädaudiologische Aspekte 2001/2002. Hrsg.v.M.Gross u. E.Kruse. Band 9. Median-Verlag, Heidelberg 2002. S.75-78

Schrey-Dern, D.: Logopädische Diagnostik und Therapie. Wann besteht Handlungsbedarf?. Kinderärztliche Praxis 72 (2001) 5, 282-289

Zollinger, B.: Spracherwerbsstörungen. Grundlagen zur Früherfassung und Frühtherapie. 1. Aufl. 1987, 4. Aufl. 1994.Haupt, Bern/Stuttgart/Wien

Zollinger, B.: Die Entdeckung der Sprache, 2. unveränderte Aufl. Haupt, Bern/Stuttgart/Wien 1996

5 Beurteilung von Sprach- und Sprechstörungen im Kindesalter

5

Inhaltsübersicht

! Die Sprachentwicklungsstörung wird aus der Sicht verschiedener Fachdisziplinen unterschiedlich betrachtet, da die Normkriterien der psychometrischen Verfahren nicht immer übereinstimmen und eine interdisziplinäre Abstimmung bis jetzt noch nicht stattgefunden hat.

Die Beurteilung von Sprach- und Sprechstörungen im Kindesalter erfordert aufgrund der außerordentlichen Vielfältigkeit ein umfassendes Basiswissen über normale und gestörte Kinder und Erwachsenensprache. Der Zweck einer modernen Diagnostik und Intervention besteht keineswegs darin, standardisierte Messverfahren routinemäßig einzusetzen, um damit gewissermaßen endgültige Diagnosen zu stellen, aus denen dann die jeweilige Therapie folgt. Vielmehr gilt es, die Diagnostik und Therapie als ein fortlaufendes Wechselspiel von sich entwickelnden Befunden zu verstehen, die immer einer erneuten Datenerhebung bedürfen. Dabei ist eine Groberfassung – ein Screening – von einer detaillierten klinischen Diagnostik abzugrenzen. Die Bereitschaft zur Zusammenarbeit von Medizinern und anderen Berufsgruppen muss gegeben sein.

! Kinder mit Sprachstörungen haben eher selten isolierte Ausfälle. Oft sind weitere Leistungs- und Verhaltensbereiche nicht altersentsprechend entwickelt.

Meilensteine der kindlichen Entwicklung

Die Beurteilung von Sprachstörungen im Kindesalter ist abhängig vom Entwicklungsalter und von der Art der Kommunikationsstörung. Zu Beginn wird eine Anamnese unter besonderer Berücksichtigung von Kommunikationsstörungen erhoben. Die Beurteilung der Meilensteine der kindlichen Entwicklung (vgl. Korenke 2000; Tab. 5.1) beruht auf einer altersbezogenen Diagnostik folgender Bereiche:

- Motorik
- Hand-Funktion
- Sehen
- Hören und Verständnis
- Sprache
- Selbstständigkeit
- Sozialisation

Tab. 5.1: Meilensteine der kindlichen Entwicklung (vgl. Korenke, in: Illing, Claßen 2000)

Meilensteine der kindlichen Entwicklung (1)

Alter	Motorik	Hand-Funktion	Sehen
Geburt	Extremitätenbewegungen	Greif-Reflex	verfolgt Lichtquelle mit Augen
3. Mon.	Kopfkontrolle	aktives Loslassen, spielt mit Fingern	lächelt reaktiv, verfolgt Personen
6. Mon.	aktives Drehen	greift nach Gegenständen	differenziert Bekannte/Fremde, betrachtet Umgebung
9. Mon.	sitzt ohne Hilfe	transferiert Gegenstände, Beginn Daumenopposition	reagiert auf Spiegelbild, verfolgt fallende Gegenstände
12. Mon.	steht alleine, geht an Möbeln entlang	gute Opposition, zeigt gezielt	Konvergenzreaktion auf Objekte
15. Mon.	geht alleine, ändert Richtung	zieht Spielzeug hinterher, stellt Dinge nebeneinander	fokussiert mit beiden Augen
18. Mon.	trägt beim Gehen Gegenstände	kritzelt, kann Form in Loch stecken	freut sich am Buch betrachten
2. J.	rennt	wirft Ball, baut Turm	erkennt Bilder
3. J.	springt, steht auf einem Fuß, treppauf alternierend	schraubt Deckel zu, knöpft auf, fädelt Perlen auf	erkennt Formen
4. J.	fährt Dreirad, hüpft	schneidet mit Schere, zeichnet Menschen	erkennt Zahlen/ Buchstaben
5. J.	treppab alternierend, schießt Fußball	schließt Schnallen, zeichnet Häuser	erkennt einige geschriebene Worte, erkennt Farbe
6. J.	kann im Wechselschritt hopsen	schreibt eigenen Namen	liest erste Worte/Sätze

Meilensteine der kindlichen Entwicklung (2)

Alter	Hören und Verständnis	Sprache	Selbstständigkeit	Sozialisation
Geburt	Startle-Reflex (Zusammenzucken und Klatschen)	schreit	vollständig abhängig	durch Hochnehmen zu beruhigen
3. Mon.	lokalisiert Geräusche mit Augen	andere Geräusche als Schreien	erwartet hochgenommen zu werden	lächelt, freut sich über Zuwendung
6. Mon.	erkennt Stimmen, dreht sich nach Geräuschen	plappert zu Erwach-senen	breitet die Arme aus um hochgenommen zu werden, trinkt aus gehaltenem Becher	differenziert Bekannte/ Fremde
9. Mon.	kennt seinen Namen, hört auf Unterhaltung	sagt „Mama, Papa“	hält Becher mit Hilfe	verfolgt weggenom-mene Objekte, fremdelt
12. Mon.	versteht einfache Worte	2 oder 3 deutliche Worte	isst mit den Fingern	zeigt Gefühle, macht „Winke-Winke“
15. Mon.	freut sich über Reime	versucht zu singen	hält gegebenen Be-cher alleine, benutzt Löffel ungeschickt	möchte dauernde Aufmerksamkeit von erwachsenen Bezugs-personen

▶

Meilensteine der kindlichen Entwicklung (2)

Alter	Hören und Verständnis	Sprache	Selbstständigkeit	Sozialisation
18. Mon.	folgt einfachen Aufforderungen	kann 2 Objekte benennen, sagt 2 Worte zusammen	vollständige Becherkontrolle, benutzt Löffel geschickt	Skepsis gegenüber Gleichaltrigen, spielt alleine
2. J.	kennt Körperteile, hört einfachen Geschichten zu	3–4 Wortsätze, wiederholt Worte bis zur Beantwortung	hilft beim An- und Ausziehen, tagsüber sauber	spielt neben anderen, beobachtet gerne
3. J.	folgt doppelten Aufforderungen, versteht „größer, später"	6-Wortsätze, beginnt Unterhaltung	isst alleine mit Löffel/Gabel, wirft Spielzeug weg, tagsüber trocken	spielt mit anderen, setzt dabei eigene Interessen durch
4. J.	versteht „morgen, gestern" kennt Geld	wiederholt Fragen, benutzt beschreibende Worte	zieht sich alleine aus, zieht Strümpfe/Schuhe an	spielt gut mit anderen Kindern, beginnt abzugeben
5. J.	versteht „nächste Woche", ist Argumenten zugänglich	schildert zurückliegende Ereignisse in der richtigen Reihenfolge	wäscht sich selbst, benutzt Messer, zieht sich alleine an	bleibt tagsüber bei Fremden, versteht gewinnen und verlieren
6. J.	folgt kombinierten Auforderungen, kennt „Geburtstag, Weihnachten"	gebraucht richtige Grammatik, wiederholt Gedanken bis verstanden	bürstet und kämmt sich die Haare, erledigt kleine Aufträge in der Nachbarschaft	hat 1 oder 2 gute Freunde, empfindet Gefühle anderer

Indikationen zur weiteren Diagnostik bei Entwicklungsverzögerung

Alter	Störung
3 Mon.	kein Fixieren/Verfolgen, keine Blickwendung nach Geräuschen, auffällige/asymmetrische Muskelhypotonie/-hypertonie
5 Mon.	kein Greifen
1 J.	kein Stehen
11/2 J.	kein freies Laufen
2 J.	keine Sprachentwicklung, fehlendes Verständnis einfacher Aufforderungen

5.1 Medizinische Untersuchungen

5.1.1 Pädiatrische Vorsorgeuntersuchungen

Die Vorsorgeuntersuchungen (in Deutschland nach U1 bis U10/J1; Tab. 5.2) sind – unabhängig von ggf. notwendigen interdisziplinären Untersuchungen bei frühkindlichen Sprachstörungen – erforderlich. Sie beruhen auf pädiatrischen Beurteilungen, die ab dem Neugeborenenalter (= U1) schrittweise stattfinden und speziell die motorische, sprachliche und soziale Entwicklung beachten.

! Kritisch muss vermerkt werden, dass die Hörprüfungen bei der U3 ungenügend sind und zu Fehldiagnosen führen können.

Kriterien der normalen Sprachentwicklung und motorische Entwicklung sowie altersentsprechendes Spiel- und Sozialverhalten

Die Sprach- und Sprechentwicklung ist lediglich ein Teilaspekt der Gesamtentwicklung des Kindes. Für die Sprachheilkunde sind deshalb zusätzliche Informationen – wie die motorische Entwicklung (Tab. 5.3) sowie das altersentsprechende Spiel- und Sozialverhalten (Tab. 5.4) – von grundlegender Bedeutung.

5

Tab. 5.2: Pädiatrische Vorsorgeuntersuchung U1 bis U10/J1: Schwerpunkte der Hör-, Sprach- und Sprechdiagnostik (vgl. Illing 2000; Sitzmann 2002)

U1		unmittelbar nach der Geburt im Kreißsaal
U2	3. – 10. Tag	Fehlbildungen
U3	4. – 6. Woche	Fehlbildungen
U4	3. – 4. Monat	Hörprüfung (Hochtonrassel, Papierknistern, Händeklatschen)
U5	6. – 7. Monat	Hörprüfung mit Kleinaudiometer
U6	10. – 12. Monat	Sprachentwicklung, Hörprüfung mit einem Kleinaudiometer; bestehende Hörstörungen sollten spätestens am Ende des 1. Lebensjahres aufgedeckt werden
U7	21. – 24. Monat	Sinnesorgane, Sprachstörungen
U8	43. – 48. Monat (3½ – 4 Jahre)	Sprach- und Sozialentwicklung, differenzierte Hörprüfung (Kleinaudiometer, Tympanometrie)
U9	60. – 64. Monat (5 – 5¼ Jahre)	Flüster-, Umgangssprache, Prüfung der Sprachfähigkeit
U 10/J1	13. – 14. Lebensjahr	umfangreiche Anamnese: u. a. schulische Entwicklung

Tab. 5.3: Kriterien für die normale Sprachentwicklung und die motorische Entwicklung (vgl. Sitzmann 2002)

Vorsorge-untersuchung	Alter	Kriterien zur Sprachentwicklung	Kriterien zur motorischen Entwicklung
U3	1 Monat	seufzende und stöhnende Laute in zufriedenem und gesättigten Zustand	dreht in Bauchlage den Kopf zur Seite, kann in Rückenlage den Kopf hin- und herdrehen (inkonstant)
U4	3 Monate	vokalisiert spontan	Kopfkontrolle in Bauchlage vorhanden, kann den Kopf in Bauchlage sicher von der Unterseite abheben
U5	6 Monate	antwortet vokalisierend, wenn es angesprochen wird	sichere Kopfkontrolle in jeder Körperhaltung, aktive Mitarbeit beim Hochziehen des Kindes zum Sitzen (Traktionsversuch) und aufrechtes Sitzen mit Unterstützung möglich
	9 Monate	bildet Silbenketten, wie wawawa ..., rarara	freies Sitzen, Fortbewegung in Bauchlage (Drehen, Kriechen, Robben, Rollen)
U6	12 Monate	imitiert Sprachlaute, bildet Doppelsilben, wie mamam, papap ...	Stehen mit Festhalten, selbstständiges Hochziehen zum Stehen
	18 Monate	gebraucht „Mama“ und „Papa“ sinngemäß, zusätzlich mindestens ein Wort	geht frei und sicher, bückt sich nach Gegenständen, Spielzeugen
U7	2 Jahre	gebraucht mindestens 20 Worte sinngemäß (z. B. Symbolworte wie wau-wau), versteht und befolgt einfache Aufträge	rennt sicher und umgeht Hindernisse, kann Treppen steigen, setzt sich zum Spielen hin und steht freihändig auf, kann sich Schuhe anziehen
	3 Jahre	benutzt Personalpronomen, Singular und Plural richtig	hüpft beidbeinig eine Stufe hinunter, kann kurz, ca. 1s lang, auf einem Bein stehen
U8	4 Jahre	erzählt Erlebnisse, kann sich mit anderen unterhalten	kann Treppe freihändig mit Beinwechsel hinauf- und hinuntergehen, kann mindestens 3s lang auf einem Bein stehen
U9	5 Jahre	Aussprache praktisch fehlerfrei, lediglich noch geringe grammatikalische Fehler	kann mindestens 5s lang auf einem Bein stehen und mindestens 3-mal auf einem Bein hüpfen, jeweils links und rechts; kann auf einer Linie gehen (Ferse zu Zehe) mit weniger als 3 Abweichungen, kann Kreis, Quadrat und Dreieck zügig und fast fehlerfrei abzeichnen

Tab. 5.4: Kriterien für altersentsprechendes Spiel- und Sozialverhalten (vgl. Sitzmann 2002)

Vorsorgeuntersuchung	Alter	Kriterium für Spielverhalten	Kriterium für Sozialverhalten
U3	1 Monat	fixiert und verfolgt Gegenstände, die in seinem Gesichtsfeld bewegt werden	antwortet mit einem Lächeln, wenn es angelächelt wird (inkonstant)
U4	3 Monate	schaut sich die eigenen Finger an, spielt mit ihnen	lächelt spontan
U5	6 Monate	greift nach Gegenständen (sowohl mit der rechten als auch der linken Hand) transferiert sie von einer Hand in die andere	fremdelt
	9 Monate	untersucht Gegenstände intensiv mit Händen, Mund und Augen (Hand-Augen-Mund-Exploration)	
U6	12 Monate	schüttelt Gegenstände, klopft und wirft mit Gegenständen	zeigt Zuneigung gegenüber vertrauten Personen
	18 Monate	versteckt Gegenstände, holt sie wieder, räumt ein und aus, untersucht intensiv die Umgebung	
U7	2 Jahre	imitiert alltägliche Handlungen und Tätigkeiten Erwachsener, einfaches Rollenspiel	teilt seinen „Besitz", versucht sich durchzusetzen
	3 Jahre	andauerndes und konzentriertes Rollenspiel und Illusionsspiel („So tun als ob")	teilt mit anderen, zumindest nach Aufforderung
U8	4 Jahre	detailliertes Rollenspiel oft mit anderen Kindern, einfaches konstruktives Spiel	sucht Kooperation und Freundschaft mit Gleichaltrigen
U9	5 Jahre	aufwendiges und ausdauerndes konstruktives Spiel, Regelspiele	kooperiert mit Spielgefährten, hält sich meist an Spielregeln

5.1.2 Phoniatrisch-pädaudiologische Untersuchungen

Die phoniatrisch-pädaudiologischen Untersuchungen dienen gezielt der Suche nach organischen Ursachen, z. B. submukösen Gaumenspalten, Schallleitungs- und/oder Schallempfindungsschwerhörigkeiten. Zusätzlich sind Erhebungen zum Ausschluss orofazialer Dysfunktionen und auditiver Verarbeitungs- und Wahrnehmungsstörungen erforderlich. Die oto-rhino-laryngologische Spiegeldiagnostik sollte möglichst nicht zu Beginn der phoniatrisch-pädaudiologischen Beurteilung stattfinden, damit eine nachfolgend reduzierte Mitarbeit des Kindes ausgeschlossen wird.

Folgende Untersuchungen sind mit individueller Betonung und Reihenfolge anzustreben:

- Anamnese
- oto-rhino-laryngologische Spiegelbefunde
- Hör- und Motorikprüfung
- Beurteilung der intellektuellen, kognitiven und psychosozialen Leistungsfähigkeit
- Sprachdiagnostik
- Sehprüfung
- eine je nach Befund erforderliche individuelle Zusatzdiagnostik

! Grundsätzlich ist bei Kommunikationsstörungen zum Ausschluss einer Hörstörung eine audiologische Beurteilung erforderlich.

Weiterführende Untersuchungen

Palatographie

Grundsätzlich lassen sich zwei Arten palatographischer Untersuchungstechniken unterscheiden:

1. Die **direkte Palatographie** eignet sich als einfache Methode für die Routineuntersuchung. Es werden Markierungsstoffe auf die Zunge oder den Gaumen gebracht. Mit einem Pulvergebläse wird Schokolade

an den Gaumen geblasen, alternativ kann auch ein Röntgenkontrastmittel verwendet werden. Im Allgemeinen kann nur für einen bestimmten Laut oder eine Lautverbindung das Palatogramm aufgenommen werden. Nach eigenen Erfahrungen beschränken wir uns auf den „s“-, „l“- und „r“-Laut. Entsprechend der Aussparung am harten Gaumen ist einfach und sehr schnell der Befund zu erkennen. Über einen kleinen Taschenspiegel werden die dargestellten Kontaktflächen im Gaumenbereich betrachtet und ggf. fotografiert. Mit dem „s“-Palatogramm gewinnt man einen Überblick über den Kontakt der Zunge mit den Alveolarrändern des Oberkiefers; das Palatogramm des „l“ gibt Aufschluss über Störungen im Bereich der vorderen Anteile des Gaumens und das Palatogrammm des „k“ über solche an der hinteren Gaumenfläche.

2. Die **Elektropalatographie** erlaubt eine bis in die Tiefe gehende Information über die Zungenbewegungen im zeitlichen Ablauf bei ihren Kontaktstellen am Gaumen.

Anwendung der Ultraschalldiagnostik bei Sprechstörungen

- Sigmatismus, Rhotazismus
- orofaziale Dysfunktion
- nach tumorchirurgischen Eingriffen im Bereich der Mundhöhle und Oropharynx
- Dysarthrie, Sprechapraxie, Tremor, Faszikulation der Zunge
- visuelles Biofeedback

(vgl. Böhme 2001)

5.2 Logopädische, sprachheilpädagogische, linguistische und psychologische Beurteilung

Die logopädisch-sprachheilpädagogisch-linguistische Beurteilung erfasst im Rahmen sprachsystematischer Prüfverfahren nicht nur den sprachlichen, sondern auch den nicht-sprachlichen Entwicklungsbereich (Abb. 5.1). Einbezogen werden das Anamnesegespräch sowie eine Einschätzung der Spontansprache, Nachsprechleistung, des Verhaltens sowie des allgemeinen Entwicklungsstandes. Dabei ist eine differenzierte Diagnostik entsprechend der Art der nachweisbaren Sprach- und Sprechstörung erforderlich.

Spontansprachanalyse

Die Analyse der spontanen verbalen Äußerungen ist ein wichtiges Verfahren bei der Diagnose einer Sprachstörung im Kindesalter. Die Spontansprachanalyse ist weitgehend vom Lebensalter abhängig. Die Grundstrukturen der Sprache können bereits im präverbalen Stadium ab der Geburt geprüft werden.

- Im Elterngespräch ist ein Erfragen der verbalen Fertigkeiten und Besonderheiten erforderlich.
- Ein informelles Beobachten und Überprüfen der Äußerungen gibt weitere Hinweise.
- Mit unterschiedlichen Verfahren können phonetisch-phonologische, semantisch-lexikalische, syntaktisch-morphologische und pragmatisch-kommunikative Bereiche erfasst werden. Besondere Aufmerksamkeit sollte der Artikulation, dem Sprachverständnis, dem Wortschatz und der Grammatik gewidmet werden.

Die Feinanalyse von Videoaufnahmen vermittelt zusätzliche Informationen über die enorme Komplexität der Sprachentwicklung und ihre Abweichungen.

Sprachsystematische Prüfverfahren

Es werden differenzierte sprachsystematische Prüfverfahren (vgl. Dickmann et al. 1994) empfohlen. Diese beruhen auf entwicklungspsychologischen und psycholinguistischen Tests und stellen erhebliche Anforderungen an die Kompetenz der Untersucher/-innen. Die differenzierte Beurteilung der unterschiedlichen Strukturierung nach Sprachebenen ist unumgänglich bei der interdisziplinären Diagnostik.

Beurteilung der phonetisch-phonologischen Ebene

Die Beurteilung der phonetisch-phonologischen Ebene verfolgt Ziele. Bei phonetischen Störungen können bestimmte Laute nicht entsprechend der Entwicklungs- bzw. Altersnorm ausgesprochen werden. Dagegen spricht man von phonologischen Störungen, wenn die Funktion der Phoneme verändert ist.

Phonetische Störungen

Wir kennen zahlreiche Screeningverfahren zur Erfassung des Lautbestandes (Abb. 5.2).

Hacker und Wilgermein (2001) verweisen darauf, dass bei den Lautprüfmethoden u. a. häufig allein zwischen richtig und falsch unterschieden wird und empfehlen in Anlehnung an angloamerikanische Vorbilder Merkmals- und Prozessanalysen (vgl. Verfahren: Analyse-Verfahren zur Ausspracheuntersuchung bei Kindern).

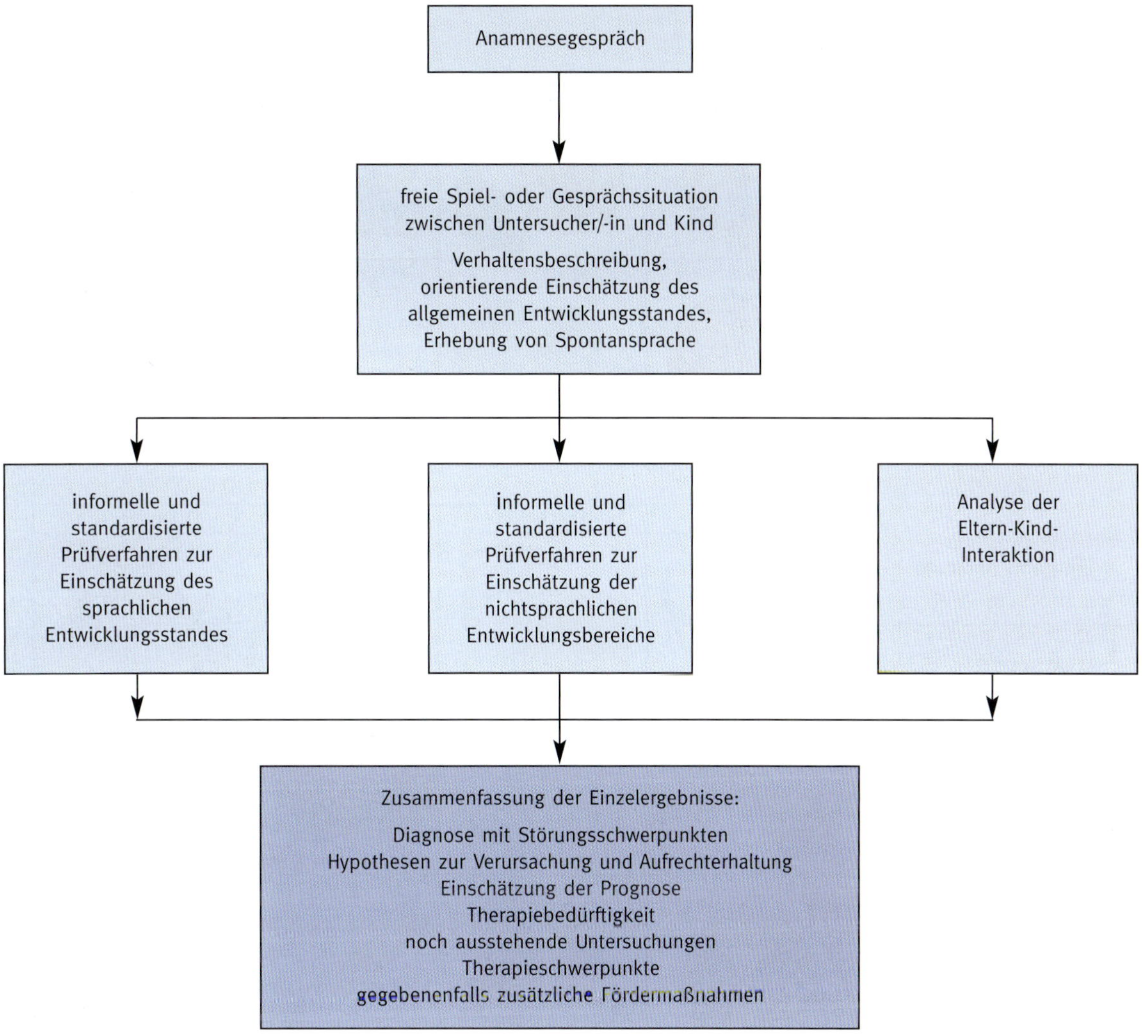

Abb. 5.1: Logopädische Befunderhebung bei Sprach- und Sprechstörungen (Flossmann, Tockuss 1994)

! Phonetische Störungen werden auch als Artikulationsstörungen bzw. als Sprechstörungen bezeichnet und sind sofern sie isoliert auftreten keine Sprachentwicklungsstörung.

Phonologische Störungen

Die Beurteilung von phonologischen Störungen wird von unterschiedlichen Verfahren erfasst (vgl. u.g. Verfahren). Den metasprachlichen Leistungen – u. a. phonologische Bewusstheit – wird verstärkt Aufmerksamkeit gewidmet.

Beurteilung der syntaktisch-morphologischen Ebene

! Die Morphologie beschreibt die Analyse von Struktur und Form von Wörtern und untersucht die Abwandlung derselben. Unter einem Morphem versteht man die kleinste bedeutungstragende Einheit der Sprache.

Die damit erfassten grammatischen Störungen sind ein Teilaspekt einer Sprachentwicklungsstörung in Abhängigkeit von den phonetisch-phonologischen, semantisch-lexikalischen und pragmatisch-kommunikativen Ebenen. Im frühen Verlauf der Sprachentwicklungsstörung finden sich oft ein verspäteter Sprach- und Sprechbeginn, Sprachverständnisstörungen sowie persistierende phonologische Vereinfachungsprozesse. Die grammatische Störung tritt erst zu einem späteren Zeitpunkt – wenn die Äußerungen der Kinder drei und mehr Worte umfassen – deutlich in den Vordergrund (vgl. Motsch 2002).

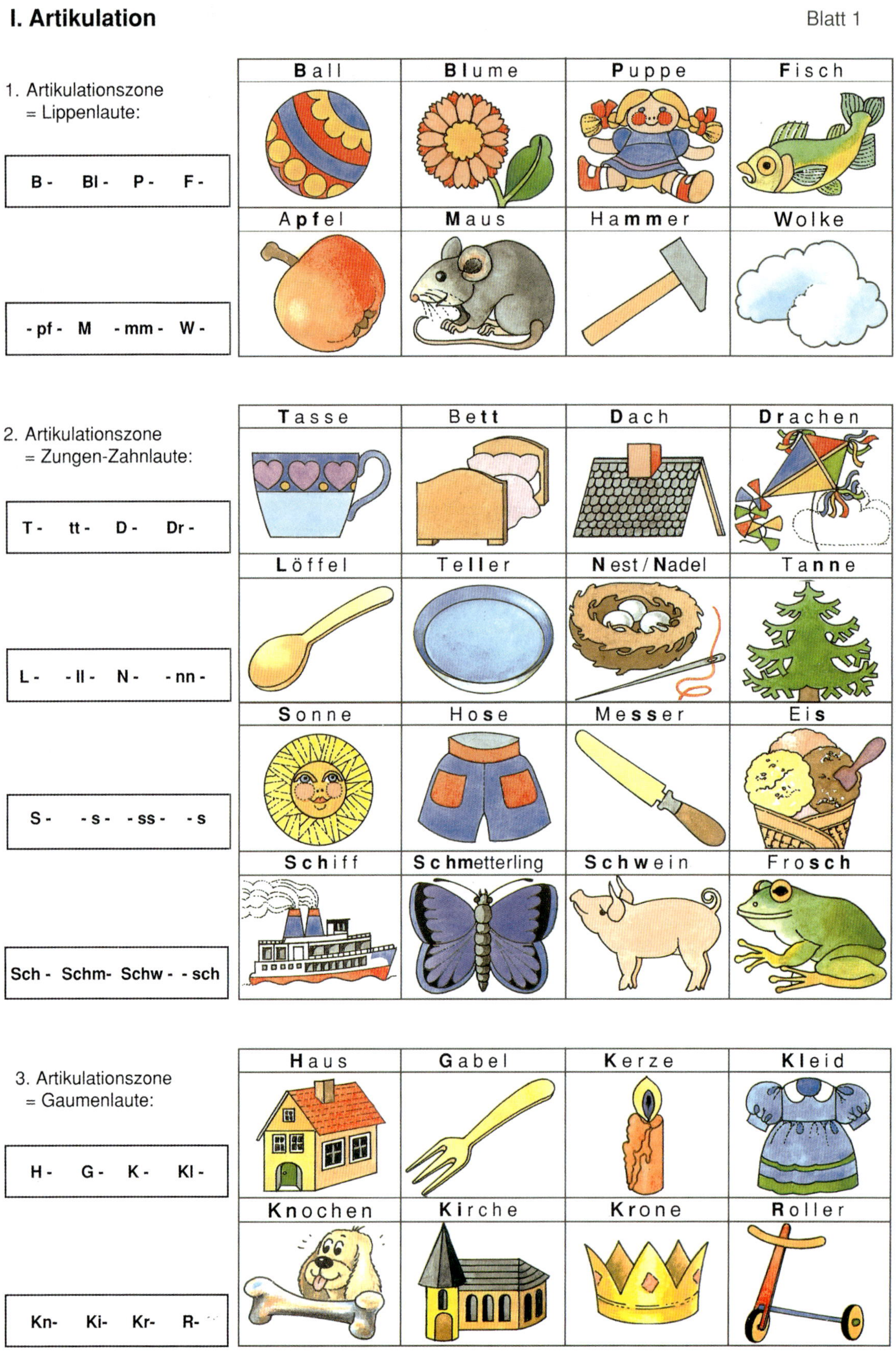

Abb. 5.2: Prüfung des Lautbestandes (Kottmann 1988)

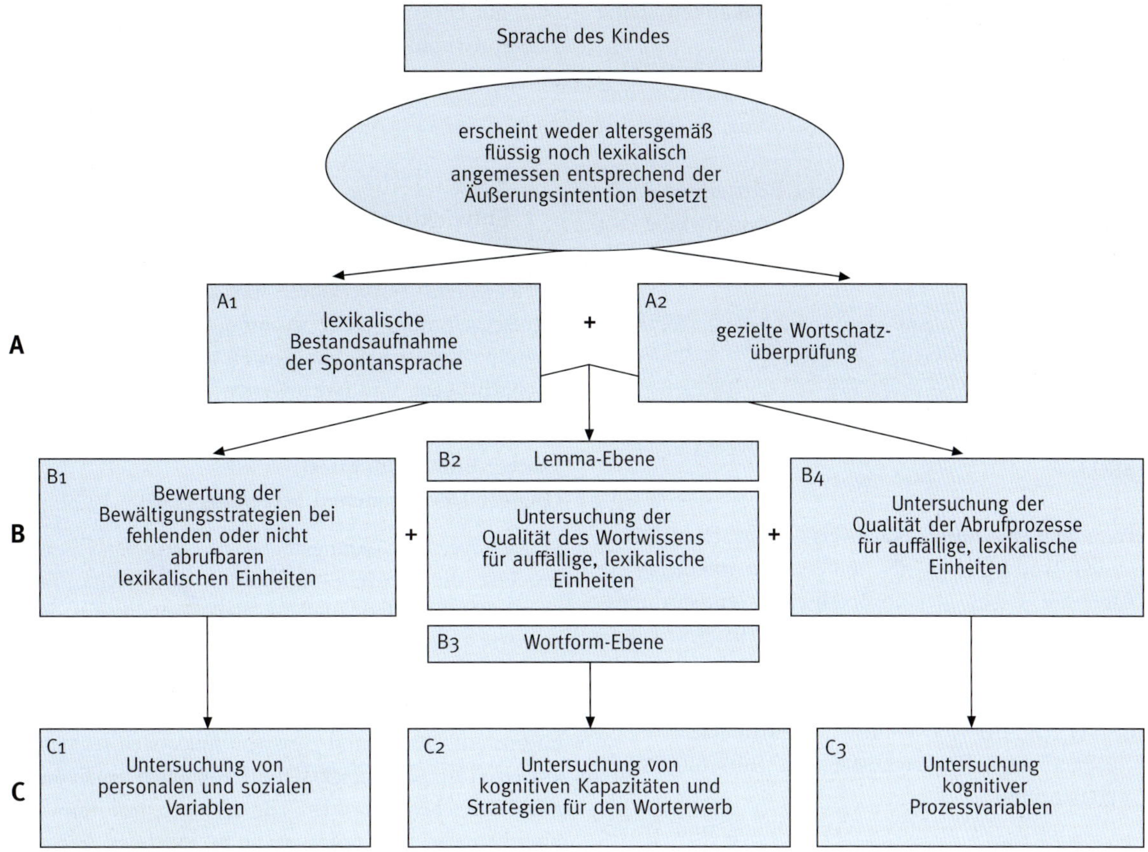

Abb. 5.3: Diagnostisches Modell bei semantisch-lexikalischen Störungen (Glück 2002, 173)

Eine Beschränkung auf die Überprüfung von zwei wesentlichen Fähigkeiten des grammatischen Lernens ist aufgrund der Fülle grammatischer Einzelphänomene empfehlenswert (vgl. Motsch 2002). Dies sind:

- im Bereich der **morphologischen Fähigkeiten** die Subjekt-Verb-Kongruenz und Kasusmarkierung (Plural- und Genusmarkierung)
- im Bereich der **syntaktischen Fähigkeiten** die Verbzweitstellung im Hauptsatz sowie die Verbendstellung im subordinierten Nebensatz (Überwindung der Auslassung obligatorischer Äußerungselemente)

Nach Motsch (2002) – unter Hinweis auf Clahsen (1986) und Dannenbauer (1999) – werden diese Fähigkeiten von einem Kind ohne Sprachentwicklungsstörung mit einer Varianz von drei bis sechs Monaten wie folgt abgeschlossen:

- 3;0 Jahre: Subjekt-Verb-Kongruenz
- 3;6 Jahre: Kasusmarkierung
- 4;0 Jahre: Verbendstellung im subordinierten Nebensatz

Diese Daten können als zentrale grammatische Therapieschwerpunkte gelten.

Motsch (2000, 2002) empfiehlt die „Evozierte Sprachdiagnose grammatischer Fähigkeiten" (ESGRAF) als spieldiagnostisches Verfahren. Die Zielgruppe sind 4 bis 10-jährige Kinder mit Sprachentwicklungsstörungen. Die Beurteilung erfolgt in Form von Rollenspielen zwischen Kind und Therapeut mit Figuren und Spielgegenständen.

Beurteilung der semantisch-lexikalischen Ebene

Die neueren Analysen zur Wortschatzdiagnostik beruhen auf Testprinzipien (vgl. Kiese, Kozielski 1996) und speziellen Beurteilungen der Spontansprache (vgl. Glück 2002). Das diagnostische Vorgehen gliedert sich in drei Abschnitte, nämlich die allgemeine Einschätzung des Wortschatzes, die differenzielle Einschätzung von Teilaspekten sowie die Einschätzung von Basisvariablen, die Glück (2002) als diagnostisches Modell zusammengefasst hat (Abb. 5.3).

Beurteilung der pragmatisch-kommunikativen Ebene

Der Grundgedanke bei der Beurteilung der pragmatisch-kommunikativen Ebene beruht auf der Feststellung einer interpersonellen Kommunikationsstörung im sozialen und situativen Kontext.

Die **entwicklungspsychologische Beurteilung** – z. B. zum Ausschluss einer mentalen Leistungsschwäche – ist in jedem Verdachtsfall unverzichtbar.

> **!** Im Kindesalter dominieren unzweifelhaft die **nicht** organisch bedingten Kommunikationsstörungen. Trotzdem muss immer eine organische Erkrankung ausgeschlossen werden. Im Erwachsenenalter stehen dagegen organisch induzierte Kommunikationsstörungen stärker im Vordergrund.

Wenn **kein eindeutiger Nachweis** der Ursache erbracht werden kann, ist eine umfassende medizinische Diagnostik neben der logopädischen, entwicklungspsychologischen bzw. neurolinguistischen Beurteilung erforderlich. Aus medizinischer Sicht gilt es bei Entwicklungsstörungen im Kindesalter folgende Beurteilungen entsprechend der Notwendigkeiten einzusetzen:

- pädaudiologische Diagnostik (u. a. Ausschluss einer Hörstörung)
- Diagnostik der auditiven Verarbeitung und Wahrnehmung
- kinderneurologische bzw. kinderpsychiatrische Untersuchung
- Stoffwechseldiagnostik
- genetische Untersuchung
- bildgebende Verfahren (Ultraschalldiagnostik, Kernspintomographie, Computertomographie)
- Elektroenzephalographie
- auditive evozierte Potentiale

Bei variabler Ausschöpfung dieser Untersuchungen zeigt sich, dass derzeit noch bei über 50 % der Fälle mit nachweisbarer Entwicklungsstörung im Kindesalter die Ursache unbekannt bleibt.

5.3 Testverfahren

Die entwicklungspsychologische, logopädische bzw. sprachheilpädagogische Diagnostik von Sprach- und Sprechstörungen im Vorschul- und Schulalter beruht u. a. auf Lautprüfverfahren, Sprachverständnistests, Grammatik- und Wortschatzprüfungen, Beurteilung der kognitiven Funktionen und der auditiven Verarbeitung und Wahrnehmung. Als weiterführende Literatur wird auf Dickmann et al. (1994), Grimm und Weinert (1994), Grimm (2003) und Rauchfleisch (2001) verwiesen.

5.3.1 Entwicklungstests

Verschiedene Testverfahren im Kindesalter sind geeignet, feinmotorische, grobmotorische, sprachliche, kognitive und soziale Fähigkeiten nach standardisierten Beobachtungen und Normwerten zu vergleichen.

Denver-Entwicklungstest (Denver Developmental Screening Test)

Die *„Denver-Entwicklungsskalen"* überprüfen als Screening-Test die Bereiche Grobmotorik, Sprache, Feinmotorik-Adaptation und sozialer Kontakt mit Hilfe von 105 Testitems. Sie können bei Kindern ab der Geburt bis zum Alter von 5 bzw. 6 Jahren eingesetzt werden. Die Aufgaben sind auf der Vorderseite eines Testbogens aufgeführt, und zwar von links nach rechts mit ansteigender Schwierigkeit und von oben nach unten nach Bereichen geordnet. Für die einzelnen Entwicklungsbereiche wird angegeben, in welchem Alter sie von 25, 50, 75 oder 90 % der Kinder erreicht werden. Die Interpretation erfolgt, indem der Untersucher auszählt:

a) in wie vielen Testbereichen zwei oder mehr Verzögerungen notiert wurden
b) wie viele Sektoren eine Verzögerung aufweisen, bei denen zugleich keine von der Alterslinie berührte Aufgabe gelöst wurde

Die Testresultate lassen sich wie folgt klassifizieren:

- abnorm: bei mindestens zwei Sektoren nach a) oder ein Sektor nach a) und mindestens einer nach b)
- fraglich: bei einem Testbereich nach a) oder nach b)
- nicht testbar: wenn viele Aufgaben verweigert werden
- normal: wenn keine der genannten Bedingungen zutrifft

(vgl. Rauchfleisch 2001)

> **!** Der Denver-Entwicklungstest hat sich als Screening-Methode bewährt. Die Durchführung ist relativ einfach.

Münchener Funktionelle Entwicklungsdiagnostik (MFED)

Als Basis für eine frühe Entwicklungstherapie bei jungen Säuglingen hat sich die *Münchener Entwicklungsdiagnostik* für das Alter von 1 bis 3 Jahren bewährt (vgl. Hellbrügge et al. 1978; Hellbrügge, Köhler, Egelkraut 1994). Die Entwicklungsdiagnostik ist ein mehrstufiger Prozess, der mit der neuromotorischen Untersuchung und Durchführung der *Münchener Funktionellen Entwicklungsdiagnostik* beginnen kann. Sie misst acht Funktionsbereiche in Monatsschritten und enthält diagnostische Begriffe wie Krabbelalter, Sitzalter, Laufalter, Greifalter, Handgeschicklichkeitsalter, Perzeptionsalter, Sprechalter, Sprachverständnisalter, Sozialalter und Selbstständigkeitsalter. Ergeben sich dabei Auffälligkeiten, so werden die Fähigkeiten eines Kindes durch weitere Tests präzisiert. Es werden die Entwicklungsprofile im ersten, zweiten und dritten Lebensjahr geprüft. Es handelt sich um einen Screening-Test, der Antwort darauf geben soll, ob die Entwicklung eines Kindes altersgemäß oder verzögert verläuft. Dabei werden u. a. verbale und nonverbale Reaktionen geprüft.

! Der **Denver-Entwicklungstest** und die **Münchener Funktionelle Entwicklungsdiagnostik** können leichte und mittelschwere sprachliche Auffälligkeiten nicht immer erfassen (vgl. Petersen-Siebert et al. 1999).

5.3.2 Sprachentwicklungstests

Allgemeine Sprachentwicklungstests

Elternfragebogen für die Früherkennung von Risikokindern (ELFRA)

ELFRA ist ein Screeningverfahren für 1- bis 2-jährige Kinder (vgl. Grimm, Doil 2000), welches durch den differenzierten Sprachentwicklungstest für 2-jährige Kinder (SETK 2) ergänzt wird.

Sprachentwicklungstest für 2-jährige Kinder (SETK 2)

Dieser Test dient der Diagnose rezeptiver und produktiver Sprachverarbeitungsfähigkeiten (vgl. Grimm, Aktas, Frevert 2000). Erfasst werden Kinder im Alter von 2;0–2;11 und ältere Kinder mit bekannten Entwicklungsschädigungen. Nach Angaben der Autoren bildet der Test hoch sensitiv sprachliche Entwicklungsfortschritte innerhalb des dritten Lebensjahres ab. Die Bearbeitungsdauer beträgt max. 25 Minuten.

Sprachentwicklungstest für 3- bis 5-jährige Kinder (SETK 3–5)

Mit diesem Test werden Kinder im Alter von 3;0–5;11 Jahren und ältere Kinder mit bekannten Entwicklungsschädigungen erfasst (vgl. Grimm, Aktas, Frevert 2001). Der Test bildet nach Angaben der Autoren sprachliche Entwicklungsfortschritte sensitiv ab. Die Bearbeitungsdauer beträgt 20–30 Minuten.

Patholinguistische Diagnostik bei Sprachentwicklungsstörungen

Dieses Verfahren überprüft in 23 Subtests Phonetik/Phonologie, Lexikon/Semantik und die Grammatik. Eine Normierung wird von den Verfassern (Kauschke, Siegmüller 2002) angestrebt.

Teddy-Test für 3- bis 6-jährige Kinder

Der Test deckt insbesondere frühzeitige Defizite im semantischen Bereich bei sprachentwicklungsverzögerten und lernbehinderten Kindern auf (vgl. Friedrich 1998). Die Durchführungszeit liegt – einschließlich Instruktion und Übung – bei ca. 20–30 Minuten

Heidelberger Sprachentwicklungstest (HSET)

Ein differenziertes Bild der sprachlichen Leistungsfähigkeit ist mit Hilfe des *Heidelberger Sprachentwicklungstests* zu ermitteln (vgl. Grimm, Schöler 1991). Er kann bei Kindern im Alter von 3 bis 9 Jahren angewendet werden. Es handelt sich um einen speziellen Entwicklungstest zur differenzierten Erfassung der verbalen Fähigkeiten. Er besteht aus 13 theoretisch und empirisch fundierten Untertests, die es über die Diagnose des beobachteten Sprachverhaltens hinaus ermöglichen, Aussagen über die dem Verhalten zugrundeliegenden Wissensvoraussetzungen und Verarbeitungsmechanismen zu treffen. Aufgrund der 13 Untertests ist der Heidelberger Sprachentwicklungstests ein aufwendiges Verfahren. Die Untertests sollen folgende Fähigkeiten beurteilen:

1. Verstehen grammatischer Strukturen
2. Singular-/Pluralbildung
3. Imitation grammatischer Strukturformen
4. Korrektur semantisch inkonsistenter Sätze (nur für Kinder über 5 Jahren)
5. Bildung von Ableitungsmorphemen
6. Benennungsflexibilität (nur für Kinder über 5 Jahren)
7. Begriffsklassifikation
8. Adjektivableitung
9. in-Beziehung-setzen von verbaler und nonverbaler Information

5

Tab. 5.5: Heidelberger Sprachentwicklungstest (vgl. Grimm, Schöler 1991)

I Satzstruktur	1. Verstehen grammatischer Strukturformen 2. Imitation grammatischer Strukturformen 3. Satzbildung	Bspl.: Bevor der Hund rennt, springt das Pferd Bspl.: Der Teppich wird von dem Vater ausgeklopft Bspl.: Sand - schwitzen
II Text	1. Reproduktion einer Geschichte, die 134 Wörter umfasst	
III Metasprachliche Beurteilung und Korrektur	1. Korrektur semantisch inkonsistenter Sätze	Bspl.: Vor lauter Kummer lacht das Kind
IV Morphologische Struktur	1. Plural-Singular-Bildung 2. Bildung von Ableitungsmorphemen 3. Adjektivableitung	Bspl.: Kolz→Kölzer Bsp.: falen→Faler, Falerin, Falerei; Zing→Zingchen Bspl.: Tacken→tackig, tackiger, am tackigsten
V Wortbedeutung	1. Wortfindung 2. Begriffsklassifikation	Bspl.: blau – gelb rot Bspl.: Lebensmittel
VI Interaktive Bedeutung	1. In-Beziehung-Setzung von verbaler und nonverbaler Information 2. Benennungsflexibilität 3. Enkodierung und Rekodierung gesetzter Intentionen	

10. Enkodierung und Rekodierung gesetzter Intention (nur für Kinder über 5 Jahren)
11. Satzbildung
12. Wortfindung
13. Textgedächtnis

Die Testdauer beträgt je nach Altersgruppe 40–80 Minuten (Tab. 5.5).

Zum Heidelberger Sprachentwicklungstest wurde 1991 von Grissemann et al. eine Schweizer Version entwickelt und auf die besonderen Verhältnisse der deutschsprachigen Schweiz ausgerichtet.

! Die Testbatterie stellt keine Alternative zu Intelligenztests dar, sondern bildet vielmehr eine Ergänzung.

Psycholinguistischer Entwicklungstest (PET)

Der *Psycholinguistische Entwicklungstest* (PET) von Angermeier (1971, 1977) – die deutsche Bearbeitung des *Illinois Test of Psycholinguistic Abilities* (vgl. Kirk, MacCarthy, Kietz 1977) – besteht aus folgenden Untertests:

- Wortverständnis
- Bilder deuten
- Sätze ergänzen
- Bilder zuordnen
- Gegenstände beschreiben
- Gegenstände handhaben
- Grammatik-Test
- Wörter ergänzen
- Laute verbinden
- Objekte finden
- Zahlenfolgen-Gedächtnis
- Symbolfolgen-Gedächtnis

Es können 3- bis 10-jährige Kinder geprüft werden. Der PET wird angewendet bei Lernstörungen, Teilleistungsstörungen, Sprachentwicklungsstörungen, Lese-Rechtschreib-Schwäche, Stottern und Poltern.

Screeningverfahren zur Erfassung von Sprachentwicklungsverzögerungen (SEV)

Heinemann und Höpfner (1993) empfehlen für Kinder zwischen 3;5 und 4 Jahren – bei der U8 – eine Überprüfung des sprachlichen Entwicklungsstandes in Bezug auf Sprachverständnis für Oberbegriffe, Wortschatz, Nachsprechen von Sätzen, Artikulation und Befolgen von Anweisungen. Nach der Diagnose einer Sprachentwicklungsverzögerung sollte eine eingehende phoniatrische und logopädische Untersuchung erfolgen. Die Testdauer beträgt 15–20 Minuten.

Reynell Sprachentwicklungsskalen (Developmental Language Scales III, RDLS III)

Die Reynell Sprachentwicklungsskalen (vgl. Edwards et al. 1999) erlauben eine Untersuchung zur Einschätzung des Sprachverständnisses und der Sprachproduktion bei Kindern. Eine Untersuchung ist im Alter ab 15 Monaten bis zum Alter von 7 Jahren möglich. Die Skalen sind gut zur Anwendung bei Sprachentwicklungsstörungen geeignet. Die Testdauer beträgt 35–40 Minuten. Neben Empfehlungen aus Großbritannien und Nordamerika gibt es auch eine deutsche Version. Damit sind die Sprachentwicklungsskalen jeweils den speziellen Landesgewohntheiten angepasst.

Spezifische Tests für die sprachsystematischen Ebenen

Psycholinguistische Analyse kindlicher Sprachstörungen (PLAKKS)

Fox (2002) empfiehlt ein Diagnostikum für Kinder mit Aussprachestörungen ab 2;5 Jahren. Anhand zweier Untertests ist es möglich, die Aussprachekompetenzen eines Kindes zu ermitteln und diese hinsichtlich des Klassifikationsmodells nach Dodd (1995) zu interpretieren (vgl. Kap. 6.1.3). Die zwei Untertests sind der Bilderbenenntest (9 Items) und der 25-Wörter-Inkonsequenztest (25 Bildkarten). Je nach Alter des Kindes dauert das psychometrische Verfahren 10–20 Minuten.

Aktiver Wortschatz-Test (AWST 3–6)

Dieser Test kann bei Kindern zwischen 3 und 6 Jahren eingesetzt werden. Der AWST 3–6 ist ein Individualtest zur Messung des aktiven Wortschatzumfangs (Inhaltswörter) im Kindergarten- und Vorschulalter und ermöglicht eine diagnostische Beurteilung von Sprachentwicklungsstörungen. Der Sprachentwicklungsstand kann hinsichtlich der Dimension Wortschatz eingeordnet werden. Der AWST testet anhand von 82 Testwörtern den aktiven Wortschatz. Die Items werden als Zeichnungen dem Kind zum Benennen vorgelegt. Die Bearbeitungsdauer beträgt ca. 15 Minuten (vgl. Kiese, Kozielski 1996).

Evozierte Sprachdiagnose grammatischer Fähigkeiten (ESGRAF)

ESGRAF ist ein spieldiagnostisches Verfahren, mit dem Störungen im Grammatikerwerb exakt diagnostiziert werden können (vgl. Motsch 2000). Die Dauer des Tests beträgt ca. eine Stunde.

Analyseverfahren zur Ausspracheuntersuchung bei Kindern (AVAK)

Mit dem Test können Aussprachestörungen eines Kindes systematisch erkannt und analysiert werden. Die Untersuchungsverfahren ermöglichen es dem Sprachtherapeuten, gezielt und in kurzer Zeit die grundlegende Systematik der phonetisch-phonologischen Aussprachestörungen eines Kindes zu erfassen und entsprechende Behandlungsziele daraus abzuleiten (vgl. Hacker, Wilgermein 2001, 2002; Abb. 5.4).

Teil 1 – die phonetische Ebene – trifft Aussagen zur unabhängigen Analyse. Teil 2 gibt einen Überblick über wirksame phonologische Prozesse. Teil 3 beinhaltet die Lautpräferenzen, die funktionelle Belastung einzelner Phoneme ihrer Häufigkeit nach zu erfassen. In Teil 4 geht es um die Therapieplanung. Der AVAK steht auch in einer EDV-gestützten Analyse-Version (Martin Schellenberg, Schweiz) zur Verfügung.

5.3.3 Motorische Koordinationsleistungen

Die Prüfung der motorischen Koordinationsleistungen erweitert unser Verständnis über die möglichen multimodalen Befunde bei Sprachentwicklungsstörungen. Die seit Jahren bekannten Richtwerte konnten erneut mit aktualisierter Diagnostik bestätigt werden. Bei Kindern mit mittel- oder hochgradiger Sprachentwicklungsstörung zeigten 40 % altersgemäße und 60 % unterdurchschnittliche Leistungen (vgl. Nickisch 1988).

5.3.4 Intelligenztests

Die psychometrische Beurteilung der mentalen Fähigkeiten ist bei Sprachentwicklungsstörungen von wesentlicher Bedeutung. In begründeten Fällen muss danach gesucht werden (Tab. 5.6).

5.3.5 Auditive Verarbeitungs- und Wahrnehmungsstörungen

Eine ausführliche Darstellung einschließlich der unterschiedlichen psychometrischen Verfahren erfolgt im Kapitel 21. Gestörte auditive Teilfunktionen können u. a. bei Sprachentwicklungsstörungen bestehen. Auditive

5

5

Analyse-Verfahren zur Aussprachеuntersuchung bei Kindern

Name:		Datum:	
Geburtsdatum:	Alter:	Untersucher:	

1.	Phonetische Ebene									Bewertung
1.1.	Verwendete Wortformen	SS	SS	SSS	SSS	SSSS	SSSS			
1.2.	Verwendete Silben	KV	VK	KVK	KVKK	KKV	KKVK	KKVKK		
1.3.	Phoninventar	bilabial	labio-dental	dento-alveolar	palato-alveolar	palatal	velar	uvular	un lok	
	PLOSIV fortis									
	PLOSIV lenis									
	FRIKATIV fortis									
	FRIKATIV lenis									
	NASAL									
	LATERAL									
	VIBRANT									
	AFFRIKAT	0								
1.4.	Positionsbeschränkung									
1.5.	Sonst. verwendete Segmente									
1.6.	Phonetische Besonderheiten									

2.	Phonologische Prozesse	Bemerkungen	
2.1.	AUS		
2.2.	VMW		
2.3.	AFK		
2.4.	ASS		
2.5.	RMK		
2.6.	ALV (V)		
2.7.	LAB		
2.8.	VEL		
2.9.	ALV(R)		
2.10.	PLO		
2.11.	FRI		
2.12.	AFF		
2.13.			
2.14.			
2.15.			
2.16.			
2.17.			
3.	Laufpräferenz		

4.	Therapieplanung

Abb. 5.4: Analyse-Verfahren zur Ausspracheuntersuchung bei Kindern, Ergebnisbogen (Hacker, Wilgermein 2001, 27)

Tab. 5.6: Non-verbale Intelligenztests (vgl. Wohlleben 2003)

Name	Altersgruppe	Durchführungsart und -dauer	Aufgabenstruktur/Besonderheiten
CPM Coloured Progressive Matrices Norm.: 1971–77 (dt.)	3¾–11¾ Jahre	15–20 Min.	eindimensional, Muster ergänzen von einfachem Zuordnen bis Analogienbildung (Parallelversion)
SPM Standard Progressive Matrices Norm.: 1979–82 (dt.)	10–15 Jahre (dt.)	25–45 Min. Einzeln/Gruppe	analog den CPM (Test enthält Normen für Hörgeschädigte, Altersgruppen 5–19 Jahre)
CMM 1–3* Columbia Mental Maturity Scale Norm.: 1971/72	6–9 Jahre	30–45 Min. Einzeln/Gruppe	eindimensional, logisch-schlussfolgerndes Denken und Abstrahieren (Normen gelten für bestimmte Abschnitte des Schuljahres)
CFT 1 Skala 1* Cattell Grundintelligenztest Norm.: 1976	5–9 Jahre	45–60 Min. Einzeln/Gruppe	5 Subtests: Erfassen von Denkproblemen, Erkennen von Gesetzmäßigkeiten, Schnelligkeit bei Wahrnehmungsaufgaben
SON-R21/2–7 Snijders-Oomen Nonverbaler Intelligenztest Norm.: 1993/94	2½–7 Jahre	45–60 Min. Einzeln	6 Subtests: abstraktes Denken, konkretes Denken, räumliches Denken
S.O.N.-R51/2–17 Snijders-Oomen Nichtverbaler Intelligenztest Norm.: 1984/85	5½–17 Jahre	60–80 Min. Einzeln	7 Subtests: abstraktes Denken, konkretes Denken, räumliches Denken, Perzeption

* Non-verbal bezieht sich nur auf das Lösen der Aufgaben, die Instruktion muss zumindest in Teilen sprachlich erfolgen.

Verarbeitungs- und Wahrnehmungsstörungen können z. B. mit Behinderungen der normalen Hörreifung durch bereits wieder abgeklungene Mittelohrentzündungen in Beziehung gebracht werden. Entscheidend ist die Jahreshörbilanz (vgl. Schonweiler 1992).

5.3.6 Interaktionen zwischen Eltern und Kind

Wir kennen verschiedene Modelle, die die Eltern-Kind-Interaktionen beschreiben (vgl. Band 2). Eine Möglichkeit ist die *Heidelberger Marschak-Interaktionsmethode* (H-MIM) (vgl. Ritterfeld, Franke 1994). Das Verfahren gibt Aufschluss über die sprachlichen und nicht sprachlichen Interaktionsmuster. Die Methode beruht auf der Interaktion zweier Personen anhand vorgegebener Spielaufgaben mit anschließender Analyse.

Literatur

Angermeier, M.: Psycholinguistischer Entwicklungstest, 2. Aufl. Beltz, Weinheim 1977

Böhme, G.: Ultraschalldiagnostik bei Sprech- und Schluckstörungen. In: Lehrbuch der Ultraschalldiagnostik in Kopf-Hals-Bereich. R. Sader et al. (Hrsg.). Einhorn-Presse Verlag, Reinbek. 2001, S. 390–408

Dickmann, Chr. et al.: Logopädische Diagnostik von Sprachentwicklungsstörungen. Hrsg. v. L.Springer, D.Schrey-Dern. Thieme, Stuttgart/New York 1994

Edwards, S., Garman, M., Hughes, A., Letts, C., Sinka, I.: Assessing of the comprehension and production of language in young children an account of the Reynell Developmental Language Scales III. Int. J.of Language & Communication Disorders 34 (1999) 2, 151-191

Flehming I.: Normale Entwicklung des Säuglings und ihre Abweichungen. Früherkennung und Frühbehandlung, 3. Aufl., Thieme, Stuttgart 1987, S.36,37)

Flossmann, I., Tockuss, C.: Logopädische Diagnostik bei kindlichen Sprach- und Sprechstörungen. In: Logopädische Diagnostik von Sprachentwicklungsstörungen. Hrsg. L. Springer, D. Schrey-Dern. Thieme, Stuttgart/New York 1994. S.1-18

Fox, V.: PLAKKS – Psycholinguistische Analyse kindlicher Sprechstörungen. Swets Test Services, Frankfurt am Main 2002

5

Friedrich, G.: Teddy-Test. Hogrefe, Göttingen 1998
Glück, Chr.W.: Methodenentwicklung in der Wortschatzdiagnostik bei Kindern im Grundschulalter. Die Sprachheilarbeit 47 (2002) 1, 29-34
Glück, Chr.W.: Diagnostik semantisch-lexikalischer Störungen. In: Lehrbuch der Sprachheilpädagogik und Logopädie. Band 3. Diagnostik, Prävention und Evaluation. Kohlhammer, Stuttgart 2002
Grimm, H., Schöler, H.: Heidelberger Sprachentwicklungstest (HSET). 2.Aufl. Hogrefe, Göttingen 1991
Grimm, H.: Sprachentwicklungsstörungen. Diagnose und Konsequenz für die Therapie. In: Intervention bei sprachgestörten Kindern. Hrsg. v. Grimm, H., Weinert, S. Fischer, Stuttgart/ Jena/New York 1994. S.3-32
Grimm, H.: Störungen der Sprachentwicklung. 2. Aufl. Hogrefe, Göttingen 2003
Grimm, H., Aktas, M., Frevert, S.: Sprachentwicklungstest für zweijährige Kinder (SETK 2). Hogrefe, Göttingen 2000
Grimm, H., Aktas, M., Frevert, S.: Sprachentwicklungstest für drei- bis fünfjährige Kinder (SETK 3–5). Hogrefe, Göttingen 2001
Grimm, H., Doil, : Elternfragebogen für die Früherkennung von Risikokindern (ELFRA). Testzentrale, Göttingen 2001
Hacker, D., Wilgermein, H. (Hrsg.): Aussprachestörungen bei Kindern. Ein Arbeitsbuch für Logopäden und Sprachtherapeuten. 2. Aufl. Ernst Reinhardt, München/Basel 2001
Hacker, D., Wilgermein, H: Aussprachestörungen (Phonetik, Phonologie). In: Lehrbuch der Sprachheilpädagogik und Logopädie. Band 3. M. Grohnfeldt (Hrsg.). Kohlhammer, Stuttgart 2002, S. 148-159
Heinemann, M., Höpfner, C.: Screeningverfahren zur Erfassung von Sprachentwicklungsverzögerungen (SEV). Hogrefe, Göttingen 1993
Hellbrügge, T.: Münchener Funktionelle Entwicklungsdiagnostik (MFED)., 4. Aufl. Hogrefe, Göttingen 1994
Hellbrügge, T. (Hrsg.): Münchener Funktionelle Entwicklungsdiagnostik. Deutsche Akademie für Entwicklungsrehabilitation, 1994
Hellbrügge, T., Lajosi, F., Menara,D., Schamberger, R., Rautenstrauch, T.: Münchener Funktionelle Entwicklungsdiagnostik – Erstes Lebensjahr. Urban & Schwarzenberg, München 1978
Illing, S., Claßen, M.: Klinikleitfaden Pädiatrie. 5.Aufl. Urban & Fischer, München/Jena 2000
Kauschke, Ch., Siegmüller, J.: Patholinguistische Diagnostik bei Sprachentwicklungsstörungen. Urban & Fischer, München/ Jena 2002
Kiese, C., Kozielski, P.M.: Aktiver Wortschatztest für 3–6jährige Kinder (AWST 3-6). 2. Aufl. Hogrefe, Göttingen 1996
Korenke, G.-C.: Neuropädiatrie. In: Klinikleitfaden Pädiatrie. 5. Aufl. S. Illing, M. Claßen. Urban & Fischer, München/Jena 2000. S. 410–411
Kottmann, U.: Untersuchungs- und Dokumentationsbögen zur Überprüfung der kindlichen Sprache. 1988
Motsch, H.-J.: Evozierte Sprachdiagnose grammatischer Fähigkeiten (ESGRAF). 2. Aufl. Hogrefe, Göttingen 2000
Motsch, H.-J.: Grammatische Störungen. In: Lehrbuch der Sprachheilpädagogik und Logopädie. Band 3. Diagnostik, Prävention und Evaluation. M. Grohnfeldt (Hrsg.). Kohlhammer, Stuttgart 2002. S.160-171
Nickisch, A.: Motorische Störungen bei Kindern mit verzögerter Sprachentwicklung. Folia phoniat. 40 (1988) 147-152
Petersen-Siebert, U. et al.: Orientierende Beurteilung der Sprachentwicklung und ihrer Abweichungen, ein Trainingsprogramm für Kinderärzte. Proceedings 24th Congr.Intern.Association of Logopedics and Phoniatrics. Amsterdam 1995. Vol.I. Nijmegen University Press 1999. p. 514-518
Rauchfleisch, U.: Kinderpsychologische Tests, 3. Aufl. Thieme, Stuttgart/New York 2001
Ritterfeld, U., Franke, U.: Die Heidelberger Marschak-Interaktionsmethode. Fischer, Stuttgart/Jena/New York 1994
Sarimski, K.: Ordinalskalen zur sensomotorischen Entwicklung nach Uzgiris & Hunt. Beltz, Weinheim 1987
Schönweiler, R.: Eine Untersuchung an 1300 Kindern zur Inzidenz und Therapie von Hörstörungen bei kindlichen Sprachstörungen. Laryngo-Rhino-Otol. 71 (1992) 637-643
Sitzmann, F.C.: Pädiatrie. 2.Aufl. Thieme, Stuttgart 2002
Wohlleben, B.: persönliche Mitteilung 2000
Zollinger, B.: Die Entdeckung der Sprache, 2. Aufl. Haupt, Bern/ Stuttgart/Wien 1996

6 Störungen der Sprachentwicklung

Inhaltsübersicht

Störungen der Sprachentwicklung gehören im Kindesalter zu den häufigsten Auffälligkeiten in der Entwicklung. Die Sprache eines Kindes ist ein von vielen Faktoren abhängiger Entwicklungsprozess mit großer individueller Normvarianz.

6.1 Sprachentwicklungsstörungen

! Sprachentwicklungsstörungen (Spracherwerbsstörungen) sind keineswegs ein einheitliches Störungsbild.

6.1.1 Definition, Terminologie, Prävalenz

Die Definition, Terminologie und Prävalenz der Sprachentwicklungsstörungen wird je nach Fachrichtung unterschiedlich angegeben. Diesen unterschiedlichen Meinungen soll Rechnung getragen werden.

Definition

Bei Sprachentwicklungsstörungen kommt es zu zeitlichen und inhaltlichen Abweichungen von der normalen Sprachentwicklung im Kindesalter. Sprachentwicklungsstörungen treten isoliert oder im Zusammenhang mit weiteren Störungen der kindlichen Entwicklung auf (vgl. Leitlinien der Deutschen Gesellschaft für Phoniatrie und Pädaudiologie 1999).

Laut der „Leitlinien der Deutschen Gesellschaft für Kinder- und Jugendpsychiatrie" (2000) sind bei den umschriebenen Störungen der Sprache die normalen Entwicklungsmuster der Sprache von frühen Entwicklungsstufen an beeinträchtigt. Die Störungen können nicht direkt neurologischen Störungen, Störungen des Sprechablaufs, sensorischen Beeinträchtigungen, Intelligenzminderungen oder Umweltfaktoren zugeordnet werden.

Für die expressive Störung gilt, dass die gesprochene Sprache des Kindes – d. h. aktiver Wortschatz, Grammatik und die Fähigkeit, Inhalte sprachlich auszudrücken – in ihrem Niveau deutlich unter seinem Intelligenzniveau liegt. Das Sprachverständnis ist dagegen altersgemäß. Begleitende Störungen der Artikulation sind häufig.

Für die rezeptive Störung gilt, dass das Sprachverständnis – d. h. die Fähigkeit gesprochene Sprache altersentsprechend zu entschlüsseln – unterhalb des seinem Intelligenzalter angemessenen Niveaus liegt. Häufig ist auch die expressive Sprache beeinträchtigt. Störungen der Lautproduktion sind insbesondere bei jungen Kindern häufig.

Terminologie

Es besteht eine Vielzahl von Möglichkeiten, Störungen der Sprachentwicklung zu benennen und zu umschreiben. Dabei wird zwischen einer inhaltlichen und/oder zeitlichen Abweichung vom normalen Spracherwerb unterschieden.

Sprachentwicklungsstörung (SES)

Dieser Begriff ist weit verbreitet und gut verständlich. Sprachentwicklungsstörungen sind in aller Regel nach Schöler (2001) keine sprachspezifischen Störungen, sondern Lern- und Verarbeitungsstörungen.

Sprachentwicklungsverzögerung (SEV)

Es werden die expressiven und rezeptiven verbalen Leistungen beschrieben, die nicht der Altersnorm entsprechen und verzögert auftreten. Diese Bezeichnung ist nicht immer zutreffend, da eine Sprachentwicklungsstörung auch ohne Sprachentwicklungsverzögerung auftreten kann.

Spracherwerbsstörung (SES)

Der Spracherwerb ist eng mit der kognitiven Entwicklung verbunden. Deshalb wird auf der Basis entwicklungspsychologischer Grundlagen beobachtet, dass sehr viele Kinder mit verzögertem Sprechbeginn zusätzlich Auffälligkeiten in der Entwicklung des Symbolspiels, der kommunikativ-interaktiven Fähigkeiten und insbesondere des Sprachverständnisses aufweisen (vgl. Zollinger 1996).

Sprachentwicklungsbehinderung (SEB)

Sie wird als Sprachentwicklungsstörung beschrieben, die infolge einer unterschiedlichen frühkindlichen Schädigung des Zentralnervensystems – vor Abschluss des Spracherwerbs – auftreten kann (vgl. Leischner 1987).

Entwicklungsdysphasie (Developmental dysphasia)

Im anglo-amerikanischen Schrifttum ist dieser Begriff weit verbreitet. Im deutschsprachigen Raum bezeichnet Grimm (2003) primäre Störungen als Entwicklungsdysphasie. Die Entwicklungsdysphasie – auch als spezifische Sprachentwicklungsstörung bezeichnet – hat in den letzten Jahren zunehmend an Bedeutung gewonnen.

Developmental language disorder

Dieser Begriff wird vor allem im angloamerikanischen Schrifttum verwendet.

Spezifische Sprachentwicklungsstörung (Specific language impairment, SLI)

Die Störung ist primärer Natur, so dass Hörstörungen, neurologische Erkrankungen, geistige Retardierung, periphere strukturelle Veränderungen und psychosoziale Fehlentwicklungen ausgeschlossen sind (vgl. Kap. 6.2).

Late Talker

Als *Late Talker* werden Kinder mit verspätetem Sprechbeginn bezeichnet. 35–50 % dieser Kinder holen bis zum Erreichen des 3. Geburtstages auf und durchlaufen eine unauffällige Sprachentwicklung (*Late Bloomer*). Die andere Hälfte schafft diesen Anschluss mit 3 Jahren nicht und zeigt ab dem 4. Lebensjahr ein sehr divergierendes Leistungsmuster. Von der *Late Talker*-Gruppe sind die *Early Talker* abzugrenzen (vgl. Kauschke 2000; Kauschke, Konopatsch 2001).

Aussprachestörung

Dieser Begriff wird allgemein zur Bezeichnung von Störungen auf der phonetisch-phonologischen Sprachebene verwendet (vgl. Hacker, Wilgermein 2001; Wildegger-Lack 2001).

Im angloamerikanischen Raum sind zusätzlich folgende Begriffe gebräuchlich:

- language impairment
- language delay
- developmental language disability
- language retardation

Prävalenz

Die Angaben über die Prävalenz von Sprachstörungen im Kindesalter sind in der Literatur nicht einheitlich.

Vorschulkinder

Die Untersuchungen von Heinemann und Höpfner (1997, 1998) bei 288 Vorschulkindern Kindern **im Alter von 3½ bis 4 Jahren** ergaben anhand von drei Studien folgende Resultate: Es hatten 18, 22 bzw. 34 % der Kinder eine Sprachentwicklungsverzögerung (SEV). Das ergibt einen Durchschnitt von fast 25 %. Der Schweregrad der Störung war bei:

- 50 % leichtgradig
- 25 % mittelgradig
- 25 % hochgradig

Diese Beurteilungen beruhten nicht auf Screening-Untersuchungen, sondern sind das Ergebnis einer ausführlichen Diagnostik.

Neuere Untersuchungen gelangen wiederum zu einer niedrigeren Prävalenzrate. Dabei wird überwiegend eine Häufigkeit der Sprachentwicklungsstörung im Vorschulalter zwischen 4–8 % angenommen (vgl. Grimm, Doil 2000).

Heinemann und Höpfner (2002) beschrieben in einer neuen umfangreichen Untersuchung zur Häufigkeit von Sprachentwicklungsstörungen 231 einsprachige deutsche Kindergartenkinder **im Alter von 3¹/₃ bis 4 Jahren** aus einer mittelgroßen Großstadt und fanden eine Sprachentwicklungsverzögerung mit einer Häufigkeit von 20,3 %. Zusätzlich hatten 16,5 % der Kinder eine Dyslalie, die bei etwa 4 % aller Kinder als behandlungsbedürftig eingestuft wurde.

Bei Kindern **im Alter von 4 bis 5 Jahren** stellten Doleschal und Radü (1997) bei 1442 deutschsprachigen Kindern in 17,1 % der Fälle eine Sprachentwicklungsverzögerung fest.

! Die in der Literatur mitgeteilten unterschiedlichen Prävalenzangaben von Sprachentwicklungsstörungen im Vorschulalter beruhen sicherlich auf unterschiedlichen Altersgruppen.

Schuleingangsuntersuchungen

Eine differenzierte Erfassung von Sprachstörungen führten Graffik et al. (1999) durch. Im Rahmen einer Schuleingangsuntersuchung wurde bei 134 577 Kindern ein standardisierter Fragebogen zur Erfassung von Lautbildungs-, Satzbildungs- und Sprechrhythmusstörungen eingesetzt. Es ergaben sich folgende Prävalenzraten:

- 10,8 % bei Lautbildungsstörungen
- 2,3 % bei Satzbildungsstörungen
- 0,9 % bei Sprechrhythmusstörungen

Schulkinder

Eine Untersuchung an 223 sprachheilpädagogisch betreuten Schulen in Wien – einschließlich der Sonderschulen, aber ohne Gymnasien – ergab unter 49 599 Schulkindern bei 9976 (= 20,07 %) eine Dyslalie, einen Dysgrammatismus sowie seltener ein Stottern bzw. Näseln (Tab. 6.1). Am häufigsten kommt das Stammeln des s-Lauts vor.

! Störungen der Sprachentwicklung sind die häufigsten Sprachstörungen im Kindesalter

6.1.2 Frühindikatoren von Sprachentwicklungsstörungen

! Die sensible Spracherwerbsphase befindet sich zwischen dem 18. und dem 48. Lebensmonat.

Aus diesem Grund strebt man eine Frühdiagnostik von Sprachentwicklungsstörungen an.

! Frühindikatoren von Sprachentwicklungsstörungen werden in der Literatur als theoretische Modelle dargestellt, wobei validierte Untersuchungen noch fehlen.

Ermittlung von Frühindikatoren

Über die normale und veränderte Sprachentwicklung im frühen Kindesalter informieren:

- Video-Interaktionsstudien (vgl. Papousek 1998)
- patholinguistische Untersuchungen, z. B. bei *Late Talkern* (vgl. Kauschke 2002)
- ereigniskorrelierte Potentiale (EKP-Studien), speziell *Mismatch Negativity*-Untersuchungen (vgl. Nubel et al. 2002)
- Elternbefragungen (vgl. Grimm, Doil 2000)

Video-Interaktionsstudien

Diese dienen dem Studium physiologischer Abläufe während der Sprach- und Sprechentwicklung, sollen aber auch Fragen der frühkindlichen Förderung bei Sprachentwicklungsstörungen beantworten.

Kinder im Alter von 5 bis 12 Monaten formen bei der Bildung wortähnlicher Silben (u. a. „ga-ga-ga") eher mit der rechten Mundhälfte. Das deutet, dass dabei die linke Hirnhälfte, in der sich das Sprachzentrum befindet, aktiv ist. Dagegen ist bei emotionalen Mundbewegungen wie dem Lächeln die linke Gesichtshälfte und damit die rechte Hirnhälfte aktiv (vgl. Holowka, Petitto 2002).

Tab. 6.1: Häufigkeit von Sprachstörungen im Schulalter. 6- bis 14-jährige Schüler 1991/92 (einschließlich Sonderschüler, ohne Gymnasiasten; vgl. Gräven 1992)

	Jungen	Mädchen
n = 49 699 (100 %)	52,40 %	47,60 %
Davon sprachgestört		
9976 (20,07 %)	59,52 %	40,48 %

Patholinguistische Untersuchungen

In den ersten drei bis vier Lebensjahren erlernen Kinder ein kompliziertes System der interpersonellen Kommunikationsfähigkeit. In allen Phasen des Spracherwerbs spielen sowohl genetische Mechanismen als auch das Lernen eine Rolle. Wenn Kinder die Bedeutung von Wörtern sehr früh erkennen können, sind diese auch als Frühindikator für Sprachentwicklungsstörungen hilfreich. Deutsche Kinder wissen schon mit 2 Jahren, dass Teile des Verbs ziemlich weit vorn und andere Teile am Ende des Satzes stehen; dagegen brauchen englische Altersgenossen dieses Wissen nicht.

Kinder mit einem verspäteten Sprechbeginn werden als sog. *Late Talker* bezeichnet (vgl. Kauschke 2000). Die Häufigkeit wird mit 18 % angegeben (Abb. 6.1).

Im angloamerikanischen Sprachraum findet Rescoria (1991) einen Anteil von 13–20 %, Weismer et al. sprechen von 18 %. In einer Studie zum frühen Lexikonerwerb im Deutschen findet Kauschke (2000) bei einer Untersuchungsgruppe von 32 Kindern – 16 Jungen, 16 Mädchen im Alter von 13, 15, 21 und 36 Monaten – anhand der spontanen Wortproduktion:

- konstante individuelle Unterschiede im Bereich des Lexikons, kein Aufholeffekt bei Kindern mit geringem Vokabular im 2. und 3. Lebensjahr
- Beziehung zwischen frühen lexikalischen und späteren grammatischen Fähigkeiten; die frühen Lernfähigkeiten können als sinnvolles prognostisches Kriterium für die weitere Sprachentwicklung herangezogen werden

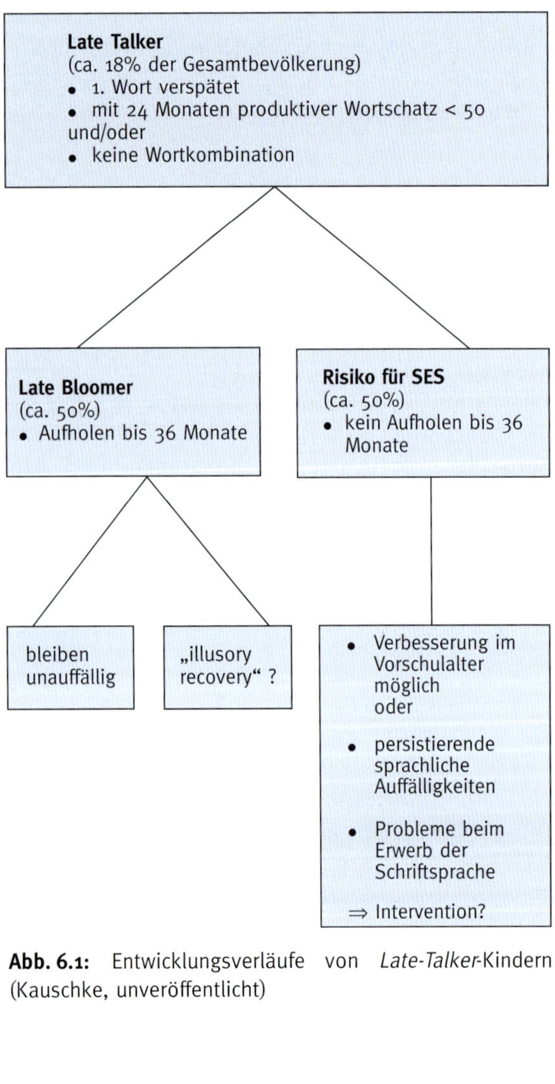

Abb. 6.1: Entwicklungsverläufe von *Late-Talker*-Kindern (Kauschke, unveröffentlicht)

Bei dieser *Late Talker*-Gruppe von Kindern wird der produktive Wortschatz verspätet und verlangsamt aufgebaut, so dass das Risiko späterer, anhaltender Sprachentwicklungsstörungen entsteht. Von besonderer Bedeutung sind deshalb die Frühindikatoren von Sprachentwicklungsstörungen und damit die Prognose über den zu erwartenden Entwicklungsverlauf der lexikalischen Fähigkeiten, damit keine unnötige ‚Abwartehaltung' entsteht. Die Gruppe der sog. *Late Talker* holen in 35–50 % der Fälle bis zum Erreichen des dritten Geburtstages auf und durchlaufen dann eine weiterhin unauffällige Sprachentwicklung (*Late Bloomer*). Die andere Gruppe der *Late Talker* schafft diesen Anschluss bis zum Alter von 3 Jahren nicht und zeigt anschließend ein sehr unterschiedliches Leistungsmuster.

Die frühen Lexikonfähigkeiten scheinen eine notwendige Basis darzustellen, die als Voraussetzung für die weitere Entwicklung morphologischer und syntaktischer Fähigkeiten dient (vgl. Kauschke, Konopatsch 2001).

> **!** Die entscheidende Frage ist: Wie können Kinder mit einem Risiko einer Sprachentwicklungsstörung von Kindern abgegrenzt werden, die den Anschluss an gleichaltrige ungestörte Kinder noch erreichen und wann ist eine therapeutische Frühintervention sinnvoll.

Ereigniskorrelierte Potentiale (EKP-Studien)

Die Mismatch Negativity im 1. Lebensjahr kann einen Aufschluss über die auditive Diskrimination geben. Nubel et al. (2002) untersuchten 57 normalhörige und altersgemäß entwickelte Säuglinge im Alter von 4 Wochen und 5 Monaten sowie 20 Kinder im Alter von 12 Monaten und prüften die Tonhöhenunterscheidung (1000 Hz gegen 1200 Hz) und die Phonemdiskrimination (/da/ gegen /ga/) mit Hilfe ereigniskorrelierter Potenziale (ERP). Es ist eine Entwicklung bereits im 1. Lebensjahr ablesbar. Die Fähigkeit der vorbewussten Diskrimination von Zweisilbern in Abhängigkeit von der Pausenlänge entwickelt sich während des 1. Lebensjahres und scheint von der Vigilanz abhängig zu sein (vgl. Lange et al. 2002).

Elternfragebogen

Ein Elternfragebogen für die Früherkennung von Risikokindern kann die Frühdiagnostik unterstützen. Eine frühe Identifikation von Risikokindern ermöglicht der Elternfragebogen (ELFRA) von Grimm und Doil (2000). Er besteht aus zwei Teilen:

- einem Elternfragebogen für 1-jährige Kinder mit den Aufgaben Sprache, Gesten und Feinmotorik (ELFRA-1)
- einem Elternfragebogen für 2-jährige Kinder mit den Aufgaben Sprache und Kommunikation (ELFRA -2)

> ! Eine Frühbehandlung der **Late-Talker**-Gruppe ist aufgrund der Lexikonentwicklung möglich. Die Lexikonentwicklung dient somit als Frühindikator.

Therapie

Die Frühintervention grenzt sich deutlich von der traditionellen Spättherapie ab und wird als die Einleitung von gezielten Maßnahmen zur Therapie von Sprachentwicklungsstörungen vor dem 12.–18. Lebensmonat verstanden.

> ! Eine Früherfassung und Frühbehandlung bei Kindern ist im 1. Lebensjahr möglich (vgl. Penner, Weissenborn 2000).

6.1.3 Klassifikation

Die Einteilung von Sprachentwicklungsstörungen wird anhand unterschiedlicher Klassifikationen vorgenommen. Grundsätzlich können Sprachentwicklungsstörungen aus folgenden Gesichtspunkten heraus betrachtet werden:

- medizinische Sicht
- logopädische Sicht
- sprachheilpädagogische Sicht
- linguistische bzw. patholinguistische Sicht
- entwicklungspsychologische Sicht

Die unterschiedlichen Klassifikationen beruhen auf Betrachtungsweisen durch unterschiedliche Fachdisziplinen. Diese Forschungstraditionen lassen sich jedoch gut miteinander verknüpfen, besonders dann, wenn eine multifaktorielle Genese von Sprachentwicklungsstörungen besteht. Im Prinzip muss immer bei einer Sprachentwicklungsstörung eine Ausschlussdiagnostik von organischen Komponenten vorgenommen werden. Damit lassen sich ohne Schwierigkeiten die unterschiedlichen fachlichen Betrachtungen auflösen und einer differenzierten fachgerechten Betreuung zuführen.

> ! Die Heterogenität der verschiedenen Termini dokumentiert die Interdisziplinarität der unterschiedlichen Fachdisziplinen.

Kinder mit Aussprachestörungen sind keine homogene Gruppe. Schöler (1999) spricht von einem Klassifizierungs- und Methodenproblem und empfiehlt ein „Inventar diagnostischer Informationen bei Sprachentwicklungsauffälligkeiten" (IDIS). Dieses Inventar sollte biographische und anamnestische Informationen sowie sprachliche und nicht-sprachliche Leistungen – Ergebnisse der medizinischen, logopädischen und psychologischen Untersuchungen – enthalten.

Grundsätzlich lassen sich mehrere Verlaufsformen von frühkindlichen Störungen der Sprachentwicklung bzw. der Spracherwerbsstörungen unterscheiden. Es kann eine Komorbidität mit unterschiedlichen Befunden bestehen.

Die spezifische Sprachentwicklungsstörung erfordert eine gesonderte Beschreibung (vgl. Kap. 6.2). Das gilt ebenso für die Einteilungsprinzipien nach Fox und Dodd (vgl. Kap. 7.1.2).

> ! Es besteht ein intensiver Forschungsbedarf in Bezug auf ein interdisziplinäres Klassifikationsmodell einer Sprachentwicklungsstörung

Diese Klassifikationsschemata werden je nach Fachgebiet des jeweiligen Untersuchers und Therapeuten eingesetzt. Dabei wird jedoch vergessen, dass die einzelnen bekannten Einteilungsprinzipien keineswegs alle kausalen Verknüpfungen, unterschiedlichen Störungsverläufe und praktikablen therapeutischen Bedürfnisse abdeckt.

„Die verwendeten Klassifikationssysteme und Begrifflichkeiten variieren nicht nur in Abhängigkeit von den Institutionen, sondern oftmals sogar innerhalb einer Institution bzw. von Diagnostikerin zu Diagnostikerin" (Schöler et al. 1998, 297–298).

> ! Es gibt eine Reihe von Klassifikationsschemata über die unterschiedlichen Ursachen und Arten von Sprachentwicklungsstörungen.

Trotz intensiver internationaler Forschungen ist immer noch weitgehend unklar, worauf die unterschiedlichen Störungen der Sprachentwicklung differenziert betrachtet und beschrieben werden können. Diskutiert werden verschiedene Erklärungsmodelle, die sich nicht unbedingt ausschließen, und deren Ansätze von genetischen und neuroanatomischen Abweichungen bis zu perzeptuellen und kognitiven Defiziten reichen (vgl. Leonard 1998).

Während die medizinischen Klassifikationen einen Bezug zur Ätiologie aufstellen, beschreiben die logopädisch/sprachheilpädagogischen, linguistischen und entwicklungspsychologischen Modelle zum Teil die Symptomebene. Im ambulanten und stationären Bereich wird aus medizinischer Sicht bevorzugt das ätiopathogenetisch orientierte Klassifikationsmodell verwendet. Dagegen werden im logopädischen und sprachheilpädagogischen Bereich ohne Bezug zum ärztlichen System eher die linguistischen Ebenen und entwicklungspsychologischen Dimensionen bevorzugt. Umgekehrt werden aus medizinischer Sicht zwar Hörstörungen beachtet, jedoch orofaziale myofunktionelle Störungen, grob- und feinmotorische Störungen, Entwicklungsstörungen, Lateralitätsstörungen, Mehrsprachigkeit und zerebrale Anfallsleiden oft vernachlässigt. Deshalb muss immer an ein **multifaktorielles Geschehen** (vgl. Schönweiler 1994, 2002) gedacht werden (vgl. Kap. 6.1.4).

Medizinische Klassifikationsmodelle

Grundsätzlich lassen sich Störungen der Sprachentwicklung keineswegs immer allein durch periphere oder zentrale krankhafte Veränderungen, intellektuelle Fehlleistungen oder allgemeine Entwicklungsrückstände erklären. Insgesamt sollte man die Vorteile und Nachteile dieser Klassifikationsmodelle sehen. Der Vorteil ist eine lehrbuchgemäße Strukturierung. Nachteile liegen darin, dass viele Einzelfaktoren – die es bei einer abweichenden Sprachentwicklung zu berücksichtigen gilt – nicht beachtet werden. Die oft jahrelangen Verläufe erfordern ein Längsschnittverständnis aus interdisziplinärer und integrativer Sicht.

! Für die Zukunft ist grundsätzlich eine zunehmende Vernetzung weiterer Klassifikationsmodelle aus interdisziplinärer und integrativer Sicht erforderlich.

Klassifikation aus phoniatrisch-pädaudiologischer Sicht

Sie verfolgt Einteilungsprinzipien mit einer Trennung in isolierte und kombinierte Sprachentwicklungsstörungen.

„Isolierte" Sprachentwicklungsstörung infolge:
- genetischer Ursache:
  - spezifische Sprachentwicklungsstörung (familiärer Sprachschwächetypus)
- psychosoziale Genese:
  - mangelhafte Sprachanregung (Deprivation)
  - sprachliche Überforderung
  - Mehrsprachigkeit
  - Mediengebrauch und Spracherwerb
- organischer (peripherer) Erkrankungen der Sinnesorgane:
  - Hörstörung
  - Sehstörung

Es sei hinzugefügt, dass auch die isolierten Sprachentwicklungsstörungen multifaktoriell auftreten können.

Kombinierte (komplexe) Sprachentwicklungsstörung infolge:
- auditiver Verarbeitungs- und Wahrnehmungsstörung
- visueller Verarbeitungs- und Wahrnehmungsstörung
- periphere Erkrankungen der Sprechorgane:
  - Lippen-Kiefer-Gaumenspalte
- organische (zentrale) Erkrankungen:
  - Dyspraxie
  - Hirnnervenausfälle
  - zerebrale Bewegungsstörung
  - Epilepsie
  - Hirntumoren u. a.
- psychiatrische Erkrankungen
  - aus dem autistischen Spektrum
- syndromale Erkrankungen (mit und ohne geistige Behinderung)

(vgl. Nickisch, Gross 1987; mod. n. Böhme 2003)

Internationale statistische Klassifikation der Krankheiten und verwandter Gesundheitsprobleme, 10. Revision

- Entwicklungsstörungen, nach ICD-10 als F80–F89 zu kodieren
- umschriebene Entwicklungsstörungen des Sprechens und der Sprache, nach ICD-10 als F80 zu kodieren
- Artikulationsstörung, nach ICD-10 als F80.0 zu kodieren
- expressive Sprachstörung, nach ICD-10 als F80.1 zu kodieren
- rezeptive Sprachstörung, nach ICD-10 als F80.2 zu kodieren
- erworbene Aphasie mit Epilepsie (Landau-Kleffner-Syndrom), nach ICD-10 als F80.3 zu kodieren
- sonstige Entwicklungsstörungen des Sprechens und der Sprache, nach ICD-10 als F80.8 zu kodieren
- Entwicklungsstörung des Sprechens und der Sprache – nicht näher bezeichnet – als F80.9 zu kodieren

Klassifikation aus kinder- und jugendpsychiatrischer Sicht

Die Leitlinien der „Deutschen Gesellschaft für Kinder- und Jugendpsychiatrie und -psychotherapie" klassifizieren in folgende Leitsymptome (2000):

Expressive Störung, nach ICD-10 als F80.1 zu kodieren:
- später Beginn des Sprechens
- Äußerungslänge zu kurz für das Lebensalter
- oft inkorrekte Wortstellung im Satz, die grammatikalische Wortform entspricht nicht der erlernten Sprache
- ältere Kinder haben große Schwierigkeiten, ein Erlebnis oder eine Geschichte verständlich darzustellen

Ausschlussdiagnosen:
- gleichzeitige rezeptive Sprachentwicklungsstörung
- tiefgreifende Entwicklungsstörungen
- erworbene Aphasie
- Landau-Kleffner-Syndrom
- elektiver Mutismus
- Intelligenzminderung

Rezeptive Störung, nach ICD-10 als F80.2 zu kodieren:
- kein altersentsprechendes Verständnis der gesprochenen Sprache
- kein oder nicht zuverlässiges Befolgen von Anweisungen
- kein korrektes Beantworten von Fragen trotz Kenntnis der richtigen Antwort
- jüngere Kinder sprechen gar nicht oder nur einzelne Wörter, beginnen zu echolalieren oder sprechen in einem unverständlichen ‚Kauderwelsch' mit angemessener Intonation
- anfangs stehen häufig Verhaltensstörungen mit geringem sozialem Kontakt, Rückzug, Depressivität, Schulverweigerung, autistischen Verhaltensweisen, Aggressivität oder Zwanghaftigkeit im Vordergrund der Symptomatik; erst bei gezielter Beobachtung und Untersuchung wird die Sprachverständnisstörung deutlich

Ausschlussdiagnosen:
- erworbene Aphasie
- Landau-Kleffner-Syndrom
- Autismus
- elektiver Mutismus
- Intelligenzminderung
- Sprachentwicklungsverzögerung infolge von Taubheit

Linguistische Klassifikationsmodelle

! Die linguistische Klassifikation (vgl. Kap. 4.3) wird sehr oft auch aus logopädischer und sprachheilpädagogischer Sicht übernommen.

In zahlreichen deutschsprachigen Publikationen (vgl. Flossmann, Schrey-Dern, Tokuss in Böhme (2001) und Wildegger-Lack, Hacker und Wilgermein, Dannenbauer, Glück in Grohnfeldt (2001, 2002)) wird die linguistische Klassifikation von Sprach- und Sprechstörungen im Kindesalter beschrieben. Dabei wird die traditionelle Klassifikation der Sprachheilkunde durch eine klinisch-linguistische Klassifikation bei Sprach- und Sprechstörungen im Kindesalter erweitert. Es handelt sich dabei um eine Beschreibung der sprachlichen Symptome. Damit gelangt man an eine Schnittstelle zwischen Medizin und Linguistik, ohne die kausalen Zusammenhänge zu berücksichtigen.

Die linguistische Klassifikation unterscheidet vier Ebenen. Aus diagnostischer und therapeutischer Sicht ist zu beachten, dass die vier linguistischen Subsysteme eng miteinander vernetzt sind. Die vielfältigen Abhängigkeitsbeziehungen und Interaktionen zwischen den linguistischen Subsystemen einer „sprachebenenbezogenen" Sichtweise müssen beachtet werden, da z. B. phonetisch-phonologische und grammatische Entwicklungsstörungen gemeinsam auftreten können und eine nach Sprachebenen getrennte Erfassung kein repräsentatives Bild der Sprachentwicklungsstörung vermittelt (vgl. Peters 2000).

Phonetisch-phonologische Störungen

Auf der Grundlage der akustischen Phonetik werden bei der phonetischen Analyse die Laute erfasst, dagegen bei der phonologischen Analyse die Funktion der Lautstrukturen.

Morphologisch-syntaktische Störungen

Aus sprachwissenschaftlicher Sicht werden die Flexionen, Deklination der Substantitva, Adjektive, Artikel, Pronomina und Numeralia, die Konjugation der Verben sowie die Komparation der Adjektive erfasst.

Semantisch-lexikalische Störungen

Es handelt sich um eine Sprachproduktionsstörung, die sich in Wortschatzdefiziten und Wortabrufproblemen äußert. Unsere wissenschaftlichen Kenntnisse sind in der deutschsprachigen Literatur noch gering (vgl. Glück 2001).

Pragmatisch-kommunikative Störungen

Der Erwerb der pragmatischen Fähigkeiten – d. h. der Fähigkeit des Kindes zur Kommunikation einschließlich Biofeedback durch die Bezugspersonen – kann entscheidend gestört sein.

Die geschilderte linguistische Klassifikation in vier Ebenen wird durch nachstehendes Klassifikationsmodell erweitert.

Psycholinguistisches Klassifikationsmodell für funktionelle Aussprachestörungen

Dodd (1995) und Fox und Dodd (2001) unterscheiden in ihrem psycholinguistischen Klassifikationsmodell vier Untergruppen:

- Artikulationsstörung (phonetische Störung)
- verzögerte phonologische Entwicklung
- konsequente phonologische Störung
- inkonsequente phonologische Störung

Patholinguistisches Klassifikationsmodell bei Sprachentwicklungsstörungen

Kauschke und Siegmüller (2002) schließen in ihrem patholinguistischen Klassifikationsmodell von Sprachauffälligkeiten im Kindesalter zunächst folgende Störungsbilder aus: Stottern, Poltern, Mutismus, Hypernasalität, kindliche Aphasie, Dysarthrie und Apraxie. In einem zweiten Schritt geht es um die Merkmale einer Sprachentwicklungsstörung, in einem dritten Schritt werden wiederum spezifische Sprachentwicklungsstörungen abgegrenzt (Abb. 6.2). Sicherlich ist vorher eine medizinische Ausschlussdiagnostik zum Ausschluss organischer Faktoren notwendig.

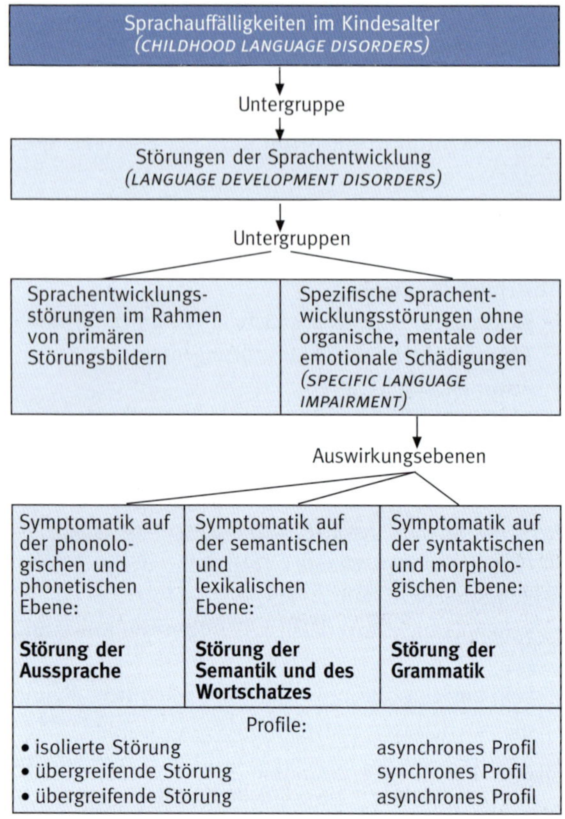

Abb. 6.2: Klassifikation von Sprachentwicklungsstörungen aus patholinguistischer Sicht (Kauschke, Siegmüller 2002, 2)

Entwicklungspsychologische Klassifikationsmodelle

Grimm (2003) gibt einen Orientierungsrahmen für Störungen der Sprachentwicklung (Tab. 6.2).

! Schlussfolgerungen zu den unterschiedlichen Klassifikationssystemen bei Sprachentwicklungsstörungen:
- Verwechslungen zwischen Ätiologie und Symptomatik sollten vermieden werden
- oft werden Hörstörungen vergessen
- die vier linguistischen Ebenen sollten nicht isoliert bewertet werden
- die unterschiedlichen Klassifikationssysteme der einzelnen Fachgebiete lassen sich untereinander vernetzen

6.1.4 Erscheinungsformen und Störungsbilder

Grundsätzlich ist davon auszugehen, dass Störungen der Sprachentwicklung durch interne und externe Kofaktoren ausgelöst und aufrechterhalten werden können.

Am Beispiel einer phoniatrisch-pädaudiologischen Einrichtung gelangte Schönweiler (1994, 2002) zu folgenden Ergebnissen (Abb. 6.3).

Tab. 6.2: Störungen der Sprachentwicklung (vgl. Grimm 2003)

bei sensorischer Behinderung	• Kinder mit Hörstörungen • blinde Kinder
bei neurologischer Schädigung	• Kinder mit erworbenen Aphasien
bei mentaler Retardierung	• Kinder mit Down-Syndrom • Kinder mit Williams-Beuren-Syndrom
bei pervasiver Störung	• Kinder mit frühkindlichem Autismus
bei nicht offenkundiger Ursache	• Kinder mit spezifischer Störung der Sprachentwicklung, z. B. dysgrammatisch sprechende Kinder

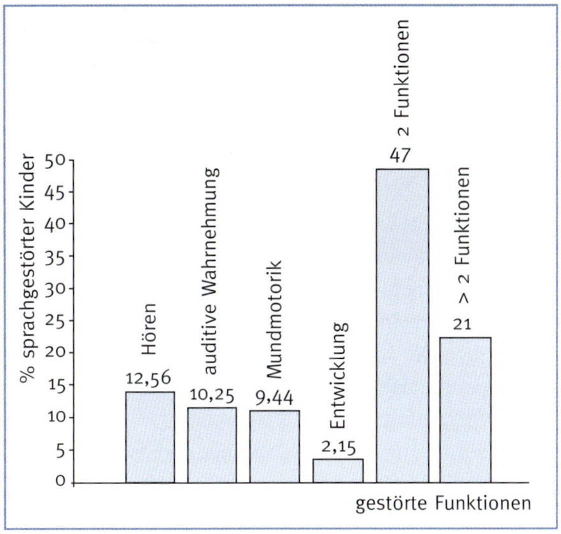

Abb. 6.3: Häufigkeit von zwei oder mehr sprachentwicklungshemmenden Faktoren gegenüber Einzelfaktoren in einem Kollektiv sprachgestörter Kinder (n = 1528) (Schönweiler 2002)

Es wird deutlich, dass es weniger Einzelfaktoren – z. B. *nur* Schwerhörigkeit, *nur* auditive Wahrnehmungsstörung, *nur* gestörte Mundmotorik – sondern meist zwei oder drei Faktoren waren, die bei einem Kind gleichzeitig festgestellt wurden und zu einer verbalen Dekompensation führten. Es handelt sich somit um ein **multifaktorielles Geschehen.**

> **!** Kinder mit Sprachentwicklungsstörungen sollten systematisch zumindest nach den häufigsten, wenn nicht sogar allen sprachhemmenden Faktoren untersucht werden, bevor eine Behandlung der Sprach- und Sprechstörung eingeleitet wird (vgl. Schönweiler 2002).

Allgemeine (körperliche) Entwicklungsverzögerung

Der physiologische Spracherwerb ist Bestandteil einer altersentsprechenden physischen und psychischen Gesamtentwicklung. Nach eigenen Erfahrungen wird diese einfache Erklärung für eine Sprachentwicklungsstörung viel zu oft in der täglichen Praxis übersehen und stattdessen nach seltenen Ursachen gefahndet.

Als Folge lang andauernder oder schwerer Erkrankungen im Kindesalter – wie Pneumonie, kardiale und onkologische Erkrankungen und rasch aufeinander folgende Infektionskrankheiten – beobachtet man immer wieder Störungen der Sprachentwicklung. Die Sprache und das Sprechen sind somit empfindliche Symptome der genannten Erkrankungen, auch wenn diese nicht mehr im Vordergrund stehen und bereits abgeklungen sind.

Mangel an sprachlicher Anregung

Bei fehlender Interaktion zwischen Kind und Bezugsperson kann es zu einer gestörten motorischen, sensorischen, intellektuellen, verbalen und/oder sozialen Entwicklung kommen.

Die sprachlichen Vorbilder spielen für die physiologische Sprach- und Sprechentwicklung eine bedeutsame Rolle, da das Kind laufend auditive, taktile und visuelle Anregungen benötigt, auch wenn es jeweils nur das entnimmt, was seiner Entwicklungsphase entspricht. Kinder von schwerhörigen bzw. gehörlosen Eltern zeigen öfter eine Sprachentwicklungsstörung. Als weitere mögliche Gründe eines Mangels an sprachlicher Anregung seien eine jahrelange soziale Isolation oder ein längerer Heim- oder Klinikaufenthalt genannt.

Grundsätzlich sind die auslösenden Ursachen zu korrigieren, da verbales Vorbild und Sprechmotivation günstige Bedingungen für die weiteren Lernprozesse setzen.

Im Bedarfsfall sollte eine Entwicklungstherapie stattfinden. Logopädische, sprachheilpädagogische bzw. kinderpsychologische Maßnahmen – z. B. im Sinne einer Elterntherapie – beschleunigen bei ausgeprägter Sprachentwicklungsstörung den Sprach- und Sprecherwerb. Am Anfang der Behandlung sollte keine Korrektur einzelner Laute erfolgen, da sich erfahrungsgemäß nach Besserung des Sprachverständnisses die Sprechmotorik und Sprechgeschicklichkeit spontan bessern.

Sprachliche Überforderung

Aus der Fülle der Möglichkeiten sei ein typisches Beispiel dargestellt.

Verzögerte Sprach- und Sprechentwicklung infolge Kommunikation mit nicht kindgerechter Erwachsenensprache

Eltern sprechen oft mit ihren Kindern in einer typischen Erwachsenensprache. Dabei werden komplizierte Sätze, Fremdwörter und/oder semantisch schwer zu deutende Begriffe dem noch in Entwicklung begriffenen Kind dargeboten. Daraus kann sich nun zwangsläufig die physiologische Sprach- und Sprechentwicklung in eine nicht kindgerechte Kommunikationsform entwickeln. Es kann sich ein verbales Kommunikationsprofil ausbilden, das die Erwachsenensprache imitiert.

Mehrsprachigkeit

Nomenklatur und Einteilung

Unter **Bilinguismus** versteht man eine zweisprachige Erziehung von frühester Kindheit an. Bei einem **Pluri-**

6

linguismus werden die Kinder mit mindestens drei Sprachen konfrontiert.

Eine differenzierte Nomenklatur wird von Wendlandt (2000) vorgeschlagen. Er empfiehlt für die Nomenklatur und Einteilung linguistische Kategorien. Danach werden Kinder nach der Art, wie sich der Sprachlernprozess gestaltet und wie sie die Erst- und Zweitsprache erwerben, unterschieden:

- **Sukzessiver Zweitspracherwerb**: Hierzu zählen Kinder, die als erste Sprache eine andere als die deutsche Sprache lernen und die erst in einem zweiten Schritt die deutsche Sprache als zweite Sprache erwerben. Die Kinder eignen sich sukzessive erst die eine Sprache, dann die zweite an.
- **Simultaner Zweitspracherwerb**: Die Kinder erwerben von Anfang an die Zweitsprache gleichzeitig mit der Erstsprache. Der Spracherwerb verläuft demnach von der Geburt an in beiden Sprachen parallel, weshalb auch von einem Doppelspracherwerb bzw. von einer simultan erworbenen Mehrsprachigkeit gesprochen wird.
- **Erstspracherwerb in einer Umgebung, in der die Erstsprache eine Minderheitensprache darstellt:** In diese Kategorie werden Kinder eingeordnet, die Deutsch nicht in einer deutschsprachigen Umgebung erlernen.

Symptome

Ideal in der Diagnostik von Zweisprachigkeit ist es, wenn der Untersucher die Muttersprache der Patienten ebenfalls begutachten kann (vgl. Ünsal, Fox 2002).

Sprach- und Sprechstörungen bei mehrsprachig aufwachsenden Kindern beruhen auf:

- Sprachmischungen
- Stillständen und Entwicklungsbrüchen

(vgl. Wendlandt 2000)

Es kann bei einem kleineren Teil der mehrsprachigen Kinder ein zusätzlicher oder auslösender funktioneller oder organischer Befund bestehen, der spezielle logopädisch-phoniatrisch-pädaudiologische Maßnahmen erfordert. Zu nennen sind z. B. hirnorganische Schädigungen, mentale Retardierungen, orofaziale Dysfunktionen, Hörstörungen bei Mittelohr- und Innenohrerkrankungen, auditive Verarbeitungs- und Wahrnehmungsstörungen.

> **!** Es ist wichtig, pathologische Erscheinungen des bilingualen Spracherwerbs von einer mangelnden Sprachbeherrschung zu trennen.

Förderung und Therapie

Die Förderung mehrsprachig aufwachsender Kinder mit Störungen der Sprache und des Sprechens erfordert spezielle Kenntnisse. Hier sind Fördermaßnahmen notwendig. Es besteht bei therapeutischen Maßnahmen die Tendenz, das Erlernen einer Sprache kritiklos auf das weitaus komplexere bi-, tri- und multilinguale Sprach- und Sprechtraining zu übertragen.

Empfehlungen bei sprachauffällig gewordenen zwei- oder mehrsprachig aufwachsenden Kindern:

- eine positive Einstellung zur Muttersprache und zur Mehrsprachigkeit
- die Förderung der Muttersprache
- die Förderung der Sprechfreude und Steigerung der allgemeinen Sprechaktivität
- eine gezielte Elternberatung

> **!** Die überwältigende Mehrheit der mehrsprachig aufwachsenden Kinder durchläuft einen physiologischen Zweitspracherwerb, ohne dass es zu verbalen Auffälligkeiten kommt und ohne dass besondere Fördermaßnahmen notwendig sind.

Fehler und Fehleinschätzungen im Umgang mit Mehrsprachigkeit

- „Mehrsprachige Kinder sind anfällig für Sprachstörungen." (Im Allgemeinen ist eine Mehrsprachigkeit kein Problem für das Kind.)
- „Mehrsprachige Kinder sprechen später". (Diese Aussage ist nicht bewiesen.)
- „Mehrsprachige sprechauffällige Kinder werden mit dem Älterwerden von selbst sprechaktiv und lernen richtig zu reden". (Mit dem Abwarten vergeudet man wertvolle Zeit.)
- „Sprechauffälligkeiten in der Zweitsprache weisen auf eine allgemeine Sprachschwäche beim Kind." (Falsche Annahme; allerdings muss therapeutisch gehandelt werden, wenn eine Sprachentwicklungsstörung in der Erstsprache besteht.)
- „Sprechen Sie Deutsch mit dem Kind." (Dieser pauschale Rat ist unsinnig.)
- „Ändern Sie das Sprachpanorama in der Familie." (Änderungsmöglichkeiten sind sensibel zu erkunden.)
- „Die Zweisprachigkeit sollte ausgewogen sein." (Vielmehr gibt es immer eine starke und schwache Sprache.)

(Wendtland 2000, 105)

Ergänzend sei zur Thematik Sprachstörungen im Kindesalter und multikulturelle Gesellschaft erwähnt, dass bereits ein umfangreiches Wissen und ein vielfältiges Therapiematerial in Nordamerika verfügbar sind. Paul (2000) unterscheidet dabei differenziert:

- Sprachstörungen
- Sprachunterschiede

Die zahlreichen Tests und Untersuchungsmaterialien sowie das spezielle therapeutische Vorgehen beziehen sich dabei auf die Kommunikation der unterschiedlichen Kulturen in Nordamerika. Es wird folgende Differenzierung getroffen:

- afrikanisch-amerikanische Kultur und Kommunikation
- spanisch-amerikanische Kultur und Kommunikation
- indianisch-amerikanische Kultur und Kommunikation
- asiatisch-amerikanische Kultur und Kommunikation

! Die Unterschiede zwischen Sprachstörungen und Sprachunterschieden zwischen Muttersprache und Englisch werden dabei als wesentlich angesehen (vgl. Paul 2000).

Mediengebrauch und Spracherwerb

Die Ansichten über Mediengebrauch und Sprachentwicklungsstörung sind noch nicht einheitlich. Die praktischen und wissenschaftlichen Diskussionen über die Auswirkungen unterhaltsamen Medienkonsums im Vorschulalter und Schulalter sind noch im Fluss.

Dazu mehrere grundsätzliche Ansichten:

- Ritterfeld und Vorderer (2000) vertreten die Ansicht, dass der empirische Nachweis für zunehmende Sprachstörungen von Kindern in Folge zunehmenden Medienkonsums noch nicht erbracht wurde. Vielmehr äußern die Autoren die Auffassung, dass gerade unterhaltsame Medienangebote die Aufmerksamkeit auf die Sprache lenken.
- Fernsehen etc. ist nur dann schädlich für die Sprachentwicklung, wenn Kinder sonst keine Ansprechpartner haben. Für Kinder, die mit ihren Eltern gemeinsam fernsehen und über die Sendung reden, kann das Fernsehen sogar ein zusätzliches Angebot sein.
- Hoppen (2000) schildert aus pädiatrischer Sicht, dass die Sprache der Kinder oft von stereotypen Redewendungen geprägt ist. Mangelnde Konzentrationsfähigkeit und Hyperaktivität können durch einseitiges Freizeitverhalten verstärkt werden. Dies betrifft Vorschulkinder und Schulkinder. Deshalb sollten die Eltern mit ihren Kindern über Fernsehsendungen und Computerspiele sprechen und ein Bewusstsein für den Umgang damit schaffen.

Es empfiehlt sich, eine „Medienanamnese" zu erstellen. Die Ergebnisse von Schröter (2001) liefern ein orientierendes Beispiel. Sie schildert das Freizeitverhalten und die familiären Sozialisationsbedingungen sprachlich beeinträchtigter und sprachlich nicht beeinträchtigter Grundschulkinder im Vergleich. Die Stichprobe bilden 255 Schüler von Sprachbehindertenschulen sowie 276 Schüler von Regelschulen im Alter von 6 bis 12 Jahren.

Der Vergleich erbrachte folgende Ergebnisse:

- der Fernsehkonsum sprachbehinderter Schüler ist signifikant höher
- ihre Beschäftigungsdauer mit Bildschirmspielen ist signifikant höher
- ihr Hörspielkassettenbesitz ist signifikant geringer
- sie haben signifikant weniger Bücher gelesen
- sie beschäftigen sich signifikant häufiger allein
- sie halten sich signifikant öfter innerhäuslich auf
- von ihnen besuchen signifikant weniger einen Verein
- von ihren Müttern sind signifikant weniger berufstätig
- sie wachsen nicht signifikant häufiger bei nur einem Elternteil auf
- ihre Eltern sehen signifikant mehr fern
- ihre Eltern besitzen signifikant weniger Bücher

! Die Annahme, dass sich die Kinder der Sprachbehindertenschulen in ihrer Freizeit deutlich weniger sprachlich anregenden bzw. fördernden Beschäftigungen zuwenden als die Kinder der Regelschule, konnte aufgrund der Untersuchungen (vgl. Schröter 2001) überwiegend bestätigt werden. Zusammenhänge zwischen familiären Sozialisationsbedingungen und der Sprachbehinderung eines Kindes wurden nicht festgestellt.

Psychophysiologische Untersuchungen bei einhundert 11- und 15-jährigen Schülern mit exzessivem Fernsehkonsum (vgl. Myrtek 2001) ergaben folgende Ergebnisse: langes Fernsehen ist keine harmlose Freizeitbeschäftigung, sondern verändert die emotionalen Reaktionen, das Denken und die Sicht der Dinge nachhaltig. Aus dieser Sicht lautet die Botschaft an die Eltern, den Fernsehkonsum der Kinder zu kontrollieren. Beziehungen zu Hyperaktivitätsstörungen sind vorstellbar, wurden aber in dieser Studie nicht erörtert.

Grundsätzlich gilt: Die Bedeutung und Funktion der Medien für Kinder und Jugendliche können wir uns zunutze machen, da sie die unterschiedlichsten Wirkungen entfalten können. Eine differenzierte Betrachtung ist erforderlich (vgl. Nelde, Subellok 2002).

6

Erkrankungen der peripheren Sprechorgane

Die Erkrankungen der peripheren Sprechwerkzeuge in ihren Zusammenhängen zu Störungen der Sprachentwicklung werden häufig nicht zielgerecht bewertet. Unzweifelhaft vermögen Kinder mit guter Sprach- und Sprechbegabung organische Defekte im Bereich der Lippen, Zähne, Zunge, Gaumen oder Gaumensegel zu kompensieren. Andererseits sind Kinder mit schlechter Sprach- und Sprechbegabung durch organische Läsionen in ihrer verbalen Kommunikationsfähigkeit besonders stark gefährdet.

Epidemiologie: Die Häufigkeit einer postoperativen Hypernasalität wird nach Adenotomie mit 0,01 % und nach Tonsillektomie mit 0,03 – 0,1 angegeben (vgl. Wirth 2000).

Velopharyngealer Abstand: Dieser ist nicht entscheidend für die klinische Symptomatologie. Vielmehr ist die Sphinkterfunktion des Velopharynx entscheidend, die individuell sehr verschieden sein kann.

Rachenmandelhyperplasie

Ein regelmäßiges Symptom einer vergrößerten Rachenmandel (adenoide Vegetationen) ist das graduell unterschiedlich geschlossene Näseln, die Hyponasalität. Indirekt kann über den Weg eines chronischen Tubenmittelohrkatarrhs, eines Seromukotympanons oder über rezidivierende Otitiden eine beidseitige Schallleitungsschwerhörigkeit auftreten, die das Erlernen der Sprach- und Sprechfunktion erschwert (vgl. „Jahreshörbilanz").

Vor einer Adenotomie sollte nach Hinweisen auf folgende Krankheitsbilder gesucht werden:

- kraniofaziale Fehlbildungen
- kongenitale Fehlbildungen wie kardiovaskuläre Erkrankungen
- Ernährungsschwierigkeiten in den ersten Lebensmonaten
- fein- und grobmotorische Koordinationsstörungen
- Störungen der Sprachentwicklung
- Lernstörungen
- Hypernasalität
- intraorale Befunde wie Uvula bifida (Kerbenbildung am weichen Gaumen)
- neurologische Erkrankungen, u. a. Arnold-Chiari-Syndrom, Pseudobulbärparalyse, pharyngeale Paresen, Myasthenie

(vgl. Finkelstein et al. 1996)

> **!** Bei der präoperativen Ausschlussdiagnostik vor einer Adenotomie wird nach einer Uvula bifida, submukösen Gaumenspalte (ohne und mit Hypernasalität), Velopharynxparese und kraniofazialen Dysmorphie – z. B. kongenital verkürztes Velum – gesucht.

Tonsillenhyperplasie

Es kann nicht übersehen werden, dass eine Tonsillenhyperplasie gelegentlich eine kloßige Sprache und damit eine mehr oder weniger unexakte Sprechfunktion verursacht. Sie kann auch an einer orofazialen Dysfunktion beteiligt sein, so dass vor einer myofunktionellen Behandlung eine Tonsillektomie erforderlich sein kann. Eine alleinige orale Inspektion einer Tonsillenhyperplasie ist unzureichend. Zum Ausschluss einer Hypernasalität durch mechanische Einflüsse hyperplastischer Tonsillen ist eine Nasopharyngoskopie und Videofluoroskopie notwendig (vgl. Finkelstein, Nachmani 1994). Diese Untersuchungen sind auch bei palatalen Fehlbildungen – z. B. submukösen Gaumenspalten – vor einer eventuellen Tonsillektomie erforderlich.

Postoperative Komplikationen nach einer Adenotomie und Tonsillektomie

Diese können auf folgenden Befunden beruhen:

- Narbenbildung im Velopharynxbereich (ohne und mit Hypernasalität; evtl. gelangt Nahrung endonasal)
- funktionelle Hypernasalität

Makroglossie

Eine Makroglossie ist bei Kindern selten zu beobachten. Als zusätzliche Merkmale finden sich:

- eine Protrusion der Frontalzähne mit Diastema-Bildung
- dem Zahnrelief entsprechende Zungenimpressionen
- Sprechstörungen, v.a. Sigmatismen

Zungenvergrößerungen sind besonders beim Down-Syndrom, bei muskulärer Hypertrophie (mentale Retardierungen), Morbus Pfaundler und endokrinologischen Störungen wie Myxödem feststellbar.

Speziell beim Down-Syndrom kann eine Pseudomakroglossie – bedingt durch eine Muskelhypotonie der Zunge und des Gesichts – bestehen. Die orofaziale Hypotonie ist dann die Ursache eines fehlenden Lippenschlusses und Zungenvorfalls. Aufgrund der orofazialen Dysfunktion empfiehlt sich eine Behandlung der myofunktionellen Störungen (vgl. Kap. 8.1).

Mikroglossie

Mikroglossien lassen sich nur selten beobachten und stehen meist im Zusammenhang mit anderen Fehlbildungen. Eine Zungenhypoplasie protrahiert den Spracherwerb, kann ihn aber nicht verhindern.

Ankyloglossie

Messner et al. (2000) untersuchten die Inzidenz unter 1041 Neugeborenen und fanden bei 50 (4,8 %) eine Ankyloglossie. Das angewachsene Zungenbändchen kann bei orofazialen Dysfunktionen eine Rolle bei der Entstehung von Sprechstörungen spielen. In diesen Fällen ist die Inzision bzw. Exzision einer Ankyloglossie erforderlich.

Die operative Behandlung einer Ankyloglossie ist ein kleiner und harmloser Eingriff. Das angewachsene Zungenbändchen wird nach Lokalanästhesie mit einem Scherenschlag durchtrennt. Mundspülungen mit Salbei und breiige Kost sind für einige Tage angebracht.

Lippen-Kiefer-Gaumenspalte, submuköse Gaumenspalte, kongenital verkürztes Gaumensegel

Im Allgemeinen können diese Erkrankungen eine Sprach- und Sprechentwicklung verzögern, verhindern sie aber nicht. Eine Uvula bifida erleichtert die Diagnose einer submukösen Gaumenspalte. Prinzipiell kann bei Erkrankungen des Gaumensegels eine Hyperrhinophonie die Störung der Sprach- und Sprechentwicklung begleiten. Einzelheiten und weitere phoniatrisch-logopädische Gesichtspunkte werden im Zusammenhang mit der velopharyngealen Insuffizienz (VPI) in den Kapiteln 9 und 10 erörtert.

Hörschädigungen

Sprache, Sprechen und Hören sind funktionell eng miteinander verknüpft. Dabei ist aus verständlichen Gründen die physiologische Sprach- und Sprechentwicklung weitgehend von einer normalen Hörfähigkeit abhängig. Besteht eine Schädigung im auditiven Bereich, tritt bei ausgeprägten beidseitigen Hörverlusten eine Sprachentwicklungsstörung auf, die auch als audiogene Sprach- und Sprechstörung bezeichnet werden kann.

> **!** Grundsätzlich sollte das Hörvermögen bei jeder Sprachentwicklungsstörung abgeklärt werden.

Im Rahmen des Neugeborenen-Hörscreenings ist ein otologisch-pädaudiologisches Vorgehen erforderlich, wenn eine Hörstörung ermittelt wird (Follow-up bzw. Tracking). Aber auch in der anschließenden Phase sind Hörkontrollen besonders bei Mukotympanon und Verdacht auf sich entwickelnde Innenohrschwerhörigkeiten angebracht.

Schallleitungsschwerhörigkeiten

Die häufigste Ursache der kindlichen Schwerhörigkeit ist die sekretorische Otitis media (Seromukotympanon). 95 % aller im Kindesalter auftretenden Hörstörungen sind mittelohrbedingt und lediglich bei 5 % der Fälle findet sich eine Schallempfindungsschwerhörigkeit (vgl. Schönweiler 1992).

> **!** Bei Störungen der Sprachentwicklung infolge Schallleitungs- und Schallempfindungsschwerhörigkeiten sind die Dauer und das Ausmaß der Schwerhörigkeit entscheidend.

Ursache einer Sprachentwicklungsstörung kann eine schwerwiegende bilaterale Schallleitungs- oder Innenohrschädigung sein.

Jahreshörbilanz

Die Jahreshörbilanz ist von entscheidender Bedeutung für eine Sprachentwicklungsstörung (vgl. Schönweiler 1992; Schönweiler et al. 1998). Beträgt der Hörverlust 25–40 dB ist der mittlere Sprechbeginn von Zwei-Wort-Sätzen verzögert (vgl. Kiese-Himmel, Ohlwein 2002). Inwieweit bei 25–40 dB Hörverlust zusätzlich kognitive Ausfälle wie Hörreifungsstörungen oder Lernstörungen auftreten, ist noch nicht im Einzelnen bekannt (vgl. Kruse 2002; Schönweiler 2002). Ein undulierendes – d. h. ein wechselndes Hörvermögen – schränkt die Jahreshörbilanz ein. Damit wird die notwendige Hörerfahrungsmenge nicht zur Weiterverarbeitung weitergegeben.

In einer Untersuchung an 1305 sprachgestörten Kindern wies Schönweiler (1992) nach, dass zu 48 % wechselnde Schallleitungsschwerhörigkeiten um 20 dB auftraten. Nach diesen Untersuchungen führen Hörstörungen zu einer „Diskontinuität der Hörwahrnehmung“, zu einer Einschränkung des „Langzeithörvermögens“ und zu einer Verminderung der „Jahreshörbilanz“. Der Sprachuntersuchung kommt insofern der Wert eines Langzeithörtests zu, dass eingeschränkte Wahrnehmungsleistungen, eingeschränkte rezeptive, aber auch eingeschränkte expressive Sprachleistungen den Pädaudiologen auf wechselnde, erst in Befundkontrollen zu entdeckende Schallleitungsschwerhörigkeiten als bedeutsame Teilursache von Sprachstörungen hinweisen können. Auch im Hinblick auf eine durchzuführende Sprachtherapie erscheint es notwendig, bei sprachgestörten Kindern das Hörvermögen besonders kritisch und wiederholt zu prüfen und auch leichte Hörstörungen konsequent zu behandeln.

Wird bei rezidivierenden Paukenergüssen trotz adäquater konservativer Therapie im Rahmen einer Jahreshörbilanz ein Zeitraum von drei Monaten erreicht, ist eine Parazentese indiziert. Nicht selten ist auch eine Adenotomie sowie möglicherweise das Einlegen von

Paukenröhrchen zwingend erforderlich, da sonst Störungen der Sprachentwicklung drohen (vgl. Zenner 1997).

Kritische Anmerkungen zum Zusammenhang Seromukotympanon und Störungen der Sprachentwicklung

Bereits seit über 20 Jahren wird diese Frage vielfach interdisziplinär zwischen Pädaudiologie und Pädiatrie diskutiert. In einer neueren umfangreichen Untersuchung haben Paradise et al. (2001) die Ergebnisse einer frühen Behandlung eines Paukenergusses mit Parazentese und Paukenröhrchen bei 169 Kindern und mit den Ergebnissen bei 66 Kindern mit einem späteren operativen Eingriff verglichen. Zwischen beiden Gruppen ergaben sich keine Unterschiede hinsichtlich Lautproduktion, mittlerer Länge der Äußerungen, Wortschatz, rezeptiver Sprache, allgemeiner kognitiver Entwicklungs- und Verhaltensparameter. Allerdings sind aus pädaudiologischer Sicht diese pädiatrischen Aussagen eingeschränkt, da keine Schwellenbestimmung des Hörvermögens erfolgte. Auch nach Ansicht von Suchodoletz aus kinderpsychiatrischer Sicht (2002, 89) ist aufgrund seiner Literaturstudien „die Möglichkeit einer Prävention von Sprachentwicklungsstörungen durch eine frühzeitige und konsequente Behandlung entzündlicher Ohrerkrankungen somit eher begrenzt".

! Eine endgültige Klärung des Zusammenhangs Seromukotympanon und Sprachentwicklungsstörung ist ohne präzise pädaudiologische Abklärungen mit Bestimmung des Tonschwellengehörs – besonders in den ersten drei Lebensjahren – nicht zu beantworten. Sicherlich werden unter 30 dB Hörverlust beidseits keine gravierenden verbalen Symptome auftreten.

Schallempfindungsschwerhörigkeit

Bei angeborenen Schwerhörigkeiten ist eine Einteilung in erworbene und genetische Hörstörungen im Kindesalter in Betracht zu ziehen (vgl. Gross 2000, 2001).

Besteht eine **Gehörlosigkeit**, so kommt es trotzdem zu einer Schrei- und Lallperiode. Auch können Lautgebilde wie „Mama" und „Papa" artikuliert werden. Die Artikulation ist stark verwaschen, die Sprachakzente – Tempo, Dynamik und Tonhöhe – sind auffällig verändert und die Sprechstimmlage ist deutlich überhöht und instabil. Zur Kommunikation wird die Gehörlosensprache genutzt. Vibrationen werden gut wahrgenommen.

Findet sich lediglich eine **Schwerhörigkeit**, dann verläuft die Sprach- und Sprechentwicklung in Abhängigkeit vom Ausmaß und Sitz der Hörschädigung verlangsamt. Der Grad der Artikulationsstörung gestattet dem erfahrenen Untersucher diagnostische Hinweise auf eine Hörschädigung. Es wird eine Schwerhörigensprache eingesetzt.

! Den audiogenen Sprach- und Sprechstörungen werden die Schwerhörigen- und Gehörlosensprache zugeordnet.

Beim Vorliegen einer audiogen bedingten Sprachentwicklungsstörung muss das therapeutische Hauptanliegen darauf gerichtet sein, das Kind aus seiner Sprachisolation herauszuführen. Im Bedarfsfall muss die Schallleitungsschwerhörigkeit medikamentös und/oder operativ behandelt werden. Bei Schallempfindungsschwerhörigkeiten ist ggf. eine beidohrige Hörgeräteversorgung erforderlich. Bei Gehörlosigkeit oder mit Hörgeräten nicht zu versorgender Resthörigkeit ist eine Cochlear-Implant-Versorgung anzustreben. Zusätzlich ist bei audiogenen Störungen der Sprachentwicklung eine langfristige und intensive audiopädagogische Behandlung von grundlegender Bedeutung.

Weitere Ausführungen über die Merkmale der Gehörlosen- und Schwerhörigensprache – aber auch therapeutische Grundsätze – werden in Kapitel 20 dargestellt. Im Detail wird die auditive Verarbeitungs- und Wahrnehmungsstörung im Kapitel 21 erläutert. Umfangreiche Darstellungen aus therapeutischer Sicht findet der Interessierte im Band 2 dieses Lehrbuches.

Erkrankungen des Zentralnervensystems

Der Sprach- und Sprecherwerb im Kindesalter ist ein sensibler Indikator des reifenden kindlichen Gehirns. Häufig kommen Störungen der Sprachentwicklung mit neurologischen Erkrankungen – u. a. zerebralen Bewegungsstörungen – aber auch mit psychiatrischen Befunden – u. a. geistiger Behinderung, frühkindlichem Autismus, Schizophrenie – in den unterschiedlichsten Verlaufsformen vor.

Besteht eine schwerwiegende Sprachstörung, die vor allem in Kombination mit Dysplasien, Mikrozephalus, Epilepsie oder ähnlichen Erkrankungen auftritt, empfiehlt sich eine zerebrale Kernspintomographie mit Kontrastmittel. Durch diese Untersuchung können u. a. eine Balkenagenesie oder Tumoren erkannt werden (vgl. Straßburg 2002).

Zentral-organische Sprachentwicklungsstörungen

Der Sprach- und Sprecherwerb im Kindesalter ist ein sensibler Indikator des reifenden kindlichen Gehirns. Es kommen Sprachentwicklungsstörungen häufig mit neurologischen Erkrankungen (z.B. zerebrale Bewe-

Tab. 6.3: Untersuchungsmethoden zur Erfassung von hirnorganischen Veränderungen bei Sprachentwicklungsstörungen (vgl. Suchodoletz 2001)

Klinische Untersuchung	• kinderneurologischer Befund • motometrische Untersuchung • Untersuchung der Hemisphärendominanz
Neurophysiologische Verfahren	• Elektroenzephalographie (EEG) • Evozierte Potentiale (EP)
Neuroanatomie	• makroskopische und histologische Untersuchung des Gehirns
Bildgebende Verfahren	• Computertomographie (CT) • Magnetresonanztomographie (MRT)
Funktionelle bildgebende Verfahren	• Single-Photon-Emissionscomputertomographie (SPECT) • Positronen-Emissionstomographie (PET) • funktionelle Magnetresonanztomographie (fMRT) • Magnetresonanzspektroskopie (MRS)

gungsstörungen), aber auch mit psychiatrischen Befunden (z.B. geistige Behinderung, frühkindlicher Autismus, Schizophrenie) in den unterschiedlichsten Verlaufsformen vor. Besteht eine schwerwiegende Sprachstörung, die vor allem in Kombination mit Dysplasien, Mikrozephalus, Epilepsie oder ähnlichen Erkrankungen auftritt, empfiehlt sich eine zerebrale Kernspintomographie mit Kontrastmittel; u.a. können damit eine Balkenagenesie oder Tumoren erkannt werden (vgl. Straßburg 2002).

! Grundsätzlich sollte bei allen Kindern mit organischer zentraler Sprachentwicklungsstörung ein EEG (Schlaf-EEG) durchgeführt werden.

Zerebrale Bewegungsstörungen

Die frühkindlichen Entwicklungsstörungen einschließlich zerebraler Bewegungsstörungen (Spastik, Athetose, Ataxie, Hypotonie, Mischformen) und der leichten Verlaufsformen führen sehr häufig zu einer Sprachentwicklungsstörung. Als Gründe für die verbale Kommunikationsstörung sind diffuse mehr oder weniger ausgeprägte zentrale Läsionen pyramidaler, extrapyramidaler oder zerebellarer Gebiete infolge prä-, peri- oder postnataler Erkrankungen sowie genetischer non-syndromaler und syndromaler Schädigungen der sensomotorischen Regulation anzuführen.

Es ist eine **mehrdimensionale Behandlung** im Rahmen eines langfristigen Rehabilitationsprogramms notwendig. Eine frühzeitige Entwicklungstherapie kann die Sprachentwicklungsstörung günstig beeinflussen. Voraussetzung für den Sprach- und Sprecherwerb ist eine normale Saug-, Schluck- und Kaufunktion. Aufbauend auf dem Entwicklungsalter des Kindes und seinen möglichen verbalen Äußerungen soll die Sprachentwicklungsstörung phasenspezifisch behoben oder zumindest verbessert werden. Sprachliche Überforderungen müssen vermieden werden. Die Therapie von zentralen Sprachstörungen gehört zu den schwierigsten Aufgaben und erfordert neben der Sprachtherapie die Integration spezieller Verfahren, z. B. der Bobath- und/oder Vojta-Technik durch die Physiotherapie, der Ergotherapie, der orofazialen Therapie und pädagogischer Frühfördermaßnahmen.

Im anglo-amerikanischen Sprachraum ist die Bezeichnung *Augmentative Alternative Communication (AAC)* gebräuchlich. Dieser Terminus einer „unterstützenden Kommunikation" verdeutlicht das gesamte Spektrum von alternativen oder begleitenden Kommunikationsmitteln, -strategien und -hilfen. Eine Kommunikation kann z. B. mit Bildtafeln, Piktogrammen und Symbolen, aber auch mit sprachunterstützenden Gebärden erfolgen. Eingeschlossen sind auch technische Hilfsmittel, von der einfachen Zeigetafel bis zum elektronischen Zeigegerät oder computergestützten Verfahren.

Lernbehinderung, geistige Behinderung

Von einer mentalen Retardierung sollte man erst dann sprechen, wenn alle Abklärungen erfolgt sind und eine Längsschnittbeobachtung stattgefunden hat. Die Bestimmung des Intelligenzquotienten hat in den ersten Lebensjahren nur eine geringe Aussagekraft. Sinnvoll erscheint eine sorgfältige Analyse der Leistungsausfälle, um eine auf diese genau abgestimmte Behandlung ohne voreilige Etikettierung des behinderten Kindes zu ermöglichen.

! Der Intelligenzquotient ermöglicht nur eine Orientierung bei eingeschränkter Aussagekraft. Es besteht eine große Streubreite. Ergänzende Untersuchungen sind immer erforderlich.

Tab. 6.4: Einteilung der geistigen Behinderung nach dem Kriterium der Intelligenz nach Steinhausen (2001)

Geistige Behinderung	Intelligenzquotient	Anteile (%)
leichte	70–50	80
mittelgradige	49–35	12
schwere	34–20	7
schwerste	19–0	unter 1

6

Nach den Leitlinien der „Deutschen Gesellschaft für Kinder- und Jugendpsychiatrie“ (2000) bestehen folgende Unterschiede zwischen einer Lernbehinderung und einer geistigen Behinderung:

- Lernbehinderung: Intelligenzquotient 85–70
- geistige Behinderung: Intelligenzquotient unter 70

Eine weitere Einteilung der geistigen Behinderung nach dem Kriterium der Intelligenz nach Steinhausen (2001) soll beispielhaft genannt werden (Tab. 6.4).

Grundsätzlich sind folgende **Diagnostiken** bei lern- und geistig Behinderten erforderlich:

- neuropädiatrische Diagnostik der Grunderkrankung
- psychometrische Diagnostik
- phoniatrisch-logopädische Diagnostik
- pädaudiolgische Diagnostik

Die *sprachliche Diagnostik* bei Kindern mit Lernbehinderung und geistiger Behinderung wird durch vielfältige zusätzliche oder parallel auftretende Störungsbilder erschwert. Grundsätzlich ist jedoch eine genaue Erhebung ihres Sprachentwicklungsstandes unbedingt erforderlich, um möglichst gezielt die Sprachtherapie einzuleiten und die betroffenen Kinder entsprechend ihrer individuellen Möglichkeiten zu fördern.

! Der Lernbehinderte und geistig Behinderte muss mit seinen emotionalen und kreativen Möglichkeiten als Ganzheit in seiner Gesamtpersönlichkeit gesehen werden. Eine alleinige Einstufung nach Intelligenzquotient kann keineswegs die Basis für sprachtherapeutische und förderpädagogische Maßnahmen darstellen.

Therapeutisch gilt es die Grunderkrankung zu behandeln sowie Förderungsprogramme einzusetzen. Nachdem durch Entwicklungstests in einem ersten Schritt das Ausmaß der Entwicklungsverzögerung in verschiedenen Bereichen – z. B. Motorik, Perzeption, Sprache, Sozialverhalten – bestimmt worden ist, wird auf der Grundlage dieser Daten entschieden, ob eine Entwicklungstherapie angezeigt ist. Systematische Förderprogramme lassen sich dann planen, wenn der Untersucher in einem zweiten Schritt der Entwicklungsdiagnostik genauere Kenntnisse der vom Kind bereits entwickelten kognitiven Fähigkeiten und linguistischen Strukturen gewonnen hat. Es werden u. a. Sprachaufbauprogramme aus sprachheilpädagogischer, logopädischer, patholinguistischer und kinderpsychologischer Sicht empfohlen. Grundsätzlich müssen sich die entwicklungspsychologischen und psycholinguistischen Ansätze am normalen Entwicklungsverlauf orientieren.

Es muss entschieden werden, inwieweit eine gezielte Therapie der Sprach- und Sprechstörung möglich ist.

Die gebärdenunterstützte Kommunikation bei geistiger Behinderung kann in doppelter Hinsicht gesehen werden:

- Gebärden unterstützen den Spracherwerb
- gebärdenunterstützte Kommunikation ist auch bei fehlendem Sprach- und Sprechvermögen angebracht

Die Prognose einer Sprachentwicklungsstörung ist bei Lernbehinderung und geistiger Behinderung deutlich schlechter als bei einer Sprachentwicklungsstörung ohne Mehrfachbehinderung.

Dyspraxie bei Kindern

Die Dyspraxie bei Kindern als neurogene Sprechstörung kann als Analogie zur Sprechapraxie bei Erwachsenen (vgl. Kap. 22.1.2) abgegrenzt werden.

! Die Dyspraxie bei Kindern kann beim Nichterkennen eine Sprachentwicklungsstörung vortäuschen.

Nomenklatur

Im angloamerikanischen Raum sind Bezeichnungen wie *Development Apraxia of Speech, Childhood Verbal Dyspraxia, Developmental Articulatory Dyspraxia* gebräuchlich. Dannenbauer (1999, 2000) sowie Schulte-Mäter (2001) empfehlen den Begriff „verbale Entwicklungsdyspraxie“, Galonska (2001) verwendet die Bezeichnung „kindliche Dyspraxie“.

Definition

Bei Kindern mit einer Dyspraxie besteht eine Planungsstörung der willkürlichen Artikulationsbewegungen, d. h. der phonetischen Programmierung.

Diagnostik, Symptome

Grundsätzlich ist eine neuropädiatrische Diagnostik erforderlich.

Praxie ist eine Denk-, Planungs- und Handlungsleistung. Die willkürliche Umsetzung der Artikulation ist nicht möglich, hingegen wird unwillkürlich artikuliert. Aufforderungen zu Willkürbewegungen der Gesichtsmuskulatur, Lippen und Zunge sind nicht möglich. Bei der Programmierung der Sprechbewegungen spielt der Faktor Zeit eine wichtige Rolle. Dagegen sind unwillkürliche und reflektorische Bewegungen problemlos möglich. Suchbewegungen der Zunge vor der Lautbildung können (wie bei der Sprechapraxie Erwachsener) feststellbar sein.

! Kinder mit Dyspraxie verfügen über einen großen Wortschatz und machen grammatikalisch keine Fehler, obwohl eine schwere Lautbildungsstörung besteht.

Differenzialdiagnose

Eine Dyspraxie kann im Vorschul- und Schulalter bestehen und fällt durch ihre sprachtherapeutische Unbeeinflussbarkeit auf (vgl. Galonska 2001). Ergotherapie kann die Behandlung unterstützen. Kinder mit einer verbalen Dyspraxie – d. h. einer Planungsstörung der willkürlichen Artikulationsbewegungen – werden von einer Sprachentwicklungsstörung bzw. auditiven Verarbeitungs- und Wahrnehmungsstörung nicht abgegrenzt und somit nicht erkannt.

Therapie

Eine Standardmethode ist noch nicht bekannt geworden. Ein gemeinsames logopädisch-ergotherapeutisches Vorgehen ist von Vorteil (vgl. Galonska 2001).

! Die Diagnose einer verbalen Entwicklungsdyspraxie im Kindesalter ist immer noch eine mit Risiken und Unsicherheit behaftete Entscheidung (vgl. Dannenbauer 2000).

Syndromale Erkrankungen

Syndromale Erkrankungen mit Sprachstörungen sind oft feststellbar. Allein auf der Grundlage einer möglichen mentalen Retardierung als Begleitsymptom des Syndroms können vielfältige Sprach- und Sprechstörungen sowie sogar Stimmstörungen resultieren. Wichtige syndromale Erkrankungen werden nachfolgend in alphabetischer Reihenfolge genannt:

- Alkoholembryopathie
- Angelman-Syndrom
- Cri-du-chat-Syndrom
- Down-Syndrom
- Fragiles-X-Syndrom
- Landau-Kleffner-Syndrom
- LKG-Syndrom
- Opitz-Syndrom
- Oro-facial-digitales Syndrom
- Oto-palato-digitales Syndrom
- Prader-Willi-Syndrom
- Rett-Syndrom
- Whistley-Face-Syandrom

Von diesen Syndromen sollen lediglich vier kurz geschildert werden.

Alkoholembryopathie (fetales Alkoholsyndrom, FAS)

Es wird eine Inzidenz von 1:350 angenommen. Die Alkoholembryopathie ist damit die häufigste angeborene geistige Behinderung. Es besteht eine variable Kombination von Symptomen aus folgenden Bereichen:

- prä- und postnatale Dystrophie
- kraniofaziale Dysmorphie mit Mikrozephalie
- neurologische Auffälligkeiten
- variable Fehlbildungen in allen Organsystemen

Eine schwere Sprachentwicklungsstörung ist immer feststellbar.

Cri-du-chat-Syndrom

Die genetische Ursache beruht auf einer partiellen Deletion am kurzen Arm des Chromosoms 5. Die Inzidenzrate beträgt 1:50.000. Als Leitsymptom sind katzenartige, hohe schrille Lautäußerungen in den ersten Lebensmonaten zu beobachten, die aufgrund einer geistigen Behinderung in eine schwere geistige Sprachentwicklungsstörung übergehen (vgl. Kap. 24).

Landau-Kleffner-Syndrom

Es besteht eine progrediente Entwicklungsstörung im Alter von 4–5 Jahren (3-7), die zum Formenkreis der Epilepsie im Kindesalter gehört. Auffällig ist eine Regression der sprachlichen Entwicklung, die zu einer Aphasie führen kann. Die Behandlung erfolgt mit Antikonsulviva und Kortikoiden (vgl. Kap. 22).

Rett-Syndrom

Ein genetisches Krankheitsbild mit schwerer geistiger Behinderung, das nur Mädchen befällt, besteht beim Rett-Syndrom. Die Inzidenz beträgt 1:15.000. Dotti et al. (2002) beschreiben die hohe Inzidenz einer MECP2-Mutation beim Rett-Syndrom. Es wird eine Hirnatrophie mit progredienter Demenz beobachtet. Am Ende des ersten Lebensjahres kommt es zu einem Stillstand der Entwicklung, speziell der Sprachentwicklung. Die klinische Manifestation liegt etwa zwischen dem 6. Monat und dem 4. Lebensjahr, so dass bei einer Rückbildung der Sprachentwicklung immer an ein Rett-Syndrom gedacht werden muss.

6.1.5 Symptome

Die klassische Umschreibung der Einzelbefunde einer Sprachentwicklungsstörung unterscheidet drei obligate und einen fakultativen Leitbefund:

- Lautbildungsstörungen
- Dysgrammatismus
- Wortschatzarmut
- verspäteter Sprach- und Sprechbeginn (fakultativ)

Diese Vorstellungen sind aus heutiger Sicht unzureichend und lassen sich besonders als Merkmal logopädischer, linguistischer und entwicklungspsychologischer Kriterien fachspezifisch beschreiben. Damit gelingt gleichzeitig ein weitaus besserer Einstieg in die variablen therapeutischen Möglichkeiten.

Merkmale aus logopädischer Sicht

Die Befundbeschreibungen aus logopädischer Sicht zeigen enge Beziehungen zur Patho- und Psycholinguistik. Gleichzeitig werden entwicklungspsychologische Merkmale berücksichtigt.

Die zusammenfassenden Merkmale einer Spracherwerbsstörung (Tab. 6.5; vgl. Koelliker Funk 2002) beruhen auf den dargestellten Merkmalen.

Anhand der Abbildungen (Abb. 6.4) kann erkannt werden, wie im Schulalter die sprachspezifischen Probleme der Spracherwerbsstörungen zurückgehen und sich die Merkmale auf den Bereich der Kognition, des Verhaltens und des Schulerfolgs auswirken.

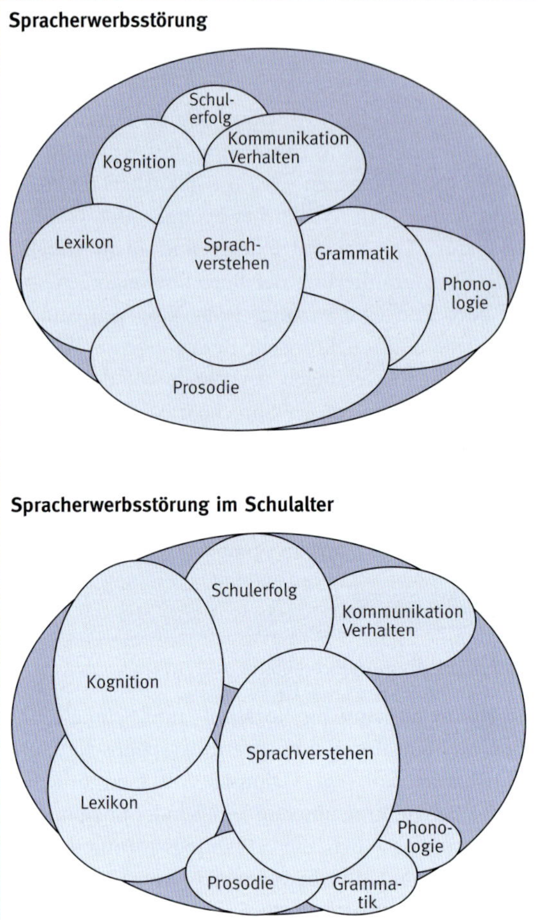

Abb. 6.4: Merkmale der Spracherwerbsstörung im Schulalter (vgl. Koelliker Funk 2002). Leistungszunahme im Bereich der Kognition, des Verhaltens und des Schulerfolgs

Merkmale aus linguistischer Sicht

Störungen der Sprachentwicklung können sich auf verschiedenen linguistischen Ebenen manifestieren:

- Die klassische Beschreibung der **Lautbildungsstörung** lässt sich in erweiterter Form anhand der phonetisch-phonologischen Ebene erklären.

Tab. 6.5: Zusammenfassende Merkmale einer Spracherwerbsstörung

Phänomen	Merkmal
sprechen undeutlich	Betonung, Rhythmus, Präzision der Lautbildung
haben viele Füllworte und Allgemeinbegriffe	inkonstante lexikalische Formen für verschiedene Inhalte
reihen Worte aneinander	Satzstruktur nicht erkennbar oder immer gleich
verstehen nicht immer	Eindeutigkeit der Situation bestimmt das Verstehen, nicht die Sprache

- Bei phonetischen Störungen können Phoneme nicht altersentsprechend gebildet werden. Hier wird allgemein auch von einer Artikulationsstörung oder im klassischen Sinne von einer motorischen Störung gesprochen.
- Bei einer phonologischen Störung besteht eine Funktionsstörung, die häufig auf einer Differenzierungsschwäche zwischen den Phonemen beruht.
- Die klassische Beschreibung des **Dysgrammatismus** wird durch die morphologisch-syntaktische Ebene erweitert umschrieben.
- Der **eingeschränkte Wortschatz** beruht auf semantisch-lexikalischen Komponenten.
- Hinzu tritt die pragmatisch-kommunikative Ebene.

Die aktuelle Beschreibung der Abweichungen der Kindersprache kann somit treffend und therapeutisch zielführend erweitert werden.

! Die Sprachentwicklungsstörung ist äußerst variationsreich und reicht von leichten Auffälligkeiten der Artikulation und Grammatik bis zu verbaler, komplett aufgehobener Kommunikationsfähigkeit. Dabei muss immer an eine audiogene Hörstörung gedacht werden.

6.1.6 Differenzialdiagnose

Differenzialdiagnostische Überlegungen sind bei Störungen der Sprachentwicklung von grundsätzlicher Bedeutung, da es sich vorwiegend um unterschiedliche Krankheitsbilder handelt. Diese müssen im Bedarfsfall aus der Sicht unterschiedlicher medizinischer und nicht medizinischer Fachgebiete erkannt werden. Darüber hinaus spielen situative und soziokulturelle Einflüsse eine ganz erhebliche Rolle. Oft gelingt es erst in der Form einer Längsschnittbeobachtung, auslösende und weiterführende Faktoren zu erkennen. So ist es eine Selbstverständlichkeit, dass neben der Phoniatrie weitere Fachdisziplinen wie Logopädie, Sprachheilpädagogik, Linguistik und klinische Psychologie nicht nur für die Differenzialdiagnose, sondern auch für die Behandlung der Sprachentwicklungsstörung eine entscheidende Rolle spielen.

Differenzialdiagnostisch muss die Sprachentwicklungsstörung – unter Ausschluss von Hörschädigungen und geistiger Behinderung – von folgenden Störungsbildern abgegrenzt werden:

- Hypernasalität bei kraniofazialen Fehlbildungen
- Dysarthrie, besonders bei zerebralen Bewegungsstörungen
- Dyspraxie, Apraxie
- Aphasie, nach abgeschlossener Sprach- und Sprechentwicklung
- Sprachentwicklungsstörung bei nicht erkannter Epilepsie
- auditive Verarbeitungs- und Wahrnehmungsstörung
- Autismus
- Mutismus

6.1.7 Therapie

Eine ausführliche Darstellung der Sprach- und Sprechtherapie im Kindesalter aus logopädischer Sicht findet die/der Interessierte in Band 2 dieses Lehrbuches (vgl. Flossmann, Schrey-Dern, Tockuss, 2001).

Allgemeines

Zahlreiche Hinweise auf die Sprachtherapie im Kindesalter finden sich u. a. in der angloamerikanischen Literatur. Darüber hinaus ist in den letzten Jahren eine Reihe wichtiger deutschsprachiger Literatur – zum Teil monographischer Natur – erschienen. Zu nennen sind u. a. die Monographien von Baumgartner und Füssenich (2002), Brügge und Mohs (2001), Franke (2001), Hacker und Wilgermein (2001) und Jahn (2001). Prinzipiell hat man die Defizit-Behandlung einzelner sprachlicher Handlungen weitgehend verlassen und strebt eine Förderung der vorhandenen Fähigkeiten des Kindes an. Allerdings sind vergleichende Therapiestudien bei Störungen der Sprachentwicklung von deutsch sprechenden Kindern bis jetzt noch nicht bekannt geworden. Generell sind *qualitätssichernde Maßnahmen* in der Sprachtherapie anzustreben.

Folgende Sprach- und Sprechstörungen sind im Kindesalter behandlungsbedürftig:

- Sprachentwicklungsstörungen, die voraussichtlich bis zur Einschulung nicht abgeklungen sind
- Sigmatismus lateralis
- multiple Interdentalität, ggf. mit orofazialer Dysfunktion
- Stottern
- audiogene Sprach- und Sprechstörungen
- Aphasie und Dysarthrie
- mentale Retardierung, eine erwiesene Besserungstendenz vorausgesetzt
- Hypernasalität bei fehlender Operationsindikation

(vgl. Gross, Böhme 2002)

Unterschiedliche Empfehlungen zur Behandlung von Sprachentwicklungsstörungen werden aus der Sicht der Phoniatrie und Pädaudiologie, Logopädie, Sprachheilpädagogik, Pädiatrie, Kinderpsychiatrie, Linguistik und Psychologie ausgesprochen. Einerseits wird eine standardisierte Behandlung, andererseits aber auch eine Individualisierung der Therapie sowie Einbeziehung der emotionalen Folgen und des sozialen Umfeldes empfohlen (vgl. Suchodoletz 2002). Unbestritten ist deshalb ein interdisziplinäres Vorgehen unter Einbeziehung der ganzen Familie als Gesamtbetreuungskonzept die beste Basis für eine erfolgreiche Therapie der Sprachentwicklungsstörung.

> **!** Die Betrachtung und damit die therapeutischen Maßnahmen bei Sprachentwicklungsstörungen hängen von der beruflichen Orientierung des Therapeuten ab (vgl. Gleiniger, Ritterfeld 1999; Suchodoletz 2002).

Grundsätzlich ist eine interdisziplinäre Modellbildung zur Beurteilung der kausalen, symptomatologischen und folgebedingten Zusammenhänge bei Störungen der Sprachentwicklung erforderlich. Maßnahmen zur Qualitätssicherung – Struktur-, Prozess- und Ergebnisqualität – sowie Doppelblind-Studien erleichtern die Meinungsbildung für eine interdisziplinäre Modelbildung.

Auch für die Fachwelt ist es keineswegs einfach zu entscheiden, was eine normale Phase beim Spracherwerb und was eine behandlungsbedürftige Störung ist. Die Gründe sind der individuell sehr unterschiedliche Verlauf des Spracherwerbs. Ein entscheidendes Kriterium bei einem Kindergartenkind ist z. B., ob es von den anderen Kindern gut verstanden wird. Ein Kind, das mit Gleichaltrigen nicht sprechen kann, entwickelt oft Verhaltensauffälligkeiten. Wird die notwendige Frühbehandlung versäumt, können Störungen der Sprachentwicklung chronisch werden. Es kann z. B. im Vorschulalter eine noch schwer zu diagnostizierende auditorische Verarbeitungs- und Wahrnehmungsstörung bestehen, die als Folge zu einer Sprachentwicklungsstörung führt. Eine interdisziplinäre Beurteilung und Beratung wird Klärung bringen und die Eltern beruhigen.

Für die Sprachanbahnung zwischen dem 1. und 3. Lebensjahr müssen besondere Therapieprinzipien beachtet werden. Sprachtherapie ist dabei immer ein Teil einer allgemeinen Entwicklungsförderung, die Bereiche wie Sprache, Sprechen, Verarbeitung und Wahrnehmung, Motorik, Spiel- und Sozialverhalten sowie Kognition umfasst.

> **!** In der Behandlung von Sprach- und Sprechstörungen im Kindesalter gibt es viele Wege und Ziele. Diese schließen eine interdisziplinäre und integrative Betrachtung ein.

Die Therapie von Sprachentwicklungsstörungen ist weitgehend von der Präzision der ontogenetischen Gehirnentwicklung beeinflusst. Zusätzlich spielt die Plastizität – d. h. die „Verformbarkeit" des wachsenden Gehirns durch die Umwelt – im fördernden wie im hemmenden Sinne eine herausragende Rolle. Aus dem Zusammenwirken von Präzision und Plastizität ergibt sich die Prägung des Gehirns, die in den ersten „sensitiven" drei Kinderjahren durch die Umwelt beeinflusst wird. Somit sind Früherfassung, Früherkennung und Frühbehandlung unbedingt notwendig.

Ein **multimodales Behandlungskonzept** bei Sprachentwicklungsstörungen muss folgendes berücksichtigen:

- Im Alter unter 4 Jahren dominieren als basales Training die Elternberatung, Entwicklungsförderung, Sprachverständnisübungen einschließlich Sprach-Hör-Training, Aufmerksamkeits- und Wahrnehmungstraining.
- In Spielsituationen soll der Wortschatz erweitert werden. Die kommunikativen Fähigkeiten werden durch Sprechfreude und Äußerungen verstärkt.
- Im Alter über 4 Jahren sind differenzierte Behandlungen erforderlich, die allmählich entsprechend der Notwendigkeiten akzentuiert in eine logopädische bzw. sprachheilpädagogische Behandlung oder Therapie im Sinne der klinischen Kinderpsychologie übergeführt werden sollen.
- Die Sprachentwicklungsstörung bedarf in einigen Fällen überhaupt keiner direkten Behandlung, da z. B. ein Kindergartenbesuch unter Umständen viel zur Kompensation oder Rückbildung einer leichten verbalen Kommunikationsstörung beitragen kann.

Symptomorientierte Therapieansätze – z. B. Standardsätze nachsprechen oder bilden – sind nicht wirksam und können sogar schädlich sein. Vielmehr sind für den Erwerb der regelrechten Sprache Grundvoraussetzung: Aufmerksamkeit und Konzentration (andauernde Aufmerksamkeit) erzeugen, eine positive und gespannte Atmosphäre herstellen und eine differenzierte verbale Strukturierung als Intervention durchzuführen. Dabei haben sich in letzter Zeit unterschiedliche Wege und Methoden herauskristallisiert, die nachstehend geschildert werden. Die Besonderheiten eines Trainings der gestörten auditiven Verarbeitung und Wahrnehmung werden im Kapitel 21 geschildert.

> **!** Es ist eine Sprachtherapie erforderlich, die phasenspezifisch die Sprach- und Sprechentwicklung nachvollzieht und differenzierte Ansatzpunkte aufweist, die dem Charakter der Sprachentwicklungsstörung entsprechen. Dies gilt am ehesten mit einem spracherwerbsorientierten statt mit einem symptomspezifischen Vorgehen. Ebenso gilt: Je früher eine Therapie beginnt, desto kürzer ist die Behandlungsdauer.

Elternberatung

Ein wichtiger Bereich der Sprachtherapie ist die Elternberatung.

IBM Sprech-Spiegel III

Der Sprechspiegel ist ein Hilfsmittel für die Therapie verschiedener Arten von Sprach- und Sprechstörungen. Die spezielle Software kann auf stationären oder mobilen PCs angewendet werden. Mit Hilfe einer Multimediatechnik können einzelne Konsonanten und Vokale, aber auch zusammenhängende Laute und komplette Wörter auf dem Monitor dargestellt werden. Unterschiedliche Anwendungsbereiche kommen in enger Zusammenarbeit mit Sprachtherapeuten zum Einsatz.

Theraplay

Theraplay ist eine Spielhandlung bei sozio-emotional auffälligen Kindern (hyperaktiv, konzentrationsschwach), die auf dem Vorbild der natürlichen Mutter/Vater-Kind-Interaktion beruht und das chronologische Alter nicht beachtet (vgl. Jernberg 1987). Bei Spracherwerbsstörungen mit auffälligen Verhaltensänderungen wird eine sprachtherapeutische Intervention empfohlen werden (vgl. Franke 1994). Dabei sind sozio-emotionale, kognitiv-motorische und sprachtherapeutische Förderungsprogramme in die sprachtherapeutische Intervention eingebettet (Tab. 6.6). Im Vordergrund der Behandlung steht die Kommunikation und nicht die Form der Sprache und des Sprechens.

Im Allgemeinen nehmen die Kinder aufmerksam und interessiert die einfache, emotionale Sprache der Therapeutin auf. Die Kinder selbst sprechen wenig und wenn, dann findet eher der Inhalt und nicht die Form Beachtung. Bei Theraplay finden demnach keinerlei sprachlichen Übungen statt und es besteht ein wesentlich größeres Inputangebot als eine Outputförderung.

Hörstörungen

Zu viele Variablen definieren die Entwicklungsergebnisse von Hörbehinderungen im Kindesalter, so dass nur das individuelle Kind mit einem beschreibbaren Hörverlust in einem individuellen Lebenskontext gilt (vgl. Kiese-Himmel 1999). Dies kann als Ausgangspunkt für die Behandlung audiopädagogischer Förderungen im Kindesalter gelten.

Beim Vorliegen einer audiogen bedingten Sprachentwicklungsstörung muss das therapeutische Hauptanliegen darauf gerichtet sein, das Kind aus seiner Sprachisolation herauszuführen. Im Bedarfsfall muss die Schallleitungsschwerhörigkeit medikamentös und/oder operativ behandelt werden. In der Regel wird bei der chronischen Form der sekretorischen Otitis media eine Parazentese zusammen mit einer Adenotomie durchgeführt (vgl. Probst, Grevers, Iro 2000). Bei Schallempfindungsschwerhörigkeiten ist ggf. eine beidohrige Hörgeräteversorgung erforderlich. Bei beidseitiger Gehörlosigkeit und der mit Hörgeräten nicht zu versorgenden Resthörigkeit ist eine Cochlear Implantation erforderlich. Zusätzlich ist bei audiogenen Sprachentwicklungsstörungen eine langfristige und intensive audiopädagogische Behandlung und Förderung von grundlegender Bedeutung.

Stationäre Therapie bei schweren Störungen der Sprachentwicklung

Ausgeprägte Sprachentwicklungsstörungen können vor der Einschulung oder wegen Einschulungsschwierigkeiten stationär behandelt werden. Im Durchschnitt beträgt die stationäre Intensivdiagnostik und -therapie ca.

Tab. 6.6: Logopädie und Theraplay im Vergleich (vgl. Ritterfeld 1994)

	Logopädie	Theraplay
Hauptansatzpunkt in der Therapie	Sprache	Selbstbild
Veränderungsstrategien	• Lernen am Modell • positive Verstärkung singulärer, neu erworbener Kompetenzen	• Förderung des Selbstwertgefühls des Kindes durch positive Verstärkung • Förderung einer akzeptierenden Einstellung der Eltern gegenüber ihrem Kind
Vorgehen	• intensiver sprachlicher Input • stark strukturiert • vor allem expressiv • Wiederholungen • üben	• intensiver emotionaler Input • stark strukturiert und eindringlich • vor allem rezeptiv • ständiges Abwechseln/Anregen

4–6 Wochen. In diesem Zeitraum sind umfassende diagnostische Maßnahmen und mehrdimensionale therapeutische Interventionen möglich. Im deutschsprachigen Raum haben die Mitarbeiter von unterschiedlichen therapeutischen Einrichtungen ihre Erfahrungen beschrieben:

- Keilmann (2001) berichtet aus phoniatrisch-pädaudiologischer Sicht über ihre Erfahrungen bei 132 Kindern im Alter von 5;6 oder 7 Jahren. Sie empfiehlt u. a. eine logopädische Therapie sowie eine Behandlung der auditiven Verarbeitungs- und Wahrnehmungsstörungen.
- Schweppe und Bohrenkamper (2001) empfehlen bei therapieresistenten Störungsbildern eine stationäre Intensivtherapie in einer Rehabilitationsklinik für ca. vier Wochen. Hier wird die tägliche logopädische Einzeltherapie durch Heilpädagogik, Bewegungstherapie, Rhythmik etc. unterstützt.
- Zur Effektivität der stationären Behandlung von Kindern mit ausgeprägten Sprachentwicklungsstörungen im Schulalter nehmen Amorosa und Noterdaeme (2002) aus kinderpsychiatrischer Sicht Stellung. Die Sprachstörungen lassen sich unter einer multidisziplinären Behandlung verbessern, selten lassen sich jedoch die Defizite aufholen. Insbesondere ist die Behandlung der sehr häufigen Kombination der Sprachstörung mit anderen Teilleistungsstörungen und psychiatrischen Störungen schwierig.

Gemeinsame Beschulung von sprach- und nicht-sprachbehinderten Kindern

Eine vergleichende Untersuchung von Eltern- und Kind-Befragungen ehemaliger Schüler in einer Kombiklasse ergab im Vergleich zu Kindern einer eigenständigen Sprachheilgrundschulklasse (vgl. Zielke-Bruhn 2002), dass in der Kombiklasse:

- der Schulbesuch ein Jahr weniger notwendig war
- wesentlich seltener noch eine Sprachstörung bestand
- weniger häufig eine Sprachtherapie in Anspruch genommen wurde
- der Übergang zur nächsten Schule nicht so schwierig empfunden wurde
- seltener eine Klasse wiederholt werden musste
- der tägliche Schulweg 24 Minuten kürzer war

Nebenwirkungen der Sprachtherapie

Unter anderem:

- Überforderung von Kind oder Eltern, unabhängig von der Therapiemethode. Als Folge können sich Verhaltensstörungen einstellen
- Erlernte Inkompetenz: Die Eltern verhalten sich nach der Stellung der Diagnose anders, z. B. weniger fordernd oder rigider.

(vgl. Suchodoletz 2001)

Prognose

Diese ist bei Sprachentwicklungsstörungen nicht nur durch permanente Ausfälle im verbal-auditiven Bereich beeinträchtigt. Vielmehr können auch kognitive Entwicklungsverzögerungen und Schulversagen sowie Verhaltens- und emotionale Störungen sekundäre Folgen von Sprachentwicklungsstörungen sein. Grundsätzlich besteht noch ein Mangel an *Doppel-blind-Studien* im Rahmen sprachtherapeutischer Interventionen.

6.2 Spezifische Sprachentwicklungsstörungen (*Specific language impairment*, SLI)

Die spezifische Sprachentwicklungsstörung wurde früher im deutschsprachigen Schrifttum als „familiärer Sprachschwächetypus" bezeichnet. Wenn die aktuellen molekularbiologischen Forschungen bei Sprachentwicklungsstörungen belegen, dass durchgängig in einem bestimmten Prozentsatz eine genetische Basis nachweisbar ist, wird man leichter eine Abgrenzung gegenüber nicht genetisch bedingten Sprachentwicklungsstörungen erreichen.

6.2.1 Definition, Terminologie, Prävalenz

Definition

In den ersten Lebensjahren kann in unterschiedlichen sprachlichen Teilbereichen (Phonologie, Morphologie, Syntax, Lexikon und Schriftsprache) zu unterschiedlichen Zeitpunkten eine spezifische Sprachentwicklungsstörung auftreten. Über Jahre hinweg kann z. B. ein Dysgrammatismus als Erscheinungsbild dominieren (vgl. Dannenbauer 2001; Grimm 1999; Leonhard 1998; Schöler et al. 1998). Bei einem großen Teil der auffällig therapieresistenten Sprachentwicklungsstörungen kann eine genetische Bevorzugung festgestellt werden.

Offensichtlich besteht damit bei der spezifischen Sprachentwicklungsstörung ein eigenständiges, isoliertes Krankheitsbild, welches von der Sprachentwicklungs-

störung im allgemeinen Sinn (vgl. Kap. 6.1) abgegrenzt werden kann. „Dem Adjektiv spezifisch kommt also insofern eine besondere Bedeutung zu, als es zum Ausdruck bringt, daß eine sprachspezifische Entwicklungsstörung gemeint ist, deren Vorkommen, Art und Ausmaß sich nicht als Konsequenz einer andersartigen Störung erklären lassen“ (Dannenbauer 2001, 103).
Frühere Bezeichnungen:

- Agrammatismus infantilis
- familiärer Sprachschwächetypus
- Dysgrammatismus im Kindesalter
- Entwicklungsdysphasie (*developmental dysphasia*)
- Dysphasie
- umschriebene Entwicklungsstörung der Sprache

Jetzige Bezeichnungen:

- spezifische Sprachentwicklungsstörung (SSES)
- specific language impairment (SLI)

Prävalenz

Tomblin et al. (1997) beschreiben eine Prävalenz von 7,4 % (Mädchen 6 %, Jungen 8 %) unter 5- bis 6-jährigen monolingual englisch sprechenden Kindern (n = 7218). Nach Fisher et al. (1998) beträgt die Prävalenz 2–5 %. Nach den Untersuchungen von Grimm (2003) weisen 6–8 % der Kinder eines Jahrganges eine spezifische Sprachentwicklungsstörung auf. Shafer et al. (2001) sprechen von 4–8 %.

6.2.2 Neurobiologische und humangenetische Befunde

Neurobiologische Befunde

Ein vergrößertes Planum temporale und eine vergrößerte Pars triangularis im Bereich der linken Hemisphäre werden von Gauger et al. (1997) bei spezifischen Sprachentwicklungsstörungen beschrieben. Shafer et al. (2000) erörtern die neuroanatomischen Befunde bei spezifischer Sprachentwicklungsstörung auf der Basis einer anatomischen Asymmetrie des perisylvanischen Kortex.

Humangenetische Befunde

Neuere Untersuchungen bei Kindern mit spezifischer Sprachentwicklungsstörung verstärken den Verdacht von wesentlichen Einflüssen einer **genetisch induzierten Erkrankung**, die eine spezifische Sprachentwicklungsstörung auslösen kann. Eine Lokalisation des Gens der Region 7q31 wurde bereits mehrfach erwähnt (vgl. Fisher et al. 1998; Lai et al. 2000; Warburton et al. 2000). Dies wurde durch Lai et al. im Jahr 2001 erneut bestätigt.

Im Erbgut dieser Familien wurde festgestellt, dass ein bestimmtes Gen auf Chromosom 7 an derselben Stelle mutiert, nicht aber bei gesunden Familienmitgliedern. Die Untersuchung der „KE family“ erstreckte sich auf drei Generationen (vgl. Kap. 24). Die Mutation des Chromosom 7 – genannt „**FOXP2**“ – soll zu Hirnregionen in Beziehung stehen, die das Sprechen und die Sprache kontrollieren. In diesem Zusammenhang wird auch von dem „Fox-Gen“ gesprochen.

> ! Es ist zu erwarten, dass die molekulargenetische Forschung in Zukunft die Zusammenhänge zu spezifischen Sprachentwicklungsstörungen noch präzisieren wird.

6.2.3 Kriterien

Die Störung ist primärer Natur, so dass ausgeschlossen sind:

- Hörschädigungen
- periphere strukturelle Veränderungen
- neurologische Erkrankungen
- geistige Retardierung
- psychosoziale Fehlentwicklungen

Charakteristisch sind:

- verspäteter Sprach- und Sprechbeginn
- verlangsamter Spracherwerb mit möglicher Plateaubildung
- Sprachverständnis besser als Sprachproduktion
- formale Merkmale (Syntax/Morphologie) sind gestörter als Semantik/Pragmatik
- nonverbale Testintelligenz im Normbereich

(vgl. Leonard 1998, 2000; Grimm 2003)

6.2.4 Diagnostik, Befunde und Verläufe

Dazu gehören die Ergebnisse medizinischer, psychologischer, logopädischer und sprachheilpädagogischer Untersuchungen sowie biographische und anamnestische Daten (vgl. Schöler 1999). Eine Spontananalyse ist ein wesentlicher Baustein zur Beurteilung der grammatikalischen Fähigkeiten von Kindern.

Die Situation der Diagnostik ist unbefriedigend, das Bedürfnis nach einer Verbesserung ausgeprägt. Diagnostische Klassifikationssysteme und die damit verbundenen Begrifflichkeiten variieren nicht nur von Institution zu Institution, sondern auch in Abhängigkeit von den verschiedenen, an der diagnostischen Urteilsbildung beteiligten Berufsgruppen. Schließlich sind die methodischen Vorgehensweisen bei der differenzialdiagnostischen Urteilsbildung recht unterschiedlich, wobei in vielen Fällen in der jeweiligen Institution entwickelte informelle Verfahren eingesetzt werden (vgl. Schöler 1998).

Die spezifische Sprachentwicklungsstörung kündigt sich meist:

- durch einen verspäteten Sprechbeginn (2 bis 2½ Jahre) an
- setzt sich mit phonologischen Störungen fort
- weist als Höhepunkt ein dysgrammatisches Stadium auf
- ist mit erheblicher Verzögerung im syntaktisch-morphologischen Bereich gekennzeichnet
- setzt sich mit Residualstörungen fort
- in diesem Zusammenhang sind häufig Störungen des Lesens und Schreibens feststellbar

(vgl. Grohnfeldt 2002)

Die spezifische Sprachentwicklungsstörung im **Kindesalter** kann somit aus linguistischer Sicht allen linguistischen Ebenen, aber oft überwiegend der morphologisch-syntaktischen Ebene zugeordnet werden.

Typischerweise ist die spezifische Sprachentwicklungsstörung eine auffällig ausgeprägte Sprachstörung, die äußerst therapieresistent ist. Oft reicht sie bis in das **Jugendalter** und darüber hinaus. Zusätzlich können der Schriftspracherwerb und auch das sprachvermittelte schulische Lernen betroffen sein, so dass sogar der Intelligenzquotient absinken kann (vgl. Dannenbauer 2001).

! Zukünftig gilt es festzustellen, inwieweit eine Prävention und Frühintervention eine differenzierte Sprachtherapie bereits ab dem 2. Lebensjahr ermöglicht.

Die spezifische Sprachentwicklungsstörung im Jugendalter (vgl. Stothard et al. 1998; Dannenbauer 2002) ist Gegenstand neuerer Untersuchungen. Die Betroffenen sind in der alltäglichen sprachlichen Konversation relativ unauffällig. Durch gezielte sprachliche Aufgabenstellungen treten jedoch bei vielen phonologische und schriftsprachliche Symptome in Erscheinung und wirken sich negativ auf die schulischen Leistungen aus.

! Die spezifische Sprachentwicklungsstörung ist Gegenstand intensiver interdisziplinärer Forschungen.

6.2.5 Therapie

Die spezifische Sprachentwicklungsstörung fällt durch ihren ausgeprägten Schweregrad und durch eine Therapieresistenz auf. Somit muss bei persistierenden Sprachentwicklungsstörungen immer an spezifische Sprachentwicklungsstörungen gedacht werden.

Motsch (2002) empfiehlt eine Effektivitätssteigerung durch „Kontextoptimierung" in der Therapie spezifischer Sprachentwicklungsstörungen. Damit ist eine konsequente Optimierung des situativen und sprachlichern Kontextes gemeint, wobei die grammatische Zielstruktur eingebettet wird.

Literatur

Amorosa, H., Noterdaeme, M.: Effektivität der Behandlung von Kindern mit ausgeprägten Sprachentwicklungsstörungen. In: Therapie von Sprachentwicklungsstörungen. W. v. Suchodoletz (Hrsg.). Kohlhammer, Stuttgart 2002. S.70-82

Baumgartner, S., Füssenich, I.: Sprachtherapie mit Kindern. 5. Aufl. Reinhardt, München/Basel 2002

Böhme, G.: Sprach-, Sprech- Stimm- und Schluckstörungen. Band 1: Klinik. 3. Aufl. Fischer , Stuttgart 1997

Brügge, W., Mohs, K.: Therapie der Sprachentwicklungsverzögerung. Reinhardt, München/Basel 2001

Dannenbauer, F.M.: Auf der Suche nach der verbalen Entwicklungsdyspraxie. Die Sprachheilarbeit 44 (1999) 3, 136-150

Dannenbauer, F.M.: Probleme der Differentialdiagnose von verbaler Entwicklungsdyspraxie. Der Sprachheilpädagoge 32 (2000) 2, 1-18

Dannenbauer, F.M.: Chancen einer Frühintervention bei spezifischer Sprachentwicklungsstörung. Die Sprachheilarbeit 46 (2001) 3, 103,104

Dannenbauer, F.M.: Spezifische Sprachentwicklungsstörung. In. Lehrbuch der Sprachheilpädagogik und Logopädie. M. Grohnfeldt (Hrsg.). Band 2. Erscheinungsformen und Störungsbilder. Kohlhammer, Stuttgart 2001

Dannenbauer, M.: Spezifische Sprachentwicklungsstörung im Jugendalter. Die Sprachheilarbeit 47 (2002) 1, 10-17

Dodd, B.: Differential diagnosis and treatment of children with speech disorder. Whurr Publisher, London 1995

Doleschal, J., Radü, H.J., Cassel, C.: Soziodemographische Verteilung und Sprachstatus bei Kindern einer Großstadt im Alter von 4;0 bis 5; 0 Jahren. In: Aktuelle phoniatrisch-pädaudiologische Aspekte 1996. Band 4. Hrsg. v. M. Gross, U. Eysholdt. Verlag Abteilung Phoniatrie Univ.HNO-Klinik Göttingen 1997. S.86-89

Dotti, M.T.et al.: A Rett syndrome MECP2 mutation that causes mental retardation in men. Neurology 58 (2002) 226-230

Finkelstein, Y., Nachmani, A.: The functionale role of the tonsills in speech. Arch.Otolaryngol.Head Neck Surg. (Chic.) 120 (1994) 846-851

Finkelstein, Y., Berger, G., Nachmani, A., Ophir, ,D.: The functional role of the adenoids in speech. Int. J. Pediatr. Otorhinolaryngol. 14 (1996) 61-74

Fisher, S.E.et al.: Localisation of a gene implicated in a severe speech and langauge disorder. Nat. Genet. 18 (1998) 2, 168-170

Flossmann, I., Schrey-Dern, D., Tockuss, C.: Therapie bei kindlichen Sprach- und Sprechstörungen. In: Sprach-, Sprech-, Stimm- und Schluckstörungen. 3.Aufl. Band 2: Therapie. Urban & Fischer 2001. S.3-35

Fox, A.V.: (K)ein kleiner Unterschied? Klassifikation kindlicher Aussprachestörungen. Forum Logopädie 15 (2001) 5, 7-12

Fox, A.V., Dodd, B.: Phonologically disordered german-speaking children. Am. J. Speech-Language Pathology 10 (2001) 3, 291-307

Franke, U.: Theraplay mit spracherwerbsgestörten Kindern – ein Fallbeispiel. In: Intervention bei sprachgestörten Kindern. Hrsg. v. H. Grimm., S. Weinert. Fischer, Stuttgart/Jena/New York 1994. S.119-154

Franke, U.: Artikulationstherapie bei Vorschulkindern. 6. Aufl. Reinhardt, München 2001.

Galonska, S.: Störungen der Sprachentwicklung und kindliche Dyspraxie. Forum Logopädie 15 (2001) 3, 21-27

Gauger, L.M. et al.: Brain morphology in children with specific language impairment. J. Speech Language and Hearing Research 40 (1997) 1772-1784

Gleiniger, Chr., U. Ritterfeld: Was verstehe ich unter einer Sprachentwicklungsstörung. Teil 1 (4-20), Teil 2 (84-95), Teil 3 (Ritterfeld u. Gleiniger, 164-174). LOGOS Interdisziplinär 7 (1999)

Glück, Chr. W.: Semantisch-lexikalische Störungen als Teilsymptomatik von Sprachentwicklungsstörungen. In: Lehrbuch der Sprachheilpädagogik und Logopädie. Band 2: Erscheinungsformen und Störungsbilder. M. Grohnfeldt (Hrsg.). Kohlhammer, Stuttgart 2001. S.75-87

Graffik, C., Kries, R. von, Voss, H. von: Differenzierte Erfassung von Sprachstörungen im Rahmen der Einschulungsuntersuchung. Deutsche Gesellschaft f. Kinderheilkunde u. Jugendmedizin. 95. Jahrestagung. München, 9.-12.9.1999. Suppl. 2. Band 147, Heft 8, S.243

Gräven, M.: Bericht über die Untersuchung an allen sprachheilpädagogisch betreuten Schulen in Wien im Schuljahr 1991/92. Der Sprachheilpädagoge 24 (1992) 3, 61-64; 4,52-60

Grimm, H.: Störungen der Sprachentwicklung. 2. Aufl. Hogrefe, Bern 2003

Grimm, H., Doil, H.: ELFRA. Elternfragebögen für die Früherkennung von Risikokindern. Handanweisung. Hogrefe, Göttingen 2000

Grohnfeldt, M.: Der spezifische Beitrag der Sprachheilpädagogik in der Betreuung sprachentwicklungsgestörter Kinder. In: Therapie von Sprachentwicklungsstörungen. W. v. Suchoidoletz (Hrsg.).Kohlhammer, Stuttgart 2002. S.35-45

Grohnfeldt, M.: Lehrbuch der Sprachheilpädagogik und Logopädie. Band 1 – 3. Kohlhammer, Stuttgart, Berlin/ Köln 2001/2002.

Gross, M., Böhme, G.: Kurse für Phoniatrie und Pädaudiologie, Berlin 2002

Gross, M., Finckh-Krämer, U., Spormann-Lagodzinski, M.: Angeborene Erkrankungen des Hörvermögens bei Kindern. Teil 1: Erworbene Hörstörungen. HNO 48 (2000) 879-886

Gross, M., Lange, K., Spormann-Lagodzinski, M.: Angeborene Erkrankungen des Hörvemögens bei Kindern. Teil 2: Genetische Hörstörungen. HNO 49 (2001) 602-617

Hacker, H., Wilgermein, H. (Hrsg.): Aussprachestörungen bei Kindern. 2. Aufl. Reinhardt, München 2001

Heinemann, M.: Zunahme von Sprachentwicklungsstörungen – Konsequenzen für interdisziplinäre Zusammenarbeit. In: Festschrift zum 29. Juni 1997. 25 Jahre Sprachheilzentrum Ravensburg

Heinemann, M., Höpfner, Chr.: Häufigkeit von Sprachentwicklungsverzögerungen bei dreieinhalb- bis vierjährigen Kindern. In. Aktuelle phoniatrisch-pädaudiologische Aspekte 2002/2003. Band 10. Hrsg. v. M. Gross und E. Kruse. Median-Verlag, Heidelberg 2002. S.363-366

Heinemann, M.: persönliche Mitteilung 2002

Holowka, S., Petitto, L.A.: Left hemisphere cerebral specialization for babies while babbling. Science 297 (2002). Page 1515

Hoppen, T.: Machen Sie eine Medienanamnese. MMW-Fortschr.-Med.142 (2000)7, 8

Howell, J., Dean, E.: Treating Phonological Disorders in Children: Metaphon-Theory to Practice. 2.nd.Edition. London, Whurr 1994

Jahn, T.: Phonologische Störungen bei Kindern. Thieme, Stuttgart/New York 2001

Jakob; R., Leimer, H.: Bilderbücher für die Artikulationstherapie. SAL-Diplomarbeit 744. Zürich 2001

Jernberg, A.M.: Theraplay. Übersetzung U. Franke. Fischer, Stuttgart/Jena/New York 1987

Kauschke, C.: Der Erwerb des frühkindlichen Lexikons – eine empirische Studie zur Entwicklung des Wortschatzes im Deutschen. Narr, Tübingen 2000

Kauschke, C., Konopatsch, S.: Einstieg in die Grammatik – Entwicklung über das Verblexikon. L.O.G.O.S. Interdisziplinär 9 (2001) 4, 280-292

Kauschke, C., Siegmüller, J.: Patholinguistische Diagnostik bei Sprachentwicklungsstörungen. Urban & Fischer, München/ Jena 2002

Kiese-Himmel, Chr.: Hörgestörte Kinder und ihr Spracherwerb. Median-Verlag, Heidelberg 1999

Kiese-Himmel, Chr., Ohlwein, S.: Permanente leichtgradige Hörstörungen im jungen Kindesalter. In: Aktuelle phoniatrisch-pädaudologische Aspekte 2002/2003. Band 10. Hrsg. v. M. Gross und E. Kruse. Median-Verlag, Heidelberg 2002.

Keilmann, A.: Stationäre Therapie bei SES. Vortrag. 30. Jahreskongress des Bundesverbandes für Logopädie. Kassel, 14.06.2001

Kolliker Funk, M.: Grammatikerwerbsstörungen im Rahmen von Spracherwerbsstörungen. Therapieansätze: Elizitierungsverfahren und Inputtherapie. Schweizerische Arbeitsgemeinschaft . SAL-Bulletin Nr.5. September 2002. S.1-15

Kruse, E.: persönliche Mitteilung 2002

Lai, C.S. et al.: The SPCH1 region and human 7q31: genomic characterization of the critical interval and localization of translocations associated with speech and language disorder Am. J. Hum. Genet 67 (2000) 2, 357-368

Lai, S.C.: A forkhead domain gene is mutated in a severe speech and language disorder. Nature 413 (2001) 519-523

Lange, K., Hahnemann, N., Gross, M., Nubel, K.: Auditive Verarbeitung von Zweisilbern mit unterschiedlicher Pausenlänge bei Säuglingen. In: Aktuelle phoniatrisch-pädaudiologische Aspekte 2002/2003. Band 10. Hrsg. v. M. Gross u. E. Kruse. Median-Verlag, Heidelberg 2002. S.300-304

Leitlinien der Deutschen Gesellschaft für Kinder- und Jugendpsychiatrie und -psychotherapie. Dt. Ges. f. Kinder- und Jugendpsychiatrie und Psychotherapie u. a.(Hrsg.): Leitlinien zur Diagnostik und Therapie von psychischen Störungen im Säuglings-, Kindes- und Jugendalter. Deutscher Ärzte Verlag, Köln 2000

Leitlinien der Deutschen Gesellschaft für Phoniatrie und Pädaudiologie. HNO 47 (1999) 766 – 776

Leonhard, L.B.: Children with specific language impairment. MIT Press, London 1998

Leonhard, L.B.: Theories of language learning and children with specific language impairment. In: Perkins, M., Howard, S. (Hrsg.). New directions in language development and disorders (1-5). Kluwer/Plenum, New York 2000

Messner, A. et al.: Ankyloglossie. Incidence and associasted feeding difficulties. Arch. Otolaryng Head Neck Surg 126 (2000) 36-39

Motsch, H.-J.: Effektivitätssteigerung durch Kontextoptimierung in der Therapie spezifischer Sprachentwicklungsstörungen.

In: Therapie von Sprachentwicklungsstörungen. W. v. Suchodoletz (Hrsg. Kohlhammer, Stuttgart 2002. S.83-105
Myrtek, M.: Exzessiver Fernsehkonsum. Psychophysiologische Untersuchungen. Kinderärztliche Praxis 72 (2001) 4, 216-226
Nelde, N., Subellok, K.: Gute Zeiten – Schlechte Zeiten!? Überlegungen zur Medienerziehung (nicht nur) kommunikationsbeeinträchtigter Kinder und Jugendlicher. Die Sprachheilarbeit 47 (2002) 3, 112-132
Nickisch, A., Gross, M.: Diagnostik bei Sprachentwicklungsstörungen. HNO 35 (1987) 445-450
Nubel, K., Lange, K., Quandt, D., Gross, M.: Entwicklung ereigniskorrelierter Potenziale und der Mismatch Negativity im ersten Lebensjahr. In: Aktuelle phoniatrisch-pädaudiologische Aspekte 2002/2003. Band 10. Hrsg. v.M.Gross u.E.Kruse. Median-Verlag, Heidelberg 2002. S.297-299
Papousek, M.: Vom ersten Schrei zum ersten Wort. Anfänge der Sprachentwicklung in der vorsprachlichen Kommunikation. 2. Aufl. Huber,Bern 1998
Paradise, J.L. et al. : Effect of early or delayed insertion of tympanostomy tubes for persistent otitis media on developmental outcomes at the age of three years. N Engl J Med 344 (2001) 1179-1187
Paul, R.: Language disorders from infancy through adolescence. Assessment & Intervention. Sec.Ed. Mosby, St.Louis 2000
Penner, Z., Weissenborn, J.: Prävention durch Frühintervention bei Kindern mit spezifischen Sprachentwicklungsstörungen. Interdisziplinäre Tagung über Sprachentwicklungsstörungen. München, 17.6.2000
Peters, S.: Kritik an einer „sprachebenenbezogene" Sichtweise von Sprachentwicklungsstörungen. Die Sprachheilarbeit 45 (2000) 1, 11-19
Probst, R., Grevers, G., Iro, H.: Hals-Nasen-Ohren-Heilkunde. Thieme, Stuttgart/New York 2000
Radü, H. J., Reuter, W.: Sprachentwicklungsstörung. Leitlinien der Deutschen Gesellschaft für Phoniatrie und Pädaudiologie. 1998. Siehe auch Leitlinien der Deutschen Gesellschaft für Phoniatrie und Pädaudiologie 1999
Rescoria, L.: Identifying expressive langauge delay at age two. Topics in Language Disorders 11 (1991)4, 14-20
Ritterfeld, U.: Welchen Stellenwert kann Theraplay in der logopädischen Behandlung haben? In: Intervention bei sprachgestörten Kindern. Hrsg. v. H. Grimm, S. Weinert. Fischer, Stuttgart/Jena/New York 1994. S.163-179
Ritterfeld, U., Vorderer, P.: Beeinträchtigen unterhaltsame Medienangebote den Spracherwerb? Klischees, Fakten, Vermutungen. Sprache – Stimme – Gehör 24 (2000) 146-153
Schöler, H.: IDIS – Inventar diagnostischer Informationen bei Sprachentwicklungsauffälligkeiten. „Edition S" im Universitätsverlag C. Winter, Heidelberg 1999
Schöler, H., Fromm, W., Kany, W.: Spezifische Sprachentwicklungsstörung und Sprachlernen. Edition Schindele, Heidelberg 1998
Schöler, H., Schakib-Ekbatan: Sprachentwicklungsstörungen und Verarbeitungs- bzw. Lernstörungen. In: Lehrbuch der Sprachheilpädagogik und Logopädie. Band 2, M. Grohnfeldt (Hrsg.). Kohlhammer, Stuttgart/Berlin/Köln 2001. S.88-101
Schönweiler, R.: Eine Untersuchung an 1300 Kindern zur Inzidenz und Therapie von Hörstörungen bei kindlichen Sprachstörungen. Laryngo-Rhino.Otol.71 (1992)637-643
Schönweiler, R.: Synoptische Betrachtung der Ergebnisse an 1300 sprachentwicklungsverzögerten Kindern aus ätiopathogenetischer, audiologischer und sprachpathologischer Sicht. Folia Phoniatrica et Logopaedica 46 (1994) 1, 18-26
Schönweiler, R.: Ergebnisse zur Ätiologie kindlicher Spracherwerbsstörungen. HörBericht 71/2002. S.1-6
Schönweiler, R., Ptok, M., Radü, H.-J.: A cross-sectional study of speech- and language-abilities of children with normal hearing, mild fluctuating conductive hearing loss, or moderate to profound sensoneural hearing. Int. J. Pediatr. Otorhinolaryngol. 44 (1998) 251-258
Schönweiler, R.: Ergebnisse zur Ätiologie kindlicher Spracherwerbsstörungen. HörBericht 71/2002, S. 5. GEERS Hörakustik AG Dortmund
Schröter, M.: Freizeitverhalten und familiäre Sozialisationsbedingungen sprachbehinderter und nichtsprachbehinderter Grundschulkinder im Vergleich. Die Sprachheilarbeit 46 (2001) 4, 170-178
Schulte-Mäter, A.: Verbale Entwicklungsdyspraxie. In: Lehrbuch der Sprachheilpädagogik und Logopädie. Band 2. M. Grohnfeldt (Hrsg.). Kohlhammer, Stuttgart/Berlin/Köln 2001
Schweppe, D., Boihrenkamper: Stationäre Intensivtherapie bei schwerer kindlicher Sprachstörung. 30.Jahreskongreß des Bundesverbandes für Logopädie. Kassel 14.06.2001
Shafer, V.L. et al.: Neurophysiological indeces of language impairment in children. Acta Otolaryngol 121 (2001) 297-300
Steinhausen, H.-C.: Psychopathologie bei geistiger Behinderung. Monatsschr. Kinderheilk. 149 (2001)165-172
Stothard„ S.E. et al.: Language impaired preschoolers: A follow-up into adolescence. J. Speech Language and Hearing Research 41 (1998) 407-418
Straßburg, H.M.: Differentialdiagnostik bei Sprachstörungen. Kinderärztliche Praxis (2002), 3, 162-176
Suchodoletz, W. v. (Hrsg.): Sprachentwicklungsstörung und Gehirn. Kohlhammer, Stuttgart 2001
Suchodoletz, W. v. (Hrsg.).: Therapie von Sprachentwicklungsstörungen – Anspruch und Realität. Kohlhammer, Stuttgart 2002.
Suchodoletz, W. v. Prävention aus medizinischer Sicht. In: Lehrbuch der Sprachheilpädagogik und Logopädie. Band 3. Diagnostik, Prävention und Evaluation. Kohlhammer, Stuttgart 2002. S.77-89
Tallal, P. et al.: Familial aggregation in specific language impairment. J. Speech Language a. Hearing Research 44 (2001), 1172-1182
Tomblin, JB et al.: Prevalence of specific language impairment in Kindergarten children. J.of Speech Language a. Hearing Research 4 (1997) 1245-126
Ünsal, F., Fox, A.V.: Lautspracherwerb bei zweisprachigen Migrantenkindern (Türkisch-Deutsch). Forum Logopädie 16 (2002) 10-15
Warbarton, P. et al.: Support for linkage of autism and specific language impairment to 7q3 from two chromosome rearrangements involving band 7q31. Am.J.Med.Genet. 2000(96)2,228-234
Weismer, S.E., Miller, J., Murray-Branch, J.: A prospective longitudinal study of language development in Late Talkers. J. of Speech and Hearing Research 37 (1994) 852-867
Wendlandt, W.: Sprachstörungen im Kindesalter, 4. Aufl. Forum Logopädie. Hrsg. v. L. Springer u. D. Schrey-Dern. Thieme, Stuttgart/New York 2000
Wildegger-Lack, E.: Aussprachestörung – Phonetik. In: Lehrbuch der Sprachheilpädagogik und Logopädie. Band 2. M. Grohnfeldt (Hrsg.). Kohlhammer, Stuttgart/Berlin/Köln 2001, S. 24-36
Wirth, G.: Sprachstörungen, Sprechstörungen, kindliche Hörstörungen. 5. Aufl. Deutscher Ärzte-Verlag. Köln 2000
Zenner, H.P.: Frühdiagnostik und Therapie von Hörstörungen beim Säugling und Kleinkind. Deutsches Ärzteblatt 94(1997) 19, Seite A-1279
Zielke-Bruhn, J.: Die gemeinsame Beschulung von sprach- und nichtsprachbehinderten Kindern an der Sternschule. Die Sprachheilarbeit 47 (2002) 2, 55-62
Zollinger, B.: Die Entdeckung der Sprache. 2. unv. Aufl. Verlag Paul Haupt, Bern/Stuttgart 1996

7 Lautbildungsstörungen

Inhaltsübersicht

Ptok (2002) verwendet in einem Editorial der Sprache – Stimme – Gehör (4/2002) die Bezeichnung „Therapiemöglichkeiten bei Störungen des Spracherwerbs auf phonetisch-phonologischer Ebene“ aus dem englischsprachigen Raum und benennt die Artikelserie „Therapie bei Lautbildungsstörungen“. Es handelt sich um eine der am weitest verbreiteten Sprach- und Sprechstörungen im Kindesalter.

Die Beschreibung von Aussprachestörungen wird durch terminologische Unsicherheiten beeinflusst. Einerseits ist der Begriff „Aussprachestörung“ sehr allgemein, andererseits besitzt die Bezeichnung „Dyslalie“ einen historischen Charakter.

! Trotz der Weiterentwicklung unserer praktischen und wissenschaftlichen Erkenntnisse über Lauterwerbsstörungen findet der historische Begriff „Dyslalie“ noch Verwendung im täglichen Gebrauch. Die Bezeichnung „Dyslalie“ ist gegenüber Kostenträgern seit mehreren Jahrzehnten bekannt. Deshalb wird dieser Begriff auch zukünftig noch Verwendung finden.

Zum anderen findet der Begriff „Artikulationsstörung“ Verwendung. Die Begriffe der klassischen Sprachheilkunde können auch aus linguistischer Sicht beschrieben werden.

Trotz der unterschiedlichen Klassifikationsmodelle gibt es in der Praxis eine Vielzahl von medizinischen und linguistischen Überschneidungen bei Sprach- und Sprechstörungen im Kindesalter. Eine Verknüpfung der medizinischen und linguistischen Merkmale wäre ideal. Aufgrund der Übersichtlichkeit ist die linguistische Klassifikation jedoch weit verbreitet. Es empfiehlt sich trotzdem, die medizinische Klassifikation mit der linguistischen Klassifikation zu verknüpfen.

Die alleinige linguistisch orientierte Einteilung in phonetisch-phonologische Störungen beschreibt nur die sprachliche Ebene (Symptome). Hinweise auf kausale Zusammenhänge sind dabei nicht erkennbar.

Historische Begriffe:

- Alalie
- Mogilalie
- Paralalie
- Dyslalie
- partielle, multiple und universelle Dyslalie
- inkonsequente Dyslalie
- inkonstante Dyslalie
- partielle Lautagnosie
- audiogene Dyslalie

Die besonderen Nachteile dieser Begriffe bestehen darin, dass keine differenzierten Aussagen über die kausalen Faktoren, den Verlauf und die Prognose getroffen werden können.

Aktuelle Begriffe:

- Aussprachestörungen
- Artikulationsstörungen
- Lautbildungsstörungen
- Lauterwerbsstörungen
- phonetisch-phonologische Störungen
- Störungen des Spracherwerbs auf phonetisch-phonologischer Ebene

Vorschlag einer Neuordnung: Möglich ist eine schematische Klassifikation:

- phonetische Aussprachestörungen
- phonologische Aussprachestörungen

(vgl. Hacker, Wilgermein 2002; Wildegger-Lack 2001)

Im Bedarfsfall kann eine Palatographie die diagnostischen Ergebnisse bei Lautbildungsstörungen erweitern. Die Palatographie kann zur Untersuchung der sich in der Mundhöhle beim Sprechen vollziehenden Zungenbewegungen angewendet werden. Ein Palatogramm repräsentiert am Gaumen das Profil des wesentlichsten Zungen-Gaumen-Kontakts. Dabei werden die Bewegungen der Zunge anhand ihrer Kontaktstellen am Gaumen sichtbar gemacht.

7.1.4 Therapie

! Eine interaktive Therapie bei Artikulationsstörungen ist gegenüber einer symptomorientierten Vorgehensweise zu bevorzugen.

Die Behandlung erfordert eine komplexe Betrachtungsweise, die verbale und nonverbale Teilleistungen einbezieht. Eine logopädische bzw. sprachheilpädagogische Behandlung ist ab etwa dem 4. Lebensjahr möglich. Die Behandlung sollte spätestens bis zur Einschulung abgeschlossen sein, damit Schulschwierigkeiten vermieden werden. Ausgenommen sind Lautbildungsstörungen bei Hörschädigungen, auditiven Verarbeitungs- und Wahrnehmungsstörungen, mentalen Entwicklungsstörungen und zentral-organischen Schädigungen.

Wir kennen zahlreiche Therapiematerialien für Vorschulkinder mit Sprachstörungen. Die klassische Beurteilung und Behandlung von Störungen des Lauterwerbs lag in der Vergangenheit schwerpunktmäßig auf dem sprechmotorischen Sektor. In neueren Publikationen wird bei den Grundprinzipien einer phonetisch orientierten Sprachtherapie der enge Zusammenhang zu phonologischen Störungen betont (vgl. Franke 2001; Hacker, Wilgermein 2001; Jahn 2001).

Der Interessierte findet eine ausführliche Darstellung der Sprach- und Sprechtherapie im Kindesalter in Band 2 diese Lehrbuchs (vgl. Flossmann, Schrey-Dern, Tockus 2001). Nachfolgend werden lediglich einige spezielle Aspekte der Sprach- und Sprechtherapie genannt.

Gruppensetting

Neben den übenden Verfahren bei Sprechstörungen – speziell bei Lautbildungsstörungen – bieten auch Gruppentherapien durch ihr Setting eine günstige Basis zur Behandlung. Dabei wird eine alleinige Artikulationstherapie umgangen und trotzdem eine direkte Intervention erreicht. Im Vordergrund stehen Spaß haben, entspannt sein, eine verbesserte Aufmerksamkeit, bewundert werden, Experimentierfreude sowie Selbstständigkeit ohne Leistungsdruck (vgl. Lleras 1995). Eine Integration von Lautkorrekturen sowie myofunktionellen Übungen in ein Gruppensettting ist durchaus möglich.

Sprachtherapie und Psychomotorik

Die Beziehungen zwischen Sprache, Sprechen und Motorik sind sehr eng. Damit ist die rhythmisch-musikalische Erziehung bei Sprach- und Sprechstörungen im Kindesalter – auch als sprachheilpädagogische bzw. logopädische Rhythmik bezeichnet – eine wichtige therapeutische Maßnahme.

Im Prinzip gilt, dass zur Artikulationstherapie Bewegung nicht nur additiv hinzugefügt werden soll. Der variable Einsatz wird vor allem im Bereich sozialer Handlung und Emotionalität zu Veränderungen führen.

Sprachtherapie und Musik

Die Verknüpfung von Musik, Psychomotorik und Sprache spielt in der Behandlung verbaler Kommunikationsstörungen eine wesentliche Rolle. Das therapeutische Medium Musik – einschließlich Rhythmik – stellt ein positives Ausdrucksmittel dar, das sich günstig auf die Sprach- und Sprechtherapie auswirken kann. Ein Grund sind die Gemeinsamkeiten von Musik und Sprache, so dass man diese direkt als einen „musikalischen Unterbau der Sprache" bezeichnen kann. Der Transfer von Leistungen von Musik auf die Sprach- und Sprechfunktion erleichtert somit die Sprachtherapie im Kindesalter, speziell im Vorschulalter. Hinzu kommt, dass Rhythmus und Musik einen Motivationscharakter besitzen.

Biofeedback-Verfahren

Diese werden u. a. auch zur Behandlung von Lautbildungsstörungen empfohlen. Folgende Biofeedback-Verfahren können eine Sprach- und Sprechtherapie ergänzen bzw. erweitern:

- Der Vorteil des *Speech Viewer* (Sprechspiegel) besteht in einer individuellen Abstimmung der Aufgaben für hör-, sprach-, sprech- und/oder stimmgestörte Kinder. Damit ist der Sprechspiegel auch zur Behandlung einer Lautbildungsstörung gut geeignet. Die Software ist IBM-kompatibel und kann somit weit verbreitet verwendet werden. Wird eine Aufgabe gelöst, gibt es eine direkte Rückmeldung. Dabei werden die Ziele Aufmerksamkeit, Fertigkeit und Nachahmung trainiert.
- Die Ultraschalldarstellung (Sonographie) der Zunge wird ebenfalls zur Artikulationsbehandlung empfohlen (vgl. Uttenweiler 2000; Böhme 2001). Bis jetzt hat

allerdings eine Umsetzung in die Routinebehandlung noch nicht stattgefunden, da die apparativen Voraussetzungen einer allgemeinen Verbreitung entgegenstehen. Die Untersuchung verursacht Kosten und erfordert ein spezielles Wissen.

Sigmatismus

Der Sigmatismus ist sehr oft feststellbar, da die Zischlautbildung ein präzises kinästhetisches Empfinden der Artikulationsorgane erfordert. Damit sind diese Phoneme die schwierigsten Konsonanten der deutschen Sprache.

Physiologie der Frikative (Reibelaute)

Der physiologische s-Laut kann je nach Lage der Zungenspitze und der medianen Zungenrille auf zwei Arten gebildet werden:

- Bei der dorsalen /s/-Bildung wird die Zunge an die hintere Beißkante der unteren Schneidezähne angelegt.
- Dagegen erfolgt die apikale /s/-Bildung in Richtung auf die hintere obere Zahnreihe, ohne diese beim Aussprechen des Phonems zu berühren.

Definition: Der Sigmatismus beruht im weiteren Sinne auf einer Sprechstörung der Reibelaute /s/, /sch/ und /ch/ und deren Konsonantenverbindungen, im engeren Sinne sind das /ts/, /st/, /spl/ etc. (vgl. Friedrich et al. 2000). Werden die s-Laute durch andere Phoneme ersetzt – wird z. B. statt „Tasse" deutlich „Tatte" ausgesprochen – handelt es sich um einen Parasigmatismus. Fehlen die s-Laute, wird der Begriff Asigmatismus verwendet.

Ursachen

Die Entstehung des Sigmatismus ist sehr vielfältig. Er kann infolge falscher Sprechvorbilder, durch Nachahmung, myofunktionelle Störungen im orofazialen Bereich, periphere Hörschädigungen („der Schwerhörige bildet den s-Laut so, wie er ihn hört"), auditive Teilleistungsstörungen, periphere und zentrale Hirnnervenausfälle (Fazialisparese) und mentale Entwicklungsstörungen erklärt werden. Lippen-Kiefer-Gaumenspalten, Gaumensegellähmungen und ein kongenital verkürztes Velum besitzen eine prädisponierende Rolle für die Ätiopathogenese des Sigmatismus.

! Die audiometrische Beurteilung ist obligater Bestandteil einer Sigmatismus-Diagnostik.

Tab. 7.1: Einteilung der Sigmatismen

Sigmatismus		
labiodentale Sigmatismen (abnorme Lippenfunktion)	Sigmatismus labialis	
	Sigmatismus labiodentalis	
linguale Sigmatismen (abnorme Zungenfunktion)	Sigmatismus interdentalis	
	Sigmatismus addentalis	orale Sigmatismen
	Sigmatismus lateralis	
	Sigmatismus stridens	
	Sigmatismus palatalis	
	Sigmatismus lateroflexus	
nasale Sigmatismen (abnorme Gaumensegelfunktion)	Sigmatismus nasalis	
	partiell	
	total	
	Sigmatismus velaris	nasale Sigmatismen
	partiell	
	total	
pharyngeale Sigmatismen (abnorme Rachenfunktion)	Sigmatismus pharyngealis	
laryngeale Sigmatismen (abnorme Kehlkopffunktion)	Sigmatismus laryngealis	
Parasigmatismus (Ersatz eines s-Lauts durch andere Phoneme)		
Asigmatismus (Auslassung eines s-Lauts)		

Einteilung

Bei Sigmatismen wird entsprechend ihrer Lokalisation zwischen labiodentalen, lingualen, nasalen, velopharyngealen und laryngealen Formen unterschieden, einschließlich Parasigmatismus und Asigmatismus (Tab. 7.1).

Abnorme s-Bildungen im Bereich von Lippen, Kiefer und/oder Zähnen bei normaler Zungenfunktion finden sich bei **labiodentalen Sigmatismen**. Eine Verlagerung der Zunge führt zu keiner Beeinflussung des pathologischen s-Lautes, der Zungenversuch ist negativ. Der Sigmatismus labialis wird durch ein rüsselförmiges Vorschieben der Ober- und Unterlippe verursacht. Der Sigmatismus labiodentalis entsteht durch eine fehlerhafte s-Bildung zwischen Schneidezähnen und Oberlippe bzw. Schneidezähnen und Unterlippe.

Bei **lingualen Sigmatismen** – s-Lautfehlbildungen infolge falscher Zungenlage – findet sich ein positiver Zungenversuch. Aktive oder passive Änderungen der Zungenlage führen zu einer Klangänderung des s-Lauts. Der Sigmatismus interdentalis („Zwischenzahnlispeln") beruht auf einer Verlagerung der Zungenspitze zwischen die Zähne beim Sprechen der s-Laute. Er ist sehr häufig feststellbar. Häufig besteht beim Sigmatismus eine orofaziale Funktionsstörung. Beim Sigmatismus addentalis („Anstoßen mit der Zunge") kommt es atypischerweise zu einem engen Kontakt der Zungenspitze mit der Rückseite der oberen Schneidezähne. Der Weg des Ausatmungsstroms ist entlang der medianen Zungenrinne verlegt, so dass die Luft fächerförmig über den vorderen Zungenrand entweicht. Beim Sigmatismus lateralis („Seitwärtslispeln", „Hölzeln") streicht der Luftstrom flächenförmig seitlich über die Zunge in eine Wangentasche, wird dort reflektiert und gelangt schließlich an irgendeine Stelle des Lippenspalts. Hier entsteht ein Geräusch mit schlürfendem Charakter. Vorwiegend besteht ein einseitiger Sigmatismus lateralis. Gleichzeitig ist auf dieser Seite beim Sprechen ein zurückgezogener Mundwinkel zu beobachten.

Diagnostik

Die Beurteilung des Sigmatismus erfolgt auditiv und visuell. Der geübte Untersucher ist in der Lage, den unangenehm klingenden, falsch gebildeten s-Laut auditiv zu differenzieren. Ein interdentales /s/ klingt anders als ein laterales, nasales oder laryngeales. Besonders das laterale /s/ weist ein sehr auffälliges auditives Klangbild, ein schlürfendes Geräusch auf. Der nasale Sigmatismus hat ein fauchendes Nebengeräusch.

Das interdentale /s/ erkennen wir auch auf visuellem Weg, da die Zunge zwischen den sich öffnenden Zahnreihen erscheint. Beim lateralen Sigmatismus kann man manchmal die Verlagerung der Zunge an die Hinterfläche der oberen Schneidezähne beobachten, oder ein Mundwinkel wird zurückgezogen.

Um festzustellen, wo der Luftstrom bei der Artikulation des s-Lauts den Mund verlässt, kann man mit dem Zeigefinger an der Schlusslinie der Zahnreihe entlangfahren. Dieser taktile Weg zeigt, dass sobald der Luftstrom den Zeigefinger trifft, sich auch der Klangcharakter des Zischlauts verändert. Eine Modifikation stellt die Beobachtung der typisch oder atypisch bewegten Watte vor dem Mund der sprechenden Person dar.

Die Diagnostik des Sigmatismus kann sich an folgenden Kriterien orientieren:

- Sigmatismus ohne Beteiligung der Zunge
- Sigmatismus infolge falscher Zungenlage
- Sigmatismus infolge Gaumensegelfunktionsstörungen (nasale Sigmatismen)
- laryngeale /s/-Bildungen (Sigmatismus laryngealis)

(vgl. Friedrich, Bigenzahn, Zorowka 2000)

Sigmatismus ohne Beteiligung der Zunge

Wenn sich bei Bewegung der Zunge der Klangcharakter des /s/-Lautes nicht ändert, ist der Zungenversuch negativ: Sigmatismus labialis, bilabialis, labiodentalis: /f/-ähnliche Ersatzlautbildung.

Sigmatismus infolge falscher Zungenlage

Der Zungenversuch ist positiv bei Sigmatismen infolge falscher Zungenlage. Dazu rechnet man den Sigmatismus interdentalis (die Zunge tritt zwischen den Zahnreihen hervor), addentalis (Anpressen der Zunge an die Hinterfläche der oberen Zahnreihe), stridens (es entsteht ein pfeifender Luftstrom durch eine mediane Zungenrille) und palatalis (die Zungenspitze berührt den harten Gaumen, wobei ein /sch/-ähnlicher Laut produziert wird). Des Weiteren laterale Bildungen, d. h. den Sigmatismus lateralis (mit Luftaustritt zwischen den Molaren und Wangentasche mit schlürfendem Geräusch) und lateroflexus (die Zungenspitze ist zumeist gegen den oberen Eckzahn gerichtet). Der Wangenklopfversuch beim Sigmatismus lateralis zeigt, dass auf der Seite, auf der gelispelt wird, eine Unterbrechung während der s-Lautbildung eintritt: Lässt man ein /s/ längere Zeit sprechen und klopf schnell auf die Wange, so wird der s-Laut entsprechend der Anzahl der Klopfschläge unterbrochen und abgeschwächt. Auch ein wiederholtes Abziehen der Wange nach außen vermag auf die Seite der Lateralisation hinweisen.

Der Sigmatismus palatalis beruht auf einem unphysiologischen Reibegeräusch zwischen Zungenspitze und hartem Gaumen. Der akustische Eindruck weist anstelle des zu erwartenden s-Lauts auf ein vorderes /ch/

oder ein /sch/ hin. Ein Sigmatismus stridens klingt spitz und wird pfeifend gelispelt. Es handelt sich um eine harmlose Störung, die auf eine übertriebene Artikulation zurückzuführen ist. Der Sigmatismus lateroflexus kann mit dem lateralen Sigmatismus verwechselt werden. Ein wichtiges Unterscheidungsmerkmal besteht darin, dass der Luftstrom nicht fächerförmig wie beim Sigmatismus lateralis über die Zunge streicht, sondern dass eine mediane Zungenrille gebildet wird. Dabei weicht die Zungenspitze nach einer Seite ab, und der Luftstrom streicht seitwärts meist auf einen Eckzahn zu. Gleichzeitig wird der entsprechende Mundwinkel verzogen.

Sigmatismus infolge Gaumensegelfunktionsstörungen (nasale Sigmatismen)

Wenn der Nasenversuch positiv ist, d. h. beim Zuhalten der Nase ändert sich der Stimmklang, kann ein Sigmatismus nasalis (die Luft entweicht während der /s/-Bildung größten Teils oder vollständig durch die Nase) oder ein Sigmatismus velaris (durch ungenügend abschließendes Velum kommt es zu einem schnarchähnlichen Geräusch) bestehen. Zumeist bestehen bei nasalen Sigmatismen organische Ursachen oder organische Vorbedingungen im harten und/oder weichen Gaumen. Besteht ein nasaler Sigmatismus längere Zeit, können sich entzündliche Veränderungen der Nasenschleimhäute und eine chronische Rhinitis einstellen. Medikamentöse Behandlungen und endonasale Eingriffe bleiben zwangsläufig erfolglos.

> ! Die Bildung der Zischlaute erfordert einen dichten velopharyngealen Abschluss. Dieser ist um ein mehrfaches intensiver als der bei Artikulation des Phonems /a/.

Die transnasale Fiberendoskopie sowie die Ultraschalldiagnostik erleichtert die Diagnose eines Sigmatismus nasalis (vgl. Neuschäfer-Rube et al. 1992).

Laryngeale /s/-Bildungen (Sigmatismus laryngealis)

Das Ersatzgeräusch entsteht im Bereich des Hypopharynx oder Larynx, z. B. bei Kindern mit Lippen-Kiefer-Gaumenspalten.

Therapie

Von grundlegender Bedeutung für die Behandlung ist, dass der Sigmatismus mit und ohne myofunktionelle Störung auftreten kann. Eine Gruppentherapie ist möglich und auch effektiv (vgl. Grosstück 2001). Indikationen für eine Gruppentherapie sind die Sigmatismen interdentalis, addentalis, lateralis (leichte Verlaufsform) und myofunktionelle Störung (leichte Verlaufsform). Sprachentwicklungsstörungen, phonologische Störungen, ein ausgeprägter Sigmatismus lateralis und eine schwerwiegende myofunktionelle Störung sowie eine gleichzeitig bestehende auditive Verarbeitungs- und Wahrnehmungsstörung sind Kontraindikationen für eine Gruppentherapie. Es wird eine myofunktionelle Therapie, Artikulationstherapie und Kommunikationstherapie empfohlen.

Prinzipiell kann eine indirekte und/oder direkte Therapie als Einzeltherapie erfolgen. Als indirekte Behandlung werden sog. Ableitungsmethoden verwendet. Diese Verfahren erhalten ihren Stellenwert vor allem durch die koartikulatorische Beeinflussung der jeweiligen Lautbildung. Es werden verschiedene Ableitungen aus sprachheilpädagogischer und logopädischer Sicht empfohlen. Dabei wird mit Hilfe unterschiedlicher Laute eine s-Ableitung ermöglicht und vom Therapeuten gezielt trainiert (vgl. Schlenker-Schulte, Schulte 1990). Dagegen werden manuelle oder technische Artikulationshilfen als direkte Behandlung bezeichnet.

Biofeedback-Verfahren, z. B. mit Hilfe der Computergraphik (*Speech Viewer*), können die direkte Behandlung von Sigmatismen unterstützen.

Neben diesen Verfahren gilt es bei folgenden Störungsbildern gezielt therapeutisch vorzugehen:

- Hörstörung (besonders Hochtonverlust)
- orofaziale Dysfunktion
- Dysglossie

Bei diesen komplexen Störungsbildern ist eine frühzeitige Sigmatismus-Therapie erforderlich, während beim isolierten Sigmatismus vor dem 5. Lebensjahr keine logopädische Behandlung notwendig ist.

Grosstück (2001) hat 285 Kinder im Alter von 5 bis 16 Jahren mit Hilfe ihrer SIGMA PLUS Gruppentherapie

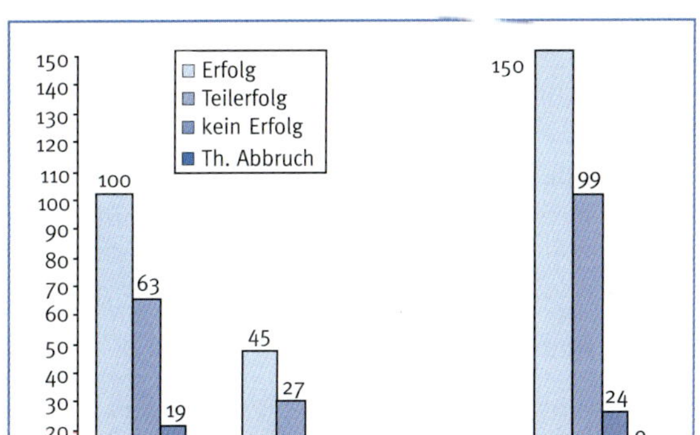

Abb. 7.1: 285 Kinder mit Sigmatismus im Alter von 5 bis 16 Jahren. 150 konnten erfolgreich, 99 mit einem Teilerfolg behandelt werden. Die Erfolgsquote beträgt 88 % (249 Kinder) (Grosstück 2001)

behandelt und bei 150 einen Erfolg, bei 99 einen Teilerfolg erzielen können. Dies entspricht einer Erfolgsquote von 88 % (Abb. 7.1).

Schetismus, Chitismus, Kappazismus, Gammazismus, Lambdazismus, Rhotazismus

Schetismus

Das /sch/ wird durch einen schüsselförmigen Raum gebildet, wobei zwischen Zähnen und Zungenspitze eine Erweiterung entsteht. Zum Teil ist ein Schetismus durch den Dialekt bedingt. Die Artikulationsstörung kann jedoch analog zum Sigmatismus auch als Schetismus interdentalis, Schetismus lateralis und Schetismus nasalis feststellbar sein.

Chitismus

Parallel zum Schetismus kann neben einer dialektal bedingten Verlaufsform auch ein Chetismus als pathologische und behandlungsbedürftige Artikulationsstörung auftreten.

Kappazismus

Der k-Laut wird bei Artikulationsstörungen oft durch einen anderen Laut ersetzt, so dass ein therapeutisches Vorgehen erforderlich wird.

Gammazismus

Der g-Laut kann fehlen oder durch andere Phoneme ersetzt werden. Im Rahmen einer Artikulationstherapie sind auch hier indirekte oder direkte logopädisch-sprachheilpädagogische Behandlungen erforderlich.

Lambdazismus

/l/ in Verbindungen können im Alter von knapp 4 Jahren von 90 % der Kinder gebildet werden. Entsprechend den Ergebnissen mit Hilfe eines Lautprüfverfahrens kann eine phonetisch-phonologische Behandlung notwendig werden.

Rhotazismus (Schnarren)

Im deutschsprachigen Raum wird der r-Laut je nach Dialekt an unterschiedlichen Artikulationsstellen gebildet. Der vordere r-Laut wird apikal (Artikulationsort) und alveolar (Artikulationsstelle) gebildet. Der hintere r-Laut wird uvular erzeugt (Artikulationsort und -stelle sind identisch). Das Zungenspitzen-r wird in der zweiten Artikulationszone, das Zäpchen-r dagegen in der dritten geformt.

Der Rhotazismus kann isoliert oder in Kombination mit weiteren Artikulationsfehlern auftreten. Besonders können morphologische Veränderungen der Zungenspitze oder des Gaumens – u. a. Lippen-Kiefer-Gaumenspalten – zu einem Rhotazismus führen. Die Anbildung von Zungenspitzen-r und Zäpfchen-r kann mit Hilfe von Ableitungsmethoden stattfinden. Zum Erzeugen des gewünschten Sprechlautes muss die Zunge aktiv – auf dem Weg über einen verwandten Laut – in die geeignete Lage gebracht werden. Zum Erlernen des Zäpfchen-r kann man das Kind auch hörbar schnarchen oder gurgeln lassen. Ein visuelles Feedback, z. B. mit dem Sprechspiegel (*Speech viewer*), kann die logopädisch-sprachheilpädagogische Behandlung unterstützen.

7.2 Phonologische Störungen (phonologische Lautbildungsstörungen)

Die phonologischen Störungen sind linguistische Kommunikationsstörungen und nicht als artikulatorisches Problem deutbar.

> **!** Die Phonologie beschäftigt sich im Unterschied zur Phonetik mit der Funktion der Laute im System einer Sprache. Dabei interessieren die sprachspezifische Auswahl sowie Kombinationsmöglichkeiten der Einzellaute und ihre bedeutungsunterscheidende Funktion.

Im deutschsprachigen Raum haben sich u. a. Scholz (1969), Romonath (1991, 1993) sowie Jahn (2001) mit der phonologischen Struktur von Lautbildungsstörungen beschäftigt.

Kinder mit phonologischen Artikulationsstörungen können fast immer sämtliche Laute vom physiologischen Ablauf her produzieren. Damit unterscheiden sie sich wesentlich von phonetischen Störungen. Damit gelingt bei phonologischen Störungen die korrekte sprechmotorische Lautbildung prinzipiell. Die phonologische Störung führt vielmehr dazu, dass die Phoneme in ihrer bedeutungsunterscheidenden Funktion nicht normal im Wort gebildet werden.

> Ein Kind äußert bei einer logopädisch-sprachheilpädagogischen Abklärung statt „Stuhl“ das Wort „kul“. Oder anstelle von „strafen“ das Wort „rafen“. Dagegen kann das Wort „Stroh“ ohne Schwierigkeiten gesprochen werden. Es ist grundsätzlich in der Lage „st“ korrekt zu bilden.

Bei diesen phonologischen Störungen liegt also nicht die Unfähigkeit vor, bestimmte Phoneme bilden zu können. Dagegen besteht die Unfähigkeit, produzierte Sprachlaute in ihrer phonetischen Funktion verwenden zu können.

7.2.1 Ätiologie

Phonologische Bewusstheit: Die phonologische Bewusstheit (*metalinguistic awareness*, metalinguistische Bewusstheit) bedeutet die Fähigkeit, Sprache als ein vom Inhalt losgelöstes Objekt zu betrachten. Mit den metalinguistischen Fähigkeiten wird eine Reflexion über die Eigenschaften und Strukturen von Sprache erreicht. Sie spielt eine wichtige Rolle bei Kindern mit phonologischen Störungen. Besonders wichtig ist diese Fähigkeit für einen späteren erfolgreichen Schriftspracherwerb. Das Wissen um den engen Zusammenhang zwischen vorschulischer phonologischer Bewusstheit und dem Erfolg beim anschließenden Schriftspracherwerb eröffnet prinzipiell Möglichkeiten der frühen Prävention von Lese- und Rechtschreib-Störungen.

! Es wird gefordert, der phonologischen Bewusstheit von lautsprachgestörten Kindern konsequenter schon im Rahmen der vorschulischen Diagnostik mehr Beachtung zu schenken.

7.2.2 Therapie

Eine Abgrenzung zwischen phonetisch-artikulatorischer und phonologischer Therapie leitet sich aus der phonologischen Prozessanalyse ab. Der *„Psycholinguistische Entwicklungstest“* (PET), das *„Bielefelder Screening zur Früherkennung von Lese-Rechtschreibschwierigkeiten“* (BISC) sowie das *„Analyseverfahren zur Aussprache-untersuchung“* (AVAK) können als Grundlage von Therapieplanungen dienen (vgl. Hacker, Wilgermein 2001; Kap. 5.3.2).

Die Förderung der phonologischen Bewusstheit ist ein grundsätzliches Ziel in der Behandlung von Kindern mit phonologischen Störungen (vgl. Jahn 2001).

Die Behandlung phonologischer Prozesse kann mit Hilfe unterschiedlicher Behandlungsansätze erfolgen. Es sei auf den „Minimalpaaransatz“ und das Therapieprogramm „Metaphon“ hingewiesen.

Minimalpaaransatz

Der Minimalpaaransatz bezieht sich lediglich auf die Wortebene. Mit Hilfe des Minimalpaaransatzes können jedoch auch die betroffenen phonologischen Prozesse behandelt werden (vgl. Jahn 2001). Es wird generell mit Wortpaaren gearbeitet, die sich nur in einem Phonem unterscheiden (Tab. 7.2).

Therapieprogramm Metaphon

Das Therapieprogramm Metaphon beruht auf dem Ansatz von Howell und Dean (Edinburgh, 1989 – 1998) und wurde 1991 erstmals publiziert. Jahn (2001) übertrug

Tab. 7.2: Minimalpaartherapie (vgl. Jahn 2001)

Vorgehen	Beispiele
A Vorbereitungsphase	
• Diagnostik: Phonologische Prozessanalyse	• z. B. *LOGO*: Ausspracheprüfung (Wagner, 1994)
• Wahl des phonologischen Prozesses	• Plosivierung von Frikativen
• Wahl des Lautpaares	• /t/-/f/
• Wahl des Minimalpaares	• Tee/Fee
• Auswahl des Materials	• Tasse, Handpuppe, Steine
B Therapiephase	
• Wortbedeutungen klären	• Was ist Tee? Was ist eine Fee?
• Rezeptive Diskrimination von Minimalpaaren	• Der Th. spricht Wörter eines Minimalpaares in zufälliger Reihenfolge mehrmals vor und bittet das Kind, eine entsprechende Handlung mit einer Handpuppe auszuführen.
• Produktion von Minimalpaaren	• Nun werden die Rollen getauscht und das Kind spricht Wörter vor. Der Th. handelt. Ggf. phonetischer Exkurs!
• Transfer	• Bildbeschreibungen, Rollenspiele etc.

den Therapieansatz ins Deutsche. Eine schwedische (1992), dänische (1996, 1998) und holländische Version (1998) werden bereits praktiziert.

Metaphon ist ein Therapieprogramm zur Behandlung phonologischer Störungen bei Kindern ab etwa 4 Jahren. Bei diesem Therapieansatz können mehrere Laute einer Merkmalsgruppe gleichzeitig erarbeitet werden.

! Schwerpunkte der Sprachtherapie im Vorschulalter sind phonetische (artikulatorische) und phonologische Störungen. D.h., die Förderung der metaphonologischen Bewusstheit und der Minimalpaaransatz werden in ein strukturiertes Therapieprogramm integriert.

Therapiematerialien

Zahlreiche Bilderbücher eignen sich für eine Artikulationstherapie. Dabei gilt es eine Auswahl der Bilderbücher hinsichtlich der zu therapierenden Laute zu treffen. Eine kommentierte Bilderbuchliste haben Jakob und Leimer (2001) publiziert.

7.2.3 Prognose der phonetischen und phonologischen Artikulationsstörungen

Bei einem kleineren Teil der Kinder mit einer Artikulationsstörung kann eine teilweise oder vollständige Spontanheilung beobachtet werden, besonders wenn eine leichte Verlaufsform ohne organische Ätiopathogenese feststellbar ist. Dagegen bedarf es bei mittleren und schweren Artikulationsstörungen, besonders wenn zusätzlich weitere Teilleistungsstörungen bestehen, einer konsequenten logopädischen oder sprachheilpädagogischen Betreuung. Bei therapieresistenten Artikulationsstörungen muss auch an spezifische Sprachentwicklungsstörungen gedacht werden.

! Bei ausreichender Intelligenz, normalem Gehör und einem Mindestalter von 4 Jahren sowie ausreichender Übungszeit bis zu mehreren Monaten ist eine Beseitigung der phonetisch-phonologischen Artikulationsstörung durchaus möglich. Sind mentale Entwicklungsstörungen, Mehrfachschädigungen oder zentralorganische Artikulationsstörungen – aber auch spezifische Sprachentwicklungsstörungen – nachweisbar, ist die Prognose weitaus ungünstiger.

Literatur

Böhme, G.: Ultraschall-Diagnostik bei Sprech- und Schluckstörungen. In: Lehrbuch der Ultraschalldiagnostik im Kopf-Hals-Bereich. Sader, R., Norer, B., Horch, H.-H. (Hrsg.). Einhorn-Presse Verlag, Reinbek 2001. S.390-408

Clausnitzer, V.: Gibt es eine phonologische Dyslalie? Der Sprachheilpädagoge 33 (2001) 2-12

Dodd, B.: Differential diagnosis and treatment of children with speech disorder. Whurr, Publisher, London 1995

Fox, A.V.: (K)ein kleiner Unterschied? Klassifikation kindlicher Aussprachestörungen. Forum Logopädie 15 (2001) 5, 2-17

Fox, A.V., Dodd, B., Howard, D.: Risk factors for speech disorders in children. Int. J.of Communication Disorders 37 (2002) 2, 117-131

Franke, U.: Artikulationstherapie bei Vorschulkindern. 6.Aufl. Reinhardt, München 2001

Friedrich, G., Bigenzahn, W., Zorowka, P.: Phoniatrie und Pädaudiologie, 2. Aufl. Huber, Bern 2000

Grosstück, K.: SIGMA Plus – ein Konzept zur Gruppentherapie bei Sigmatismus. Forum Logopädie 15 (2001) 5, 13 – 18

Hacker, D., Wilgermein (Hrsg.): Aussprachestörungen bei Kindern.2. Aufl. Reinhardt, München 2001

Hacker, D., Wilgermein, H.: Aussprachestörung (Phonetik, Phonologie). In. Lehrbuch der Sprachheilpädagogik und Logopädie. Band 3. M. Grohnfeldt (Hrsg.) Kohlhammer, Stuttgart 2002. S.148-171

Howell, J., Dean, E.: Treating phonological disorders in children. Metaphon-Theory to practice. 2. nd. Edition. Whurr, London 1994

Jahn, T.: Phonologische Störungen bei Kindern. Thieme, Stuttgart/New York 2001

Jakob, R., Leimer, H.: Bilderbücher für die Artikulationstherapie. SAL-Diplomarbeit 744. Zürich 2001

Lleras, B.: Die Verbesserung der Artikulation bei der Gruppentherapie GRUMS. L.O.G.O.S. Interdisziplinär 3 (1995) 3, 197-200

Neuschäfer-Rube, Ch., Angerstein, W., Wein, B., Klajman, S.: Einsatz der Ultraschallsonographie am Beispiel eines Patienten mit Sigmatismus nasalis partialis. Die Sprachheilarbeit 37 (1992) 6, 329-330

Ptok, M: Editorial. Schwerpunktheft zum Thema „Therapie bei Lautbildungsstörungen". Sprache – Stimme – Gehör (2002) 4, 142

Romonath, R.: Phonologische Prozesse an sprachauffälligen Kindern. Marhold, Berlin 1991

Romonath, R.: Sprachdiagnostik bei kindlichen Aussprachestörungen aus sprachsystematischer, pädolinguistischer und sprechhandlungstheoretischer Sicht. Die Sprachheilarbeit 38 (1993) 185-198

Schlenker-Schulte, Chr., Schulte, R.: Orale und nasale Sigmatismen in Diagnose und Therapie. Neckar-Verlag, Villingen-Schwenningen 1990

Scholz, H.-J.: Zur Phonologie gestammelter Sprache. Die Sprachheilarbeit 14 (1969) 4-11

Shriberg, L.D.: Five subtypes of developmental phonological disorders. Clinics in Communication Disorders 4 (1994) 1, 38-53

Uttenweiler, V.: Funktionelle Ultraschalldiagnostik. In: Kopf-Hals-Sonographie. Iro, H., Uttenweiler, V., Zenk, J. Springer, Berlin, Heidelberg, New York 2000. S.97-110

Van Riper, C., Irwin, J.: Artikulationsstörungen, 5. Aufl. Marhold, Berlin 1994

Wildegger-Lack, E.: Aussprachestörung – Phonetik. In: Lehrbuch der Sprachheilpädagogik und Logopädie. Band 2: Erscheinungsformen und Störungsbilder. Kohlhammer, Stuttgart/Berlin/Köln 2001. S.24-36

8 Orofaziale Dysfunktion, Dysgnathie, Dysglossie

Inhaltsübersicht

Das orofaziale System beruht auf einer funktionellen Einheit. Die kausalen und symptomatologischen Zusammenhänge zwischen der Morphologie (Form), den oralen Strukturen und der Funktion der umgebenden Weichteile erfordern stets eine interdisziplinäre Analyse und Behandlung (vgl. Bigenzahn 2000). Die interdisziplinäre Zusammenarbeit findet zwischen Phoniatrie, Logopädie, Sprachheilpädagogik, aber auch ganz besonders zwischen Zahnheilkunde, Kieferorthopädie, Mund-Kiefer-Chirurgie, Hals-Nasen-Ohren-Heilkunde, Pädiatrie und Physiotherapie statt.

8.1 Orofaziale Dysfunktion

Für die orofazialen Muskelfunktionsstörungen ist die Zungenlage von ganz besonderer Bedeutung (Abb. 8.1).

Definition: Orofaziale Muskelfunktionsstörungen und die daraus resultierenden Sprech- und Schluckstörungen beruhen vorwiegend auf funktionellen Veränderungen infolge eines muskulären Ungleichgewichts im Mund-, Gesichts-, Hals- und Nackenbereich. Die orofa-

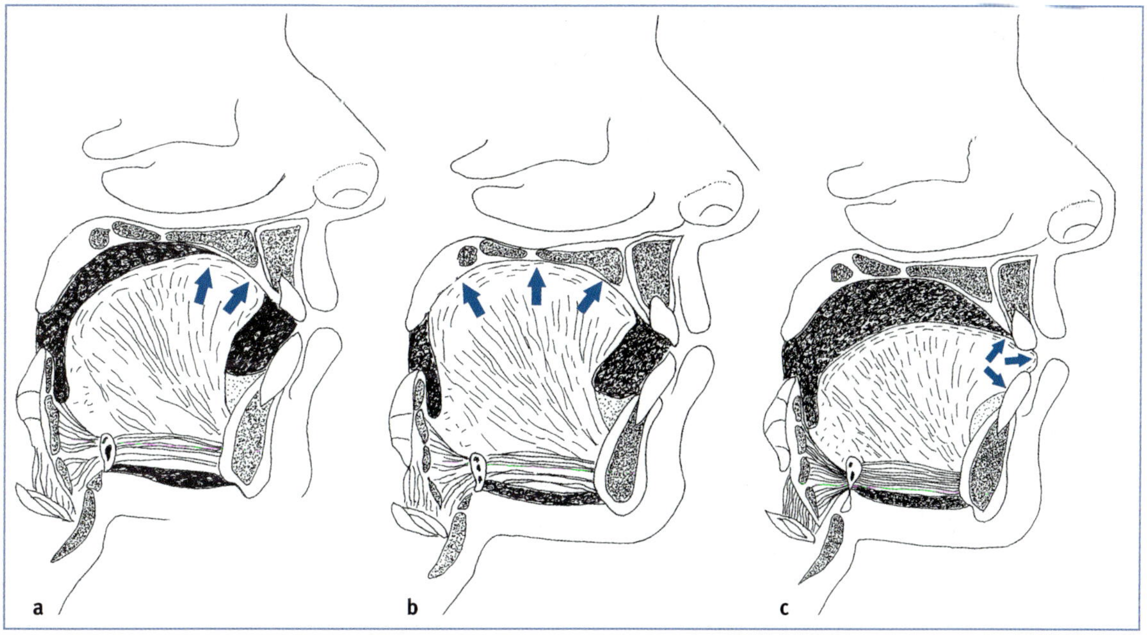

Abb. 8.1a – c: Physiologische Zungenruhelage, physiologischer Schluckvorgang und unphysiologischer Schluckvorgang (Fischer-Vossholtz, Spenthof 2002, 4 – 7)

ziale Dysfunktion erfordert eine Beurteilung und Behandlung aus interdisziplinärer Sicht.

Dysgnathien sind Malokklusionen im Kiefer-Zahn-Bereich, die sich negativ auf die Artikulation auswirken können (vgl. Kap. 8.2). Dysglossien mit ihren organischen Veränderungen im Bereich der peripheren Sprechorgane sind von orofazialen Dysfunktionen abgrenzbar (vgl. Kap. 8.3).

8.1.1 Ursachen

Bei einer orofazialen Dysfunktion ist der Tonus der extra- und intraoralen Muskulatur gestört, so dass es zu falschen Schluckmustern und/oder Artikulationsstörungen kommt. Dabei spielt die Morphologie des Gebisses – d. h. Zahn- und Kieferstellungsanomalien – eine wesentliche Rolle. Die daraus resultierenden Dysfunktionen sind somit Wechselwirkungen und Folgeerscheinungen von Sprechen, Schlucken und Zustand des Gebisses.

Die wichtigsten orofazialen Dysfunktionen beruhen auf folgenden ätiologischen Faktoren:

- genetische Einflüsse
- Frühgeburt und Geburtsgewicht unter 1500 g
- falsch erlerntes Schluckmuster
- unphysiologische Kopf- und Körperhaltung
- Mundatmung
- Makroglossie
- Ankyloglossie
- Tonsillenhyperplasie
- skelettale Anomalien des Kiefers und des Gaumens
- orale Habits
- nicht altersentsprechende Nahrung
- Störungen der sensorisch-taktilen Kontrolle
- zerebrale Bewegungsstörungen

Weitere Störungen:

- Myasthenia gravis
- muskuläre Hypotonien
- Hirnnervenparesen
- Hydrozephalus
- minimale zerebrale Dysfunktionen
- Moebius-Syndrom
- Pierre-Robin-Syndrom

(vgl. Bigenzahn 2002)

! Orofaziale Dysfunktionen mit Sprechstörungen erfordern eine interdisziplinäre Diagnostik und Behandlung aus der Sicht des Hals-Nasen-Ohrenarztes, Phoniaters, Muskelfunktionstherapeuten, Logopäden, Sprachheilpädagogen, Zahnarztes und Kieferorthopäden.

8.1.2 Myofunktioneller Status

Die orofazialen Muskelfunktionen und ihre Störungen können durch Beobachtung beurteilt werden. Normalerweise legt sich der Zungenvorder- und -mittelteil an den Gaumen an. Bei der Zungenruhelage ‚schweben' die Zahnreihen in Ruhehaltung etwa 2 mm übereinander, d. h. sie sind nicht okkludiert. Dieser Ruhetonus wird ständig nachreguliert und aufrechterhalten. Abweichungen können auf einem Hyper- oder Hypotonus beruhen.

Der **normale Schluckakt** beginnt mit dem Zerkleinern eines Bisses. Mit geschlossenen Lippen werden dann mit einem hohen äußeren Muskeltonus die Zahnreihen in Schlussbissstellung aufeinander gesetzt (Okklusion). Der anschließende Schluckakt kann durch die Hyoid-Larynx-Elevation palpatorisch verfolgt werden.

Tab. 8.1: Beurteilung der Zungenbewegung beim Schlucken (vgl. Fischer-Voosholz, Spenthof 2002)

Physiologisch	Unphysiologisch (infantiles Schlucken)
richtige Zungenbewegung gegen den Gaumen gerichtet	**frontales Schluckmuster** (addental) • **interdentales Schluckmuster** nach anterior (Pressen in die Zahnfront) • seitliches interdentales Schluckmuster (Pressen in die Seiten) • sonstige Muster, z. B. ‚Aufbuckeln' der Zunge • **inkonstantes** Muster • bei flüssiger Nahrung mehr Zungendruck als bei fester • bei vorinformierten Patienten und/oder großem Ehrgeiz evtl. angestrengtes, eher posterior gerichtetes Schluckmuster

Beim **Zungenpressen** übt die Zunge einen Druck auf die Zähne aus. Es können Impressionen durch die Zähne am Zungenrand sichtbar sein. Eine scheinbar vergrößerte Zunge (Pseudomakroglossie) kann mit einem verstärkten Tonus eine intraorale Druckerhöhung mit orofazialer Beteiligung auslösen. Das verkürzte Zungenbändchen (**Ankyloglossie**) ist selten ein Störfaktor. Das Zungenpressen ist als Ausdruck eines falschen Schluckens die häufigste Störung im kindlichen orofazialen System (vgl. Bigenzahn 2000). Synonym werden Begriffe wie *„tongue thrust"*, „Zungenstoß" oder „infantiles Schlucken" gebraucht. Während des Schluckens und Sprechens kann eine Vorverlagerung der Zunge gegen oder zwischen die Zähne/Zahnreihen beobachtet werden.

Es ist eine differenzierte Beurteilung der Zungenbewegungen beim Schlucken erforderlich (Tab. 8.1).

8.1.3 Diagnostische Geräte und Verfahren

Bei der Ermittlung der **orofazialen Dynamik** wird zum Messen der Lippenkraft eine Federwaage mit Faden und Knopf verwendet. Weitere Verfahren sind Artikulographie, Axiographie sowie die Bestimmung der oralen Stereognosie (vgl. Thiele 1992; Kittel 2000; Fischer-Voosholz, Spenthof 2002).

Die Überprüfung der **oralen Stereognose** ist bereits seit mehreren Jahrzehnten bekannt. Charles van Riper (1978) und Dahan (1981) empfehlen ein Set von neun Prüfkörpern. Die unterschiedlichen Testplättchen erfordern je nach Form unterschiedliche Stereognoseleistungen (vgl. Lleras 1993). Kinder mit orofazialen Dysfunktionen benötigen mehr Zeit und Kraft, um Gegenstände mit Hilfe des oralen taktilen Sinnes zu erkennen und benennen zu können. Hahn (1997) vermittelt anhand ihrer Erfahrungen bei 500 Patienten zwischen 3 und 60 Jahren ein übersichtliches Entwicklungsprofil (Abb. 8.2a), sie verwendet neun Testplättchen (Abb. 8.2b). Die Summe der Kinder, die die jeweiligen Plättchen erkannt haben, ist der Abbildung 8.2c zu entnehmen.

Der portable Myo-Scanner (Myometer) misst die Muskulatur im Gesichts- und Mundbereich. Die **Muskelkraft** kann direkt an der Messanzeige am Gerät abgelesen werden. Dabei wird die Lippenpresskraft, Zungenstoßkraft und Masseterstärke bewertet. Die Messung der Lippenkraft mit einer Federwaage erfolgt anhand eines Knopfes mit 2,5 cm Durchmesser, der mit einem Faden versehen ist. Der Knopf wird vom Patienten mit den Lippen gehalten.

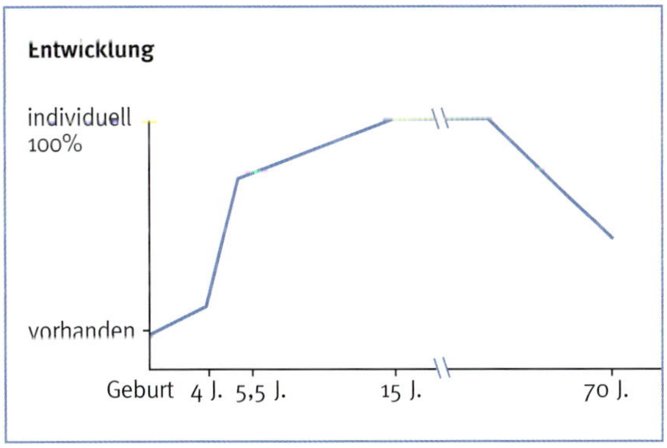

a

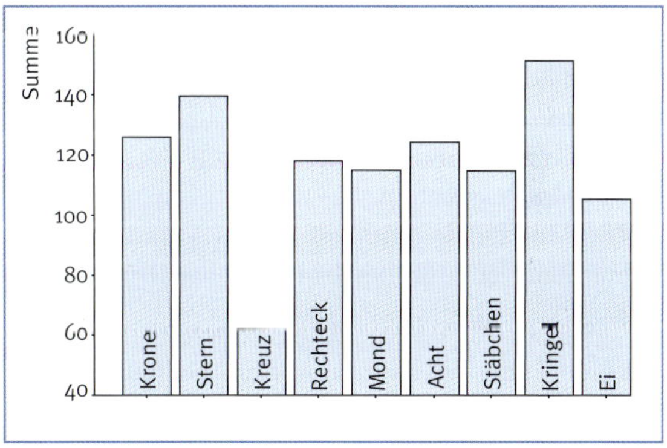

c

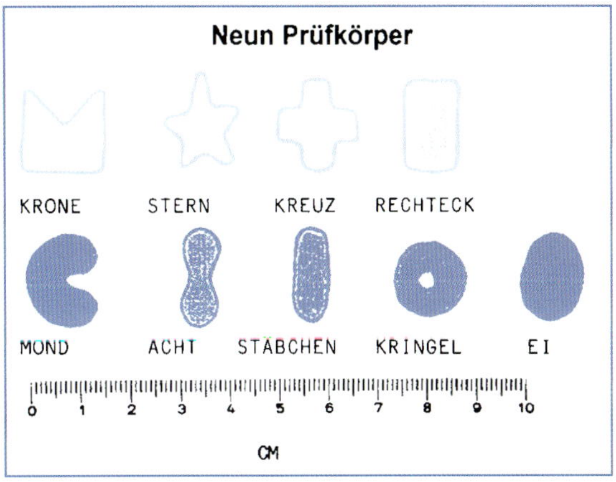

b

Abb. 8.2 a–c: Beurteilung und Ergebnisse der oral-stereognostischen Leistungen bei orofazialen Dyskinesien (Hahn 1997)

a Entwicklungsprofil der oralen Stereognose (Hahn)

b neun Prüfkörper (van Riper)

c Summe der Kinder, die die jeweiligen Plättchen erkannt haben (Hahn)

8

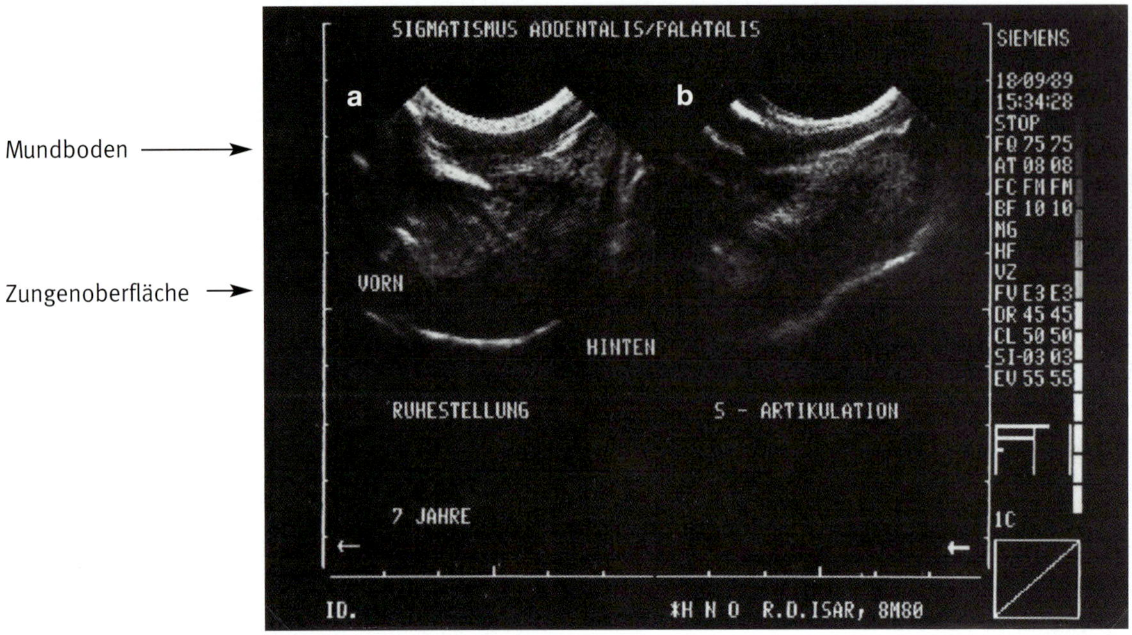

Abb. 8.3: Sigmatismus addentalis/palatalis bei orofazialer Dysfunktion im sagittalen sonographischen Schnittbild (Böhme 2001)
a Ruhestellung der Zunge
b atypische Zungenfunktion bei s-Artikulation

Die Payne-Technik dient der Erkennung einer **pathologischen Zungenstellung** beim Schlucken.
Die Untersuchung läuft wie folgt ab:

- Auf die Zungenspitze wird eine fluoreszierende Substanz gebracht.
- Anschließend wird der Patient zum Schlucken aufgefordert.
- Die Farbsubstanz bleibt an der von der Zunge berührten Stelle haften.
- Die Mundhöhle wird mit einer UV-Lampe ausgeleuchtet. Der Punkt, an dem die Zunge Druck ausübt, kann so leicht festgestellt werden.

Das modifizierte direkte Palatogramm dient zur Diagnostik des Schluckvorganges. Das **Schluckmuster** kann mit Hilfe einer Methylenblaulösung beurteilt werden. Diese Lösung wird nach Abtrocknen mit Zellstoff im Ausmaß von etwa 2 mm^2 Durchmesser auf die Zungenspitze und jeweils auf die vorderen seitlichen Zungenränder appliziert. Es wird zum Schlucken und anschließendem schnellen Öffnen des Mundes aufgefordert, damit am Gaumen das modifizierte direkte Palatogramm sichtbar wird. Beim **ungestörten Schluckmuster** sind die Gegend der Papilla inzisiva – kleine Schleimhauterhebung am vorderen harten Gaumen kurz hinter den oberen Schneidezähnen – sowie die Palatinalflächen im Bereich der Prämolaren bzw. Milchmolaren blau gefärbt. Beim **pressenden Schlucken** ist eine Blaufärbung der Palatinalflächen der oberen Schneidezähne und/oder eine Färbung der Lingualflächen der unteren Schneidezähne zu erkennen. Beim **interdentalen Schlucken** ist das Cavum oris frei von blauer Farbe. Zum Teil ist eine Anfärbung der Innenflächen der Lippen und/oder der Schneidezahnkanten der oberen Schneidezähne (Incisivi) bzw. der Okklusalfläche der Seitenzähne zu beobachten.

Die sonographische Beurteilung der Tonsillen gibt Hinweise auf ihre Größe und die Beziehung zum Zungengrund. Eine Tonsillenhyperplasie begünstigt eine Vorverlagerung der Zunge und damit eine interdentale Zungenruhelage (vgl. Bigenzahn 2002; Uttenweiler 2000; Böhme 2001). Abbildung 8.3 veranschaulicht die Befunde bei orofazialer Dysfunktion in sagittaler Ebene.

8.1.4 Symptome

> **!** Tritt im orofazialen System Bewegung auf, wo eigentlich Ruhe dominieren sollte, kann es sich um ein Habit handeln, z. B. häufiges seitliches Einziehen der Unterlippe zwischen den Zähnen oder eine Koordinationsstörung der Zunge.

Einen guten Überblick aus sprachtherapeutischer Sicht über den klassischen Symptomenkomplex bei Patienten mit orofazialen Dyskinesien vermitteln Korbmacher und Kahl-Nieke (2001; vgl. Abb. 8.4).

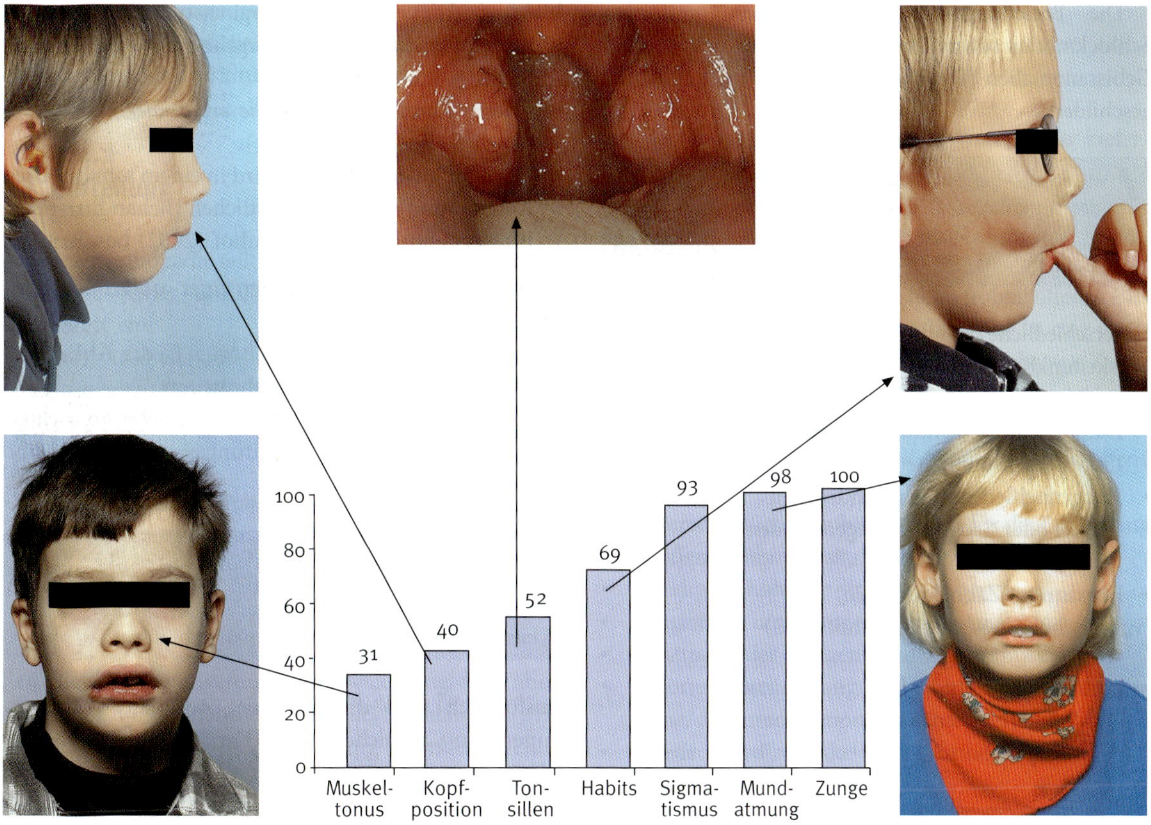

Abb. 8.4: Klassischer Symptomenkomplex bei orofazialer Dyskinesie aus der Sicht der Logopädie (Korbmacher, Kahl-Nieke 2001, 248)

Das **Zungenpressen** (*tongue thrust*) ist ein wichtiges Leitsymptom einer orofazialen Dysfunktion. Dabei kommt es zu einer Vorverlagerung der Zunge gegen oder zwischen die Zähne bzw. Zahnreihen während des Schluckens und Sprechens. Als Folge kann sich ein Sigmatismus, speziell der Sigmatismus interdentalis einstellen (Abb. 8.5).

Zusätzlich kann beim Zungenpressen eine hyperfunktionelle Dysphonie beobachtet werden. Stimmlippenknötchen sind ein besonders ausgeprägter Sekundärbefund bei orofazialen Dysfunktionen.

Immer sollte man nach Rugae palatinae – Falten im Bereich der Gaumenschleimhaut – fahnden, da sie die Diagnose einer orofazialen Dysfunktion erhärten können.

a

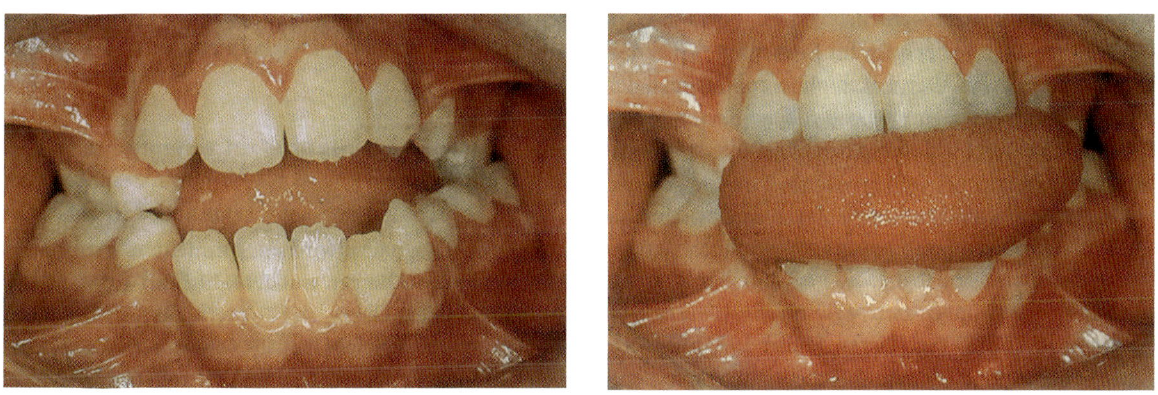

b

Abb. 8.5: Orofaziale Dysfunktion und Sigmatismus bei Zahnfehlstellung (Fuhrmann, Dietrich 1996)
a frontal offener Biss durch ausgeprägtes Lutschhabit und infantiles Schluckmuster
b habituelle anteriore Zungeneinlagerung

routinemäßig verwendet werden, z. B. *pa-pa-pa, ta-ta-ta-ta, ka-ka-ka, ma-ma-ma, Kuckuck, Mama, Papa, Sisi, Tick-Tack, fünundfünzig.*

Hauchspiegelprobe nach Czermak

Sie liefert als subjektives Verfahren zuverlässige Ergebnisse. Ein kalter Spiegel oder eine Metallplatte wird horizontal zwischen Nase und Oberlippe gehalten. Physiologisch entsteht bei den Lauten /m/, /n/ und /ng/ ein schmetterlingsförmiger Beschlag beim Ausatmen durch die Nase. Beim offenen Näseln wird systematisch auf Phonem-, Silben-, Wort- und Satzebene geprüft. Beim Aussprechen von Plosiven (/p/, /t/, /k/) und Frikativen (/f/, /s/, /sch/) sowie bei den Nasalen (/m/ und /n/) findet sich jetzt ebenfalls ein schmetterlingsförmiger Beschlag der Metallplatte beim Luftaustritt durch die Nase. Ebenso auf der Silbenebene, z. B. beim Aussprechen von /pa/, /ta/ und /ka/, auf der Wortebene z. B. bei *Coca-Cola* oder *Ta-tü-ta* und auf der Satzebene bei *Der Papagei in Afrika.*

9

A-I-Probe nach Gutzmann

Schwerpunktmäßig gelingt es mit diesem Verfahren, eine orientierende Untersuchung zwischen offenem und geschlossenem Näseln zu treffen. Die Vokale /a/ und /i/ werden rasch hintereinander gesprochen und die Nasenflügel immer nach dieser Folge wechselnd verschlossen und geöffnet. Eine Veränderung des Stimmklangs wird nicht beobachtet, wenn eine normale Gaumensegelfunktion oder ein geschlossenes Näseln besteht. Tritt bei Nasenschluss eine Klangänderung ein, kann ein offenes Näseln vorhanden sein. Beim geschlossenen Näseln ist die Nase bereits verschlossen, so dass eine Veränderung des Stimmklangs beim Zuhalten der Nase nicht zu erwarten ist.

Die Untersuchung erfordert einen identischen Druck an gleicher Stelle, was am besten von einem Untersucher zu leisten ist.

Phonendoskop (Nasenhörrohr) nach Gutzmann

Die Auskultation unphysiologischer Nasengeräusche bei velopharyngealer Insuffizienz erfolgt mit einem etwa 70 cm langen Gummischlauch. An beiden Enden befinden sich Olivenansätze. Ein Ansatz kommt in ein Nasenloch des Patienten, der zweite in das Ohr des Untersuchers. Normalerweise nimmt man durch das Phonendoskop beim Sprechen keine Nasengeräusche wahr. Beim inkompletten velopharyngealen Abschluss hört der Untersucher Durchschlaggeräusche der Nase. Die Geräusche sind besonders auffällig, wenn Silbenreihen wie da-da-da oder scha-scha-scha artikuliert werden. Besteht eine Hypernasalität, so verursachen Vokale – und hier besonders das /u/ und das /i/ – ein starkes Dröhnen in der Nase des Patienten. Die Frikative /f/, /s/, und /sch/ führen zu einem blasenden Geräusch. Ein Schnurren deutet auf eine geringe Störung des velopharyngealen Abschlusses hin. Eine Olive des Phonendoskops kann auch in Wasser gehalten werden. Bei einem offenen Näseln bilden sich im Wasser aufsteigende lufthaltige Blasen.

Bei Gaumensegellähmungen können zusätzliche subjektive diagnostische Verfahren verwendet werden:

Kopfdrehsymptom nach Nadoleczny

Bei einseitigen Velumparesen verstärkt sich bei Drehung des Kopfs zur gesunden Seite das offene Näseln, da sich die Rachenhinterwand von dem gelähmten Gaumensegel entfernt. Bei Drehung zur erkrankten Seite kommt es zu einer Verengung des Rachens und damit zu einer Besserung des offenen Näselns. Mit anderen Worten: Bei einseitiger Gaumensegellähmung kann die Kopfdrehung zur gelähmten Seite durch Verengung des Rachens das offene Näseln für den Hörer zum Verschwinden bringen, während es bei Kopfdrehung zur gesunden Seite stärker hervortritt. Die Ursache für die Verengung ist die passive Verlagerung der Rachenmuskulatur nach innen ins Lumen. Im Laufe der Zeit gleicht sich die Störung aus: Das offene Näseln tritt zurück und ist nicht mehr zu hören.

Versuch des Wangenblasens

Weitere Nachweistests eines inkompletten velopharyngealen Verschlusses sind Wangenaufblasen sowie Ansaugen mit und ohne Strohhalm. Für beide ist ein velopharyngealer Abschluss erforderlich. Es gibt Patienten, die unter Zuhilfenahme des Zungenrückens trotz velopharyngealer Insuffizienz die Wangen aufblasen können und somit einen Abschluss vortäuschen. Dies gilt besonders für Patienten mit LKG-Spalten, die einen Gaumensegeldefekt mit Hilfe der Zunge beim Sprechen verschließen können. Diese Patienten sollte man deshalb vor dem Wangenaufblasen die Zunge herausstrecken lassen, die dann mit einem Gazestreifen festgehalten wird. Jetzt gelingt es dem Patienten nur bei einwandfreiem velopharyngealem Abschluss, die Wangen aufzublasen.

Probe nach Schlesinger

Die dient der Abgrenzung eines funktionell offenen Näselns gegenüber einer organischen Gaumensegelparese. Im Liegen verschwindet das offene Näseln bei einer funktionellen Störung, da sich das Gaumensegel passiv der hinteren Rachwand annähert, während dies bei organischen Erkrankungen nicht der Fall ist.

Video-Nasopharyngoskopie (transnasale flexible Endoskopie)

Grundsätzlich sollte beim offenen Näseln eine transnasale fiberendoskopische Beurteilung stattfinden (vgl. Karnell 1994). Diese gestattet eine prolongierte Beurteilung der unterschiedlichen velopharyngealen Verschlussmuster mit Video-Dokumentation, ohne dass dabei die oropharyngealen Bewegungsabläufe behindert werden. Folgende Testwörter bzw. Testsätze können verwendet werden: *Coca-Cola, Marmelade, der Papagei aus Afrika.*

Eine Beschreibung der physiologischen velopharyngealen Verschlussmuster erfolgt in Anlehnung an Skolnick et al. (1973) und Croft et al. (1981) in vier Typen (Abb. 9.1):

- Koronarer Typ: Das Velum bewegt sich in der ganzen Breite nach dorsal auf die Rachenhinterwand zu. Dabei entsteht ein koronarer Spalt zwischen Velum und Rachenhinterwand.
- Sagittaler Typ: Es tritt eine starke Bewegung der seitlichen Pharynxwände ein. Dabei findet sich ein sagittaler Spalt.
- Zirkulärer Typ: Ein ringförmiger Verschluss ist infolge einer Bewegung von Velum und lateralen Pharynxwänden feststellbar.
- Zirkulärer Typ mit Passavantschem Wulst: Eine Bewegung von Velum und seitlichen Rachenwänden sowie eine zusätzliche Bewegung der dorsalen Rachenwand nach vorn sind erkennbar.

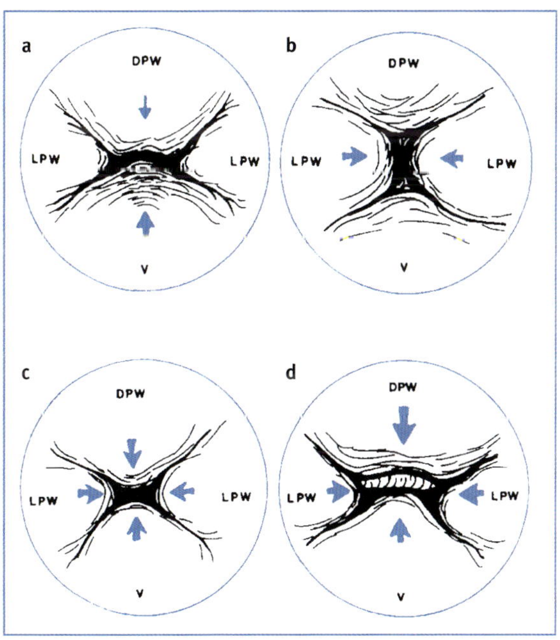

Abb. 9.1: Vier verschiedene fiberendoskopisch belegbare velopharyngeale Verschlussmuster (Hemprich 1992, in Anlehnung an Croft et al. 1981)
a koronarer Verschluss
b sagittaler Verschluss
c zirkulärer Verschluss
d zirkulärer Verschluss mit Passavant-Wulst an der Rachenhinterwand
DPW = dorsale Pharynxwand
LPW = laterale Pharynxwand
V = Velum

Am häufigsten sind koronare und zirkuläre Verschlussmuster.

Die Beschreibung von pathologischen velopharyngealen Verschlussmustern richtet sich nach:

- der Größe des Spalts in Ruhestellung sowie bei maximaler und minimaler Bewegung während des Sprechens
- der Form, eingeteilt in koronar, sagittal und zirkulär (vgl. Golding Kushner et al. 1990); dabei muss beobachtet werden, ob die Verschlussmuster symmetrisch oder asymmetrisch erfolgen

Der forcierte Saugtest dient der speziellen Beurteilung des Passavantschen Wulstes sowie der Velumbewegung und -gestalt. Dabei wird der Patient während der fiberendoskopischen Untersuchung aufgefordert, fünf Sekunden an einem verschlossenen Katheter zu saugen (vgl. Finkelstein et al. 1991).

> **!** Die Behandlung, besonders die Auswahl des operativen Verfahrens, ist von einer exakten Diagnose über Größe, Form und Lokalisation des Velums – zusammen mit dem Grad der Beweglichkeit – sowie der lateralen und hinteren Pharynxwand abhängig. Die traditionelle Burteilung des Sprechstimmklangs kann die fiberendoskopische Beurteilung nicht ersetzen.

9.3.2 Objektive Verfahren zur Beurteilung einer velopharyngealen Insuffizienz

Nasometer

Das Nasometer beruht auf folgendem Prinzip: Zwei Richtmikrofone, getrennt durch eine horizontale Platte, nehmen den Sprechstimmklang aus der Nase und dem Mund auf (vgl. Fletcher 1970).

Dabei wird das Verhältnis von nasaler und oraler Schallenergie bestimmt. Die Befunde werden anhand von Nasogrammen computergestützt in Echtzeit dokuwird durch eine Resonanz des freien Nasopharynx bzw. der Nasenhaupthöhle noch verstärkt.

Dagegen ist die Behandlung der gemischten Hyper-Hyponasalität mit einer funktionellen Störung des velopharyngealen Abschlusses weitaus ungefährlicher. Ist die begleitende Hypernasalität lediglich funktionell bedingt, kann die logopädisch-sprachheilpädagogische Therapie primär oder sekundär erfolgen. Bei einer nicht lebensbedrohlichen Erkrankung kann die funktionelle Komponente des Velums primär mit einer Übungsbehandlung beseitigt werden. Anschließend erfolgt die Adenotomie oder Septumplastik. Es ist jedoch auch der umgekehrte Weg möglich.

Literatur

9

Awan, S.: Analysis of Nasalance: NasalView. In: Ziegler, K., Deger, K (Hrsg.): Clinical Phonetics and Linguistics. Whurr Publishers, London 1997

Böhme, G.: Therapie der velopharyngealen Insuffizienz (VOI) im Kindes- und Erwachsenenalter. In: Sprach-, Sprech-, Stimm- und Schluckstörungen. Band 2: Therapie. 3. Aufl. Hrsg. G. Böhme. Urban & Fischer, München 2001

Bressmann, T.: Sprechsprachliche und psychosoziale Aspekte bei Patienten mit Lippen-Kiefer-Gaumenspalten. Shaker Verlag, Aachen 1999

Croft, C.B., Rakoff, R.J., Rakoff, S.J.: Patterns of velopharyngeal valving in normal and cleft palate subjects: A multiview videofluorscopic and nasoendoscopic study. Laryngoscope 91 (1981) 265-271

Engelke, W., Schönle, P.W.: Elektromagnetische Artikulographie: Eine neue Methode zur Untersuchung von Bewegungsstörungen des Gaumensegels. Folia Phoniatr. 43 (1991) 147-152

Finck, C., Gaspard, M., Melon, J.: Evalution fonctionelle d'une insuffisance velaire par rhinomanometrie anterieure. Folia phoniat. 39 (1987) 192-195

Finkelstein, Y. et al.: Study of normal and insufficient velopharyngeal valveby the „forced sucking test". Laryngoscope 101 (1991) 1203-1212

Fletcher, S.: Theory and instrumentation for quantitative measurement of nasality. Cleft Palate 7 (1970) 601

Golding-Kushner, K.J. et al.: Standardization for the reporting of nasopharyngoscopy and multiview videofluorscopy: A report from an internation working group. Cleft Palate J.276 (1990) 337-347

Gutzmann, H.: Ein Hörrohr für die Nase. Med. pädag. Sprachheilk. 1 (1891) 201-204

Gutzmann, H.: Über das Wesen der Nasalität. Arch. Laryng. Rhinol. 27 (1913) 59-125

Hannig, Ch.: Radiologische Funktionsdiagnostik des Pharynx und Ösophagus. Springer, Berlin 1995

Hemprich, A.: Nasoendoskopie – eine Methode zur Platzierung und Analyse des Erfolgs der Velopharyngoplastik. Dtsch. Z. Mund. Kiefer Gesichts. Chir. 16 (1992) 158-160

Johannsen, H.S., Haase, S.: Untersuchungsgang beim Näseln mit besonderer Berücksichtigung der submukösen Gaumenspalte. Laryng.Rhinol.Otol. 67 (1988) 599-602

Müller, R., Beleites, T., Kühn, M., Hloucal, U.: Objective examination of the normal nasalance scores with the nasometer. Laryngo-Rhino-Otologie 79 (2000) S214

Mumenthaler, M., Madle, H.: Neurologie. 11. Aufl. Thieme, Stuttgart/New York 2002

Poppelreuter, S., Engelke, W., Bruns, T.: Quantitative analysis of the velopharyngeale sphincter function. Cleft Palate Craniofacial Journal 37 (2000) 2, 157-165

Reuter, W., Eichler, M., Gross, M.: Objektive Nasalitätsmessung – Bestimmung der Normalschwelle. In: Aktuelle phoniatrisch-pädandiologische Aspekte 1997/1998. Band 5. M. Gross (Hrsg.). Median-Verlag, Heidelberg, S. 193-196

Sader, R.: Untersuchungen zur velopharyngealen Insuffizienz bei Patienten mit Lippen-Kiefer-Gaumenspalten und Dysgnathien und eine daraus resultierende neue sprechunterstützende Operationstechnik. Habilitationsschrift. Medizinischer Fakultät der Technischen Universität München 1999

Schlesinger, H.: Ein nicht bekanntes Symptom der Gaumensegellähmung. Neurol.Zbl.25 (1906) 50

Schulze-Delrieu, K. S., Miller, R. M.: Clinical assessment of dysphagia. In: Deglutition and its disorders. A.L. Perlmann, K. Schulze-Delrieu. Singular publishing Group, San Diego/London 1997, 125-152

Schwegler, H., Vrticka, K.: Bestimmung der prä- und postoperativen Nasalanz mittels computerisierter Nasometrie. ORL 16. Aktuelle Probleme der Otorhinolaryngologie. Huber, Bern 1993. S.234-242

Skolnick, M. L.: Videofluoroscopic studies of the velopharyngeal portal during phonation. In: Berkowitz, S. Cleft Lipp and Palate. Vol.II. Singular Publishing Group, San Diego/London 1996

Skolnick, M.L., McCall, G.N., Barnes, Musculus(-i): The sphincter mechanism of velopharyngeal closure. Cleft palate J. 10 (1973) 286-305

Vogel, M.: Die Behandlung der velopharyngealen Funktionsstörung bei Dysarthrie. Script zum Workshop. 27. Jahrestagung der Arbeitsgemeinschaft für Aphasieforschung und -Behandlung. 2. bis 4. November 2000. München

Vogel, M.: Therapie der zentralen Sprechstörungen: Dysarthrie, Sprechapraxie. In: Sprach-, Sprech-, Stimm- und Schluckstörungen. Band 2: Therapie. 3. Aufl. G. Böhme (Hrsg.). Urban & Fischer, München 2001. S.303-321

Witzel, M.A., Rich, R.H., Margar-Bacal, F., Cox, C.: Velopharyngeal insufficiency after adenoidectomy: an 8-year review. In.tJ. Ped.Otorhinolaryngol.11 (1986) 15-20

10 Kraniofaziale Fehlbildungen

Inhaltsübersicht

Es gibt eine Vielfalt kraniofazialer Fehlbildungssyndrome:

- Lippen-Kiefer-Gaumenspalten
- submuköse Gaumenspalten
- velokardiofaziales Syndrom
- Down-Syndrom
- Apert-Syndrom
- Crouzon-Syndrom
- Franceschetti-Syndrom
- Goldenhar-Syndrom
- Pfaundler-Syndrom
- Waardenburg-Syndrom

Die LKG-Spalten gehören zu den häufigsten angeborenen Entwicklungsanomalien. Die erfolgreiche Behandlung dieser komplexen Fehlbildungen setzt eine interdisziplinäre Zusammenarbeit voraus (Tab. 10.1).

Im Folgenden wird eine Auswahl der kraniofazialen Fehlbildungssyndrome beschrieben:

- die Lippen-Kiefer-Gaumenspalten
- die submuköse Gaumenspalte
- das velokardiofaziale System

Das Down-Syndrom wird in Kapitel 22.2.10 erörtert.

10.1 Lippen-Kiefer-Gaumenspalten (LKG-Spalten)

Lippen-Kiefer-Gaumenspalten gehen mit den unterschiedlichsten Kommunikationsstörungen einher. Zu nennen sind Störungen der Sprach-, Sprech- und Stimmfunktion, aber auch Hörstörungen sind möglich. Zusätzlich müssen kosmetische, aber auch psychische und soziale Einflüsse beachtet werden.

Unser Wissen über die Lippen-Kiefer-Gaumenspalten hat sich erstaunlich vermehrt und in zahlreicher praktischer und wissenschaftlicher Literatur niedergeschlagen. Der Interessierte kann sich umfassend anhand der Bücher von Berkowiz (1996), Horch (1998) und Falzone et al. (2001) informieren.

Nur wenn sofort nach der Geburt ein interdisziplinäres Behandlungskonzept aufgestellt wird, die richtigen Eingriffe zum richtigen Zeitpunkt vorgenommen werden und Vertreter der verschiedenen Fachdisziplinen unter der koordinierenden Führung der Mund-Kiefer-

Tab. 10.1: Interdisziplinäres Team bei kraniofazialen Fehlbildungen

Operativ orientiert	Konservativ orientiert
Mund-Kiefer-Gesichtschirurgie	Neonatologie
Kinderchirurgie	Genetik
Hals-Nasen-Ohrenheilkunde	(Neuro-)Pädiatrie
Kiefer- und Gesichtschirurgie	Kieferorthopädie
plastische Chirurgie	Phoniatrie und Pädaudiologie
Neurochirurgie	Logopädie, Sprachheilpädagogik
Anästhesie	Psychologie

zu einem späteren Termin nicht oder kaum beeinflusst werden.

Indikationen: Ein sprechverbessernder Eingriff ist bei auffälliger Hypernasalität u. a. indiziert bei:

- operierten Gaumenspaltpatienten
- verkürztem Gaumensegel
- beidseitigen Lähmungen des Velopharynx

Diagnostik: Bei der Diagnostik der velopharyngealen Insuffizienz müssen die anatomischen und funktionellen Verhältnisse berücksichtigt werden. Erst aus der genauen Kenntnis der abnormen velopharyngealen Bewegungen und des gesamten nasopharyngealen Raums ist eine präzise Indikationsstellung möglich, da der auditive Befund oft nicht mit den visuellen Ergebnissen identisch ist. Die alleinige Inspektion der Mundhöhle und des Oropharynx sowie die Rhinoskopia anterior und posterior sind unvollständig. Deshalb ist eine endoskopische und radiologische Beurteilung zur Vorbereitung der sprechverbessernden Operation erforderlich.

Mit Hilfe der **flexiblen transnasalen Nasopharyngoskopie** lassen sich persistierende Öffnungen zwischen Velum und Rachenwand – also in den lateralen Bezirken – bei Patienten mit operierter Lippen-Kiefer-Gaumenspalten und auffälliger Palatophonie finden. Vor jedem sprechverbessernden Eingriff sollten die Breite der Öffnung im velopharyngealen Abschluss sowie die Beweglichkeit der lateralen Pharynxwände mit kräftiger Hi-Phonation beurteilt werden, um die notwendige Gestaltung des Lappens präoperativ festzulegen. Die vier verschiedenen Arten eines velopharyngealen Abschlusses wurden bereits in Kap. 9.3.1 dargestellt.

Die **Hochfrequenz-Videokinematographie** erlaubt die objektive dynamische Darstellung des individuellen velopharyngealen Verschlussmusters. Die hohe Ortsauflösung und die Darstellung feinster Schleimhautstrukturen bei Bewegung führen bei dieser Technik zu einer exakten und objektiven dreidimensionalen Beurteilung des velopharyngealen Verschlussmusters. Es zeigt sich eine deutliche Überlegenheit der Hochfrequenz-Videokinematographie bei Patienten nach sprechverbesserndem Eingriff und unveränderter Palatophonie gegenüber der Video-Nasopharyngoskopie. Eine prä- und postoperative Kontrolle sprechverbessernder Maßnahmen mit Hilfe der Hochfrequenz-Videokinematographie wird empfohlen (vgl. Sader et al. 1994).

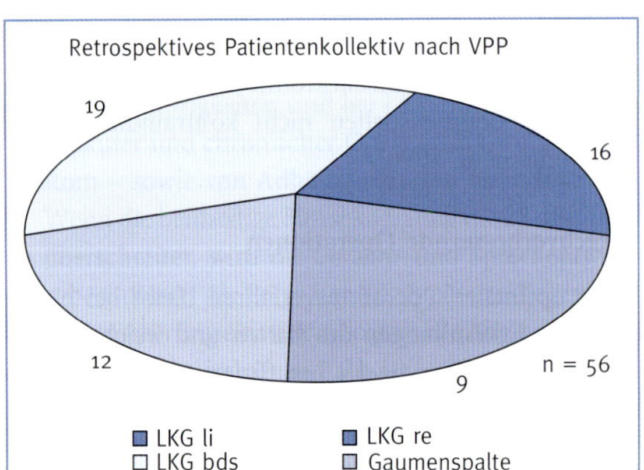

Abb. 10.2: Verteilung des retrospektiven Patientengutes nach sekundärer Velopharyngoplastik (Sader 1999)

Die Lage und Form des Pharynxlappens können durch die präoperative Bestimmung der velopharyngealen Verschlussmuster bei maximaler Pharynxkontraktion individuell und exakt angepasst werden.

Unterschieden wird zwischen einer **primären** und **sekundären Velopharyngoplastik**. Die erste wird in Verbindung mit der primären Velumplastik bzw. Gaumenplastik, die letzte zu einem späteren Zeitpunkt vorgenommen (Abb. 10.2). Die sekundäre Velopharyngoplastik mit einem kranial gestielten Lappen nach Sanvenero-Rosselli ist die verbreitetste Methode zur sekundären Behandlung einer velopharyngealen Insuffizienz nach LKG-Operationen.

Die sekundäre Velopharyngoplastik (VPP) nach Sanvenero-Rosselli hat sich unter den verschiedenen Operationsmethoden als bevorzugtes Verfahren durchgesetzt. Einzelheiten sind im Band 2 (2001) dieses Lehrbuchs in den Kapiteln 5, 6 und 24 zu finden.

! Die Indikation zu einer sprechverbessernden Operation ist in allen Fällen einer Palatophonie (Hypernasalität) organischer Herkunft gegeben, wo die logopädisch-sprachheilpädagogische Behandlung erfolglos bleibt. Dabei handelt es sich um Verlaufsformen einer ausgeprägten velopharyngealen Insuffizienz.

Als Hauptursachen einer persistierenden velopharyngealen Insuffizienz mit Palatophonie nach Velopharyngoplastik sind eine ungenügende Medialbewegung der lateralen Pharynxwände bei relativ geringer Lappenbreite oder eine ungenügende Lappenebene, die nicht in der Ebene der maximalen Kontraktion der Pharynxmuskulatur liegt, feststellbar.

Hirschberg und Rehak (1997) belegten bei 1030 Velopharyngoplastiken in 90 % eine abgeklungene oder in geringem Ausmaß noch vorhandene Hypernasalität. Unter 290 Patienten mit Lippen-Kiefer-Gaumenspalten stellten Stoll et al. (2000) mit Hilfe einer Velopharyngoplastik in 81,3 % eine normale oder gut verständliche Umgangssprache fest.

Die Anwendung von körpereigenem (Ohrknorpel, Rippenknorpel) und körperfremden Materialien (Silikon, Teflon) haben sich nicht durchgesetzt. Körperfremde Materialien sind generell nicht empfehlenswert.

Prognose

Bestehen außer der Lippen-Kiefer-Gaumenspalte keine weiteren kraniofazialen Fehlbildungen, so ist eine völlige Integration des Spaltpatienten ohne Einschränkung gegeben. Selbstverständlich ist die phoniatrisch-pädaudiologische und logopädische Prognose vom Zeitpunkt der Operation und den operativen Endergebnissen abhängig. Entscheidend für die Prognose ist, dass eine interdisziplinäre therapeutische Langzeitstrategie gewährleistet ist.

10.2 Submuköse Gaumenspalte

Die submuköse Gaumenspalte ist eine Sonderform der isolierten Spalte und beruht auf einer Entwicklungsstörung während der Embryogenese, die durch das unvollständige Zusammenwachsen des Gaumens in seinem hinteren Abschnitt entsteht. Es wird auch von einer okkulten – verborgenen – submukösen Gaumenspalte gesprochen.

Häufigkeit: Die submuköse Gaumenspalte tritt in 2 % der Spalten des sekundären Gaumens auf und ist vielfach mit anderen kraniofazialen Fehlbildungen assoziiert.

Symptome: Es findet sich in der Medianlinie am Ende des harten Gaumens ein unterschiedlich großer Knochendefekt, der mit Schleimhaut überzogen ist. Die submuköse Gaumenspalte ist spitzwinklig nach vorn gerichtet und gewöhnlich 3–5 mm breit und 8–10 mm lang. Die Medianlinie kann in Höhe des submukösen Defekts leicht eingezogen sein und eine weiße, narbenähnliche Veränderung aufweisen. Somit besteht ein Symptomentrias mit Uvula bifida, V-förmige Kerbe – fehlende Spina nasalis posterior – am Hinterrand des harten Gaumens und einem mittelständigem muskulären Defekt. Als Folge der velopharyngealen Insuffizienz stellt sich eine Hypernasalität ein, aber auch eine Sprachentwicklungsstörung.

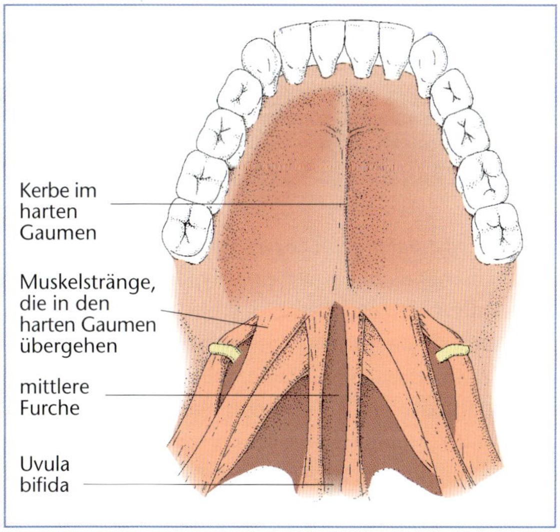

Abb. 10.3: Klassische Befunde einer submukösen Gaumenspalte (Raichle, nach Stal, Hicks 1998)
1 = Uvula bifida
2 = mittlere Furche
3 = Kerbe im harten Gaumen
4 = Muskel-Ansatz am harten Gaumen

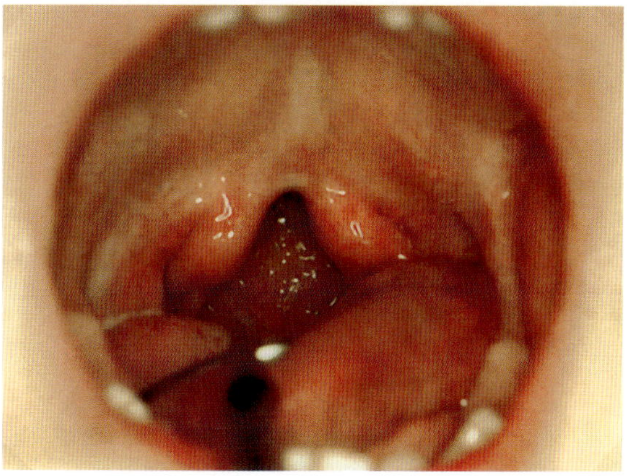

Abb. 10.4: Uvula bifida bei submuköser Gaumenspalte (Horch 1998)

Die klassische submuköse Gaumenspalten veranschaulicht die Abbildung 10.3. Das klinische Bild wird anhand der Abbildung 10.4 deutlich.

Brosch et al. (2000) empfehlen zur Diagnostik eine Checkliste (Tab. 10.3). Alle Kinder müssen phoniatrisch, hals-nasen-ohrenärztlich und mund-, kiefer-, gesichtschirurgisch beurteilt werden.

In unklaren Fällen bestätigt oder widerlegt die Palpation die Diagnose eines Knochendefekts. Mit Hilfe eines vertikal gedrehten Mundspatels oder eines Wattestäbchens gelingt es, durch Druck auf die Weichteile im Bereich der submukösen Gaumenspalte die Länge und Breite zu bestimmen. Eine ergänzende computertomographische Beurteilung gibt präzise Auskunft über die Größe des Knochendefekts. Zur Diagnostik wird auch eine Kernspintomographie empfohlen (vgl. Kuehn et al. 2001). Der Velopharynx zeigt meist eine gute Beweglichkeit.

> **!** Eine Uvula bifida sollte immer Anlass sein, intensiv nach einer submukösen Gaumenspalte zu suchen. Das gespaltene Zäpfchen stellt allerdings kein obligates Symptom einer submukösen Gaumenspalte dar.

Differenzialdiagnose: Bei dem klinischen Symptom „Hypernasalität“ muss immer differenzialdiagnostisch an

Tab. 10.3: Checkliste zur Diagnosestellung einer submukösen Gaumenspalte (vgl. Brosch et al. 2000)

Sind „typische" Merkmale einer submukösen Gaumenspalte vorhanden?	Uvula bifida, fehlende Spina nasalis posterior und eine muskuläre Lücke des weichen Gaumens
Bestehen Hinweise für das Vorliegen einer velopharyngealen Insuffizienz?	Transnasaler Reflux beim Säugling, offenes Näseln, chronische Tubenventilationsstörung, SEV, kompensatorische mimische Mitbewegungen des Mittelgesichtes
	Ist es nach Durchführung der Adenektomie bzw. Tonsillektomie möglicherweise zu einer Verstärkung der Hypernasalität gekommen?
Sind weitere Fehlbildungen vorhanden?	Kraniofaziale Dysmorphie, Extremitätenfehlbildungen etc.

eine submuköse Gaumenspalte gedacht werden. Die meisten submukösen Gaumenspalten sind allerdings symptomfrei. Vor jeder Tonsillektomie und Adenotomie muss eine submuköse Gaumenspalte ausgeschlossen werden. Die Diagnose „submuköse Gaumenspalte" wird durchschnittlich erst mit 4,25 Jahren gestellt; dies stellten Brosch et al. (2000) bei 41 Kindern fest.

10

Behandlung: Die konservative und operative Behandlung der submukösen Gaumenspalte ist weitgehend vom Grad des velopharyngealen Abschlusses abhängig.

Etwa jeder zweite Patient mit einer submukösen Gaumenspalte ist asymptomatisch, so dass nur bei

- Fütterungsschwierigkeiten
- rezidivierendem Mucotympanon und
- Kommunikationsstörungen aufgrund einer velopharyngealen Insuffizienz

ein operativer Eingriff notwendig ist (vgl. McWilliams 1991).

> **!** Operative Eingriffe, die den Nasenrachenraum erweitern, sind sorgfältig auf ihre Indikation zu prüfen. Durch eine Adenotomie kann die Hypernasalität noch verstärkt werden. Vielmehr dient hier eine Hyperplasie der Rachenmandel der Verkleinerung des Nasenrachenraumes. Bei dringender Indikation kommt eine laterale Adenotomie in Betracht. Im eigentlichen Sinn besteht somit keine Kontraindikation. Falls nach dem Eingriff eine Hypernasalität eintreten sollte, ist das letztlich ein Vorgriff auf einen später auf jeden Fall eintretenden Befund.

10.3 Velokardiofaziales Syndrom

Kinder mit einer Lippen-Kiefer-Gaumen-Spalte oder Verkürzung des Velums bzw. submuköser Gaumenspalte haben das erhöhte Risiko einer weiteren Fehlbildung. Dabei können das Herz oder andere Organsysteme betroffen sein.

Das grundsätzliche Merkmalsbild (Phänotypus) des velokardiofazialen Syndroms wurde bereits 1955 und 1967 von Sedlackova beschrieben, wobei damals von den vielfältigen Symptomen ein „kongential verkürztes Velum" favorisiert wurde. Shprintzen et al. (1978) beschrieben das velokardiofaziale Syndrom und erweiterten die vielfältigen Befunde als Teil einer Gaumenspalte bzw. einer velaren Hypoplasie oder submukösen Gaumenspalte. Gorlin (1990) nahm an, dass die beiden oben genannten Syndrome auf der gleichen Ursache beruhen. Nach Fokstuen et al. (2001) stellt die velofaziale Hypoplasie (Sedlackova-Syndrom) eine Variante des velokardiofazialen (Shprintzen) Syndroms und einen Teil des phänotypischen Spektrums der Mikrodelation 22q11.2 dar.

Diagnostik: Die Diagnostik eines velokardiofazialen Syndroms erfordert neben der mund-kiefer-chirurgischen, otorhinolaryngologischen und kardiologischen Beurteilung eine Sprach-, Sprech- und Hördiagnostik, pädiatrische, radiologische und psychosomatische Untersuchung. Damit wird deutlich, dass eine interdisziplinäre Zusammenarbeit erforderlich ist.

> **!** Beim Vorliegen einer Hypernasalität unklarer Genese muss an die Möglichkeit eines velokardiofazialen Syndroms gedacht werden.

Klinische Befunde: Als Leitsymptom aus phoniatrisch-logopädischer Sicht besteht eine Hypernasalität bei Lippen-Kiefer-Gaumenspalte. Des Weiteren kann auch ein verkürztes Gaumensegel oder eine submuköse Gaumenspalte nachweisbar sein. Zusätzlich finden sich besonders fakultative Gesichtsdysmorphien, z. B. weite Entfernung der inneren Augenwinkel voneinander, Schiefstand der Lidspalte, breite Nasenwurzel, kleine Nasenlöcher, verkürzte und hochgezogene Oberlippe und/oder enge Gehörgänge. Die Hände können klein und grazil sein, die Finger erscheinen kurz und zugespitzt verlaufend. In der Mehrzahl bestehen mentale Entwicklungsstörungen, Zahnschmelzhypoplasien, **Herzfehler**, Kryptochismus, Hüftluxationen und Kleinwuchs.

In der umfassenden Darstellung von Shprintzen (2000) werden über 180 Merkmale, die mit einem velokardiofazialen Syndroms assoziiert sein können, beschrieben. Dazu gehören:

- kraniofaziale/orale Befunde: 16 verschiedene Merkmale
- Ohr-/Hör-Befunde: zehn verschiedene Merkmale
- Nasenbefunde: fünf verschiedene Merkmale
- pharyngeale-/laryngeale-/Luftweg-Befunde: zwölf verschiedene Merkmale
- Probleme in der Kindheit: fünf verschiedene Merkmale
- Sprech-/Sprach-Probleme: sechs verschiedene Merkmale
- kognitive-/Lern-Probleme: sechs verschiedene Merkmale
- kardiale Befunde: 15 verschiedene Merkmale
- vaskuläre Anomalien: zehn verschiedene Merkmale
- neurologische Befunde: elf Merkmale
- Augen-Befunde: 15 Merkmale
- abdominale Befunde: acht verschiedene Merkmale
- Extremitäten-Befunde: neun verschiedene Merkmale
- Genital-Befunde: drei verschiedene Merkmale
- unterschiedliche Anomalien: vier verschieden Merkmale
- psychiatrisch-psychologische Probleme: 17 verschiedene Merkmale
- immunologische Probleme: vier verschiedene Merkmale
- endokrine Probleme: sechs verschiedene Merkmale
- skelettale/muskuläre Probleme: 17 verschiedene Merkmale
- Hautprobleme: zwei verschiedene Merkmale
- sekundäre Sequenzen oder Assoziationen: Robin-Sequenz, Di-George-Sequenz, Potter-Sequenz, Charge-Anomalie

Auf der Grundlage von 130 Kindern und Erwachsenen mit velokardiofazialem Syndrom haben Vantrappen et al. (2001) die Häufigkeitsverteilung der einzelnen Merkmale beschrieben (Abb. 10.5).

> **!** Die Leitsymptome des velokardiofazialen Syndroms beruhen deshalb auf drei Schwerpunkten, die durch Fehlbildungen des Velopharynx, des Herzens (z. B. Ventrikelseptumdefekt) und durch Gesichtsdysmorphien entscheidend geprägt werden.

10

Sedlackova-Syndrom

Die velofaziale Hypoplasie ist eine Variante des velokardiofazialen Syndroms und Teil des phänotypischen Spektrums der 22q11-Mikrodeletion (vgl. Fokstuen et al. 2001). Bei diesem Syndrom dominiert das kongenital verkürzte Velum oder eine submuköse Gaumenspalte. Bei diesen Befunden sollte immer nach einem velokardiofazialen Syndrom gesucht werden.

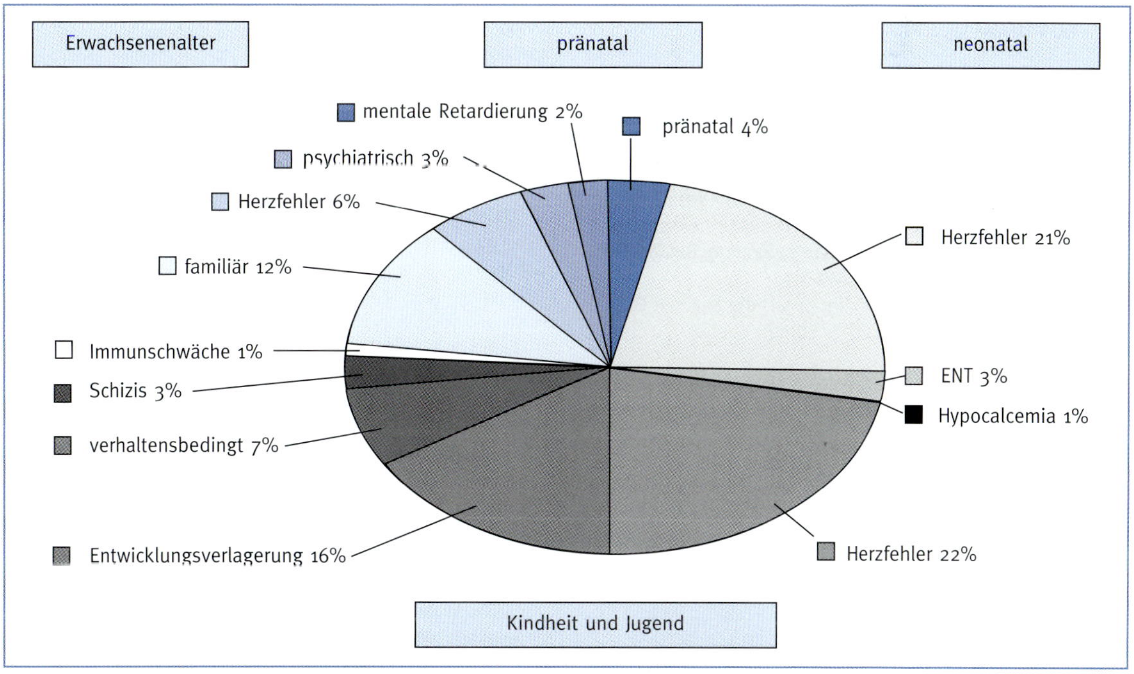

Abb. 10.5: Prozentuale Symptomverteilung des velokardiofazialen Syndroms, N = 130 (Vantrappen et al. 2001)

Differenzialdiagnostisch muss das verkürzte Velum gegenüber Lähmungen des Velums abgegrenzt werden. Eine weitere Differenzialdiagnose ist gegenüber der submukösen Gaumenspalte erforderlich.

Die Beseitigung der Hypernasalität bei verkürztem Velum ist mit Hilfe der logopädischen Methoden fast immer erfolglos, da bei dieser strukturellen Erkrankung ein genügender velopharyngealer Verschluss nicht erreicht werden kann. In der Regel ist eine Velopharyngoplastik erforderlich.

Pierre-Robin-Syndrom

Es besteht ein Fehlbildungskomplex mit Mikrogenie (Unterentwicklung des Unterkiefers), Glossoptose (nach hinten abgesunkene Zunge) und Gaumenspalte. Aufgrund von Atemregulationsstörungen besteht ein hoher Gefährdungsgrad (vgl. Uttenweiler 1995). Aus logopädischer Sicht beginnt die Mitbehandlung bereits in den ersten Lebenstagen (vgl. Wohlleben 1995). Dabei gilt es, mittels manueller Stimulation und Gaumenplatte das Saugen zu unterstützen, damit nach Möglichkeit keine apparative Unterkiefer-Extension erforderlich ist. Die logopädische Therapie im engeren Sinne beginnt mit 2,5 bis 5 Jahren.

10

> **!** Vor jeder Adenotomie müssen ein velokardiofaziales Syndrom, ein Sedlackova-Syndrom und ein Pierre-Robin-Syndrom ausgeschlossen werden.

Literatur

Arslan-Kirchner, M.: Genetische Aspekte bei Lippen-Kiefer-Gaumenspalten. Sprache – Stimme – Gehör 25 (2001) 54-58

Berkowitz, S. (Ed.): Cleft Lip and Palate. Vol. I and II. Singular Publishing Group, San Diego/London 1996

Brosch, S., Haase, S., Pirsig, W., Johannsen, H.S.: Die submuköse Gaumenspalte in der phoniatrischen Praxis. In: Aktuelle phoniatrisch-pädaudiologische Aspekte 1999/2000. Band 7.Median-Verlag, Heidelberg 2000. S.172-175

Brunner, M. et al.: Neue Wege in der Sprachtherapie bei Lippen-Kiefer-Gaumenspalten. Sprache Stimme Gehör 20 (1996) 116-122

Chen, M.L. et al.: Prenatal diagnosis oft cleft palate by three-dimensional ultrasound. Ultrasound Med Biol 27 (2001) 8, 1017-1023

D'Antonio, L. et al.: Tonsillectomy in children with or at risk for velopharyngeal insufficiency: Effects on speech. Otolaryngology – Head and Neck Surgery 115 (1996) 319-323

Falzone, S.J., Hardin-Jones, M.A., Karnell, M.P.: Cleft Palate Speech. Third Edition. Mosby, St. Louis 2001

Fokstuen et al.: Velofacial hypoplasia (Sedlackova syndrome): a variant of velocardiofacial (Shprintzen) syndrome and part of the phenotypical spectrum of del 22q11.2. Eur J Pediatr 160 (2001) 54-57

Godbersen, G.S., Gross, M.: Dokumentation von Hörfähigkeit und sprachlicher Leistung bei Patienten mit Lippen-Kiefer-Gaumenspalten. Dtsch. Z. Mund Kiefer Gesichtschir 13 (1989) 21-22

Gorlin, RJ et al.: Syndromes of the head and neck. Oxford Univ Press, Oxford/New York. 1990. Pp. 740-742

Hildmann, H., Hildmann, A.: Der Paukenerguß. HNO 41 (1993) 455-464

Hirschberg, J., Rehak, G.: Flap surgery: experience with 1030 operations and cephalometric investigation. Folia Phoniatr Logop 49 (1997) 201-208

Horch, H.-H.: Lippen-Kiefer-Gaumenspalten. In: Mund-Kiefer-Gesichtschirurgie II. Hrsg. v. H.-H. Horch. Urban & Schwarzenberg, München-Wien-Baltimore 1998

Kuehn, D.P.et al.: Magnetic resonance imaging in the evaluation of occult submucous cleft palate. Cleft Palate-Craniofacial J 38 (2001) 5, 421-431

Lisson, J. A.: Die systematische kieferorthopädische Behandlung von Patienten mit Lippen-Kiefer-Gaumenspalten. Sprache-Stimme- Gehör 25 (2001) 81-87

McWilliams, B.J.: Submucous clefts of the palate: how liely are they by symptomatic? Clefte Palate Craniofacial Journal 28 (1991), 247-251

Papadopulos, N.A.: Intrauterine Chirurgie bei kraniofazialen Fehlbildungen am Beispiel der Lippen-Kiefer-Gaumenspalten. Wiss. Kolloquium der medizinischen Fakultät der Technischen Universität München. 18.12.2001

Parzies, A., Ptok, M.: Konservative Therapie des Näselns. Sprache Stimme Gehör 25 (2001) 88-92

Passavant, G.: Über die Verschließung des Schlundes beim Sprechen. Virchows Archiv 46 (1869) 1-31

Sader, , R. et al.: Hochfrequenz-Videokinematographie zur objektiven Darstellung des velopharyngealen Verschlußmechanismus bei Gaumenspaltenpatienten. Fortschr. Kieferorthop.55 (1994) 169-175

Sader, R.: Untersuchungen zur velopharyngealen Insuffizienz bei Patienten mit Lippen-Kiefer-Gaumenspalten und Dysgnathien und eine daraus resultierende neue sprechunterstützende Operationstechnik. Habilitationsschrift. Medizinische Fakultät der Technischen Universität München, 1999

Schliephake, H.: Primäre chirurgische Rehabilitation von Lippen-Kiefer-Gaumenspalten. Sprache-Stimme-Gehör 25 (2001) 59-69

Schönweiler, R. et al.: Hörvermögen und Sprachleistungen bei 417 Kindern mit Spaltfehlbildungen. HNO 42 (1994) 691-696

Schönweiler, B. et al.: Untersuchungen zum Spracherwerb bei Kindern mit Spaltbildungen. Folia Phonaitr Logop 48 (1996) 92-97

Schönweiler, R. et al.: A retrospective study hearing, speech and language function in children with clefts following palatoplasty and veloplasty procedures at 18-24 months of age. Int.J.Pediatr. Otorhinolaryngol. 50 (1999) 205-217

Sedlackova, E.: The syndrome of the congenital shortening of the soft palate (in Czech). Cas Lek Ces 94 (1955) 1304-1307

Sedlackova, E.: The syndrome of the congenitally shortend velum. The dual innervation of the soft palate. Folia phoniatr. 19 (1967) 441-450

Shprintzen, R.J. et al.: A new syndrome involving cleft palte, cardia anomalies, typical facies and learning disabilities: velo-cardio-syndrome. Cleft Palate J. 15 (1978) 56-62

Shprintzen, R.J.: Velocardiofacial syndrome. In: Otolaryngologic Clinics of North America. Vol.33. Number 6. December 2000, Saunders, Philadelphia 2000. P.1217-1240

Stal, S., Hicks, J.: Classic and occult submucous cleft paltes: a histopathologic analysis. Cleft Palate-Craniofacial J 35 (1998) 4, 351-358

Stoll, C. et al.: Verbesserung der Sprache mit Hilfe der Velopharyngoplastik bei Patienten mit Lippen-Kiefer-Gaumen-spalten. Laryngo-Rhino-Otol 2000 79 (281-289)

Uttenweiler, V.: Pierre-Robin-Syndrom. L.O.G.O.S. Interdisziplinär 3 (1995) 3, 232

Vantrappen,G. et al.: Clinical features in 130 patients with the velo-cardio-facial syndrome. The Leuven experience. Acta oto-rhino-laryngologica belg. 55 (2001) 43-48

Wohlleben, U.: Pierre-Robin-Syndrom. L.O.G.O.S. Interdisziplinär 3 (1995). S.232-233

11 Redeflussstörungen

Inhaltsübersicht

Flüssig sprechen zu können ist eine Fähigkeit, die mühelos während der interpersonellen Kommunikation stattfindet und keinerlei Aufmerksamkeit bedarf. Dagegen führen Redeflussstörungen zu unterschiedlich ausgeprägten kommunikativen Beeinträchtigungen im Kindes-, Jugend- und Erwachsenenalter.

Terminologie: Im deutschsprachigen Raum werden **Stottern** und **Poltern** als Hauptvertreter der Redeflussstörungen bezeichnet. Diese Kommunikationsstörungen können auch **Sprechablaufstörungen** genannt werden (vgl. Nekahm 2000). Stottern wird auch als eine **Störung der Sprechflüssigkeit** bezeichnet.

Im anglo-amerikanischen Sprachraum wird eine weitaus differenzierte Terminologie empfohlen (vgl. Asha-Richtlinien 1999). Unterschieden werden **Fluency, Fluency Disorder, Disfluency** (verweist auf Unterbrechungen der phonologischen, lexikalischen, morphologischen und/oder syntaktischen Sprachsegmente), **Dysfluency** (entspricht Stuttering), **Stuttering, Neurogenic Stuttering, Psychogenic Stuttering** und **Cluttering**.

Im französischen Sprachraum entspricht der Begriff **Begaiement** dem unseres Stotterns. In Großbritannien wird **Stammering** synonym mit Stuttering verwendet.

11.1 Stottern

Die Redeflussstörung Stottern ist Gegenstand einer unübersehbaren Zahl von wissenschaftlichen, praktischen und hypothetischen Beiträgen von Vertretern vieler verschiedener Fachdisziplinen. Allein im deutschsprachigen Raum sind in den letzten Jahren u. a. aus logopädischer, psychologischer und sprachheilpädagogischer Sicht mehrere Monographien erschienen (vgl. Natke 2000; Sandrieser, Schneider 2001; Hansen, Iven 2002; Ochsenkühn, Thiel 2003). Johannsen hat im Band 2 dieses Lehrbuchs (2001) ausführlich die „Therapie von Redeflussstörungen bei Kindern und Erwachsenen" beschrieben. Stellvertretend für zahlreiche Monographien im anglo-amerikanischen Raum wird auf die Bücher von Bloodstein (1995), Curlee und Siegel (1997), Curlee (1999), Conture (2001) und Ryan (2001) verwiesen. Trotz der in den letzten Jahrzehnten und Jahren erfolgten Fortschritte in der Erforschung der Sprechstörung sind keineswegs alle Fragen beantwortet.

Historisches: Die Anschauungen über die Entstehung des Stotterns zeigen mindestens seit dem 19. Jahrhundert einen ständigen Wandel. Aus der Fülle der Hypothesen und Interpretationen soll eine genannt werden. Historisch interessant sind die irrigen Anschauungen von Dieffenbach (1792–1847) dem „Vater der plastischen Chirurgie", der meinte das Stottern durch keilförmige Exzisionen aus der Zunge „heilen" zu können.

Definition: Stottern ist eine sprechmotorische Redeflussstörung und damit eine zentrale Sprechstörung. Es tritt beim mitteilenden und nicht-kommunikativen Sprechen – unabhängig vom Willen des Sprechers – im Kindes- und Erwachsenenalter auf und äußert sich symptomatisch in den Bereichen Respiration, Phonation, Artikulation, Sprechablauf und Motorik.

Epidemiologie: Die Prävalenz des Stotterns, d. h. ein vorübergehendes oder ständiges Stottern, beträgt 1 % der Gesamtbevölkerung. Dabei werden alle Altersstufen und beide Geschlechter erfasst.

Geschlechterverteilung: Es wird ein Verhältnis von 3:1 angenommen, d. h. Jungen sind häufiger von Stottern betroffen als Mädchen.

Auf der Grundlage von zwei Längsschnittuntersuchungen (vgl. Johannsen 2001; Yairi 1999) konnten die epidemiologischen Daten beim Stottern optimiert werden. Das gilt besonders für den exakten Zeitpunkt des Beginns und die Unterscheidung zwischen entwicklungsunflüssigem Sprechen und Stottern.

Eine neue kritische Bewertung von Prävalenz und Inzidenz legen Brosch, Häge, Rommel und Johannsen (2001) vor:

- Bis zu 80% aller Kinder machen während ihrer Sprachentwicklung eine mehr oder weniger lange Zeit unflüssigen Sprechens durch.
- Von diesen zeigen etwa 5% im weiteren Verlauf eine Symptomatik, die auch vom erfahrenen Untersucher so gewertet wird, dass ein überdauernder chronischer Verlauf droht.
- Von diesen 5% werden 4% im späteren Kindes-, Jugendlichen- und frühen Erwachsenenalter noch flüssig, so dass 1% der Erwachsenenbevölkerung (Prävalenz) als Stotterer verbleibt.
- Die Remissionswahrscheinlichkeit nimmt dabei mit zunehmendem Kindesalter stetig ab, und erreicht schon im Alter von 8 bis 9 Jahren ein Minimum.

Die Epidemiologie des Stotterns bezogen auf die Lebensspanne beschreiben Craig et al. (2002) anhand von 4689 telefonisch befragten Familien. Sie gelangten zu folgenden Ergebnissen hinsichtlich der Prävalenz:

- 0,72% gesamte Lebensspanne
- 1,4–1,44% jüngere Kinder
- 0,53% Erwachsene

Sie fanden folgende Geschlechterverteilung von männlich zu weiblich:

- 2,3:1 jüngere Kinder
- 4:1 Erwachsene
- 2,3:1 alle Lebensalter

Bildgebende Verfahren der Hirnaktivität und Stottern: Untersuchungen der Hirnaktivität bei Stotterern sind mit Hilfe von PET (Positronenemissionstomographie) und fMRI (funktionelle Magnet-Resonanz-Tomographie) möglich. Stotternde Erwachsene mit linguistischen Beeinträchtigungen bei PET-Untersuchungen zeigen in bestimmten Hirnarealen der rechten Hemisphäre eine höhere Durchblutung als in der linken Hemisphäre (vgl. Ingham et al. 1996). Gesichert ist jedoch nur, dass die kortikalen Unterschiede zwischen Stotterer und Nichtstotterer nur auftreten, wenn diese mit syntaktischen, semantischen und phonologischen Vorgängen während der Sprach- und Sprechproduktion einhergehen (vgl. Conture et al. 2001). Neumann et al. (2001) beschreiben Ergebnisse einer fMRI-Beurteilung bei 21 erwachsenen Stotterern. Sie fanden eine Zunahme der Hirnaktivitäten in den rechten frontalen, parietalen und limbischen Gebieten. Eine Abnahme der Aktivitäten konnte bilateral im Hirnstamm, Kleinhirn sowie im linken inferior-frontalen (Broca) und mittleren temporalen Gyrus (Wernike), im rechten limbischen Lappen und im linken Thalamus festgestellt werden.

Elektroenzephalographie, evozierte Potenziale: Seit Jahrzehnten werden Untersuchungen durchgeführt, um eine hirnorganische Ursache des Stottern zu belegen. Stellvertretend für viele Mitteilungen werden zwei neuere Untersuchungen erwähnt. Rosanowski et al. (1998) verweisen anhand ihrer Untersuchungen mit auditorisch sprachevozierten Hirnrindenpotentialen darauf, dass dem Stottern eine „organische, zentralnervöse Ursache zu Grunde liegt". Auch Khedr et al. (2000) nehmen anhand ihrer Untersuchungsergebnisse mit evozierten Potenzialen und EEG eine „gewisse organische Ursache des Stotterns" an.

11.1.1 Entstehung des Stotterns im Vorschulalter

Grundsätzlich gilt für die Entstehung des Stotterns im Vorschulalter: Es gibt nicht *die* Ursache des Stotterns, sondern es kommen viele Ursachen in Betracht.

> **!** Schwerpunktmäßig orientiert sich die Suche nach den unterschiedlichen Ursachen des Stotterns auf das Vorschulalter, da sich in dieser Zeit überwiegend das chronische Stottern entwickelt. Auch kann nur nah am Entstehungszeitpunkt annähernd sicher zwischen Ursachen und Folgen unterschieden werden.

Die vielfältigen und heterogenen Forschungsergebnisse lassen sich durch ein **Modell** erklären. Als Modell kann folgendes Bedingungsgefüge für die Entstehung, Aufrechterhaltung und den Verlauf des kindlichen Stotterns angenommen werden (vgl. Arbeitsgruppe Johannsen 1991, 1996, 2001). Grundlage dieses Modells ist eine multifaktorielle Betrachtungsweise. Dabei wird eine am Einzelfall orientierte Analyse, eine idiographische Sichtweise, angestrebt. Das Stottern im Vorschulalter wird demzufolge entscheidend durch eine individuelle Entwicklungsdynamik geprägt.

Die Entstehung, Aufrechterhaltung und der Verlauf des chronischen Stotterns wird wesentlich durch **disponierende Bedingungen** – z. B. genetische Ursachen, prä-, peri- und postnatale Einflüsse oder frühkindliche

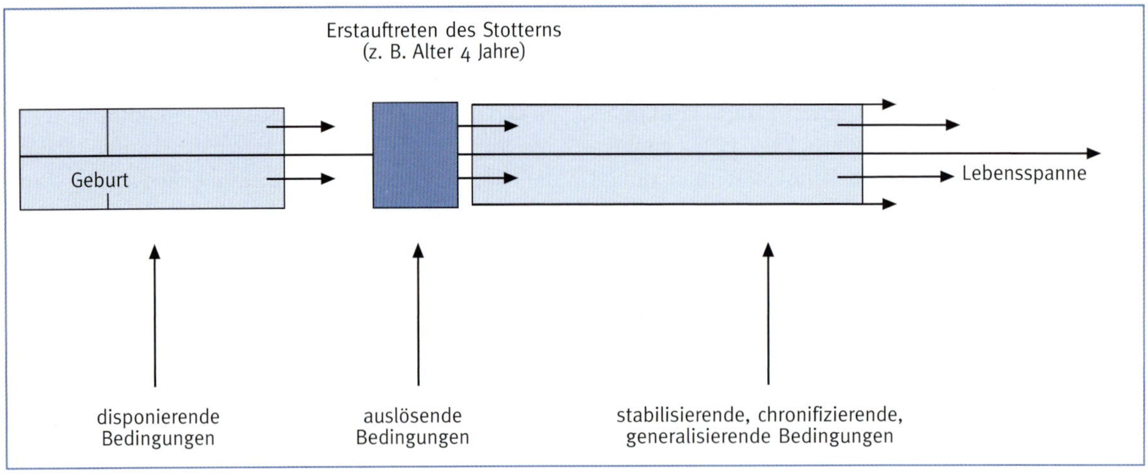

Abb. 11.1: Ätiologische Befundkonstellationen des kindlichen Stotterns (Schulze, Johannsen 1991)

Entwicklungsbedingungen – beeinflusst. **Auslösende Bedingungen** – Faktoren und Ereignisse, die dem Erstauftreten des Stotterns unmittelbar zeitlich vorangehen oder damit zusammenfallen – müssen zusätzlich Beachtung finden. Darüber hinaus sind **chronifizierende, generalisierende und die Sprechflüssigkeit stabilisierende Bedingungen** von wesentlicher Bedeutung (vgl. Schulze, Johannsen 1991; Johannsen 2001; Abb. 11.1).

Disponierende Bedingungen

Stottern als neuromotorische Koordinationsstörung

Die Modellvorstellung geht davon aus, dass dem Stottern im Vorschulalter vermutlich eine neurologische Dysfunktion zugrunde liegt. Diese These wird dadurch unterstützt, dass es immer wieder Stotterer gibt, bei denen psychologische oder linguistische Anteile ätiologisch und verlaufsmäßig nur eine nachgeordnete Rolle spielen. In diesem Zusammenhang wird auf das gehäufte Auftreten von Redeflussstörungen bei geistigen Entwicklungsstörungen verwiesen. Eine Zuordnung des Stotterns zur Entwicklungsstörung ist deshalb naheliegend.

Hemisphärendominanz und Stottern

Dabei wird Stottern als Folge einer unzureichenden Lateralisation sprachlicher Fähigkeiten angenommen. Diesen Vorstellungen liegen unterschiedliche Ansätze zugrunde. Einmal beobachtet man gehäufte verbale Dysfunktion bei **Linkshändigkeit**, so dass interhemisphärische Störungen der Sprachverarbeitung und Stottern diskutiert werden.

Beim **Amytal-Test** (Wada-Test) kann die Dominanz einer Hirnhälfte für Sprache geprüft werden. Die Injektion von stark verdünntem Natrium-Amytal in die A. carotis interna einer Seite führt zu einer kurzdauernden Ausschaltung der gleichseitigen Hirnhälfte und ergibt im Bereich der Dominanzseite für einige Minuten eine Aphasie. Gelangt das Amytal in die rechte, d. h. in der Regel nicht-dominante Hemisphäre, verliert der Patient sein Sprachvermögen nicht. Dagegen erfolgt ein unterschiedlich ausgeprägter Sprachausfall bei Injektion in den die linke Hemisphäre versorgenden Blutkreislauf. Der Test wird nicht mehr durchgeführt, da als Komplikation ein akuter Hirninsult bei Emboliegefahr auftreten kann.

Dagegen werden **dichotische Hörtests** angewendet. Dem Patienten werden gleichzeitig über Kopfhörer zwei verschiedene Stimuli von gleicher Dauer und Intensität angeboten. Damit gelingt es, Hemisphärendifferenzen festzustellen. Auch bei visuellen Stimulationen und ihrer Beurteilung mit Hilfe der **Tachistoskopie**, der Beurteilung von visuellem Gedächtnis, Perzeptions- und Reaktionsfähigkeit durch kurzfristige Darbietung von visuellen Reizen mit einem Projektionsgerät, können Hemisphärendifferenzen registriert werden.

Ziel ist es, eine Rechts-Links-Hemisphären-Störung, aber auch eine nicht abgeschlossene Lateralisation als Disposition für das Stottern festzustellen. Dabei sind vorrangig Lateralisationsprüfungen durchzuführen.

Stottern als Folge einer Wahrnehmungsstörung

In diesem Zusammenhang wird bei Vorschulkindern mit Entwicklungsunflüssigkeiten eine bestehende Interferenz unterschiedlicher Feedbacksysteme – meist des auditiven Systems – für eine begrenzte Phase des Spracherwerbs angenommen. Untersuchungen mit Hilfe des **Lee-Effekts** (*delayed auditory feedback*) führen zum künstlichen Stottern bei normalsprechenden Probanden. Grundsätzlich lassen sich Sprechstörungen bei nicht-stotternden Personen leicht provozieren. Werden dagegen Stotternde aufgefordert, unter verzögerter akustischer Rückkopplung zu sprechen, nehmen die Redeunflüssigkeiten ab. Normalerweise wird der Lee-Effekt als Kontrollfunktion der selbstaufmerksamen Sprechwahrnehmung immer weniger bedeutsam und automatisiert. Tritt jedoch eine Störung dieser Autoregulation ein, kann ein Stottern auftreten.

Eine **Autoregulationsstörung** (vgl. Bloodstein 1995) kann als zusätzliche Erklärung für die Entstehung des chronischen Stotterns im Vorschulalter genannt werden. Die Selbstregulation des Sprechens durch die propriozeptiven und kinästhetischen Systeme ist weitgehend automatisch. Beim Stottern wird eine Störung der Autoregulation des Sprechens angenommen. Veränderungen der Tiefensensibilität im Bereich der Sprechorgane können z. B. zu einer Autoregulationsstörung führen.

Genetische Faktoren

Korrekterweise sollte nicht von einer Vererbung des Stotterns gesprochen werden, sondern von einer Vererbung der Anlage, einer Disposition. Darüber hinaus ist bekannt, dass genetische Faktoren von Umwelteinwirkungen überdeckt werden können. Sicherlich wird eine genetische Disposition zum Stottern von den Eltern stotternder Kinder oft negiert oder nicht erkannt, sei es aus Unkenntnis oder um Schuldzuweisungen zu vermeiden. Deshalb ist es in unklaren Fällen eine intensive anamnestische Abklärung aller Familienangehörigen des Stotternden mit Hilfe eines Stammbaums über mindestens drei Generationen erforderlich (vgl. Kap. 24).

> **!** Grundsätzlich wird angenommen, dass die Dispositionen „neuromuskuläre Koordinationsstörungen", „Hemisphärendifferenz", „Wahrnehmungsstörung" und „genetische Faktoren" weitergegeben oder frühkindlich erworben werden und in ein Stottern im Vorschulalter einmünden können. Dabei können die aufgezeigten Störungsmöglichkeiten allein, gemeinsam oder nacheinander wirksam werden.

Auslösende und aufrechterhaltende Faktoren

Auslösende Faktoren sind solche, die dem Erstauftreten des Stotterns unmittelbar zeitlich vorangehen oder sogar damit zusammenfallen können (vgl. Abb. 7.1, Bd. 2). Die idiographische Betrachtungsweise, d. h. der einzelfallorientierte Ansatz, kann gut in die neurophysiologischen, psycholinguistischen und psychosozialen Variablen integriert werden. Die auslösenden und aufrechterhaltenden Bedingungen beruhen auf einem multikausalen Faktorenbündel, die für sich allein oder in gegenseitiger Beeinflussung wirksam werden können. Bei diesem Modell der interaktiven Beziehungen für die Entstehung, Aufrechterhaltung und den Verlauf des Stotterns im Kindesalter kommen sehr unterschiedliche Risikofaktoren in Betracht.

Die Konstellationen der oben geschilderten dispositionellen Bedingungen und die dazutretenden auslösenden und aufrechterhaltenden Faktoren sind allerdings individuell sehr verschieden, münden jedoch in ein chronifiziertes Stadium ein.

Anforderungs- und Kapazitätsmodell (Starkweather)

Für den normalen neurophysiologisch gesteuerten Sprechvorgang ist ein Gleichgewicht der Anforderungen und Kapazitäten unbedingt erforderlich. Das Anforderungs- und Kapazitätenmodell der Arbeitsgruppe um Starkweather (vgl. Starkweather 1987; Starkweather et al. 1990) beschreibt das Ungleichgewicht zwischen den sich entwickelnden sprechmotorischen, emotionalen, kognitiven und linguistischen Fähigkeiten auf der einen Seite und Anforderungen, die sich das Kind selbst setzt oder die durch die externe kommunikative Umgebung herangetragen werden auf der anderen Seiten. Auch ungünstige Kommunikationsbedingungen spielen eine wesentliche Rolle. Das Modell beruht darauf, dass die für ein fließendes Sprechen notwendigen Kapazitäten nicht ausreichen bzw. die Anforderungen zu hoch sind. Erfüllen die Sprechfertigkeiten nicht den jeweiligen verbalen Anspruch, kann es zu Redeflussstörungen kommen. Einschränkend sei festgestellt: Das Anforderungs- und Kapazitätenmodell soll und kann nicht die Ursache des Stotterns erklären. Vielmehr erleichtert es das Verständnis für die unterschiedlichen Erfordernisse an die sprechmotorische Kontrolle hinsichtlich der Dauer, Höhe und Intensität beim Redefluss. Ein *„slow motion speech"* passt z. B. die Sprechgeschwindigkeit an die vorhandenen Kapazitäten an.

Zwei Längsschnittstudien

Die Ergebnisse von zwei Längsschnittstudien haben unsere Kenntnisse über das Stottern im Vorschulalter erweitert:

Die **nordamerikanische Yairi-Längsschnittstudie** (vgl. Yairi et al 1999; Paden et al. 1999; Watkins et al. 1999) verfolgte mindestens 4 Jahre 84 Vorschulkinder aus sprachsystematischer und phonologischer Sicht. Von diesen besserten (*recovery*) sich 76 % der frühkindlichen Stotterer, dagegen zeigten 26 % keine Besserung (*persistency*). Die Yairi-Studie erfasste die Kinder möglichst nah am Beginn des Stotterns, d. h. im Durchschnitt knapp 7 Monate nach Beginn des Stotterns. Den Eltern wurden als Behandlungsmaßnahme lediglich Stotterertherapeuten genannt.

Tab. 11.1: Screeninginstrument für die Unterscheidung zwischen physiologischem versus beginnendem chronischem Stottern (vgl. Johannsen 1996, in Brosch et al. 2001, 292)

Für pathologische Sprechunflüssigkeiten sprechen:	
1. Bisherige Dauer	Die Unflüssigkeiten des Kindes dauern länger als 6 Monate an.
2. Verlauf	Das Stottern des Kindes hat sich von zunächst spannungsfreien Wiederholungen zu Blockierungen verändert. Es treten Mitbewegungen des Gesichtes, des Rumpfes oder der Extremitäten auf.
3. Symptomatik	Es treten Dehnungen mit Tonhöhen- oder Lautstärkeanstieg und Blockierungen mit sichtbarer Anstrengung auf.
4. Störungsbewusstsein	Das Kind zeigt selbst deutliche Reaktion auf seine Redeflüssigkeiten, z. B. verbal, durch Abbruch einer Äußerung im Symptom, oder es lässt ein Vermeiden bestimmter Laute, Wörter oder Sprechsituationen erkennen.
5. Familiäre Belastung mit Stottern	Mindestens ein weiteres Familienmitglied stottert.
6. Einstellung der Eltern	Die Eltern äußern die Überzeugung, dass sich das Stottern gefestigt hat und sich nicht mehr von allein zurückbilden wird.

11

Die **Längsschnittstudie der Ulmer Arbeitsgruppe** (vgl. Johannsen et al. 2001, 14) hat 80 Vorschulkinder über einen Zeitraum von 4,5 Jahren wiederholt untersucht und in der gleichen Institution behandelt. „Als Gefahrenmomente für einen überdauernden chronischen Verlauf des Stotterns erwiesen sich ein früher Stotterbeginn, eine hohe, über die Zeit wenige oder gar nicht beeinflussbare Stottersymptomatik, das männliche Geschlecht, weitere Stotterer in der Familie und Linkshändigkeit."

11.1.2 Entwicklungsunflüssigkeiten und chronisches Stottern bei Kindern

Die kritischen Merkmale für die Unterscheidung zwischen „physiologischen Entwicklungsunflüssigkeiten" und „beginnendem chronischen Stottern" werden seit vielen Jahren immer wieder diskutiert und beschrieben.

Da das Stottern überwiegend im Vorschulalter entsteht, ist eine genaue Analyse möglicher Entstehungsfaktoren in den ersten Lebensjahren wesentlich. Dies gilt besonders für die Abgrenzung von temporären verbalen Entwicklungsunflüssigkeiten und chronischem Stottern.

Entwicklungsbedingte Unflüssigkeiten des Sprechens sind im Vorschulalter häufig. Der Begriff „physiologische Entwicklungsunflüssigkeit" ist dafür gebräuchlich, kann aber zu Missverständnissen führen und wird kaum noch verwendet.

Eine Abgrenzung von temporären Entwicklungsunflüssigkeiten im Vorschulalter zum chronischen Stottern erfordert Erfahrung. Eine gezielte Früherkennung des akuten, subakuten und chronischen Stotterns im Vorschulalter ist ein wesentlicher Beitrag zur Vermeidung eines chronischen Stotterns im Erwachsenenalter. Deshalb ist es verständlich, dass die aktuelle Forschung besonderen Wert auf diese Fragestellung legt.

Tab. 11.2: Beginnendes Stottern – Chronisches Stottern (Nomenklatur) (vgl. Sandrieser, Schneider 2001)

Bezeichnung	Dauer	Qualität/Häufigkeit
beginnendes Stottern	weniger als 6 Monate	spezifische symptomatische Unflüssigkeiten – Teilwortwiederholungen mit 4 oder mehr Iterationen – Dehnungen/Blockierungen von 0,5 Sekunden Dauer oder mehr – fakultativ Begleitsymptomatik
	länger als 6 Monate	3 oder mehr Prozent symptomatische Unflüssigkeiten ohne Begleitsymptomatik oder symptomatische Unflüssigkeiten mit Begleitsymptomatik
chronisches Stottern	länger als 12 Monate	– Teilwortwiederholungen, Dehnungen, Blockierungen – fakultativ Begleitsymptomatik

Die Unterschiede zwischen einer physiologischen Entwicklungsunflüssigkeit und einem beginnenden chronischen Stottern verdeutlicht Tabelle 11.1.

Die Unterscheidung zwischen einem beginnenden und einem chronischen Stottern ist durch die Dauer und die Qualität differenzierbar (Tab. 11.2).

Stottern bei geistiger Behinderung

Ein Stottern bei geistiger Behinderung kann vom chronifizierten Stottern im Vorschulalter mit Hilfe psychometrischer Verfahren zur Feststellung des mentalen Profils abgegrenzt werden. Im Vergleich zum Gesamtwissen über Redeflussstörungen sind die wissenschaftlichen Untersuchungen bei geistigen Behinderungen eher rar. Dagegen liegt die Prävalenz dieser Gruppe, besonders beim Down-Syndrom, wesentlich höher als in der Gesamtbevölkerung (vgl. Böhme 1977). Allerdings ist die Zahl der Sekundärsymptome wie Flicklaute und -wörter, Mitbewegungen, respiratorischen Veränderungen und Sprechangst bei geistig Behinderten gegenüber durchschnittlich intelligenten Stotterern seltener. Es ergeben sich somit Parallelen zum neurogenen und psychogenen Stottern. Dagegen sind bei Stotternden mit geistiger Behinderung begleitende Sprach-, Sprech-, Stimm- und Hörstörungen weitaus häufiger als bei Patienten mit Redeflussstörungen und normaler Intelligenz.

11.1.3 Stottern im Erwachsenenalter

Chronisches Stottern im Erwachsenenalter als Fortsetzung eines Beginns im Vorschulalter

Überwiegend finden wir ein Stottern im Erwachsenenalter als chronische Redeflussstörung, die fortgeführt aus dem Stottern im Vorschulalter entstanden ist.

Das „pseudoprimäre" Stottern im Erwachsenenalter kann auch auf einem erneuten Auftreten eines in der Kindheit begonnenen Stotterns beruhen. Dabei ist eine Symptomfreiheit als stummes Intervall möglich. Ein latent vorhandenes Stottern, entstanden im Vorschulalter, kann sich jedoch auch im Schul-, Jugendlichen- und Erwachsenenalter manifestieren (vgl. van Riper, Emerick 1990).

Mit zunehmendem Alter wird die Deutung kausaler Faktoren immer schwieriger. Sie sind dann therapeutisch nicht mehr relevant. Aufgrund des jahrelangen Verlaufs mit unterschiedlichen Schüben in der Gesamtsymptomatik und oft zu beobachtender Therapieresistenz können weitere Befunde hinzutreten. Zu diesen zählen u. a. Persönlichkeitsveränderungen, die dann zu weiteren psychischen Folgen führen können. Dieses Stottern führt zu vielen sehr unterschiedlichen Therapieansätzen.

> **!** Das chronisch-rezidivierende Stottern im Erwachsenenalter beruht überwiegend auf einem im Vorschulalter entstandenen Stottern.

Neurogenes Stottern, psychogenes Stottern

Die im Erwachsenenalter neu auftretenden Redeflussstörungen lassen sich kausal in folgende Gruppen einteilen:

- neurogenes Stottern
- psychogenes Stottern

Neurogenes Stottern

Das neurogene Stottern (*neurogenic stuttering*) im Erwachsenenalter kann primär nach einem Schädel-Hirn-Trauma, einem zerebralen Insult oder bei degenerativen Erkrankungen des ZNS beobachtet werden. Es kann auch als Begleitsymptom bei einem Hirntumor oder als Ausdruck einer medikamentösen Nebenwirkung, u. a. von Neuroleptika oder Antiepileptika, auftreten. Extrapyramidale Erkrankungen, z. B. die Parkinson-Krankheit, können ebenfalls Redeflussstörungen verursachen. Mit Recht spricht Helm-Estabrooks (1999) von einem „*Stuttering associated with acquired neurological disorders*" (SAAND). Sie beschreibt folgende Kriterien für Patienten mit Schlaganfällen und Schädel-Hirntraumata:

- Ausbleiben eines Adaptionseffekts
- Dehnungen, Wiederholungen und Blockierungen sind nicht hauptsächlich auf initiale Silben beschränkt
- Stottern tritt bei Funktionswörtern nahezu gleich häufig auf wie bei Inhaltswörtern
- Sekundärphänomene wie mimische Mitbewegungen, Augenkneifen oder die Faust-Ballen treten nicht in Verbindung mit Stotterereignissen auf
- das Stottermuster bleibt bei unterschiedlichen Sprechaufgaben relativ konstant

Das neurogene Stottern führt lediglich bei 20 % der Fälle zu einer Sprechangst. Ähnliches gilt auch für die Sekundärsymptome, die lediglich bei 25 % erst nach längerer Verlaufsform eruierbar sind und nach einer Zusammenstellung von Ringo und Dietrich (1995) in 75 % überhaupt nicht nachweisbar sind.

Psychogenes Stottern

Ein psychogenes Stottern ist selten feststellbar. Häufig wird eine Konversionsstörung festgestellt. Von wesent-

11

licher Bedeutung ist die Differenzialdiagnose des psychogenen Stotterns zum klassischen Stottern *(developmental stuttering)* und dem neurogenen Stottern.

Das psychogene Stottern im Erwachsenenalter unterscheidet sich mit folgenden Symptomen eindeutig vom Stottern im eigentlichen Sinn:

- Plötzliches Einsetzen mit einem bedeutungstragenden Ereignis.
- Die Symptomatik ist in der Untersuchungssituation unbeeinflussbar.
- Die Symptomatik ist kontinuierlich bei jedem Wort oder Satz, das Fehlen intermittierender Phasen ist typisch.
- Das psychogene Stottern tritt auch beim Singen und Flüstern auf.
- Das Auslösetrauma entspricht einer inneren Traumatisierung, d. h. es besteht eine neurotische Disposition.
- Eine zusätzliche Symptomatik, die im Sinne einer Konversionsneurose interpretierbar ist, kann, muss aber nicht auftreten.
- Der Verlauf (Heilung, Rückfall bzw. Persistenz) ist auf dem Hintergrund der inneren Traumatisierung und durch operante Konditionierung erklärbar. Eine psychotherapeutische Aufarbeitung des zugrundeliegenden Konflikts ist erforderlich.

(vgl. Brunner, Steller, Wirth 1996)

Oft können bei einem erworbenen psychogenen Stottern Hinweise auf ein neurologisches Stottern gefunden werden (vgl. Baumgartner, Duffy 1997; Baumgartner 1999; Zückner, Ebel 2001).

11.1.4 Funktionsprüfungen im Kindes- und Erwachsenenalter

Die diagnostischen Maßnahmen beginnen mit einer ausführlichen **Anamnese.** Aufbauend auf dem Erstgespräch erfolgt eine phoniatrisch-logopädisch-sprachheilpädagogische Beurteilung. Die interdisziplinäre Besprechung zwischen Arzt und Sprachtherapeuten sollte durch eine psychologische Untersuchung ergänzt werden.

Eine exakte Beschreibung und damit eine vergleichbare Erfassung der beim Stottern auftretenden verbalen Ereignisse ist nur mit einer systematischen **Spontansprachanalyse** möglich. Je nach Art des Stotterns lassen sich spezielle pathologische Sprechunflüssigkeiten in Wort und Satz beobachten. Von diagnostischer Bedeutung ist, in welchen Situationen der Patient stotterfrei ist. Bei einer Spontansprachanalyse sollten u. a. auch Reihensprechen und die verbalen Fähigkeiten bei der Prüfung mit normierten Texten erfasst werden. Beim Singen tritt Stottern nur selten auf.

In der klinischen Praxis einer Funktionsdiagnostik und Therapieverlaufskontrolle ist eine **Video- oder Audioaufnahme** während des Lesens eines phonetisch ausgewogenen Standardtextes erforderlich. Dazu kann u. a. der Standardtext „Nordwind und Sonne" benutzt werden.

Glück (2002) empfiehlt eine Software für den Standard-PC, die er als **FluencyMeter** zur Bestimmung der Sprechflüssigkeit bezeichnet und für Stotterer empfiehlt. Das praktikable Vorgehen beurteilt differenziert die unterschiedlichen Stotter-Ereignisse und die Sprechgeschwindigkeit. Damit werden ein Monitoring der Redeflussstörung und eine Beurteilung des Therapieerfolges erreicht.

> **!** Die Spontansprachanalyse allein ist von subjektiven Faktoren des Auswertenden abhängig. Eine Video- und Audioaufnahme kann die Funktionsprüfung beim Stottern optimieren.

Grundsätzlich muss die Funktionsdiagnostik beim kindlichen Stottern durch folgende Beurteilungen ergänzt werden:

- familiäre Interaktion
- allgemeiner gesundheitlicher Status des Kindes
- Stand der Sprach- und Sprechentwicklung
- Motorik
- kognitive Leistungsfähigkeit des Kindes
- Ausschluss einer Hörstörung

> **!** Aufgrund der umfangreichen Fragestellungen beim chronischen Stottern hinsichtlich der motorischen, psycholinguistischen und psychosomatischen Faktoren ist eine therapiesteuernde Diagnostik erforderlich.

11.1.5 Symptomatik

Stottern ist durch unterschiedlich verbale Symptommuster gekennzeichnet.

Primärsymptome

Die Primärsymptome werden eingeteilt in:

- Wiederholungen: Teilwortwiederholungen (Laut- bzw. Silbenwiederholungen), Wortwiederholungen, Satzteilwiederholungen
- Dehnungen
- Blockierungen

Tab. 11.3: Sprechcharakteristika des Stotterns beim flüssigen Sprechen (vgl. Peters et al. 1993)

Physiologie des Sprechens beim Stotterer während des flüssigen Sprechvorgangs
1. Verlangsamter Beginn der Sprechbewegungen • Verlängerung der Sprechreaktionszeit • deutliche Verzögerung des Respirationsbeginns • verlangsamter Einsatz der Lippen- und laryngealen Muskelaktivität
2. Probleme bei der Programmierung der motorischen Sprechproduktion • verlängerte Reaktionszeit als Funktion von Aufgabe und Sequenz
3. Mangelhafte Steuerung und Koordination der Sprechbewegungen • Respiration – Phonation – Abweichung des subglottischen Luftdrucks von der Norm • Phonation – Artikulation – Probleme beim zeitgerechten Einsatz von laryngealen- und Lippenbewegungen • Zwischen den Artikulationen – größere Abweichungen der artikulatorischen Bewegungen – Verlangsamung der Bewegungen – geringere Abweichungen der EMG-Aktivität – längere Konstanz der Stellung der Artikulatoren – verminderte Koordination zwischen Zungen- und Lippenbewegungen – verminderte Koordination zwischen Oberlippe, Unterlippe und Kiefer

Je nach Symptomatik kann man die Unterbrechungen im Redefluss als tonisches oder klonisches Stottern bezeichnen. Auf Grund neuerer Erkenntnisse, die auch die neuromuskulären Veränderungen beim nichtkommunikativen Sprechen betreffen, sind diese früheren Einteilungsprinzipien in tonisches, klonisches, tonisch-klonisches bzw. klonisch-tonisches Stottern bei der Beschreibung der verbalen Symptomatik wenig hilfreich. Im angloamerikanischen Schrifttum werden Begriffe wie tonisches und/oder klonisches Stottern nicht verwendet.

> **!** Blockierungen und Repetitionen des Sprechablaufs beim Stottern lassen keine Systematik erkennen.

Neben Stottern als Kommunikationsstörung müssen auch die Sprechcharakteristika des Stotterns während des flüssigen Sprechvorganges beachtet werden (Tab. 11.3).

Sekundärsymptome

Die Sekundärsymptome (Begleitsymptome) treten wie die Primärsymptome (Grundsymptome) sehr variabel auf. Folgende Begleitsymptome sind zu beobachten:

- **Flicklaute und -wörter:** Diese werden eingefügt, um Blockierungen oder Repetitionen zu umgehen. Dabei handelt es sich um Laute und Wörter wie „also", „ja-ja", „ich-meine" etc.
- **Mitbewegungen:** Während des Sprechens können Mitbewegungen der Extremitäten, des Kopfes oder sogar des ganzen Körpers auftreten. Auch Aufstampfen wird beobachtet.
- **Mimische Mitbewegungen:** Grimassierungen – parallel zu Sprechunflüssigkeiten – sind keineswegs selten.
- **Respiratorische Veränderungen:** Blockierungen oder Repetitionen führen zwangsläufig zu Veränderungen der Sprechatmung. Die Verwendung der Residualluft oder eine inspiratorische Sprechweise ist dabei möglich.
- **Sprechangst:** Die Redeunflüssigkeit des Kindes kann von einer Sprechangst begleitet werden.

Zusätzliche Sprach- und Sprechstörungen

Gleichzeitig können bei stotternden Kindern weitere Sprach- und Sprechstörungen vorliegen. Zum Beispiel verweist eine zusätzliche Sprachentwicklungsstörung auf linguistische Entwicklungsdefizite und erlaubt die Einordnung in eine Subgruppe der chronischen Redeflussstörungen. Auch Kommunikationsstörungen im Sinne eines Stottern-Poltern oder Poltern-Stottern können auftreten.

11.1.6 Grundzüge der Therapie

Generell wird zwischen einer Therapie bei Kindern, Jugendlichen und Erwachsenen unterschieden. Es sollte immer eine Frühbehandlung im Vorschulalter erfolgen, da ein Stottern überwiegend in dieser Zeit beginnt. Der Stotter-Therapeut muss Kenntnisse über mehrere Behandlungsprogramme haben. Dabei müssen, je nach auslösenden und entwicklungsdynamischen Bedingungen, entsprechende, sich aus der Diagnostik ergebende Schwerpunkte gesetzt werden.

> **!** Jede Therapie des Stotterns im Kindes- und Erwachsenenalter erfordert ein individuelles Vorgehen (einzelfallorientiert) und setzt bei den Therapeuten/innen ein umfangreiches Breitbandwissen über die Möglichkeiten der einzelnen Verfahren voraus. Es gibt keine Standardtherapie des Stotterns, sondern zahlreiche Verfahren zur Behandlung akuter und chronischer Redeflussstörungen.

Im Kindesalter

Prävention, frühzeitige Intervention

> **!** Da das Stottern überwiegend im Vorschulalter entsteht, sollte grundsätzlich eine intensive Frühbehandlung erfolgen.

Prävention

Besteht lediglich eine Sprechunflüssigkeit für kurze Zeit – in der Regel unter sechs Monaten – kommt eine begleitende Elternarbeit in Betracht. Allerdings kann auch bereits zu diesem Zeitpunkt ein chronisches Stottern auftreten. Andererseits sind Entwicklungsunflüssigkeiten über die eher orientierende 6 Monats-Zeitgrenze hinaus ebenfalls möglich. Der erfahrene Untersucher wird mit Hilfe variabler Testbatterien (vgl. Kap. 11.1.4) Entwicklungsunflüssigkeiten von einem chronischen Stottern differenzieren können.

Begleitende Elternarbeit

Es gibt hierzu unterschiedliche Empfehlungen (vgl. Schneider, Lüdemann 2001). Bei dem Therapieprogramm nach Katz-Bernstein (1992) werden drei Formen der Mitarbeit für Eltern stotternder Kinder empfohlen:

- kinderbegleitende Elternarbeit
- Elterntraining
- Elternberatung

Frühzeitige Intervention

Die frühzeitige Intervention beim stotternden Vorschulkind beruht auf einer möglichen Korrektur:

- des Zuhörerverhaltens
- der Reaktion auf Stotterereignisse
- der Verbesserung der Interaktion und Kommunikation

Die Erfolge des frühestmöglichen Therapiebeginns können durch das Muster der elterlichen Reaktionen und die Art des nicht flüssigen Sprechens des Vorschulkinds mit Videoaufnahmen belegt werden. Dabei kann eine *„family play session"* für etwa 15 Minuten aufgezeichnet und ausgewertet werden

Indirekte und direkte Behandlung des frühkindlichen Stotterns

Grundsätzlich bestimmen die Ergebnisse der therapiesteuernden Diagnostik die Inhalte der indirekten und direkten Frühbehandlung. Der erfahrene Stottertherapeut wird aus der Vielzahl der bekannten Verfahren die jeweils notwendigen Methoden entsprechend dem Lebensalter und auch den ätiopathogenetischen Voraussetzungen auswählen und Methodenkombinationen auf idiographischer Grundlage anwenden.

Indirekte Therapie: Dieses Vorgehen setzt nicht am Stottern selbst an. Zum einen kann sich die Behandlung ausschließlich auf die Bezugsperson konzentrieren. Zum anderen kann allerdings auch das stotternde Kind in die Behandlung einbezogen werden. Hier gilt es, ein Aufmerksamkeits- und/oder Motoriktraining durchzuführen, Defizite in seiner Sprachentwicklung aufzuarbeiten und ggf. die emotionalen Einflüsse des Kindes zu beeinflussen.

Direkte Therapie: Ergeben sich auf der Grundlage der therapiegesteuerten Diagnostik keine Entwicklungsdefizite oder ist das stotternde Kind trotz einer indirekten Therapie unflüssig, so erfolgt eine direkte Therapie. Zum einen gilt es, eine Veränderung des Sprechmusters mit Hilfe von variablen Sprechhilfen zu erreichen. Zum anderen werden *Fluency shaping*-Ansätze ebenso wie die *Non avoidance*-Therapie (vgl. van Riper, Carl Dell) der direkten Therapie zugeordnet.

> **!** Es ist eine individuelle Frühbehandlung erforderlich, die durch die therapiesteuernde Diagnostik bestimmt wird. Eine Therapie mit einem „vorgegebenen starren Programm des Therapeuten" ist abzulehnen.

Therapiekonzepte

Indirekte und direkte Behandlung nach dem Konzept Johannsen und Schulze (2001)

Die indirekte Behandlung beinhaltet Beratungs- und Elterntrainingsprogramme. Die Grundlagen ergeben sich aus der die Therapie steuernden Diagnostik. Auch das stotternde Kind kann in die Therapie einbezogen werden, wobei Ansatzpunkte das Aufmerksamkeitsverhalten, die auditive Wahrnehmung, die (Mund-)Motorik und/oder die sprachlichen Leistungen sein können.

Bei der direkten Behandlung ergeben sich drei Möglichkeiten mit unterschiedlichen Ansatzpunkten, jeweils allein oder kombiniert:

- Sprachmusterveränderung
- an den Stottersymptomen ansetzende Veränderungen
- Fluency shaping

Indirekte Behandlung mit Hilfe des Lidcombe Programm

Es wird nur indirekt mit Hilfe der Eltern behandelt und ist nur für Kinder geeignet. Es beruht auf verhaltenstherapeutischen Prinzipien. Das *Lidcombe Programm* wird in Australien und den USA eingesetzt (vgl. Onslow, Packmann 1999; Ochsenkühn, Thiel 2003).

KIDS („Kinder dürfen Stottern")

Schneider (Sandrieser, Schneider 2001) entwickelte auf der Grundlage des Dell-Konzepts (u. a. 1999) einen Ansatz zur Therapie stotternder Kinder ab dem 5. Lebensjahr. Die Behandlung der Symptome besteht aus mehreren Elementen:

- Identifikation zur Veränderung von Stottersymptomen erlernen
- Desensibilisierung gegen Kernsymptomatik
- Erlaubnis von Stottern
- Anwendung des Handwerkzeugs auf eigene Symptome
- Anwendung der Strategien am Symptom unter zunehmenden Schwierigkeiten

Mini-Kids (Sandrieser 2002)

Dieses Konzept richtet sich als ambulante Behandlungsform an 2- bis 5-jährige Kinder und ihre Familien. Als Grundlage dient eine logopädische Diagnostik des Stotterns und der möglichen Risikofaktoren für das Aufrechterhalten des Stotterns. Daraus resultiert die Planung der Therapie für die drei Kernbereiche: Kernsymptome, Begleitsymptome und psychische Reaktionen. Das Ende der Therapie erfolgt, wenn entweder eine Remission eingetreten ist oder wenn das Kind und seine Umgebung so gelassen mit der Redeflussstörung umgehen können, dass keine Nachteile entstehen.

Symptomannäherung und Modifikation

Seifert et al. (2001) beschreiben ihre Erfahrungen mit Hilfe des Therapieansatzes „Symptomannäherung und Modifikation" bei 54 Kindern (2,5 bis 6,4 Jahre) mit Verdacht auf eine Redeflussstörung im Vorschulalter. Unter den 54 Kindern konnten sie bei 45 % ein manifestes Stottern belegen. Die Kinder wurden direkt auf das Stottern angesprochen und altersgerecht behandelt. Die Therapie fand 1x wöchentlich für die Dauer von 6 Monaten statt. Die deutlichste Verbesserung zeigte sich bei der Dimension „Redefluss". Die Behandlungen führten nicht zu einer Belastung des Kindes und konnten helfen, einer Chronifizierung des Leidens vorzubeugen.

Indirekte und direkte Behandlung nach dem Konzept Koester, Nekham-Heis und Matthäus (2002)

Beim indirekten Vorgehen erfolgen eine Elternberatung, Motivitationstraining, Behandlung der evtl. vorhandenen Sprachentwicklungsverzögerung mit universeller Dyslalie und eine Anpassung des Leistungsdrucks an die Fähigkeiten. Das direkte Vorgehen beinhaltet: Klatschübungen, *Fluency shaping*, automatisiertes Sprechen, am Sprechmuster angreifende Methoden (*stuttering modification*) und mehrdimensionale Ansätze (z. B. *Non avoidance* nach van Riper).

Therapiebausteine zur Behandlung unflüssig sprechender Kinder nach dem Konzept von Hansen und Iven (2002)

In der Therapiepraxis lassen sich schwer Grenzen zwischen indirekten und direkten Zugangsweisen ziehen, da beide Bestandteile in eine einzelfallorientierte Konzeption integriert werden können. Es werden deshalb Bausteine auf dem Weg zur Veränderung des Stotterns empfohlen:

- Baustein „Kontaktaufnahme und Beziehungsaufbau"
- Baustein „Begriffe begreifen können"
- Baustein „Weiches, leichtes und langsameres Sprechen"
- Baustein „Ausdehnung und Automatisierung der flüssigen Sprechanteile"
- Baustein „Konkrete und offene Auseinandersetzung mit Unflüssigkeiten und Stottern"
- Baustein „Stimme, Atmung dun Entspannung"
- Baustein „Selbstaktualisierung und Kreativität"
- Baustein „Einstellung und Selbstkonzept"
- Baustein „Frustrationstoleranz"
- Baustein „Reduzierung der kommunikativen Verantwortung"
- Baustein „Aufgreifen weiterer (Sprach-)Entwicklungsrückstände"
- Baustein „Transfer"
- Baustein „Nachsorge und Beenden der Therapie"

(vgl. Hansen, Iven 2002, 60/61)

11

Bei Jugendlichen und Erwachsenen

Im Schulalter bzw. bei Jugendlichen sollte bei der Therapieplanung eine Furcht-Hierachie beachtet werden (vgl. Sisskin 2002; Abb. 11.2).

Die Behandlung des chronischen Stotterns bei älteren Schulkindern, Jugendlichen und Erwachsenen ist schwierig und langdauernd, da es sich überwiegend um chronische Verlaufsformen mit Sekundärphänomenen auf verschiedenen Ebenen handelt. Es bestehen multifaktorielle Redeflussstörungen, da auslösende und unterhaltende Faktoren die ehemalige Ätiopathogenese und jetzige Symptomatik überdecken und den therapeutischen Zugang erschweren.

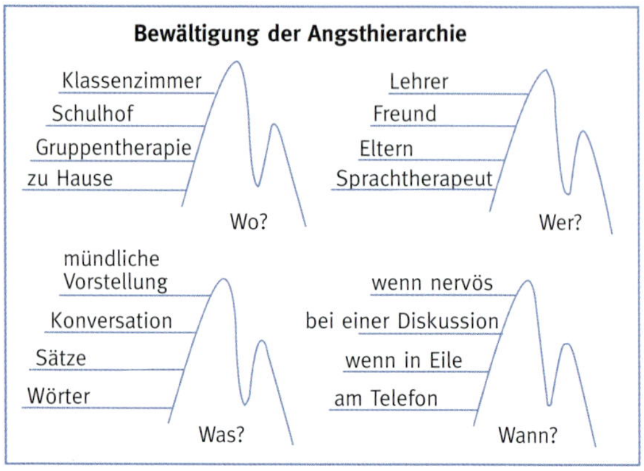

Abb. 11.2: Stottern: Furcht-Hierarchie bei Schulkindern (Sisskin 2002)

Grundzüge der Behandlung

> **!** Die Behandlungsmaßnahmen beim chronischen Stottern im Erwachsenenalter können nur zum Erfolg führen, wenn eine professionelle Therapie stattfindet und der Stotterer die Bereitschaft für eine längere Therapiedauer mitbringt.

Es muss sorgfältig ausgewählt werden, welche Behandlungswege bei der individuellen Therapie erfolgversprechend sind. Die therapeutische Strategie muss ggf. bei der Langzeittherapie neuen Erfordernissen angepasst werden. Keinesfalls sollten alle bekannten Methoden wahllos zur Behandlung des chronischen Stotterns verwendet werden. Dies setzt voraus, dass der Therapeut alle wissenschaftlich und/oder praktisch begründeten Methoden zur Behandlung des chronischen Stotterns beherrscht und diese auf dem langen Behandlungsweg auch einsetzt, variiert oder erweitert.

> **!** Wir kennen nicht *die* Stotterer-Therapie, sondern eine Vielzahl von Verfahren, die der Stotterertherapeut nach einer therapiesteuernden Diagnostik differenzialtherapeutisch gezielt anwenden sollte.

Unterschiedliche Therapieansätze

Es werden vielfältige Vorschläge für allgemeine und spezielle Behandlungen des chronischen Stotterns aus Sicht der verschiedenen Fachdisziplinen genannt:

- Atemtherapie/spannungsregulierende Methoden
- Sprechhilfen
- *Non avoidance*-Prinzipien (flüssiges Stottern, Nicht-Vermeidungs-Therapie)
- *Fluency shaping*-Prinzipien (fließendes Sprechen)
- multidimensionale Therapie
- Akzentmethode
- Psychotherapie
- verzögerte auditive Rückkopplung (VAR) der eigenen Sprache
- computerunterstützte Stottertherapie
- medikamentöse Zusatztherapie
- Stotterer-Selbsthilfegruppen

Hauptrichtungen der Stottertherapie

Die meisten Behandlungsverfahren lassen sich in zwei Therapie-Grundprogramme integrieren.

Zwei Grundmodelle bei der Behandlung des chronischen Stotterns (Tab. 11.4)

Beide Verfahren unterscheiden sich wesentlich. Sie beruhen auf:

- Erlernen des „fließenden Sprechens" (*Fluency shaping*) (vgl. Ryan 1974; Ryan, Kirk 1992)
- Erlernen des „flüssigen Stotterns" (*Non avoidance*) (vgl. van Riper 1973, 1986; Dell 1999)

Beim **Therapieprogramm „Fluency shaping"** gilt es, ein fließendes Sprechen in verbalen Kommunikationssituationen zu erzielen. Mit Hilfe einer direkten Therapie strebt man a) Sprechmuster-Veränderungen sowie b) ein *Fluency shaping* an. Die symptomorientierten Therapieansätze können u. a. auf einer Anwendung von Sprechhilfen beruhen. Grundsätzlich bedeutet es, dass neue Sprechmuster eingeübt werden, mit denen eine bessere Sprechkontrolle möglich ist.

Das **Therapieprogramm „Non avoidance"** verfolgt als Ziel ein flüssiges Stottern. Im Vordergrund steht eine Einstellungsänderung gegenüber dem eigenen Stottern. Man rechnet mit einer Verbesserung des gestörten Redeflusses, wenn der Stotterer verbale Risiken eingeht, die er bisher gefürchtet und vermieden hat. Es wird eine angstfreie Autoregulation beim Sprechen angestrebt. Die

Tab. 11.4: Vergleich der Therapierichtungen (vgl. Sandrieser, Schneider 2001)

Ansatz	**Direkt**		**Indirekt**	
Bereich	Sprechverhalten	Stotterverhalten	Psyche	Risikofaktoren
Verfahren	Fluency Shaping	Stuttering Management	z. B. – Spieltherapie – Elternberatung – Desensibilisierung – Selbstbehauptungstraining	z. B. – SES-Therapie – Elternberatung – Interaktionstherapie
Zielbereiche	spontane oder kontrollierte Sprechflüssigkeiten	spontane oder kontrollierte Sprechflüssigkeiten oder akzeptables Stottern	spontane Sprechflüssigkeit oder akzeptables Stottern	spontane Sprechflüssigkeit oder akzeptables Stottern

mit dem Stottern verbundenen negativen Gefühle und das damit einhergehende Vermeideverhalten sollen abgebaut werden.

Vier therapeutische Schritte werden von van Riper (1973, 1990) empfohlen:

- Identifikation: In dieser Phase untersucht, analysiert und klassifiziert der Stotterer seine spezielle Art des Stotterns.
- Desensibilisierung: Verminderung der Sprechängste und negativen Emotionen.
- Modifikation: Verändern und Verlernen der gewohnheitsmäßigen Vermeidungsreaktionen und Erlernen einer neuen flüssigen Art des Stotterns.
- Stabilisierung: Fortschritte beim Sprechen werden stabilisiert und automatisiert.

Stotterer, die den van Riper Therapieansatz („flüssiges Stottern") kennen gelernt haben, äußerten sich über die Behandlungsergebnisse in 25 % sehr zufrieden, in 33 % teilweise zufrieden, in 35,4 % zufrieden und in 6,3 % nicht zufrieden (vgl. Hörmann 1995).

Weitere wichtige Methoden

Atemtherapie, spannungsregulierende Methoden

Eine Darstellung der unterschiedlichen Verfahren, z. B. Eutonie und Progressive Muskelentspannungsmethode nach Jacobson erfolgt im Kapitel 17.4.

Sprechhilfen (Sprechmusteransatz)

Sprechhilfen sind Bestandteil des Therapie-Programms *Fluency shaping*. Allein angewendet besitzen sie meist nur eine vorübergehende symptomreduzierende Wirkung und müssen deshalb in das individuelle Behandlungsprogramm integriert werden. Diese symptomorientierte Behandlung muss mit Hilfe verschiedener Sprechhilfen in ihrer Wirksamkeit getestet werden. Eine Kombination von verschiedenen Sprechhilfen ist möglich. Es werden folgende Verfahren zur Behandlung des chronischen Stotterns vorgeschlagen: Sprechtemporeduzierung, Rhythmisierung des Sprechens, Sprechhilfen mit Ansatz an der Atmung sowie Spannungsreduzierung (vgl. Chr. Johannsen 1993).

Akzentmethode

Eine grundsätzliche Darstellung erfolgt im Kapitel 17.5 dieses Bandes, eine ausführliche Beschreibung des therapeutischen Vorgehens im Band 2 dieses Lehrbuches (2001) von Thyme-Frokjaer.

Psychotherapie

Therapieansätze sind z. B. Gesprächsführung, Familientherapie, Verhaltenstherapie und individualpsychologische Verfahren. Das im deutschsprachigen Raum bekannt gewordene Schoenaker-Konzept zur Behandlung des Stotterns beruht auf individualpsychologischen Prinzipien und ist nur für Erwachsene geeignet (vgl. Schoenaker 1999).

Verzögerte auditive Rückkopplung (VAR) der eigenen Sprache

Die verzögerte auditive Sprachrückkopplung beruht auf dem Lee-Effekt. Wenn bei einem gesunden Sprecher die eigene Sprache über eine Mikrofon-Kopfhörer-Verbindung verzögert zugeführt wird, kommt es aufgrund der zeitlichen Verschiebung zu einer Veränderung der Sprechflüssigkeit. Der Lee-Effekt beruht somit auf einem experimentellen Vorgehen. Mit Hilfe dieses Verfahrens kann beim Stotterer unter einer optimalen auditiven Verzögerung – zwischen 50 und 300 ms, meist um 80 ms – eine Besserung der Redeflussstörung eintreten.

- verkürzte Aufmerksamkeitsspanne
- Dyskoordination der Feinmotorik
- Stottern/Poltern in der Familienanamnese
- Unmusikalität
- diffuse EEG-Abnormitäten
- leicht gehemmt, verzögert, ängstlich beim Sprechen

Anhand einer Literaturstudie (St. Louis, Hinzman 1986; St. Louis, Rustin 1992) fasst Sick (2000) die ersten acht ausgewählten obligatorischen Symptome beim Poltern, die übereinstimmend zwischen Therapeuten aus den USA und Großbritannien angegeben wurden, zusammen:
- hohes Sprechtempo
- schlecht organisiertes Denken
- unregelmäßiges Sprechtempo
- schlechte Eigenwahrnehmung der Sprach-Sprechprobleme
- Wortwiederholungen, Laut- und Silbenwiederholungen, Phrasenwiederholungen
- Unfähigkeit, auf den Punkt zu kommen
- reduzierte Aufmerksamkeitsspanne
- Fehlartikulationen (d. h. phonetische Auffälligkeiten wie Laut- oder Silbenauslassungen, Ersetzung von Lauten und Silben, Hinzufügungen, Vertauschungen oder Zusammenziehungen von Lauten)

11

Differenzialdiagnose: Normale Redeunflüssigkeiten müssen von krankhaften Redeunflüssigkeiten abgegrenzt werden. Es besteht ein großer Unterschied zwischen raschem Sprechen (Tachylalie) ohne Artikulationsstörungen und einem Poltern. Erst wenn eine phonologische Störung hinzutritt, spricht man von einem Poltern. Differenzialdiagnostisch muss das „Poltern" bei extrapyramidalen Erkrankungen, z. B. Parkinson-Syndrom, sowie bei einer skandierenden Sprache infolge multipler Sklerose abgegrenzt werden.

Die Beziehungen zwischen Poltern und Stottern sind sehr eng. Oft steht die Poltererymptomatik am Beginn des Stotterns, d. h., dass sich auf der Grundlage des Polterns ein Stottern entwickeln kann. Manchmal ist ein Poltern-Stottern bzw. ein Stottern mit Poltererkomponente neben dem reinen Poltern zu ermitteln.

Therapie: Im **Kindesalter** empfiehlt sich eine sprachliche und gesamtpersonelle Förderung (vgl. Meixner 1992). Die individuelle Sprachförderung wird in der Therapie des Polterns einen breiten Raum einnehmen. Dabei sind eine visuelle Unterstützung sowie Speicherübungen notwendig. Bei der gesamtpersonellen Förderung müssen alle beeinträchtigten Basalfunktionen erfasst werden. Der rhythmisch-musikalischen Erziehung kommt eine besondere Bedeutung bei der Behandlung des Polterns zu.

Im **Erwachsenenalter** werden auf der Grundlage einer mehrdimensionalen Kommunikations-Profilanalyse der Kognition, Sprache, Pragmatik, Sprechen und Motorik einzelfallorientierte therapeutische Maßnahmen eingeleitet.

Daly und Burnett (1999) schlagen folgende therapeutische Prinzipien für eine mögliche Beeinflussung des Polterns vor. Dabei handelt es sich um folgende betroffene Kategorien:
- Bewusstsein
- Förderung der Eigenwahrnehmung
- Aufmerksamkeitsspanne
- Gedankenorganisation, Formulierungen
- Semantik, Syntax und Lexikon
- Pragmatik, soziale Geschicklichkeit
- Sprechproduktion und Prosodie
- motorische Geschicklichkeit

Im Gegensatz zum reinen Poltern sind die therapeutischen Maßnahmen bei den gemischten Kommunikationsstörungen (Poltern-Stottern bzw. Stottern mit Poltererkomponente) schwieriger. Zunächst sollte man versuchen, die vorherrschenden Komponenten der zwei Redeflussstörungen festzustellen. Wenn die Poltererkomponente überwiegt, muss eine Poltererbehandlung erfolgen, die häufig zum gleichzeitigen Verschwinden der Stottererkomponente führt. Überwiegt das Stottern, sollte sich die Therapie daran orientieren. Ist das Poltern mit einer phonetisch-phonologischen Störung kombiniert, sollen beide Störungen gleichzeitig behandelt werden, da therapeutisch sowohl das Poltern als auch die phonetisch-phonologische Störung Konzentration und Aufmerksamkeit erfordern.

Prognose: Der Verlauf des Polterns als ist günstig anzusehen. Die Behandlungsdauer kann sich über mehrere Monate erstrecken, insbesondere wenn gleichzeitig eine zweite Sprach- und Sprechstörung besteht.

Literatur

American Speech-Language-Hearing Association Special Interest Division 4: Fluency and Fluency Disorders (March 1999). Terminology pertaining to fluency and fluency disorders: Guidelines. Asha 41 (Suppl.19), 29-36

Baumgartner, J.M.: Acuired psychogenic stuttering. In. Stuttering and related disorders of fluency, 2 nd edition. Ed. R.F.Curlee. Thieme, New York 1999. P.269-288

Baumgartner, J., Duffy, J.R.: Psychogenic stuttering in adults with and without neurologic disease. J. of Medical Speech Langauge Pathology 5 (1997) 2, 75-95

Bloodstein,O.: A handbook of stuttering. 5. Edition. Singular Publishing Ltd., San Diego 1995

Böhme, G.: Das Stotter-Syndrom. Huber, Bern 1977

Brosch, S., Häge, A., Rommel, D., Johannsen, H.S.: Stotternde Kinder. Abgrenzung physiologisches versus chronisches Stottern. Kinderärztliche Praxis 73 (2001) 290-297

Brunner, M., Steller, F., Wirth, G.: Differentialdiagnose „psychogenes Stottern“ und „klassisches Stottern“. In: Aktuelle phoniatrisch-pädaudiologische Aspekte.Band 3. Hrsg. M. Gross. R. Gross Verlag, Berlin 1996. S.116-117

Craig, A., Hancock, K., Tracy, Y., Craig, M., Peters, K.: Epidemiology of stuttering in the community across the entire life span. J. Speech, Language and Hearing Research 45 (2002) 109, 1097–1105

Curlee, R-F., Siegel, G.M.: Nature and treatment of stuttering. Allyn and Bacon, Boston 1997

Curlee, R.F.: Suttering and related disorders of fluency. Sec.Ed. Thieme, New York/Stuttgart 1999

Conture, E.G.: Stuttering. Allyn and Bsacon 2001 m Boston 2001

Conture, E.G., Anderson, J.D., Pellowski, M.W.: Stottern in Theorie und Forschung: Träume der Theoriebildung treffen auf die empirische Wirklichkeit des Forschungsalltags. Sprache-Stimme-Gehör 25 (2001) 1-9

Daly, D.A., Burnett, M.L.: Cluttering: Traditional views and new perspectives.In: Curlee, R.F. (Ed.). Stuttering and related fluency disorders. Second Edition. Thieme, New York/Stuttgart 1999. P. 222-254

Dell, C.W.: Therapie für das stotternde Schulkind. Demosthenes-Verlag der Bundesvereinigung Stotterer-Selbsthilfe. Köln 1999

Dieffenbach, J.F.: Die Heilung des Stotterns durch eine neue chirurgische Operation. Förster, Berlin 1841

Dworkin, JP. et al.: Laryngeal manifestations of speech dysfluency: a topical anesthesia treatment approach. Laryngoscope 112 (2002) 936-937

Euler, H., von Gudenberg, A.: Daten über die Ergebnisse einer strukturierten Nachsorge am Beispiel des Behandlungskonzeptes der Kasseler Stottertherapie. In: Aktuelle phoniatrisch-pädaudiologische Aspekte. Bands 9. M. Gross, E. Kruse. Median-Verlag, Heidelberg 2002

Fiedler, P., Standop, R.: Stottern, 4.Aufl. Psychologie Verlags Union, Weinheim 1994

Glück, Chr. W.: Das FluencyMeter als Instrument der quantitativen Stotterdiagnostik. L.O.G.O.S. Interdisizplinär 10 (2002)3, 200-209

Gregory, H., Campbell, J., Hill, D.: Differential evaluation – differential therapy for stuttering children. In: First World Congress Fluency Disorders. August 8-12 1994 Municzh.Proceedings. Vol.I. Ed.C.W.Starkweather, H.F.M.Peters. University Press Nbijmegen 1995. P.287-290

Grundmann, K.: Untersuchungen zur Symptombestimmung des Polterns bei Schülern der Unterstufe und Erarbeitung eines Diagnostizierungsverfahrens. Dissertation A, Berlin 1977.

Hansen, B., Iven, C.: Stottern und Sprechflüssigkeit. Urban& Fischer, München/Jena 2002

Helm-Estabrooks, N.: Stuttering associated with acquired neurological disorders. In: Stuttering an related disorders of fluency, 2nd.edition. Ed. by R.F.Curlee. Thieme, New York 1999. P.255-268

Hörmann, H.W.: Van Ripers Stottertherapie. Für Jugendliche und Erwachsene aus Patientensicht. L.O.G.O.S. Interdisziplinär 3 (1995) 2,102-104

Johannsen, Chr.: Therapie physiologisch/organischer Faktoren. In: Johannsen,H.S., Schulze, H. (Hrsg.): Praxis der Beratung und Therapie bei kindlichem Stottern. Werkstattbericht. Phoniatrische Ambulanz Ulm. 1993

Johannsen, Chr.: Symptomorientierte Therapie des Stotterns. Versuch einer Systematik. In: Stottern. Hrsg. v. H. S. Johannsen, L. Springer. Verlag Phoniatrische Ambulanz der Universität Ulm, Ulm 1993. S.175-185

Johannsen, H.S.: Prävention und Frühtherapie bei kindlichem Stottern. Jahrestagung des Deutschen Bundesverbandes für Logopädie. Lübeck, 18.Mai 1996. Forum Logopädie 6, 5-9

Johannsen, H.S.: Der Einfluss von Alter, Geschlecht, Symptomatologie, Heredität und Händigkeit auf den Verlauf des Stotterns im Kindesalter. Sprache-Stimme-Gehör 25 (2001) 14-19

Johannsen, H.S.: Design of the longitudinal study and influency of symptomatology,heredity, sex ratio and lateral dominance on the further development of stuttering. In: Bosshardt, H.H., Peters, G. (Eds.). Proceedings of the 3 rd World Congress of the International Fluency Association. University Nijmegen Press, Nijmeger, The Netherlands. 2001

Johannsen, H.S.: Stottern bei Kindern. In: Lehrbuch der Sprachheilpädagogik und Logopädie. Bd.2 M. Grohnfeldt (Hrsg.). Kohlhammer, Stuttgart 2001. S.150-159

Johannsen, H.S. et al.: Ergebnisse der Ulmer Längsschnittstudie zum Stottern im Kindesalter – Längsschnittstudie zu Einfluss von Symptomatologie, familiärer Belastung(Heredität), Geschlecht und Händigkeit auf Remission bzw. Chronizität des Stotterns. In: Aktuelle phoniatrisch-pädaudiologische Aspekte 2000/2001. Band 8. M. Gross, E. Kruse. Median-Verlag, Heidelberg 2001. S.111-115

Johannsen, H.S., Schulze, H.: Stotternde Kinder in der Praxis des Kinderarztes. Der Kinderarzt 19 (1988) 1625-1630

Johannsen, H.S., Schulze, H.: Frühkindliches Stottern – Forschungsstand und Therapiemöglichkeiten. Z.Allg.Med.64 (1988) 125-130

Johannsen, H.S., Schulze, H.(Hrsg.): Praxis der Beratung und Therapie bei kindlichem Stottern. Verlag Phoniatrische Ambulanz der Universität Ulm, Ulm 1993

Johannsen, H.S., Schulze, H.: Therapie von Redeflussstörungen bei Kindern und Erwachsenen. In. Sprach-, Sprech-, Stimm- und Schluckstörungen. Band 2: Therapie. Hrsg. G. Böhme. Urban & Fischer, München/Jena 2001

Ingham, R.J. et al.: Functional-lesion investigation of developmental stuttering with positron emission tomography. J. of Speech Hearing Research 39(1996) 1208-1227

Khedr, F et al.: Evoked potentials and electroencephalography in stuttering. Folia Phoniatr Logop 52 (2000) 178 186

Koester, M., Nekham, D., Matthäus, J.: Mein Kind stottert. MMW 144 (2002) Nr.27-28.S.46-48

Leitlinie Kinder- und Jugend-Psychiatrie. AWMF online.Poltern (F98.6) 1999

Meixner, F.: Poltern aus entwicklungspsychologischer Sicht. In: Störungen der Redefähigkeit. Hdb. d. Sprachtherapie. Bd. 5. Hrsg. v. M. Grohnfeldt. Marhold, Berlin 1992

Natke, U.: Stottern. Huber, Bern 2000

Nekahm, D.: Sprechablaufstörungen. In: Phoniatrie und Pädaudiologie. 2.Aufl.G.Friedrich, W. Bigenzahn, P. Zorowka. Huber, Bern 2000. S.309-324

Neumann, K. et al.: Neuroanatomic correlates of stuttering. A fMRI evalution. Abstract. XXII. Kongress Union Europäischer Phoniater. 27.-30.September 2001

Ochsenkühn, C., Thiel, M.: Stottern bei Kindern und Jugendlichen. Bausteine einer mehrdimensionalen Therapie. Springer, Heidelberg/Berlin/New York 2003

Onslow, M., Packman, A.: The Lidcombe Programme and natural recovery: potential choices of initial management strateghies for early stuttering. Advances in Speech-Language Pathology 1 (1999) 2, 113-121

Paden, E.P., Yairi, E., Ambrose, N.G.: Early childhood stuttering II: initial stuts of phonological abilities. J.Speech Lang Hear Res 42 (1999) 5, 1113-1124

Perelló, J.: Tachyphemie – a clinical contribution. Folia Phoniat. 22 (1970) 381-382

Peters, Th.J., Guitar, B.: Stuttering. Williams & Wilkins, Baltimore 1991

Legasthenie-Erlasse: In **Deutschland** haben alle Bundesländer außer Sachsen (Stand 2002) einen Legasthenie-Erlass vorgeschlagen. Stellvertretend für die einzelnen Bundesländer wird auf den bayerischen Legasthenie-Erlass verwiesen. Hier wird bewusst eine Dreiteilung vorgenommen. Genannt werden:

- *Lese- und Rechtschreib-Störung (Legasthenie)*: Legasthenie ist eine Störung des Lesens und Rechtschreibens, die entwicklungsbiologisch und zentralnervös begründet ist. Die Lernstörung besteht trotz normaler oder auch überdurchschnittlicher Intelligenz und trotz normaler und schulischer Lernanregungen. Die Beeinträchtigung oder Verzögerung beim Erlernen grundlegender Funktionen, die mit der Reifung des zentralen Nervensystems verbunden ist, hat demnach biologische Ursachen, deren Entwicklung lange vor der Geburt des Kindes angelegt oder durch eine Schädigung im zeitlichen Umkreis der Geburt bedingt ist.
  Legasthenie ist eine nur schwer therapierbare Krankheit, die zu teilweise erheblichen Störungen bei der zentralen Aufnahme, Verarbeitung und Wiedergabe von Sprache und Schriftsprache führt. Individuelle Ausprägungen und Schweregrade ergeben sich durch unterschiedliche Kombinationen von Teilleistungsschwächen der Wahrnehmung, der Motorik und der sensorischen Integration.
  Prävalenz: ca. 4 % aller Menschen.
- *Lese- und Rechtschreib-Schwäche (LRS):* Im Gegensatz zur anhaltenden Lese- und Rechtschreib-Störung können Schüler ein vorübergehendes legasthenes Erscheinungsbild aufweisen, das auf unterschiedliche Ursachen zurückzuführen ist. Verantwortlich können z. B. eine Erkrankung, eine besondere seelische Belastung oder ein Schulwechsel sein.
  Prävalenz: ca 7 – 10 % aller Schüler im Einschulungsalter haben Schwierigkeiten beim Lesen.
- *Schüler mit sonderpädagogischem Förderbedarf:* Lese- und Rechtschreib-Schwächen im Rahmen einer allgemeinen Minderbegabung treten bei Schülern mit sonderpädagogischem Förderbedarf auf, die aber nicht so schwach begabt sind, dass sie eine Schule zur individuellen Lernförderung besuchen müssten. Diese Schüler haben jedoch in allen Bereichen schulischen Lernens und Arbeitens teilweise erhebliche Schwierigkeiten, die über die gesamte Schulzeit anhalten.

Die schulischen Regelungen in **Österreich** ermöglichen grundsätzlich Legasthenie-Kurse. In der **Schweiz** gibt es offensichtlich keine allgemeinen schulischen Regelungen zur Legasthenie.

12

12.2 Überblick über die Erklärungsansätze

Unter dem Begriff der Lese-Rechtschreib-Schwäche werden Störungen zusammengefasst, die zu gleichen Symptomen führen, aber sehr unterschiedliche Kausalitäten und damit variable Voraussetzungen zur Behandlung haben können. Je nach Fachdisziplin werden die auslösenden Ursachen nach unterschiedlichen Schwerpunkten bewertet. So können wir die Lese-Rechtschreib-Störung aus medizinischer – besonders aus kinderpsychiatrischer und phoniatrischer – logopädischer, neuropsychologischer, linguistischer, sonderpädagogischer und pädagogischer Sicht betrachten. Unterschiedlich werden Teilleistungsstörungen oder phonologische Aspekte hervorgehoben. Hinzu tritt eine rein pädagogische Wertung, da unsere lese- und schreibintensive Kultur die Entstehung einer allgemeinen Lese- und Rechtschreib-Störung unterstützen kann.

Neurobiologische Techniken zur Erforschung des Gehirns bei Lese-Rechtschreib-Schwäche:

- Postmortemstudien (Autopsien)
- bildgebende Verfahren: CT, MRT, fMRT, PET, SPECT
- neurophysiologische Methoden: EEG, visuell-evozierte Potentiale, Messverfahren zu Blickbewegungen und Sehfunktionen, dichotisches Hören, akustisch-evozierte Potentiale
- neuropsychologische Methoden: Reaktionszeiten, Fehlerquoten und Geschwindigkeit kortikaler Informationsverarbeitung bei visuellen, sprachlichen und motorischen Aufgabenstellungen
- genetische Verfahren im Zusammenhang mit biopsychologischen Phänomen der Lese-Rechtschreib-Störung

(vgl. Warnke et al. 1999)

Untersuchungen zur Genetik

Eine familiäre Häufung der Lese-Rechtschreib-Störung ist bekannt. Damit sind genetische Faktoren eine wichtige Ursache für die Entstehung.

Segregationsanalysen unterstützen die Abschätzung des Wiederholungsrisikos bei Geschwistern und Zwillingsstudien. Es besteht ein geschlechtsgebundener autosomal-dominanter Erbgang. Molekulargenetische Studien haben wiederholt gezeigt, dass auf den Chromosomen 6 und 15, aber auch auf den Chromosomen 1 und 2 wichtige Genorte liegen. Diese sind mitbestimmend bei der Entwicklung von Hirnfunktionen, die den Menschen das Erlernen von Lesen und Schreiben ermöglichen (vgl. Grimm et al. 1998; Schulte-Körne 2001; Roth, Warnke 2002).

Zukünftige molekularbiologische Untersuchungen werden die Beziehungen zu Umwelteinflüssen sowie auditiven und visuellen Faktoren besser darstellen. Die Ausprägung des Phänotypus bei ererbten Erkrankungen wird oftmals erst durch Umweltfaktoren bestimmt.

! Mit Hilfe der Molekulargenetik konnten Genorte und verschiedene Chromosome eingegrenzt werden, die für die Entwicklung von schriftsprachlichen Funktionen bedeutungsvoll sind.

Bildgebende Verfahren, neurophysiologische Methoden

Neurobiologische Untersuchungen des Gehirns bei Lese-Rechtschreib-Störungen beruhen vorwiegend auf Untersuchungen mit Hilfe der Computertomographie (CT), der funktionellen Kernspintomographie (fMRI) und Positronenemissionstomographie (PET) (vgl. Habib 2000). Durchgeführt wurden auch Untersuchungen mit Hilfe der Elektroenzephalographie (EEG) und elektrophysiologische Untersuchungen (evozierte Potentiale).

Eine besondere Rolle scheint dabei das Planum temporale zu spielen. Galaburda et al. (1985) zeigten anhand anatomischer Untersuchungen, dass bei Dyslexikern – im Unterschied zur Mehrheit der Normalbevölkerung – das Planum temporale rechtshemisphärisch größer ist als linkshemisphärisch. Die Ergebnisse anderer Studien konnten diese Befunde nicht immer bestätigen (vgl. Schultz et al. 1994).

! Damit ist eine sichere Bewertung von hirnpathologischen Befunden bei Lese-Rechtschreib-Störungen zur Zeit noch nicht möglich. Die Befunde mit Hilfe von bildgebenden Verfahren sind zur Zeit nicht einheitlich.

Untersuchungen zur Verarbeitung auditiver Reize

Periphere Hörstörungen müssen grundsätzlich ausgeschlossen werden, da diese eine „Pseudolegasthenie" auslösen können. Auch leichte beidseitige Schallleitungsschwerhörigkeiten (Seromukotympanon) bzw. sensorineurale Schwerhörigkeiten dürfen bei einer Lese-Rechtschreib-Störung nicht übersehen werden.

Bei einem „hörgeschädigten Legastheniker" können:

- Lautverwechslungen beobachtet werden
- Störungen im Diktatschreiben auftreten und/oder Umgebungslärm indirekt ‚verstärkt' werden

Auditive Verarbeitungs- und Wahrnehmungsstörungen führen zu einer Einschränkung der zentralen auditiven Speicherkapazität und werden als typische Symptome einer Entwicklungsdyslexie gewertet. Als Prädiktoren gelten Teilleistungen im auditiven Bereich wie der Komplex „phonologische Bewusstheit" sowie der Bereich „Aufmerksamkeit und Gedächtnis" (vgl. Schulte-Körne et al. 1998, Matulat et al. 1999; Ptok 2000).

Im Kapitel 21.3.2 werden Verknüpfungen zwischen auditiven Verarbeitungs- und Wahrnehmungsstörungen und Lese-Rechtschreib-Schwäche erörtert.

Untersuchungen zur Verarbeitung visueller Reize

Nicht erkannte periphere Visusstörungen können zu einer „Pseudolegasthenie" führen.

Beim zentralen visuellen Subtyp dominieren Schwierigkeiten im Bereich der visuellen Diskrimination. Wahrscheinlich sind zentrale visuelle Informationsdefizite bei Lese-Rechtschreib-Störungen seltener als auditive Verarbeitungs- und Wahrnehmungsstörungen.

Untersuchungen haben gezeigt, dass lese-rechtschreib-schwache Kinder eine weniger zuverlässige Blicksteuerung als normal lesende Kinder haben (vgl. Fischer et al. 1998). Dabei wurde allerdings auch beobachtet, dass die Fähigkeit, Blicksprünge zu plötzlich auftauchenden Reizen zu unterdrücken und willentlich gesteuerte Blicksprünge zu programmieren, sich auch im Schulalter noch stark entwickelt. Etwa die Hälfte der Kinder mit Lese-Rechtschreib-Störungen kann trotz normaler Sehschärfe die Ausrichtung des Blicks durch schnelle Sprünge nicht altersgerecht entwickeln, so dass tägliches Üben mit einem speziellen Gerät zu Hause empfohlen wird (vgl. Fischer et al.1998).

Umweltbedingte Einflüsse

Unterrichtsbedingte Lese-Rechtschreib-Störungen infolge Schul- und Lernmethoden werden als eigentliche Legasthenie von einer Entwicklungsstörung abgegrenzt. Das Lesen- und Schreibenlernen wird auch dann schlechter gelingen, wenn das Elternhaus und/oder die Schule nicht das notwendige Maß an Übung gewährleisten.

! Es müssen sozio-kulturelle Einflüsse abgegrenzt werden.

12.3 Diagnostik und Differenzialdiagnostik

Die Diagnostik beruht auf einer Klassifikation nach Maßgaben der multiaxialen Diagnostik (vgl. Remschmidt, Schmidt, Poustka 2001; Abb. 12.1).

Bei der *Differenzialdiagnose* sind auszuschließen:

- Lern- und geistige Behinderungen
- Seh- und Hörstörungen
- neurologische Erkrankungen, z. B. Epilepsie, Zerebralparese
- psychiatrische Erkrankungen
- unzureichende Förderung im Unterricht

Erst darauf baut die spezielle Diagnostik der Lese-Rechtschreib-Störung auf.

Eine Störung der Schriftsprache wird vorwiegend in den ersten drei Schulklassen beobachtet. Meist wird sie erst in der dritten Klasse, sobald ‚unvertraute' Wörter zu lesen und zu schreiben sind, festgestellt.

Wird die Störung nicht rechtzeitig erkannt, führt sie zu großen Belastungen der Kinder, Eltern und Lehrer. Die Folgen bei den betroffenen Kindern sind schlechte schulische Leistungen, Versagensangst, psychosoziale Auffälligkeiten und depressive Verstimmungen.

Besonders wachsam sollte man sein, wenn Schüler über Kopf- und Bauchschmerzen oder Übelkeit klagen, obwohl sich keine körperliche Ursache findet.

! Der Schuleintritt ist im Hinblick auf den Schriftspracherwerb nicht die ‚Stunde Null'!

Diagnostikverfahren

Differenzierungsproben nach Breuer und Weuffen (1990, 1995; Breuer 1998)

Diese psychometrisch abgesicherten Differenzierungsproben dienen der Prüfung der verbo-sensomotorischen Ausgangsbasis im Vorschulalter. Das Screening zur Frühdiagnose von Defiziten beruht auf folgenden Items:

- *Fähigkeit zur visuellen Differenzierung und graphomotorischen Realisierung sprachlicher Zeichen:* Die Bewertung hängt davon ab, ob das Kind die charakteristischen Merkmale der Figuren wiedergibt.
- *Phonematische Differenzierungsfähigkeit*: Die Hälfte der Kinder besitzt ca. ein Jahr vor Schuleintritt eine phonematische Sicherheit. Zum Schuleintritt weisen 15 % der Kinder noch phonematische Mängel auf, besonders die Kinder, die im Vorschulalter sprachliche Auffälligkeiten zeigten. Je intelligenter das Kind ist, umso besser kann es verbo-sensomotorische Defizite kompensieren.
- *Sprech-kinästhetische Differenzierungsfähigkeit*: 11 % der Kinder eines Einschulungsjahrganges weisen sprech-kinästhetische Unsicherheiten des Lesens und Schreibens auf. Von den späteren lese-rechtschreib-schwachen Schülern gehören 85 % zu dieser Gruppe. Die Diagnostik erfolgt gezielt mit Prüfwörtern.
- *Melodische Differenzierungsfähigkeit*: 11 % der Schulkinder haben Schwierigkeiten, intonale Modalitäten zu erfassen. Die Prüfungsergebnisse besitzen keine Beziehungen zur Musikalität.

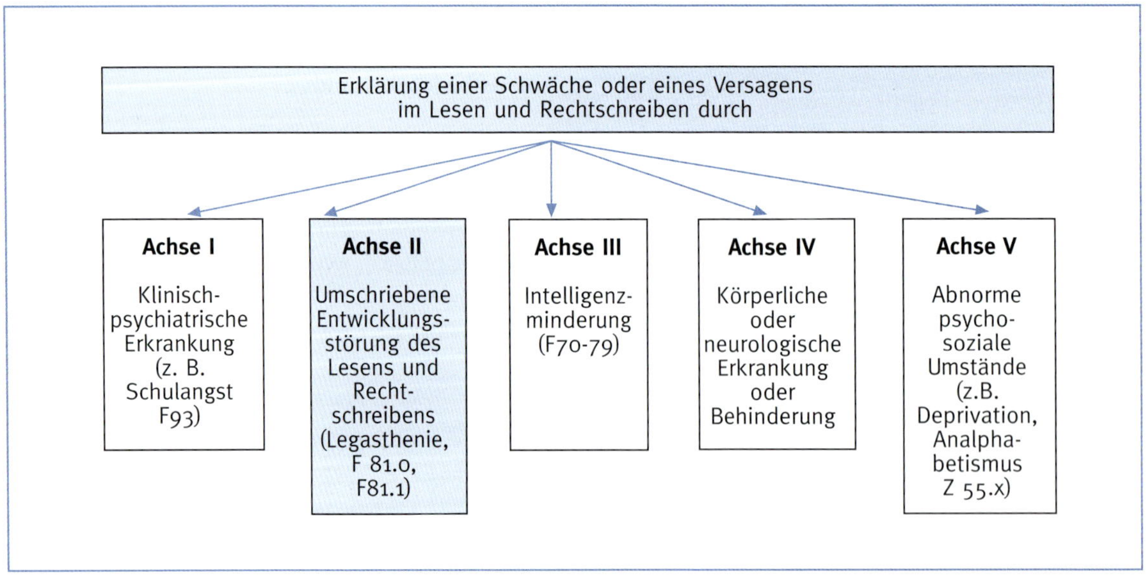

Abb. 12.1: Klassifikation von Lese-Rechtschreib-Schwierigkeiten nach Maßgabe der multiaxialen Diagnostik gemäß ICD 10 (Warnke et al. 2002, 18)

- *Rhythmische Differenzierungsfähigkeit*: Immerhin haben 15% der Schulanfänger Unsicherheiten in der rhythmischen Differenzierungsfähigkeit. Die basalen kognitiven Funktionen aufgrund der Differenzierungsproben werden z. B. mit Klatschrhythmen geprüft.

Aufgrund der Differenzierungsproben ist die Diagnostik der Lese-Rechtschreib-Störung im 2. Schuljahr eigentlich zu spät. Vielmehr könnte man mit Hilfe dieser präventiven Diagnostik bereits eine Vorauswahl treffen. Dabei wird das verbo-sensomotorische Differenzierungsniveau erfasst, um mögliche Schwierigkeiten im Anfangsunterricht beim Lesen- und Schreibenlernen zu erkennen. Diese Verfahren beanspruchen nur einen geringen Zeitaufwand. Anscheinend besitzen Kinder im Alter zwischen 5 und 6 Jahren bereits eine Differenzierungssensibilität für schriftsprachliche Basisleistungen. Auf der Grundlage der Beurteilung können individuelle Trainingsprogramme empfohlen werden, um ggf. noch vor Schulbeginn das erforderliche Niveau zu erreichen.

! Zwischen Sprachstörungen im Vorschulalter und dem späteren Versagen beim Lesen- und Schreibenlernen besteht ein Zusammenhang.

Bielefelder Screening-Verfahren (BISC)

Das Bielefelder Screening untersucht verschiedene Vorbedingungen des Schriftspracherwerbs – v.a. die phonologische Bewusstheit – und ermöglicht schon im Kindergartenalter die Identifikation von sog. Risikokindern. Von ihnen entwickeln über 90% später Probleme im Lesen und Rechtschreiben. Damit liegt ein Test für den Vorschulbereich vor, der es ermöglicht, die meisten Risikokinder in diesem Bereich zu erfassen.

Empfohlen wird die Testung vorgegebener Nomen an zwei Zeitpunkten vor der Einschulung:

- zehn Monate vor Einschulung
- vier Monate vor Einschulung

Die Bearbeitungsdauer beträgt 20–25 Minuten.

Zudem werden neun Subtests in zwei Gruppen empfohlen:

1. *Phonologische Bewusstheit*

- Reimen
- Silben-Segmentieren
- Laut-zu-Wort
- Laute Assoziieren

2. *Aufmerksamkeit und Gedächtnis*

- Wort-Vergleich-Suchaufgabe
- Pseudowörter-Nachsprechen
- Farbabfrage
- schnelles-Benennen-Farben von schwarz-weiß-Objekten
- schnelles-Benennen-Farben farbig inkongruenter Objekte

(vgl. Jansen et al. 1999)

Logopädische Diagnostik

Wucher (1999) überprüft mit Test- und Screening-Verfahren folgende Leistungen:

- Lese- und Schreibfähigkeit
- Spontansprache
- lautstrukturelle Fähigkeiten
- auditive-visuelle Merkfähigkeit
- visuell-konstruktive und visuell-räumliche Fähigkeit
- Intelligenz

Überprüfung der Intelligenz

Grundlage der Diagnostik ist die Überprüfung der Intelligenz anhand von standardisierten Testverfahren.

Für die gezielte Diagnostik des Lesens und Schreibens gibt es für jede Klassenstufe unterschiedlich standardisierte Tests. Neben den beiden nachfolgenden wird auf den „Westermann Rechtschreibtest“ (WRT), „*Motor Free Visual Perception Test*“ (MVPT) und den „Psycholinguistischen Entwicklungstest“ verwiesen.

Diagnostische Rechtschreibtests (DRT 1–4)

Weite Verbreitung finden diagnostische Rechtschreibtests für die ersten vier Klassen (vgl. Ingenkamp 1990–1995).

Zu nennen sind:

- *Diagnostische Rechtschreibtests für 1. Klassen* (DRT 1): Einsatzbereich Ende der 1., Anfang der 2. Klasse. Testdauer 30–45 Minuten.
- *Diagnostischer Rechtschreibtest für 2. Klassen* (DRT 2). Einsatzbereich Ende der 2., Anfang der 3. Klasse. Testdauer: 25–45 Minuten.
- *Diagnostischer Rechtschreibtest für 3. Klassen* (DRT 3). Einsatzbereich Ende der 3. Klasse, Anfang der 4. Klasse. Testdauer: 25–45 Minuten.
- *Diagnostischer Rechtschreibtest für 4. Klassen* (DRT 4). Einsatzbereich Anfang bis Mitte der 4. Klasse. Testdauer 40–45 Minuten.

Zürcher-Lesetest (ZLT)

Das diagnostische Verfahren (vgl. Linder, Grissemann 2002) ermöglicht eine Einstufung in schwere, mittlere oder leichte Lese-Rechtschreib-Störungen. Eingesetzt wird der Test bei 2. bis 6. Klassen (N = 449), jeweils im 1. Quartal des Schuljahres.

> ! Zur Diagnose einer Lese-Rechtschreib-Störung sind als psychometrische Testverfahren standardisierte Lese- und Rechtschreibtests sowie Intelligenztests erforderlich.

12.4 Symptomatik

Die Darstellung der Symptome orientiert sich an den „Leitlinien der Deutschen Gesellschaft für Kinder- und Jugendpsychiatrie und -psychotherapie". Die Lesestörung ist durch folgende primäre und sekundäre Symptome gekennzeichnet.

Primäre Symptome:
- Auslassen, Ersetzen, Verdrehen oder Hinzufügen von Wörtern oder Wortteilen
- niedrige Lesegeschwindigkeit
- Startschwierigkeiten beim Vorlesen, langes Zögern oder Verlieren der Zeile im Text
- ungenaues Phrasieren
- Vertauschen von Wörtern im Satz oder von Buchstaben in den Wörtern

Die Rechtschreibfehler sind – ebenso wie Lesefehler – vom schulischen Entwicklungsstand des Kindes abhängig:
- Reversionen: Verdrehungen von Buchstaben im Wort, z. B. b-d, p-q
- Reihenfolgefehler: Umstellungen von Buchstaben im Wort; z. B. die/dei
- Auslassungen von Buchstaben oder Wortteilen
- Einfügungen von falschen Buchstaben oder Wortteilen
- Regelfehler, z. B. Dehnungsfehler, Fehler in Groß- und Kleinschreibung und sog. „Wahrnehmungsfehler", bei denen z. B. d-t, g-k usw. verwechselt werden
- Fehlerinkonstanz: ein und dasselbe Wort wird in schweren Fällen auch nach u.U. mehrjähriger Übung unterschiedlich geschrieben

Charakteristische Merkmale: Die Leistungen im Lesen und Rechtschreiben liegen unter dem Niveau, das aufgrund des Alters, der allgemeinen Intelligenz und der Beschulung zu erwarten sind.

Sekundäre Symptome:
- Konzentrationsstörungen
- Verhaltensauffälligkeiten
- reduziertes Selbstwertgefühl
- Depressivität
- unterschiedliche psychosomatische Beschwerden

Sprachentwicklung und Schriftspracherwerb

Nach eigenen Untersuchungen (vgl. Böhme 1997) kann die Häufigkeit der Lese-Rechtschreib-Störungen und verbalen Kommunikationsstörungen unterschiedlich betrachtet werden:
- *Leitsymptom Lese-Rechtschreib-Störung und Häufigkeit der begleitenden Sprach- und Sprechstörungen*: Diese werden je nach Untersucher zwischen 22,4 % und 85 % angegeben. Ohne Zweifel deuten die hohen Prozentsätze auf einen nahen Zusammenhang zwischen verbalen Kommunikationsstörungen und Lese-Rechtschreib-Störung hin.
- *Leitsymptom Sprach- und Sprechstörung und Häufigkeit der begleitenden Lese-Rechtschreib-Störung*: Man weiß, dass der Anteil an lese-rechtschreib-schwachen Schülern signifikant höher ist als bei anderen Kindern ohne verbale Kommunikationsstörungen, er beträgt je nach Autor 5 % bis 22,8 %.

Im Vorschulalter finden sich in 64 % der Fälle Sprachstörungen bei LRS-Kindern, im Schulalter dagegen lediglich in 39 % (vgl. Breuer, Weuffen 1995).

Bei lese-rechtschreib-gestörten Kindern finden sich ausgeprägte Defizite Ende der 3. Klasse beim Speichern phonologischer Wortformen – Nachsprechen von Pseudowörtern, Lernen neuer Namen, Wiedererkennen existierender Wörter – sowie ein deutlich verlangsamtes Tempo beim Abruf vertrauter Wörter (vgl. Mayringer, Wimmer 1999).

Phonologische Bewusstheit und Schriftspracherwerb

Bereits im Kindergarten kann man Risikokinder identifizieren, von denen ein hoher Prozentsatz Probleme im Lesen und Rechtschreiben entwickelt. In mehreren vorschulischen Trainingstudien zur sprachlichen – phonologischen – Bewusstheit konnte nachgewiesen werden, dass solche Risikokinder im Hinblick auf den späteren Schriftspracherwerb effektiv gefördert werden können.

Drei Merkmale der phonologischen Bewusstheit:
- Als phonologische Bewusstheit wird der Einblick in die Lautstruktur der gesprochenen Sprache bezeichnet. Sie beschreibt die Fähigkeit, formale sprachliche Einheiten wie Wörter, Silben, Reime und Phoneme in der gesprochenen Sprache zu erkennen.
- Es besteht die Fähigkeit zur auditiven Analyse, d. h. bei der Zergliederung eines Wortes in Silben bzw. Phoneme.
- Zudem wird die auditive Synthese, d. h. das Verbinden von einzelnen Silben bzw. Phonemen zu einem vollständigen Wort, unterstützt.

Kinder im Vorschulalter haben Schwierigkeiten bei den in Tabelle 12.1 genannten Aufgaben.

Tab. 12.1: Schwierigkeiten von Vorschulkindern bei folgenden Aufgaben (vgl. Warnke et al. 2002)

Silbentrennen	Wie klatscht man bei dem Wort „Kindergarten"?
Silbenzählen	Wie oft kann man zu dem Wort „Limonade" klatschen?
Reime erkennen	Reimen sich „Maus" und „Haus"?
Reime produzieren	Was hört sich an – klingt wie – „Brot"?
Lautkategorisierung	Welches Wort klingt am Ende anders als die anderen: „Saum" –„Baum" – „laut" – „Raum"?
Phonemsynthese	Was bedeutet „ei – s"? Rate!
Phonemanalyse	Welche Laute hört man in dem Wort „Uhr"?

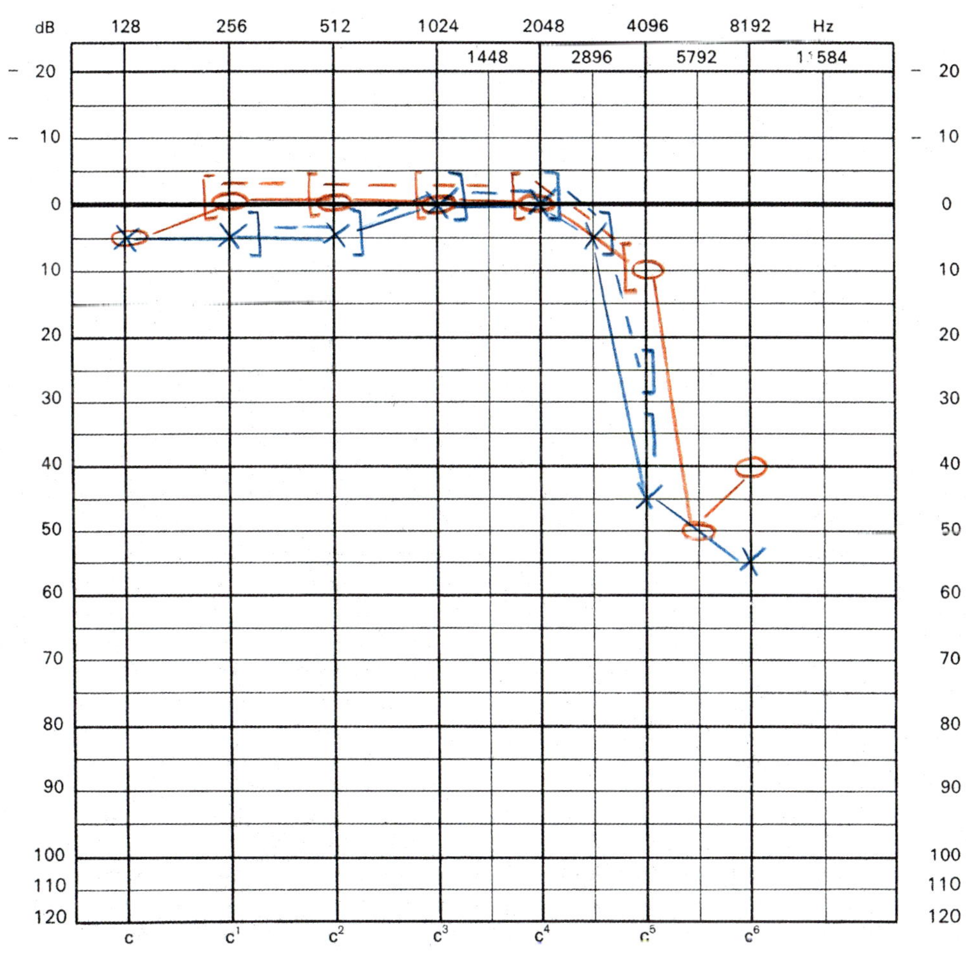

Abb. 12.2: Sensorineurale beidseitige Hochtonschwerhörigkeit und Lese-Rechtschreib-Störung. Tonaudiogramm bei einem 10-jährigen Jungen. rechts: rot, links: blau

12

Anhand zahlreicher Studien konnte belegt werden, dass Kinder mit verschiedenen Sprachentwicklungsstörungen ein deutlich höheres Risiko für Lese-Rechtschreib-Störungen aufweisen. Allerdings kann nicht belegt werden, dass Defizite im Bereich der phonologischen Informationsverarbeitung allein für die Erklärung einer Lese-Rechtschreib-Störung ausreichend sind (vgl. Schneider et al. 2002). Das Training der phonologischen Bewusstheit von Kindern im Vorschulalter führt gegenüber einer nicht-trainierten Kontrollgruppe zu einer signifikanten Überlegenheit im Lesen und Rechtschreiben während der Grundschulzeit (vgl. Lundberg 1988; Schneider et al. 1999).

! Unter phonologischer Bewusstheit versteht man die Fähigkeit, die Lautstruktur der gesprochenen Sprache zu erkennen. Die phonologische Bewusstheit kann therapeutisch beeinflusst werden.

Lese-Rechtschreib-Schwäche bei sensorineuralen Hörstörungen und auditive Verarbeitungs- und Wahrnehmungsstörungen

12

Anhand eines Beispiels wird auf das kombinierte Auftreten einer sensorineuralen beidseitigen Hochtonschwerhörigkeit und Lese-Rechtschreib-Schwäche verwiesen (Abb. 12.2).

Bei auditiven Verarbeitungs- und Wahrnehmungsstörungen bestehen Wechselwirkungen zur Sprachentwicklung und damit später auch zu den Fähigkeiten des Lesens und Schreibens (vgl. Kap. 21).

12.5 Therapie

! Grundlage jeder Behandlung einer Lese-Rechtschreib-Störung ist die klare Abgrenzung einer „Pseudolegasthenie".

Erforderlich sind schulische und vorschulische Förderprogramme, die langwierig und schwierig sind. Präventive Maßnahmen als Vorläuferprogramme können bereits vor Schuleintritt stattfinden.

Aus einer genetisch induzierten Sprachentwicklungsstörung (vgl. Kap. 6.2) können eine phonetische oder phonologische Artikulationsstörung, ein Dysgrammatismus sowie eine anschließende Stottersymptomatik resultieren. Dabei kann bei einer Längsschnittbeobachtung auch eine Lese-Rechtschreib-Störung auftreten.

Die Differenzierungsprobe nach Breuer und Weuffen (1990, 1995; Breuer 1998) kann bereits im Vorschulalter durchgeführt werden. Im Bedarfsfall sollte dann die präventive Behandlung der verbo-sensomotorischen Störung bereits vor der Einschulung beginnen.

Die **direkte und eigentliche Behandlung** einer Lese-Rechtschreib-Störung erfordert ein ganzheitliches Vorgehen. Wir kennen eine Vielzahl sehr unterschiedlicher therapeutischer Empfehlungen. Die Behandlung umfasst:

- Gliederungsübungen
- Übungen zur Steigerung der Lesesicherheit
- Übungen zur Steigerung der Rechtschreibsicherheit

Zusätzlich wird auf psychomotorische Übungen, Hilfen im auditiven und visuellen Bereich, Körperwahrnehmung und computerunterstütztes Lernen hingewiesen. Bedeutsam sind ein Aufmerksamkeitstraining, eine systematische Behandlung der Sprach- und Sprechstörung, ein intensives Üben und eine fortwährende Wiederholung des im Rechtschreibunterricht Gelernten sowie eine Vermittlung von Erfolgserlebnissen. Dabei sind Spiel, Spontanität, Kreativität und die Mitarbeit der Eltern wesentlich.

Je nach Fachdisziplin werden unterschiedliche Strategien zur Behandlung einer Lese-Rechtschreibstörung vorgeschlagen.

Aus **lerntheoretischer Sicht** empfehlen Schulte-Körne und Mathwig (2001) das „Marburger Rechtschreibtraining", ein regelgeleitetes Förderprogramm für rechtschreibschwache Kinder. Anhand eines umfangreichen Programms, das sehr strukturiert und graphisch kindgerecht aufgebaut ist, werden Schritt für Schritt einzelne Lernbereich erarbeitet. Lernkarten und Entscheidungswege helfen den Kindern, Rechtschreibprobleme zu strukturieren und in kleinen Schritten zu lösen.

Aus **psychologischer Sicht** empfehlen Schneider et al. (1999) das „Würzburger Trainingsprogramm" zur Förderung der sprachlichen Bewusstheit bei Kindergartenkindern. Es handelt sich um präventive Maßnahmen, die sich aus skandinavischen Forschungsprojekten ableiten. Das Förderprogramm besteht aus sechs Übungssequenzen, die inhaltlich aufeinander aufbauen und von groben zu feinen sprachlichen Einheiten führen:

1. Lauschspiele
2. Reimspiele
3. Sätze und Wörter
4. Silbensynthese und -analyse
5. Anlautidentifikation
6. Phonemsynthese und -analyse

Küspert (2002) fasst die Ergebnisse des Würzburger Trainingsprogramms wie folgt zusammen:

- Die phonologische Bewusstheit ist ein sehr bedeutsames Vorläufermerkmal des Schriftspracherwerbs.
- Phonologische Bewusstheit lässt sich bereits im Vorschulalter spielerisch fördern.

- Die vorschulische Förderung in phonologischer Bewusstheit erleichtert den Schriftspracherwerb in der Schule.
- Bei Risikokindern, d. h. bei Kindern mit geringem Ausgangsniveau in phonologischer Bewusstheit, hat sich die Kombination aus einem Training in phonologischer Bewusstheit und einer Einführung in die Buchstaben-Laut-Korrespondenzen bewährt.

! Kinder mit verschiedenen Sprachentwicklungsstörungen weisen ein deutlich erhöhtes Risiko für Lese-Rechtschreib-Störungen auf. Es kann jedoch nicht davon ausgegangen werden, dass Defizite im Bereich der phonologischen Informationsverarbeitung allein für die Erklärung von Lese-Rechtschreib-Problemen ausreichen (vgl. Schneider et al. 2002).

Aus **logopädischer Sicht** schildern Springer und Wucher im Band 2 (2001) dieses Lehrbuches ausführlich die Therapie der Entwicklungsdyslexie und -dysgraphie,

Im Bedarfsfall muss eine Therapie der Lese-Rechtschreib-Störung durch eine Sprach- und Sprechtherapie ergänzt werden. Es gilt immer, die zugrundeliegende Kommunikationsstörung komplex mitzubehandeln. Bei einem therapieresistenten Dysgrammatismus muss an eine Lese-Rechtschreib-Störung gedacht werden. Das gilt auch für phonologische Störungen, d. h. Störungen, welche die phonologische Bewusstheit betreffen.

Aus **kinderpsychiatrischer Sicht** ist bei schweren Lese-Rechtschreib-Störungen eine teilstationäre oder stationäre Behandlung erforderlich (vgl. Amorosa 2002). Neben der Lese-Rechtschreib-Störung bestehen eine Sprachentwicklungsstörung, eine motorische Störung und meist eine psychiatrischer Störung im Sinne einer Aktivitäts- und Aufmerksamkeitsstörung, einer Störung des Sozialverhaltens oder einer emotionalen Störung. Eine Behandlungsmöglichkeit sind Handzeichen für die Graphem-Phonemkorrespondenz.

Computereinsatz bei LRS

Auf dem Markt sind zahlreiche Programme verfügbar. Auch schwer motivierbare Kinder sind vor dem Computer bereit, sich zu konzentrieren (vgl. Hasselmann 1999). Dieses Ziel ist besonders bei der Behandlung von Kindern mit Lese-Rechtschreib-Störung sehr wünschenswert.

! Eine zeitgemäße Behandlung der Lese-Rechtschreib-Störung erfordert eine individuelle Diagnostik und die Entscheidung, ob eine Störung mit Krankheitswert oder eine Behinderung vorliegt (vgl. Martinius, Amorosa 1994).

12.6 Prognose

Die Prognose der Lese-Rechtschreib-Schwäche ist insgesamt nicht sehr positiv. Deshalb kommt der Frühdiagnostik und Frühförderung eine besondere Bedeutung zu.

Es besteht ein Mangel an kontrollierten Studien zur Evaluation der verschiedenen Interventionsprogramme. Darüber hinaus vermitteln Veröffentlichungen zur Prognose der Lese-Rechtschreib-Störung kein einheitliches Bild:

- Bei der Lese-Rechschreib-Schwäche scheint es sich nach der Connecticut-Längsschnitt-Untersuchung (vgl. Shaywitz et al. 1992) vorwiegend um reversible Defizite zu handeln, die unterschiedlich ausgeprägt und mit fließenden Übergängen zwischen normalem und gestörtem Lesevermögen einzuordnen sind. Es hat sich bei dieser Untersuchung gezeigt, dass den meisten betroffenen Kindern durch gezielte Programme geholfen werden kann, da es sich bei der Lese-Rechtschreib-Schwäche um die verschiedensten Lerndefizite handelt. Trotzdem bleibt das Handicap LRS bei 5 % aller Kinder bestehen. Bei der Connecticut-Längsschnitt-Untersuchung ergab sich weiterhin, dass eine einmal festgestellte Lese-Rechtschreib-Schwäche nicht zwangsläufig auf Dauer bestehen muss, dass sie auch während der Schullaufbahn bei vorher unauffälligen Kindern auftreten und ohne spezielle Fördermaßnahmen wieder verschwinden kann. Prinzipiell kann man davon ausgehen, dass sich bei rund 2/3 der Schüler eine Lese-Rechtschreib-Schwäche auch ohne besondere Schulmaßnahmen im Laufe der Schulzeit entsprechend ihren Intelligenzquotienten wieder normalisiert.
- Dem stehen Längsschnittuntersuchungen von Klipcera et al. (1994) gegenüber, die die Entwicklung der Lese-Rechschreib-Fähigkeit von der 2. bis zur 8. Klasse bei Schülern beurteilen, die entweder nur im Rechtschreiben, nur im Lesen oder in beiden Fähigkeiten beträchtliche Schwierigkeiten zeigten. Die Analyse bewies, dass allein bei Schülern mit isolierten Rechschreibschwierigkeiten längerfristig die Chance bestand, diesen Rückstand aufzuholen.
- 59 männliche Legastheniker von 115 Patienten – die Diagnose wurde im Mittel im Alter von 10,1 Jahren festgestellt – wurden von Strehlow et al. (1992) nach 12,7 Jahren nachuntersucht. Dabei gelangten die Autoren zu folgenden Ergebnissen: Etwa die Hälfte der Lese-Rechtschreib-Gestörten hatte eine intensive spezifische Therapie über mehr als ein halbes Jahr erhalten. Es ließ sich langfristig kein Therapieeffekt nachweisen, wobei Legastheniker mit höherem IQ

sich weniger verschlechterten als solche mit schwächerem IQ. Die zum Ausgangszeitpunkt schon sehr schwache Rechenleistung hat bis zur Nachuntersuchung beim Vergleich zum altersbezogenen Mittelwert noch einmal um mehr als eine Standardabweichung abgenommen. Es wird geschlussfolgert, dass die spezifische Therapie nur vorübergehend wirksam ist und dieser Effekt nach Abschluss der Therapie und Schule, wenn die Rechtschreibleistung nicht mehr gefordert und gefördert wird, wieder abklingt.

! Es sind insgesamt nur wenige evaluierte Therapieprogramme bei Lese-Rechtschreib-Störung bekannt geworden. Dazu gehören auch die lerntheoretisch fundierten Ansätze in der LRS-Förderung.

12.7 Spätlegasthenie, Analphabetismus

In den letzten Jahrzehnten interessierte man sich vorwiegend für die Erkennung und Behandlung der Lese-Rechtschreib-Störung im Kindesalter. Nun wurde auch die Bedeutung der Spätlegasthenie und des Analphabetismus bei Jugendlichen und Erwachsenen erkannt. So gibt es zahlreiche funktionale Analphabeten, die einfache Texte nicht verstehen.

Prävalenz: Es herrscht noch immer eine gewisse Unsicherheit über den Umfang und die Zusammensetzung dieser Gruppe mit spezifischen Lese-Rechtschreibsymptomen. Die Prävalenz der funktionalen Analphabeten liegt bei 5 % oder darunter (vgl. Koliadis, Polichronopoulou 1992).

Definition: Die Erziehungswissenschaft unterscheidet zwei Arten von Analphabetentum:

- Primärer Analphabetismus liegt vor, wenn ein Mensch keinerlei Lese- und Schreibkenntnisse erworben hat.
- Vom sekundären oder funktionalen Analphabetismus spricht man, wenn Lesen und Schreiben zwar erlernt, die erworbenen Kenntnisse aber wieder vergessen wurden.

Lese- und Rechtschreib-Störungen etwa ab dem 7. Schuljahr sowie beim Fremdsprachenunterricht werden auch als Spätlegasthenie bezeichnet.

Symptome: Spätlegastheniker und Analphabeten haben ein gemeinsames Defizit: eine Störung im Schriftsprachbereich. Sie werden oft aufgrund ihrer „Vermeidungspraktiken und Überlebensstrategien" nicht immer sofort von ihrer Umwelt erkannt.

Analphabeten fehlen rudimentäre Lese-, Schreib- und Rechenfertigkeiten. Analphabeten sind nicht in der Lage z. B. Straßenschilder oder Fahrpläne zu lesen oder Formulare bei einer Behörde auszustellen. Im Allgemeinen haben Analphabeten die obligatorische Schulpflicht erfüllt.

Offensichtlich durchläuft eine kleine Gruppe begabter Kinder mit schwerer Lese-Rechtschreib-Störung (Entwicklungsdyslexie), das Schulsystem, ohne Lesen und Schreiben zu erlernen. Die graduelle Einteilung ihrer Symptome in Spätlegastheniker und Analphabeten ist oft nicht eindeutig. Sieht man von geistig Behinderten ab, gibt es kaum jemand in unserer Gesellschaft, der nicht wenigstens einige Grundkenntnisse im Lesen und Schreiben erworben hat. Aus dieser Sicht könnten verschiedene Analphabeten auch als Spätlegastheniker eingestuft und bezeichnet werden.

! Spätlegastheniker und Analphabeten können ebenso an einer nicht erkannten peripheren Hör- und/oder Sehstörung leiden.

Differenzialdiagnostisch muss an auditive und/oder visuelle Verarbeitungs- und Wahrnehmungsstörungen gedacht werden.

Behandlung: In letzter Zeit haben Maßnahmen zur Alphabetisierung an Weiterbildungseinrichtungen beträchtlich zugenommen. Allerdings sollte nicht vergessen werden, dass eine phoniatrisch-audiologisch-opthalmologische Untersuchung integrierender Bestandteil eines interdisziplinären Diagnose- und Therapiekonzeptes sein sollte.

12.8 Polyglotte Legasthenie

Aufgrund der zunehmenden Mobilität des Menschen und der Entwicklung von multikulturellen Gesellschaften muss auch an die Möglichkeit einer polyglotten Legasthenie gedacht werden. Sie wird auch als „Fremdsprachenlegasthenie" bezeichnet und ist bei etwa 3–4 % der Schüler und Jugendlichen zu beobachten. Diese Prozentzahl entspricht im Wesentlichen den Erfahrungen über die Prävalenz einer Lese-Rechtschreib-Schwäche bei einsprachigen Kindern.

Es ist zu vermuten, dass das Auftreten einer bilingualen Legasthenie leicht übersehen wird. Dies gilt besonders für Spätlegastheniker und Analphabeten. Mehrsprachige Schüler können z. B. nicht nur Schwierigkeiten mit der Sprache des Gastlandes haben, sondern auch solche in der Muttersprache als Folge einer Lese-Rechtschreib-Störung. Als Grundtherapie muss eine Förderung der Dominanzsprache angestrebt werden.

12.9 Schreibkrampf

Erwachsene können im Verlauf ihres Lebens eine Schreibstörung entwickeln. Dabei handelt es sich einerseits um eine falsch eingeschliffene Motorik und andererseits um Befunde, die den fokalen Dystonien zugeordnet werden können. Erkranken Musiker, Phonotypistinnen oder andere Berufsgruppen, die auf eine normale Handmotorik angewiesen sind, kann ein Schreibkrampf zur Berufsaufgabe führen.

Diagnostisch ist eine computerunterstützte Analyse des Bewegungsablaufes mit Hilfe eines Schreibstiftes und Schreibtabletts erforderlich. Dabei ist u. a. die Deutung des Schreibdrucks und Schreibtempos von entscheidender Bedeutung.

Die Behandlung erfordert eine exakte klinische und zumeist auch elektromyographische Analyse der beteiligten Muskeln beim Schreiben. Allerdings kommen z. B. nur beim Anfassen eines Schreibstiftes 27 Muskeln in Funktion. Ein computerunterstütztes Schreibtraining hilft, die automatisierten Bewegungen beim Schreiben zu verbessern (vgl. Mai 1995). Dabei können Restfunktionen der Muskelmotorik nutzbar gemacht werden. Auch eine erhöhte Griffelkraft behindert z. B. die Feinmotorik. Aber auch der richtige Auftragedruck beim Schreiben ist erlernbar.

Erst die Einführung von Botulinum Neurotoxin A hat die Behandlung des Schreibkrampfes revolutioniert, so dass diese Behandlung heute das Therapieverfahren der ersten Wahl darstellt. Allerdings profitiert nur knapp die Hälfte der Patienten langfristig von wiederholten Injektionen (vgl. Berg, Naumann 1998). Es wird empfohlen, die Botox-Behandlung mit einem ergotherapeutischen Trainingsprogramm zu kombinieren.

Literatur

Amorosa, H.: Therapie schwerer Lese-Rechtschreibstörungen. 8. Münchner kinder- und jugendpsychiatrisches Frühjahrssymposium über Entwicklungsstörungen. 04.05.2002, München.

Berg, D., Naumann, M.: Behandlungsstrategien des Schreibkrampfes. Neurol Rehabil 4 (1998) 4, 199-205

Böhme, G.: Sprach-, Sprech-, Stimm- und Schluckstörungen. Band 1. 3.Aufl. Fischer, Stuttgart/Jena 1997

Breuer, H.: Sprachwahrnehmungsdefizite bei Vorschulkindern – ihre Diagnose und prophylaktische Einschränkung. In: Aktuelle phoniotrisch-pädaudiologische Aspekte 1997/98. Band 5. Medien-Verlag, Heidelberg 1998, S. 275-290

Breuer, H., Weuffen, M.: Gut vorbereitet auf das Lesen- und Schreibenlernen. Volk und Wissen, Berlin 1990

Breuer, H., Weuffen, M.: Lernschwierigkeiten am Schulanfang. Beltz, Weinheim und Basel 1995

Diagnostischer Rechtschreibtest : DRT 1, DRT 2, DRT 3, DRT 4. Hogrefe, Göttingen 1990-1997

Fischer, B., Biscaldi, M., Hartnegg, K.: Die Bedeutung der Blicksteuerung bei der Lese-Rechtschreibschwäche. Sprache – Stimme – Gehör 22 (1998) 18-24

Galaburda, A.M.: Developmental dyslexia: Current anatomical research. Annals of Dyslexia 33 (1983) 12-30

Galaburda, A.M., Sherman, G.F., Rosen, G.D., Aboitiz, N., Geschwind, N.: Developmental dxia: four consecutive patients with cortical anomalies. Ann. Neurol.18 (1985) 222-233

Grimm, T., Noethen, M., Schulte-Körne, G.: Zur Genetik der Legasthenie. Sprache-Stimme-Gehör 22 (1998) 8-12

Habib, M.: The neurological basis of developmental dyslexia. An overview and working hypothesis. Brain 123 (2000) 2373-2399

Hasselmann, M.: Logopädische Therapie bei Entwicklungsdyslexie mit Hilfe des PCs. Forum Logopädie. Heft 2. 1999. S.22-24

Ingenkamp, K. (Hrsg.).: Diagnostische Rechtschreib-Tests (DRT) 1–5. Hogrefe, Göttingen 1990–1995

Jansen, H., Mannhaupt, G., Marx, H., Skowronek, H.: Bielefelder Screening zur Früherkennung von Lese-Rechtschreibschwierigkeiten (BISC). Göttingen, Hogrefe 1999

Klipcera, Chr., Gasteiger-Klipcery, B., Schabmann, A.: Was kennzeichnet isolierte Schwierigkeiten beim Rechtschreiben? Heilpädagogische Forschung 20 (1994) 1, 19-26

Koliadis, E., Polichronopou, V.: Zur Prävention und Bekämpfung des „funktionalen Analphabetismus". Vierteljahreszeitschrift Heilpädagog. Nachbargeb. 61 (1992) 3,326-336

Küspert, P.: Frühe Prävention von Lese-Rechtschreibproblemen: Würzburger Trainingsprogramm. Forum Logopädie 16 (2002) 4, 6-9

Leitlinien der Deutschen Gesellschaft für Kinder- und Jugendpsychiatrie und -psychotherapie 2000. AWMF online. http:www.uni-duesseldorf.de

Linder, M., Grissemann, H.: Zürcher Lesetest (ZLT). In: Testkatalog 2002/2003. Testzentrale, Hogrefe-Verlag, Göttingen/Bern.

Lundberg, I. et al.: Effects of an extensive program for stimulating phonological awareness in preschool children. Reading Research Quarterly 23 (1988) 253-284

Mai, N.: Schreibkrampf eine fokale Dystonie? Neurobiologisches Kolloquium. München, Univ. Klinikum Großhadern. 16.01.1995

Martinius„ J., Amorosa, A.: Die Versorgung von Kindern mit Teilleistungsschwächen. Rechtliche Voraussetzungen, Defizite, Perspektiven. In. Teilleistungsstörungen. Hrsg. v. J. Martinius u. H. Amorosa. Quintessenz, Berlin/München 1994. SD.43-48

Matulat, P., Riebandt, M., Lamprecht-Dinnesen: Zentral-auditive Verarbeitungsstörungen bei Lese- und Rechtschreibschwäche – Ergebnisse einer retrospektiven Erhebung. Otorhinolaryngol Nova 9 (1999) 115-119

Mayringer, H., Wimmer, H.: Kognitive Defizite lese-rechtschreibschwacher Kinder. Kindheit und Entwicklung 8 (1999) 3, 141-146

Ptok, M.: Auditive Verarbeitungs- und Wahrnehmungsstörungen und Legasthenie. Hessisches Ärzteblatt 61 (2000) 2, 52-54

Remschmidt, H., Schmidt, M., Poustka, F.: Multiaxiales Klassifikationsschema fürpsychische Störungen des Kindes- und Jugendalters nach ICD 10 der WHO, 4. Aufl. Huber, Bern 2001

Roth, E., Warnke, A.: Diagnose und Therapie der Lese-Rechtschreibstörung. Mschr. Kinderheilkunde 9 (2001) 956-967

Roth, E., Warnke, A.: Therapie der Lese-Rechtschreibstörung. Kindheit und Entwicklung 10 (2001) 2, 87-96

Schneider, W., Marx, P., Weber, J.: Auffälligkeiten in der Sprachenwicklung. Risikofaktoren für Lese-Rechtschreib-Schwierigkeiten. Kinderärztliche Praxis (2002) 2,186-194

Schneider, W. ,Roth, E., Küspert, P.: Frühe Prävention von Lese-Rechtschreibproblemen: Das Würzburger Trainingsprogramm zur Förderung sprachlicher Bewusstheit bei Kindergartenkindern. Kindheit und Entwicklung 8 (1999) 3, 147-152

Schulte-Körne, G.: Genetics of reading and spelling disorders. J.of Child Psychology and Psychiatry 42 (2001) 8, 985-987

Schulte-Körne, G., Deimal, W., Bartling, J., Remschmidt, H.: Die Bedeutung der auditiven Wahrnehmung und der phonologischen Bewusstheit für die Lese-Rechtschreibschwäche. Sprache-Stimme-Gehör 22 (1998) 25-30

Schulte-Körne, G., Mathwig, F.: Das Marburger Rechtschreibtraining – Ein regelgeleitetes Förderprogramm für rechtschreibschwache Kinder. Verlag Dr. Winkler, Bochum 2001

Schultz, R.T. et al.: Brain morphology in normal and dyslexic children: the influence of sex and age. Ann.Neurol. 35 (1994) 732-742

Shaywitz, S., Escobat, M.D., Shaywitz, B.A., Fletcher, J.M., Makuch, R.: Evidence that dyslexia may representthe lower tail of a normal distribution of reading ability. New Engl.J.Med. 326 (1992) 254-265

Steinmetz, H.J. et al.: Total surface of temporo parietal intrasylvain cortex: diverging left-right asymmetries. Brain.Lang. 39 (1990) 357-372

Strehlow, U., Kluge, R., Möller, H., Haffner, J.: Der langfristige Verlauf der Legasthenie über die Schulzeit hinaus: Katamnesen aus einer Kinderpsychiatrischen Ambulanz. Z. Kinder-Jugendpsychiatr. 20 (1992) 254-265

Warnke, A. et al.: Neurobiologie der Legasthenie. Kindheit und Entwicklung 8 (1999) 3, 135-140

Warnke, A., Hemminger, U., Roth, E., Schneck, S.: Legasthenie. Hogrefe, Göttingen/Bern/Toronto/Seattle 2002

Wucher, K.: Logopädische Diagnostik bei Entwicklungsdyslexie und -dysgraphie. Forum Logopädie .Heft 2. 1998. S.17-21

Zürcher Lesetest: ZLT. 6.Auflage. Hogrefe, Göttingen 2002

Stimmstörungen

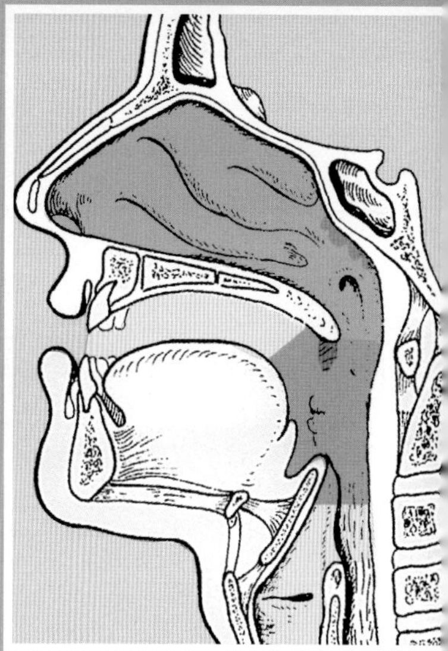

13 Stimmstörungen

Inhaltsübersicht

Als „Stimmkrankheit" werden organische Erkrankungen des Larynx bezeichnet. Dagegen erfasst der Begriff „Stimmstörung" eher funktionelle Veränderungen des Kehlkopfs. Eine Trennung der Bezeichnungen „funktionelle" und „organische" Veränderungen des Larynx ist in der täglichen Praxis oft nicht einfach bzw. nicht möglich, so dass der übergeordnete Begriff „Stimmstörung" in der Phoniatrie und stimmtherapeutischen Praxis Verbreitung gefunden hat.

Aus einer organisch bedingten Stimmkrankheit kann sich eine funktionelle Stimmstörung entwickeln. Aber auch der umgekehrte Weg, das Übergehen von einer funktionellen Stimmstörung in eine organische Erkrankung der Stimme, ist durchaus möglich. Davon abzugrenzen sind Stimmveränderungen, die weder funktionell noch organisch zu deuten sind. Hier handelt es sich um Auffälligkeiten der Sprechstimme, die sprecherzieherisch betreut werden sollten.

Zunehmend werden berufsbedingte organische oder funktionelle Veränderungen der Stimme beobachtet, so dass der Begriff der „professionellen Stimmstörungen" (*professional voice disorders*) häufiger verwendet wird. Der Schwerpunkt hat sich von manuellen Tätigkeiten zu Berufen verlagert, die abhängig sind von der Kommunikation. Am Anfang des letzten Jahrhunderts waren mindestens 80 % der amerikanischen Arbeitskräfte mit Aufgaben beschäftigt, die von manuellen Fähigkeiten abhingen. Der Rest war in Berufen tätig, die kommunikative Fähigkeiten erfordern. Innerhalb der letzten 100 Jahre hat sich das Verhältnis umgekehrt. Dieser Trend wird sich im 21. Jahrhundert fortsetzen (vgl. Ruben 2000; Abb. 3.2).

Das Leistungsprofil der Stimme umfasst mehrere grundlegende Einzelleistungen. Entsprechend der individuellen Fragestellungen und Möglichkeiten müssen die notwendigen Untersuchungen durchgeführt werden, um auf der Basis einer klaren Diagnose eine gezielte Therapie entwickeln zu können.

! Grundsätzlich gilt, dass vor einer Stimmtherapie eine eingehende laryngologisch-phoniatrische Beurteilung erforderlich ist.

Prävalenz: Die Häufigkeit von Stimmstörungen wird in der neueren Literatur wie folgt angegeben:

- Insgesamt sind 6 % der Gesamtbevölkerung betroffen (vgl. Smith et al. 1997).
- Davon sind 16 % Lehrer (vgl. Russel et al. 1998) und 6,5 % Schauspieler (vgl. Aderhold 2000).
- 7 bis 10 % der Bevölkerung leiden unter funktionellen Stimmstörungen beim Sprechen und Singen (vgl. Seidner, Wendler 1997).

13.1 Untersuchungsmethoden

Besonders im 19. und 20. Jahrhundert wurden bereits zahlreiche praktische, experimentelle und wissenschaftliche Hinweise zur Beurteilung von Stimmstörungen beschrieben. Unser Wissen hat sich ständig vermehrt und wird auch im 21. Jahrhundert neue Möglichkeiten bieten. Grundsätzliches Ziel ist es, mit Hilfe einer individuellen Testbatterie ein aussagekräftiges Stimmprofil zu erhalten, das die Basis für konservativ-therapeutische und phonochirurgische Interventionen bietet.

13.1.1 Anamnese

> **!** Die Stimmtherapie beginnt bereits mit der Anamnese.

Beeinträchtigungen der Stimme, des Sprechens und der Sprache sind primär Kommunikationsstörungen. Die Aufnahme und Auswertung der Anamnese muss diesen Schwerpunkten Rechnung tragen.

Die klassische Anamnese gliedert sich in Familienanamnese, eigene Anamnese und Berufsanamnese. Die Fremdanamnese dient der indirekten Exploration, wie sie z. B. bei Kindern erforderlich ist.

Die gezielte Anamnese hat für die Stellung der Diagnose den gleichen Wert wie der Untersuchungsbefund. Diagnose und Therapie beruhen auf einer gewissenhaften und durch Sachkenntnis gestützten Anamnese. Dabei ist eine fachübergreifende explorative Diagnostik erforderlich. Es bewährt sich, den zu Beurteilenden zunächst von seinen Beschwerden berichten zu lassen. Währendessen werden auffällige Veränderungen der Stimme, des Sprechens und der Sprache registriert und nachfolgend durch zusätzliche auditive, visuelle und palpatorische Methoden ergänzend untersucht.

Psychosoziale Gesichtspunkte bei laryngologisch-phoniatrischen Erkrankungen müssen unbedingt beachtet werden. Von Bedeutung ist es, erste Informationen über psychosomatische Erscheinungsbilder zu erhalten und im Bedarfsfall bereits psychologische Testverfahren einzuleiten.

> **!** Die Anamnese muss speziell bei Stimmstörungen Auskunft über den Beruf (Sprecherberuf, **Professional voice user**), die Art und den Zeitpunkt, wann unter Sprechbelastung eine Dysphonie auftritt, geben.

Das Gespräch mit dem Arzt kann dem Stimmgestörten bereits Erleichterung bringen. Diese Überlegungen besitzen einen besonderen Wert, da ein großer Teil der Stimmgestörten an psychosomatischen Beschwerden leidet.

Anamnesebögen

Die meisten Kliniken und Abteilungen verfügen über spezielle Anamnesebögen für Stimmgestörte. Diese beruhen meist auf eigenen individuellen Erfahrungen.

Grundsätzlich muss unterschieden werden zwischen Stimmbögen für Sprecher und solchen für Sänger.

Stimme und Tagesprofil

Funktionelle und organische Stimmstörungen verstärken sich unter Stimmbelastung im Verlauf des Tages. Dagegen können psychogene Stimmstörungen bereits sofort nach dem Aufstehen, wenn noch keine Stimmbelastung stattgefunden hat, in Erscheinung treten. Gleichzeitig schwankt bei psychogenen Stimmstörungen die Symptomatik im Verlauf des Tages. Damit sollte bereits bei der Anamnese die Möglichkeit einer psychophoniatrischen Störung in Betracht gezogen werden.

Physiologische Stimmbelastung

Im Erwachsenenalter ist eine Stimmbelastung in Zimmerlautstärke bei ca. 60 dB für 4–6 Stunden möglich. Liegt die reale Stimmbelastung deutlich unter diesem physiologischen Maximum, kann eine akute oder chronische Stimmstörung bestehen.

Blickdiagnostik bei Stimmstörungen

Die Blickdiagnostik im Rahmen der Anamnese erlaubt Hinweise auf:

- Konstitutionstyp
- Mimik, Gestik, Körpersprache
- Kieferöffnungsweite
- Stauung der Halsvenen beim Sprechen

Stimmanamnese mit Hilfe gezielter Fragen

- Halsschmerzen, Missempfindungen, Trockenheit, Schleim, Brennen, Druck
- Fremdkörpergefühl (Globus pharyngis), Hustenreiz, Räusperzwang
- psychische Belastungen
- Schwerhörigkeit, auch in der Familie
- hormonelle Einflüsse
- Sodbrennen (gastro-ösophageale Refluxkrankheit)
- Raumakustik, Umgebungslärm
- Einnahme von Medikamenten

Fragen nach Stimmausbildung/Stimmtherapie

- musikalisches Gehör
- Stimmbildung, Sprecherziehung
- frühere Stimmtherapie

Fragen nach Stimmfunktion und Flüssigkeitszufuhr

Von Bedeutung sind:
- Trinkverhalten
- klimatische Einflüsse
- Alkohol
- Kaffee

13.1.2 Aerodynamische Funktionsprüfungen

Die Atmung ist ein dynamischer Vorgang, der auf einer Kopplung zwischen dem pulmologischem System und den Luftwegen beruht. Unterschieden werden mehrere Atemtypen, die bereits im Kapitel 2.1 beschrieben wurden.

Die **subjektive Beurteilung der Atembewegungen** in verschiedenen Ausgangsstellungen ist grundlegender Bestandteil jeder Untersuchung der Sprech- und Singstimme. Am ungünstigsten ist die kostoklavikuläre Atmung. Diese wird oft mit Verspannungen der Hals- und Schultergürtel-Muskulatur begleitet. Eine Aussage über die unphysiologische kostoklavikuläre Atmung – manchmal auch als Hochatmung bezeichnet – muss immer mit einer Beurteilung dieser Muskulatur zum Ausschluss von Verspannungen und Myogelosen verknüpft werden. Periphere Atembewegungen sind bei Untersuchungen der Stimmfunktion häufig überbewertet worden (vgl. Wendler et al. 1996).

! Die physiologisch richtige und effektivste Atemform für das Sprechen und Singen ist die kostoabdominale Atemform (Zwerchfellflankenatmung). Die kostoklavikuläre Atmung (Hochatmung) ist als uneffektiv abzulehnen.

Bestimmung der Lungenvolumina und -kapazitäten

Lungenfunktionsprüfungen sind enger Bestandteil einer Funktionsdiagnostik der Respiration bei Stimm-, Sprech-, Sprach- und Schluckstörungen.

Spirographie

Unter Spirographie (Spirometrie) versteht man die Messung und Aufzeichnung von Volumenänderungen infolge Atembewegungen.

Vitalkapazität: Bei der Vitalkapazität unterscheidet man die langsam gesteuerte Vitalkapazität (VK) und die forcierte exspiratorische Vitalkapazität (FVK bzw. FVC). Für ein zuverlässiges Ergebnis sind mindestens drei Messungen vorzunehmen.

Bei der langsam geatmeten Vitalkapazität ist es unwichtig, ob die Messung in- oder exspiratorisch erfolgt. Die Untersuchung muss aber immer in einem Atemzug erfolgen.

Forcierter exspiratorischer Einsekundenwert (FEV 1): Das forcierte exspiratorische Volumen in der ersten Sekunde bezieht sich wie bei der Beurteilung der Vitalkapazität auf Sollwerte, deren Höhe von Alter, Körpergewicht und Geschlecht abhängt. Früher wurde der FEV 1 auch als Tiffenau-Test, Einsekundenwert und Atemstoß bezeichnet.

13

! Die intraindividuelle Variabilität der Spirographie beträgt 9%, die interindividuelle Variabilität bis zu 20% (vgl. Ulmer 1998).

Fluss-Volumendiagramm

Die Weiterentwicklung der Spirometrie zur Fluss-Volumenkurve veranschaulicht den dynamischen Charakter der Ventilation. Der Verlauf der Fluss-Volumenkurve in der graphischen Darstellung ist von besonderem Interesse. So lassen sich neben obstruktiven Lungenerkrankungen auch extrathorakale Stenosen im Bereich der Glottis und Trachea ermitteln.

Der Atemfluss – die Atemstromstärke – wird gegen das geatmete Volumen aufgezeichnet, zumindest während einer forcierten Exspiration. Die Messung erfolgt im Stehen oder Sitzen und beinhaltet mindestens drei auswertbare Kurven. Neben der forcierten exspiratorischen Vitalkapazität (FVK 9) und der Peak-flow-Messung (*Peak Exspiratory Flow*, PEF) werden aus der Kurve die maximalen exspiratorischen Flussraten bei 75% (MEF 75%), bei 50% (MEF 50%) und bei 25% (MEF 25%) noch in der Lunge befindlichen forcierten exspiratorischen Vitalkapazität (FVK) abgegeben.

Peak-flow-Messung

Die Peak-flow-Messung (*Peak Exspiratory Flow*, PEF) erfolgt mit Hilfe einer maximalen exspiratorischen Atemstromstärke kurz nach Beginn einer forcierten Exspiration aus maximaler Inspirationsstellung. Die Untersuchungsergebnisse sollen in l/sec angegeben werden. Die Peak-flow-Messung kann die konventionelle Lungenfunktionsprüfung nicht ersetzen. Der Test kann im Sitzen oder Stehen erfolgen. Nach einer tiefen Inspiration bis zur totalen Lungenkapazität bläst der Patient so kräftig wie möglich in das Mundstück, welches mit den Lippen fest umschlossen wird. Die forcierte Exspiration muss ca. 1 Sekunde betragen. Eine Nasenklemme muss bei der Messung nicht getragen werden. Eine gute intraindividuelle Beurteilung ist möglich, interindividuelle Vergleiche jedoch nicht.

Die Peak-flow-Messung kann als einfache spirometrische Untersuchungsmethode zur Verlaufskontrolle bei Patienten mit Kehlkopf- und Trachalstenosen eingesetzt werden. Periphere Atemwegsobstruktionen sind zu berücksichtigen (vgl. Vössing et al. 1993).

Pneumographie

Die Untersuchung der thorakalen und abdominalen Atembewegungen mit Hilfe von mit Luft gefüllten Gummischläuchen (Gürtelpneumographie) und einer Messkapsel kann die Diagnostik der respiratorischen Funktionen ergänzen. Die typische Ruhe- und Sprechatmung ist intraindividuell gut reproduzierbar. Gleichzeitig ist eine Dokumentation der Befunde möglich.

Lungenfunktionsstörungen

Organische Atemstörungen

Die unterschiedlichen organischen Atemstörungen – speziell der Lunge – werden nach den Empfehlungen der „Deutschen Atemwegsliga" (1994) wie folgt eingeteilt:

- Ventilationsstörungen
- Gasaustauschstörungen
- zentrale Atemregulationsstörungen

Ventilationsstörungen können auf obstruktiven (Erschwerung der Luftströmung in den Atemwegen), restriktiven (verminderte Dehnbarkeit von Lunge und/oder Thorax bzw. verminderte Vitalkapazität und Totalkapazität) sowie auf neuromuskulären Veränderungen beruhen.

Gasaustauschstörungen beruhen auf Inhomogenitäten von Ventilation und Perfusion, durch Erschwerung der Diffusion, durch arteriovenösen Kurzschluss in der Lunge oder auf einer alveolären Hypoventilation.

Die Diagnostik **zentraler Atemregulationsstörungen** bedarf besonders bei gleichzeitig vorliegender Atemwegsobstruktion differenzierter Untersuchungstechniken

> **!** Am häufigsten werden obstruktive Ventilationsstörungen festgestellt:
> - obere Atemwege: ein- und beidseitige Stimmlippenlähmungen, gut- und bösartige Tumoren des Larynx, Trachealstenosen
> - untere Atemwege: Asthma bronchiale, akute und chronische Bronchitis
>
> Seltener sind restriktive Ventilationsstörungen: Zustand nach Lungenresektion, Pleuraverschwartung, Kyphoskoliose, Bechterew, Querschnittslähmung, Gaillain-Barré-Syndrom

Lungenfunktionstests, besonders Flussvolumen- und Druckflusskurven, eigenen sich bei **Trachealstenosen** zur Lokalisation und Quantifizierung des Schweregrads. Eine messbare Erhöhung des Atemwegswiderstandes wird ab 8 mm Innendurchmesser der Stenose gesehen. Die Diagnose einer **Tracheomalazie** bedarf der Bestätigung durch eine Druck-, Fluss- und Volumenmessung sowie der endoskopischen Beurteilung des Tonusverhaltens in den großen Atemwegen.

Funktionelle Atemstörungen

Die vielfältigen funktionellen Atemstörungen sind oft bei Stimm-, Sprech- und Sprachstörungen feststellbar. Sie treten u. a. bei funktionellen und psychogenen Dysphonien, Redeflussstörungen oder Dysarthrophnien auf.

Die **veränderte Sprechatmung** kann folgende Ursachen haben:

- funktionelle und strukturelle Veränderungen, z. B. respiratorische Erkrankungen, Hörschädigungen, Stottern, Dysarthrie
- Dysphagie

Die Beurteilung der Atmungsfunktion ist für die Phonation bedeutungsvoll. Die primären **aerodynamischen Messungen** beruhen auf einer Bestimmung des Flusses (*flow*) und Drucks. Für die Messung der Luftstromrate (*airflow rate*) wird auf die Spirometrie, Pneumotachographie und Ganzkörperplethysmographie hingewiesen. Die Messung des subglottischen Drucks kann direkt (transkutane Punktion) oder indirekt (Messung mit Hilfe eines Ösophagusballons) erfolgen. Die kombinierten Verfahren zur Analyse der Glottisfunktion (z. B. *mean-flow-rate*) beruhen auf einer Anwendung von bis zu 22 unterschiedlichen Parametern.

Aufgrund des hohen technischen Aufwands, der geringen Reproduzierbarkeit ihrer Messergebnisse sowie der teilweisen Invasivität konnten sich diese Verfahren in der Routine-Stimmdiagnostik nicht durchsetzen.

Trotz jahrzehntelanger Bemühungen ist bis jetzt kein aussagesicheres aerodynamisches Funktionsmuster für die unterschiedlichen Stimmerkrankungen bekannt geworden. Aus wissenschaftlicher Sicht sind jedoch aerodynamische Verfahren für die Stimmheilkunde gerechtfertigt.

13.1.3 Stimmklang und auditive Klassifikation

Die subjektive auditive Beurteilung des Stimmklanges ist die häufigste Untersuchungsmethode in der Stimmdiagnostik. Grundsätzlich ist die Beschreibung der Stimmqualität in drei Kategorien möglich:

- Euphonie: Stimmklang normal
- Dysphonie: Heiserkeit
- Aphonie: Tonlosigkeit

! Das Ohr ist das wichtigste Untersuchungsinstrument in der Phoniatrie. Allerdings erfordert die gezielte, analysierende Stimmdiagnostik ein geschultes Ohr.

GRBAS-Skala

Das funktionelle Hören der Untersuchung spielt eine wesentliche Rolle und sollte vor jeder apparativen Stimmdiagnostik Vorrang haben. Die adjektivistischen Umschreibungen einer Heiserkeit sind zahlreich (z. B. brüchig, rau) und keineswegs immer wieder klar zu reproduzieren. Das japanische Komitee für Stimmfunktionsuntersuchungen hat deshalb eine Einteilung in fünf Parameter vorgeschlagen, die GRBAS-Skala (vgl. Hirano 1989; Sakata et al. 1994):

1. G (*grade*): repräsentiert den Grad der Heiserkeit (klare Stimme, Heiserkeit Tonlosigkeit)
2. R (*rough*): Rauheit der Stimme durch Geräuschanteile im tieferen Anteil des Stimmspektrums, die durch Unregelmäßigkeiten der Stimmlippenschwingungen zustande kommen (korrespondiert mit der Grundfrequenz und/oder der glottalen Amplitude)
3. B (*breathy*): Verhauchtheit der Stimme durch frequente Geräuschanteile, z. B. auch ‚wilde Luft'
4. A (*asthenic*): Verlust an Klangfülle durch Kraftlosigkeit
5. S (*strained*): hyperfunktionelle bzw. gepresste Stimmfunktion

RBH-Skala

Eine auditive Einteilung des Stimmklangs in R (Rauhigkeit), B (Behauchtheit) und H (Heiserkeit) schlagen Wendler et al. (1986, 1996), Nawka und Anders (1996) vor.

Diese verkürzte GRBAS-Skala hat eine tendenzielle Verlässlichkeit ergeben. Vorgenommen wird eine Klassifikation in folgende Schweregrade:

0 = nicht vorhanden
1 = geringgradig
2 = mittelgradig
3 = hochgradig

Um zu vergleichbaren Resultaten zu gelangen, sollte man diese Vier-Punkte-Bewertungsskala für die Stimmqualität verwenden.

Die RBH-Klassifikation findet im deutschsprachigen Raum verbreitete Anwendung.

! Die Klassifizierung der RBH-Skalen kann bereits durch den Untersucher während der Erhebung der Stimmanamnese erfolgen, wobei bewusst auf eine kollektive Auswertung verzichtet wird.

GRBASI-Skala

Die „*Belgian Study Group*" hat 1996 die Skalierung empfohlen (vgl. Heyning et al. 1996). Nach der sechsstufigen Skala zur Beurteilung des Stimmklangs mit einem Standardtest wird eingeteilt in:

1. G (*grade*)
2. R (*rough*)
3. B (*breathy*)
4. A (*asthenic*)
5. S (*strained*)
6. I (*instability*)

Wie bei der GRBASI-Skalierung erfolgt eine Klassifikation in folgende Schweregrade:

0 = nicht vorhanden
1 = geringgradig
2 = mittelgradig
3 = hochgradig

! Eine auditive Beurteilung von Dysphonien und die Verwendung zur Dokumentation von Behandlungsverläufen sind die praktischen Anwendungsgebiete der unterschiedlichen Klassifikationssysteme.

13.1.4 Stimmumfang

Eine zusammenfassende Darstellung der Kehlkopfmorphologie, Sprechstimmlage und Stimmentwicklung im Laufe des Lebens bei Frauen und Männern beschreiben Mathelitsch und Friedrich (Abb. 13.1).

Der **physiologische Stimmumfang** reicht vom tiefsten Brummton bis zum summend noch erreichbaren

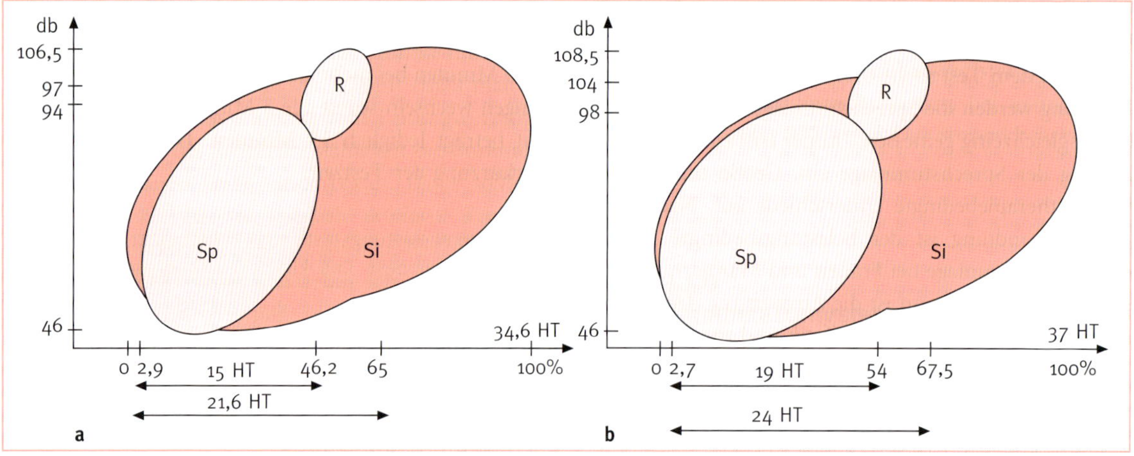

Abb. 13.4: Schematische Darstellung der Sprechstimm- (Sp), Rufstimm-(R) und Singstimmfelder (Si) (Hacki 1999)
a Messdurchschnittswerte bei Frauen
b Messdurchschnittswerte bei Männern

werten vorgenommen. Zur Bestimmung der Dynamik des Sprechstimmfeldes wird der Patient aufgefordert zu zählen oder einen Text vorzulesen. Dies erfolgt mit leiser Stimme, Umgangs- oder Vortragsstimme. Das Sprechstimmfeld zeigt die Dynamik der verschiedenen Sprechmuster, die deutlich die Sprechstimmlage überschreiten können. Das Sprechfeld selbst umfasst lediglich fünf bis sechs Halbtöne.

13

Eine Analyse des **Rufstimmfelds** kann problemlos im Rahmen einer Sing- und Sprechstimmfeld-Untersuchung stattfinden. Dabei sind Abweichungen des Verhältnisses zwischen Singstimmfeld, Sprechstimmfeld und Rufstimmfeld bedeutungsvoll. Ein über die Singstimmgrenze hinausreichendes Rufstimmfeld beweist Reserven, die stimmtherapeutisch und stimmpädagogisch genutzt werden können. Eine stark eingeschränkte Rufstimmleistung gibt u. a. Hinweise auf eine funktionelle, organische und/oder psychogene Stimmstörung.

Methodik

Die Messung der minimalen und maximalen Stimmstärke (Schalldruckpegel) erfolgt mit einem Pegelmesser. Die Stimmfeldmessung soll in Räumen mit Wohnzimmerakustik in stehender Haltung mit der Mundöffnung des Patienten konstant und kontrolliert in 30 cm Abstand vor dem Mikrofon des Schalldruckmessers stattfinden. Der gesamte Stimmumfang wird in Ganz- bzw. Halbtönen beurteilt. Die Töne werden mit einem Musikinstrument vorgegeben, z. B. einem Klavier, Blockflöte oder Gitarre. Dabei muss der Patient diesen vorgegebenen Ton auf „la" nachsingen, Männer beginnen mit c zunächst piano (minimale Lautstärke) und anschließend forte (maximale Lautstärke). Bei Frauen wird die Prüfung mit c^1 begonnen. Es wird der gesamte zur Verfügung stehende musikalische Stimmumfang geprüft. Die einzelnen Töne werden mindestens für 2sec angehalten. Die Untersuchungssituation veranschaulicht Abbildung 13.5.

Praktischer Ablauf der Stimmfeldmessung:

- Patientenvorbereitung und Demonstration
- kurze Übungsphase
- aufrechte, entspannte Haltung
- Mikrofonabstand 30 cm
- Testvokal „la" oder „a"
- 2 Sekundenregel
- piano vor forte
- tief vor hoch (minimale Lautstärke)
- hoch vor tief (maximale Lautstärke)
- diatonische Tonhöhenänderung
- Aufzeichnung

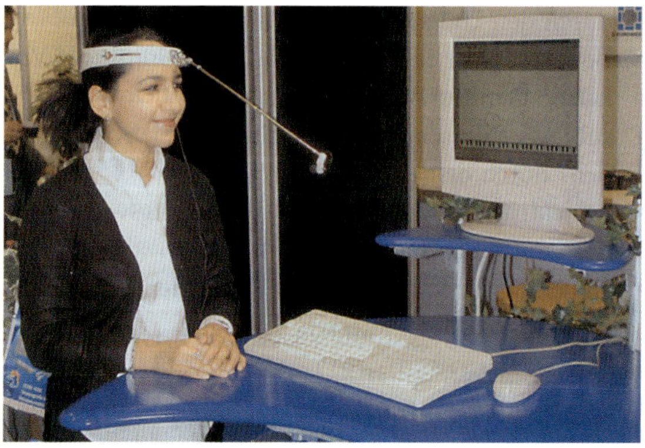

Abb. 13.5: Untersuchungssituation bei der automatischen Stimmfeldmessung

Ein halbautomatisch arbeitendes Stimmfeldmessgerät entwickelte Gross (1980). Ein vollautomatisches Stimmfeldmessgerät (vgl. Phonomat Stimmfeldmessung; Fa. Homoth, Hamburg) erlaubt auf der Basis des Betriebssystems Windows NT folgende Untersuchungen bei der Stimmfeldmessung:

- Singstimmfeld
- Sprechstimmfeld
- Rufstimmfeld

Weitere Optionen sind zusätzlich möglich:

- Stimmbelastungstest
- Spektralanalyse
- Formantanalyse (Sängerformant)

Es erfolgt eine Echtzeit-Darstellung auf dem Bildschirm, so dass die visuelle Kontrolle auch die Untersuchung bei unmusikalischen Patienten erleichtert. Stimmgeübte Personen sollen über Lautsprecher vorgegebene Töne nachsingen. Der Phonomat kann an einen Laptop angeschlossen werden.

Die aufeinanderfolgenden Phasen der Stimmfeldmessung bei einem Probanden veranschaulicht Abbildung 13.6.

Mögliche Fehler der Stimmfeldmessung müssen beachtet werden:

1. Messung eines Stimmfelds

- Auswahl des Vokals

13

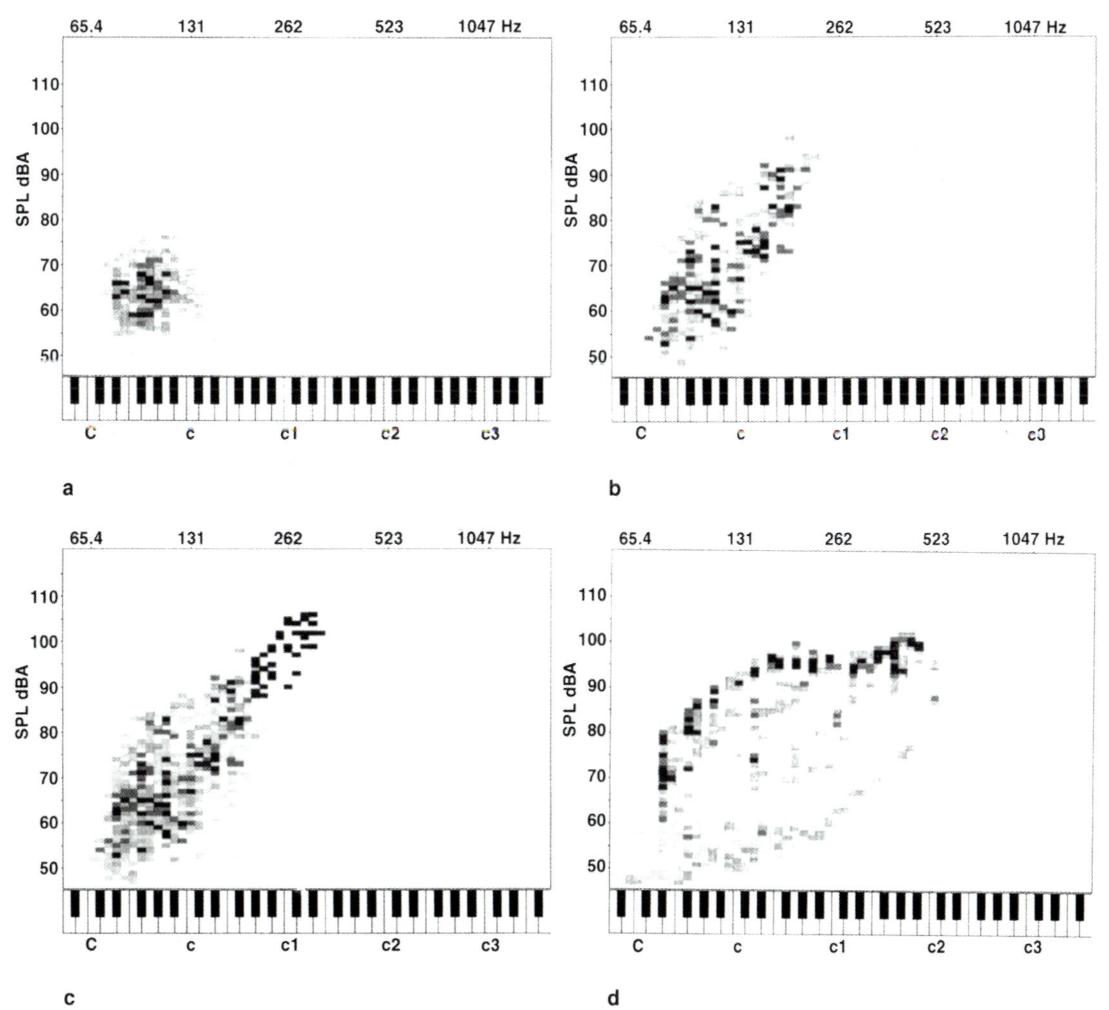

Abb. 13.6: Die aufeinander folgenden Phasen der Stimmfeldmessung (Hacki 1999). Die unterschiedliche Schwärzung der Messquadranten ergibt sich aus der Häufigkeit der Messsamples.

a Messsamples nach dem Lesen

b Sprechstimmfeld: Messsamples nach Lesen, leisem und lautem Zählen

c Sprech- und Rufstimmfeld: Messsamples nach Lesen, leisem und lautem Zählen und Rufen

d Singstimmfeld: Messsamples nach Singen

- Zeitdauer des Zieltons
- wiederholte versus einfache Stimmproduktion

2. Patient und Stimmqualitätsfaktoren
- Einsingen und Auswahl des Beispiels
- Tageszeit
- respiratorisches Volumen
- Mundöffnung
- Register, u. a. *vocal fry*
- Intonationsunsicherheit
- Vertrautheit und Motivation für die Aufgabe

3. Gerät und Umgebung
- Raumakustik, Umgebungsgeräusch

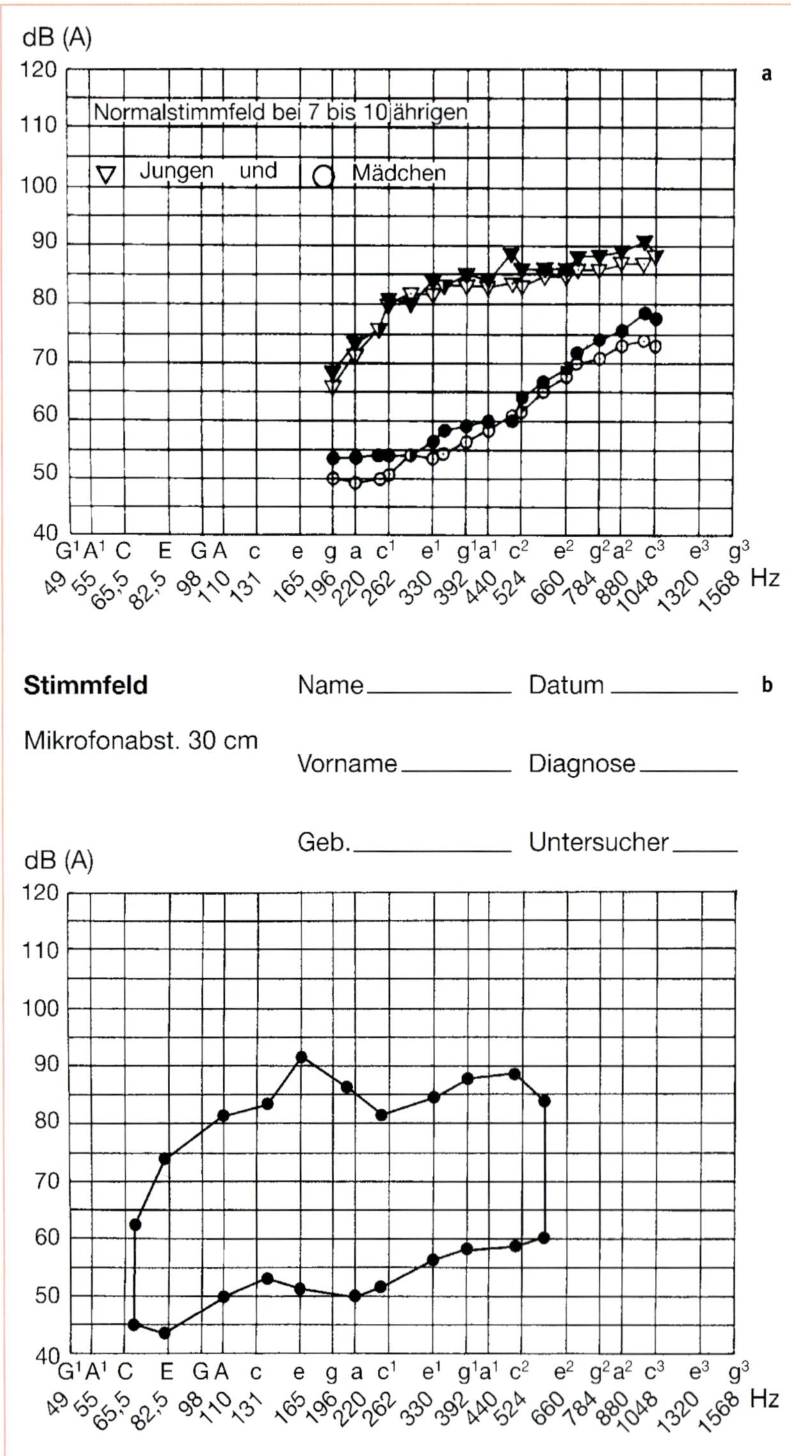

Abb. 13.7:
a. Physiologisches Stimmfeld im Kindesalter bei 7- bis 10-jährigen (Böhme, Stuchlik 1995)
▼ Fortekurve der 7- bis 10-jährigen Jungen
▽ Fortekurve der 7- bis 10-jährigen Mädchen
● Pianokurve der 7- bis 10-jährigen Jungen
○ Pianokurve der 7- bis 10-jährigen Mädchen
n = 112
b. Physiologisches Stimmfeld eines erwachsenen männlichen Probanden

- Distanz zum Mikrophon
- verschiedene Möglichkeiten der graphischen Darstellung

(vgl. Coleman 1993)

Stimmfeldmessung im Kindesalter

Zu unterscheiden sind die Ergebnisse bei:

- untrainierten Jungenstimmen (vgl. Klingholz et al. 1989)
- nicht trainierten Kinderstimmen (vgl. Böhme, Stuchlik 1995)

Bei Stimmfelduntersuchungen von Chorknaben wird eine Erkennung der Stimmgattung angestrebt. Eigene Untersuchungen bei nicht trainierten Jungen und Mädchen zeigten, dass sich für die 7 bis 10-jährigen keine altersabhängigen Änderungen der minimalen und maximalen Stimmlautstärke ergeben, so dass diese Altersgruppe in einem „Normalstimmfeld im Kindesalter" für die nicht trainierte Stimme zusammengefasst werden kann (Abb. 13.7). Der Vergleich mit einem normalen Stimmfeld eines erwachsenen Probanden zeigt die unterschiedlichen Dimensionen der Stimmdynamik im Kindes- und Erwachsenenalter.

> **!** Bei Kindern bis zu 7 Jahren ist eine Stimmfeldmessung der untrainierten Stimme nicht mit Sicherheit möglich, da ein gewisser Grad an Konzentration und Auffassungsgabe erforderlich ist.

Stimmfeldmessung im Alter

Mit zunehmendem Alter kommt es bei stimmlich nicht trainierten Frauen- und Männerstimmen zu einer altersabhängigen Verkleinerung des Stimmfelds.

Indikationen der Stimmfeldmessung

- Stimmeignungsprüfung
- Hinweise auf Klassifikation der Sängerstimme
- Diagnostik bei Stimmstörungen im Erwachsenen- und Kindesalter
- Verlaufskontrolle bei der konservativen Behandlung von Stimmstörungen
- prä- und postoperative Beurteilung bei phonochirurgischen Eingriffen
- Begutachtung
- Dokumentation

Modifikationen der Stimmfeldmessung

Routinemäßig erfolgt eine Beurteilung des Singstimm-, Sprechstimm- und Rufstimmfeldes.

Darüber hinaus werden Modifikationen empfohlen, die sich im unterschiedlichen Maß bis jetzt durchgesetzt haben.

Heiserkeitsfeld: Zur Ergänzung der Stimmfeldmessung wird vorgeschlagen, bei der Untersuchung zusätzlich den Stimmklang auditiv im gesamten Frequenz- und Dynamikbereich zu bestimmen und in der Form eines Heiserkeitsfelds in das Stimmfeld einzuzeichnen (vgl. Heinemann, Gabriel 1982). Eine unterschiedliche Schraffur im Stimmfeld erlaubt eine Differenzierung in normalen Stimmklang, gering heiser und stark heiser.

3D-Stimmfeldmessung: Die 3D-Darstellung des Stimmfeldes ist aufwändig und keine Routinemethode (vgl. Gross, Collo 1983). In einer umfangreichen Untersuchung hat Neuschaefer-Rube (2000) eine multifunktionale Weiterentwicklung des 3D-Stimmfeldes beschrieben. Bei dem 3D-Stimmfeld wird neben der Stimmstärke und Tonhöhe die zugehörige maximale Phonationsdauer erfasst. Als derzeitige Einsatzgebiete der 3D-Phonetographie werden eine funktionsbezogene Erstbefundung, therapiebegleitende Stimmverlaufsbeurteilungen sowie Stimmeignungsuntersuchung und Begutachtung empfohlen.

13.1.11 Laryngoskopische Diagnostik

Inspektion und Palpation

Die Inspektion des Larynx und der Halsregion vermittelt einen Eindruck über die Konfiguration des Larynx und die Veränderungen der äußeren Halsmuskulatur bzw. der Halsvenen beim Sprechen. Die Palpation des Kehlkopfs informiert über Details des Knorpelskeletts sowie den Tonus der suprahyaidalen Muskulatur beim Sprechvorgang.

Indirekte Laryngoskopie

Die indirekte Laryngoskopie wird in vier Verfahren eingeteilt:

- klassische indirekte Laryngoskopie
- indirekte Mikrolaryngoskopie
- Lupenlaryngoskopie
- flexible Larynx-Fiberendoskopie

> **!** Die indirekte Laryngoskopie ist Grundlage jeder Stimmdiagnostik.

13

Vorbereitungen bei der klassischen indirekten und starren Laryngoskopie (Lupenlaryngoskopie)

Die Empfehlungen gelten besonders für Patienten mit starkem Würgreiz:

- Der Untersucher soll Ruhe vermitteln.
- Der Patient darf durch das Lupenlaryngoskop sehen. Es ist nur eine geradeaus Untersuchung erforderlich.
- Das Gesäß des Patienten ist nach hinten gerichtet.
- Der Oberkörper des Patienten ist nach vorn gerichtet.
- Die Tonhaltedauer mit He- bzw. Hi - Phonation wird im Brustregister geübt.
- Der Patient soll die Schultern fallen lassen, damit wird die extra- und intralaryngeale Muskulatur entspannt.
- Während der Untersuchung soll der Patient die Knie zusammenpressen.
- Akupressur-Punkt anwenden: Der Patient soll mit dem Zeigefingernagel unterhalb der Unterlippe in die Hautfalte während der Untersuchung drücken.
- Lupenlaryngoskop, Nase und Uvula bilden eine Linie.
- Der Patient beginnt bereits vor dem Einführen des Endoskops in die Mundhöhle mit der Phonation. Dabei wird das Velum angehoben.
- Beim Einführen wird das Lupenlaryngoskop um 90 Grad gedreht.
- Ggf. ist erst nach mehrfachen Wiederholungen der Lupenlaryngoskopie eine Diagnose möglich.

Erst wenn diese Maßnahmen erfolglos bleiben, findet eine Schleimhautanästhesie des Rachens statt.

13

Klassische indirekte Laryngoskopie

Die klassische indirekte Laryngoskopie erfolgt mit einem Kehlkopfspiegel. Immer wird die Respirations- und Phonationsstellung der Stimmlippen beurteilt. Der vordere Kehlkopfbereich (Epiglottis, vordere Kommissur) erscheint im Kehlkopfspiegel oben und der anatomisch lokalisierte hintere Anteil (Aryregion, hintere Kommissur) dementsprechend im Kehlkopfspiegel unten. Die linke und rechte Seite werden nicht vertauscht.

Bei der praktischen Durchführung wird ein Kehlkopfspiegel benötigt, der einen Winkel von 120–125 Grad aufweist. Der Patienten muss in eine entspannte Untersuchungsstellung gebracht werden.

> **!** Die routinemäßige klassische Spiegeluntersuchung des Kehlkopfes ist weitgehend von der Lupenlaryngoskopie mit Hilfe starrer Optiken verdrängt worden (vgl. Rosen, Murry 2000)

Indirekte Mikrolaryngoskopie

Die Verknüpfung der Vergrößerungsmöglichkeiten eines Operationsmikroskops mit einer indirekten Laryngoskopie wird als Mikrolaryngoskopie bezeichnet. Diese

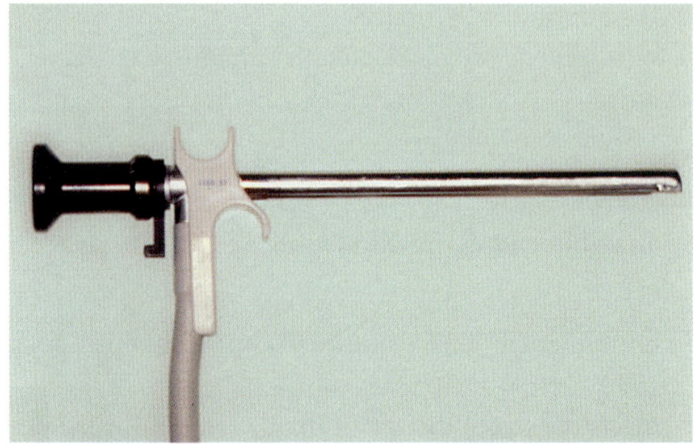

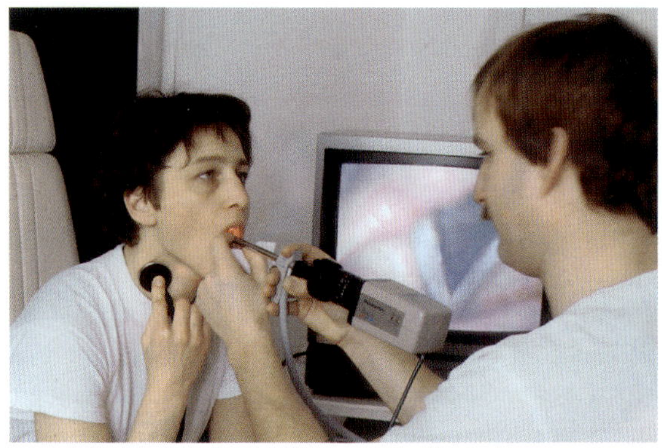

Abb. 13.8: Lupenlaryngoskopische Untersuchung:
a. Lupenlaryngoskop
b. Untersuchungssituation

Methode findet z. B. bei der indirekten Phonochirurgie Anwendung.

Lupenlaryngoskopie

Die starre Lupenlaryngoskopie ist in der laryngologischen und phoniatrischen Praxis eine unentbehrliche Routinemethode (vgl. Stuckrad, Lakatos 1975; Ward et al. 1974). Mit Hilfe einer Steilblick-Optik von 90 Grad mit einem Durchmesser von 9–10 mm und einer zusätzlichen, regelbaren Vergrößerungsmöglichkeit wird die diagnostische Lücke zwischen klassischer indirekter und direkter Laryngoskopie geschlossen, da der Würgreflex reduziert wird und die vordere Kommissur besser eingesehen werden kann. Die variable Vergrößerung in Abhängigkeit zur Entfernung erleichtert die Untersuchung. Weiterhin ist eine Videodokumentation möglich.

In Nordamerika und Australien wird anstelle der 90 Grad-Optik eine 70 Grad-Optik bevorzugt. Das 70 Grad starre Larynxendoskop verfügt über einen Durchmesser von nur 4 mm.

Ein Beschlagen des Objektivs wird durch die Anwendung eines Antibeschlagmittels, Luftinsufflationsgeräte oder einer Vorwärmeeinrichtung verhindert.

Mit Hilfe dieser Technik erfolgt – im Gegensatz zur klassischen indirekten Laryngoskopie mit einem Spiegel

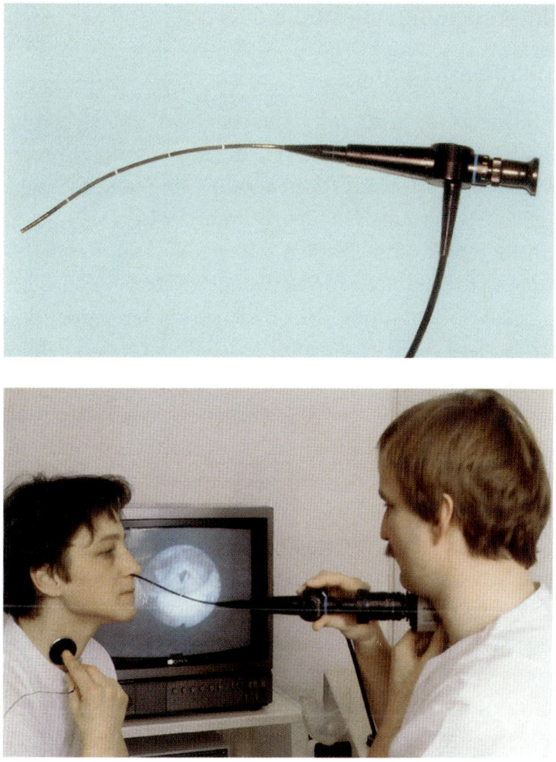

Abb. 13.9: Flexible fiberendoskopische Untersuchung:
a. flexibles Fiberendoskop
b. Untersuchungssituation

– keine Vertauschung von vorn und hinten. Die rechte Seite bleibt rechts, die linke Seite links. Dies entspricht der klassischen indirekten Laryngoskopie mit Hilfe eines Spiegels (Abb. 13.8).

Flexible Larynx-Fiberendoskopie

Bei der flexiblen Endoskopie wird der transnasale Zugangsweg benutzt (Abb. 13.9).

Damit ist eine – neben der Betrachtung des Nasopharynx – direkte Untersuchung der supraglottischen Bezirke einschließlich Glottis möglich, ohne dass dabei die artikulatorischen Leistungen der Sprechorgane beeinflusst werden. Zusätzlich ist eine Video-Untersuchung und -dokumentation möglich. Allerdings ist die Bildqualität bei der flexiblen Endoskopie schlechter als bei der Lupenlaryngoskopie.

Die Belästigung über den transnasalen Weg ist denkbar gering, da die Fiberendoskope nur einen Durchmesser von 1,8–3,8 mm aufweisen. Im Bedarfsfall kann eine endonasale Anästhesie mit Lidocain und/oder Abschwellung mit Privin stattfinden. Vor der Untersuchung wird die Spitze des Endoskops mit einem Antibeschlagsmittel benetzt. Das Einstellen der einzelnen Larynxbezirke wird durch eine Abwinklung der distalen Optik, die mit Hilfe des rechten Daumens am proximalen Ende erfolgt, erzielt. Eine Pfeilmarkierung im endoskopischen Bild erleichtert die Orientierung. In der Ausgangsstellung befindet sich der schwarz markierte Pfeil bei 12 Uhr. Bewegt sich dieser nach links, bewegt sich auch das distale Ende des Fiberendoskops nach links und umgekehrt.

Die Kombination von starrer und flexibler Endoskopie mit zusätzlicher stroboskopischer Untersuchung erlaubt es, die überwiegende Anzahl morphologischer und funktioneller Störungsbilder in der Praxis zu erkennen (vgl. Remacle 1996; Schade, Hess 2001).

> **!** Morphologische Larynxbefunde sind durch die starre Lupenlaryngoskopie (unphysiologische Methode) ein Hauptanwendungsgebiet. Mit der flexiblen Laryngoskopie, bei der die Bewegungsfähigkeit der Sprechorgane nicht eingeschränkt ist, können eher funktionelle Veränderungen überprüft werden.

Direkte Laryngoskopie

Die direkte Laryngoskopie erfolgt grundsätzlich in Vollnarkose bei Intubations- oder Injektorbeatmung ohne Intubation. Der reklinierte Kopf ermöglicht, dass ein beleuchtetes starres Rohr (Laryngoskop) durch den Mund in die Ebene des Larynx vorgeschoben wird. Eine direkte Mikrolaryngoskopie mit Hilfe eines Mikroskops ermöglicht eine differenzierte Diagnostik laryngealer Veränderungen, so dass zahlreiche therapeutische Maßnahmen – z. B. eine direkte Phonochirurgie – möglich sind.

13.1.12 Stroboskopie

Max Joseph Oertel (1835–1897) führte die Stroboskopie in die Laryngologie beim Menschen ein. Das von ihm verwendete Lochscheibenstroboskop war in drei Reihen perforiert.

Die klinische Larynx-Stroboskopie erlaubt eine differenzierte Beurteilung der Stimmlippenschwingungen während der Phonation. Damit besitzt sie den Wert einer bedeutungsvollen Zusatzuntersuchung bei Stimmstörungen. Sie hat aufgrund der Kombination mit der Lupenendoskopie und der Larynx-Fiberendoskopie eine praxisbezogene vielfältige Weiterentwicklung erfahren (vgl. Schönhärl 1960; Hirano, Bless 1993; Böhme, Gross 2001).

Einsatz der Videotechnik zur laryngologischen und stroboskopischen Beurteilung:

1. Untersuchung über die Mundhöhle mit Hilfe eines Lupenendoskops (starres System):
   - Video-Laryngoskopie
   - Video-Strobo-Laryngoskopie

2. Untersuchung über die Nase mit Hilfe des Fiberendoskops (flexibles System):
- Video-Fiber-Laryngoskopie
- Video-Fiber-Strobo-Laryngoskopie

Die Videostroboskopie kann grundsätzlich analog oder digital erfolgen. In der täglichen Routinepraxis kann der analoge Weg realistisch sein, da mit Hilfe eines Videoprinters eine Sofortdokumentation erreicht wird. Dagegen wird der digitale Weg notwendig, wenn umfangreiche Datenmengen verwaltet werden müssen bzw. wissenschaftliche Fragestellungen verfolgt werden.

Stroboskopisches Prinzip

Die Stimmlippenschwingungen erfolgen mit so hoher Frequenz, dass sie bei der indirekten Laryngoskopie oder der Lupenlaryngoskopie nicht erfasst werden können. Unter Zuhilfenahme eines analogen oder digitalen Stroboskops können sie jedoch einer Betrachtung zugänglich gemacht werden.

Talbotsches Gesetz

Das menschliche Auge kann Eindrücke von weniger als 0,2 sec Dauer nicht mehr unterscheiden. Jeder Lichteindruck hinterlässt maximal ein positives Nachbild von 0,2 sec Dauer. Zwei verschiedene Netzhauteindrücke können demnach nicht getrennt wahrgenommen werden, wenn das Intervall unterhalb von 1,5sec liegt. Zum besseren Verständnis ist deshalb das Talbotsche Gesetz für die Laryngo-Stroboskopie anwendbar.

Das stroboskopische Prinzip ist auf eine visuelle Täuschung zurückzuführen. Wenn eine schnell und regelmäßig schwingende Stimmlippe während der Phonation mit kurzen Lichtblitzen von der gleichen Frequenz wie die der Stimmlippenschwingungen angeleuchtet wird, so geschieht dies immer wieder in derselben Schwingungsphase. Bei der Betrachtung erhält man ein stehendes Bild der Stimmlippe in der Phonationseben. Dies ist der Grund, weshalb die Stimmlippe in der beleuchteten Schwingungsphase stillsteht. Dagegen erhält man ein bewegtes Bild der Stimmlippen bei Phasenverschiebung.

> **!** (a) Stroboskopisches Prinzip: stehendes Bild
> Wird bei einer periodischen Schwingung immer wieder eine gleiche Schwingungsphase beleuchtet, entsteht der Bildeindruck eines *stehenden Bildes*.
> (b) Stroboskopisches Bild: bewegtes Bild
> Um unterschiedliche Schwingungsphasen im stehenden Bild betrachten zu können, besteht die Möglichkeit mit einem Fußschalter die Blitzfolge geringfügig zu ändern. Dabei wird ein *bewegtes Bild* erzeugt.

Untersuchungsmethodik

Mikrofonsteuerung

Üblicherweise wird mit Hilfe der Mikrofonsteuerung untersucht. Bei der Triggerung des Stroboskopblitzes erfolgt bei der Mikrofonsteuerung eine automatische Grundfrequenzanalyse des Stimmschalls. Dazu kann ein Richtmikrofon auf dem Lupenendoskop, Kehlkopf- oder Luftschallmikrofon verwendet werden. Zur allgemeinen Orientierung wird zuerst im bewegten Bild stroboskopiert. Die Lichtblitzperiode ist etwas länger als die Schwingungsperiode der Stimmlippen. Im Zeitlupentempo wird bei verschiedenen Tonhöhen und Intensitäten der Stimmlippenschwingungsablauf beurteilt. Mit Hilfe eines Fußpedals können die einzelnen Phasen der Stimmlippenschwingung nochmals genau beurteilt werden. Bei Übereinstimmung der Lichtblitz- und Schwingungsperiode erhält man ein stehendes Bild.

Zuerst wird im Bereich der jeweiligen Sprechstimmlage stroboskopiert. Anschließend erfolgt eine Stroboskopie über alle Frequenzbereiche. Da es sich um eine subjektive Untersuchung handelt, sollte die Frequenz in Hz und der Lautstärkepegel in dB notiert werden. Normalerweise erscheinen zumindest diese zwei Parameter auf dem Monitor. Somit sind ein Vergleich zu Vorbefunden und eine Dokumentation möglich.

Bei Patienten mit Sprechberufen muss zumindest die stroboskopische Beurteilung im Bereich der Tonhöhe erfolgen, die ihr während der Sprechstimmlage entspricht. Dagegen ist es bei Sängern unerlässlich, den gesamten Stimmumfang eingehend stroboskopisch zu untersuchen.

Der Delta-t-Generator übernimmt folgende Funktion. Über die Mikrophonsteuerung des Stroboskops wird die Blitzfrequenz exakt auf die Grundfrequenz eingestellt. Es resultiert ein stehendes Bild. Mit Hilfe eines delta-t-Generators kann die Blitzfrequenz zusätzlich um einen kleinen Betrag variiert werden. Damit erreicht man ein bewegtes Bild bei Anwendung des Fußschalters.

> **!** Mikrofonsteuerung: Übliches Vorgehen: Zur Steuerung des Blitzgenerators muss eine Bestimmung der Schwingungsfrequenz der Stimmlippen mit einem Frequenzanalysesystem und Mikrophonsteuerung vorausgehen. Dazu stehen drei Möglichkeiten zur Verfügung:
> - Luftschallmikrofon auf dem Lupenendoskop montiert
> - Körperschallmikrofon wird prälaryngeal befestigt
> - Luftschallmikrofon wird in der Hand gehalten

Tongeneratorsteuerung

Die Tongeneratorsteuerung ist nur ausnahmsweise erforderlich. Dabei wird die stroboskopische Lichtblitzfolge fest eingestellt und der Patient aufgefordert, in der Frequenz zu phonieren, in der die Lichtblitze durch den Tongenerator ausgelöst werden. Die Triggerung bei der Tongeneratorsteuerung wird dadurch ermöglicht, dass der Patient eine vorgegebene Tonhöhe phoniert und der Untersucher den Tongenerator an die Tonhöhe des Patienten adaptiert. Dieser Weg kann bei verkürzter Tonhaltedauer oder bei ungenügender Synchronisation während der Phonation (chronische Laryngitis, Reinke-Ödem, *Vocal fry*) notwendig sein. Vorwiegend sind die handelsüblichen Laryngo-Stroboskope nicht mehr mit einer Tongeneratorsteuerung ausgerüstet, da das Anwendungsgebiet sehr begrenzt ist.

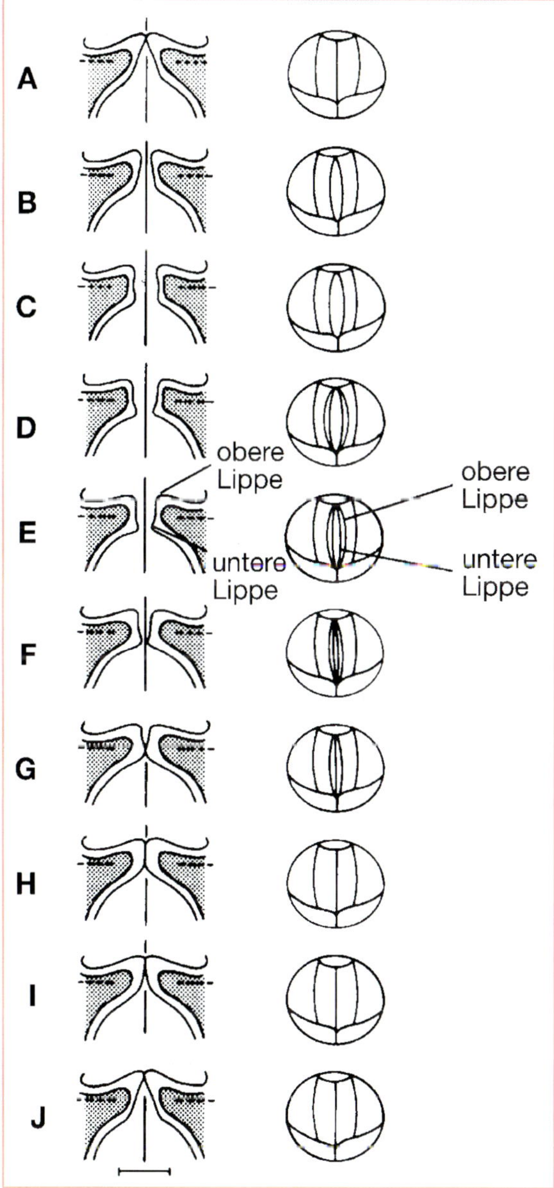

Abb. 13.10: Schematische Darstellung des stroboskopischen Bewegungsablaufs (vgl. Hirano, Bless 1993, mod. n. Schönhärl 1960)
Linke Spalte: frontale Ebene
Rechte Spate: Blick von oben

> **!** Tongeneratorsteuerung: In Ausnahmefällen! Die Lichtblitzfolge wird fest eingestellt und der Patient aufgefordert, in der Frequenz zu phonieren, in der die Lichtblitze durch den Tongenerator ausgelöst werden. Folgende Anwendungsmöglichkeiten erfordern diese Untersuchung:
> - Die Tonhaltedauer ist zu kurz.
> - Es besteht eine mangelnde Synchronisation, z. B. beim Reinke-Ödem mit *vocal fry* (Strohbassregister).

Shutterprinzip

Im Allgemeinen steuert nach den oben genannten Prinzipien eine Xenonlampe – die sehr teuer ist – die Blitzfolgefrequenz. Beim Shutterprinzip erfolgt die Applikation eines Dauerlichts, wobei die Kamera die Blitzfolgefrequenz mit Hilfe einer kostengünstigen Halogenlampe auslöst.

13

Normaler stroboskopischer Schwingungsablauf

Der normale physiologische Schwingungsablauf der Stimmlippen beruht auf drei unterschiedlichen Bewegungen (Abb. 13.10):
- einer horizontalen Schwingung von median nach lateral
- einer angedeuteten, vertikalen Schwingung, die von kaudal nach kranial durchschlägt

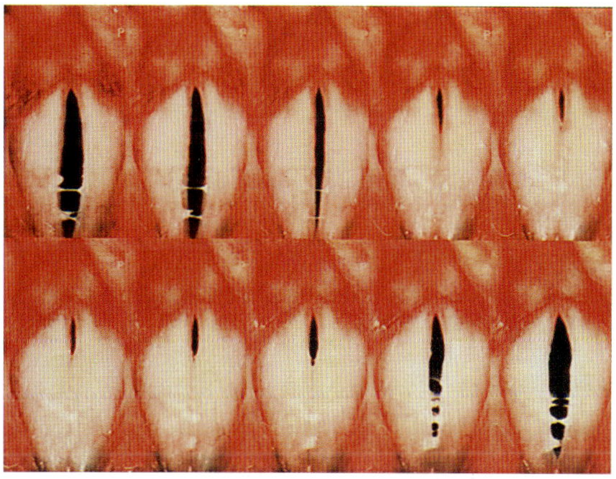

Abb. 13.11: Videostroboskopischer Befund **einer** normalen Stimmlippenschwingung
Oben: 1–4 Schließungsphase, 5 Schlussphase
Unten: 6 Schlussphase, 7–10 Öffnungsphase

- wellenähnliche Bewegungen der medianen Stimmlippenflächen mit Öffnung der Glottis von kaudal nach kranial (Randkantenverschiebung)

Der normale Ablauf der Stimmlippenschwingungen ist gekennzeichnet durch regelmäßige, seitengleiche Bewegungen von mittlerer Amplitude, vollständiger Schlussphase und deutlicher Schleimhautverschiebung (Abb. 13.11).

In den tiefen Frequenzen schwingen die Stimmlippen in ihrer gesamten Länge und Breite und zeigen deutliche Randkantenverschiebungen. Mit zunehmender Tonhöhe nehmen die Amplituden sowie die Randkantenverschiebungen ab. Dagegen werden mit zunehmender Lautstärke die Amplituden weiter, und die Randkantenverschiebung prägt sich deutlicher aus. Im oberen Bereich des physiologischen Stimmumfangs sind die Stimmlippen gespannt.

Beurteilungskriterien

Grundsätzlich erfolgt die Stroboskopie im Bereich der Sprechstimmlage im Brustregister:

Tab. 13.2: Beurteilungsbogen: Qualitative Analyse der Stimmlippenschwingungen (vgl. Böhme, Gross 2001)

1. Glottisschluss								
komplett (normal)	hinterer Spalt	durchgängiger Spalt	sanduhrförmig	bogenförmig	bogenförmig u. posterior Dreieck	vorderer Spalt	irregulär	sonstiges

2. Amplitude				
	normal	erweitert	verkürzt	aufgehoben
rechts				
links				

3. Symmetrie (der Phasen)			
	normal	leichte Phasenverschiebung	starke Phasenverschiebung
(re. Phase/li. Phase)			

4. Periodizität (zeitliche Abfolge der Perioden)	**periodisch**	**aperiodisch (Frequenzwechselperioden)**

5. Regularität	**normale Schwingungsform**	**unregelmäßig**	**longitudinal**

6. Randkantenverschiebung (Mucosawelle)				
	normal	verstärkt	vermindert	aufgehoben
rechts				
links				

7. Phonatorischer Stand	nicht vorhanden	partiell	total
rechts			
links			

8. Supraglottische Engstellung			
nicht vorhanden	anterior-posterior	Taschenfalten: re/li/bds	sonstiges

- bei Männern zwischen 98 und 131 Hz
- bei Frauen zwischen 196 und 262 Hz

Die Singstimme bis 1000 Hz kann im Bedarfsfall ergänzend beurteilt werden.

! Eine Stroboskopie im Kopfregister kann zu ungenügenden Resultaten bei der Beurteilung des Schwingungsablaufs der Stimmlippen führen. Grundsätzlich sollte im Brustregister und nur im Bedarfsfall im Kopfregister (Sänger) stroboskopiert werden.

Qualitative stroboskopische Beurteilungskriterien

Es werden acht stroboskopische Beurteilungskriterien (Tab. 13.2) unterschieden (vgl. Böhme, Gross 2001):

1. Glottisschluss

Normalerweise tritt die komplette Schlussphase bei geringen Stimmlautstärken oder leichten Intensitätssteigerungen auf. Die Anwendung einer Phasenverschiebung (bewegtes Bild) mit dem Fußpedal erleichtert die Feststellung eines vorhandenen oder fehlenden Glottisschlusses. Neben dem normalen Glottisschluss bestehen unterschiedliche Möglichkeiten eines pathologischen inkompletten Glottisschlusses im stroboskopischen Bild. Ein schmaler posteriorer Spalt im stroboskopischen Schwingungsablauf braucht nicht unbedingt als pathologischer Befund gewertet werden. Dagegen entsteht eine Sanduhrglottis infolge ein- oder beidseitiger Befunde.

2. Amplitude

Dieses Kriterium beinhaltet die medio-laterale Auslenkung jeder einzelnen Stimmlippe, d. h. jede Stimmlippe wird rechts und links isoliert beurteilt. Beobachtet man beide Amplituden gleichzeitig, wird die Schwingungsweite der Glottis betrachtet.

3. Symmetrie

Normalerweise verlaufen alle Bewegungen der zwei Stimmlippen symmetrisch. Die Schwingungsphasen der rechten Stimmlippe beginnen demnach exakt zum gleichen Zeitpunkt, wie an der linken Stimmlippe. Sind die Schwingungsphasen beider Stimmlippen gegeneinander verschoben, spricht man von einer Phasenverschiebung. Bei „alternierenden Schwingungen" kommt es zu einer Medianbewegung der einen Stimmlippe und gleichzeitig zu einer Lateralbewegung der anderen Stimmlippe.

4. Periodizität

Eine Periodizität besteht, wenn die Schwingungen der Stimmlippen in gleichen Abständen erfolgen. Ist dies nicht der Fall, besteht eine Aperiodizität, eine Synchronisationsstörung. Auch Frequenzwechselperioden können als Ausdruck eines Tremolierens der Stimmlippe auftreten.

5. Regularität

Von einer Irregularität wird gesprochen, wenn longitudinale Schwingungen oder Up- und Down-Bewegungen (durchschlagende Schwingungen) der Stimmlippen stattfinden.

6. Randkantenverschiebung (Mukosawelle)

Diese beruht auf einer wellenförmigen Verschiebung der Mukosa gegenüber dem tonisierten Muskel. Erklärt wird die Randkantenverschiebung durch die doppelstrukturierte Stimmlippe.

7. Phonatorischer Stillstand

Dieser ist ein wichtiges Symptom bei organischen Stimmstörungen, z. B. bei einem Karzinom der Stimmlippe. Es besteht ein kompletter Ausfall der Amplitude und Randkantenverschiebung.

8. Supraglottische Engstellung (indirektes Kriterium)

Diese entsteht durch eine übermäßige Muskelaktivität in anterior-posterior und/oder latero-medialer Richtung.

Quantitative stroboskopische Beurteilung

Ziel der quantitativen Beurteilung des stroboskopischen Befundes ist die Beschreibung der einzelnen Schwingungsphasen der Stimmlippen. Die Analyse einer Schwingungsperiode – diese besteht aus einer Offenphase (Öffnungs- und Schließungsphase) sowie einer Schlussphase – ergibt hinweisende Ergebnisse auf eine hyper- bzw. hypofunktionelle Dysphonie. Der Offenquotient (Offenphase/Gesamtperiode) liegt bei hyperfunktioneller Dysphonie bei Werten unter 0,5, dagegen bei einer hypofunktionellen Dysphonie bei Werten über 0,8 (vgl. Böhme, Gross 2001). Voraussetzung ist die Lokalisation der funktionellen Dysphonie im Bereich der Glottisebene. Schneider, Wendler und Seidner (2002) ordnen der Stroboskopie bei hyper- und hypofunktionellen Dysphonien lediglich *„predominant symptomatic tendencies"* zu.

Kritische Anmerkungen

- Ein Nachteil der Stroboskopie besteht in der willkürlichen Übertragung der Singstimme auf den Stimmlippenschwingungsmodus beim Sprechen, denn es wird ein ausgehaltener Ton untersucht.
- Lautstärke und Tonhöhe beeinflussen ebenfalls das stroboskopische Glottisbild.

! Hochgeschwindigkeitsaufnahmen von Stimmlippenschwingungen sind der Stroboskopie im Prinzip überlegen, weil sie die Periodizität der Schwingungen erfassen und auch in den Ein- und Ausschwingphasen ohne Phonation den Bewegungsablauf der Stimmlippen bestimmen. Gegenüber der Videokymographie hat die Video-Hochgeschwindigkeitskinematographie den Vorteil kompletter Bilder mit Darstellung der Larynxmorphologie. Nachteilig sind die zusätzlich erforderliche Auswertungssoftware für quantitative Beurteilungen und die zur Zeit noch hohen Anschaffungskosten. Der technische Fortschritt lässt allerdings erwarten, dass die Hochgeschwindigkeitskinematographie der Stimmlippen in Zukunft in die routinemäßige Diagnostik Einzug halten wird (vgl. Hess et al. 1996; Eysholdt et al 2002).

13.1.14 Videokymographie

Die Kymographie wurde von Gall und Hanson (1973) beschrieben und u. a. von Gross (1988) sowie Švec, Šram und Schutte (1996) weiterentwickelt. Die Videokymographie ist die Weiterentwicklung der Streifen-Fotokymographie, wobei eine einzige Zeile einer CCD-Kamera bis zu 8000 Bilder pro Sekunde belichtet. Im Unterschied zur Videolaryngostroboskopie vermittelt die Videokymographie keinen Überblick über den Larynx. Ein Vergleich der Laryngostroboskopie und Videokymographie stellt Abbildung 13.14 dar.

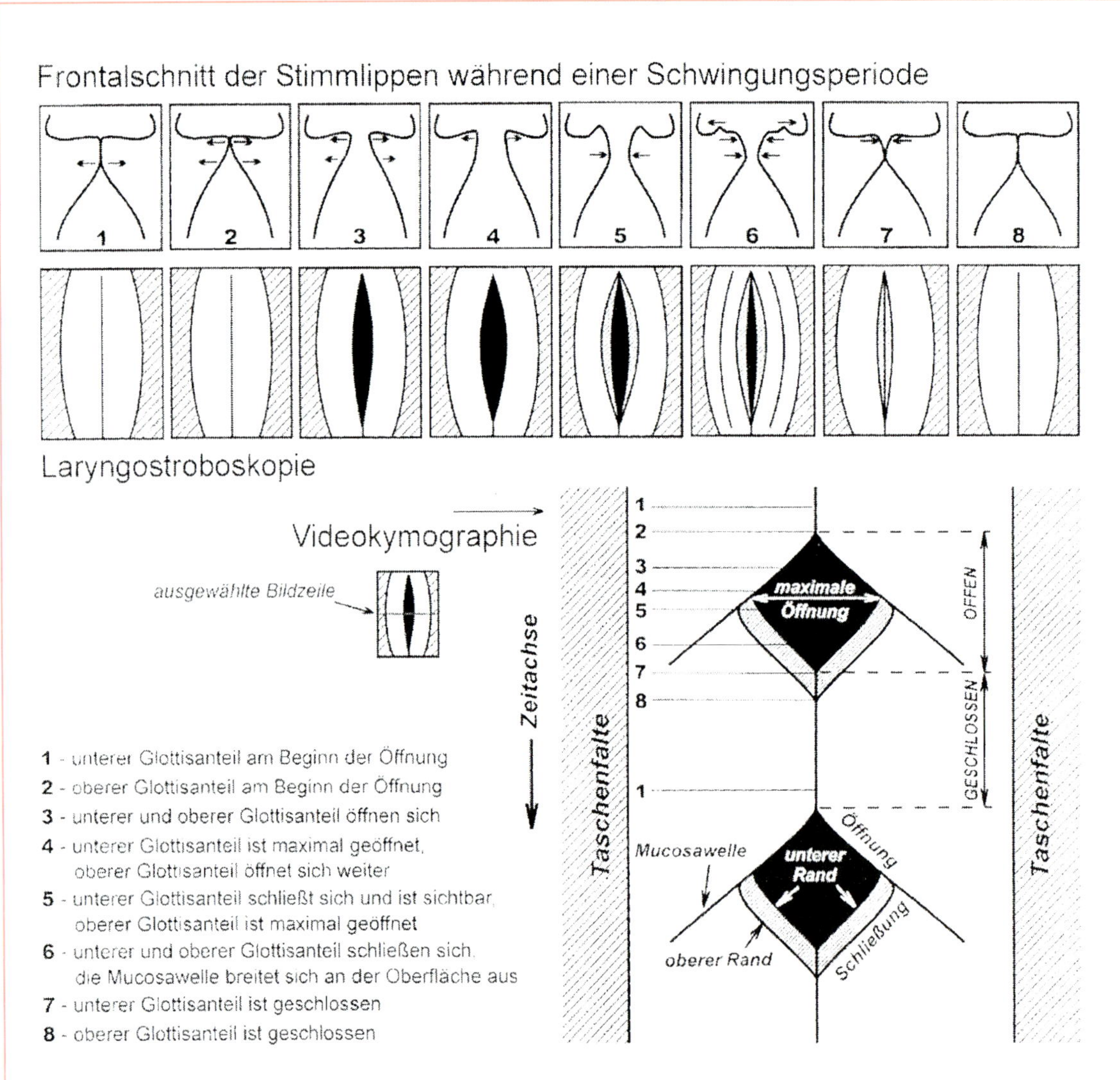

Abb. 13.14: Schematische Darstellung der charakteristischen Eigenschaften einer normalen Stimmlippenschwingung im Vergleich von Laryngostroboskopie und Videokymographie. Modifiziert nach Švec, Šram und Schutte (1999, in: Böhme, Gross 2001, 167).

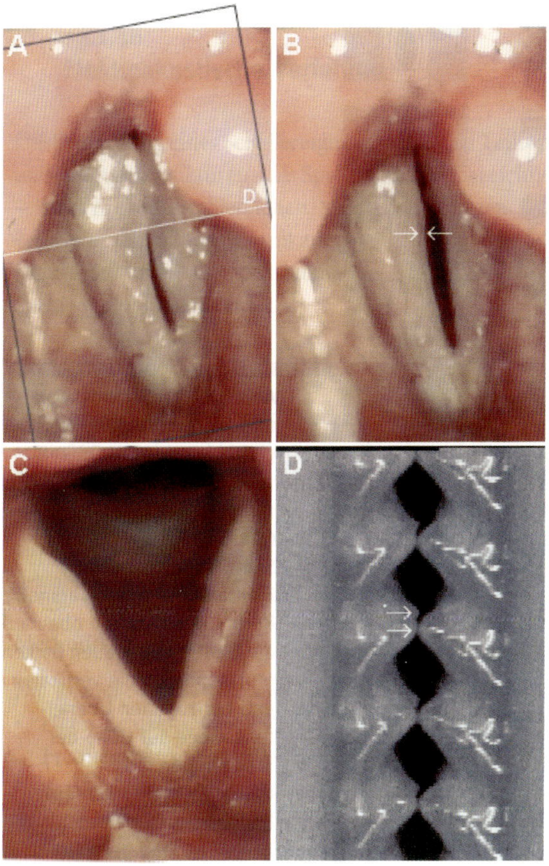

Abb. 13.15: Laryngoskopische, stroboskopische und videokymographische Befunde bei Dysphonie (Sulcus glottidis, chronisches Stimmlippenödem, kleiner Polyp) (Švec, Šram, Schutte 1999)

- A Stroboskopie: Maximaler Glottischluss während der Phonation. Posteriorer Glottisspalt. Chronisches Ödem im mittleren Drittel des membranösen Teils der linken Stimmlippe.
- B Stroboskopie: Stimmlippen während der Schließungsphase des vibratorischen Zyklus. Die Pfeile markieren einen longitudinalen Sulcus glottidis. Ein kleiner Polyp ist posterior am unteren Bereich der linken Stimmlippe sichtbar.
- C Laryngoskopie: Respirationsstellung. Exkavation im Bereich der rechten Stimmmlippe mit Polyp an der linken Stimmlippe.
- D Videokymogramm bei Phonation mit einer Frequenz von ca. 250 Hz (die gemessene Position ist in A angegeben, Kamera leicht rotiert). Die Schlussphase ist reduziert, d. h. die Stimmlippen berühren sich nur für einen Moment. Die Reflexe des Lichts stellen sich in diagonalen Linien auf der Oberläche der Stimmlippen dar. Die Pfeile markieren einen Doppelgipfel bezogen auf den Sulcus glottidis im Bereich der medialen Oberfläche der rechten Stimmlippe.

Klinische Beispiele einer videokymographischen Untersuchung vermittelt Abbildung 13.15.

Trotz der aufschlussreichen Untersuchungsresultate konnte sich bis jetzt die Videokymographie nicht als Routinemethode durchsetzen.

! Die Diagnostik organischer und funktioneller Stimmstörungen mit Hilfe der Videokymographie liefert eine Fülle von Details in einem zeilenförmigen Bildausschnitt. Gegenüber der Stroboskopie macht die Videokymographie selbst bei normalem Stimmresultat wesentlich häufiger Auffälligkeiten im Schwingungsverhalten der Stimmlippen sichtbar.

13.1.15 Glottographie

Die Glottographie (Laryngographie) ist ein nicht-invasives Verfahren zur Aufzeichnung des Zeitablaufs der glottalen Öffnungs- und Schließungsbewegungen der Stimmlippenschwingungen während der Phonation. Es stehen mehrere technische Möglichkeiten zur Verfügung, wobei vorwiegend die Elektroglottographie (EGG) für klinische Anwendungen empfohlen wird. Die Photoglottographie (PGG) wird lediglich als ergänzende Untersuchung – zusammen mit der Elektroglottographie – verwendet.

Elektroglottographie (EGG)

Der Biophysiker Fabre entwickelte 1957 eine Impedanzmethode zur Kehlkopfbeurteilung und bezeichnet sie als Elektroglottographie. Sie gestattet eine Beurteilung des Larynx ohne indirekte Inspektion und behindert weder die Phonation noch Artikulation. Ein portabler Elektroglottograph (12×6×3 cm, Gewicht 170 g) kann den apparativen Aufwand verringern (vgl. Frokjaer-Jensen 2002).

Methodik

In Höhe der Schildknorpel bzw. im Glottisniveau werden perkutan zwei kleine Plattenelektroden befestigt. Durch den Glottisquerschnitt wird ein hochfrequenter Strom geleitet. Für einen konstant frequenten Wechselstrom stellt der Larynx einen kapazitiven Widerstand dar, der sich den Stimmlippenbewegungen entsprechend verändert. Bedingt durch das Öffnen der Glottis vergrößert sich der Widerstand.

Tab. 13.3: Aussagekraft der Breitband- und Schmalband-Sonagraphie bei ausgewählten akustischen Messungen (vgl. Kent 1993)

Messung	Breitband-Spektrographie	Schmalband-Spektrographie
Stimmeinsatz	+	+ (schlecht)
Segment-Zeitdauer	+	+ (schlecht)
Formant-Frequenz	+	+
Formant-Amplitude	+ (schlecht)	+ (schlecht)
Formant-Bandbreite	+ (schlecht)	+ (schlecht)
Haupt-Grundfrequenz	+ (schlecht)	+
Grundfrequenz-Kontur	+ (schlecht)	+
Konsonant-Geräusch-Spektrum (Bruchstelle oder Reibung)	+	+
harmonisches Spektrum	Nicht verfügbar (normalerweise)	+
Stimmenergie	+	+
Geräuschkomponente im Stimmsignal	+	+
Amplitudenanstieg	+ (schlecht)	+ (schlecht)
Jitter	+ (schlecht)	+ (schlecht)
Shimmer	+ (schlecht)	?
Signal/Geräusch-Verhältnis	+	+

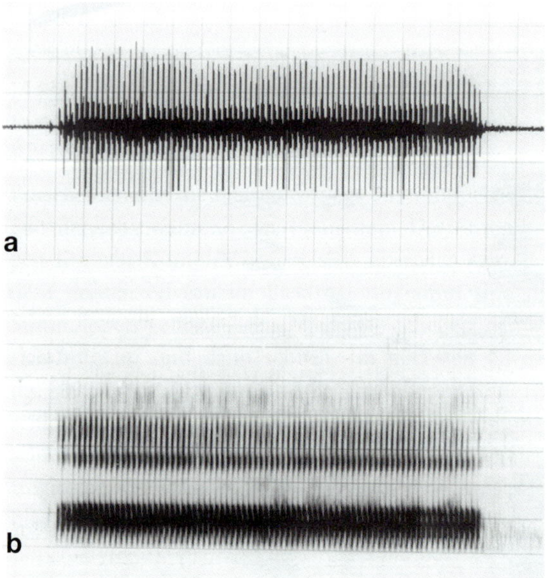

Abb. 13.18: Breitbandsonagramm mit Oszillogramm bei A-Phonation: Normale Stimmfunktion
a. Oszillogramm (regelmäßig)
b. Breitbandsonagramm mit Grundfrequenz

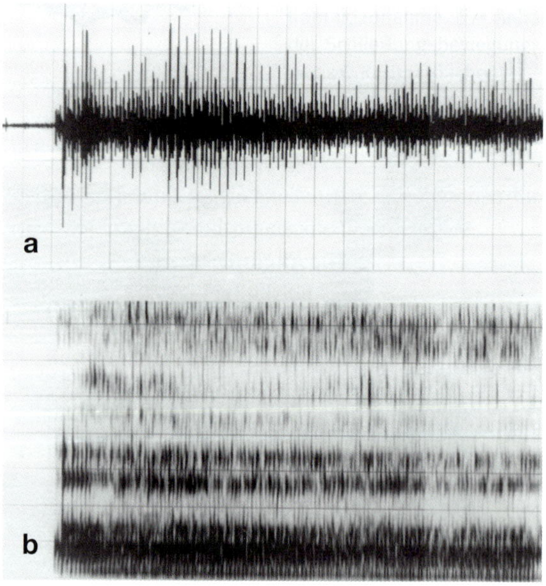

Abb. 13.19: Breitbandsonagramm mit Oszillogramm bei A-Phonation: Dysphonie mit erheblicher Heiserkeit
a. Oszillogramm (unregelmäßig)
b. Breitbandsonagramm mit Grundfrequenz („Heiserkeitsanalyse“)

Alters- und geschlechtsspezifische Kennzeichen

Die Höhe der Formanten ist von Bedeutung. Im Kindesalter erreichen die Formanten die höchsten Frequenzen. Mit zunehmendem Alter tritt eine Vertiefung der Formanthöhe ein. Bei Frauenstimmen liegen die Formanten im Unterschied zu Männerstimmen höher.

Grundfrequenzbestimmung

Die Analyse der Grundfrequenz (F_0), d. h. der mittleren Sprechstimmlage, ist apparativ neben dem stroboskopischen und glottographischen Weg auch mit Hilfe des Sonagraphen möglich. Unabhängig von einer apparativen Ausrüstung gelingt die Grundfrequenzbestimmung am einfachsten mit Hilfe des Hörvermögens im Vergleich zu einem Musikinstrument.

Heiserkeitsanalyse

Das Hauptsymptom einer Stimmstörung ist die Dysphonie. Bei der klanganalytischen Darstellung einer normalen und heiseren Stimme ergeben sich grundlegende Unterschiede (Abb. 13.18, Abb. 13.19), die durchaus in die klinische Diagnostik integriert werden können.

Multifunktionelles System zur Analyse von Stimm-, Sprech- und Sprachstörungen

Die Beurteilung von Stimmstörungen mit multifunktionellen Systemen beruht vorwiegend auf zwei Messapparaturen:
- Computerized Speech Lab (CSL)
- Multi Dimensional Voice Program (MDVP)

Computerized Speech Lab (CSL)

Mit Hilfe einer Workstation können u. a. folgende diagnostische Möglichkeiten abgerufen werden, da ein sofortiger Zugang der mit CD-Qualität gespeicherten Stimm- und Sprechbeispiele möglich ist:
- Real-Time-Spektrogramm (Sonagraphie)
- Langzeitspektrographie
- Stimmfeld (*voice range profil*)
- Palatographie
- Jitter, Shimmer
- verzögertes akustisches Biofeedback
- Dokumentation

Multi-Dimensional Voice Program (MDVP)

Es erfolgt eine Beurteilung von 33 Messparametern.

! Eine kritische Stellungnahme von CSL und MDVP erfolgte bereits im Band 2 (S. 128) bei der Beschreibung des Göttinger Heiserkeitsdiagramms. Die Kritik beruht auf folgender Überlegung: Eine Normierung der zahlreichen Messparameter hat noch nicht stattgefunden.

13.1.17 Jitter, Shimmer (Periodizitätsanalyse)

Definition von Jitter und Shimmer:
- Jitter: Frequenzvariabilität. Abweichungen von der Grundfrequenz. Frequenzschwankungen werden gemessen.
- Shimmer: Amplitudenvariabilität. Abweichung von der Lautstärke. Amplitudenschwankungen werden gemessen.

Jitter und Shimmer sind Pertubationsparameter, wobei mit Pertubation die gestörte Periodizität der Stimmlippenschwingungen definiert wird. Unter einer Periodizitätsanalyse werden Untersuchungen der Zeit-, Amplituden- und Wellenformdifferenzen zwischen benachbarten Schwingungsperioden des Stimmsignals verstanden.

Jitter

Der Jitter ist ein Index der Instabilität der laryngealen Wellenform, gemessen von Schwingung zu Schwingung der Stimmlippen, Zyklus zu Zyklus der Grundfrequenz. Man spricht auch von einer Lautstärkenmodulation. Selbst wenn man versucht, die Tonhöhe stabil zu halten, wird die Frequenz einer normalen Sprechstimme von einem Zyklus zum nächsten variieren. Diese Periodenvariabilität wird auch als „Frequenzpertubation“ oder „*vocal* jitter“ bezeichnet.

Aus klinischer Sicht vergrößert sich der Jitter bei Stimmstörungen und ist z. T. verantwortlich für den heiseren, rauen Stimmklang. Auch ein Tremolieren der Stimme kann z. B. gut erkannt werden.

Generell ist eine durchschnittliche Zyklus-zu-Zyklus-Periodendifferenz unter 100 Mikrosekunden (0,0001 Sekunde) charakteristisch für eine kontrollierte, ausgehaltene Phonation eines normalen Sprechers (vgl. Baken, Orlikoff 2000).

Eine Beurteilung erfolgt in dB oder %. Es werden die Amplituden und von den einzelnen Perioden der Mittelwert bestimmt.

Shimmer

Der Shimmer ist ein Index der Instabilität der laryngealen Wellenform, gemessen als Variation der Amplitude

13

von aufeinanderfolgenden glottischen Zyklen oder Schwingungen. Analog zur Frequenzpertubation (Jitter) dienen Messungen der Kurzzeit-Amplituden-Pertubation als ein Index der stimmlichen Stabilität. Die Beziehungen zur Heiserkeit können ein empfindlicher Index einer Stimmstörung sein. Eine durchschnittliche Zyklus-zu-Zyklus-Amplitudendifferenz von etwa 0,7 dB bzw. weniger oder eine Variation unter 7 % der durchschnittlichen Amplitude wird als kontrolliert ausgehaltene Phonation eines stimmgesunden Sprechers erachtet (vgl. Orlikoff, Baken 1993). Ebenso wie der Jitter tendiert der Shimmer bei Stimmstörungen zu einer Erhöhung.

! Shimmer-Messungen werden – ebenso wie Jitter-Messungen – als ein Index der stimmlichen Stabilität gewertet.

Die Beurteilung der Grundfrequenz-Pertubation (Jitter) und der Amplituden-Pertubation (Shimmer) erfolgt mit Hilfe ausgehaltener Vokale. Dabei ist eine Trennung von physiologischer und pathologischer Phonation möglich. Allerdings ist die Beurteilung ausgehaltener Vokale in der Zeitdauer begrenzt und von der Tonhöhe abhängig. Eine Quantifizierung erfolgt mit rechnergestützten Methoden.

! Eine Stimmstörung kann aufgrund einer Heiserkeit zu veränderten Schwingungsparametern führen. Mit Hilfe der Jitter- und Shimmer-Beurteilung gelingt allerdings keine Zuordnung zu unterschiedlichen Larynxerkrankungen. Somit ist bei den Jitter- und Shimmer-Beurteilungen lediglich eine Heiserkeitsanalyse möglich.

13.1.18 Göttinger Heiserkeitsanalyse

Das Göttinger Heiserkeits-Diagramm (GHD) (vgl. Michaelis, Strube, Kruse 1996; Fröhlich Michaelis, Kruse 1998; Fröhlich, Michaelis, Strube, Kruse 2000) ermöglicht eine Klassifikation und Objektivierung einschließlich einer Dokumentation des Therapieverlaufes (Abb. 13.20).

Das computergestützte Verfahren beschreibt die Stimmgüte – nach akustischer Signalanalyse – in einem zweidimensionalen Merkmalsraum. Dabei werden die beiden Komponenten Irregularität und Rauschen bestimmt. Irregularität wird gedruckt auch Rauschen. Diese weitgehend voneinander unabhängigen Komponenten basieren auf den akustischen Parametern Jitter, Shimmer und mittlere Periodenkorrelation. Ein weiterer Parameter beschreibt den Anteil pulsartiger versus rauschartiger Stimmanregung und quantifiziert die Rauschkomponente. Am Beispiel werden die zwei Funktionsextreme Normalstimme und Aphonie beschrieben (Abb. 13.20).

Eine Verknüpfung des RBH-Systems (vgl. Kap. 13.1.3) mit dem Göttinger Heiserkeitsdiagramm kann die subjektive Perzeptionsanalyse mit objektiven Parametern verknüpfen (vgl. Zwirner, Michaelis, Fröhlich, Kruse 1998).

Eine weitere, neuentwickelte Version des Göttinger Heiserkeits-Diagramms erlaubt nun auch die objektive Analyse eines gelesenen Standardtextes, z. B. „Der Nordwind und die Sonne" (vgl. Lessing et al. 1998).

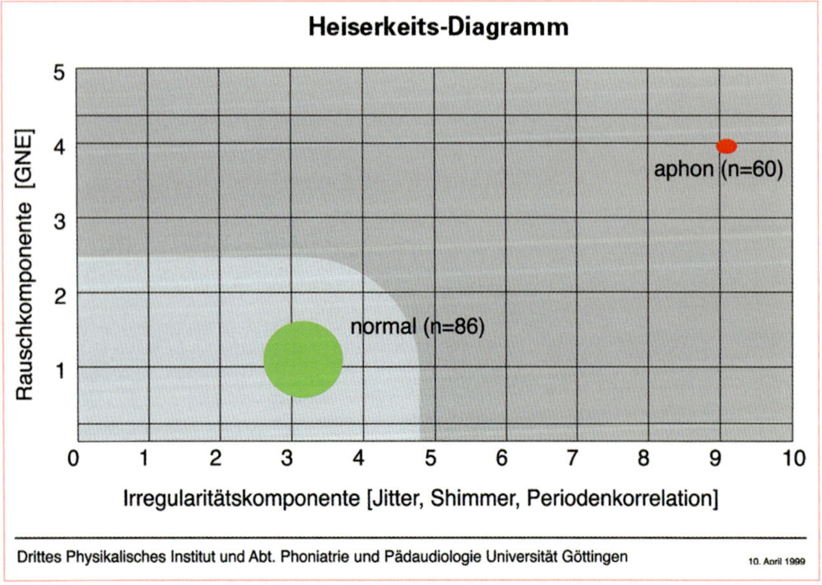

Abb. 13.20: Göttinger Heiserkeits-Diagramm (Michaelis et al. 1995) mit den Stimmgüteparametern für Irregularität (Abszisse) und Rauschen (Ordinate) und Zuordnung der Extreme Normalstimme und Aphonie. Areal der Normalstimme hellgrau markiert

13.1.19 Glottale Segmentation

Die glottale Segmentation von Stimm-, Sprech- und Sprachstörungen (vgl. Gall, Berg 1998) beruht auf einer visuellen Beurteilung von Klangkurven des akustischen Signals, so wie es von der Mundöffnung abgestrahlt wird und mit einem Mikrofon in ein elektrisches Signal umgewandelt werden kann. Die Stimmschallstrukturen lassen sich in glottalen Zyklen darstellen. Das Stimmschallsignal kann mit den glottographischen Befunden parallel aufgezeichnet werden. Übereinandergezeichnete Periodenbilder ergeben je nach Befund unterschiedliche Stimmschallkaskaden.

13.1.20 Forensische Analyse von Stimme und Sprache

Die forensische Sprecheridentifikation verwendet die Sonagraphie zur Identifizierung von „Stimmabdrücken" (*voice print*). Die Auswertung sonagraphischer Befunde zur Sprechererkennung erfordert ein spezielles technisches Vorgehen mit Hilfe der Digitaltechnik und Erfahrungen bei der Beurteilung.

Die forensische Anwendung der Phonetik und Linguistik ist eine kriminalwissenschaftliche Disziplin.

Aufgabenbereiche der forensischen Sprachverarbeitung:

Sprecher-Erkennung:
- durch Experten
  - Stimmanalyse
  - Stimmenvergleich
- durch Laien (Opfer/Zeugen)

Sprach-Erkennung:
- Dekodierung und Verschriftung gesprochener Sprache

Sprachverbesserung:
- Verbesserung der Anhörbarkeit gesprochener Sprache
- Sprachaufzeichnungen mittels elektronischer Verfahren

Nicht-sprachliche akustische Untersuchungen:
- Hintergrundgeräusche
- Flugschreiber

Tonträgerauthentisierung:
- Untersuchung von Aufzeichnungen im Hinblick auf forensisch relevante Manipulation

(vgl. Braun 1998)

Einzelheiten vermittelt die forensische Sprachverarbeitung. Entscheidend sind dabei die Stimmenanalyse sowie ein Stimmenvergleich. Merkmalbereiche des forensischen Stimmenvergleichs sind:

Stimmenvergleich

Stimme:
- mittlere Sprechstimmlage (durchschnittliche Stimmlippengrundfrequenz; F0)
- Moduliertheit der Stimme (Standardabweichung vom Mittelwert der F0)
- Stimmqualität

Sprache:
- Muttersprache, dialektaler Hintergrund des Sprechers
- individuelle Besonderheiten bei der Aussprache einzelner Laute
- pathologische Eigenheiten der Einzellautartikulation

Sprechweise:
- sprachliche Angewohnheiten, z. B. sog. Stereotypien im lexikalischen Bereich
- Häsitationsmerkmale
- Sprechtempo
- Betonungsmuster
- Wortwahl und Grammatik

(vgl. Braun 1998)

Die forensische Sprecheridentifikation gelingt nur bei Stimmmaterial in HiFi-Qualität mit an sicher grenzender Wahrscheinlichkeit.

13.1.21 Elektromyographie

Bei der Elektromyographie (EMG) des Kehlkopfs werden Muskel-Aktionspotentiale motorischer Einheiten durch bipolare Nadelelektroden abgeleitet und über einen Verstärker auf einem Oszillographen sichtbar gemacht, während man sie gleichzeitig am Lautsprecher akustisch verfolgen und ggf. registrieren kann. Mit einer in einen Muskel eingestochenen Nadelelektrode lassen sich Potentialschwankungen einer motorischen Einheit ableiten.

Methodik

Wir unterscheiden ein transkutanes und ein transorales Vorgehen:

Transkutanes Vorgehen:
- Einführen der Nadelelektrode durch den Schildknorpel
- Einführen der Nadelelektrode durch das Ligamentum cricothyroideum

Die bipolare Nadelelektrode wird nach intrakutaner Hautanästhesie blind in den Larynx eingeführt. Mit Hilfe einer speziellen Winkeltechnik können die einzelnen Larynxmuskeln erreicht werden.

Transorales Vorgehen:

- indirekte Laryngoskopie
- Lupenendoskopie

Es ist eine Schleimhautanästhesie von Rachen und Kehlkopf erforderlich.

Indikationen

Aus laryngologisch-phoniatrischer Sicht ergeben sich in der Hand des technisch und klinisch erfahrenen Untersuchers mehrere Anwendungsmöglichkeiten:

- Beurteilung des Schweregrads einer Denervation des Kehlkopfs (komplette – partielle Lähmung)
- Differenzialdiagnose laryngealer Bewegungsstörungen (peripher – zentral neurogen; arthrogen aufgrund einer Krikoarytaenoidgelenkankylose; myogen, psychogen)
- Verlaufskontrolle neurogener Stimmlippenlähmungen als Voraussetzung für stimmverbessernde Eingriffe
- spasmodische Dysphonie
- neurologische Erkrankungen (z. B. Bulbärparalyse, amyotrophische Lateralsklerose, neuromuskuläre Erkrankungen, Myoklonien)

Von besonderer Bedeutung sind die Unterscheidung einer neurogenen und einer myogenen Lähmung im Bereich des Larynx sowie die Differenzialdiagnose eines unklaren Stimmlippenstillstands, z. B. der Ausschluss einer Aryknorpelluxation.

! Die Kehlkopf-Elektromyographie ist trotz ihrer Aussagekraft aufgrund des apparativen Aufwands und des invasiven Vorgehens bis jetzt noch keine klinische Routinemethode in der Phoniatrie geworden.

13.1.22 Bildgebende Verfahren

Bildgebende Verfahren gewinnen als Untersuchungsmethoden bei Kommunikationsstörungen zunehmend an Bedeutung. Dabei handelt es sich u. a. um folgende Verfahren:

- Ultraschalldiagnostik (US, Sonographie)
- Computertomographie (CT)
- Kernspintomographie (MRT, Magnet-Resonanz-Tomographie)

Nuklearmedizinische Methoden wie SPECT (Single-Photonen-Emissions-Computer-Tomographie) und PET (Positronen-Emissions-Tomographie) dienen eher Forschungszwecken und haben bei Kommunikationsstörungen noch keine praktische Bedeutung erlangt. Allerdings gewinnt man mit SPECT und PET Informationen über höhere kognitive Funktionen. Dabei kann man ein erstaunlich genaues Abbild der Aktivitäten im menschlichen Gehirn erhalten, so dass die Zuordnung von Funktionen zu anatomischen Strukturen erleichtert wird.

Ultraschalldiagnostik

Die Beurteilung des Kehlkopfes mit Hilfe der Sonographie ist aufgrund der altersabhängigen Ossifikation der Knorpelstrukturen nur eingeschränkt möglich. Bozzato et al. (2002) verweisen auf die Möglichkeiten einer Darstellung des Larynx im Glottisbereich mit Hilfe der hochauflösenden Sonographie (13,5 Mhz Sonde). In ihrer Untersuchung beschreiben sie in der Gruppe von 10- bis 30-jährigen eine mittlere Ossifikation von 12 %. Dagegen kommt es bei der Gruppe von über 50-jährigen zu einer deutlichen Zunahme der prozentualen Ossifikation (33 %).

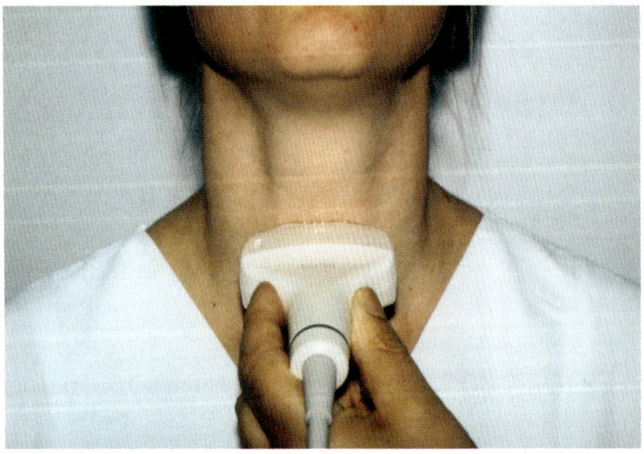

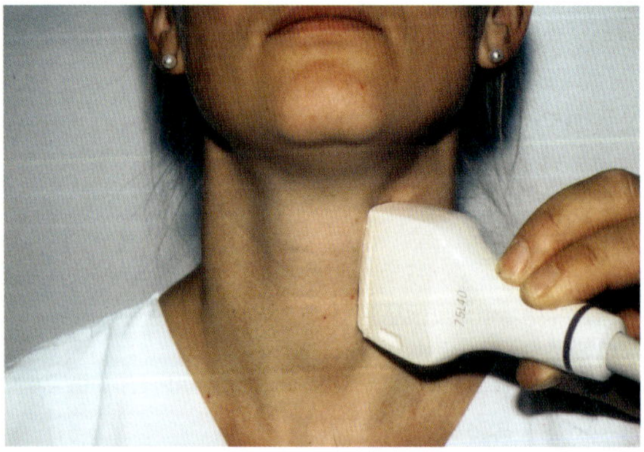

Abb. 13.21: Transkutane Ultraschalldiagnostik des Kehlkopfs
a. Transversal im Glottisniveau: 5Mhz-Schallkopf
b. Koronar im Bereich der Subglottis, Stimmlippe, des Sinus Morgagni und der Taschenfalten: 7,5 MHz-Schallkopf

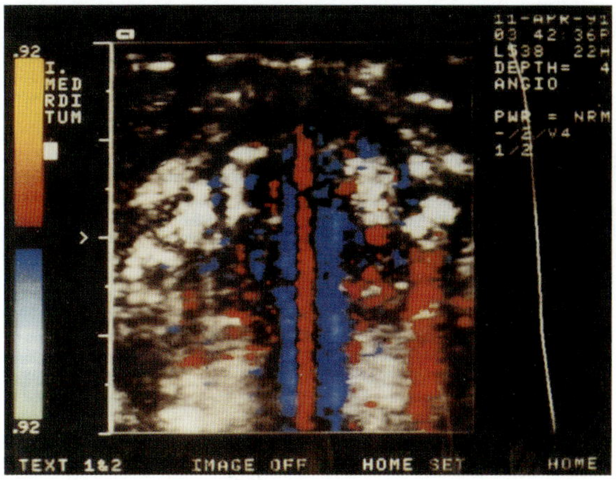

Abb. 13.22: Farbkodierte Duplexsonographie des Kehlkopfes. **Normalbefund**. Transversaler Schnitt in Höhe der Glottis. Messbereich der Bewegungsgeschwindigkeit 0–92 cm/sec. Rote Darstellung: Bewegungsmuster auf die Doppler-Sonde zu. Blaue Darstellung: Bewegungsmuster von der Dopplersonde weg (Böhme 2001).

! „Die sonographische Beurteilung von glottischen Strukturen ist vom Ossifikationsgrad des Kehlkopfskeletts abhängig. Eine Beurteilung morphologischer Strukturen ist mit der hochauflösenden Sonographie durchaus zu empfehlen, in bestimmten Altersgruppierungen jedoch nur reduziert möglich. Andere bildgebende Verfahren können in diesen Fällen eingesetzt werden, um eine Lokalisationsdiagnostik zu ergänzen" (Bozzato et al. 2002, 95).

Die transversale und vertikale Ultraschalldiagnostik des Larynx – von uns als Echolaryngographie bezeichnet (vgl. Böhme 1988 bis 2001) – ist mit Hilfe von B-Mode, M-Mode, B-und M-Mode simultan, Doppleruntersuchung, Duplexuntersuchung und farbkodierter Duplexsonographie möglich. Die transkutanen Zugangswege lassen sich in a) transversale und b) vertikale Schnittebenen einteilen (Abb. 13.21).

Die **Schwingungsanalyse der Stimmlippe** im M-Mode erlaubt eine Frequenzbestimmung in einer Zeit über eine Periode in Millisekunden (vgl. Böhme 2001).

Für **diagnostische Zwecke** kann die Echolaryngographie bei Stimmstörungen zur Suche von Zysten und auch bei kleinen Tumoren im Bereich der Glottis und des paraglottischen Raumes eingesetzt werden.

Die farbkodierte Duplexsonographie (Abb. 13.22) ergibt einen eindrucksvollen Überblick über die intralaryngealen muskulären Aktivitäten während der Phonation. Der Einsatz in der Larynx-Pathologie ist erfolgversprechend.

Computertomographie (CT)

Grundlage jeder röntgenologischen Berteilung des Larynx sind native Röntgenaufnahmen, wobei das seitliche Bild bevorzugt wird. Die darauf aufbauende *Cross section* mit Hilfe der Computertomographie vermittelt eine eindrucksvolle Übersicht über den Stimm- und Vokaltrakt. Dabei kann je nach Notwendigkeit die transversale, koronare und sagittale Ebene gewählt werden. Eine Knochendarstellung erfolgt mit Hilfe eines Knochenfensters (helle Strukturen), eine Weichteildarstellung mit Hilfe eines Weichteilfensters (dunkle Strukturen). Allerdings sind Weichteildarstellungen vorwiegend die Domäne der Kernspintomographie.

Ausgewählte **spezielle Verfahren** der Computertomographie (CT):

- schnelle CT-Scanner-Spiral-CT
- High-Resolution-CT und konventionelles CT
- ultraschnelle CT-Scanner, dynamische hoch aufgelöste CT

Kernspintomographie (NMR)

Die Kernspintomographie (NMR) (Magnetresonanztomographie; *nuclear spin tomography*, NMR) ermöglicht die Darstellung signalintensiver Bezirke. Dabei werden keine Röntgenstrahlen benötigt. Knochenstrukturen werden schwarz abgebildet, Flüssigkeiten (Zysten, Gefäße), Weichteile und Knorpel sind dagegen hell. Die Domäne der Kernspintomographie ist die differenzierte Darstellung von Weichteilen und Gefäßen. Die Schichten können kernspintomographisch in jeder beliebigen Ebene gewählt werden. Kontrastmittelgaben, z. B. Gadolinium, können zur Signalverstärkung verwendet werden.

Es bestehen gut Möglichkeiten zur Darstellung des **Vokaltrakts** (vgl. Moore 1992). Damit können die Artikulatoren Lippen, Zunge und Gaumensegel, aber auch die dorsale und laterale Pharynxwand sowie die Hyoid-Epiglottisbewegungen gleichzeitig gut erfasst werden.

Die FLASH-Technik ermöglicht ein redaktionsfertiges Verfahren, das mit sehr kurzen Datenaufnahmezeiten von weniger als 1sec pro Bild arbeitet. Dabei werden simultane Aufzeichnungen aller Artikulatoren einschließlich der Verformungen des Ansatzrohrs möglich, wobei die Schnittebenen frei wählbar sind. Die Zungenkonturen werden in der Kernspintomographie ebenfalls gut dargestellt. Die im Ultraschallbild sichtbaren Konturen des Zungenrückens zeigen eine weitgehende Übereinstimmung mit den Kernspintomographie-Darstellungen (vgl. Angerstein et al. 1992).

Als weiterführende Techniken, die auf 3D-CT-Daten beruhen, gewinnen schnittbildbasierte Verfahren der

13

Tab. 13.4: Kamerabildgebersysteme und mögliche medizinische Anwendungen (vgl. Schmidt, Stasche 2000)

Bildgeber/Kamerasystem	Aufnahmen mit/von
• Endo-Videokamera	• Ohrmikroskopie, Staboptiken, flex. Fiberoptiken
• Makro-Videokamera	• OP-Situs, Porträtaufnahmen
• Video-Endoskopie	• Videoösophago/-gastroskopie, Videobronchoskopie
• Ultraschall	• B-Mode-Sonographie, Echo-Farbdopplersonographie
• digitale Fotokamera	• Porträtaufnahmen, OP-Situs, Ohrmikroskopie, Staboptiken

dreidimensionalen Therapieplanung, Simulation und Steuerung zunehmend an Bedeutung.›

Aktuelle Fortschritte der bildgebenden Diagnostik des Larynx beruhen auf:

- dynamischen Darstellungen des Larynx
- virtueller Endoskopie des Larynx
- funktioneller MR-Darstellung des Larynx

(vgl. Hermans 2001)

13.1.23 Dokumentation

13

Die unverfälschte Dokumentation von Stimm-, Sprech- und Sprachstörungen erfordert technische Mindestvoraussetzungen (vgl. Gross, Hess, Godbersen, Reuter 2000). Folgende Parameter müssen beachtet werden:

- Raumakustik, u. a. Raumgröße mindestens 20qm
- Mikrofone und Verstärker
- Aufnahmegeräte, z. B. DAT-Rekorder
- Lautsprecher, u. a. Übertragungsbereich 50–12500 Hz

Der internationale Standardtext „Rainbow-Passage" und das deutsche Pendant des Textes „Der Nordwind und die Sonne" werden vielfach zur Dokumentation benutzt. Der deutsche Text lautet:

„Einst stritten sich Nordwind und Sonne, wer von ihnen beiden wohl der Stärkere wäre, als ein Wanderer, der in einen warmen Mantel gehüllt war, des Weges kam. Sie wurden einig, dass derjenige für den Stärkeren gelten sollte, der den Wanderer zwingen würde, seinen Mantel abzunehmen. Der Nordwind blies mit aller Macht, aber je mehr er blies, desto fester hüllte sich der Wanderer in seinen Mantel ein. Endlich gab der Nordwind den Kampf auf. Nun erwärmte die Sonne die Luft mit ihren freundlichen Strahlen, und schon nach wenigen Augenblicken zog der Wanderer seinen Mantel aus. Da musste der Nordwind zugeben, dass die Sonne von ihnen beiden der Stärkere war."

Eine **Tondokumentation von Stimmstörungen** ist mit Hilfe folgender Verfahren möglich:

- subjektive Stimmbeurteilung
- Stimmfelduntersuchung
- Tonbanddokumentation
- elektroakustische Stimmschallanalyse
- Heiserkeitsdiagramm
- Multi Dimensional Voice Program (MDVP)
- Sonagraphie

Eine **Bilddokumentation von Stimmstörungen** erfordert:

- Kehlkopf-Fotografie (digitale Kamera)
- Videoaufzeichnung (Videoprint) von stroboskopischen Befunden
- Bestimmung der Glottiskonfiguration am Monitor

Unterschiedliche Kamerabildgebersysteme und mögliche medizinische Anwendungen vermittelt Tabelle 13.4.

Tab. 13.5: Vergleich digitaler und analoger Dokumente (vgl. Schmidt, Stasche 2001)

	Digitale Aufnahmen	Analoge Aufnahmen
Sofortige Verfügbarkeit	Ja	Std.-Tage
Qualitätsverlust durch Alterung	Nein	Ja
Verlustfreie Kopie	Ja	Nein
Simultane Nutzung einer Aufnahme	Ja	Nein
Arbeitskosten für die manuelle Suche von Bildern	Sehr gering	Hoch
Arbeitskosten für die manuelle Archivierung von Bildern	Gering	Sehr hoch
Raumbedarf	Gering	Sehr hoch
Telemedizin	Ja	Nein
Variable Abfragen von Bildgruppen	Ja	Nein

Digitalkamera

Die digitale Erfassung von Kehlkopfbefunden setzt sich immer mehr durch. Die derzeitige Generation von digitalen Consumer-Fotokameras erlaubt eine Auflösung von 3,3 Millionen Bildpunkten. Die digitale Fotokamera sollte mit einem progressiven CCD-Sensor ausgestattet sein. Dieser erlaubt die Aufnahme von Bildern in kurzer Reihenfolge. Die Bilder werden auf einer Smart-Media-Karte und Kompakt-Flash-Karte abgespeichert. Nur mit wenigen Modellen von Digitalkameras sind endoskopische Aufnahmen möglich. An den Adaptor kann problemlos ein Lupenlaryngoskop angesetzt werden.

> **!** Die Anwendung der digitalen Fotografie des Kehlkopfes gewinnt in der Laryngologie und Phoniatrie immer mehr an Bedeutung (vgl. Benjamin 2002; Tsunoda et al. 2002).

Digitale Videodokumentation

Beim digitalen Video wird der Computer als Videorekorder verwendet. Grundsätzlich ist eine Nachbearbeitung von Filmen möglich. Die Vorteile der digitalen Bildverarbeitung gegenüber analoger Dokumentation sind Tabelle 13.5 zu entnehmen. Die Anwendung der digitalen Videodokumentation ist auch im Rahmen der Videostroboskopie gebräuchlich.

13.2 Klassifikation von Stimmstörungen

Stimmstörungen werden weltweit nicht einheitlich klassifiziert. Grundsätzliche Unterschiede bestehen zwischen Europa und Nordamerika.

Traditionelle europäische Klassifikation

In Europa wird traditionell folgende Einteilung bevorzugt:

- funktionelle Stimmstörungen
- organische Stimmstörungen

Folgende Einteilung der funktionellen Stimmstörungen empfahl Fröschels bereits 1937 und 1943:

- hyperfunktionelle Dysphonie
- hypofunktionelle Dysphonie

Diese Einteilungsprinzipien werden in Europa überwiegend noch immer benutzt. Nur wenige Zentren empfehlen andere Klassifikations-Schemata.

Laryngeale Doppelphonationsfunktion (nach Kruse)

Eine andere Einteilung von Stimmstörungen auf der Basis eines entwicklungsgeschichtlich fundierten Modells für Physiologie und Pathophysiologie der Stimme schlägt Kruse (1991) vor (vgl. Band 2, 2001, Kap. 8). Demnach bilden die Stimmlippen ein inspiratorisches bzw. glottisches und die Taschenfalten in funktioneller Koppelung mit der Ary-Epiglottis ein exspiratorisches bzw. supraglottisches Atemventilsystem, eine laryngeale Doppelventilfunktion (laryngeale Primärfunktion). Hierauf basierend zeigt auch die korrespondierende Stimmfunktion (laryngeale Sekundärfunktion) ein Doppelfunktionsprinzip mit der Glottis als physiologischem Stimmgebungsmechanismus und der Supraglottis als phonatorischem Kompensationsmechanismus bei glottischer Funktionsstörung (vgl. Kruse 2002).

Mit Hilfe des Göttinger Heiserkeitsdiagramms (GHD) ist eine Klassifikation und Objektivierung einschließlich einer Dokumentation des Therapieverlaufs möglich (vgl. Michaelis, Strube, Kruse 1996; Fröhlich, Michaelis, Kruse 1998; Fröhlich, Strube, Kruse 2000). Das computergestützte Verfahren beschreibt die Stimmgüte – nach akustischer Signalanalyse – in einem zweidimensionalen Merkmalsraum. Dabei werden die beiden Komponenten Irregularität und Rauschen bestimmt, Irregularität wird gedruckt auch Rauschen. Diese weitgehend voneinander unabhängigen Komponenten basieren auf den akustischen Parametern Jitter, Shimmer und mittlere Periodenkorrelation.

Nordamerikanische Klassifikation

Aus nordamerikanischer Sicht wird anstelle des Begriffes „funktionelle Stimmstörung“ (hyper- und hypofunktionelle Dysphonie) eine andere Klassifikation bevorzugt. Morrison et al. (1983) empfahlen den Begriff *Muscular tension dysphonia*.

Darauf aufbauend teilten Morrison und Rammage (1993) die *Muscle misuse voice disorders* wie folgt ein:

- laryngeale isometrische Muster (*Muscular tension dysphonia*)
- laterale Hyperadduktions-Befunde (glottal und supraglottal)
- supraglottale anterior-posteriore Kontraktion
- Konversions-Aphonie
- psychogene Bogenform
- Übergangs-Stimmstörungen bei Jugendlichen

Stemple et al. (2000) teilt ein in:

- strukturelle Veränderungen der Stimmlippen, u. a. Stimmlippenknötchen
- neurogene Stimmveränderungen, u. a. Stimmlippenlähmungen

- systemische Erkrankungen mit Stimmstörungen, u. a. Refluxkrankheiten
- Störungen durch Stimmgebrauch, u. a. Muskel-Spannungs-Dysphonie
- idiopathische Stimmstörungen, u. a. paradoxe Stimmlippenbewegungen

Rammage et al. (2001) differenzieren in:

- Stimmstörungen durch falschen Muskelgebrauch (*Muscle misuse voice disorders*)
- organische Stimmstörungen
- neurologische Faktoren
- berufsbedingte Faktoren
- Stimmstörungen bei Älteren
- Larynx-Syndrom bei Überempfindlichkeit
- Falsetto-Register bei Übergangs-Stimmstörungen bei Jugendlichen

Diese drei nordamerikanischen Klassifikationen sind ähnlich. Es besteht jedoch keine Übereinstimmung.

Klassifikation von Berufsstimmstörungen

Personen, die den direkten Gebrauch der Stimme zum Lebensunterhalt benötigen, werden als Berufssprecher (*professional voice user*) bezeichnet. Bei ihnen besteht eine erhöhte Prävalenz und Inzidenz von Stimmstörungen. Deshalb muss bei Stimmgestörten eine eingehende Berufsanamnese erhoben werden. Dabei ist eine Analyse von Art und Dauer der Sprechbelastungen unerlässlich. Sprechbelastungen bei Lehrern mit ihren verschiedenen Fachrichtungen sind z. B. sehr unterschiedlich. Kindergärtnerinnen belasten oft neben der Sprechstimme auch die Singstimme.

Dem zufolge werden Berufssprecher in Abhängigkeit zum Ausmaß der stimmlichen Anforderungen im täglichen Leben in mehrere Gruppen eingeteilt (vgl. Koufman, Isaccson 1991; Stemple et al. 2000):

- *Level 1: Künstlerische Hochleistungsstimmberufe wie Schauspieler und Sänger*
  Bei diesen künstlerischen Hochleistungs-Stimmberufen (*elite vocal performer*) können bereits geringfügige Abweichungen der Stimmfunktion zu schweren beruflichen Konsequenzen führen. Es besteht ein hohes Risiko zur Entstehung von Stimmstörungen.
- *Level 2: Berufssprecher wie Lehrer, Geistliche, Dozenten, Politiker, Kindergärtnerinnen*
  Bei diesen Berufssprechern (*professional voice user*) können bereits moderate Belastungen eine adäquate phonatorische Berufsleistung erschweren oder unmöglich machen.
- *Level 3: Berufssprecher im eingeschränkten Sinn wie Rechtsanwälte, Mediziner, Geschäftsleute, Rezeptionisten*
  Im eigentlichen Sinn sind es Nicht-Berufssprecher (*non-vocal professionals*), sie benötigen jedoch ihre Stimme für die Berufsausübung. Deshalb können schwere Dysphonien Berufsausübungen verhindern.
- *Level 4: Nicht-Berufssprecher wie Laboranten, Büroangestellte, Computer-Fachleute*
  Bei diesen Berufen ohne Stimme (*non-vocal non-professional*) ist eine Berufsausübung auch bei einer schweren Stimmstörung möglich.

Als weitere sprechintensive Berufsgruppe ist der *Call Center Agent* zu nennen (vgl. Sportelli, Raestrup 2001). Die Stimme ist das wichtigste Arbeitswerkzeug des Agenten. Durch den Ausschluss anderer Kommunikationsmittel wie Gestik und Mimik gewinnt die Stimme zusätzlich an Bedeutung. Bei dieser Berufsgruppe ist auf gute Headsets und eine angemessene Luftfeuchtigkeit besonders zu achten. Ähnliche Stimmbelastungen sind bei Aerobic Instruktoren feststellbar (vgl. Long et al. 1998).

Stimmtauglichkeitsuntersuchungen z. B. bei Lehramtsstudenten, Logopädie-Aspirantinnen, Kindergärtnerinnen werden immer wieder gefordert und nur z. T. realisiert (vgl. Berger, Ettehad 1998; Hammann 2001; Long et al. 2001; Schneider, Bigenzahn 2000; Vilkman 2000).

Die Behandlung stimmgestörter Berufssprecher wird auch als „*Care of the professional voice*“ bezeichnet (vgl. Sataloff 1997). In Analogie zu Sportlern bzw. Leistungssportlern, die über ihr Risiko genau informiert sind, sollten auch Berufssprecher bzw. Sänger die Risiken und Risikofaktoren ihres Stimmberufes kennen. Allerdings ist eine differenzierte Betrachtungsweise erforderlich, da Hochleistungs-Berufssprecher bzw. -sänger einer besonderen Behandlung bedürfen. In der überwiegenden Zahl der Fälle gehören Berufssprecher nicht zur Gruppe der Hochleistungssprecher.

13.3 Klinik der Stimmstörungen

Veränderungen der Stimmfunktion bedeuten primär Kommunikationsstörungen. Oft bestehen keineswegs rein isolierte Veränderungen im Bereich des Kehlkopfs. Vielmehr können psychosomatische Befunde eng mit Stimmstörungen verknüpft sein.

Einteilung: Stimmstörungen zeigen eine sehr variable Art und Weise in ihrer Ätiopathogenese und Symptomatik. Sie beruhen auf:

- funktioneller Grundlage
- organischer Grundlage

Tab. 13.6: Ätiologie, Pathogenese und Symptomatik von Dysphonien (vgl. Friedrich 2000)

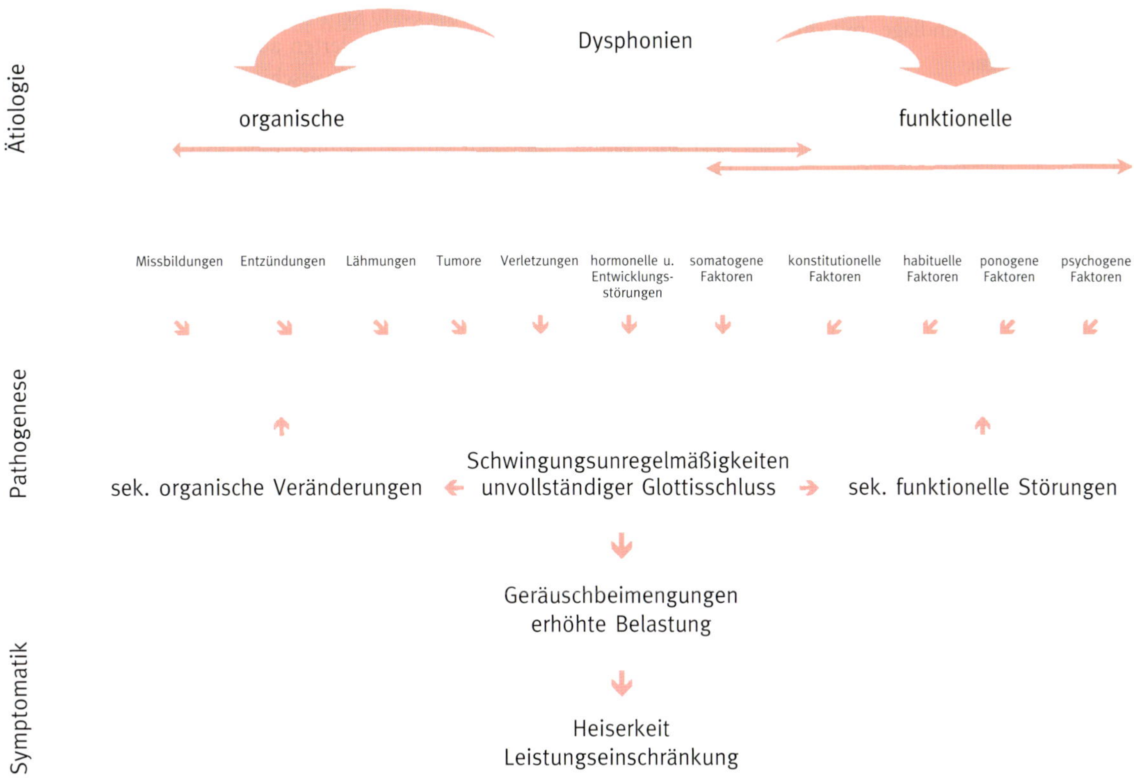

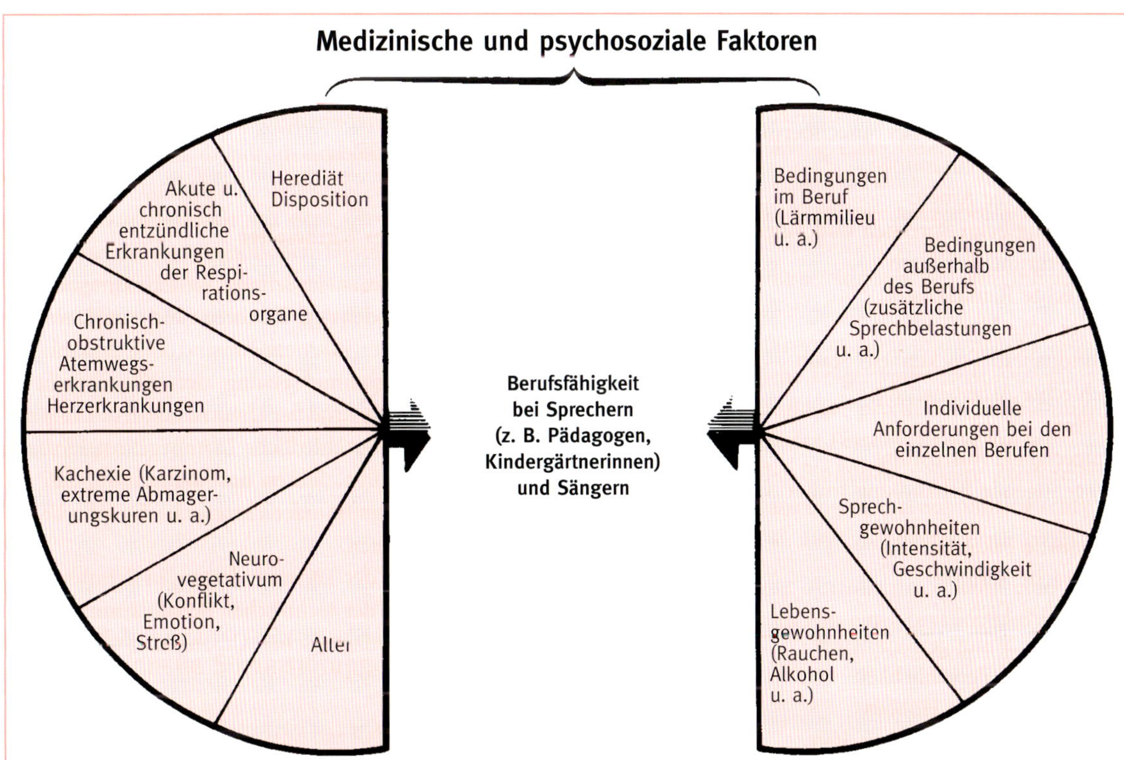

Abb. 13.23: Berufsfähigkeit bei Sprechern und Sängern

Die Transversusinsuffizienz, beruhend auf einer Insuffizienz des M. interarytaenoideus, führt zu einer mangelnden Adduktion des hinteren Stimmlippendrittels, der Pars intercartilaginea.

Beide Verlaufsformen können in Kombination auftreten. Man spricht dann von einer Internus-Transversus-Insuffizienz. Die Internus- und Tranversusschwäche tritt vorwiegend beidseitig auf.

Die Störungen der Schließungsfunktion der Glottis während der Phonation imponieren oft als wechselnde Spaltgröße. Sie ist u. a. vom subglottischen Anblasedruck oder von der Stimmbelastung abhängig.

Stroboskopisch sind Amplitudenerweiterungen nachweisbar. Dabei ist im stehenden und bewegten Bild zu erkennen, dass ein Glottisschluss bei Phonation nicht erreicht wird. Allerdings können auch die vertikalen Schwingungskomponenten betont sein. Die Stroboskopie als Einzelmethode ist nicht beweiskräftig.

Therapie: Die Stimmbehandlung einer hypofunktionellen Dysphonie soll zu einem Glottisschluss führen. Um dieses Ziel zu erreichen, können unterschiedliche Methoden verwendet werden (vgl. Band 2 dieses Lehrbuchs).

13

Gemischte Dysphonien und ihre Differenzialdiagnostik

Die tägliche Praxis zeigt, dass es keineswegs bei jedem Patienten gelingt, eine genaue Zuordnung in die Gruppe der hyper- und hypofunktionellen Dysphonien zu erreichen (vgl. Arndt 1994). Es muss auch an psychogene und organische Dysphonien gedacht werden.

Vor allem müssen methodische Fehlermöglichkeiten beachtet werden. Man findet mit Hilfe der indirekten Laryngoskopie und Lupenstroboskopie *zu* oft inkomplette Glottisverschlüsse, da diese Methoden infolge der herausgezogenen Zunge bzw. nach hinten geneigter Kopfposition unphysiologisch sind (vgl. Södersten, Lindestad 1992).

Dagegen kann bei der transnasalen Laryngofiberstroboskopie die Glottisinsuffizienz (Internus-, Transversusspalt, langschenkliger dorsaler Spalt) oft nicht bestätigt werden.

Von besonderer klinischer Bedeutung ist die **Differenzialdiagnose zwischen hypo- und hyperfunktionellen Dysphonien**. Bei den primär entstandenen hypofunktionellen Dysphonien sind gewöhnlich keine hyperfunktionellen Symptome nachweisbar. Dagegen lassen sich bei den sekundär entstandenen hypofunktionellen Dysphonien, die laryngoskopisch Ähnlichkeiten mit den primären hypofunktionellen Dysphonien (Internus- und Transversusinsuffienz) aufweisen, oft zusätzlich hyperfunktionelle Symptome feststellen. Diese Dysphonien werden zu hyperfunktionellen Dysphonien gerechnet und haben ihre Ursache in einem akuten oder chronischen Stimmmissbrauch. Dabei stellt die hyperfunktionelle Dysphonie das erste Stadium dar.

Psychogene Dysphonien erfordern besonders oft eine Abgrenzung gegenüber hypofunktionellen Dysphonien. Die gleichzeitige Anwendung des Lombard-Tests und einer Fiberlaryngostroboskopie ergibt beim Einsetzen der auditiven Vertäubung ein Verschwinden des Internus-Transversus-Spalts und somit die Diagnose einer psychogenen Dysphonie.

Bei **organisch induzierten hypofunktionellen Dysphonien** kann das Muskelgewebe der Stimmlippen bei jahrelangem Krankheitsverlauf schlaff und atrophisch werden. Die Stimmlippen-Exkavationen lassen sich nicht nur bei der Phonation, sondern auch in Respirationsstellung erkennen. Die Prozessus vocales werden bei der laryngologischen Beurteilung besonders deutlich sichtbar.

Vocal fry

Definition: Unter einem *vocal fry* (*pulse-register, glottal fry*, Strohbass) versteht man einen Stimmgebrauch im Frequenzbereich unterhalb des Brustregisters. Damit sind auffallend tiefe, knarrende Stimmveränderungen gemeint.

Symptomatik: Der *vocal fry* wird von den Stimmlippen erzeugt und entsteht durch eine erhebliche Verminderung der glottalen Steifigkeit. Die Spannungslosigkeit der Stimmlippen, z. B. im Sinne einer Internusinsuffizienz, ist mit einer tieffrequenten Stimmgebung gekoppelt. Der glottale niederfrequente Geräuschcharakter ist auditiv gut erkennbar. Der *vocal fry* könnte auch den hypofunktionellen Dysphonien zugeordnet werden, da ebenfalls eine Tonusminderung der Glottis feststellbar ist.

Therapie: Es empfehlen sich forcierte Stimmübungen, gekoppelt mit Heraussetzung der Sprechstimmlage in den Normbereich. Eine Biofeedback-Therapie kann das Therapieziel, das Erreichen der physiologischen Sprechstimmlage, erleichtern.

Funktionelle und organische Dysphonie im Kindesalter

! Grundsätzlich muss bei einer Dysphonie im Kindesalter eine organische Stimmstörung ausgeschlossen werden.

Neugeborene, Säuglinge und Kleinkinder

Sie besitzen die Möglichkeit einer sehr großen Variabilität der Stimme, obwohl der Stimmumfang sehr begrenzt ist. Grundsätzlich lassen sich zwei unterschiedliche akustische Phänomene unterscheiden:

- Geräuschanteile der dysphonischen Stimme verweisen eher auf Stimmlippenveränderungen im Bereich der Glottisebene
- Veränderungen der Stimmhöhe und Klangfarbe der Stimme erwecken den Verdacht auf eine Fehlbildung im Larynxbereich

Eine periphere oder zentrale Stimmstörung muss ausgeschlossen werden. Diese kann u. a. bei kraniofazialen Erkrankungen beobachtet werden. Entscheidend ist die endoskopische Beurteilung.

Vorschulalter, Schulalter

Epidemiologie: Im Vorschul- und Schulalter sind chronische Stimmstörungen besonders häufig feststellbar. Die statistischen Angaben sind sehr unterschiedlich. Mit zunehmendem Alter verringert sich die Häufigkeit, sie beträgt dann lediglich 5 bis 10 %. Bei 10-jährigen Kindern besteht nach den Untersuchungen von Sederholm (1995) in 6 % eine Heiserkeit. Nienkerke-Springer (2000) ermittelte bei 8,5 % aller untersuchten Kinder eine „Stimmauffälligkeit".

Chronische Stimmstörungen im Kindesalter beruhen vorwiegend auf einem Stimmabusus. Oft ist es schwierig festzustellen, was auf genetische Einflüsse oder auf Nachahmung zu beziehen ist. Bei manchen Kindern wird der altersabhängige Stimmumfang nicht beachtet. Der Stimmumfang ist physiologisch begrenzt. Beim Singen und Schreien können die Stimmgrenzen nach oben und unten überschritten werden.

Eine indirekte Laryngoskopie mit kleinen Spiegelgrößen oder eine Lupenlaryngoskopie mit einer 70°-Optik ist bei stimmgeschädigten Kindern häufig schwierig. Die Angst vor der Untersuchung, eine mögliche intralaryngeale Druckerhöhung bei Phonation und selbstverständlich auch die Kleinheit des zu untersuchenden Organs erschweren die Beurteilung. Deshalb muss im Bedarfsfall eine transnasale fiberlaryngoskopische Untersuchung durchgeführt werden. Stroboskopische Untersuchungen vermitteln wichtige Zusatzbefunde. Bei Papillomverdacht ist eine mikrolaryngoskopische Untersuchung und Behandlung in Narkose unumgänglich.

! Am häufigsten werden im Vorschul- und Schulalter hyperfunktionelle Dysphonien und Stimmlippenknötchen festgestellt.

Symptomatik: Die lokale Symptomatik bei funktionellen Dysphonien entspricht den Befunden im Erwachsenenalter. Bei Phonation findet sich eine unterschiedliche Druckerhöhung im Bereich des Endolarynx. Während der Respiration sind die Stimmlippenränder frei und lassen keine Stimmlippenknötchen oder einseitige Stimmlippenprozesse (Zyste, Polyp) erkennen. Während des Sprechens wird ganz auffällig gepresst. Dabei beobachtet man beim Sprechen ein Heraustreten der Venen.

Therapie: Aus therapeutischer Sicht muss grundsätzlich eine Elternberatung stattfinden. Dabei gilt es, über alle Kontaktpersonen des Kindes Einfluss auf den Stimmabusus zu nehmen. Es hat sich als günstig erwiesen, wenn die gesamte Familie – einschließlich Kindergarten oder Schule – das Kind dazu anhält, weitgehende Stimmschonung zu befolgen. Oft gelingt es auch, das Kind zu einer physiologischen Stimmgebung zu führen, wenn die nähere Umgebung nicht laut mit weichem Stimmeinsatz spricht. Dann imitiert das dysphonische Kind unbewusst dieses Stimmmuster, und die Heiserkeit klingt ab.

Des Weiteren ist eine altersadäquate Behandlung des stimmgestörten Kindes erforderlich. Je jünger das Kind ist, umso geringer sind die direkten Einwirkungsmöglichkeiten. Mit zunehmendem Alter versteht das stimmgeschädigte Kind das funktionale Stimmtraining und kann aus ganzheitlicher Sicht besser beeinflusst werden. Geräuscherzeugendes Spielzeug, das es ohne Kehlkopffunktionen zu imitieren gilt, ist eine mögliche Variante einer spielerischen Stimmtherapie.

Konzepte zur Prävention von kindlichen Stimmstörungen

Zimmermann (1999), Nienkerke-Springer (2000) und Oetken-Ishorst (2002) empfehlen differenzierte Konzepte zur Prävention von kindlichen Stimmstörungen.

Als Begründung führen sie an:

- ungünstiges Stimmmodell von Eltern, Erziehern, Lehrern, Freunden und Vorbildern
- übermäßiges Schreien und zu lautes Sprechen
- Überschreitung von Stimmumfang und Lautstärke
- ungenügende Selbstwahrnehmung und Sensibilität für das eigene Stimmorgan
- unökonomische Stimmtechnik
- mangelhafte rhythmische und melodische Differenzierungsfähigkeit

Therapeutische Konzepte

Das therapeutische Programm nach Zimmermann und Hanson (1996) kann in folgenden Hauptpunkten zusammengefasst werden:

- Verhaltenstraining
- Hörtraining
- Einüben der physiologischen Sprech-Stimm-Funktion
- Negativübungen
- Gewöhnung an das neue Stimmbildungsmuster
- intensive Elternberatung und Beteiligung an den Übungen
- Seminare und praktische Übungen für Kindergärtnerinnen

Die mehrdimensionale Therapie von Dysphonien im Kindes- und Jugendalter nach Schulze (2002) beruht auf:

1. *Voraussetzungen*: Anamnese, psychologischer Siebtest, neuropsychiatrischer Befund, Ermittlung des Erziehungsstils, phoniatrischer und stimmheilpädagogischer Befund
2. *Erste Maßnahmen*: stimmhygienische Beratung, Einflussnahme auf Milieu und Erzieherverhalten, temporäres Singverbot, Stimmschonung, medizinische, physio- und psychotherapeutische Maßnahmen
3. *Bestandteile der Stimmtherapie*: allgemeine Lockerungs- und Entspannungsübungen, psychotherapeutische Elemente, Übungen im funktionellen Hören, rhythmisch-melodische Übungen, Stimmverhaltenstraining
4. *Unterteilung der phonopädischen Übungen*: Atemübungen, Lockerung von Ansatzrohr und Kehlkopf, Resonanzübungen, Stimmeinsatzübungen, Artikulation und Anwendung, Heraustreten der Venen

Unverändert wird die Einbeziehung des Familiensystems für eine umfassende Behandlung betont (vgl. Nienkerke-Springer 2000; Beushausen 2001),

Aus *prognostischer Sicht* neigen Kinder mit hyperfunktioneller Dysphonie zu Rezidiven. Bei gezielter Therapie unter Mitarbeit der Familie, Lehrer und aller anderen Personen, mit denen das Kind in täglichen Kontakt steht, lassen sich günstige Behandlungsergebnisse erzielen.

! Die Stimmbehandlung im Kindesalter entspricht keineswegs den Grundsätzen im Erwachsenenalter.

Die organischen Stimmstörungen im Kindesalter werden in den nachfolgenden unterschiedlichen Kapiteln mit erörtert.

Paradoxe Stimmlippenbewegungen mit inspiratorischem Stridor

Eine allgemeine Zunahme der Patienten mit paradoxen Stimmlippenbewegungen und wechselndem inspiratorischen Stridor ist feststellbar. Unser eigenes Patientengut umfasst 16 Erkrankte, 13 weibliche und 3 männliche Patienten (vgl. Böhme 2003). Die Gruppe setzt sich aus Vorschul- und Schulkindern, Jugendlichen, Erwachsenen und älteren Patienten im Alter von 6–78 Jahren zusammen.

Nomenklatur: Diese ist für paradoxe Stimmlippenbewegungen und inspiratorischem Stridor je nach Fachgebiet sehr unterschiedlich. Gebräuchlich sind folgende Bezeichnungen: psychogener Stridor, Münchhausen-Syndrom, Pseudoasthma, funktionelle Obstruktion des oberen Respirationstrakts, funktioneller Laryngospasmus, paroxymaler Larnygospasmus, *Vocal cord dysfunction* und Adductor laryngeal breathing dystonia.

Ursachen: Bei der Deutung paradoxer Stimmlippenbewegungen mit inspiratorischem Stridor muss an sehr unterschiedliche Ursachen gedacht werden:

- psychosomatische Genese
- gastro-ösophageale Refluxkrankheit
- obstruktive Lungenerkrankung
- kranio-zervikale Dystonie
- Schädel-Hirn-Trauma
- Hirnstammkompression
- Simulation
- unterschiedliche Kombinationen der bereits genannten Ursachen

Diagnostik und Symptome: Aufgrund eines inspiratorischen Stridors kommen die Patienten primär zum Laryngologen. Allerdings wird auch bei einem gemischten Symptomenbild der Pneumologe – in- und exspiratorischer Stridor – sowie der Neurologe – kranio-zervikale Dystonie – aufgesucht.

Die klinischen Befunde werden geprägt durch einen unterschiedlich ausgeprägten inspiratorischen Stridor. Bei genauer Befragung stellt sich heraus, dass zumindest zeitweise ein exspiratorischer Stridor auftreten kann. Die nachweisbaren inspiratorischen motorischen Bewegungsstörungen der Stimmlippen sind nicht phonationsbehindernd.

! Paradoxe Bewegungen der Stimmlippen – paradoxe Stimmlippenadduktion – treten überwiegend bei der Inspiration, seltener bei der Exspiration auf.

Es kann eine gastro-ösophageale Refluxkrankheit zusätzlich vorhanden sein (vgl. Bless et al. 1995). Hinweise auf eine refluxassoziierte Stimmstörung erfordern eine gastroenterologische Beurteilung.

Mit Hilfe einer laryngologisch-phoniatrischen Diagnostik einschließlich flexibler Video-Laryngoskopie kann der hinweisende Glottisbefund einwandfrei erkannt werden. Eine pneumologische Untersuchung erlaubt die Bestätigung oder den Ausschluss einer chronisch-obstruktiven Erkrankung des Respirationstrakts (Hyperreagibilität, Asthma bronchiale). Bei der Lungenfunktionsprüfung ist die Fluss-Volumenkurve typischerweise abgeflacht (vgl. Rutt, Mansfeld 1999; Böhme 2003). Eine Beteiligung der paradoxen Stimmlippenbewegungen im Rahmen einer kranio-zervikalen Dystonie, aber auch isolierte Verlaufsformen einer fokalen Dystonie, müssen systematisch aus neurolaryngologischer Sicht abgeklärt werden (vgl. Blitzer, Brin 1991). Die Diagnostik umfasst:

- gezielte Anamnese
- HNO-Untersuchung einschließlich Videolaryngoskopie
- 24h-ph-Metrie
- Lungenfunktionsprüfungen im symptomfreien Intervall und bei Stridor (Flussvolumenkurve)
- bronchiale Provokationstests (Acetylcholin, Histamin)
- Ausschluss neurologischer Erkrankungen
- psychosomatischer Status

Therapie: Diese richtet sich nach den auslösenden Ursachen. Prinzipiell soll der Therapeut gegenüber dem Patienten – auch bei dramatischen Situationen – Ruhe vermitteln. Finden sich keine organischen Befunde, ist eine psychotherapeutische Behandlung erforderlich. Besteht eine Hyperreagibilität des oberen oder unteren Respirationstrakts, ist eine antiobstruktive Behandlung notwendig.

Wird eine gastro-ösophageale Refluxkrankheit festgestellt, muss medikamentös behandelt werden.

Ein Behandlungsversuch mit Inhalation einer Helium-Sauerstoffmischung, d. h. mit Heliox (80 % Helium, 20 % Sauerstoff) wird als erfolgversprechende Behandlungsmethode beschrieben (vgl. Sullivan et al. 2001). Beim Nachweis einer kranio-zervikalen Dystonie wird eine Injektionsbehandlung mit Botulinum-Toxin empfohlen (vgl. Blitzer et al.1991; Zwirner et al. 1997).

Ansonsten müssen eine Atem-Stimm-Therapie, eine logopädische Stimmtherapie und/oder ein Biofeedback mit Hilfe der Video-Laryngoskopie eingeleitet werden. Aus pneumologischer Sicht wird – wie beim Asthma bronchiale – eine Hechelatmung empfohlen. In Extremsituationen können eine Intubation oder sogar eine Tracheotomie als therapeutische Maßnahmen erforderlich sein.

Prinzipiell müssen allgemeine und spezielle therapeutische Maßnahmen unterschieden werden:

Allgemeine Maßnahmen:

- beruhigend auf den Patienten einwirken
- Patienten informieren
- medikamentöse Behandlung bei gastro-ösophagealer Refluxkrankheit
- Atem- und Stimmtherapie
- Psychotherapie, nach Ausschluss organischer Erkrankungen

Spezielle Maßnahmen:

- Hechelatmung, Gähnatmung bei Atemnot
- Heliox (80 % Helium und 20 % Sauerstoff)
- Midazolam i.v. (Dormicum)
- Inhalation eines Adrenalin-Spraxs (vgl. Kenn, Schmitz 1997, n. Newman et al.)
- BOTOX-Injektion bei kranio-zervikaler Dystonie
- Biofeedback: Videolaryngoskopie, Ultraschall
- Intubation, Tracheotomie bei Extremsituationen

! Bei einem therapieresistenten Asthma bronchialis muss an ein Pseudoasthma und damit an paradoxe Stimmlippenbewegungen mit inspiratorischem Stridor gedacht werden.

Psychogene Stimmstörungen

Psychogene Stimmstörungen sind häufig Ausdruck psychosomatischer bzw. psychosozialer Veränderungen.

Grundsätzlich kann anstelle des Begriffes psychogene Stimmstörungen auch von Psycholaryngologie, Psychophoniatrie und/oder Psychologopädie gesprochen werden.

Bei einer „psychosomatischen Dysphonie“ bzw. „psychogenen Stimmstörung“ ist einerseits die Abwesenheit eines primären Organbefundes, andererseits das Vorhandensein von belastenden Stress-Situationen – ggf. in Verbindung mit einer neurotischen Persönlichkeitsstruktur oder Depression – zwingend (vgl. Kiese-Himmel, Kruse 1997).

! Psychogene Stimmstörungen sind häufig feststellbar. Der Untersucher muss gezielt danach suchen.

Psychogene Dysphonie

Ätiologie: Auslösend können psychische Belastungen oder Stresssituationen sein. „Wenn wir nicht nach psychologischen Problemen fragen, hören wir nicht darüber. Wenn wir nicht darüber hören, glauben wir nicht daran. Und wenn wir nicht daran glauben, fragen wir nicht danach“ (Aronson 1990). Testpsychologische Untersuchungen können unsere Kenntnisse über die Ätiopathogenese einer psychogenen Dysphonie vertiefen. Eine Karzinophonie und/oder ein Globus pharyngis unterstützen die Annahme einer psychogenen Dysphonie.

Symptomatik: Die Stimmbeschwerden unterscheiden sich deutlich von den Symptomen einer hyper- und hypofunktionellen Dysphonie. Betroffene mit einer psychogenen Dysphonie berichten über eine Heiserkeit, die sich unabhängig von Sprechbelastungen bemerkbar

13

macht. Der psychogene Ursprung kann durch die abnorme neurovegetative Grundhaltung des Stimmgestörten bereits während der anamnestischen Erhebungen auffällig sein. Im Vordergrund steht eine Sympathikotonie mit ihren typischen Symptomen wie feuchte Hände, Schwitzen, Dermographismus, Tremor, Globus pharyngis, starker Würgreiz bei der larnygologischen Beurteilung usw. Die Heiserkeit kann das einzige Symptom einer psychogenen Dysphonie sein. Wahrscheinlich wird die Entstehung der psychogenen Dysphonie durch die reiche sympathische Innervation der Larynx- und Pharynxschleimhaut gefördert.

Die Stimme klingt belegt bis heiser. Um die stimmliche Insuffizienz zu überwinden, versucht ein Teil der Stimmgestörten mit Pressen das Phonationsdefizit zu überwinden. Als Folge verschlechtert sich der Stimmklang noch mehr. Andere Patienten neigen mehr zu einer entspannten Phonation, die ebenfalls dysphonisch klingt und immer leiser werden kann. Laryngologisch finden sich demzufolge unterschiedliche Befunde, so dass eine hyper- oder hypofunktionelle Dysphonie vorgetäuscht werden kann. Überwiegend besteht bei der psychogenen Dysphonie eine Überfunktion der intra- und extralaryngealen Larynxmuskulatur. Dabei tritt eine Verlagerung der Epiglottis und der Taschenfalten bei Phonation auf. Es lassen sich jedoch auch Spaltbildungen mit Internus- und Transversusschwächen beobachten.

Differenzialdiagnose: Ausschlaggebend für die Diagnose ist die Normalisierung der Stimme unter Vertäubung beider Ohren, aber auch die neurovegetative Begleitsymptomatik. Beim Lombard-Test werden beide Ohren mit breitbandigem Geräusch am Audiometer vertäubt. Dabei verliert der Stimmgestörte die audio-phonatorische Kontrolle und der Stimmklang kann sich normalisieren. Gleichzeitig wird die Stimme lauter und die Sprechstimmlage normalisiert sich.

Therapie: Die Behandlung der psychogenen Dysphonie ist mit Hilfe indirekter und direkter Behandlungstechniken möglich, wobei der direkte Weg am erfolgreichsten ist. Die **indirekte Behandlung** beruht u. a. auf einem aufklärenden und beratenden Gespräch. Dabei muss der Stimmgestörte auf die Harmlosigkeit der Dysphonie hingewiesen werden. Gleichzeitig sollte ein Stimmmissbrauch vermieden werden. Der Stimmgestörte wird in ein Stimmhygieneprogramm eingeführt. Die **direkte Behandlung** erfordert eine Stimmtherapie einschließlich Hörtraining und relaxierender Methoden. Dabei muss besonderer Wert auf eine physiologische Koordination von Atmung und Stimme sowie eine Kontrolle der Tonhöhen-Lautstärke gelegt werden. Ergänzende psychotherapeutische Maßnahmen können die indirekte und direkte Stimmtherapie unterstützen.

Innerhalb des Therapieverlaufs bei Erwachsenen lassen sich einzelne Therapieelemente strukturieren, die in fünf Phasen gegliedert werden können (Abb. 13.30).

Phase I →	Phase II →	Phase III →	Phase IV →	Phase V
Reflexion und Entscheidung	Selbsterfahrung Wahrnehmung Experiment	Üben und stabilisieren	Transfer	Aufrechterhaltung des Therapieerfolgs
Gespräch →	→	→	→	→
	Psychotherapie →	→	→	→
	Körpererfahrung und -wahrnehmung Propriozeption, orale Stereognose, Diadochokinese	Tonusregulierung Bewegungskoordination Haltungsaufbau	Kommunikationsverhalten →	
	Stimmerfahrung und -wahrnehmung (phoniatrische Kontrolle)	Atemtherapie		
		Stimm- und Sprechübungen →	Sprechübungen →	
		Singen →	→	
Einzeltherapie	Einzeltherapie ↓	Einzeltherapie ↓	Einzel- und Gruppentherapie	Einzel- und Gruppentherapie
Behandlung 1x wöchentlich	Intensivphase Behandlung 2x wöchentlich		Behandlung 2x wöchentlich 1x Gruppe 1x Einzel	Behandlung ca. 5–6x im Jahr nach Abschluss der Therapie

Abb. 13.30: Fünf Phasen der Stimmtherapie (Kneip 2002, 467)

Psychogene Aphonie bei Erwachsenen

Definition: Es besteht eine akut aufgetretene Tonlosigkeit der Stimme, bei der der Betroffene lediglich flüstern kann. Dagegen ist der Hustenstoß tönend und vollklingend, das Lachen ist stimmhaft, ein lautes Räuspern ist möglich.

Vorwiegend erkranken Frauen zwischen dem 17. und 25. sowie dem 45. und 55. Lebensjahr. Dagegen ist eine psychogene Aphonie beim männlichen Geschlecht eher selten und tritt dann vorwiegend während oder kurz nach der Pubertät auf. Es besteht also eine deutliche Geschlechtsdisposition. Nach eigenen Erfahrungen beträgt das Verhältnis von weiblichen und männlichen Patienten 8:1.

Einteilung: Es lassen sich vier Verlaufformen unterscheiden:
- psychogene Aphonie mit hypofunktionellen Stimmsymptomen
- psychogene Aphonie mit hyperfunktionellen Stimmsymptomen
- Aphonie als Schonstimme bei entzündlichen Erkrankungen des oberen Respirationstrakts
- Iatrogene Befunde bei Zustand nach phonochirurgischen Eingriffen, z. B. Zustand nach Entfernung von Stimmlippenknötchen, Polypen, Papillome oder Reinke-Ödem

Ätiologie: Für den psychogenen Charakter sprechen das plötzliche Auftreten sowie Verschwinden der akuten Stimmstörung. Im Vordergrund stehen psychosoziale bzw. psychosomatische Aspekte. Das Krankheitsbild verweist auf heterogene Charakterstrukturen bzw. psychopathologische Syndrome und unspezifische Konfliktsituationen. Bei der Hälfte der Patienten kann ein grippaler Infekt vorausgegangen sein. Dabei handelt es sich um die organische Schiene im Sinne einer Organwahl für den gleichzeitig vorhanden psychodynamischen Konflikt (vgl. Kinzl 1991).

Psychogene Aphonie mit hypofunktionellen Symptomen

Diese Aphonien stellen sich plötzlich ein. Laryngologisch findet sich eine typische Symptomatologie. Die tonlose Stimme beruht auf einem Schließungsunvermögen beider Stimmlippen beim Phonationsversuch. Es besteht eine unterschiedlich klaffende Stimmritze. Dieser Befund zeigt einen wechselnden Charakter, so dass die Spaltbreite – auch bei dem gleichen Patienten – variiert. Mitunter erfolgt ein blitzschneller Verschluss der Stimmlippen mit Zurückspringen in die Ausgangsstellung. Die Stimmlippen selbst sind völlig normal konfiguriert. Ein stroboskopischer Befund ist nicht zu erheben, da die Stimmlippen, bedingt durch Aphonie, nicht schwingen.

Behandlung: Die Wiederherstellung der Stimme erfordert eine Stimmtherapie und eine psychotherapeutische Zusatzbehandlung. Basis der Stimmtherapie sind Maßnahmen, die auf den erhaltenen reflektorischen Leistungen – wie Husten und stimmhaftes Räuspern – aufbauen. Die Diagnostik und Therapie einer psychogenen Dysphonie mit hypofunktionellen Symptomen bleibt in den Händen eines psychologisch geschulten Therapeuten. Dagegen ist eine Psychotherapie im engeren Sinne in wenigen Fällen, nämlich bei neurotisch schwer Gestörten, erforderlich (vgl. Kinzl 1991).

Psychogene Aphonie mit hyperfunktionellen Symptomen

Diese Verlaufsformen sind seltener zu beobachten. Die Gründe sind hier in einer forcierten Stimmgebung zu sehen, damit eine interpersonelle Kommunikation möglich wird. Als Folge einer Laryngitis oder eines mikrochirurgischen laryngealen Eingriffs können hyperfunktionelle Verlaufsformen auftreten. Die tonlose Stimme klingt deutlich gepresst, z. T. findet sich eine überhöhte Sprechstimmlage. Laryngologisch ist eine sphinkterartige Überfunktion bei jedem Phonationsversuch nachweisbar. Der Larynx wird beim Phonieren ‚in sich selbst eingesaugt', wobei die Epiglottis nach hinten verlagert wird und die Taschenfalten sich einander nähern, ohne dass allerdings eine Taschenfaltenstimme auftritt. Die Aphonie ist durch ein Schließungsvermögen, vorwiegend im interkartilaginären Dreieck, bedingt. Eine Diplophonie, eine Doppeltönigkeit, wird durch eine übermäßige und ungleichartige Spannung der Stimmlippen hervorgerufen.

Behandlung: Durch Lockerungs- und Entspannungsübungen gilt es, die hyperfunktionelle Aktivität der inneren und äußeren Kehlkopfmuskulatur herabzusetzen. Summ- und Brummübungen („mm" mit geschlossenen Lippen), die später mit Vokalen gekoppelt werden (Silbenverdopplungen mit „mm"), führen zu einer Reduktion der gepresst-hyperfunktionellen Stimmgebung. Wie bei den anderen Verlaufsformen müssen psychosomatische und psychosoziale Aspekte integrierender Bestandteil einer therapeutischen Gesamtstrategie sein.

Psychogene Aphonie bei Kindern und Jugendlichen

Überwiegend sind Mädchen betroffen. Entsprechend dem Alter ist eine adäquate symptomatische Stimmtherapie, kombiniert mit einer psychologischen Behand-

chirurgischer Abtragung ist eine Stimmruhe für mindestens drei Tage erforderlich. Daran schließt sich eine ‚modifizierte Stimmruhe' an, da der postoperative Oberflächendefekt frühestens nach einer Woche geschlossen ist.

Prognose: Teil- und Misserfolge sind durch verschiedene Zweiterkrankungen – z. B. chronische Rhinosinusitis, Pharyngitis, Laryngitis oder Bronchitis – erklärbar. Auch dysplastische Dysphonien und nicht erkannte Stimmlippenzysten spielen eine Rolle bei therapieresistenten Dysphonien.

Stimmlippenzyste

Zysten können überall im Bereich des Larynx auftreten und gehen von den kleinen Schleimdrüsen der Kehlkopfschleimhaut aus. Die Größe ist sehr unterschiedlich, die Lokalisation am häufigsten mit 58,2 % – unter 416 Larynx-Zysten – im Bereich der Glottis (vgl. Arens, Glanz, Kleinsasser 1997; Abb. 13.35).

Symptome: Stimmlippenzysten treten einseitig auf und sind meist am freien Rand, im medial-kaudalen Teil – subglottisch – oder auf der Stimmlippe lokalisiert. Sie weisen oft nur eine punktförmige oder flach breitbasige Größe auf und werden leicht übersehen. Dies tritt besonders dann ein, wenn lediglich in Phonationsstellung untersucht wird. Dagegen lassen sich Stimmlippenzysten mit Hilfe der Lupenlaryngoskopie relativ gut in Respirationsstellung beurteilen. Eine zusätzliche Stroboskopie erleichtert bei Beurteilung der Mukosawelle die Lokalisation (vgl. Böhme, Gross 2001).

Differenzialdiagnose: Eine einseitige Zyste kann ein Stimmlippenknötchen vortäuschen, da dieses infolge unphysiologischer Spannungsverhältnisse beider Stimmlippen zu einem „Kontaktknötchen" der Gegenseite führen kann (Abb. 13.36).

Dabei handelt es sich um eine Verdickung als Folge des Gegendrucks aufgrund stimmlicher Überforderung. Besteht bei beidseitigen morphologischen Veränderungen ein deutlicher Seitenunterschied, muss mit einer Stimmlippenzyste gerechnet werden. Manchmal gelingt eine Abgrenzung gegenüber einem Stimmlippenpolyp erst nach mikrochirurgischer Entfernung und histologischer Untersuchung. Häufig werden bei nichterkannten Stimmlippenzysten funktionelle Stimmstörungen vorgetäuscht.

Behandlung: Eine primäre Stimmtherapie bleibt bei Stimmlippenzysten erfolglos. Primär sollte ein mikrochirurgischer Eingriff erfolgen. Eine flankierende Stimmbehandlung kann von Nutzen sein.

! Grundsätzlich sind Stimmlippenzysten immer einseitig lokalisiert. Dagegen treten Stimmlippenknötchen immer bilateral-symmetrisch auf.

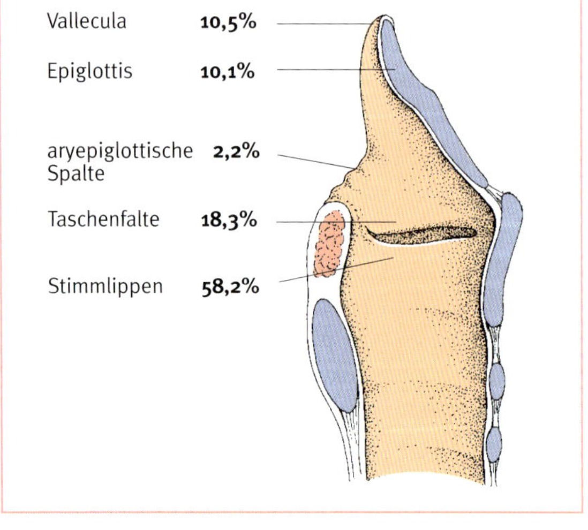

Abb. 13.35: Verteilung von Larynxzysten (Arens et al 1997)

Stimmlippenpolyp

Im Kindesalter treten Stimmlippenpolypen nur selten auf. Vielmehr lassen sich diese Krankheitsbilder bei Erwachsenen, besonders bei männlichen Patienten feststellen.

Ätiologie: Es handelt sich um Pseudotumoren, die besonders oft als Ausdruck einer Schleimhauthyperplasie nach akuter oder chronischer Laryngitis auftreten. Voraussetzung ist allerdings eine gleichzeitige unökonomische Überforderung des Larynx.

Symptome: Treten Stimmlippenpolypen im Bereich der Stimmlippen, besonders am freien Rand auf, stellt sich

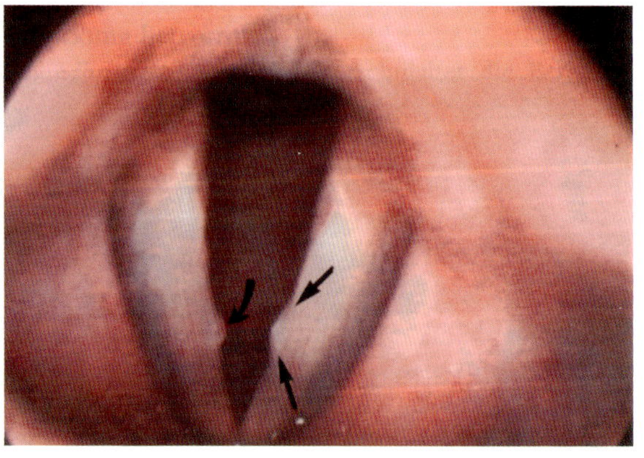

Abb. 13.36 Stimmlippenzyste (2 gerade Pfeile) und breitbasiges hämorrhagisches Stimmlippenknötchen (gebogener Pfeil) (Sataloff et al. 2000, Case 29)

eine Dysphonie ein. Die Stimmstörung ist von der Lokalisation des Stimmlippenpolypen abhängig. Je näher er zur vorderen Kommissur klassifiziert ist, desto mehr verstärkt sich die Heiserkeit. Stimlippenpolypen im hinteren Drittel der Glottis sind seltener zu beobachten. Neben der chronischen Dysphonie können ein unangenehmes prälaryngeales Druckgefühl sowie ein Räusperzwang bestehen. Handelt es sich um einen gestielten, pendelnden Polypen, der in die Subglottis hineinragt, so kann ein Hustenstoß diesen in der Glottis einklemmen und zu einer anfallsweisen Dysphonie oder Aphonie führen. Zusätzlich kann eine Diplophonie auftreten. Diese Symptome verschwinden, wenn der Polyp subglottisch pendelt. Ein Hustenstoß kann ihn wieder oberhalb der Stimmlippen bringen, die genannten Symptome sind erneut vorhanden.

Die Größe von Stimmlippenpolypen schwankt zwischen der eines Hirsekorns und der einer Bohne. Stimmlippenpolypen können sowohl solitär als auch multipel auftreten. Ihre Oberfläche ist oft glasig, glatt, livid und/oder rosarot. Der Ansatz ist manchmal breitbasig (Abb. 13.37).

Therapie: Es ist eine mikrochirurgische Abtragung des Stimmlippenpolypen erforderlich. Zusätzlich ist eine prä- oder postoperative Stimmtherapie, eine „Sandwich-Behandlung", notwendig.

Stimmlippenvarizen und kapilläre Ektasien

Die Kenntnisse über die Mikrozirkulation der Stimmlippen sind noch ungenügend. Dies gilt besonders für die Pathogenese von Stimmlippenvarizen und Ektasien, die auch als Teleangektasien bzw. allgemein als Gefäßerweiterungen bezeichnet werden. Sind die Gefäßerweiterungen mehr diffuser Natur, spricht man auch von einer

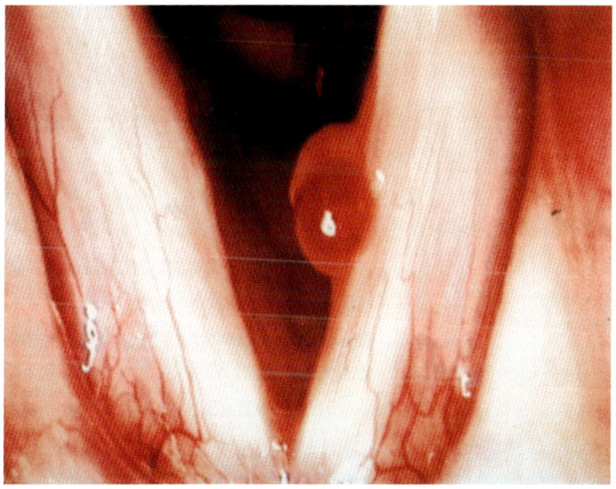

Abb. 13.37: Stimmlippenpolyp (Sataloff et al. 2000, Case 25

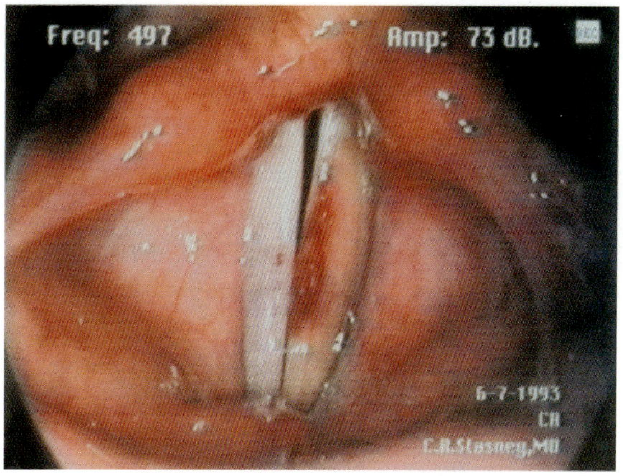

Abb. 13.38: Varikosis der linken Stimmlippe (Stasny 1996, Case 47)

Hyperämie im Bereich der Stimmlippen. Eine Arbeitshyperämie der Stimmlippen lässt sich oft als Ausdruck einer hyperfunktionellen Dysphonie erkennen und klingt größtenteils nach der Stimmbelastung wieder ab.

Diagnostik: Varizen und Ektasien befinden sich meist in der Mitte der muskulomembranösen Stimmlippe (vgl. Hochman et al. 1999). Die Anwendung der Lupenlaryngoskopie mit Vergrößerungseffekt und/oder flexiblen transnasalen Endoskopie, gekoppelt mit einer stroboskopischen Untersuchung, gestattet eine präzise Diagnostik von Varizen und kapillären Ektasien der Stimmlippen (Abb. 13.38).

Die stroboskopische Untersuchung ermöglicht eine bessere Lokalisation von Varizen und/oder kapillären Ektasien (vgl. Böhme, Gross 2001). Diese können sich während der Phonation elastisch auffüllen und dann zu Funktionsstörungen unter Stimmbelastung führen.

Differenzialdiagnostisch muss bei einer Stimmlippenblutung an Varizen und kapilläre Ektasien gedacht werden. Mikrovaskuläre Läsionen sollten von hämorrhagischen Polypen, Knötchen, Zysten und Granulomen sowie größeren arteriovenösen Fehlbildungen abgegrenzt werden.

! Vorwiegend werden Gefäßerweiterungen im Bereich der Stimmlippen von einer hyperfunktionellen Dysphonie begleitet.

Therapie: Eine phonomikrochirurgische Entfernung von Varizen und Ektasien im Bereich der Stimmlippen ist bei gleichzeitiger Stimmstörung erforderlich.

Kehlkopfpapillome

Die Papillome des Larynx gehören zu den gutartigen epithelialen Geschwülsten und sind sowohl im Kindesalter als auch bei Erwachsenen zu beobachten. Das besondere

Kennzeichen dieser Papillome besteht in der ausgesprochenen Rezidivneigung und in der Gefahr der malignen Entartung. Diesen Gesichtspunkten muss Rechnung getragen werden, so dass die postoperative Stimmbehandlung lediglich einen unterstützenden Charakter haben kann.

Ätiologie: Die Papillome sind aus histologischer Sicht Neubildungen. Die Ursachen sind humane Papillomviren, vor allem HPV 6 und HPV 11 (vgl. Probst et al. 2000).

Symptome: Die Papillome sind durch ein multiples blumenkohlähnliches Auftreten gekennzeichnet. Im Gegensatz zu Knötchen und Polypen finden sich Papillome nicht nur auf den Stimmlippen, sondern auch im Bereich der Taschenfalten, Epiglottis, Trachea und Aryknorpel. Aus verständlichen Gründen kann eine Dyspnoe von einer schweren Dysphonie oder sogar von einer Aphonie begleitet werden.

Therapie: Die bevorzugte Behandlung der sehr häufig rezidivierenden Larynx-Papillomatosis ist die CO_2-Laserbehandlung (vgl. Probst et al.2000; Berghaus et al. 2001). Durch die Laser-Therapie werden eine erneute Verbreitung der humanen Papillomviren und damit eine Reinfektion etwas zuverlässiger vermieden als bei der konventionellen Schneidetechnik. Postoperativ muss für einige Tage Stimmruhe eingehalten werden.

Weitere Therapiemodalitäten – mit unterschiedlichen Erfolgen – sind Interferon ß, Virustatika und die photodynamische Therapie.

Im Bedarfsfall ist eine postoperative Stimmtherapie erforderlich.

13

> **!** Aufgrund der möglichen Rezidive und postoperativen Veränderungen im Glottisbereich kann eine chronische Dysphonie bestehen.

Kontaktgranulom, Granulom

Kontaktgranulome werden zunehmend häufiger beobachtet. Es erkranken vorwiegend Männer im mittleren Lebensalter, seltener Frauen. Bei Kindern kann ein Kontaktgranulom nicht beobachtet werden.

Synonym werden folgende Begriffe benutzt:

- Pachydermie (vgl. Virchow 1860)
- Kontaktpachydermie
- Kontaktgranulom
- Granulom
- *contact ulcer*

Ätiologie, Pathogenese: Grundsätzlich lassen sich mehrere ätiologische Gruppen erkennen:

- Fehlgebrauch der Stimme, u. a. harte Stimmeinsätze („Hammer-Amboss-Effekt")
- laryngologischer Spiegelbefund mit festem Kontaktdruck zwischen den Aryknorpeln
- mechanische Ursachen: rezidivierender Husten, Räusperzwang
- entzündlich veränderte Schleimhaut bei normaler Stimmbelastung infolge gastro-ösophagealer Refluxerkrankung
- Nikotin- und Alkoholabusus
- psychosomatische Befunde („Stress")
- idiopathische Verlaufsform

Allerdings können die verschiedenen ätiologischen Faktoren auch in Kombination auftreten.

Die Beziehungen zwischen gastro-ösophagealer Refluxkrankheit und Kontaktgranulom erfordern unsere besondere Aufmerksamkeit. Ylitalo und Ramel (2002) beobachteten unter 26 Granulom-Patienten 17 mit einer pharyngealen Refluxkrankheit. In der Kontrollgruppe von 19 Probanden war jedoch lediglich bei 5 eine pharyngeale Refluxkrankheit feststellbar. Es ist deshalb ein ambulantes 24-Stunden ösophago-pharyngeales Monitoring mit Ösophagus- und Pharynx-Parametern erforderlich.

> **!** Kontaktgranulome bzw. Granulome beruhen auf einer multifaktoriellen Genese.

Symptome: Es besteht eine chronische Dysphonie mit auffallend hartem Stimmeinsatz. Bei stimmlicher Beanspruchung erfolgt ein forciertes Zusammenschlagen der Prozessus vocales der Aryknorpel. Unterstützt wird dieser Stimmmechanismus durch muskuläre Verspannungen und Stress. Gleichzeitig werden Schmerzen und Fremdkörpergefühl (Globus pharyngis) bemerkt.

Morphologisch werden festgestellt:

- kugeliges Granulom wovon anamnestisch ein Intubationsgranulom abgrenzbar ist
- einseitiges Kontaktulcus
- beidseitiges Kontaktulcus

Laryngologisch findet sich beim Kontaktgranulom im Anfangsstadium eine oberflächliche Schleimhautläsion im Bereich der Prozessus vocales. Diese ist leicht übersehbar. Im fortgeschrittenen Stadium kann ein ein- oder beidseitiges Kontaktgranulom im Bereich der Prozessus vocales ermittelt werden (Abb. 13.39).

Dabei lässt sich auf einer Seite eine „Ober- und Unterlippe" des Kontaktgranuloms feststellen, die sich dem Prozessus vocalis bzw. dem Kontaktgranulom der Gegenseite anpasst.

Voraussetzung für die Klärung des Zusammenhangs Kontaktgranulom und gastro-ösophageale Refluxkrankheit ist eine gastroenterologische Beurteilung und ggf.

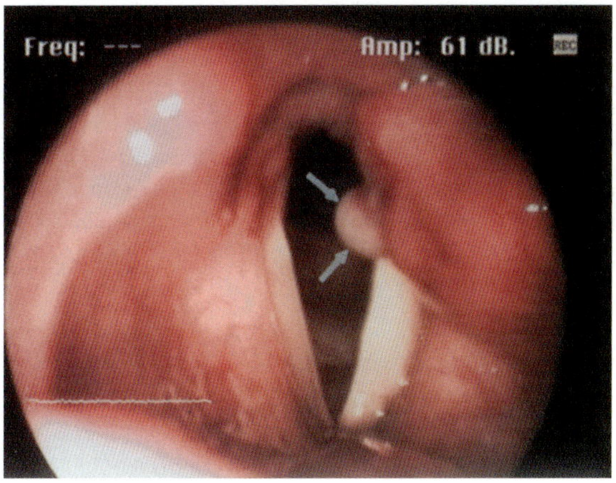

Abb. 13.39: Granulom der Stimmlippe (Pontes et al. 1999)

weiterführende Untersuchungen (z. B. Drei-Sonden-24-Stunden-pH-Metrie).

Die morphologische Konfiguration sollte beachtet werden. Diese ist bei Kontaktgranulomen anders als bei gestielt oder breitbasig aufsitzenden Granulomen ohne schlüsselförmige Läsionen. Selbstverständlich müssen für diese Betrachtungsweise Intubationsgranulome ausgeschlossen werden.

Differenzialdiagnose: Kontaktgranulome können mit einem Larynxkarzinom, einem Intubationsgranulom oder einer Larynxtuberkulose verwechselt werden. Mit Hilfe der Lupenlaryngoskopie, Stroboskopie und ggf. einer Probeexzision gelangt man zu einer einwandfreien Abgrenzung gegenüber einem Kontaktgranulom.

Therapie: Unterschiedliche Behandlungsmöglichkeiten werden vorgeschlagen:

- Übungstherapie zur Reduktion des Kontaktdrucks im Arybereich
- medikamentöse Therapie
- diätetische Therapie
- operative Therapie

Grundsätzlich sollte nach ätiologischen Verknüpfungen wie Stimmmissbrauch und/oder gastro-ösophagealer Refluxkrankheit gesucht und entsprechende Behandlungsschritte eingeleitet werden. Neben einer Stimmtherapie kann z. B. eine diätetische Behandlung einer gastro-ösophagealen Refluxerkrankung eine Behandlungsmaßnahme darstellen. Bessert sich die Refluxkrankheit unter medikamentöser Therapie, bildet sich das Kontaktgranulom innerhalb weniger Wochen zurück (vgl. Gross 1998).

Führt ein großes Granulom zu einer glottalen Atembehinderung oder zu einer auffälligen Dysphonie, sollte zumindest als erster Schritt eine operative Entfernung stattfinden. Wie oft Kontaktgranulome entfernt werden sollen, wird unterschiedlich diskutiert. Unbestritten ist die klinische Beobachtung einer Rezidivhäufigkeit nach operativer Entfernung.

Der Versuch, das Kontaktgranulom durch sehr kräftige Hustenstöße aus der Glottis herauszuschleudern, gelingt sicherlich nur sehr selten und dann nur bei gestielten oder nekrotischen Granulomen.

Eine Botulinum-Toxin-Behandlung wird bei Patienten mit einer idiopathischen Verlaufsform empfohlen (vgl. Emami et al. 1999; Pontes et al. 1999; Zeitels et al. 2002).

Ein Kontaktgranulom und eine Dysphonie müssen nicht gemeinsam auftreten (vgl. Kiese-Himmel et al. 1999). Dies beeinflusst die therapeutische Entscheidung und der Versuch einer Stress-Reduktion erscheint für den weiteren Krankheitsverlauf realistisch.

! An erster Stelle sollte eine Stimmtherapie unter Mitbehandlung der verschiedenen auslösenden Ursachen stattfinden. Das phonochirurgische Vorgehen bleibt Sonderfällen, wie dem Ausschluss eines Karzinoms, der Beseitigung einer Glottisstenose oder ausgeprägten Dysphonien vorbehalten.

Prognose: In einer Follow-up-Studie mit einer durchschnittlichen Beobachtungszeit von 12 Jahren (5–20 Jahre) konnten Ylitalo und Hammarberg (2000) unter 59 Patienten noch bei 10 Patienten (17 %) ein Kontaktgranulom feststellen. Von diesen 10 Patienten hatten 6 keine subjektiven Beschwerden. 28 der 59 Patienten hatten eine Laryngitis posterior.

! Ein Kontaktgranulom muss nicht mit subjektiven Beschwerden des Patienten einhergehen.

Stimmstörung und gastro-ösophageale Refluxkrankheit

Die gastro-ösophageale Refluxkrankheit (GERD) führt zu einer gestörten Clearance des Ösophagus oder einer Funktionsstörung des unteren Ösophagussphinkters (UÖS). Dabei kommt es zu einem Kontakt der Ösophagusschleimhaut mit Säure aus dem Magen infolge eines pathologischen Refluxes. Häufig treten reflux-assoziierte Motilitätsstörungen der Speiseröhre auf, die sich im Sinne erhöhter Kontraktionsamplituden simultaner Kontraktionen und einer Dysfunktion des M. cricopharyngeus manifestieren. Als Folge kann durch eine Mikroaspiration eine vielfältige supra-ösophageale bzw. extra-ösophageale Symptomatik auftreten.

Die möglichen Folgen einer gastro-ösophagealen Refluxkrankheit sind:

- Metaplasien im Bereich des Ösophagus
- Barrett-Ösophagus (Präkanzerose)
- Ösophaguskarzinom

13

Prävalenz:
- bis zu 7 % der Gesamtbevölkerung
- bei 90 % besteht zusätzlich eine axiale Hiatushernie
- 20–60 % der Patienten weisen Symptome im HNO-Bereich auf (vgl. Rosanowski 2001)

Nomenklatur: Folgende Begriffe werden in der Gastroenterologie verwendet:
- gastroesophageal reflux disease (GERD)
- gastroesophageal rexflux-induced otolaryngology (GEROD)

Sie unterscheiden sich von der Nomenklatur der Hals-Nasen-Ohrenheilkunde und der Phoniatrie:
- laryngopharyngeal reflux (LPR)
- extraesophageal manifestations of gastroesophageal reflux
- extraesophageal reflux
- supra-ösophageale Refluxkrankheit
- Reflux-Laryngitis
- Reflux-assoziierte Laryngitis
- Laryngitis posterior
- Laryngitis gastrica (Das ist eine irreführende Bezeichnung!)

Ätiologie der refluxassoziierten Stimmstörung: Es werden zwei Theorien zur Erklärung beschrieben:
- Zum einen kann über einen säure-induzierten Vagusreflex im Bereich des unteren Ösophagus ein sich wiederholender Hustenreiz ausgelöst werden, der zur Laryngitis führt.
- Zum anderen kann eine direkte Säureschädigung des Pharynx, Larynx und der Trachea stattfinden, wenn der Reflux auch den oberen Ösophagussphinkter überwindet.

Diagnostik: Die Diagnostik der gastro-ösophagealen Refluxkrankheit erfolgt zum einen durch die Anamnese. Die Endoskopie des oberen Gastrointestinaltraktes ermöglicht die Beurteilung einer refluxbedingten Ösophagitis. Allerdings haben 60 % der Patienten eine endoskopie-negative Erkrankung (vgl. Jaspersen 2002; Labenz 2002). Die 24-Stunden-Mehretagen-ph-Metrie (*simultaneous double-probe pH*) des Ösophagus und Hypopharynx ist ein wichtiges diagnostisches Verfahren (vgl. Schlottmann et al. 1999; Pahn et al. 2000) und erfasst den bis in den Hypopharynx reichenden Reflux. Sie ist deshalb besonders zur Anwendung bei einer Reflux-Laryngitis geeignet bzw. erhärtet Verdachtsmomente. Dabei befindet sich ein zusätzlicher dritter Messfühler im Hypopharynx. Eine Single-ph-Metrie im Bereich des Ösophagus ist also nicht ausreichend für die Diagnostik bei supraösophagealen Erkrankungen (vgl. Postma 2000; Sasaki,Toohill 2000; Kap. 25.5.8). Die manometrische Beurteilung vermittelt zusätzlich Informationen über die Ösophagusperistaltik und die Druckverhältnisse im Bereich des unteren Ösophagussphinkters.

! Zur Reduktion des apparativen Aufwands kann bei laryngealem Reflux auch eine medikamentöse Therapie ohne 24-Stunden-ph-Metrie und Manometrie erfolgen; bei Therapieresistenz im Intervall eine gastroenterologische Untersuchung.

Eine Videolaryngoskopie und -stroboskopie sind Grundlage der phoniatrischen Diagnostik und dienen zusätzlich zur Abgrenzung von Stimmstörungen, die nicht auf einer gastro-ösophagealen Refluxkrankheit beruhen.

Symptome: Die Symptome einer gastro-ösophagealen Refluxkrankheit sind sehr vielfältig und stehen mit unterschiedlichen Fachdisziplinen in Beziehung (vgl. Koufman 1991; Tauber et al. 2002):
Aus gastroenterologischer Sicht:
- Sodbrennen
- saures Aufstoßen
- Oberbauchbeschwerden

Aus pneumologischer Sicht:
- Reizhusten
- chronisch-obstruktive Bronchitis
- Asthma bronchiale

Aus hno-ärztlicher und phoniatrischer Sicht:
- Dysphagie
- Globus pharyngis
- Pharyngitis, Uvula-Ödem
- Reflux-Laryngitis, Laryngitis posterior
- post-nasal-drip
- Larynx-Granulom
- Stimmlippenknötchen
- Pseudosulcus glottidis
- subglottische Stenose

Aus kardiologischer Sicht:
- Herzbrennen

Die **hals-nasen-ohrenärztlichen** und **phoniatrischen** Befunde sind sehr unterschiedlich. Bei der Beurteilung des Larynx findet man am häufigsten eine oftmals nur diskrete Rötung der Aryregion bds. und evtl. zusätzlich des hinteren Stimmlippendrittels. Ein leichtes Ödem der Aryregion kann ebenfalls auf eine extraösophageale Verlaufsform einer gastro-ösophagealen Refluxkrankheit verweisen. Die Regio interarytaenoidea kann verdickt, hyperplastisch und gerötet erscheinen. Manchmal findet man lediglich eine leichte streifig-rötliche Veränderung im Bereich der Stimmlippenschleimhaut. Früher hat man diese Befunde einer Laryngitis subakuta oder einer funktionellen Stimmstörung zugeschrieben. Grundsätzlich sollte man auch auf minimal anmutende Pathologien achten (vgl. Rosanowski et al. 2001).

Es empfehlen sich für die Praxis je nach Lokalisation die Begriffe Laryngitis posterior oder Reflux-Laryngitis (Abb. 13.40).

Auch ein Reinke-Ödem kann maßgeblich auf einer gastro-ösophagealen Refluxkrankheit beruhen.

Eine standardisierte laryngeale Befundbeschreibung von 0 bis 26 Punkten (Tab. 13.7) bei laryngopharyngealer Refluxkrankheit (LPR) erleichtert dem Kliniker eine genauere Diagnostik und Verlaufskontrolle (vgl. Belafsky et al. 2001). Die Punktzahl 0 verweist auf eine fehlende Refluxkrankheit, die Punktzahl 26 auf einen sehr schwerwiegenden Befund.

! Vor allem Berufssprecher können bei einer gastro-ösophagealen Refluxkrankheit eine Stimmstörung entwickeln, die oft mit einer „funktionellen Dysphonie“ oder „infektbedingten Laryngitis“ verwechselt wird.

Behandlung: Eine gastro-enterologische Basisbehandlung ist unbedingt erforderlich.

Bei diätetischen Maßnahmen bzw. Habits zur Verringerung des Auftretens eines gastro-ösophagealen Refluxes benötigen die betroffenen Patienten Ratschläge. Zu vermeiden sind:

- Nikotin
- Alkohol
- Kaffee, besonders vor Stimmbelastungen oder vor dem Schlafengehen
- enge Kleidung im Taillenbereich
- Hinlegen oder Zurücklehnen nach den Mahlzeiten
- Zitrusfrüchte und Juice am frühen Morgen oder spät am Abend
- tomatenhaltiges Essen
- gewürzte Speisen

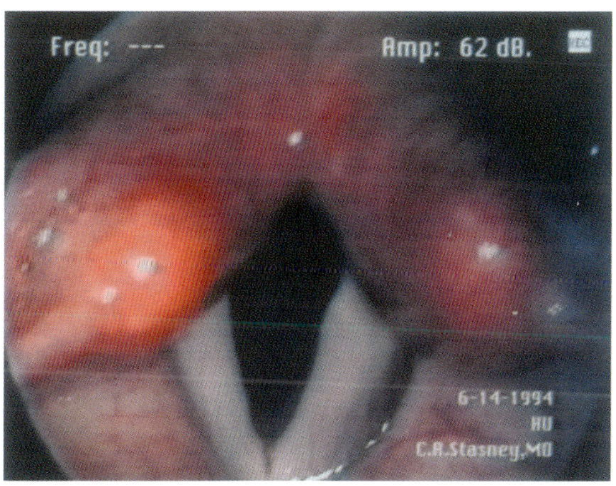

Abb. 13.40: Refluxlaryngitis. Rötung der Aryregion bds. (Stasney 1996, Case 47)

Tab. 13.7: Punkte-System bei Refluxkrankheit (vgl. Belafsky et al. 2001)

subglottisches Ödem	0 = fehlend 2= vorhanden
Taschenfalten	2 = zum Teil 4 = vorhanden
Erythema/Hyperemia	2 = nur Arytaenoidbereich 4 = diffus
Stimmlippenödem	1 = gering 2 = mittelgradig 3 = schwer 4 = polypoid
diffuses laryngeales Ödem	1 = gering 2 = mittelgradig 3 = schwer 4 = Obstruktion
Hypertrophie der Regio interarytaenoidea	1 = gering 2 = mittelgradig 3 = schwer 4 = obstruktiv
Granulom/granulomatöses Gewebe	0 = fehlend 2 = vorhanden
verdickte endolaryngeale Mukosa	0 = fehlend 2 = vorhanden

- kohlensäurehaltige Getränke
- große Mahlzeiten mit viel Fettgehalt
- anstrengende Körperübungen nach dem Essen

Es helfen eine Gewichtsreduktion sowie die vermehrte Flüssigkeitszufuhr.

Zu den Änderungen der Lebensgewohnheiten gehört auch, dass das Kopfende des Bettes um mindestens 10–15 cm höher gestellt werden sollte. Damit wird vermieden, dass beim Hinlegen nach dem Essen oder nachts ein Rückfluss von saurem Magensaft eintritt.

Die **medikamentöse Therapie** beruht bei leichter Symptomatik der gastro-ösophagealen Refluxkrankheit auf Gaben von Anazida zur Säureneutralisation oder Säureinhibition durch H2-Blocker (Ranitidin).

Die eigentliche *Standardtherapie* besteht in einer Behandlung mit Protonenpumpenblocker (Omeprazol). Die Therapiedauer beträgt mindestens 6 Monate mit einer 2-maligen Dosierung täglich, damit der Tagesspiegel gehalten werden kann (vgl. Koufman et al. 2002). Isomere Protonenpumpenblocker (Esomeprazol) können die Therapiedauer wesentlich verkürzen.

Grundsätzlich ist bei starkem Sodbrennen eine Stepdown-Therapie erforderlich. Zuerst werden Protonenpumpenhemmer in hoher Dosierung eingesetzt. Anschließend wird nach Symptomfreiheit auf eine niedri-

13

gere Dosis oder auf schwächer wirksame Medikamente gewechselt. Die Step-up-Strategie beginnt mit einer geringen Startdosis, die dann nach Bedarf gesteigert wird. Die bevorzugte Behandlung ist die Step-down-Strategie, da sie wirksamer und kosteneffektiver ist (vgl. Issing, Tauber 2002).

Eine Behandlung nach Bedarf (*on-demand*) kann in Abhängigkeit von den Beschwerden erfolgen (vgl. Labenz 2002).

Eine probatorische Behandlung mit einem Protonenpumpenhemmer für 8 Tage bis 3 Monate (unterschiedliche Angaben in der Literatur) sichert bei positiver Wirkung die Diagnose Reflux-Laryngitis.

Eine *Stimmtherapie* kann im Bedarfsfall nach einer Refluxbehandlung, besonders bei zusätzlichen funktionellen Komponenten erfolgen.

Chirurgie: Die Fundoplicatio ist eine effektive Modalität zur Behandlung extra-ösphagealer Erkrankungen als sekundäre Folge einer gastro-ösophagealen Refluxkrankheit (vgl. Lindstrom et al. 2002). Darüber hinaus wird auch eine Thermokoagulation mit Laser oder eine photodynamische Therapie empfohlen.

Traumatische Stimmstörungen

13

Stimmlippenblutungen

Ätiologie: Indirekte und/oder direkte traumatische Schädigungen des Kehlkopfs können zu isolierten subepithelialen Stimmlippenblutungen (Abb. 13.41) führen.

Meist handelt es sich um professionelle Stimmstörungen bei Sängern oder Sprechern. Besonders stellen sich Stimmlippenblutungen nach Stimmmissbrauch wie Schreien, Rufen oder forciertes Singen ein. Weiterhin kann durch Niesen, Pressen, Würgen und Erbrechen eine Stimmlippenblutung auftreten. Immer sollte nach auslösenden Ursachen wie entzündlichen Erkrankungen der oberen und/oder unteren Atemwege, Gerinnungsstörungen des Bluts – u. a. Marcumar-Medikation – sowie bei Frauen nach hormonellen Faktoren wie Menstruation, Östrogen-Einnahme, gynäkologische Operationen oder Anti-Baby-Pille suchen (vgl. Lin et al. 1991).

Symptome: Eine akute Dysphonie mit ausgeprägter Stimmermündung kann auf eine Stimmlippenblutung hinweisen. Laryngologisch findet sich ganz überwiegend eine einseitige Stimmlippenblutung von unterschiedlicher Ausdehnung. Weitaus seltener sind beidseitige Stimmlippenblutungen zu beobachten. Die stroboskopische Beurteilung ist im Rahmen der klinischen Diagnostik unersetzbar. Dabei findet sich aufgrund der Einseitigkeit der Stimmlippenblutung eine Asymmetrie. Amplitude und Mukosawelle auf der betroffenen Seite sind kleiner als auf der nicht betroffenen Seite (vgl. Böhme, Gross 2001).

Therapie: Normalerweise kommt es unter strenger Stimmruhe innerhalb von 8–14 Tagen zu einer spontanen Resorption des Hämatoms. Außer einer Stimmruhe sind bei einer auf die Stimmlippe begrenzten Blutung keine weiteren Maßnahmen erforderlich. Allerdings sollte man die kausalen Zusammenhänge feststellen und die geeigneten Behandlungsmaßnahmen einleiten.

! Die Rückbildung einer Stimmlippenblutung kann stroboskopisch gut kontrolliert werden.

Intubationsfolgen

! Bei vielen Patienten werden laryngeale Intubationsschädigungen erst nach Jahren erkannt und richtig kausal zugeordnet (vgl. Bastian, Richardson 2001).

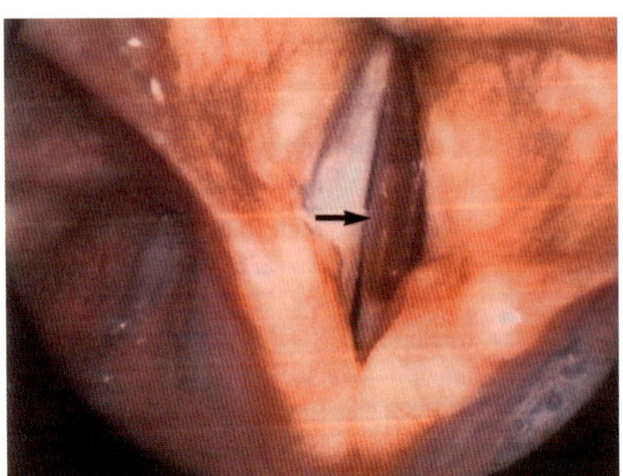

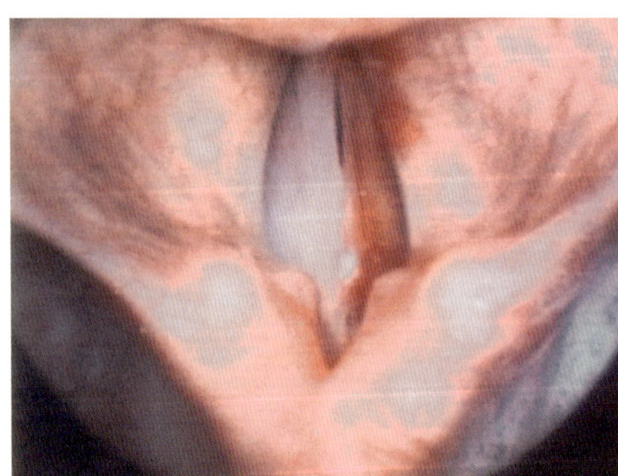

Abb. 13.41: Stimmlippenblutung rechts (Sataloff, Hawkshaw, Spiegel 2000, Case 29)
a. akute Blutung
b. Kontrolle nach 1 Woche

Ursachen: Es können vielfältige Ursachen zu einer intubationsbedingten Schädigung des Larynx führen:

- abnorme Larynxanatomie
- wiederholte Intubationen
- Zeitdauer der Intubation
- Bewegungen des Tubus
- veränderte Mukosa-Clearance
- gastro-ösophagealer Reflux
- schlechtes Allgemeinbefinden
- nasogastrale Intubation
- bakterielle Superinfektion
- falsche Größe des Tubus
- Cuff (chemische Irritation)

(vgl. Benjamin 1998)

Kurzzeitveränderungen im Glottisbereich

Mikrotraumatische Schädigung der Glottis: Ursachen sind eine Reizung der Schleimhaut durch den Tubus, eine Verminderung der Schleimsekretion durch die Prämedikation und eine unnötig lange Entziehung von Getränken nach Narkose.

Leichte morphologische Schädigungen des Larynx können nach Intubation in 73% der Fälle auftreten und sind gekennzeichnet durch Schleimhautläsionen, vermehrte Gefäßzeichnung, Einblutung in die Stimmlippen oder Druckstellen im Bereich der Prozessus vocales oder Aryhöcker (vgl. Pröschel, Eysholdt 1993). Es bestehen neben einer unterschiedlich ausgeprägten Dysphonie eine Senkung der Sprechstimmlage und eine Einschränkung des Stimmumfangs. Stroboskopisch finden sich irreguläre Schwingungen als Ausdruck einer organischen Stimmstörung.

Normalerweise ist die mikrotraumatische Schädigung der Glottis reversibel und klingt innerhalb von vier Wochen spontan und rasch ab. Ist dies nicht der Fall, ist eine Stimmtherapie erforderlich.

Langzeitveränderungen im Glottisbereich

Intubationsgranulom: Man erklärt die Entstehung von Intubationsgranulomen (Abb. 13.42) durch den stärksten Druck des Trachealtubus in der posterioren Glottis und nach Langzeitintubation, speziell in der Gegend des unmittelbar unter der Schleimhaut gelegenen Processus vocalis des Aryknorpels.

Der ständige Druck des liegenden Tubus, der durch Pressbewegungen des Kranken beim Erwachen noch verstärkt wird, kann die auslösende Ursache sein. Bei Frauen sind Intubationsgranulome häufiger feststellbar, da bei ihnen der Kehlkopf enger und die Larynxschleimhaut dünner ist.

Die Heiserkeit tritt nicht sofort nach der Intubationsnarkose auf, sondern stellt sich frühestens nach 10–14 Tagen ein. Die Prädilektionsstelle der Intubationsgranulome ist die Gegend der Prozessus vocales. Hier können die Granulome ein- oder beidseitig auftreten. Die Ausdehnung schwankt zwischen Stecknadelkopf- bis Erbsengröße und kann bei beidseitiger Lokalisation fast den gesamten Glottisspalt verlegen.

Die spontane Rückbildung von Intubationsgranulomen wird immer wieder beobachtet. Deshalb empfiehlt sich eine abwartende Haltung, verbunden mit Kontrollen. Größere Intubationsgranulome, besonders wenn sie das Larynxlumen einengen, sollten primär abgetragen werden.

Stimmlippenlähmungen: Sie sind im Vergleich zu Intubationsgranulomen viel seltener zu beobachten. Der Entstehungsmechanismus wird durch eine Überdehnung des N. vagus und/oder N. recurrens, z. B. bei starker Seitwärtsbewegung während der Intubation, erklärt. Als Folge weitgehender Ausschaltung der plastischen Gewebewiderstände unter Relaxanzien können irreversible Komplikationen, wie Blutungen und Zerrungen, auch in den tiefen Halsweichteilen eintreten und damit die nervale Versorgung des Kehlkopfs in Mitleidenschaft ziehen.

Differenzialdiagnose: Bei einem Stimmlippenstillstand muss immer an eine Krikoarytaenoidankylose, Aryknorpelluxation oder Interarytaenoidfibrose gedacht werden. Im Prinzip ist der Analogieschluss ‚unbewegliche Stimmlippe gleich Parese' unzureichend (vgl. Johannes, Wallesch 1989).

Bei einer Stimmlippenlähmung infolge einer Intubation ist eine Stimmtherapie erforderlich. Ein phonochirurgisches Vorgehen ist bei einer therapieresistenten Dysphonie notwendig.

Interarytaenoidfibrose: Eine Langzeitintubation kann als seltene Komplikation zu einem Druckulkus

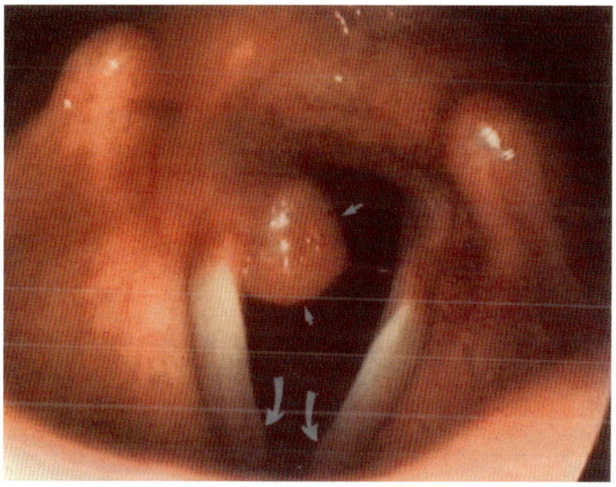

Abb. 13.42: Intubationsgranulom (Sataloff et al. 2000, Case 29)

13

und anschließend zu einer Vernarbung der hinteren Kommissur des Larynx führen (vgl. McCombe et al. 1990; Zalzal 1993). Als Folge kann eine Funktionsstörung des Kehlkopfs mit einem beidseitigen Stimmlippenstillstand oder eine Interarytaenoidfibrose resultieren (Abb. 13.43).

Somit entsteht eine beidseitige „Pseudorekurrensparese". Die Diagnose kann mit Hilfe der Lupenlaryngoskopie, Stroboskopie und Mikrolaryngoskopie gesichert werden. Die Behandlung besteht in einer Durchtrennung der Vernarbung.

Glottische Brückensynechie: Als Folge von Langzeitintubationen können glottische Brückensynechien zwischen den Prozessus vocales auftreten (vgl. Denk et al. 1993). Diese beruhen auf Nekrosen im Bereich der Prozessus vocales kombiniert mit einer eingeschränkten respiratorischen Beweglichkeit der Stimmlippen. Therapeutisch ist eine mikrolaryngoskopische oder laserchirurgische Durchtrennung der glottischen Brückensynechie erforderlich.

Krikoarytaenoidankylose: Der Druck eines Tubes während der Intubation kann zu Schleimhaut- oder Knorpeldefekten im Bereich des Prozessus vocalis führen. Damit ist der Eintritt von Keimen in das Perichondrium und den Knorpel selbst unter Einbeziehung des Gelenks zwischen Aryknorpel und Krikoid möglich. Als Folge kann sich jetzt eine Ankylose in diesem Gelenk bilden.

Klinisch findet sich lupenlaryngoskopisch ein Stimmlippenstillstand in der Phonationsebene. Der sicherste Weg einer Abgrenzung einer posttraumatischen Vagus-Rekurrens-Kehlkopflähmung von einer Krikoarytaeniodankylose ist die Elektromyograhie. Bei einer Ankylose besteht ein normales Innervationsmuster der Larynxmuskulatur, speziell der Stimmlippen. Das ist bei einer Kehlkopflähmung nicht der Fall. Stroboskopisch sind bei einer Krikoarytaeniodankylose die Randkanten bei Stimmlippenschwingungsablauf nachweisbar.

Aryknorpelluxation: Als Folge einer Intubation oder Gastroskopie, aber auch nach einem stumpfem Halstrauma – z. B. Würgen – kann eine Aryknorpelluxation entstehen (vgl. Sataloff et al. 1994). Der laryngologische Befund ist sehr typisch. Es besteht eine vorwiegend anterior-mediale Lokalisation des Aryknorpels in das Glottislumen, seltener eine posterior-laterale Lokalisation. Der Aryknorpel ist bei der anterior-medialen Lokalisation ganz erheblich in das intralaryngeale Glottislumen abgekippt (Abb. 13.44). Gleichzeitig findet sich auf der betroffenen Seite ein Stimmlippenstillstand, obwohl eine Vagus-Rekurrensparese nicht vorhanden ist. Im akuten Stadium kann bei einer Aryknorpelluxation eine Schwellung des Aryknorpels feststellbar sein.

Bei einer Aryknorpelluxation findet sich elektromyographisch ein normales Innervationsmuster. Stroboskopisch ist das Schwingungsmuster der betroffenen Stimmlippe normal, man erkennt eine normale Amplitude und eine Randkantenverschiebung. Dagegen lässt sich bei einer einseitigen Vagus-Rekurrensparese mit Dislokalisation des Aryknorpels ein verändertes Schwingungsmuster der paretischen Stimmlippe erkennen. Eine computertomographische Beurteilung (Spiral-CT) kann die Aryknorpelluxation bestätigen (vgl. Alexander et al. 1997).

Das *therapeutische Vorgehen* lässt sich differenziert betrachten. Hoffmann und Grossenbacher (1998) unterscheiden folgende operative Repositionstechniken:

- geschlossene Reposition in Narkose
- geschlossene Reposition in Lokalanästhesie
- geschlossene Reposition indirekt
- offene Reposition nach Laryngofissur

Eine sofortige mikrolaryngoskopische Reposition des luxierten Aryknorpels ist innerhalb 24 Stunden erforderlich. Dieser Eingriff kann ggf. aufgrund der Notfallsituation ohne elektromyographischen Befund stattfinden. Bei einer nicht zu lange bestehenden Aryknorpelluxation

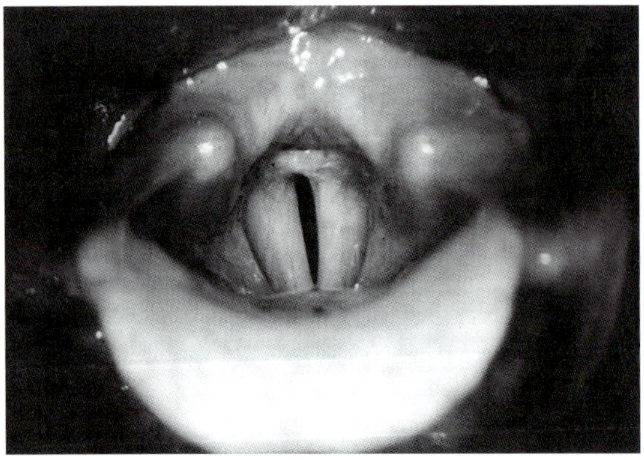

Abb. 13.43: Interarytaenoidfibrose nach Langzeitintubation

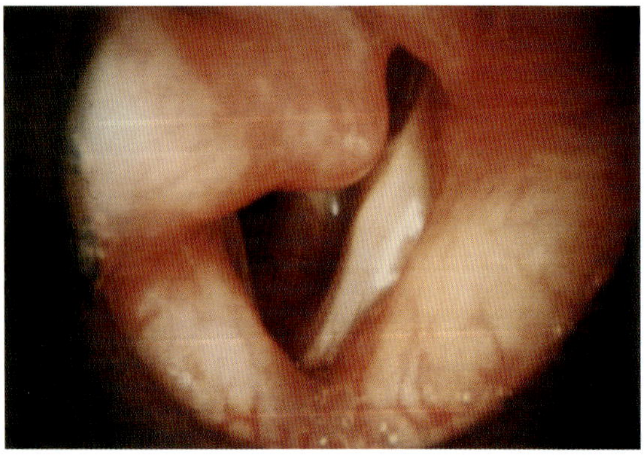

Abb. 13.44: Aryknorpelluxation links

ist die operative Revision ein einfaches und schnelles Verfahren (vgl. Bonkowsky et al. 1995). Bei erfolgloser Revision muss eine konservative Stimmtherapie stattfinden.

Eigene Erfahrungen führten zu folgenden differenzialdiagnostischen Überlegungen zwischen einer Aryknorpelluxation und einseitiger Stimmlippenlähmung (Tab. 13.8).

! Lupenlaryngoskopie und Larynxstroboskopie sind oft nicht ausreichend, um eine einseitige Stimmlippenlähmung von einer Aryknorpelluxation abzugrenzen. Deshalb ist eine Larynxelektromyographie mit ergänzender transversaler Computertomographie des Larynx indiziert, um eine eventuell notwendig Reposition einer Aryknorpelluxation frühzeitig durchzuführen.

Posttraumatische Stimmstörungen

Klassifikation: Sie wird für äußere und innere Larynxtraumata wie folgt vorgenommen:

1. Externe laryngeale Traumata durch stumpfe Krafteinwirkung oder Zugkräfte:
   - endolaryngeale Weichteilverletzungen
   - Frakturen des Schildknorpels und/oder Ringknorpels
   - Rupturen des laryngealen Bandapparats
2. Externe laryngeale Traumata durch scharfe Gegenstände und Schussverletzungen:
   - Rissverletzungen des Kehlkopfes und der Halsweichteile
   - Schussverletzungen
3. Endolaryngeale Schädigungen durch eine Intubation:
   - Hämatome und Lazerationen der Stimmlippe
   - Dislokation des Arytaenoids
   - stenosierende, fibrinöse Laryngitis
   - Intubationsgranulome, Postintubationszysten
4. Endolaryngeale Schädigungen durch Langzeitintubationen und maschinelle Beatmung:
   - Synechien zwischen Stimmlippen oder Taschenfalten
   - stenosierende Narben an der Kehlkopfhinterwand und der Interarytaenoidregion
   - subglottische und laryngotracheale Stenosen
   - subtotale und totale Obliteration
5. Endolaryngeale Schädigungen durch Fremdstoffingestionen
6. Endolaryngeale Laugen-, Säuren- und Gasverätzungen

(vgl. Kleinsasser et al. 2000, 2001)

Inzidenz: Sie beträgt bei Kehlkopfverletzungen durch äußere Einwirkungen 1:137.000. Diese Ergebnisse beruhen auf Daten von 11 US-Staaten mit 54 Millionen Einwohnern, beurteilt über eine Periode von fünf Jahren (vgl. Niehaus, Kruse 1997; Alexander et al. 1997).

Der Kehlkopf ist durch den Unterkiefer und die vordere Thoraxwölbung relativ geschützt. Hinzu kommt, dass der Larynx durch seine elastische Aufhängung etwas ausweichen kann und somit die Wirkung eines frontalen oder lateralen Traumas abschwächt. Trotzdem sind Verletzungsfolgen nach äußerer Gewalteinwirkung wie Verkehrs-, Sport- und Berufsunfälle keineswegs selten.

Die Verletzungsfolgen lassen sich wie folgt gliedern:

- Commotio laryngis mit passagerer Dysphonie
- Contusio laryngis (Gewebsschwäche mit Blutungen und/oder Ödem)
- Distorsion im Bereich der Bänder und Kapseln
- Subluxation (Aryknorpelluxation)
- Fraktur im Bereich des Schild- und/oder Ringknorpels
- Nervenläsion, beachte N. laryngeus superior
- myogene Schädigungen (eingeschränkte muskuläre Funktionen)

(vgl. Wirth 1995)

Untersuchung: Die klinischen Symptome lassen sich nur erfassen, wenn neben der Palpation indirekte Laryngoskopie, Lupenlaryngoskopie, Fiberendoskopie, Stroboskopie sowie funktionelle Stimm- und Schluckdiagnostik eingesetzt werden. Seitliche Röntgenaufnahmen sowie bei Frakturverdacht Computertomographie ergänzen die Diagnostik.

Tab. 13.8: Differenzialdiagnose zwischen Aryknorpelluxation mit Stimmlippenlähmung

	Aryknorpelluxation	**Stimmlippenlähmung**
Lupenlaryngoskopie	Stimmlippe unbeweglich, Aryknorpel **sehr auffällig disloziert**	Stimmlippe unbeweglich, Aryknorpel **kann leicht disloziert sein**
Stroboskopie	normal	verändert, u. a. fehlt Randkantenverschiebung
Elektromyographie	normal	pathologisch
Computertomogramm	Aryknorpel **sehr auffällig disloziert**	subglottischer Raum auf der paretischen Seite abgeflacht

Symptomatik: Wesentlich ist, dass auch unbedeutende Verletzungen zu anhaltenden Dysphonien führen können. Sämtliche Heiserkeitsformen bis zur Aphonie sind möglich. Oft finden sich submuköse Ödeme und/oder hämatombedingte Rötungen der Schleimhaut. Posttraumatisch können sich Lähmungen der Kehlkopfnerven, Aryknorpelluxationen, Synechien und Diaphragmabildungen einstellen. Es muss auf Frakturen geachtet werden. Der Glottisschluss ist fast immer unvollständig, die maximale Phonationsdauer ist erheblich verkürzt und der Stimmumfang wesentlich eingeschränkt. Zum Teil bedienen sich die Patienten der Flüsterstimme, da sich beim Sprechen Schmerzen und eine zunehmende Dysphonie einstellen.

Therapie: Die Therapie in den ersten Wochen dient der Primärversorgung des stumpfen oder offenen Halstraumas. Die sich daran anschließende Stimmtherapie kann Monate dauern. Ziel ist es, einen Glottis- oder sogar einen Ersatzglottisschluss zu erreichen. Damit kann die Tonhaltedauer verlängert werden und der Patient ist in der Lage, den subglottischen Druck wieder zu regulieren. Gleichzeitig müssen der Stimmumfang und die Stimmstärke gesteigert werden. Dabei können sich hyperfunktionelle Ausgleichsvorgänge einstellen, damit ein Ersatzglottisschluss erreicht wird. Manuelle Druckhilfen von außen und Gaben von Exponentialstrom können die Stimmrehabilitation unterstützen.

Prognose: Je nach Ausdehnung und Symptomatik des stumpfen und offenen Halstraumas sind der logopädischen Behandlung Grenzen gesetzt. Bei ausgeprägten Veränderungen durch Frakturen muss gemeinsam mit dem Laryngologen eine operative Rekonstruktion des Larynxskeletts erwogen werden.

13.4 Endokrinologie und Stimme

Die menschliche Stimme und damit der Kehlkopf als sekundäres Geschlechtsmerkmal werden während des ganzen Lebens von physiologischen hormonellen Vorgängen beeinflusst. Damit ist zu erklären, dass pathologische Erscheinungen im Hormonhaushalt Stimmhöhe, Klangfarbe, Dynamik und Stimmumfang beeinträchtigen können. Vielfach sind Veränderungen der Stimme Begleitsymptome oder sogar Leit- und Brücksymptome einer endrokrinologischen Erkrankung. Das Auftreten einer Stimmstörung kann ein Frühsymptom einer endokrinologischen Erkrankung sein.

13.4.1 Physiologischer Stimmwechsel

! Die Pubertät beginnt normalerweise bei Mädchen bei einem Knochenalter von 11 Jahren und bei Jungen bei einem Knochenalter von 13 Jahren (vgl. Zabransky 2002).

Die Veränderungen der Stimme während der Pubertät, als Stimmbruch oder Mutation bezeichnet, können zu Stimmstörungen führen.

Vom Ablauf der Mutation werden bei Jungen unterschieden:
- Prämutation (6–12 Monate)
- Mutation (2–3 Monate)
- Postmutation (2–3 Jahre)

Vor der Mutation haben Jungen und Mädchen einen ähnlichen Stimmapparat. Mit der Pubertät erfolgt, besonders bei Jungen, ein auffallendes Wachstum des Kehlkopfskeletts mit einer Längen- und Breitenzunahme der Stimmlippen und eine Senkung der Sprechstimmlage. Der Kehlkopf wächst bei Jungen ungefähr einen Zentimeter in anterior-posteriore Richtung, wobei sich der Adamsapfel bildet. Die Stimmlippen verlängern sich beim Mädchen nur um 3–4 mm. Damit ist der Larynx als sekundäres Geschlechtsmerkmal gekennzeichnet. Anschließend beginnt eine röntgenologisch nachweisbare Verknöcherung des Kehlkopfskeletts.

Die Phase, in der sich der Stimmwechsel des Jungen vollzieht, dauert von sechs Monaten bis zu zwei Jahren. Beim Mädchen stellt sich die Mutation meist mit der Menarche ein und verläuft weitaus unauffälliger. Hier dauert die Mutation sechs Wochen bis drei Monate. Im Unterschied zu der bei den Jungenstimmen tritt sie ein Jahr früher auf. Normalerweise senkt sich die Stimme beim Jungen während der Mutation um eine Oktave, beim Mädchen um eine Terz. Gleichzeitig nimmt der Stimmumfang zu. Die Sprechstimme erreicht beim männlichen Geschlecht nach dem Stimmwechsel die Tonbezirke G bis c, beim weiblichen die Tonbezirke g bis c^1. Pahn (1976) und Heinemann (2001) klassifizieren infolge der Wachstumsakzeleration des Menschen und speziell des Kehlkopfes die Sprechstimmumfänge bei Männern und Frauen mit den Tonbezirken F bis c (männliches Geschlecht) und f bis c^1 (weibliches Geschlecht).

Folgende Untersuchungsparameter zur Vorhersage des Eintrittspunktes der Mutation bei Jungenstimmen werden empfohlen (vgl. Fuchs 1999; Fuchs et al. 1999; Tab. 13.9). Die statistische Auswertung weist besonders den Serumtestosteronspiegel und die Wachstumsrate als Größen aus, die mit dem Prämutationsverlauf korrelieren und eine genaue Vorhersage ermöglichen.

Tab. 13.9: Stimmliche und stimmunabhängige Untersuchungsparameter zur Vorhersage des Eintrittszeitpunktes der Mutation bei Knabenstimmen (vgl. Fuchs et al. 1999)

Stimmliche Parameter	Stimmunabhängige Parameter	
	Wachstumsparameter	Laborparameter
Indirekte Laryngoskopie mit Stroboskopie Stimmfeld – physiologischer Stimmumfang – obere Stimmumfangsgrenze – untere Stimmumfangsgrenze – Stimmumfang des Brustregisters – Stimmumfang des Kopfregisters – Registerwechsel Mittlere ungespannte Sprechstimmlage Tonhaltedauer Auditive Beurteilung der Sing- und Sprechstimme nach der RBH-Klassifizierung	Körperlänge Wachstumsrate Körpergewicht Genitalstatus – Genitalgröße – Schambehaarung – Hodenvolumen	Testosteron IGF-I

Bedingt durch die Wachstumsakzeleration verweisen Hacki und Heitmüller (1999) darauf, dass die Prämutation bei Mädchen schon mit 7–8 Jahren und bei Jungen mit 8–9 Jahren beginnen kann. Die Kennzeichen sind ein Absinken der Sprechstimmlage, gleichzeitig wird die Rufstimme schlechter. In diesem frühen Stadium darf allerdings nicht eine endokrinologische Erkrankung übersehen werden. Aus pädiatrischer Sicht ist die Abgrenzung einer „biologischen“ von einer „sozialen“ Pubertät notwendig.

Der physiologische Stimmwechsel führt zu einer rauen, schwachen und verhaucht klingenden Stimme. Bei etwa einem Fünftel der mutierenden Jungen macht sich der Stimmwechsel als Stimmbruch bemerkbar. Dabei finden sich auditiv sehr auffällige Veränderungen der Sprechstimmlage, wobei die Stimme plötzlich nach oben oder unten kippt. Die Stimme bewegt sich dabei in Oktavsprüngen zwischen dem Brust- und Kopfregister.

Laryngoskopische Befunde brauchen während des physiologischen Stimmwechsels nicht unbedingt vorhanden sein. Hier ist die Mutation nur hörbar und nicht sichtbar. Weiterhin können eine Schleimhautrötung mit aufgelockerten Stimmlippen sowie ein mangelhafter Glottisschluss auftreten. Der unvollkommene Stimmlippenabschluss tritt in den hinteren Kehlkopfabschnitten auf, so dass von einem „Mutationsdreieck“ gesprochen wird. Hier entsteht bei der Phonation eine Lücke, die die Form eines schlanken Dreiecks hat.

! Während der Mutation müssen stimmhygienische Grundsätze eingehalten werden. Prinzipiell kann während der Mutation gesungen werden. Forciertes Singen soll unterlassen werden. Eine unphysiologische Belastung der Sprech- und Singstimme kann die Grundlage für das Entstehen von Stimmstörungen sein.

13.4.2 Mutationsstörungen

Ätiologie: Wir können folgende Unterscheidungen treffen:

- Lokale Ursachen aufgrund eines gestörten Zusammenspiels der Kehlkopfmuskeln durch ungleichmäßige Tonusverteilung, Ausbildung von Fehlbildungen des Kehlkopfgerüstes während des raschen Kehlkopfwachstums.
- Psychische Faktoren infolge unbewussten oder bewussten Festhaltens an die Kinderstimme (Ablehnung eines Übertritts in das Erwachsenenalter, starke Mutterbindung).
- Hormonelle Situation bei Ausfall der Geschlechtshormone, wobei der Kehlkopf kindlich hypoplastisch wirkt und die Stimme hoch bleibt.
- Sensorielle Faktoren sind möglich, wenn die audiophonatorische Kontrolle (Schwerhörigkeit, Unmusikalität) gestört ist.

(vgl. Friedrich 2000)

Eine weitere Unterscheidung erfolgt in:

- Organische Mutationsstörungen: Dabei kann eine ausbleibende Mutation bei Fehlen von Testosteron bei Jungen sowie eine perverse Mutation bei Mädchen durch Stimmvirilisierung durch Androgenzufuhr eruiert werden.
- Funktionelle Mutationsstörungen: Sie bestehen bei:
  - einer unvollständigen Mutation (sog. Mutatio tarda, Mutatio incompleta oder Mutatio prolongata) durch unvollständiges Absinken der Sprechstimmlage bei normaler Geschlechtsentwicklung und normalem Kehlkopfwachstum

– einer Mutationsfistelstimme durch gewohnheitsmäßige Beibehaltung der kindlichen Stimmlage (starke Mutterbindung, Ablehnung des Erwachsenenalters)
(vgl. Friedrich 2000)

Symptome: Am auffälligsten sind die Mutationsstimmstörungen bei Knaben, da sich hier normalerweise die Sprechstimmlage um eine Oktave vertieft und die akustischen Auffälligkeiten dominieren. Dagegen sinkt die Sprechstimmlage bei Mädchen lediglich um eine Terz. Die akustischen Symptome sind beim Ausbleiben des Stimmwechsels nicht so auffällig wie bei Jungen. Man spricht dann bei Mädchen von einer *larvierten Mutationsstörung.*

Computertomographisch sollte zumindest bei therapieresistenten Fällen nach Formanomalien, z. B. nach einer Larynx-Hypoplasie gesucht werden (vgl. Friedrich, Schröckenfuchs 1991).

! Die Symptomatik der Mutationsstörungen ist durch die unphysiologisch hohe und auditiv auffällige Sprechstimme gegeben. Die larvierten Verlaufsformen – d. h. die Sprechstimmlage wird bei Jungen nur partiell gesenkt, bei Mädchen wird die Senkung von einer Terz nicht erreicht – werden oft nicht erkannt und können im Erwachsenenalter zu einer funktionellen Stimmstörung führen.

Wird der M. cricothyreoideus durch Daumendruck auf den Schildknorpel oder zwischen Schildknorpel und Zungenbein von vorn nach hinten entspannt (Handgriff nach Bresgen), so kann die Sprechstimmlage beim A-Sagen sehr oft gesenkt werden. Dieser Handgriff soll nicht sofort losgelassen werden, damit wird der M. cricothyreoideus über längere Zeit entspannt.

Therapie: Das Erreichen der physiologischen Sprechstimmlage ist das Hauptziel der Behandlung. Die Ansätze können sehr variabel sein. Bei funktionellen Mutationsstörungen können psychotherapeutische Maßnahmen dominieren. Eine unterstützende logopädische Behandlung ist empfehlenswert.

Mit Hilfe eines Musikinstrumentes können abwärtsführende Tonschritte geübt werden. Allerdings erschwert eine Unmusikalität die Stimmtherapie. Eine weitere Behandlungsmethode von Mutationsstörungen beruht auf der Kaumethode nach Fröschels, d. h. gleichzeitiges Kauen und Sprechen.

Ein Computereinsatz, z. B. mit Hilfe eines *Speech Viewers* (Sprechspiegel), erleichtert die Therapie von funktionellen Mutationsstörungen.

13.4.3 Menstruation

Prämenstruelles Stimmsyndrom

Vorwiegend 4–5 Tage vor der Menstruation kann es bei 33 % der Betroffenen zu zyklusbedingten Stimmveränderungen der Sprech- und Singstimme kommen. Speziell von jüngeren Sängerinnen werden als Hauptbeschwerden Schwierigkeiten beim Singen in hohen Stimmlagen bemerkt.

Die klinischen Zeichen des prämenstruellen Stimmsyndroms sind:

- Stimmschwäche („*Fatigue*")
- Abnahme des Stimmumfangs mit Verlust der hohen Töne und beim Pianosingen, die tieferen Töne sind weniger betroffen
- Verlust der Stimmkraft
- Verlust der hohen Formanten sowie metallische und raue Stimme

(vgl. Abitbol et al. 1999)

Ab dem 35. Lebensjahr tritt diese prämenstruelle Dysodie weniger oft auf und beeinflusst auch nicht mehr so ausgeprägt die stimmlichen Leistungen (vgl. Davis, Davis 1993). Neuere Untersuchungen (vgl. Chae 2001) beschreiben eine Zunahme der Jitterwerte als Parameter bei nachweisbaren prämenstruellen Syndromen von Nicht-Sängerinnen zwischen 21 und 30 Jahren.

Allerdings können während der Menstruation bei stimmlichen Anstrengungen wie Rufen, Schreien oder forciertes Singen, einseitige Stimmlippenblutungen auftreten. Unter modifizierter Stimmruhe (vgl. Kap. 17.1) klingt die Dysphonie innerhalb gut einer Woche komplett wieder ab.

13.4.4 Schwangerschaft

Stimmstörungen im Rahmen einer Schwangerschaft werden als Laryngopathie gravidarum bezeichnet und sind eine relativ seltene Schwangerschaftskomplikation.

Symptome: Sie sind sehr unterschiedlich und reichen von einer leichten Dysphonie bis zu einer lebensbedrohlichen intralaryngealen Schwellung mit Dyspnoe. Die dysphonischen Beschwerden treten vorwiegend ab ungefähr dem fünften Schwangerschaftsmonat auf. Es lassen sich ödematöse, wulstige, blassbläuliche und aufgelockerte Stimmlippen feststellen. Neben Sekretauflagerungen können auch trockene Larynxschleimhäute festgestellt werden.

Der Laryngologe, Phoniater und Gynäkologe muss lediglich diese hormonell bedingte Stimmstörung in sein diagnostisches Handeln einbeziehen. Allerdings ist bei Sprechberufen manchmal mit einer vorübergehenden Berufsminderung zu rechnen. Sängerinnen können bis zum siebten bzw. achten Schwangerschaftsmonat auftreten, wenn die Stimme nicht forciert wird und höhere Stimmlagen vermieden werden.

Prognose: Nach Ablauf der Gravidität können sich der Kehlkopfbefund und damit die Stimmfunktion innerhalb weniger Tage normalisieren.

13.4.5 Klimakterium und Menopause

In der Menopause tritt einerseits ein fast vollständiges Versiegen der Produktion weiblicher Sexualhormone ein, während andererseits die Aktivität der von den Nebennierenrinden und Ovarien gebildeten männlichen Hormone nicht beeinträchtigt wird. Die Verschiebung des Gleichgewichts zwischen Östrogenen und Androgenen – zugunsten der letzten – bedingt bereits im Klimakterium vasomotorische, psychische und somatische Störungen (Virilisierungserscheinungen), da die Bremswirkung von Seiten der Ovarien auf die Hypophyse fehlt.

Gynäkologisch-chirurgische Behandlungen wie Ovariektomie, Uterusexstirpation usw. führen ebenfalls zum Klimakterium und zur Menopause. Als Hauptsymptom kann ein Virilismus auftreten, der eine ‚Maskulinisierung' des weiblichen Kehlkopfs hervorrufen kann. Als Folge wird die Stimme weniger tragfähig. Neben den gynäkologischen Befunden kann die Stimmtherapie nur den Wert einer Zusatzbehandlung haben.

Stimmsyndrom bei Menopause

Unter 100 Patientinnen fanden Abitbol et al. (1999) 17 Patientinnen mit einem Stimmsyndrom bei Menopause.

Die klinischen Zeichen:

- Verringerung der Stimmintensität
- Stimmschwäche („*Fatigue*")
- verringerter Abstand des Stimmumfanges, wobei tiefe und hohe Töne betroffen sind
- Verlust des Timbre der Sprech- und Singstimme

13.4.6 Erkrankungen der Hypophyse

Akromegalie

Die Akromegalie entsteht in der Regel durch wachstumshormonproduzierende Adenome der Hypophyse.

Die wichtigsten laryngologisch-phoniatrischen Symptome sind die Vergrößerung des gesamten Kehlkopfs mit langen und breiten Stimmlippen, besonders im Bereich der Aryregion. Die am Larynx zu beobachtende Vergrößerung geht dabei in der Regel mit dem Ausmaß der übrigen akromegalen Wachstumsstörungen konform. Dabei erscheint die Promentia thyreoidea besonders markant. Die Größenzunahme des Kehlkopfs verursacht neben einer hyperplasiebedingten Dysphonie durch eine zusätzliche Vergrößerung der supraglottischen Räume eine resonatorische Dysphonie. Im Rahmen der **akromegalen Dysphonie** stellt sich eine Senkung der Sprechstimmlage ein. Neben der akromegalen Dysphonie kann eine **akromegale Dysglossie** auftreten. Die dabei zu beobachtende Makroglossie führt zu einer Artikulationsstörung.

Eine erfolgreiche operative Entfernung des eosinophilen Adenoms des Hypophysenvorderlappens kann zu einem Stillstand der Stimmstörung oder sogar innerhalb von kurzer Zeit zu einer Normalisierung der Sprechstimmlage führen (vgl. Williams et al. 1994).

13.4.7 Erkrankungen der Schilddrüse

Hypothyreose im Kindesalter

Als Folge der Hypothyreose können Sprach-, Sprech-Stimm- und Hörstörungen auftreten. Besonders häufig sind verbale Kommunikationsstörungen wie Sprachentwicklungsstörungen, Aussprachestörungen und/oder Dysprosodie. Immer müssen die kognitiven bzw. mentalen Befunde aus kinderneurologischer und -psychologischer Sicht mit berücksichtigt werden. Aufgrund der Häufigkeit von sensorineuralen Schwerhörigkeiten müssen hypothyreotische Kinder als Risikopatienten angesehen werden. Nur bei früh einsetzender, gut gesteuerter Substitutionstherapie sind Kommunikationsstörungen vermeidbar.

Hypothyreose im Erwachsenenalter

Bei unklaren chronischen Stimmstörungen bei älteren Patienten muss immer an eine Hypothyreose gedacht

14 Störungen der Sängerstimme

Inhaltsübersicht

Singen ist ein sensomotorisches Phänomen, das spezielle Geschicklichkeiten erfordert. Wenn diese Fähigkeiten bei einem sensiblen Künstler entwickelt werden, wird Gesang zur Kunst.

Der Kehlkopf ist das Arbeitsinstrument des Sängers. Sein optimaler Einsatz unter Einbeziehung feinster stimmlicher Nuance ist die Voraussetzung für den Sängerberuf. Im Gegensatz zu Instrumentalisten muss der Sänger, wenn auf der Bühne der Vorhang aufgeht, sein Instrument immer wieder ‚neu schaffen'. Die feinsten Nuancen der gestörten Gesangsstimme sind deshalb niemals rein visuell zu diagnostizieren. Vielmehr müssen neben auditiven Faktoren Vibrationen, Kinästhetik sowie emotionale und endokrinologische Gesichtspunkte berücksichtigt werden.

Erstklassige und gute Sänger suchen nur bei wohlbegründeten Beschwerden den Arzt auf. Dagegen versuchen manchmal weniger begabte Sänger, ihre Stimmvorstellungen auf eine Erkrankung des Larynx zurückzuführen. Diese Sänger können bereits bei leichten katarrhalischen Befunden oder emotionalen Störungen sehr sensibel mit der Gesangsstimme reagieren.

Die Störungen der Sängerstimme und ihre Behandlung erfordern spezielle Kenntnisse (vgl. Bunch 1995; Sataloff 1997; Seidner, Wendler 1997; Sundberg 1997; Nair 1999).

Stimmgattungen, Stimmtypen

Für Solisten und Chorsänger hat sich die Einteilung in Sopran, Mezzosopran und Alt für die Frauenstimmen und in Tenor, Bariton und Bass für Männerstimmen als vorteilhaft erwiesen (Abb. 14.1).

Eine weitere Unterteilung bei Chorsängern, z. B. in ersten und zweiten Sopran, ersten und zweiten Alt, ist gebräuchlich. Von Stimmtypen wird gesprochen,

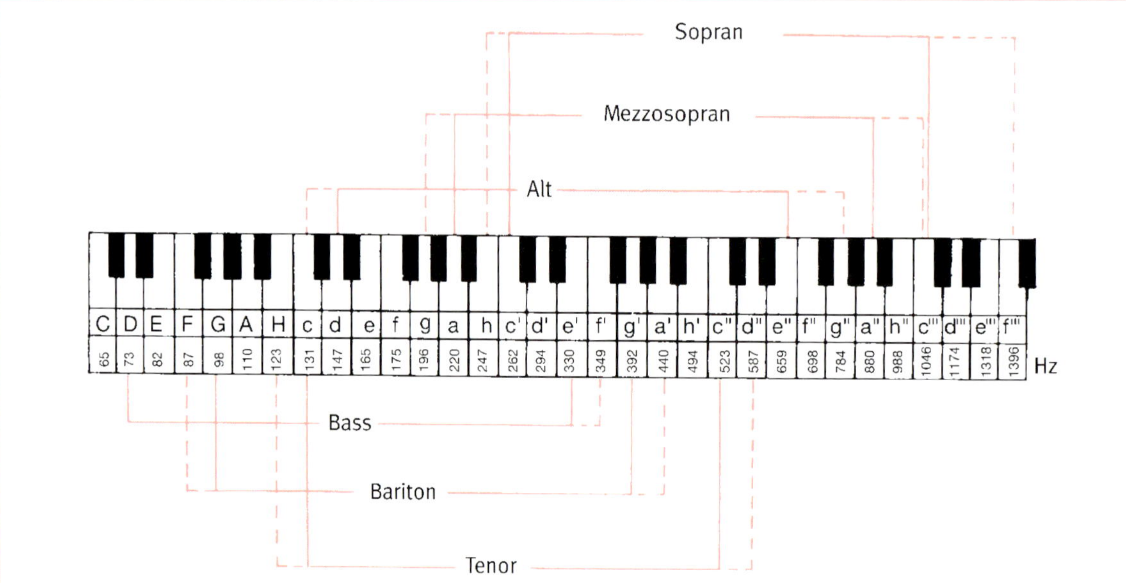

Abb. 14.1: Musikalische Stimmumfänge in Hertzzahlen bei verschiedenen Stimmgattungen bei Sängern (Wendler et al. 1996)

wenn weniger die Höhenlage und der Stimmumfang, eher die Klangfarbe, Stärke und Beweglichkeit der Stimme beachtet werden.

Seidner und Wendler (1997) unterscheiden folgende Stimmtypen:

- *Sopran*: Soubrette, lyrischer Sopran, jugendlich-dramatischer Sopran, Zwischenfach, hochdramatischer Sopran, Koloratursopran, dramatischer Koloratursopran
- *Alt*: Spielalt, dramatischer Alt
- *Tenor*: Tenorbuffo, Charaktertenor, lyrischer Tenor, jugendlicher Heldentenor, Zwischenfach, schwerer Heldentenor
- *Bariton*: Spielbariton, lyrischer Bariton, Charakterbariton, Zwischenfach, Heldenbariton
- *Bass*: Bassbuffo, seriöser Bass, Spielbass, Charakterbass

Diaphragma

Die phonatorische Rolle des Diaphragmas wird von den einzelnen Fachdisziplinen unterschiedlich interpretiert. In der Gesangspädagogik und Sprecherziehung gilt das Zwerchfell als führender Atemmuskel für die Stimmgebung, obwohl es sich aus physiologischer Sicht lediglich um einen rein inspiratorischen Muskel handelt. Das Diaphragma soll bei tiefer Atmung für mindestens 60–80 % Volumenzuwachs verantwortlich sein (vgl. Bunch 1995).

Vibrato und Tremolo

Das **Vibrato** beruht auf leichten, rhythmischen Tonhöhenschwankungen. Es wirkt ästhetisch angenehm. Dagegen treten beim **Tremolo** deutlich hörbare Abweichungen der Tonhöhe auf. Diese sind vom Klangcharakter unangenehm und können auf einer stimmlichen Fehlfunktion oder Erkrankung beruhen.

Eine anschauliche Beschreibung des Vibratos vermittelt Goldhan (2001, 97): „Das Vibrato ist das zentrale Merkmal der Sängerstimme. In ihm integrieren sich deren stimmphysiologische und akustische Gesetze sowie ästhetische Wertvorstellungen. Es ist die persönliche Dimension des Ausdrucks. Das Vibrato ist die stimmphysiologische Grundlage für Triller, Koloratur und Ornamentik. Es ist ein außerordentlicher feiner Indikator für den Gesundheitszustand des Sängers und für die Qualität seiner Stimmtechnik. Die geringsten Störungen des neuromuskulären Gleichgewichts, der neurophysiologischen Koordination aller an der Tonbildung beteiligten Organe, aber ebenso die seelische Befindlichkeit machen sich zuerst in einer Veränderung beziehungsweise sogar hörbaren Störung in den unterschiedlichen Parametern des Vibratos bemerkbar."

Sängerformant (Singers Formant, hoher Formantpegel, Singformant)

Teiltonenergien im Bereich von 2–5 kHz gelten als stimmliches Qualitätsmerkmal für eine größere Trag- und Durchdringungsfähigkeit der Stimme. Das Phänomen lässt sich auch bei Nichtsängern und Sprechern nachweisen (vgl. Seidner et al. 1997; Barrichelo et al. 2001).

Viele Studien beschreiben und analysieren den Sängerformant, der beim klassisch trainierten Sänger eine Durchdringungsfähigkeit der Stimme ermöglicht. Dabei gelingt es dem Sänger auch bei einem größeren Orchester mit Forte-Interpretationen noch hörbar zu bleiben.

Es kommt beim sog. hohen Formantpegel zum Weiten des Pharynx und Absinken des Larynx. Der Kehlkopf wirkt als Resonator und entwickelt eine eigene Resonanzfrequenz, die im Bereich des dritten und fünften Formanten liegt. Dabei entsteht ein Konglomerat aus mehreren Formanten.

Durch die Untersuchungen von Sundberg (1974, 1990, 2001) ist bekannt, dass es sich bei Sängerformanten keineswegs um einzelne Formanten, sondern um eine Verschmelzung des dritten, vierten und fünften Formanten handelt. Die Klang-, Trag- und Durchdringungsfähigkeit dieser Sängerstimmen beruht auf Teiltonenergien im Bereich von 2–5 kHz. Es besteht eine prominente Hüllkurve mit einem Gipfel nahe 3kHz. Dabei kommt es zum Weiten des Pharynx und Absinken des Larynx.

Die Lage des Sängerformanten steigt von tiefen zu hohen Stimmgattungen an und entspricht bei Bass und Bariton 2100–3000 Hz, beim Tenor 3000–3500 Hz, bei Alt, Mezzosopran und Sopran 2500–4500 Hz und bei Kindern 3500–4000 Hz (vgl. Seidner et al. 1983; Sundberg 2001).

Altern der Stimme

Mit zunehmender Ossifikation und Starrheit des Kehlkopfgerüstes verliert die Stimme an Umfang und Klangschönheit. Dies beginnt bei Frauen etwa ab dem 50. Lebensjahr und bei Männern ab dem 60. Lebensjahr.

14.1 Untersuchung

Es muss bei der Beurteilung zwischen trainierten Gesangsstimmen und nicht-trainierten Singstimmen unterschieden werden. Bei der klassischen Gesangsstimme werden optimale Klangeigenschaften der Stimme sowie eine zuverlässige Trag- und Durchdringungsfähigkeit angestrebt. Der Pop- und Rocksänger dagegen wünscht eine Beibehaltung seines dysphonischen Klangs und strebt keine normalen Klangeigenschaften seiner Stimme an. Es ergeben sich auch dadurch Unterschiede, dass Laiensänger oft keine gesangspädagogische Ausbildung haben. Die Anforderungen differieren auch, ob solistisch oder im Chor gesungen wird. Bei Laiensängern zeigt sich, dass bei Stimmbelastung durch eine Chorprobe der Stimmumfang größer wird und bei etwa einem Drittel eine Arbeitshyperämie der Stimmlippen auffällt (vgl. Denk et al. 1991).

Wichtige Punkte für eine gute Haltung beim Singen:

- Kopf wird bequem am Ende der Wirbelsäule balanciert
- Rückseite des Halses wird verlängert und die Vorderseite gelockert
- Kiefer locker an das Kinn und frei von jeder Zugtendenz nach oben
- Rücken erweitert nach oben mit maximalem Raum zwischen den Schulterblättern
- Schulter locker nach unten und geweitet
- Brustkorb bequem gehoben und erweitert
- oberes Abdomen locker; unteres Abdomen bewegt sich leicht auf und ab, um die Position des Beckens zu halten
- Knie leicht geöffnet
- Körpergewicht ruht auf Sohlen und Fersen beider Füße
- Körpergewicht balanciert von vorn nach hinten und von Seite zu Seite

(vgl. Morrison, Rammage 1994)

14

Tauglichkeit für den Sängerberuf

Eine Beurteilung aus phoniatrischer Sicht ist vor Beginn eines Gesangsstudiums unbedingt erforderlich. Grundsätzlich sollten keine Abweichungen von der normalen Stimm-, Sprech-, Sprach- und Hörfähigkeit bestehen. Dabei sind die medizinischen und logopädischen Kriterien strenger zu sehen als bei Tauglichkeitsbeurteilungen von Sprechberufen, z. B. bei Lehrern und Kindergärtnerinnen.

Spezielle Gesichtspunkte bei der Untersuchung

Ein Befragen über das Repertoire ist wesentlich. Nach stimmlichen Überforderungen, z. B. intensiver Probentätigkeit, muss gefragt werden. Im Bedarfsfall soll der Sänger dem Arzt und Therapeuten vorsingen, um seine Beschwerden darzustellen. Die stroboskopische Beurteilung muss den gesamten Stimmumfang erfassen. Manchmal finden sich stimmliche Frequenzlücken, wenn in kontinuierlicher Tonfolge von unten nach oben bzw. von oben nach unten stroboskopiert wird. Oft handelt es sich jedoch dabei um Registerübergänge.

> **!** Die Untersuchung, Beratung und Behandlung eines Sängers erfordert gesangspädagogische, laryngologische, phoniatrische und stimmtherapeutische Kenntnisse.

14.2 Behandlung

Der Sänger ist äußerst sensibel gegenüber geringsten Störungen seiner an der Phonation beteiligten Organe. Deshalb sucht er auch den Stimmarzt bei beginnenden Beschwerden auf, bei denen morphologisch noch keine oder nur sehr geringfügige Veränderungen nachweisbar sind. Grundsätzlich hütet man sich deshalb bei der Beratung und Behandlung von Sängern vor unbedachten Äußerungen, die zu Störungen in der psychischen Balance führen können. Es sind Ruhe, Zeit und Geduld erforderlich. Dabei sollte der Patient Informationen und Ratschläge sowie ggf. Medikamente erhalten. Endolaryngeale Operationen sollten beim Sänger erst stattfinden, wenn eine konservative Therapie erfolglos bleibt oder diese nicht möglich ist. Dagegen kann eine Mitbehandlung der Sprechstimme nützlich sein.

14.3 Wichtige Krankheitsbilder

Laryngitis akuta, Stimmlippenblutung (Akute Indisposition eines Sängers)

> **!** Generell muss bei Sängern zwischen Notfällen und Indispositionen unterschieden werden.

Überwiegend führen eine Laryngitis akuta oder eine Stimmlippenblutung zu Notfällen und Indispositionen.

Mishra et al. (2000) beschreiben anhand von 40 Sängern mit akuten Stimmproblemen sehr unterschiedlicher Ursache, dass in 85 % eine unbeschränkte Leistung unter Behandlung ohne Folgen trotzdem möglich ist.

Entscheidend ist die Dauer der verbleibenden Zeit bis zur Aufführung sowie eine moderne Beurteilung und multimodale Behandlung. Diese betrug bei den 40 Sängern vorwiegend 24–72 Stunden.

Grundsätzlich sollte niemals ein Sänger gedrängt werden, bei einer Laryngitis akuta oder Stimmlippenblutung eine Vorstellung anzunehmen oder durchzustehen. Für die Entscheidung ist es bedeutungsvoll, ob es sich um eine kleine Bühnenrolle handelt oder ob der Künstler eine erheblich physisch-sängerische Belastung in einer tragenden Hauptrolle zu bewältigen hat. Die medikolegalen Folgen im Falle einer Fehlberatung durch einen Arzt können bei den hohen Gagen von bekannten Künstlern unabsehbar sein (vgl. Flach 1992).

Pharyngitis

Es muss in Betracht gezogen werden, dass es sich überwiegend um virale Rachenentzündungen handelt. Bei lediglich 15–30 % der Betroffenen besteht eine bakterielle Entzündung durch betahämolysierende Streptokokken der Gruppe A. Ein Rachenabstrich dauert etwa 1–2 Tage und bringt in ca. 10 % der Fälle falsche negative Ergebnisse. Folgerichtig kann diese Abklärung nur erfolgen, wenn sich der Sänger einige Tage vor der Aufführung vorstellt. Bei einer bakteriellen Pharyngitis ist eine Behandlung mit Penizillin V über 10 Tage erforderlich. Bei einer Penizillinallergie kann Erythromycin verordnet werden.

Antibiotika

Bei einer Laryngitis akuta sollte man bei Sängern bereits beim geringsten Verdacht auf eine bakterielle Superinfektion frühzeitig mit einer antibiotischen Behandlung beginnen. Zu bedenken sind Nebenwirkungen, die zu einer gastro-ösophagealen Refluxkrankheit und/oder Mundtrockenheit führen können (vgl. Jussen 1999).

Leichte virale oder bakterielle Infektionen der oberen Atemwege mit Befall der Nase, des Oropharynx, des Kehlkopfes und/oder der Trachea können von einem Sänger mit guter Gesangstechnik und Kondition stimmlich kompensiert werden, so dass eine Aufführung nicht unbedingt abgesagt werden muss. Dabei gilt es, die Forderungen des Sängers und seine Möglichkeiten gegeneinander abzuwägen. Kenntnisse über das Repertoire sowie über nichtärztliche Einflüsse wie Forderungen der Theaterleitung, Prestigefragen des Künstlers oder ökonomische Erwägungen müssen berücksichtigt werden.

Antiphlogistika

Antiphlogistika werden bei Schwellungszuständen der Stimmlippen verordnet.

Antirefluxtherapie

Bei gastro-ösophagealer Refluxkrankheit sind Gaben von Protonenpumpenhemmern angebracht.

Inhalationstherapie

Grundsätzlich ist eine Inhalation mit folgenden Präparaten möglich:
- Emser Salz
- Bepanthen-Lösung, ggf. als Zusatz von Tacholiquin in niedriger Dosierung
- Kortikosteroiden

Kortikosteroide

Kortikosteroide können zur Behandlung des Ödems bei Laryngitis akuta verordnet werden (vgl. Jussen 1999). Ist ein Bühnenauftritt erwünscht, besteht eine Notfallsituation. Die einmalige Gabe eines systemischen Kortikoidbolus intravenös vor der Aufführung, kann als Sofortbehandlung hilfreich sein. Eine intramuskuläre Gabe oder eine perorale Behandlung mit Kortikosteroiden erfordert eine Anlaufzeit, bevor die Medikamente wirksam werden. Dieses Vorgehen ist angebracht, wenn einige Tage Zeit bis zur Aufführung zur Verfügung stehen. Ein zusätzlicher antibiotischer Schutz ist erforderlich.

Kalzium

Gaben von Kalzium haben bei akuten Störungen der Sängerstimme lediglich eine Suggestivwirkung.

> **!** Bei akuter Indisposition des Sängers oder Schauspielers – mit und ohne Laryngitis – muss eine individuelle Entscheidung über die medikamentöse Behandlung getroffen werden.

Zusätzliche Stimmtherapie

Bei akuter Indisposition kann neben der medikamentösen Behandlung eine sofortige – einmalige – Stimmtherapie hilfreich sein.

Einseitige Stimmlippenblutungen

Hier muss bei akuten Befunden von einer Vorstellung abgeraten werden, damit nach Möglichkeit eine Alternativbesetzung vorgenommen werden kann.

Sängerknötchen

Akute Stimmlippenknötchen

Sängerknötchen werden v.a. bei hohen Stimmlagen (Koloratursopran) beobachtet. Gelegentlich sieht man kleine Stimmlippenknötchen, ohne dass irgendeine merkbare Beeinträchtigung der stimmlichen Leistungen feststellbar ist. Allerdings berichten diese Sänger über des Stimmtremors, der Stimmqualität und der Belastungsfähigkeit der Stimme an. Allerdings setzt das Fortschreiten der biologischen und krankhaften Alterung der Behandlung Grenzen.

Literatur

Casper, J. K., Colton, R. H.: Current understanding and treatment of phonatory disorders in geriatric populations. Current opinion in otolaryngology & head and neck surgery 8 (2000) 158-164

Löhle, E.: Die alternde Stimme aus phoniatrischer Sicht. In: Die Ausdruckswelt der Stimme. Hrsg. H. Gundermann. 1. Stuttgart Stimmtage. Hüthig, Heidelberg 1998

Mueller, P. B.: The aging voice. Semin Speech Lang 18 (1997) 2, 159-168

Ramig, L. O. et al.: The aging voice: a review, treatment data and familial and genetic perspectives. Folia Phonatr. Logop. 53 (2001) 252-265

Sataloff, RT, Rosen, DC, Hawkshaw, M, Spiegel JR: The aging adult voice. J. Voice 11 (1997) 2, 156-160

Ward, P. H., Colton, R., Mc Connel, F. et al.: Aging of the voice and swallowing. Otolaryngol. Head & Neck Surg.100 (1989) 283-286

Woo, P., Caspar, J., Colton, R., Brewer, D.: Dysphonia in the aging: physiology versus disease. Laryngoscope 102 (1992) 139-144

16 Stimmstörungen infolge Lähmungen von Kehlkopfnerven

Inhaltsübersicht

Die motorische und sensible Innervation des Kehlkopfs ist durch den langen Verlauf des N. Vagus-Rekurrens, der bis in den Brustraum reicht, mannigfaltigen Schädigungen ausgesetzt. So können zahlreiche periphere und zentrale Krankheitsbilder zu Läsionen der Kehlkopfnerven und dadurch bedingten Stimmstörungen führen.

Zu unterscheiden sind:

- Paresen des N. laryngeus superior
- Paresen des N. laryngeus inferior (N. recurrens)
- Paresen des N. vagus
- zentrale Lähmung der Kehlkopfnerven

16.1 Lähmungen des N. laryngeus superior

Myogene Funktionsausfälle

Sie treten nach stumpfen Gewalteinwirkungen im laryngealen oder paralaryngealen Bereich auf. Dabei handelt es sich vorwiegend um Folgen nach Verkehrsunfällen.

Schädigung der prälaryngealen Muskulatur nach Strumektomie

Diese kann zu einer bleibenden Stimmstörung bei ungestörter respiratorischer Beweglichkeit der Stimmlippen und Beteiligung des N. laryngeus superior führen. Typischerweise wird die Sprechstimmlage tiefer, das Singstimmfeld sinkt ab und verkleinert sich, die Stimme kann nicht mehr gesteigert werden und ermüdet rasch (vgl. Keilmann, Hülse 1992).

Isolierte neurogene Funktionsausfälle

Vorwiegend treten diese nach operativen Eingriffen in der Nähe des Larynx, am häufigsten nach Strumektomie auf. Kombinierte Paresen von N. laryngeus inferior und superior finden sich häufig nach Strumektomie, es werden jedoch auch entzündliche oder idiopathische Paresen des N. laryngeus superior beobachtet.

Klinik: Bei einseitiger Läsion des N. laryngeus superior ist eine gute Adduktion und Abduktion beider Stimmlippen möglich. Als Symptome sind zu nennen:

- Dysphonie
- eingeschränktes Singen in die Höhe (eingeschränkter Stimmumfang)
- Drehung der Aryregion zur gelähmten Seite bei hoher Phonation (Glissando-Singen)
- Vertiefung der Sprechstimmlage
- Verkürzung der Phonationsdauer

Mit Hilfe eines Tests kann bei Phonation eine Rotation der posterioren Glottis zur paretischen Seite festgestellt werden. Dabei muss der Patient unter transnasaler fiberendoskopischer Kontrolle einen tiefen und einen hohen Ton phonieren. Bei hoher Phonation tritt eine Rotation der posterioren Glottis zur gelähmten Seite ein (vgl. Tanaka et al. 1994). Es können laryngeale Sensibilitätsstörungen auftreten.

Therapie: Eine Stimmtherapie muss die Sprechstimme stabilisieren und den Stimmumfang systematisch erweitern.

> ! Die Bewegungen zwischen Phonations- und Respirationsstellung sind ungestört.

Ein intraoperatives Monitoring bzw. Darstellung des N. laryngeus superior wird aufgrund der möglichen anatomischen Varianten bei Strumektomie empfohlen (vgl. Friedman at al. 2002).

Neuritis

Sie tritt vorwiegend nach grippalen Erkrankungen auf und ist durch stimmliche Ermüdungserscheinungen und ggf. durch eine wechselnde leichte Heiserkeit gekennzeichnet. Im Vordergrund stehen anfallsartige Schmerzen, die bis zum Ohr ausstrahlen. Gleichzeitig wird ein Leerschluckschmerz bemerkt. Der Durchtrittspunkt des N. laryngeus superior im Bereich der Membrana thyreoidea ist deutlich druckschmerzhaft. Die Glottis zeigt bei Phonation einen schmalen Spalt am Übergang vom vorderen zum mittleren Drittel. Der Stimmumfang ist eingeschränkt, die hohen Töne fehlen.

Die **Behandlungsergebnisse** sind günstig. Neben antiphlogistischen Maßnahmen, neurotropen Vitaminen und schmerzlindernder Strombehandlung (Analgesie) zeigen paraneurale Injektionen mit Kortikoiden einen günstigen Effekt.

Neuralgie

Diese ist charakterisiert durch lokalisierte Schmerzattacken im Bereich der Durchtrittsstelle des N. laryngeus superior in die Membrana thyreoidea zwischen Schildknorpel und Zungenbein mit Ausstrahlung in das Ohr. Diffuse Schmerzen der lateralen Halsregion zeigen bei Palpation oft ein Maximum an dieser Stelle. Sprechen und Singen strengt den Patienten an. Die phonatorische Leistungsfähigkeit ist beeinträchtigt. Beim Leerschlucken können Schmerzen auftreten. Der intralaryngeale Befund ist unauffällig.

16

Differenzialdiagnostik: Es kann eine Neuritis ausgeschlossen werden, wenn keine initiale grippale Erkrankung besteht. Es muss an eine Hyoidtendopathie oder Hyperostosen des Zungenbeins gedacht werden, ebenso an Störungen des Bewegungsapparats, z. B. Halswirbelsäulen- oder Kiefergelenksaffektionen, sowie an ein Styloidsyndrom, Karotidodynie (Karotisschmerz), Myalgien oder Glossopharyngeusneuralgien. Alle Erkrankungen können auch als Globus pharyngis in Erscheinung treten.

> **!** Seitliche Halsschmerzen mit Ausstrahlung in das Ohr – ohne intralaryngeale Befunde – sind sehr häufige Beschwerden und bedürfen einer präzisen Differenzialdiagnose und Behandlung.

16.2 Lähmungen des N. vagus, N. recurrens

> **!** Die Bezeichnung „Rekurrensparese" trifft z. B. bei einem Zustand nach Strumektomie oder bei intrathorakalen Erkrankungen – z. B. Bronchial- oder Ösophaguskarzinom – zu. Abgesehen von peripheren Erkrankungen des N. recurrens können Erkrankungen des N. vagus bestehen. Es handelt sich um Bewegungsstörungen der Stimmlippen oberhalb des Abgangs des N. recurrens. Bei diesen z. T. zentral bedingten Lähmungen sollten Begriffe wie „Kehlkopflähmungen" oder „Stimmlippenlähmungen" gebraucht werden.

Nomenklatur, Bezeichnungen der Glottiskonfiguration

Historische Bezeichnungen:
- Kadaverstellung (vgl. Rosenbach, Semon 1880, 1898)
- Posticuslähmung (vgl. Grossmann 1897)

Gebräuchliche Bezeichnungen:
- Phonationsstellung, Respirationsstellung (physiologisch)
- Mediananstellung, Paramediananstellung, Intermediärstellung, Lateralstellung (vgl. Wagner 1891; Grossmann 1897)
- Rekurrensparese
- Stimmlippenlähmung
- Kehlkopflähmung
- straffe Stimmlippenlähmung, schlaffe Stimmlippenlähmung (vgl. Hofer 1947, 1956)
- hohe Vagusparese (assoziierte periphere Vagusparese)

16.2.1 Ätiologie von Stimmlippenlähmungen

Die Ursachen von Stimmlippenlähmungen sind sehr heterogen und erfordern eine umfassende interdisziplinäre Klärung (Tab. 16.1).

> **!** Die Stimmlippen- bzw. Kehlkopflähmung ist grundsätzlich als ein Symptom zu werten.

Bronchialkarzinome

Rekurrensparesen infolge von Bronchialkarzinomen nehmen an Häufigkeit zu und sind ein wichtiges Leit- und Brückensymptom. Vorwiegend finden sich linksseitige Rekurrensparesen, weitaus seltener rechtsseitige oder bilaterale Lähmungen.

Tab. 16.1: Ursachen von Stimmlippenlähmungen

Ursachen	**Erklärungen, Zusatzbemerkungen**
Bronchialkarzinom	Im Bereich der oberen Thoraxapertur, der supraaortalen Arterien oder in Höhe des Aortenbogen, vorwiegend links. **Häufigste Ursache einer Stimmlippenlähmung**
Ösophaguskarzinom	Oberes Drittel, postoperativ
Mediastinalerkrankungen	Morbus Hodgkin, Non-Hodgkin-Tumoren, Metastasen
Ösophagusoperation	Pulsionsdivertikel
Strumektomie	**Zweithäufigste Ursache einer Stimmlippenlähmung**
Neck dissection	
Scharfes oder stumpfes Halstrauma	Unfälle, Strangulation, Mediastinoskopie
Intubationsnarkose	Überdehnung des N. vagus durch Lagerung
entzündliche Erkrankungen	Grippe, Neuroborreliose
Neurotoxisch	medikamentös bedingte Vagus-Rekurrensparesen (z. B. Zytostatika wie Vincristin®)
Herz- und Gefäßerkrankungen	a. Aneurysma der Aorta b. Ortner-Syndrom bei Vitien, Perikarditis c. nach herzchirurgischen Eingriffen (Ductus Botalli, Herz-Lungen-Transplantation) d. rekonstruktive Karotis-Chirurgie
Hirnnerven- und Hirnstammsyndrome	Syndrom nach Tapia, Avellis, Schmidt, Vernet, Collet und Siccard, Villanet, Garcin, Wallenberg
im Kindesalter	kongenital erworben (z. B. Arnold-Chiari-Malformation)
idiopathisch	Beurteilung der Schädelbasis und des parapharyngealen Raums erforderlich

Anhand von eigenen Erfahrungen bei 108 Patienten mit einem gesicherten Bronchialkarzinom bei gleichzeitiger Rekurrensparese ergeben sich die in Tabelle 16.2 zusammengefassten Unterschiede über die Häufigkeit von einseitigen und beidseitigen Paresen sowie straffen und schlaffen Lähmungen.

Überwiegend ist die Rekurrensparese ein Spätsymptom und deutet auf eine Inoperabilität hin. Der Primärtumor bzw. die Metastasen erreichen den N. recurrens im Bereich der oberen Thoraxaperatur, des Mediastinums, der supraaortalen Gefäße oder in Höhe des Aortenbogens. Damit kann das überwiegend linksseitige Auftreten erklärt werden.

Tab. 16.2: Bronchialkarzinom und Rekurrensparese bei 108 Fällen

Gesamtzahl	n = 108
einseitig	n = 105
beidseitig	n = 3
links	n = 100
rechts	n = 8
straffe Lähmung (Paramedialstellung)	n = 88
schlaffe Lähmung (Intermediärstellung)	n = 20

Die einseitige irreversible Rekurrensparese bei Bronchialkarzinom erfordert differenzierte therapeutische Maßnahmen:

- manuelle Kompression auf auszuwählende Teile des Kehlkopfskeletts, um durch Stimmlippenannäherung als Sofortmaßnahme einen verbesserten Stimmklang zu erreichen
- Stimmtherapie, die allerdings vom Allgemeinzustand abhängig ist
- endolaryngeale Mikrochirurgie, ggf. sofort zur temporären Stimmverbesserung
- evtl. Kehlkopfgerüstchirurgie im Intervall

Ösophaguskarzinome

Auch hier werden Rekurrensparesen – ebenso wie infolge Bronchialkarzinom – zunehmend häufiger beobachtet. In 5 % der Fälle berichten die Patienten über eine präoperative Dysphonie (vgl. Müller et al. 1992). Postoperativ besteht bei fast allen Patienten eine ein- oder beidseitige Rekurrensparese, z. T. verknüpft mit einer Dysphagie.

Strumektomie

Aus medico-legalen Gründen sollte vor und nach jedem Schilddrüseneingriff eine laryngologische Beurteilung erfolgen. Besonders muss auf Paresen des N. recurrens ohne Dysphonie bei straffen Lähmungen geachtet werden.

Die Rekurrensparese ist eine typische Komplikation nach Strumektomie. Wird der N. recurrens während der Strumektomie dargestellt, lässt sich die Inzidenz signifikant senken. Reversible Rekurrensparesen müssen von irreversiblen Paresen abgegrenzt werden. In einer neueren Untersuchung beschreiben Jung und Schlager (2000), dass bei 1056 erstoperierten benignen Schilddrüsenseiten bei nur 1,7% der Fälle permanente Rekurrensparesen nachweisbar waren. Dagegen traten bei 466 Patienten mit Schilddrüsenkarzinom in 4,7% eine Rekurrensparese auf (vgl. Misiolek, Waler 2001).

Das intraoperative Monitoring des N. recurrens während der Strumektomie wird routinemäßig eingesetzt. Das geringe Risiko einer Rekurrensparese kann dabei auf eine Rate von permanenten Rekurrensparesen unter 1% gesenkt werden (vgl. Neumann 2000). Allerdings müssen dabei die Unterschiede zwischen einer Schilddrüsenchirurgie bei benignen und malignen Erkrankungen sowie bei Hyperthyreose beachtet werden (vgl. Steurer et al. 2002).

! Generell ist prä- und postoperativ bei Strumektomie eine laryngologische Beurteilung aus medico-legalen Gründen erforderlich. Das intraoperative Monitoring des N. vagus bzw. N. recurrens bei allen Schädelbasis-, Hals- sowie Kehlkopfeingriffen – besonders bei Strumachirurgie – mit Hilfe der Elektrostimulation ist die beste Prophylaxe einer Nervschädigung.

16

Virale Ursachen

Vagus-Rekurrens-Lähmungen werden gehäuft als Neuritiden bei Grippeepidemien beobachtet. Typisch ist der langwierige Verlauf, wobei erst nach 2–3 Monaten Zeichen einer Besserung feststellbar sind. Der virale Infekt der oberen Luftwege kann als Brückensymptom gewertet werden (vgl. Amin, Koufman 2001).

Differenzialdiagnostisch muss auch an eine Neuroborreliose gedacht werden.

Herz- und Gefäßerkrankungen

Unterschiedliche Ursachen können zu Rekurrensparesen führen:

- Aneurysmatische Erkrankungen: Eine Rekurrensparese lässt sich präoperativ in 5% und postoperativ in 12% feststellen (vgl. Teixido, Leonetti 1990).
- Mitralstenose: Linksseitige Rekurrensparesen werden auch als Ortner-Syndrom bezeichnet. Eigene Untersuchungen zeigten, dass auch bei weiteren Herzerkrankungen Rekurrensparesen auftreten können. Neben erworbenen Vitien – reine oder kombinierte Mitralvitien, Mitral-Aorten-Vitien – und kongenitalen Vitien – Pulmonalstenose, Vorhofseptum-Defekt, offener Ductus Botalli (vgl. Schneider 2001), primäre pulmonale Hypertonie – können auch Perikarditis und Periaortis zu Rekurrensparesen führen.
- Herzchirurgische Eingriffe: Postoperative Rekurrensparesen nach Operationen des Herzens und seiner großen Gefäße sind in 12% der Fälle feststellbar (vgl. Kittel et al. 1986).
- Rekonstruktive Karotis-Chirurgie (Endarteriektomie): Bei 6% der Patienten mit Karotis-Desobliterationen sind einseitige Stimmlipppenlähmungen, bei 4,8% Hypoglossusparesen und bei 0,3% Fazialisparesen feststellbar (vgl. Maniglia, Han 1991).

Hirnnervensyndrome und ihre Beziehung zur Schädelbasis

Es finden sich teilweise, kombinierte oder komplette Hirnnervenausfälle des N. glossopharyngeus (IX), N. vagus (X), N. accessorius (XI) und N. hypoglossus (XII). Entsprechend den peripheren Erscheinungsbildern wird zwischen unterschiedlichen Syndromen differenziert (Abb. 16.1):

- *Tapia-Syndrom*: einseitige Zungen-Kehlkopflähmung
- *Avellis-Syndrom*: seitengleiche Lähmung des weichen Gaumens, der Pharynxkonstriktoren und der Kehlkopfhälfte
- *Schmidt-Syndrom*: Lähmung von Gaumen, Pharynx, Kehlkopfhälfte, M. sternocleidomastoideus und M. trapezius
- *Villaret-Syndrom*: zusätzlich zu den Symptomen des Collet-Siccard-Syndroms besteht ein Ausfall des Sympathikus (Ptosis, Enophthalmus)
- *Garcin-Syndrom*: ipsilateraler schrittweiser Ausfall aller zwölf Hirnnerven
- *Hirnstamm-Syndrom (Wallenberg*-Syndrom): Hirnstamminsulte, Hirnstammtumoren oder eine Manualtherapie der HWS können zu einem dorsolateralen Medulla-oblongata-Syndrom, einem Wallenberg-Syndrom, führen. Dabei bestehen neben einer einseitigen Stimmlippenlähmung ein Horner-Symptomenkomplex, eine Gaumensegel- und Rachenhinterwandparese, ein Trigeminusausfall sowie eine Vestibularisstörung.
- *Collet-Siccard-Syndrom*: Es besteht ein Foramen-Jugulare-Syndrom mit Lähmung der Hirnnerven IX–XII.

Syndrome	beteiligte Hirnnerven	Schädelbasis
Forster-Kennedy-Syndrom	II + kontral. Stauungspapille	
Fissura-orbitalis-superior-Syndrom	III, IV, VI, V1	
Sulcus-cavernosus-Syndrom	II, III, IV, V, (VI)	
Jacod-Syndrom	II, III, IV, V, VI	
Gradenigo-Syndrom	VI, V1	
Avellis-Syndrom	IX, X	
Tapia-Syndrom	X, XII	
Foramen-jugulare-Syndrom	IX, X, XI	
Jackson-Syndrom	IX, X, XII	
Collet-Siccard-Syndrom	IX, X, XI, XII	
Villaret-Syndrom	IX, X, XI, XII + Hornersyndrom	
Garcin-Syndrom	I - XII	

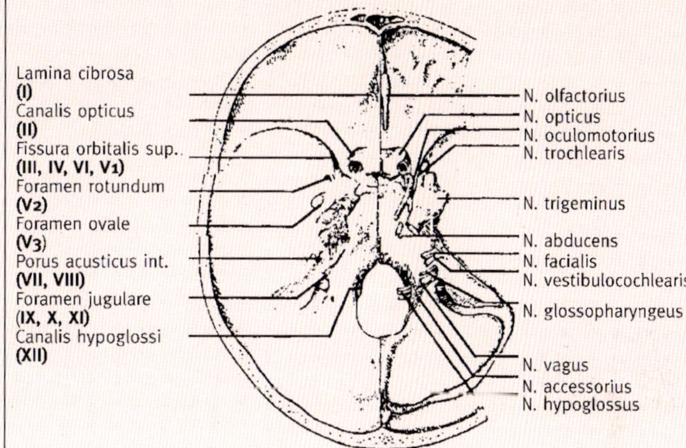

Abb. 16.1: Hirnnerven und deren Syndrome in Beziehung zur Schädelbasis (Greulich et al. 1992)

- *Kehlkopflähmungen im Kindesalter*: Diese sind relativ selten feststellbar. Die Ursachen sind vielfältig. Oft bestehen typische Erkrankungen des ZNS:
  - kongenital: genetisch, Geburtstrauma, idiopathisch
  - erworben: periphere Trauma, zentrale neurologische Befunde (Arnold Chiari-Malformation, Hydrozephalus, idiopathisch)
- *Idiopathische Kehlkopflähmung:* Der Zahl dieser Lähmungen ist mit der verbesserten Diagnostik ständig zurückgegangen. Trotzdem ist bei einem knappen Drittel unter der Gesamtzahl von Kehlkopflähmungen mit einer idiopahtischen Parese zu rechnen. Davon bilden sich 2/3 innerhalb von 4–6 Monaten spontan zurück. Wahrscheinlich sind in der Gruppe der idiopathischen Kehlkopflähmungen zahlreiche mit infektiös-toxischen Ursachen reversiblen Charakters enthalten. Grundsätzlich muss besonderes bei idiopathischen Lähmungen des Kehlkopfs mit Hilfe bildgebender Verfahren (CT, MR) und Laboruntersuchungen (Ausschluss eines neurotropen Viruserregers) der Versuch unternommen werden, zu einer Diagnose zu gelangen.

16.2.2 Diagnose, Symptome

Diagnose: Die Stimmlippenlähmung stellt lediglich ein Symptom dar, so dass eine umfassende Abklärung erforderlich ist. Folgende Untersuchungsverfahren sind zur Diagnostik empfehlenswert:

- Lupenlaryngoskopie
- Videostroboskopie
- auditive Analyse (RBH-Skalierung)
- bildgebende Verfahren: konventionell, CT, MR
- Elektromyographie
- ergänzende Verfahren: Ultraschalldiagnostik (Schilddrüse), Elektroglottographie

Die diagnostischen Schritte zur Abklärung einer ätiologisch unklaren Rekurrensparese erläutert Tabelle 16.3.

Symptome: Das vorherrschende Symptom bei einseitigen Stimmlippenlähmungen ist eine unterschiedlich ausgeprägte Dysphonie. Dagegen kann bei beidseitigen Lähmungen eine Dyspnoe im Vordergrund stehen.

Die Konfiguration der Glottis bei peripheren und zentralen Stimmlippenlähmungen erlaubt keine sicheren topographischen Rückschlüsse (vgl. Böhme 2003).

Tab. 16.3: Diagnostische Schritte zur Abklärung einer ätiologisch unklaren Rekurrenslähmung (vgl. Eckel, Sittel 2001)

Anamnese	• Operative Eingriffe im Kopf-Hals-Mediastinalbereich? • Andere Hinrnnervenläsionen/neurologische Ausfälle? • Bekannte Malignome? Frühere Radiotherapie? • Durchgemachte Schädel-Hirn-Traumen/Halsverletzungen? • Durchgemachte Infektionen?
Laryngologische Untersuchung	• Lupenlaryngoskopie • Stroboskopie • ggf. Pharyngoösophagotracheoskopie • Halssonographie • Kehlkopf-EMG (DD: Rekurrensparese oder Stellknorpelankylose)
Schilddrüsendiagnostik	• Szintigraphie • Sonographie • Labordiagnostik • ggf. Feinnadelaspirationszytologie
Radiologische Diagnostik	• Röntgen Thorax • ggf. Thorax-CT • ggf. Schädel-(Schädelbasis-)CT/MR • ggf. Ösophagusbreischluck
Ggf. Serologie	z. B. Borreliose, Syphilis, HIV

Die Gründe sind vielfältig. Ein wichtiger Fakt sind die unterschiedlichen Anastomosen zwischen den Kehlkopfnerven.

Die Position der gelähmten Stimmlippe bei peripheren Stimmlippenlähmungen ist von folgenden Faktoren abhängig:

- Grad der Denervierung
- Ausmaß der Reinnervation
- Kontraktur der beteiligten Muskeln
- Atrophie der beteiligten Muskeln
- Kompensation laryngealer Bewegungen
- Verlaufsform, d. h. akut bzw. chronisch
- variable Anastomosen (vgl. Sanudo et al. 1999) zwischen
  - N. laryngeus superior, Ramus internus und N. laryngeus recurrens
  - N. laryngeus superior, Ramus internus und Ramus externus
  - N. laryngeus superior, Ramus externus und N. laryngeus recurrens

16

! Die unterschiedlichen Stimmlippenstellungen lassen Vermutungen über den topographisch unterschiedlich geschädigten Nerv zu. Es können jedoch keine präzisen Rückschlüsse über den Läsionsort getroffen werden.

Stimmlippenlähmungen treten in der Mehrzahl einseitig auf. Laryngologisch findet sich ein Stillstand der Stimmlippen in Phonationsstellung, so dass Bewegungsänderungen zwischen Respirations- und Phonationsstellung nicht möglich sind. Grundsätzlich lassen sich **vier Stimmlippenpositionen** unterscheiden:

- Medianstellung, entspricht der Phonationsstellung
- Paramedianstellung
- Intermediärstellung
- Lateralstellung, entspricht der Respirationsstellung

Stimmlippenlähmungen werden auch nach dem **Spannungszustand** der Stimmlippen differenziert:

- straffe Lähmungen
- schlaffe Lähmungen

Der straffen Lähmung kann die Median- und Paramedianstellung zugeordnet werden, den schlaffen Lähmungen die Intermediär- und Lateralstellung. Allerdings sollte man beachten, dass weder die vier Stimmpositionen noch der Spannungszustand der gelähmten Stimmlippe in der Praxis einwandfrei reproduzierbar sind und verschiedene Untersucher oft unterschiedliche Beschreibungen liefern.

Der **Grad der Stimmstörung** ist sehr variabel und von verschiedenen Faktoren abhängig:

- Verlaufstyp der Stimmlippenlähmung (akut, chronisch)
- Stellung der gelähmten Stimmlippe
- strukturelle Veränderungen der Stimmlippe (Atrophie, Exkavation)
- Niveauunterschiede zwischen den Stimmlippen
- Stellung des Aryknorpels
- Grad der Kompensation durch die gesunde Kehlkopfseite
- emotionale Reaktionen des Stimmgestörten

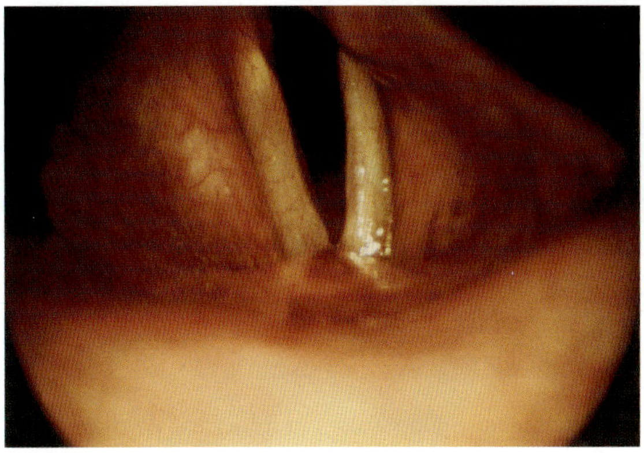

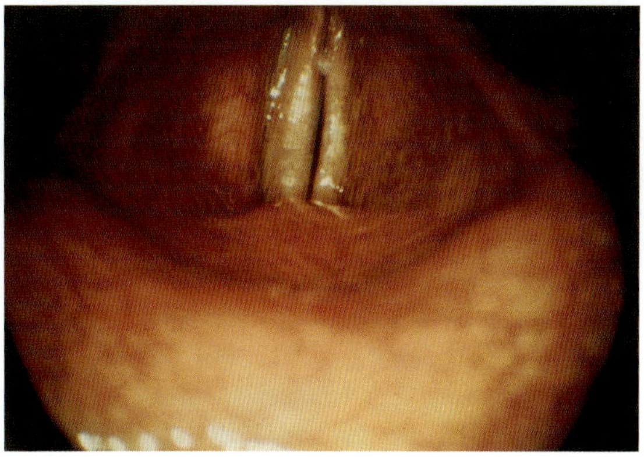

Abb. 16.2: Straffe Stimmlippenlähmung rechts
a. Respirationsstellung: gelähmte Stimmlippe befindet sich paramedian.
b. Phonationsstellung: Glottisschluss ist fast erreicht.

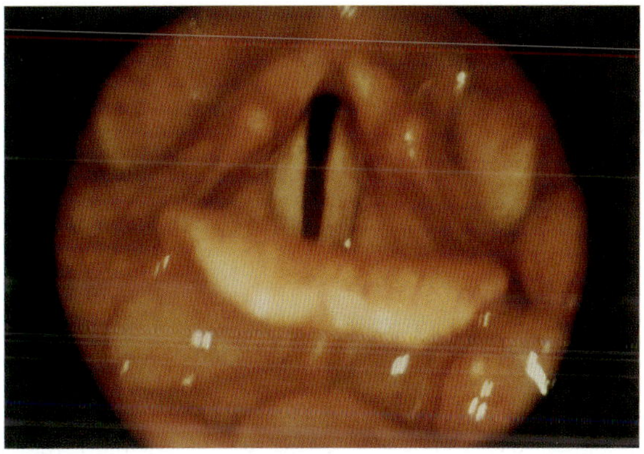

Abb. 16.3: Straffe Stimmlippenlähmung beidseits in Paramedianstellung.

Bei **straffen einseitigen Lähmungen** (Abb. 16.2) ist, wenn sie spontan auftreten, die Stimme erheblich dysphonisch, die Atmung jedoch kaum behindert.

Die chronische Verlaufsform zeigt dagegen nur geringfügige Stimmveränderungen. Oft bemerken die Betroffenen keine Veränderung ihrer Stimmqualität, und eine solche Lähmung wird rein zufällig entdeckt.

Dagegen besteht bei der **straffen beidseitigen Lähmung** (Abb. 16.3) eine inspiratorische Belastungsdyspnoe, manchmal sogar eine Ruhedyspnoe. Die Stimmgebung steht hier nicht im Vordergrund der Beschwerden.

Im akuten Stadium ist die Stimmqualität bei der **schlaffen einseitigen Lähmung** (Abb. 16.4) durch eine Aphonie oder eine sehr dysphonische Stimme gekennzeichnet. Bei den chronischen Verlaufsformen ist der Stimmklang heiser, scheppernd und tief, da ge-

16

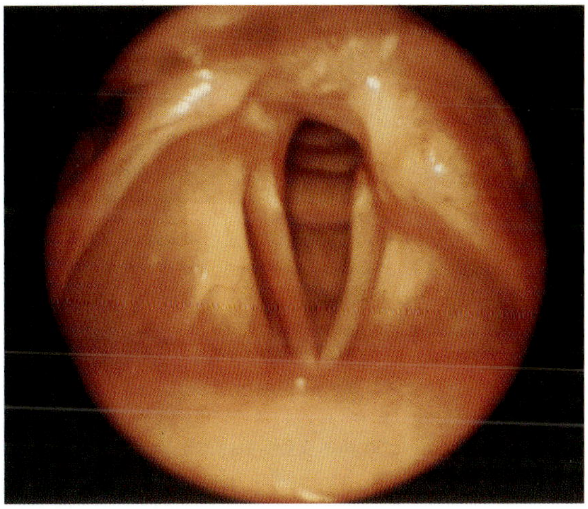

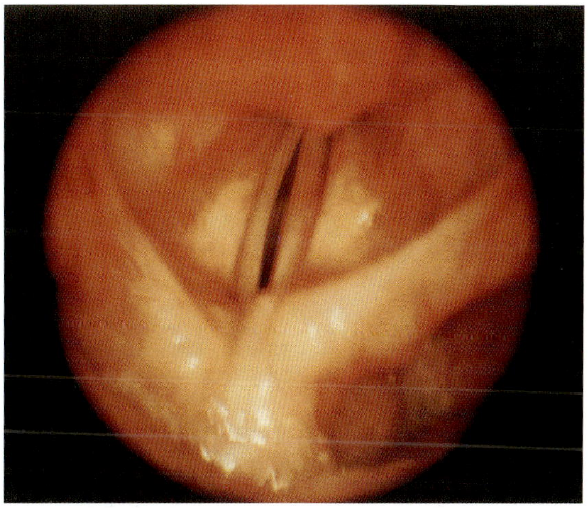

Abb. 16.4: Schlaffe Stimmlippenlähmung rechts
a. Respirationsstellung: gelähmte Stimmlippe befindet sich intermediär.
b. Phonationsstellung: inkompletter Glottisschluss.

nügend Zeit für die spontane Entwicklung einer intralaryngealen Kompensation besteht.

Die seltenen **schlaffen beidseitigen Lähmungen** führen zu einer Aphonie, da auch bei maximaler Anstrengung ein Glottisschluss nicht erreicht wird.

Singen ist unmöglich, Stimmumfang und Lautstärke sind stark reduziert. Selten erreicht der Stimmumfang eine Oktave. Die Phonationsdauer ist erheblich verkürzt. Da infolge der offenen Glottis bei Phonation ein größeres Luftvolumen benötigt wird, muss in kurzen Abständen, manchmal innerhalb eines Wortes, eingeatmet werden. Die Phonationsatmung klingt dann wie die von Patienten mit laryngealer Dyspnoe. Manchmal verharrt die gelähmte Stimmlippe nicht in ihrer Stellung, sondern führt nach einer Latenzzeit einen Positionswechsel aus. Die Erfahrungen zeigen, dass die gelähmte Stimmlippe aus einer schlaffen Lähmung in eine straffe und umgekehrt übergehen kann. Bei einem Positionswechsel von schlaff nach straff kann sich der Stimmklang weitgehend normalisieren.

Stroboskopie

Die gelähmte Stimmlippe zeigt, obwohl laryngologisch ein Stillstand besteht, einen Schwingungsablauf. Diese ist vom Spannungszustand und von der Stellung der gelähmten Stimmlippe abhängig. Bei straffen Lähmungen ist die Amplitude verkürzt, bei schlaffen Lähmungen dagegen erweitert. Neben diesen horizontalen Bewegungsabläufen kann zusätzlich eine Betonung der vertikalen Schwingungskomponenten vorhanden sein. Der Nachweis einer Randkantenverschiebung (Mukosawelle) kann von der Spannung der paretischen Stimmlippe, dem subglottischen Druck sowie vom Innervationsstatus abhängen. Interessanterweise können Patienten mit Stimmlippenlähmungen eine Mukosawelle auch nach chirurgischer Medialisation der Stimmlippe entwickeln, selbst wenn eine Denervation mit EMG-Kriterien bewiesen ist (vgl. Kokesh et al. 1993).

! Die unterschiedlichen stroboskopischen Schwingungsmodi sind aufgrund aerodynamischer Vorgänge immer passiver Natur.

Elektromyographie

Die Elektromyographie (EMG) bietet bei Kehlkopflähmungen verlässliche Daten zur Diagnostik und Klassifizierung. Durch sie kann über den Grad des Nervenausfalls, den Ort der Nervenschädigungen und die Reinnervation eine Aussage getroffen werden. Grundsätzlich muss eine Krikoarytaenoidankylose, eine Aryknorpelluxation, eine Lähmung des M. cricothyroideus (N. laryngeus superior) und eine Interarytaenoidfibrose abgegrenzt werden.

Die laryngeale Elektromyographie erlaubt in vielen Fällen eine zuverlässige Prognose der Ausheilungswahrscheinlichkeit. So können ungünstige Verläufe mit hoher Sicherheit vorhergesagt werden, jedoch ist die komplette Ausheilung schwer prognostizierbar (vgl. Eckel, Sittel 2001).

Farbkodierte Duplexsonographie

Die farbkodierte Duplexsonographie des Kehlkopfs gelingt bei kombinierter Anwendung von B-Bild-Sonographie, gepulster Doppler-Untersuchung und Farbkodierung. Man erhält bei der Phonation eine farbige Darstellung der sich bewegenden intralaryngealen Strukturen (vgl. Böhme 2001). Die farbkodierte Duplexsonographie des Kehlkopfs erhebt bei einer linksseitigen straffen Stimmlippenlähmung zwischen rechter und linker Kehlkopfhälfte eine unterschiedliche Farbkodierung (Abb. 16.5).

Zentrale laryngeale Bewegungsstörungen

Zentrale Störungen der laryngealen Beweglichkeit sind durch Einschränkung der willkürlichen Stimmlippenmotilität und der erhaltenen reflektorischen Funktion

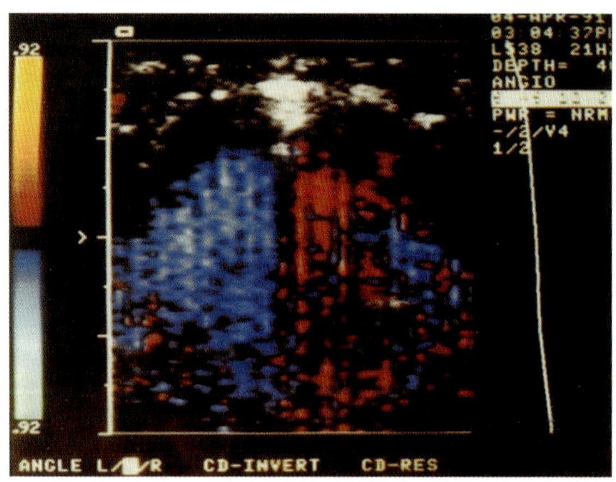

Abb. 16.5: Farbkodierte Duplexsonographie des Kehlkopfs bei linksseitiger straffer Stimmlippenlähmung.
Transversaler Schnitt in Höhe der Glottis. Messbereich der Bewegungsgeschwindigkeit 0–92 cm/s.
Rote Darstellung:
Bewegungsmuster auf die Dopplersonde zu.
Blaue Darstellung:
Bewegungsmuster von der Dopplersonde weg.
Die gesunde rechte Kehlkopfhälfte bewegt sich bei He-Phonation fast immer von der Sonde weg (blaue Farbkodierung), die paretische Stimmlippe links zeigt dagegen gleichzeitiges Zu- und Wegbewegen von der Sonde. Deshalb ist die Farbkodierung z. T. rot, z.T blau (Böhme 2001).

gekennzeichnet. Neben Störungen der zeitlichen Koordination von Ab- und Adduktionsbewegungen können Tonusänderungen, Störungen der Feinmotorik, Hyperkinesen und Dysphagien von Bedeutung sein. Diese Befunde lassen sich besonders nach schwerem Schädel-Hirn-Trauma sowie zerebrovaskulären Erkrankungen feststellen. Dabei kommt es zu supranukleären Läsionen des Kehlkopfs.

Differenzialdiagnose

Straffe und schlaffe Stimmlippenlähmungen

In der klinischen Praxis können sich Schwierigkeiten in der Abgrenzung von straffen und schlaffen Lähmungen der Stimmlippen ergeben. Nach eigenen Erfahrungen werden die möglichen Unterschiede zwischen beiden Verlaufsformen wie folgt beschrieben (Tab. 16.4)

Aryknorpelluxation

Eine anteriore Verlagerung des Aryknorpels bei Stimmlippenlähmungen kann eine echte traumatische Aryknorpelluxation vortäuschen. Auch bereits eine vor Eintritt einer Stimmlippenlähmung bestehende Fehlbildung des Aryknorpels muss differenzialdiagnostisch neben traumatischen Schädigungen in Betracht gezogen werden (vgl. Tab. 13.8).

Ankylose des Krikoarytaenoidgelenks

Nach den Untersuchungen von Müller und Paulsen (2002) mit Hilfe histologischer sowie scanning- und transmissionselektronenmikroskopischer Beurteilungen führen auch Langzeitlähmungen bei doppelseitigen Rekurrensparesen nicht zu einer Ankylose des Krikoarytaenoidgelenks. Der Gelenkknorpel wird jedoch arthroseähnlichen Strukturveränderungen unterworfen, wobei die klinisch zu beobachtende Versteifung der Glottis aufgrund der Muskelatrophie und Kapselschrumpfung resultiert (vgl. Kap. 13.3.2).

16.2.3 Therapie der einseitigen Stimmlippenlähmung

Grundsätzlich sind vier Behandlungswege möglich:
- konservative Stimmtherapie
- phonochirurgische Stimmlippenchirurgie
- phonochirurgische Eingriffe am Kehlkopfskelett
- Maßnahmen zur Reinnervation oder *Pacing*

Die folgenden Ausführungen beziehen sich vorwiegend auf die konservative Stimmtherapie. Phonochirurgische Eingriffe werden zusammenfassend in diesem Band im Kapitel 18 beschrieben. Eine ausführliche Erörterung der Phonochirurgie findet sich im Band 2 (2001), Kapitel 12.

Tab. 16.4: Differenzialdiagnose straffer und schlaffer Stimmlippenlähmungen

	Straffe Lähmung	Schlaffe Lähmung
Stimmlippenspannungszustand	gespannt (straff)	exkaviert (schlaff)
Stimmlippenstellung	median, paramedian	intermediär
Niveauunterschied der Stimmlippen	• bei Respiration oft Niveauunterschied (gelähmte Stimmlippe steht tiefer) • bei Phonation Ausgleich des Niveauunterschieds	kein Niveauunterschied bei Respiration und Phonation
Verkürzung der Stimmlippen	nicht verkürzt	scheinbar verkürzt
Aryknorpelstellung	• nicht in das Glottislumen überhängend • eventuell gering nach medial verschoben	in das Glottislumen überhängend
Winkel der aryepiglottischen Falten	bei Phonation fast spitzwinklig	bei Phonation fast stumpfwinklig
Stimmfunktion	• akut: heiser • chronisch: kaum heiser	• akut: aphonisch • chronisch: stark heiser
Atemfunktion	• einseitig: gut • beidseitig: Dyspnoe	• einseitig: gut • beidseitig: gut
Stroboskopie	Amplituden eng	Amplituden weit

Das **Behandlungsziel** ist eine klare, kräftige, modulationsfähige Stimme mit genügend Ausdauer. Eine intralaryngeale Kompensation ist erreicht, wenn mit Hilfe der normal beweglichen Stimmlippe ein Glottisschluss erzielt wird. Je größer der Glottisspalt zwischen gelähmter und nicht-gelähmter Stimmlippe bei Phonation ist, umso ungünstiger ist die Prognose der konservativen Stimmtherapie. Sehr oft kann bei schlaffer Lähmung („Intermediärstellung") trotz intensiver konservativer Therapie ein Glottisschluss nicht erreicht werden.

Entscheidend für den Erfolg der konservativen Therapie der einseitigen Stimmlippenlähmung ist somit die Position der paretischen Stimmlippe, d. h. die Viscoelastizität der Stimmlippe.

Prognose: Sie wird durch die mögliche Reversibilität bzw. Irreversibilität der einseitigen Stimmlippenparese geprägt. Bei Rekurrensparesen kann z. B. im Rahmen eines Bronchialkarzinoms von einer Irreversibilität ausgegangen werden, so dass eine differenzierte Therapie notwendig wird. Der nicht durchtrennte N. recurrens nach einer Strumektomie bedarf einer Reinnvervation, die zwischen 6–12 Monaten betragen kann. Bei postoperativen Stimmlippenlähmungen ist es wichtig, dass der Operateur bestätigt, dass keine Durchtrennung des Vagus-Rekurrens stattgefunden hat.

Konservative Stimmtherapie

Stimmtherapeutisch stehen mehrere Methoden zur Verfügung, die einzeln oder in Kombination angewendet werden (vgl. Kap. 17). Zusätzlich wird auf die Elektrotherapie hingewiesen.

16

Elektrotherapie

Die Wirkungsprinzipien der Elektrotherapie beruhen auf:
- Analgesie (Schmerzbekämpfung)
- Muskelstimulation
- Diathermie (Hyperamie)

Die perkutane Reizstromtherapie des Kehlkopfes mit Exponentialstrom – ein Schwellstrom – soll selektiv die gelähmte Muskulatur reizen und eine Atrophie verhindern. Eine Elektrotherapie des Kehlkopfs ohne forcierte fortlaufende Phonationen oder gleichzeitige Stimmtherapie ist sinnlos.

Die **Indikationen** einer Muskelstimulation mit Hilfe einer efferenten Reizung mit kurzen, niederfrequenten Impulsen oder mittelfrequenten Stromformen:
- trophisch oder funktionell gestörte Muskulatur nach Verletzung oder Operation
- Atrophieprophylaxe
- Erhaltung/Neuschaffung komplexer Bewegungsprogramme
- reversible Nervenläsionen

(vgl. Seichert 1994)

Die **Vorgehensweise** beruht auf folgenden Prinzipien: Mit Hilfe eines Halsbandes wird die Kathode (Minuspol) vorn am Kehlkopf, am Muskelreizpunkt (gelähmte Larynxseite) befestigt. Die Anode (Pluspol) wird am Nakken angelegt. Die Anode kann auch am Arm befestigt werden. Zwischen den Metallelektroden und der Haut wird eine mit Leitungswasser angefeuchtete oder in einer Kochsalzlösung getränkte Zwischenschicht – bestehend aus Flanell, Viskoseschwamm oder Frotteestoff – gelegt. Man sollte lupenstroboskopisch die Befunde kontrollieren, inwieweit überhaupt die Elektrostimulation die Stimmlippen beeinflusst. Dabei kann nach eigenen Erfahrungen eine Änderung des stroboskopischen Schwingungsmusters der Stimmlippen unter der Elektrotherapie festgestellt werden.

Grundsätzlich sollte der Akkomodationsquotient bestimmt werden. Dieser ergibt sich aus den beiden gespeicherten Schwellenwerten (Galvano-Tetanus-Schwelle/Rheobase). Er stellt das Maß für die Akkommodationsfähigkeit eines motorischen Nervs dar und erlaubt eine Aussage über seine Innervationsverhältnisse. Pahn, Pahn und Radü (2002) beschreiben die apparative Feststellung des Akkommodationsquotienten mit Hilfe eines Diagnostikprogramms bzw. beobachten mit Hilfe einer lupenendoskopischen Untersuchung die glottale Initialzuckung. Damit wird der Akkommodationsquotient automatisch errechnet. Abbildung 16.6 stellt ein Reizstromschema zur Behandlung von Kehlkopfparesen dar.

Zwei therapeutische Wege mit Hilfe der Elektrotherapie raten zu folgendem Vorgehen:
- eine 10-minütige Vorbehandlung mit Hilfe einer Galvanisation
- anschließend Exponentialstromstimulation
- die Stimulationsparameter individuell an den Schädigungsgrad und das Schädigungsmuster anpassen
- Bestimmung des Akkomodationsquotienten mit Hilfe der laryngoskopischen Untersuchung
- mehrmals täglich Applikation des Reizstroms durch den Patienten selbst und ärztliche Überwachung wöchentlich mit Hilfe der Lupenstroboskopie

(vgl. Radü, Pahn, Ptok 2001)

Kruse (1989) empfiehlt eine Triggerung der Exponentialstromimpulse im Übungsrhythmus der Stimmtherapie. Dies wird durch gesamtkörperliche Bewegungs- und Aktivierungsübungen erreicht.

Kontraindiziert ist die Elektrotherapie des Kehlkopfes bei:
- Patienten mit Herzerkrankungen (Herzschrittmacher)
- Zustand nach Strahlentherapie

Alpha = Akkommodationsquotient
Ti = Impulszeit
Ri = Pause, f = Frequenz: manuell (Auslösung durch Handtaster) bzw. vorgegeben durch Pause, Frequenz der Funktionsübungen

1. Alpha = 1 allerschwerste Schädigung
   Ti = 1000 ms

2. Alpha = 1 schwerste Schädigung
   Ti = 500 ms

3. Alpha = 1-2 schwere Schädigung
   Ti = 200 ms

4. Alpha = 1-2 mittlere Schädigung
   Ti = 100 ms

5. Alpha = 2-2,5 mittlere-leichte Schädigung
   Ti = 50 ms

6. Alpha = 2-2,5 leichte Schädigung
   Ti = 20 ms

7. Alpha = 2,5 ganz leichte Schädigung
   Ti = 10 ms
   (danach umschalten auf neofaradischen Strom)

8. Alpha = 2,6 ms
   Neofaradischer Strom

Abb. 16.6: Reizstromschema zur Behandlung von Kehlkopfparesen (mod. n. Pahn 2000; Pahn et al. 2002)

! Eine Elektrotherapie ist nur sinnvoll, wenn der Exponentialstrom mit Stimmübungen bzw. forciertem Lesen gekoppelt wird.

Prognose der konservativen Stimmtherapie: Aus stimmtherapeutischer Sicht ist eine konservative Behandlung oft erfolglos, so dass ein phonochirurgischer Eingriff notwendig wird (vgl. Kap. 18, Kap. 12 im Band 2).

Literatur

Amin, M.R., Koufman, J.A.: Vagal neuropathy after upper respiratory infection: a viral etiology? Am J. of Otolaryngology 22 (2001) 4, 251-256

Böhme, G.: Die Konfiguration der Glottis bei peripheren und zentralen Stimmlippenlähmungen. 2003 in Vorbereitung

Böhme, G.: Sonographie des Larynx mit klinischen Anwendungen. In: Lehrbuch der Ultraschalldiagnostik im Kopf-Hals-Bereich. R. Sader, B. Norer, H.-H. Horch (Hrsg.). Einhorn-Presse Verlag 2001. S. 236-253

Eckel, H.E., Sittel, C.: Beidseitige Rekurrenslähmungen. HNO 49 (2001) 166-179

Friedman, M. et al.: Superior laryngeal nerve identification and preservation in thyroidectomy. Arch. Otolaryngol. Head Neck Surgery 128 (2002) 296-303

Greulich, W., Jung, H., Schlager, B.: Rekurrensparesen nach Strumektomien. Laryngo-Rhino-Otol 79 (2000) 297-303

Greulich, W., Sackmann, A., Schlichting, P.: Garcin-Syndrom. Nervenarzt 63 (1992) 228-233

Jung, H., Schlager, B.: Rekurrensparesen nach Strumektomien. Laryngo-Rhino-Otol 79 (2000) 297-303

Keilmann, A., Hülse, M.; Dysphonie nach Strumektomie bei ungestörter respiratorischer Beweglichkeit der Stimmlippen. Folia Phoniatr. 44 (1992) 261-268

Kittel, G., v.d. Ende, J., Proske, E.: Stimmlippenparesen nach Operationen des Herzen und seiner großen Gefäße. Sprache – Stimme – Gehör 10 (1986), 17–21

Kokesh, J., Flint, P. W., Robinson, L. R:, Cummings, Ch. W.: Correlation between stroboscopy and electromyography in laryngeal paralysis. Ana. Otol. Rhino, Laryngol. 102 (1993), 852–857

Kruse, E.: Die Reizstrombehandlung als integraler Bestandteil der logopädischen Stimmtherapie. Sprache – Stimme – Gehör 13 (1989) 64-70

Managlia, A. J., Han, D. P.: Cranial move injuries following carotid endarterectomy: an analysis of 316 procedures. Head & Neck 13 (1991), 121–129

Misiolek, M., Wahr, J.: Recurrent laryngeal nerve palsy after thyroid cancer surgery: a laryngological and surgical problem. Eur Arch Otorhinolaryngol 258 (2001) 460-462

Misiolek, M., Waler, J.: Recurrent laryngeal nerve palsy after thyroid cancer surgery: a laryngological and surgical problem. Eur Arch Otorhinolaryngol 258 (2001) 460-462

Müller, J.M. et al.: Die palliativ-chirurgische Behandlung des Karzinoms der Speiseröhre. Med. Klinik 86 (1992) 24-31

Müller, A., Paulsen, F.P.: Gibt es die Ankylose des Krikopary taenoidgelenks nach Rekurrensparese? HNO-Informationen 2/2001. Demeter-Verlag. Abstrakt. S.149

Neumann, H.J.: Intraoperatives neurophysiologisches Monitoring (IONM) des Nervus recurrens und Mikrodissektion. Laryngo-Rhino-Otol. 79 (2000) 290-296

Pahn, J., Pahn, E.: Die Nasalierungsmethode. Verlag M. Oehmke, Rostock 2000

Pahn, J., Pahn, E., Radü, H.-J.: In: Kurze Einführung in die Therapie von Larynxparesen, Aphasie, Dysphasie und Dysarthrie mit dem Gerätekonzept vocaSTIM. PHYSIOMED Elektromedizin 2002

Radü, H. J., Pahn, J., Ptok,M.: Neue Wege in der Stimmtherapie. In: Aktuelle phoniatrisch-pädaudiologische Aspekte 2000/2001. Band 8. Hrsg. M. Gross u. E. Kruse. Median-Verlag, Heidelberg ,Heidelberg 2001. S.92-93

Sanudo. J-R. et al.: An anatomical study of anastomoes between the laryngeal nerves. Laryngoscope 109 (1999) 983-087

Schneider, B.: Der Ductus arteriosus apertus als Ursache einer Parese des N. recurrens. HNO 49 (2001) 388-391

Seichert, N.: Elektrotherapie – Elektromythologie? Laryngo-Rhino-Otol. 73 (1994) 667-672

Steurer, M. et al.: Advantages of recurrent laryngeal nerve identification in thyroidectomy and parathyroidectomy and the Importance of preoperative and postoperative laryngoscopig examination in more than 1000 nerves at risk. Laryngoscope 112 (2002) 124-133

Tanaka, S., Hirano, M., Umeno, H.: Laryngeal behavior in unilateral superior laryngeal nerve paralysis. Ann. Otol. Rhinol. Laryngol. 103 (1994) 93-97

Teixido, M. T., Leonetti, J. P.: Recurrent laryngeal move paralysis associated with thoracic aortic aneurysm. Otolaryngology – Head an Neck Surgery 102 (1990) 140–144

17 Grundlagen der Stimmtherapie bei funktionellen und organischen Dysphonien

Inhaltsübersicht

17.1 Einleitung

Seit der griechischen Antike und römischen Kaiserzeit war eine schulmäßige Stimmbildung für alle unumgänglich, die am öffentlichen Leben in herausgehobener Stellung teilhaben wollten.

In den letzten Jahren kann eine verstärkte Aufmerksamkeit für die verschiedenen stimmtherapeutischen Möglichkeiten festgestellt werden. Weltweit werden Stimmkurse durchgeführt, die praktisches Wissen vermitteln. Dabei wird von erfahrenen Therapeuten vorwiegend ein spezielles und von ihnen erarbeitetes Therapieprogramm vorgestellt.

Die Unterscheidung in dysplastische, funktionelle, psychogene, organische, endokrinologische und postoperative Dysphonien ist eher für das diagnostische Prozedere entscheidend. Dagegen werden stimmtherapeutische Verfahren keineswegs nur nach diesen Befunden akzentuiert angewendet. Die ärztliche Verordnung einer Stimmtherapie soll allerdings bestimmte Voraussetzungen erfüllen:

- Die medizinische Indikation muss gegeben sein.
- Die Stimmbehandlung muss Aussicht auf Erfolg haben.
- Die Verordnung muss nach wirtschaftlichen Gesichtspunkten erfolgen, Therapieeinsatz und Behandlungserfolg müssen in einem vertretbaren Verhältnis zueinander stehen.

Die Erfahrungen auf dem Gebiet der Stimmtherapie beschränkten sich früher auf nur wenige Methoden, die z. T. bereits als **klassische Verfahren** angesehen werden. Allmählich entwickelten sich zusätzlich **ganzheitliche** und **funktionale Verfahren**. In letzter Zeit haben sich **neuere Methoden** etabliert, die auf sehr unterschiedlichen Ansatzpunkten beruhen (vgl. Band 2, 2001).

In der Mehrzahl der Dysphonien ist eine **gezielte funktionszentrierte Behandlung** zentraler Anteil der stimmtherapeutischen Interventionen. Es handelt sich dabei um folgende Maßnahmen:

- wahrnehmungszentrierte
- körperzentrierte
- emotionszentrierte
- atem-, stimm- und artikulationszentrierte
- interaktionszentrierte
- transferzentrierte
- therapiebegleitende
- nachsorgende

(vgl. Spiecker-Henke 1994, 1997)

Die Einteilung in die funktionale und ganzheitliche Stimmtherapie (Stimme als Ausdruck der Person) vertieft dabei unser Verständnis. Hilfreiche Ansätze bei psychischen Ursachen einer funktionellen Stimmstörung können neben tiefenpsychologischen Aspekten Gesprächspsychotherapie, Verhaltenstherapie sowie Musik-, Gestalt- und Körpertherapie sein.

Behandlungsziel

Die Stimmtherapie verfolgt das Ziel, die gestörte Sprech- und/oder Singstimme zu normalisieren. Dabei soll eine belastungsfähige Sprechstimme angestrebt werden, da diese eine ausreichende Kommunikationsfähigkeit garantiert. Der ästhetische, schöne Stimmklang ist nicht immer von ausschlaggebender Bedeutung für das Behandlungsresultat. Demnach sind Kriterien, die an eine Singstimme gestellt werden, nicht auf die Sprechstimme übertragbar.

Hypofunktionell Stimmgestörte werden aufgefordert, die Stimme im Bedarfsfall mehr zu forcieren, hyperfunktionell Stimmgestörte sollen weniger forciert sprechen. Der Normbereich der Stimme ist oft schwer erklärbar. Hierzu folgendes Beispiel: Ein Auto sollte normalerweise mit einer Durchschnittsgeschwindigkeit von etwa 100 Stundenkilometern fahren. Bei einer hypofunktionellen Dysphonie ‚fährt' der Stimmgeschädigte lediglich 70 Stundenkilometer. Er soll beschleunigen, damit er 100 Stundenkilometer erreicht. Er muss vermehrt Gas geben, d. h. er muss seine Stimmfunktion in der Übungs- und Alltagssituation mehr forcieren. Umgekehrt könnte man einem Patienten mit einer hyperfunktionellen Dysphonie sagen, dass er zu schnell ‚fährt' und nicht mit 130 Stundenkilometern, sondern mit Tempo 100 ‚fahren' soll. Dies kann nur erreicht werden, wenn die forcierte Stimmgebung vermindert wird.

Musikalität und Stimmtherapie

Es besteht eine Beziehung zwischen Stimmtherapie und Musikalität (vgl. Frank 1994). Unmusikalität kann die Stimmschädigung unterstützen und die Stimmtherapie erschweren. Dieses Phänomen ist jedem Therapeuten aus seiner täglichen Praxis bekannt. Es muss u. a. damit gerechnet werden, dass musikalische Patienten besser in der Lage sind, das während der Behandlung Gelernte in der sprecherischen Alltagssituation anzuwenden und beizubehalten.

Bewegung und Stimme

Zwischen Haltung und Bewegung besteht ein enger Zusammenhang. Im Allgemeinen bewegt man sich beim Sprechen. Dabei handelt es sich vorwiegend um Mikrobewegungen. Bei stärkeren Bewegungen wird das Sprechen erschwert, dagegen kann bei leichten Haltungsänderungen sogar eine verbesserte Stimmfunktion eintreten. Somit besteht ein enges psychomotorisches Zusammenspiel zwischen Respiration, Phonation und Artikulation sowie Bewegung. Umso verständlicher ist es, wenn immer mehr Übungsprogramme die Bewegungstherapie in die Stimmbehandlung integrieren.

Berufsstimmstörungen

Zahlreiche Berufsgruppen setzen eine optimale sprecherische Leistungsfähigkeit voraus. Die Therapie von Berufsdysphonien erfordert ein mehrdimensionales Vorgehen entsprechend der multifaktoriellen Genese. Das Ziel ist eine belastungsfähige Stimme. Entsprechend dem klinischen Befund gibt es zahlreiche Methoden, die individuell und in Kombination eingesetzt werden können. Die Behandlung muss auf die speziellen Berufsbedingungen des Patienten eingehen. Eine stimmtherapeutische Sitzung kann z. B. eine pädagogische Unterrichtsstunde simulieren. In anderen Berufen werden technische Hilfsmittel wie Mikrofon – z. B. bei Politikern – oder Funksprechgeräte – z. B. bei Rangierarbeitern – empfohlen.

Stimmstörung und Nikotinabusus

Zunehmend werden Patienten beobachtet, bei denen infolge eines Raucherkatarrhs eine chronische Laryngitis und damit eine chronische Stimmstörung eintreten. Eine Stimmtherapie ist nicht angebracht, vielmehr soll der Patient das Rauchen aufgeben.

Ein Teil der Patienten zeigt allerdings deutliche Kopplungen zwischen einem Raucherkatarrh und einer hyperfunktionellen Dysphonie. Hier kann es sich um Raucher handeln, die gleichzeitig in einem Sprechberuf tätig sind. Kann der Erkrankte auf das Rauchen verzichten, ist oft eine spontane Besserung der hyperfunktionellen Dysphonie sowie der chronischen Laryngitis feststellbar. Im Bedarfsfall sollte – bei gleichzeitigem Verzicht auf den Nikotinabusus – eine Stimmtherapie stattfinden.

Stimmstörung und Hörfunktion

Auf Hörstörungen beruhende Dysphonien sind keineswegs selten. Vorwiegend handelt es sich um hyperfunktionelle Dysphonien oder Stimmlippenknötchen. Erfahrungsgemäß kann bereits eine beidseitige Hörstörung ab 40 dB eine Stimmschädigung auslösen und unterhalten. Häufig treten zu der Hörstörung weitere ungünstige Faktoren – z. B. Stimmabusus im Lärm oder Nikotinmissbrauch – hinzu. Dabei stellt sich eine Potenzierung der einzelnen Faktoren ein.

Der Therapeut muss die einzelnen auslösenden Faktoren erkennen und in seiner Therapiestrategie berücksichtigen. In vielen Fällen wird erst die Anpassung von zwei Hörgeräten primär auditiv bedingte Stimmstörungen bessern können. Alleinige stimmtherapeutische Maßnahmen bei überwiegender auditiver Ursache bleiben zwangsläufig ohne Erfolg.

Atem-Stimmtherapie und Pneumektomie

Die Zahl der Pneumektomien nimmt ständig zu. Vorwiegend handelt es sich um Bronchialkarzinome.

Die reduzierte Atemfläche kann zu sekundären hypo- oder hyperfunktionellen Dysphonien, einer ausgedehnten Lungenresektion, sogar zu Rekurrensparesen führen. Diese bedürfen einer speziellen Behandlung (vgl. Kap. 16.2.1).

Pneumektomierte Patienten mit Stimmstörungen benötigen parallel zur Stimmtherapie eine intensive Atem-

17.3 Klassische Verfahren

Kaumethode

Der Grundgedanke der Kaumethode (*chewing approach;* vgl. Fröschels 1952) beruht auf der Tatsache, dass die für das Sprechen verwendeten Organe sich ursprünglich für das Atmen und Essen entwickelt haben. Der Stimmgestörte wird angewiesen, gleichzeitig zu kauen und zu sprechen. Mit Äpfeln, Brot, Kaugummi usw. werden Essübungen vorgenommen, dazu wird phoniert, während die Kaubewegungen weitergehen. Die Koppelung der Kaubewegungen und der Stimmgebung wird auch als „Atemessen" bezeichnet. Im Prinzip handelt es sich dabei um weiche Bewegungen der Artikulationsorgane. Die Stimme gelangt dabei meist in die Indifferenzlage, und das Lusterleben Essen kann auf das Unlusterlebnis Sprechen übertragen werden. Hilfreich kann die Methode bei Verspannungen der Sprechmuskulatur sein. Eine Anwendung ist u. a. bei postmutationellen Stimmstörungen und hyperfunktionellen Dysphonien möglich.

Stoßübungen

Fröschels (1935, 1950) empfiehlt sog. Stoßübungen zur Behandlung von Kehlkopflähmungen. Speziell sollten diese Übungen bei hypofunktionellen Formen dieser Kehlkopferkrankungen angewendet werden. Besteht bereits eine intralaryngeale Überkompensation, z. B. eine beginnende Taschenfaltenstimme, dann sollte diese Therapie nicht durchgeführt werden.

Die Stoßübungen beruhen auf der Tatsache, dass die Kraft einer Muskelgruppe auf andere Muskelgruppen zu übertragen ist. Die geballten Fäuste werden an den Thorax gelegt und während der Aussprache von Vokalen und Silben (/pa/, /pe/, /pi/, /po, /pu/) kräftig von der Höhe der Brustwarzen ab nach unten bewegt. Die Fäuste sollen entlang des Thorax bis an die Vorderseite der Oberschenkel geführt werden. Diese Intonationsübungen müssen genau mit der Armbewegung koordiniert werden und sollen etwa 20mal am Tag jeweils mehrere Minuten gemacht werden.

17

Atemwurfübungen

Das Verfahren nach Fernau-Horn (1955/56) beruht auf der „Weitung des Kehlraums und Federung der Kehlkopfmuskulatur sowie Übungen des Atemwurfs mit der abdominalen Ausatmungsmuskulatur". Die Weitung, z. B. durch Gähnen, ist die erste Voraussetzung für eine physiologische Phonation. Die Federung, d. h. die Tiefstellung des Kehlkopfs, ist die zweite Aufgabe bei der Behandlung von Stimmstörungen. Das Erlernen des Atemwurfs beruht auf einer federnden Kontraktion der Bauchdecke bei der Phonation.

Es wird eine modifizierte Technik vorgeschlagen (vgl. Boone, MacFarlane 1993) und als **Gähnen-Seufzen-Technik** bezeichnet. Dabei handelt es sich um eine leicht erlernbare Methode, die auf einer Erweiterung der Resonanzräume durch Relaxierung des Vokaltrakts beruht. Präventiv kann bei chronischen Stimmstörungen während der täglichen Kommunikation auch die „unhörbare Gähn-Seufzer-Technik" (*silent-yawn-sigh* Technik) angewendet werden. Der Beweis einer Erweiterung des Vokaltrakts beim Gähnen und Seufzen lässt sich fiberendoskopisch und sonagraphisch erbringen. Zu beobachten sind die Elevation der Zunge, eine tiefere Positionierung des Larynx und eine Erweiterung des Pharynx.

17.4 Atemtherapie, spannungsregulierende Methoden

Atemtherapie

Die Begriffe Atemschulung, Atemerziehung, Atemgymnastik, Atempflege und Atemarbeit werden synonym zu Atemtherapie gebraucht. Sie reflektieren die Vielzahl der Anwendungsmöglichkeiten einer Beeinflussung der Respiration mit dem Ziel einer physiologischen kostoabdominalen Atmung. Die Inspiration erfolgt vorwiegend nasal, und es ist eine maximale Ausdehnung der unteren Rippen und des Zwerchfells anzustreben – die kostoabdominale Atmung. Die Luft wird bei der Exspiration nicht herausgepresst, sondern dosiert abgegeben. Die Patienten müssen ihre gewohnheitsmäßigen Verspannungen erkennen. Oft verstehen die Stimmgestörten die Atmungskorrektur erst richtig, wenn sie palpatorisch die Respirationsmuskulatur verfolgen können. Eine Hand wird auf das Abdomen, die andere Hand auf eine Flanke gelegt. Der Patient sollte sich über einen Spiegel selbst beobachten. Ein mangelhaftes Koordinationsvermögen drückt sich im Wechsel zwischen Anspannung und Entspannung der Muskulatur aus. Der Zusammenhang spiegelt sich in der Atemfrequenz, der Atemtiefe, dem Atemrhythmus und der Atemform wider.

Die Atemtherapie integriert auch Maßnahmen, die primär anderen Therapierichtungen zuzuordnen sind. Speziell sind zu nennen:

- Entspannungstherapie: autogenes Training, progressive Muskelrelaxation nach Jacobson, Yoga, Biofeedback, Musiktherapie

- atemrhythmisch angepasste Phonation (vgl. Coblenzer, Muhar 1993)
- Middendorf-Methode (vgl. Middendorf 1985)

! Die isolierte ‚Atemschulung' bei Stimmstörungen ist sinnlos. Ein Atemfetischismus bei Dysphonien im Rahmen einer Stimmtherapie ist nicht angebracht.

Spannungsregulierende Methoden

Der normale Spannungszustand (Tonus) von Muskeln wird als Eutonie bezeichnet und ist bei zahlreichen Stimmgestörten verändert. Einen wichtigen Beitrag in der Stimmtherapie vermitteln spannungsregulierende Methoden. Besonders auffällig lassen sich Verspannungen im Nacken-Schulter-Bereich feststellen. Aus therapeutischer Sicht wird ein Fehlverhalten im Umgang mit dem Körperleben aufgedeckt. Mehrere Entspannungstechniken werden in der Stimmtherapie verwendet:

- funktionelle Entspannung (vgl. Fuchs 1994)
- autogenes Training (vgl. Schultz 1991)
- progressive Relaxation (vgl. Jacobson 1938)
- Eutonie (vgl. Alexander 1989)
- Yoga
- Feldenkrais-Methode (vgl. Risi 1987; Jacoby 1998)

Funktionelle Entspannung, autogenes Training

Die funktionelle Entspannung ist eine tiefenpsychologisch fundierte Therapie bei psychosomatisch Gestörten mit Leidensdruck (vgl. Fuchs 1994). Sie ist mit dem autogenen Training verwandt. Beide Verfahren streben „konzentrative Selbstentspannung" und „Selbstregulation" am. Während das autogene Training dies uber die Selbsthypnose erreicht, strebt die funktionelle Entspannung das allmähliche Entwickeln des körperlichen Eigenrhythmus an. Angriffsziele sind nicht nur psychische, sondern bevorzugt somatische Beschwerden.

Progressive Relaxation

Die Technik der progressiven Muskelentspannung nach Jacobson (1938) wird von klinischen Psychologen, Psychotherapeuten und Ärzten verwendet, um eine tiefe Entspannung zu erreichen. Dabei werden 16 Muskelgruppen empfohlen, die angespannt und gelockert werden sollen. Über die Grundform der progressiven Relaxation gelangt man zur Kurzform und anschließend zum individuellen Training. Dabei sollen Stimmgestörte lernen, besonders die Gesichts- sowie die Nacken-Hals-Muskulatur zu entspannen, anzuspannen und wieder zu entspannen. Im Sitzen oder Liegen kann der Stimmgestörte:

- auf die Empfindungen bei der Anspannung der Muskeln achten
- den Übergang von Anpassung zur Entspannung beobachten
- die Entspannung selbst feststellen

Eutonie

Die Eutonie ist ein körperzentrierter Übungsweg (vgl. Alexander 1989). Als spannungsregulierende Methode ist sie keineswegs nur eine reine Entspannungstechnik. Die Eutonie-Pädagogik basiert auf dem Wissen unserer körperlichen Einheit und ermöglicht das Erfahren dieser Einheit durch spezielle Übungsweisen. So bewirkt bewusste kinästhetische Aufmerksamkeit auf den Spannungszustand unseres Gefäß- und Muskelsystems auch einen Einfluss auf Atmung, Phonation und Gebrauch das Selbst (vgl. Pause, McKenna 1994).

Feldenkrais-Methode

Das Verfahren gliedert sich in zwei Bereiche: die Arbeit mit dem Einzelnen – funktionale Integration – und die Arbeit mit Gruppen – Bewusstheit durch Bewegung. Mit Hilfe der „Bewusstheit durch Bewegung" finden Gesetze und Schwerkraft besondere Beachtung. Jede Übung beginnt und endet mit Fühlen, einem ‚Sich-seiner-bewusst-werden'. Dabei werden Übungen, z. B. „Drehen Sie den Kopf zur linken Seite, und dann zur rechten, wo ist es leichter?" durchgeführt. Die Anwendung der Feldenkrais-Methode bei Stimmstörungen beruht auf einer Bewegungsarbeit. Es werden Bewegungsabläufe analysiert und in kleinstmögliche, leicht erlernbare Einzelschritte zergliedert. Mit Hilfe einer gezielten Körperwahrnehmung sollen sich die Stimmgestörten bewegen. Dies zeigt, dass das Bewusstmachen der Zusammenhänge im Organismus sehr viel schneller und tiefgreifender eine Besserung herbeiführt, als die Bearbeitung von Problemstellen (vgl. Risi 1987; Jacoby 1998). Die Bewegungsarbeit beruht auf Tätigkeiten mit Assoziationen und Bewegungsvorstellungen.

! Die verschiedenen spannungsregulierenden Methoden können in weitere Verfahren integriert werden (vgl. Band 2 dieses Lehrbuchs).

17.5 Weiterführende Verfahren

Vorgehen nach Schlaffhorst-Andersen

Die Arbeitsweise nach Schlaffhorst-Andersen beruht auf Erfahrungen in den Wechselwirkungen zwischen Atmung, Stimme, Sprache, Haltung und Bewegung (vgl. Saatweber 1997). Das Übungskonzept bei funktionellen und organischen Dysphonien basiert auf einer Rehabilitation des gesamten akustischen Ausdrucks über Eutonisierung der Spannungsverhältnisse, Koordinierung von Atem- und Körperbewegung und Aktivierung aller Funktionen. Das gilt besonders für die Atem- und Stimmfunktionen. Auch bei der Therapie von Sprech-, Sprach- und Redeflussstörungen liegt der Schwerpunkt im Ausnutzen der genannten Wechselwirkungen. Als übergeordnetes Ziel wird eine Stimmigkeit zwischen Sprechen, Situation und Aussage angestrebt. Eine ausführliche Darstellung des Vorgehens nach Schlaffhorst-Andersen erfolgt im Band 2 dieses Lehrbuchs.

Akzentmethode

Die Akzentmethode nach Smith (vgl. Smith, Thyme 1980) ist eine Ganzheitsmethode, eine dynamische Stimm-, Sprech- und Bewegungstherapie, die alle respiratorischen Funktionen sowie die Phonationsmuskulatur mit einbezieht. Dabei gelingt eine Koordination der Atmung, Phonation, Körperbewegungen, Gestik, Artikulation und des Sprechens. Bei der Akzentmethode spielt die Entspannung keine Rolle, die rhythmische Veränderung der phonatorischen und verbalen Aktivitäten ist jedoch von großer Bedeutung. Die Akzentmethode wird nicht nur bei funktionellen Stimmstörungen, sondern auch zur Behandlung von organischen Stimmstörungen wie Stimmlippenknötchen und Stimmlippenlähmungen empfohlen (vgl. Thyme-Frokjaer, Frokjaer-Jensen 2001). Eine ausführliche Darstellung der Methode erfolgt im Band 2 dieses Lehrbuchs.

Tab. 17.1: Therapeutischer Aufbau der Stimmheilkur (vgl. Gundermann 1994)

med. Personal	medizinische und physiotherapeutische Maßnahmen nach Bedarf Inhalationen Massagen respiratorisches Biofeedback			
Pneopäde	Atemtherapie			
Stimmarzt Logopäde Psychologe Pneopäde	Entspannungsverfahren AT, Jacobson, Eutonie			
Psychologe	Psychotherapie Einzelberatung und Gruppengesprächstherapie Interaktionstherapie Psychosomatik der Stimme (Vorträge)			
Logopäde Pneopäde	Einzelstimmbildung kinästhetische Sensibilisierung Haltungs- und Bewegungserziehung (Psychomotorik)			
Logopäde	Hörtraining, Phonorhythmik, Stimmjogging verbotonale Bewegungstheraplie aquatische Stimmtherapie			
Stimmarzt	Einleitungsgespräch Ziele und Aufgabe der Stimmheilkur	Gruppengespräche über die gesunde und kranke Stimme	Stimmhygiene für den Alltag (Stimmjogging)	
	Eingangsuntersuchung	fortlaufende Befundkontrolle	Abschlussuntersu- chung	
	1. Woche	2. Woche 3. Woche	4. Woche	Verlängerung
	initiale Phase	*Umstimmungsphase*	*Tranferphase*	

integrativ – **komplex** – **intensiv**

17

Atemrhythmisch angepasste Phonation

Das Ziel der atemrhythmisch angepassten Phonation (vgl. Coblenzer, Muhar 1993) ist eine Atemergänzung, wobei das ‚Luftschnappen' vor dem Stimmeinsatz vermieden werden soll. Um ein richtiges Abspannen zu erreichen, müssen folgende Voraussetzungen erfüllt sein: Es sollte eine Grundspannung, eine Eutonie, vorhanden sein, damit abgespannt werden kann. Dabei gilt ‚ohne Spannung keine Abspannen'. Der Angelpunkt dieses Verfahrens ist das Abspannen auf Endkonsonanten oder -vokale. Es löst die artikulatorische Ventilspannung und bewirkt die Luftergänzung innerhalb von 0,2sec. Von grundlegender Bedeutung für eine mühelose und auffällige Inspiration ist eine korrekte Artikulation. Die atemrhythmisch angepasste Phonation wird besonders bei Sprechberufen und Sängern empfohlen. Damit kann grundsätzlich die Sprechtechnik verbessert werden.

Kommunikative Stimmtherapie

Die kommunikative Stimmtherapie (vgl. Gundermann 1994) – ein stationäres Heilverfahren, „Stimmheilkur" – stellt sich zur Aufgabe, stimmgestörte und stimmkranke Patienten, bei denen eine ambulante Therapie nicht erfolgreich gewesen ist oder die Schwere des Falls von vornherein an dem Erfolg einer ambulanten Betreuung zweifeln lässt, stimmlich und soweit notwendig und möglich, allgemein körperlich und psychisch zu rehabilitieren.

Die Stimmheilkur vermittelt als psychosomatisch orientierte Stimmtherapie aufgrund der Komplexität und Intensität ein Maximum an Behandlungsmöglichkeiten (Tab. 17.1).

Neben funktionellen Stimmstörungen werden u. a. organische Erkrankungen der Stimme – z. B. Kehlkopflähmungen, Stimmstörungen nach operativen Eingriffen wie Laryngektomie und Larynx-Teilresektion – betreut.

17.6 Neuere Verfahren

Funktionale Stimmtherapie

Grundsätzlich werden unterschieden:

- funktionale Stimmtherapie nach Kruse
- funktionales Stimmtraining nach Lichtenberg
- funktionale Gesangspädagogik nach Rabin

Die funktionale und funktional-postoperative Stimmtherapie (vgl. Kruse 1991, 1994; Bd. 2, 2001) beruht auf folgendem Konzept: Die physiologische Stimmfunktion ist dem einatmungsgesteuerten Unterdruck-Sphinktersystem zuzuordnen, während bei einer Stimmstörung spontan das ausatmungsgesteuerte Überdruck-Sphinktersystem als regelhaft hyperfunktionelle Kompensation aktiviert wird. Ziel der funktionalen Stimmtherapie ist die Beeinflussung der laryngealen Doppelventilfunktion. Davon abzugrenzen ist das „funktionale Stimmtraining" – auf diesem baut die funktionale Stimmtherapie auf –, eine gesangspädagogische Methode (vgl. Rohmert 1987, 1998; Gross 1997). Die funktionale Stimmtherapie verfolgt nach der Differenzialdiagnostik der Stimmstörung eine Differenzialtherapie – eine spezifische Behandlung der Dysphonie in Abhängigkeit zum Störungsbild – mit anschließender stimmtechnischer Absicherung. Im Rahmen der funktionalen Stimmtherapie aus logopädischer Sicht werden keine isolierten Atem-, Artikulations-, Tonus-, Intentions- oder Stimmübungen durchgeführt; vielmehr sind bei der Behandlung ständig alle Funktionsbereiche der Stimmgebung beteiligt (vgl. Soltau 1996).

Konzept einer integrativen und interaktionalen Stimmtherapie (KIIST)

Das Konzept einer integrativen und interaktionalen Stimmtherapie (vgl. Spiecker-Henke 1997) entspricht einer ganzheitlichen Betrachtungsweise. „Integrativ" bedeutet in diesem Konzept, den Stimmgestörten in seinen körperlichen, emotionalen, sozialen und geistigen Dimensionen in den Therapieprozess einzubeziehen. „Interaktional" betont den in der Stimmtherapie oft unzureichend berücksichtigten kommunikativen und beziehungsbetonten Aspekt.

Personale Stimmtherapie (PST)

Die PST legt ihrem Konzept den Gedanken zu Grunde, dass die Stimme Ausdruck der Person ist. Arbeit an der Stimme wird daher als Arbeit an der Person verstanden. Das Anliegen des Therapiekonzepts ist es, dieses Verständnis von Stimmarbeit den Patienten bewusst zu machen und zentral in die Therapie einzubeziehen (vgl. Stengel, Strauch 1996; Band 2, 2001).

In der Durchführung stimmtherapeutischer Übungen werden zwei Ebenen unterschieden: die funktionale und die personale Ebene. Auf der funktionalen Ebene wird ein physiologischer Stimmgebrauch erarbeitet. Auf der personalen Ebene werden kognitive und emotionale Reaktionen der Patienten erfasst und reflektiert.

Wesentliche Grundlage für die Stimmarbeit ist die „konzentrative Körperarbeit", die über eine intensive Schulung der Propriozeption zur personalen Ebene führt.

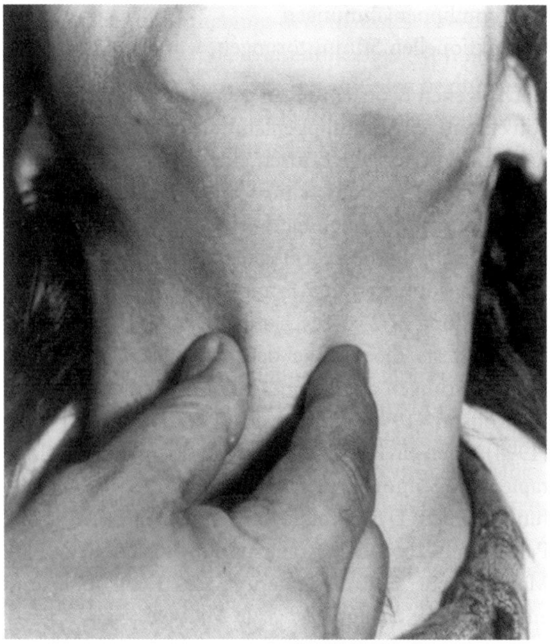

a

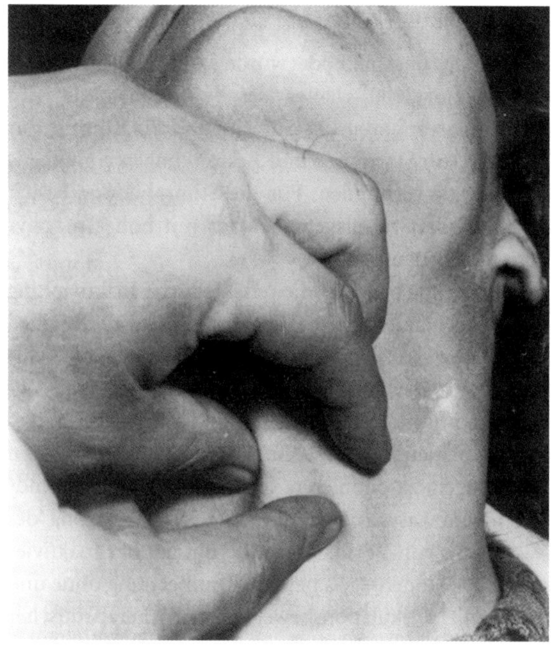

b

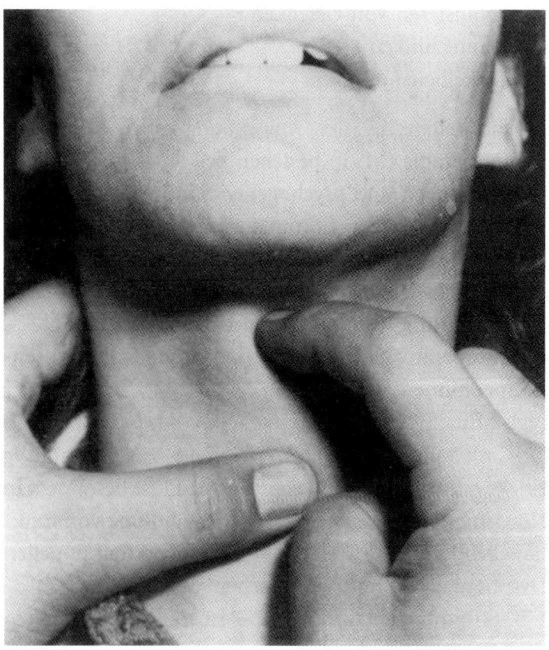

c

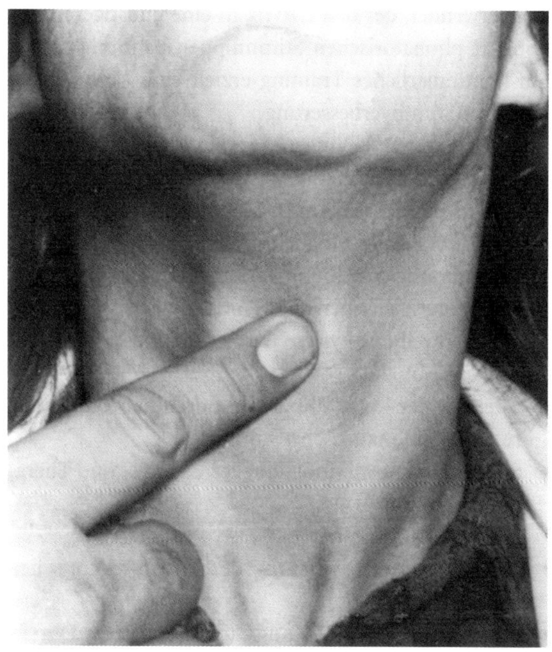

d

Abb. 17.2: Laryngeale manuelle Kompressionstests (Blaugrund 1991)
a. lateraler manueller Kompressionstest
b. krikothyroide Annäherung
c. kombinierter lateraler Kompressionstest und krikothyroide Annäherung
d. anterioposteriore Kompression

- leichtes Husten zur Sekretsäuberung des Rachens
- endoskopisches visuelles Feedback
- Patienteninformation zur Reduktion des Stimmmissbrauchs
- Stimmschutz-Strategien

Prognose: Es werden die Ergebnisse von drei Studien über die Therapieergebnisse bei nichtorganischen Stimmstörungen beschrieben.

1. Carding et al. (1999) teilten ihre 45 Patienten in drei Gruppen ein. Die Beurteilung erfolgte mit Hilfe des Stimm-Schweregrades, elektrolaryngographisch, Shimmer-Messungen und eines Patienten-Fragebogen.

- Gruppe 1: keine Stimmtherapie, in 86 % keine signifikanten Veränderungen
- Gruppe 2: indirekte Therapie, in 46 % signifikante Veränderung der Stimmqualität
- Gruppe 3 (15 Patienten): direkte Therapie, in 93 % signifikante Veränderungen der Stimmqualität

2. MacKenzie et al. (2001) verglichen in einer evidenzbasierten Studie 70 Patienten mit funktionellen Stimmstörungen mit einer Kontrollgruppe von 63 Probanden im Alter von 17–87 Jahren. Die Kontrollen erfolgten 6 sowie 12–14 Wochen nach der Erstuntersuchung bzw. dem Beginn der ambulanten Stimmtherapie. Dabei ergaben sich statistisch hoch signifikante bessere Stimmergebnisse bei der Patientengruppe anhand subjektiver und objektiver Stimmparameter als in der Kontrollgruppe.

3. Roy et al. (2001) beschrieben die Ergebnisse einer prospektiven randomisierten Studie nach Stimmtherapie bei 58 stimmgestörten Lehrern. Es erfolgte eine Einteilung in drei Gruppen:

- Gruppe 1 (n = 20): nur Stimmhygiene
- Gruppe 2 (n = 19): Stimmübungen
- Gruppe 3 (n = 19): nicht behandelte Kontrollgruppe

Die Patienten der Gruppe 2 erreichten eine hoch signifikante Reduktion der Stimmbeschwerden.

Literatur

Alexander, G: Eutonie. 7. Aufl. Kösel, München 1989

Aronson, AE: Clinical voice disorders.3.ed. Thieme Stratton, New York 1990

Boone, D. R., S. McFarlane: A critical view of the yawn-sigh as a voice therapy technique. J. of Voice 7 (1993) 1, 75–80

Blaugrund, SM: Laryngeal framework surgery. In: Phonosurgery assessment and surgical management of voice disorders. Ford a. Bless (ed.). Raven Press, New York 1991

Carding, P.N. et al.: A study of the effectiveness of voice therapy in the treatment of 45 patients with nonorganic dysphonia. J. of Voice 13 (1999) 1, 72-104

Chan, R., W. K.: Does the voice improve with vocal hygiene education? A study of some instrumental voice measures in a group of Kindergarten teachers. J. of Voice (1994) 8, 279–291

Coblenzer, H., F. Muhar: Atem und Stimme. 12. Aufl. OBV Pädagogischer Verlag, Wien 1993

Fernau-Horn, H.: Prinzip der Weitung und Federung in der Stimmtherapie. HNO 5 (1955/56), 365–368

Frank, F.: Hygiene, Altersabhängigkeit und Störungen der Singstimme. In: Phoniatrie – Pädaudigologie. Hrsg. von P. Biesalski, F. Frank,. Band 1: Phoniatrie. 2. Aufl. Thieme, Stuttgart 1994, S. 270–312

Friedrich, G.: Grundprinzipien für die Indikationsstellung zur Phonochirurgie. Laryngo-Rhino-Otol. 74 (1995), 663–665

Fröschels, E.: Eine neue Behandlungsmethode der Lähmungserscheinungen der Stimmlippen und der Atembeschwerden bei doppelseitiger Rekurrenslähmung. Mschr. f. Ohrenheilkunde 69 (1935), 614–647

Fröschels, E.: Über konservative Behandlung der Rekurrensparese. Wien, klin. Wschr. 62 (1950), 118–120

Fröschels, E.: Chewing method as a therapy. Arch. Otolaryng. (Chic.) 54 (1952) 427–434

Fuchs, M.: Funktionelle Entspannung. 5. Aufl. Hippokrates, Stuttgart 1994

Grohnfeldt, M. (Hrsg.): Stimmstörungen. In: Hdb. der Sprachtherapie. Bd. 7, Edition Marhold, Berlin 1994

Gundermann, H.: Die kommunikative Stimme. In: Stimmstörungen. Hdb. der Sprachtherapie. Bd. 7. Hrsg. v. M. Grohnfeldt. Edition Marhold, Berlin 1994, 157–171

Gross, S.: Die funktionale Stimmpädagogik nach Gisela Rohmert in der logopädischen Stimmtherapie. Forum Logopädie 11(1997) 3, 5-10

Hammer, S.S.: Stimmtherapie mit Erwachsenen. Hrsg. M.M. Thiel, Springer, Berlin 2003

Haupt, E.: Integrative Stimmtherapie. Ein Konzept nach Gundermann. In : Aktuelle Probleme der Stimmtherapie. Hrsg. v. H. Gundermann. Fischer, Stuttgart/New York 1987

Haupt, E.: Stimmt's? Stimmtherapie in Theorie und Praxis. 2. Aufl. Schulz-Kirchner, Idstein 2001

Heinemann, M.: persönl. Mitteilung 2001

Jacobson, E.: Progressive Muskelrelaxation. University of Chicago Press, Chicago 1938

Jacoby, P.: Die Feldenkrais-Methode als Wegweiser zu ganzheitlicher Stimmbildung und Stimmtherapie. Forum Logopädie 12 (1998) 3, 11-15

Kneip, S.: Psychogene Dysphonien bei Erwachsenen. Schulz-Kirchner Verlag, Idstein 2002

Kruse, E.: Funktionale Stimmtherapie – therapeutisch-konzeptionelle Konsequenz der laryngealen Doppelventilfunktion. Sprache – Stimme – Gehör 15 (1991), 127–134

Kruse, E.: persönl. Mitteilung 1994

Leden, H. v.: The history pf phonosurgery. In: Voice surgery. W. J. Gould, R. T. Sataloff, J. R. Spiegel. Mosby St. Louis 1993. 65–95

MacKenzie, K. et al:: Is voice therapy an effective treatment for dysphonia? A randomised controlled trial. BMJ 323 (2001) 7314, 658-661

Middendorf, J. Der erfahrbare Atem. Junfermann-Verlag. Paderborn 1985

Münch, G.: Manuelle Stimm-Therapie (MST). Sprechen 16 (1998)I, 56-60

Münch, G.: Die Manuelle Stimmtherapie (MST): Eine Therapie, die „berührt". Schulz-Kirchner Verlag, Idstein 2003

Pahn, J.: Der therapeutische Wer nasalierter Vokalklänge in der Behandlung funktioneller Stimmerkrankungen. Folia phoniat. 16 (1964), 249–263

Pahn, J., Pahn, E.: Die Nasalierungsmethode. In: Stimmstörungen. Hdb. der Sprachtherapie. Bd. 7. Hrsg. v. M. Grohnfeldt. Edition Marhold, Berlin 1994, 214–236

Pahn, J., Pahn, E.: Die Nasalierungsmethode. Verlag Matthias Oehmke, Roggentin/Rostock 2000

Pause, J., B. McKenna: Atem, Stimme und Gebrauch des gesamten Organismus als funktionelle Einheit. Eine Einführung in die F. M. Alexander-Technik. Die Sprachheilarbeit 39 (1994) 3, 165–172

Ramig., LO, Verdolini, K.: Treatment efficacy: voice disorders. J. Speech Lang Hear Resn41 (1998) 101-116

Risi, G.: Die Feldenkrais-Methode in der Stimmtherapie. In: Aktuelle Probleme der Stimmtherapie. Hrsg. v. H. Gundemann. Fischer, Stuttgart 1987, 229–233

Rohmert, W. (Hrsg.): Grundzüge des funktionalen Stimmtrainings. Dokumentation Arbeitswissenschaft Bd. 12 (4. Aufl.) Dr. Otto Schmidt KG Verlag. Köln 1987

Rohmert, G.: Das Lichtenberger Funktionale Stimmodell nach Gisela Rohmert. In: Die Ausdruckswelt der Stimme. 1. Stuttgarter Stimmtage. Hüthig, Heidelberg 1998

Roy, N. et al.: Manual circumlaryngeal therapy for functional dysphonia: an evaluation of short- und long-term treatment outcomes. J. of Voice 11 (1997) 3, 321-331

Roy, N, Bless, DM.: Manual circumlaryngeal techniques in the assessment and treatment of voice disorders. Current Opinion in Otolaryngology & Head and Neck Surgery 6 (1998) 151-155

Roy, et al.: An evaluation of the effects of two treatment approaches for teachers with voice disorders: a prospective randomised clinical trial. J. of Speech Language a. Hearing Research 44 (2001) 286-296

Saatweber, M.: Einführung in die Arbeitsweise Schlaffhorst-Andersen. 3. Aufl. Schultz-Kirchner Verlag, Idstein 1997

Schultz, J. H.: Das autogene Training. 19. Aufl. Thieme Stuttgart 1991

Smith, S., K. Thyme: Die Akzentmethode. Spezial-Pädagogischer-Verlag, Flensburg 1980

Soltau, M.: persönl. Mitteilung 1996

Spiecker-Henke, M.: Methoden der Stimmtherapie im Überblick. In: Stimmstörungen. Hdb. der Sprachtherapie. Bd. 7. Hrsg. v. M. Grohnfeldt. Edition Marhold, Berlin 1994, 123–138

Spiecker-Henke, M.: Logopädische Behandlung von Stimmstörungen. In: Phoniatrie – Pädaudiologie. Hrsg. v. P. Biesalski, F. Frank. Bd. 1: Phoniatrie. 2. Aufl. Thieme, Stuttgart/New York 1994, 250

Spiecker-Henke, M.: Leitlinien der Stimmtherapie. Thieme, Stuttgart/New York 1997

Stemple, J. C., L .Lee, B. D. d'Amico, B. Pickup: Efficacy of vocal function exercises as a method of improving voice production. .Journal of Voice 8 (1994) 3, 271–278

Stemple, J.C.: Voice therapy. Clinical studies. 2. Ed. Singular/Thomson Learning. San Diego 2000

Stengel, I., Th. Strauch: Stimme und Person. Klett-Cotta, Stuttgart 1996

Thyme-Frokjaer, K., Frokjaer-Jensen, B.: The accent method. A rational voice therapy in theory & Practise. Speechmark, Oxon 2001

18 Phonochirurgie

Weltweit werden zahlreiche stimmverbessernde Techniken angeboten. Bei klarer Indikationsstellung stellt die Phonochirurgie eine Alternative zu den konservativen Möglichkeiten einer Stimmtherapie dar.

Friedrich und Bigenzahn (2001) haben im Band 2 dieses Lehrbuches ausführlich die Phonochirurgie beschrieben. An dieser Stelle soll lediglich ein kurzer Überblick mit besonderer Betonung der prä- und postoperativen Diagnostik, der Medialisierungs-Operationen der Stimmlippen (Augmentation) und Eingriffen am Kehlkopfskelett (*Laryngeal Framework Surgery*) gegeben werden.

! Die Phonochirurgie ist keine Methode, sondern ein Ziel.

Der Begriff Phonochirurgie wurde erstmals 1963 von Hans von Leden – bei einem Gespräch mit Gottfried Arnold in New York – genannt und weltweit bekannt gemacht.

Systematik: Grundsätzlich werden vier Typen der Phonochirurgie entsprechend der operativen Methodik differenziert:

- phonochirurgische Stimmlippenchirurgie
- phonochirurgische Eingriffe am Kehlkopfskelett („*Laryngeal Framework Surgery*")
- neuromuskuläre Chirurgie
- rekonstruktive Chirurgie nach partieller und totaler Kehlkopfentfernung

Die Stimmlippenchirurgie sowie die Eingriffe am Kehlkopfskelett werden in diesem Kapitel kurz beschrieben. Die neuromuskuläre Chirurgie des Kehlkopfes stellt einen vielversprechenden Ansatz zur Wiederherstellung der gestörten Motorik nach Stimmlippenlähmungen dar, hat aber derzeit noch keinen Eingang in der klinischen Routine gefunden (vgl. Friedrich 2002).

Komplexes Behandlungskonzept phonochirurgischer Eingriffe

Grundsätzlich sollten phonochirurgische Maßnahmen niemals allein und isoliert durchgeführt werden. Folgende Maßnahmen gehören zur komplexen Behandlung:

- medikamentöse
- stimmtherapeutische (prä- und postoperativ)
- psychotherapeutische
- chirurgische

Prä- und postoperative Diagnostik und konservative Therapie

Präoperativ

Eine phoniatrische Basisdiagnostik sollte grundsätzlich vor und nach stimmverbessernden Eingriffen stattfinden. In Abhängigkeit zu den Befunden kann auch eine prä- und postoperative konservative Therapie, eine Sandwich-Behandlung, notwendig werden.

Die präoperative Exploration erfasst die:

- erforderliche Stimmfunktion, z. B. im Beruf
- Patientenwünsche, z. B. Stimmklang, Belastungsfähigkeit, Durchdringungsfähigkeit
- Frage, inwieweit konservative Verfahren ausgeschöpft wurden

Die Europäische Laryngologische Sektion (ELS) (vgl. Dejonckere et al. 2001) empfiehlt folgendes diagnostisches Protokoll bei Stimmstörungen, speziell bei phonochirurgischen Eingriffen:

- auditive Bewertung (RBH: Rauhigkeit, Behauchtheit, Heiserkeit)
- Videostroboskopie (Glottisschluss, Regularität, Mukosawelle, Symmetrie)
- Aerodynamik (maximale Phonationsdauer
- akustische Messung (Jitter, Shimmer)
- Selbsteinschätzung durch den Patienten (visuelle 10 mm-Analog-Skalierung).

Dabei handelt es sich um eine minimale Dokumentation, die auch entsprechend den gegebenen Möglichkeiten variiert werden kann. Wertvolle Ergänzungen sind:

- eine Stimmfeldmessung
- eine Tonbandaufnahme

Postoperativ

Es werden empfohlen:

- absolute Stimmruhe bis 10 Tage bei Glottoplastik, Gefahr der Nahtdehiszenz und Gefahr der Lappendestruktion (vgl. Gross 2001)

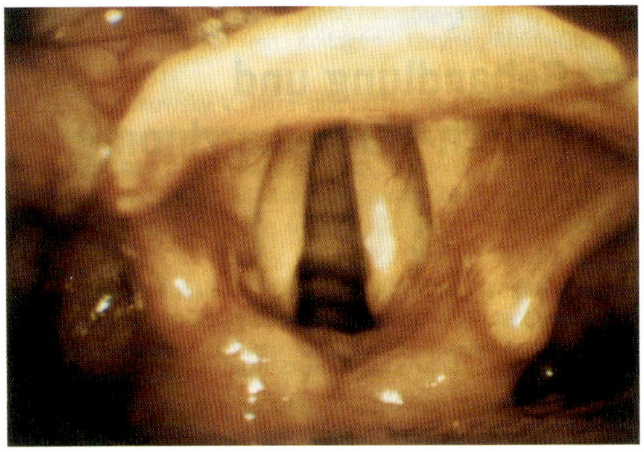

Abb. 19.2: Leukoplakie im Bereich der linken Stimmlippe

Karzinoma in situ, Stimmlippenkarzinom

Die aufgehobene Amplitude und Randkantenverschiebung als phonatorischer Stillstand sind Merkmale einer infiltrativen Stimmlippenprozesses.

Bigenzahn et al. (1998) gelangen zu folgenden stroboskopischen Hinweisen eines infiltrativen Stimmlippenprozess:

- Reduktion der Stimmlippenamplitude (Schwingungsweite)
- Abnahme der Randkantenverschiebung (Schleimhautverschieblichkeit)
- phonatorischer Stillstand, Amplituden und Randkantenverschiebung sind nicht mehr nachweisbar

Ein *Karzinoma in situ* (Tis, präinvasives Karzinom) kann nach den bisherigen Erfahrungen zu unterschiedlichen stroboskopischen Ergebnissen führen. Bigenzahn et al. (1998) beschreiben zwei Fälle:

a) bei einer hochgradigen Leukoplakie eine deutlich reduzierte Randkantenverschiebung sowie eine Reduktion der Amplituden

b) bei einer laryngoskopisch sichtbaren Verdickung der Stimmlippe stroboskopisch einen phonatorischen Stillstand

Dagegen besteht ein *Stimmlippenkarzinom* (Abb. 19.3), wenn das Karzinom die Basilarmembran erreicht hat.

Wenn die morphologischen Strukturveränderungen mehr als 3/4 des membranösen Stimmlippenanteils erfassen, stellt sich ein kompletter phonatorischer Stillstand der Stimmlippen im stroboskopischen Bild ein (vgl. Zhao et al. 1991).

> **!** Beim Stimmlippenkarzinom besteht ein kompletter phonatorischer Stillstand, d. h. es hat eine Tiefeninfiltration über das Ligamentum vocale hinaus stattgefunden; es ist eine Probeexzision erforderlich.

In diesem Zusammenhang soll Giacomo Puccini (1858–1924) genant werden, bei dem eine laryngo-stroboskopische Untersuchung sicherlich zur Früherkennung seines Larynx-Karzinoms beigetragen hätte. Der Komponist rauchte etwa seit seinem 14. Lebensjahr Zigaretten, Zigarren und Pfeifen. Als er keine Geldsorgen mehr hatte, steigerte er seinen Rauchkonsum auf täglich mehrere Dutzend Zigaretten. Sein Nikotonmissbrauch lässt sich mehrfach belegen. Das oft hektische Arbeitstempo des Komponisten und die wechselhaften psychischen Verstimmungen verstärkten seine Rauchgewohnheiten. Der etwa 50 Jahre währende Nikotinmissbrauch gewinnt somit im Hinblick auf seine Todeskrankheit – ein Kehlkopf-Karzinom mit Herzerkrankung – eine eminente Bedeutung.

Probeexzision und Stroboskopie

So unentbehrlich eine Probeexzision zur Erhärtung der Diagnose Stimmlippenkarzinom ist, kann sie in manchen Fällen mit unklarer Dysphonie doch unangebracht sein. Eine Probeexzision kann – falls kein Karzinom vorliegt und es sich um eine Entzündung handelt – den Heilungsverlauf der Dysphonie erheblich verzögern. Deshalb sollte vor einer Probeexzision bei glottischen Befunden mit Verdacht auf T1 bzw. T2 immer eine stroboskopische Beurteilung stattfinden.

Stroboskopische Kontrolle nach Radiotherapie

Die Stroboskopie ermöglicht bei Radiotherapie eine Kontrolle des Heilungsverlaufes und den Ausschluss eines Rezidivs. Aus diesem Grund sind regelmäßige stroboskopische Untersuchungen nach Abschluss der radioonkologischen Behandlung erforderlich.

Das Wiederauftreten einer Schwingungsamplitude und Randkantenverschiebung bei vorausgegangenem

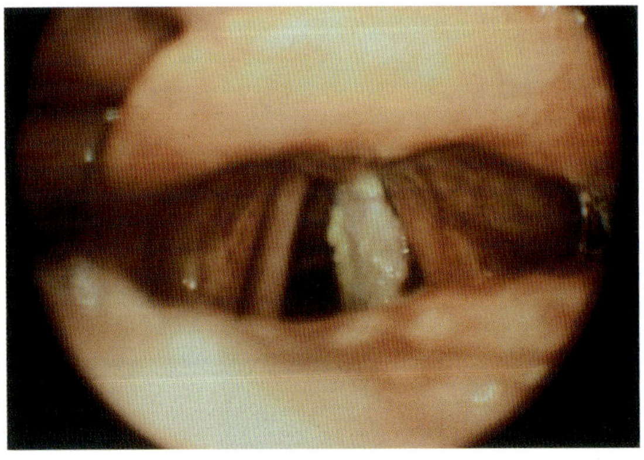

Abb. 19.3: Stimmlippenkarzinom rechts. T1 a. Gut differenziertes Plattenepithel-Karzinom (G 1). Fotosammlung: Prof. Bonkowsky

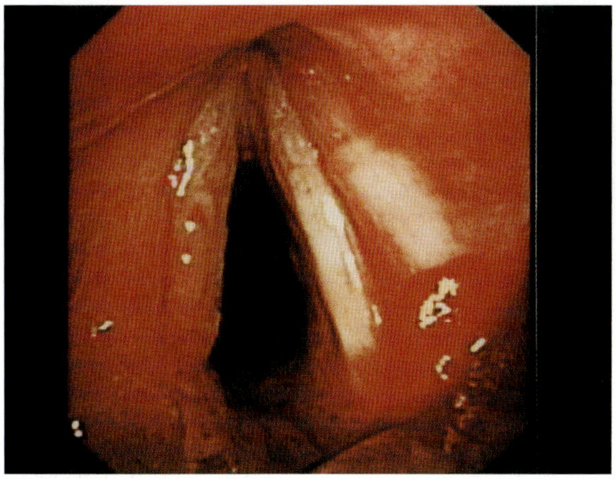

Abb. 19.4: Stimmlippen-Tuberkulose links. Larynxdokumentation bei fiberbronchoskopischer Untersuchung. Fotosammlung: Dr. Stanzel, Asklepios-Kliniken, Gauting-München 2000

phonatorischen Stillstand nach primärer Radiotherapie bei in-situ-Karzinomen bzw. Stimmlippenkarzinomen T1 bis T2 ist prognostisch ein günstiges Zeichen. Bleibt ein phonatorischer Stillstand nach primärer Radiatio bestehen, ist nach den Feststellungen von Wallesch et al. (1991) das Vorliegen eines Residual- oder Rezidivtumors noch nicht belegt. So kann es sich neben Rezidiven auch um entzündliche oder narbige Veränderungen nach Probeexzision handeln. Dagegen kommt der Stroboskopie bei der Überwachung des radioonkologisch betreuten Patienten eine tragende Rolle zu, wenn nach initialer Rückkehr des Schwingungsablaufs mit Nachweis einer Schwingungsamplitude und Randkantenverschiebung der Befund sistiert und erneut ein phonatorischer Stillstand belegt wird.

Differenzialdiagnose: Eine akute und chronische Laryngitis kann für eine begrenzte Zeit – etwa 8–14 Tage – zu einem phonatorischen Stillstand führen. Immer sollte bei längerem phonatorischem Stillstand neben einem Glottiskarzinom auch an eine **Stimmlippentuberkulose** gedacht werden, die vorwiegend einseitig abläuft (Abb. 19.4).

Zustand nach Abtragung benigner Läsionen der Stimmlippe

Postoperativ kann nach Stimmlippenknötchen- und Polypenentfernungen sowie Papillomabtragungen ein Wochen und Monate dauernder phonatorischer Stillstand der Stimmlippen feststellbar sein. Aber auch bei nicht nennenswerter Minderung der Schwingungsfähigkeit kann ein oberflächlicher Prozess – wie ein Karzinom in situ – nicht sicher ausgeschlossen werden. Dann empfehlen sich wegen möglicher partieller Stillstände für die Frühdiagnostik lupenvideostroboskopische Untersuchungen im Bereich des gesamten Stimmumfangs (vgl. Wendler et al. 1996) sowie stroboskopische Verlaufsbeobachtungen.

19.2 Stimmfunktion nach Radiotherapie

Die ausschließliche Bestrahlung bei glottischen Karzinomen im Stadium T1 und T2 kann bei künstlerischen Hochleistungs-Stimmberufen wie Sängern und Schauspielern, aber auch bei Berufssprechern (Lehrer, Geistliche, Dozenten, Politiker, Kindergärtnerinnen) angezeigt sein. Eine gute Stimmfunktion stellt sich bei 83 % der Patienten ein (vgl. Benninger et al. 1994). Eine Stimmverschlechterung nach Radiotherapie kann bei Stimmlippenkarzinomen aus folgenden Gründen eintreten:

- präoperative Diagnostik (Probeexzision)
- Rauchen nach Radiotherapie
- Komplikationen unter Radiotherapie (Perichondritis)
- bilateraler Stimmlippenbefall durch das Karzinom

19.3 Stimmfunktion nach Kehlkopfteilresektion

Entscheidende Vorteile der Stimmfunktion gegenüber der Ösophagusstimme nach Laryngektomie – mit und ohne Shuntprothese – sind die bessere Verständlichkeit, die zumindest in Grenzen vorhandene Sprachmelodie und Modulationsfähigkeit und v.a. die wesentlich längere maximale Phonationsdauer. Der Erfolg der Stimmtherapie bei Kehlkopfteilresektionen hängt vom Ausmaß des operativen Eingriffs ab. Wird ein genügend fester Verschluss von vibrationsfähigem Gewebe geformt, sind die Erfolge durchaus gut.

Laryngofissur mit Chordektomie

Postoperativ bildet sich bei der Laryngofissur aus der Narbe der erkrankten Seite ein substituierendes stimmlippenähnliches Organ. Die Stimmlippe der gesunden Seite überschreitet die Medianlinie und findet Kontakt mit dieser Narbe. Damit sind günstige Voraussetzungen für eine postoperative Stimmfunktion gegeben.

Das Hauptziel einer **Stimmtherapie** ist, die genannten postoperativen morphologischen Befunde so auszunutzen, dass möglichst mit der gesunden Stimmlippe der

Gegenseite eine klanghafte Phonation möglich wird. Die Stimmtherapie sollte sofort nach der Wundheilung beginnen, damit sich durch die stimulierenden Stimmlippenschwingungen der gesunden Seite eine gute Ersatzstimmlippe ausbildet. Mit Hilfe eines weichen Stimmeinsatzes verliert die Stimme ihren gepressten Klang und normalisiert sich weitgehend, wenn die extralaryngeale Muskulatur nicht übermäßig in Anspruch genommen wird. Resonanzübungen und ein Training zur Erweiterung des Stimmumfangs sowie zur Verlängerung der maximalen Phonationszeit sind u. a. Bestandteil einer Stimmtherapie.

Vertikale Kehlkopfteilresektion

Bei der **frontolateralen Teilresektion** ist der endolaryngeale postoperative Defekt größer als bei einer Chordektomie, so dass eine schwere Dysphonie oder eine Aphonie resultieren können. Es kann sich aber auch zwangsläufig eine Taschenfalten-Narbenstimme, Epiglottis-Aryknorpelstimme und eine Kombination zwischen beiden einstellen (Abb. 19.5). Eine Stimmtherapie ist erforderlich.

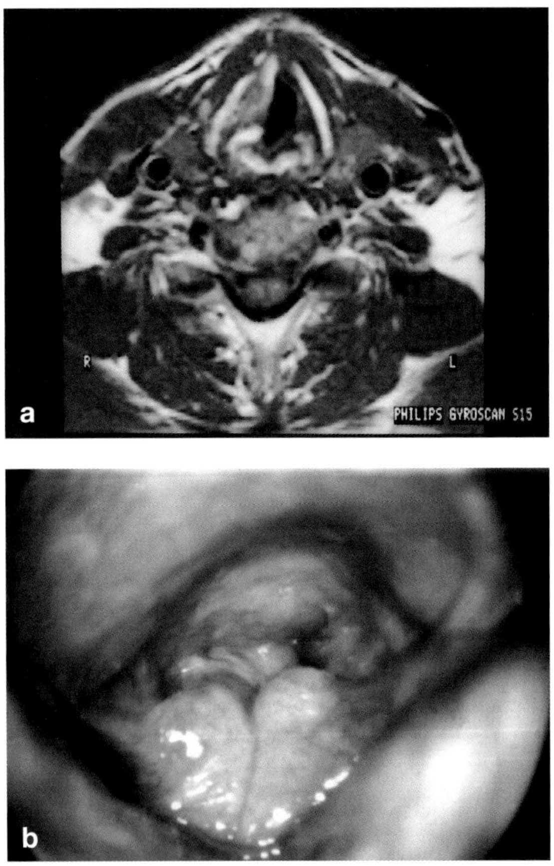

Abb. 19.5: Zustand nach frontolateraler Larynxteilresektion links (Larynx-Karzinom der linken Stimmlippe T2 No Mo) mit Aphonie und hyperfunktionellem Glottisschluss
a. Kernspintomogramm (horizontal): operativ bedingter Defekt im Glottisniveau links
b. Kehlkopffoto: lupenlaryngoskopisch nachweisbare phonatorische Hyperfunktion bei forcierter Stimmgebung

Die Rekonstruktion der Glottis **mit Hilfe der Taschenfalte** verbessert die Stimmfunktion (vgl. Brasnu et al. 1992). Mittlere und schwere postoperative Stimmstörungen sind besonders dann auffällig, wenn keine Rekonstruktion der Glottis stattfindet. Postoperative Granulationen und Synechien im Bereich der vorderen Kommissur können allerdings auftreten.

Die Stimmbehandlung muss auf Verringerung der Dysphonie, Heraufsetzung der auffällig tiefen Sprechstimmlage, Erweiterung des Stimmumfangs, Verlängerung der maximalen Phonationszeit und Steigerungsfähigkeit der Stimme ausgerichtet sein. Resonanzübungen können u. a. den Glottisschluss fördern.

Der große Eingriff unter den vertikalen Teilresektionen des Larynx ist die **Hemilaryngektomie**, die komplette Entfernung einer Kehlkopfhälfte. Hirano et al. (1987) untersuchte die Stimmfunktion bei Patienten, bei denen ein **kranial gestielter Lappen** zum plastischen Wiederaufbau der Glottis verwendet wurde. Die Stimmfunktion war unterschiedlich. Folgende Tendenzen konnten beobachtet werden:

- Der Glottisschluss war unvollständig.
- Supralottische Strukturen (Taschenfalten, Aryregion und Epiglottis) zeigten Hyperfunktionen und gerieten anstelle von oder zusammen mit der nicht betroffenen Stimmlippe in Schwingung.
- Die Schwingungen der Larynxstrukturen waren irregulär.
- Die Tonhaltedauer war verkürzt.
- Die Flussrate des Hauptluftstroms war hoch.
- Die Grundfrequenz und das Schwelltonvermögen waren vermindert.
- Der Stimmklang war rau, verhaucht und/oder gepresst.
- Die schlechteste Stimmfunktion hatte die Gruppe mit Haut-Insellappen und die beste diejenige mit Versorgung durch Lippenschleimhaut.

Horizontale Kehlkopfteilresektion

Die **supraglottische Teilresektion nach Alonso** lässt keine postoperativen Stimmstörungen erkennen, da der stimmbildende Apparat durch die Operation nicht beeinträchtigt wird. Oft sind Dysphagien feststellbar, bei denen ein funktionelles Schlucktraining erforderlich ist (vgl. Kap. 25), so dass nun eine Laserchirurgie empfohlen wird.

19.4 Stimmfunktion nach Laserchirurgie des Kehlkopfs

Der allgemeine Tenor geht zur Erhaltung einer mehr oder weniger guten Stimmfunktion durch transorale Tumorresektion mit oder ohne CO_2-Laser unter Zuhilfenahme des Operationsmikroskops (vgl. Abitbol 1995; Steiner 1997; Grevers et al. 2001). Die Laserchirurgie bei Larynxkarzinom ermöglicht den Verzicht auf eine Tracheotomie. Es erfolgt ein mikrochirurgisch-endoskopisches Vorgehen, welches blutungsarm ist.

Die endoskopische Laserchirurgie bei begrenztem Larynxkarzinom bietet als minimal-invasiver Eingriff Vorteile hinsichtlich der:

- Qualität der Phonation
- Stimmstärke
- maximalen Phonationszeit

Göttinger Konzept

Phoniatrische Untersuchungen nach primärer endolaryngealer Laserresektion glottischer Karzinome der Stadien T1–T3 ergeben, dass eine verbesserte glottische Phonation mit Hilfe einer Funktionalen Stimmtherapie stattfindet. Dabei handelt es sich um Befunde nach partieller Chordektomie mit maximaler Tumorinvasionstiefe von höchstens 0,5 cm. Ab einer Tumorinvasionstiefe von mehr als 0,5 cm und kompletter Chordektomie bzw. umfangreicher Resektion ist die Ausbildung eines supraglottischen Ersatzphonationsmechanismus unumgänglich (vgl. Imhäuser et al. 1995). Diese Ersatzmechanismen lassen sich prä- und postrehabilitativ mit Hilfe akustischer Stimmanalysen belegen (vgl. Zwirner et al. 1995). Das Göttinger Konzept nach minimal invasiver Laserresektion von Kehlkopf-Karzinomen empfiehlt durch die „Funktionale Stimmrehabilitation" eine Stimmtherapie, bei der bei Patienten mit glottischer Ersatzphonation und wieder schwingungsfähigen Stimmlippen die besten Resultate erzielt werden. Die supraglottischen Ersatzstimmen bleiben dagegen in der Regel weit von der Norm entfernt, obwohl die Therapieverläufe auch hier deutliche Stimmverbesserungen zeigen (vgl. Bender 1998).

Kölner Konzept

Sittel et al. (1998) vergleichen die postoperativen Resultate nach transoraler Laserchirurgie mit den postoperativen Mechanismen der Glottis und der Stimmqualität. Die Stimmproduktion im Glottislevel führt zu den besten Stimmresultaten; eine Stimmtherapie würde zu keiner weiteren Verbesserung der phonatorischen Qualitäten führen. Aus laryngologisch-phoniatrisch-logopädischer Sicht hängen die Ergebnisse von einer Vielzahl von Parametern ab, wobei erfahrungsgemäß die erhaltene glottische Phonation zu den besseren Ergebnissen führt (vgl. Sittel, Mlynczak, Prinzen 1998).

Chirurgische Stimmrehabilitation nach Laserchirurgie

Sittel et al. (2002) entwickelten eine spezielle Technik einer Medialisations-Thyroplastik für Patienten mit einem Glottisspalt nach transoraler Laserchirurgie bei T1 und T2 Glottiskarzinomen. Die sechs Fälle, die mit Hilfe dieser Technik operiert wurden, zeigten im derzeitigen Beobachtungszeitraum von 2 Jahren eine gute Stimmverbesserung.

Vergleichende Stimmuntersuchungen

- Die Stimmresultate nach Laserresektion sind bei einem Patientenkollektiv mit T1 Stimmlippenkarzinomen entsprechend denen, die radiotherapeutisch behandelt wurden (vgl. Delsuphe et al. 1999).
- In einer vergleichenden Stimmuntersuchung nach laserchirurgischer versus fronto-lateraler Kehlkopfteilresektion bei T1b und T2-Stimmlippenkarzinom beschreiben Böckler et al. (1999), ergab das laryngologische und phoniatrische Profil eine mittelgradige Heiserkeit und wesentliche Einschränkung der Sprech- und Rufstimmfunktion und Stimmbelastbarkeit. Hinsichtlich der postoperativen Stimmfunktion bestanden keine signifikanten Unterschiede zwischen einer laserchirurgischen und fronto-lateralen Kehlkopfteilresektion.

! Die laserchirurgische Behandlung des Larynxkarzinoms verbessert die Qualität der Stimmfunktion und reduziert die Häufigkeit einer postoperativen Dysphagie, vor allem bei supraglottischem Karzinom.

19

19.5 Zustand nach Kehlkopfexstirpation (Laryngektomie)

Inzidenz: Die „*American Cancer Society*" schätzt, dass 10600 neue Fälle im Jahr 1999 von Larynxkarzinom (8600 Männer und 2000 Frauen) in den USA erkrankten. Nach Destvatnikova et al. (2001) werden jährlich 11600 neue Fälle diagnostiziert; 4250 Fälle sterben jedes Jahr an dieser Krankheit. Es wird geschätzt, dass weltweit jährlich 136000 neue Fälle und 73500 Todesfälle im Verhält-

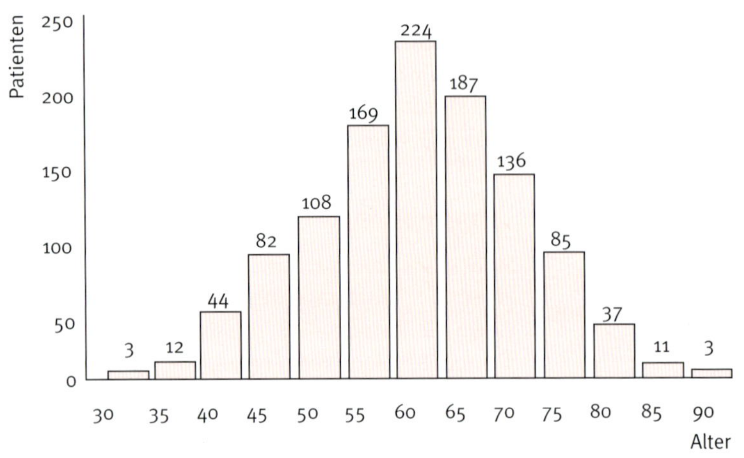

Abb. 19.6: Altersverteilung bei 1101 Patienten mit Larynxkarzinom (Leon et al. 1998)

nis 7:1 (männlich zu weiblich) auftreten (vgl. Stemple et al. 2000). Die Altersverteilung erreicht im Alter von 60–65 Jahren ihren Höhepunkt (Abb. 19.6).

> ! Die Indikationsstellung zur Laryngektomie ist von der subjektiven Einstellung des Behandlers abhängig. An vielen Kliniken wird eine Laryngektomie aufgrund der Möglichkeiten einer transoralen Laserchirurgie und Radiochemotherapie deutlich seltener durchgeführt (vgl. Steinhart 1999).

Seinsch (2001) stellte anhand eines Patientenkollektivs von über 7000 Laryngektomierten, die er im Rahmen einer stationären Stimmrehabilitation über einen Zeitraum von 1980 bis 1999 beobachtete, immer weniger Kehlkopfexstirpierte fest. Dies wird u. a. durch eine Zunahme organerhaltender Eingriffe erklärt. Der Anteil der Patienten mit Stimmprothese betrug bis 1992 unter 1 %. 1999 waren es bereits 60 % der stationär behandelten Laryngektomierten.

Entsprechend klinischer Indikationen kann bei Kehlkopfkarzinom als Therapie eine Laryngektomie oder Pharyngolaryngektomie erforderlich sein. Die Kehlkopfexstirpation führt zu erheblichen Veränderungen der vitalen Atem- und Schluckfunktion. Gleichzeitig kommt es zu einem Ausfall der Stimmfunktion. Von dem operativen Eingriff bleiben die orofazialen Funktionen wie Artikulation und der obere Teil des Vokaltrakts weitgehend verschont. Der Hypopharynx, der untere Teil des Vokaltrakts, ist in die Operation einbezogen, besteht aber als solcher weiterhin. Bei einer Pharyngolaryngektomie muss aber auch der Hypopharynx entfernt werden.

Pseudoglottis (pharyngo-ösophageales Segment)

Für die ehemalige Glottis tritt vikariierend eine Pseudoglottis in Funktion. Die Pseudoglottis befindet sich im Bereich des pharyngo-ösophagealen Segments. Sie besteht aus Schleimhautfalten und Muskelgewebe des Speiseröhrenringmuskels sowie benachbartem Muskelgewebe und kann in Höhe des oberen Ösophagusmundes bzw. am Übergang vom Ösophagusmund zum Hypopharynx mit Hilfe einer videofluoroskopischen Untersuchung nachgewiesen werden (Abb. 19.7).

Neoglottis

Von einer Neoglottis wird gesprochen, wenn nach einer Laryngektomie primär oder sekundär ein operativer Shunt zwischen oberer Trachea und korrespondierend zum Ösophagus gebildet wird. Beim Einsetzen einer Stimmprothese wird eine tracheo-ösophageale Punktion durchgeführt. Aufgrund der Ventilfunktion der Stimmprothese gelangen keine Flüssigkeiten oder Speisen in die Trachea. Bei einer Neoglottis muss das Tracheostoma während des Sprechens mit einem Finger verschlossen werden oder es wird eine sog. Tracheostomaklappe (Stomaklappe) verwendet.

Stimmrehabilitation

> ! Die Stimmrehabilitation nach Laryngektomie hat sich entscheidend gewandelt. Während früher eine primäre konservative Stimmbehandlung mit Anbahnung einer Ersatzstimme (Ösophagusstimme) und/oder Abgabe einer elektroakustischen Sprechhilfe dominierten, steht nach jetziger Auffassung eine primäre oder sekundäre Versorgung mit einer Stimmprothese nach Laryngektomie im Vordergrund.

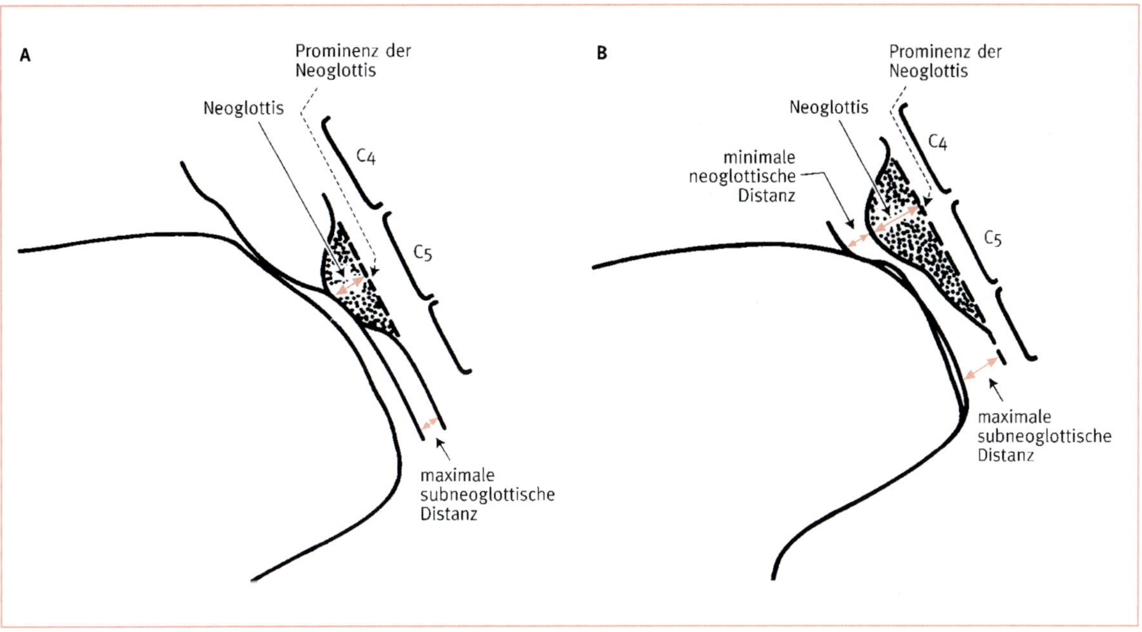

Abb. 19.7: Morphologie der Neoglottis nach Laryngektomie (schematische Darstellung einer videofluoroskopischen Untersuchung)
a. Ruhe, b. Phonation (As van et al. 2001)

Beurteilung der Ösophagusstimme

Zahlreiche Faktoren (Tab. 19.1) können die Güte der Ösophagusstimme beeinflussen.

Es ist deshalb verständlich, dass sich zur Optimierung der Ösophagusstimme und Vorbereitung einer sekundären chirurgischen Stimmrehabilitation unterschiedliche Verfahren zur Überprüfung phonatorischer Leistungen Laryngektomierter etabliert haben (Tab. 19.2).

Lupenlaryngoskopie, flexible Fiberlaryngoskopie

Die transnasale flexible Endoskopie erlaubt eine kontinuierliche Beobachtung und Videodokumentation der Pseudoglottis während der Luftinjektion und Phonation. Für eine individuelle Stimmrehabilitation sind allerdings auch die Lupenlaryngoskopie und radiologische Diagnostik von wesentlicher Bedeutung.

Transnasaler Insufflationstest (Singer, Blom 1980; Blom et al. 1985)

Der praktikable Test gibt Antwort auf die grundsätzliche Frage, inwieweit die Ösophagusstimme unter besonderer Berücksichtigung des pharyngo-ösophagealen Segments überhaupt erlernt werden kann. Damit kann der Insufflationstest auch als Voruntersuchung dienen, ob ein tracheo-ösophagealer Shunt mit einer Stimmprothese erfolgreich ist (Abb. 19.8).

Nach dem Zufallsprinzip werden zwanzig wechselnde Einsilber des Freiburger Tests und anschließend fünf wechselnde Sätze des Marburger Tests aus einer Kartei

Tab. 19.1: Einfluss allgemeiner und lokaler Faktoren auf die Qualität der Ösophagusstimme (vgl. Böhme 1997)

1. **Allgemeine Faktoren**
   - Alter
   - Psyche
   - Intelligenz
   - Sprechkontakte zur Umgebung
   - Art des Berufs
   - Allgemeinerkrankungen
   - Methodische Auswahl und Intensität durch den Therapeuten
   - Gastro-ösophagale Refluxkrankheit
2. **Lokale Faktoren**
   - Bewegungsablauf des pharyngoösophagealen Segments einschließlich retrograde Kontraktionen des Ösophagus
   - Lokalisation und Form der Pseudoglottis
   - Innervationsstörungen (Schädigungen des Plexus, Spasmen)
   - Narbenbildung im Bereich des pharyngoösophagealen Segments
   - Infiltrationen der Halsregion
   - Postoperative Röntgentherapie
   - Hypoglossusparese
   - Divertikel
   - Tumorrezidiv

Tab. 19.2: Überprüfung der Qualität der Ösophagusstimme

1. Indirekte Laryngoskopie, Lupenendoskopie, flexible (transnasale) Fiberendoskopie
2. Hörprüfung
3. Sprachanalytische Kriterien
   a. Subjektiv: Lautstärke, Sprechgeschwindigkeit, Artikulation u.a.
   b. Objektiv: Frequenzanalyse (Sonagraphie)
4. Sprachverständlichkeitstests mit Hilfe der umgekehrten Sprachaudiometrie (Postlaryngektomie-Telefontest)
5. Transnasaler Luftinsufflationstest
6. Bildgebende Verfahren
   a. Ultraschalldiagnostik der Pseudoglottis
   b. Röntgendiagnostik mit Bariumsulfat (bzw. Röntgen-Videoaufnahme mit Bariumsulfat = Videofluoroskopie), Hochfrequenz-Kinematographie
7. Ösophagusmanometrie

gezogen und vom Laryngektomierten ohne Sichtkontrolle des Bewerters am Telefon vorgesprochen. Dabei erhält man ein dem Sprachaudiogramm analoges Formular mit prozentualer Wiedergabe der verstandenen Einsilber und Sätze.

Differenzialdiagnose mit Hilfe des Insufflations- und Telefontests (vgl. Böhme, Clasen 1989):
Negatives Ergebnis im Insufflationstest:

- Spasmus bzw. Struktur des pharyngo-ösophagealen Segments
- Divertikel

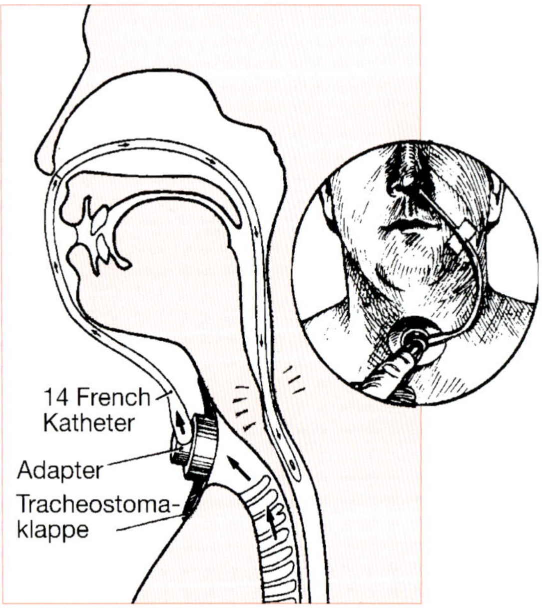

Abb. 19.8: Katheter-Lokalisation des transnasalen Insufflationstests nach Blom-Singer

- Zwerchfellhernie
- narbige Membran-Stenose des Ösophagus (web)
- Tumorrezidiv

Negatives Ergebnis im Telefontest:

- logopädische Behandlung noch nicht abgeschlossen
- alleinstehende Laryngektomie ohne Möglichkeit einer Anwendung der Ösophagusstimme
- kurzer Abstand zur abgeschlossenen radioonkologischen Behandlung
- Zustand nach Zungenteilresektion, besonders des Zungengrunds
- Hirnnervenausfälle (N. hypoglossus, N. facialis, N. cochlearis)
- Ober- und Unterkieferprothesen werden nicht benutzt
- zentrale Erkrankungen, u. a. Demenz (z. B. Alzheimer-Krankheit)

Radiologische Diagnostik

Zahlreiche Autoren untersuchten mit Hilfe radiologischer Methoden die morphologische Struktur der Pseudoglottis bzw. des pharyngo-ösophagealen Segments nach Laryngektomie. Vorwiegend befindet sich die Pseudoglottis in Höhe des 4.–6. HWK (vgl. Abb. 19.7). Neben der Lokalisation der Pseudoglottis kann die Form von Bedeutung für die Stimmgebung sein. Mittlere und schlechte Öosphagusstimm-Sprecher neigen eher zu flachen oder irregulären Formen der Pseudoglottis. Eine zu bewertende Aussage über die Funktion der Pseudoglottis im Zusammenhang mit der Güte der Sprechfunktion lässt sich besonders mit dynamischen Untersuchungen treffen. Weissenbruch et al. (2000) führten kinematographische Untersuchungen über das pharyngo-ösophagealen Segment bei laryngektomierten Patienten durch. Sie beschrieben neben der ösophagealen Phonation auch die tracheo-ösophageale Phonation und grenzten diese von Normalbefunden, einer Hypertonie, einem Spasmus, einer Hypotonie und einer Striktur ab (Tab. 19.3).

Ultraschalldiagnostik

Sie gestattet als B- und M-Mode-Verfahren im transversalen Schnittbild einen guten Überblick über die Funktion des pharyngeo-ösophagealen Segments. Jeder Vokal zeigt nach eigenen Untersuchungen ein typisches sonographisches Muster. Es besteht ein eindeutiger Zusammenhang zwischen zunehmender Qualität der Ösophagusstimme und Ausdifferenzierung der Echoamplituden. Dies gelingt auch bei liegender Stimmprothese (Abb. 19.9).

19

Tab. 19.3: Kinematographische Merkmale des PE-Segmentes bei ösophagealer und tracheo-ösophagealer Phonation (vgl. Weissenbruch et al. 2000)

	Ösophageale Phonation	Tracheo-ösophageale Phonation
Normal	• normale Passage beim Bariumbreischluck • proximales ösophageales Luftreservoir mit regulär schwingendem PE-Segment • gute Stimme	• gleiche Merkmale
Hypertonie	• normale Bariumpassage • angenähertes oder geteiltes PE-Segment • irreguläre Vibrationen • reguläres Luftreservoir • schlechte bis mittlere Stimme	• gleiche Merkmale • verbesserte Stimmqualität während relaxierten und langsamen Versuchen • vergrößerte Luftreserve im Ösophagus (Propulsion)
Spasmus	• leicht verzögerte Bariumbreipassage nach mehrfachem Schlucken • Annäherung oder Teilung des PE-Segments mit Ausbuchtung der posterioren Pseudoglottis • leichte Variabilität des Luftreservoirs • schlechte Stimme	• angenähertes und elongierts PE-Segment • weit dilatiertes Luftreservoir mit Propulsion • keine Stimme
Hypotonie	• dialtierter Pharynx beim Schlucken und Phonationsversuch • kein typisches PE-Segment mit minimalen Vibrationen • schlechte Stimme	• gleiche Merkmale • weit dilatierter Pharynx • Flüsterstimme • verbessertes Sprechen nach digitalem Druck im Halsbereich
Striktur	• Stockung von Barium oberhalb des persistierenden angenäherten Segments • fehlende Luftreserve • keine Stimme	• gleiche Merkmale • dilatierter Pharynx • keine Relaxation des Pharynx • schlechte oder fehlende Stimme

Digitale Hochgeschwindigkeitskinematographie

Die Beurteilung des tracheo-ösophagealen Segmentes mit Hilfe der Videostroboskopie ist aufgrund aperiodischer Schwingungsvorgänge nicht aussagekräftig. Die digitale Hochgeschwindigkeitskinematographie des Phonationsmechanismus – nach Stimmventilprotheseneinlage – vertieft unser Verständnis über die Schwingungsmoden des tracheo-ösophagealen Segments (vgl. Tigges et al. 1998, 1999; Schuster et al. 2003). Die Verschlussmuster differieren zwischen gegenüberliegenden Schleimhautfalten und einer mehrlappig imponierenden Pseudoglottis. Es ergeben sich Unterschiede bezüglich der Ausdehnung der schwingenden Schleimhautanteile, der Symmetrie, der amplitudenähnlichen Parameter und der Frequenz. Ist das PE-Segment infolge starker Schleimbildung verdeckt, ist die Beurteilung erschwert.

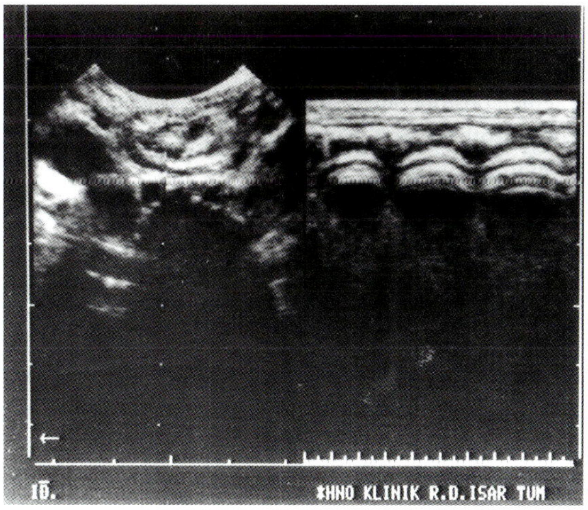

Abb. 19.9: Pharyngo-ösophageales Segment eines 58-jährigen Laryngektomierten mit guter Ösophagusstimme im sonographischen Bild. B- und M-Mode-Simultandarstellungen bei dreimaliger /o/-Phonation im Sagittalschnitt. Es findet sich ein ausdifferenziertes, reproduzierbares Muster (Böhme 2001)

Hörfunktion

Oft ist bei Laryngektomierten eine beidseitige sensorineurale Schwerhörigkeit im Alter (u. a. Presbyakusis, Lärmschwerhörigkeit) nachweisbar. Ein zu lautes Tracheostoma-Geräusch kann auf eine Hörstörung aufmerksam machen.

tungen) sind u. a. durch eine gezielte Dosierung der pulmonalen Ausatmungsluft über die Trachea, Stimmprothese und Ösophagus möglich.

> **!** Grundsätzlich ist eine routinemäßige Primärversorgung mit einer Stimmprothese und zusätzlicher Stimmtherapie zum Erlernen der Ösophagusstimme erforderlich.

Stimmtherapie nach prothetischer Versorgung

Etwa 10–12 Tage nach einer primären chirurgischen Behandlung mit einer Stimmprothese kann eine logopädische Stimmbehandlung zur Anbahnung einer Shunt-Ösophagusstimme beginnen. Dabei sollte der Laryngektomierte unter logopädischer Anleitung eine gute Atem-Stimm-Koordination erlernen. Unter dieser Therapie wird der Luftstrom über die Stimmprothese der Pseudoglottis am ösophago-pharyngealen Übergang zugeführt. Eine forcierte exspiratorische Phonationsatmung sollte vermieden werden. Die Shunt-Ösophagusstimme wird schneller als eine Ösophagusstimme bei konservativer Stimmrehabilitation erlernt.

Tracheostoma-Klappe

Durch Verschluss des Tracheostomas mit einem Finger entsteht die Shunt-Ösophagusstimme. Dabei wird die pulmonale Atmung direkt über den operativ gelegten Shunt sub-pseudoglottisch gelenkt. Eine Tracheostomaklappe erlaubt eine fingerfreie Shunt-Ösophagusstimme. Dabei ist kein manueller Tracheostoma-Verschluss mehr erforderlich. Allerdings kann Niesen und Husten bei Anwendung einer Tracheostoma-Klappe zu unphysiologischen intrapulmonalen Druckerhöhungen führen.

Komplikationen nach prothetischer Stimmrehabilitation

Die Komplikationshäufigkeiten nach prothetischer Stimmrehabilitation werden u. a. von Neumann und Schultz-Coulon (2000) bei 108 Patienten beschrieben. Die häufigste Komplikation war die Entwicklung von Granulationsgewebe (15,7 %), gefolgt von Shunterweiterung (5,5 %), Prothesenverlust (3,7 %), lokalen Infektionen (2,8 %), Abstoßung (1,9 %), eingewachsener Prothese (1,9 %), narbiger Shuntwandverdickung mit Prothesendislokalisation (0,9 %). Lediglich bei drei Fällen (2,8 %) musste die Stimmprothese aufgrund verschiedener Komplikationen wieder entfernt werden.

Fiberoptische Beurteilung des pharyngo-ösophagealen Segments

Der ösophageale Sitz der Stimmprothese kann auch mit Hilfe einer transnasalen flexiblen endoskopischen Untersuchung beurteilt werden (vgl. Oh et al. 2002).

Tracheo-ösophageale Fistel nach Stimmprothesenentfernung

Nach längerer Liegedauer einer Stimmprothese bei Laryngektomierten kommt es in der Regel zu einer Epithelisierung des Shunts.

Wird die Stimmprothese undicht, muss entweder:
- die Prothese entfernt werden
- einige Tage gewartet werden, bis die Fistel enger wird
- geätzt werden
- eine Tabaksbeutelnaht gelegt werden

Die Entfernung der Prothese und die Einlage einer größeren Prothese helfen bei undichtem Shunt nicht.

Rezidivierende paraprothetische Fistelbildungen können einen Fistelverschluss erforderlich machen. Operativ muss das die Fistel auskleidende Epithel vollständig entfernt werden und mit Hilfe eines plastischen Vorgehens spannungsfrei verschlossen werden.

Die Behandlung dieser Komplikationen sind im Rahmen eines Stimmprothesen-Managements gut beherrschbar und werden von Gross im Band 2 (2001) ausführlich beschrieben.

Ösophagusstimme

Die Anbahnung einer Ösophagusstimme ohne Stimmprothese sollte vermieden werden. Damit verliert die primäre Anbahnung einer Ersatzstimme ohne Stimmprothese immer mehr an Bedeutung. Wenn die primäre oder sekundäre Stimmprothesen-Versorgung erfolglos bleibt, kann auf das Erlernen der Ösophagusersatzstimme zurückgegriffen werden. Eine gute Ösophagusersatzstimme wird allerdings nur in 50–60 % bei Zustand nach Laryngektomie erreicht und übertrifft nur in seltenen Fällen die deutlich überlegene Qualität der Prothesenstimme.

Die klassischen Methoden zum Erlernen der Ösophagus-Ersatzstimme beruhen auf unterschiedlichen Verfahren:
- Inhalationsmethode
- Injektionsmethode
- Verschlusslautinjektion

Die Schluckmethode (Ruktusmethode; vgl. Gottstein 1900) hat nur noch historische Bedeutung.

Die Tatsache, dass durch den operativen Eingriff ein Verlust der Stimme und des Sprechens auftritt, darf als psychisches Trauma nicht unterschätzt werden. Auf jeden Fall sollte vor jeder Laryngektomie ein vorbereitendes Gespräch durch einen Logopäden stattfinden. Zusätzlich sollte ein als Klinikbetreuer tätiger Laryngektomierter mit guter Ösophagusstimme in der prä- und postoperativen Phase Kontakt mit dem Patienten aufnehmen.

Bereits in der ersten postoperativen Phase versuchen Laryngektomierte mit Hilfe der sog. Pseudoflüsterstimme zu sprechen. Diese entsteht bei fehlendem Kehlkopf durch die artikulatorischen Bewegungen der Zunge, des Kiefers und der Lippen. Dabei wird die lediglich in der Mundhöhle befindliche Luft (geringes Luftreservoir) ohne Einsatz von Stimmgebung verwendet.

Die Kapazität des Ösophagus von etwa 80ml ist allerdings viel kleiner als die Vitalkapazität der Lunge mit 100ml und mehr. Trotzdem ist sie groß genug, um eine zuverlässige Ösophagusstimme zu ermöglichen.

Der Behandlungsbeginn sollte zum frühest möglichen Zeitpunkt erfolgen. In der Regel liegt er, nach Entfernen der Nährsonde, etwa ab dem 10. Tag post operationem. Bestehen Fisteln, verzögert sich die Stimmtherapie. Ein rechtzeitiger Behandlungsbeginn sollte auch bei postoperativer radio-onokologischer Behandlung nicht versäumt werden. Die Strahlenreaktion, die einer Anbildung der Ösophagusstimme durch Schmerzen hindernd im Weg steht, entwickelt sich erst gegen Ende der Strahlentherapie. Zu dieser Zeit beherrschen Laryngektomierte bereits wichtige Grundzüge der Ersatzstimme mit und ohne Shuntprothese. Eine intensive Mundpflege kann die Anbahnung der Ösophagusstimme parallel zur Strahlentherapie erleichtern.

Behandlungshilfen:

- Das Erlernen der Ösophagusstimme wird erleichtert, wenn oberhalb des Tracheostomas mit Heftpflaster die Haut gestrafft wird. Damit, aber auch mit Hilfe eines Fingerdrucks des Therapeuten, kann das darunterliegende pharyngo-ösphageale Segment zum besseren Ausbilden einer Pseudoglottis beeinflusst werden.
- Eine transnasale Luftinsuffizienz, z. B. mit Hilfe eines Politzerballons, kann ebenfalls das notwendige Luftdepot im oberen Ösophagus unterstützen. Dabei wird der Laryngektomierte aufgefordert, die tiefste thorakale Inspirationsstellung bei geschlossenen Lippen einzunehmen. Gleichzeitig bläst man Luft mit einem Politzerballon in die Nase und damit in den Ösophagus. Dabei entsteht ein typisches Geräusch in der Speiseröhre.

Der Patient wird aufgefordert, mit Hilfe der neu erlernten Sprechtechnik die Luft wieder herauszustoßen. Bei Spasmen des Ösophagusmunds etc. gelingt eine Luftinsufflation sehr schwer. Dabei handelt es sich um Laryngektomierte, die die Ersatzstimme sehr mühsam oder überhaupt nicht erlernen. Zum Teil sind weiterführende Untersuchungen – z. B. ein transnasaler Insufflationstest nach Blom und Singer – erforderlich.

Inhalationsmethode (Aspirationsmethode)

Das Verfahren, erstmals von Seeman (1920) beschrieben, führt zu einer optimalen Ösophagusstimme. Bei dieser ‚Einsaugmethode' wird Luft durch die Nase oder Mundhöhle in die Speiseröhre inhaliert (aspiriert). Das Ansaugen gelingt am leichtesten, wenn der Mund geöffnet ist und die Zunge flach am Boden des Mundvorhofs liegt. Beim Einsaugen über die oberen Atemwege einschließlich über das Tracheostoma senkt sich das Zwerchfell, gleichzeitig öffnet sich der obere Ösophagussphinkter. Dabei werden Kinn und Schultergürtel gehoben. Das Luftreservoir im Ösophagus ist bei entsprechendem Training so groß, dass ohne Unterbrechung mit beachtlicher Sprechgeschwindigkeit gesprochen werden kann.

Die Übungen können mit Vokalen begonnen werden. Verspannungen im Bereich der Mundbogenloge und Halsregion sollten vermieden werden. Deshalb ist auf einen weichen Stimmeinsatz zu achten. Die Laute sollen möglichst lange angehalten werden, wobei die leiseste Stimme anzuwenden ist und die Lautstärke einen Crescendocharakter besitzen muss. Anschließend werden Silben, Wörter und Sätze geübt, wobei für die ersten Silben wenig Luft verwendet werden soll, um eine Luftreserve für die nachfolgenden Satzteile zu erhalten. Beim Sprechen von Silbenreihen soll die letzte Silbe betont werden. Mit der Zeit bilden sich Ösophaguskontraktionen, ähnlich antiperistaltischen Wellen aus. Der Laryngektomierte muss die Trachostoma-Atemgeräusche auf ein Minimum verringern.

Injektionsmethode

Das Prinzip, erstmals von Gutzmann (1909) erwähnt, beruht auf dem Erzeugen eines Überdrucks im Mund, wobei Lippen, Zungen und Wangenmuskulatur den Druck erhöhen. Die Injektion durch Konsonantendruck (vgl. Damsté 1986) gelingt mit Hilfe von Lippen- und Zungenbewegungen. Dabei wird die Luft in der Mundhöhle zusammengedrückt und gleichzeitig eine Silbe gesprochen, die einen Konsonanten enthält. Der Kehlkopfexstirpierte soll selbst herausfinden, mit welchem Konsonanten dies am besten gelingt. Bei der Injektionsmethode spielt die ‚Zungenpumpe' eine große Rolle. Der Druck durch Konsonanten bzw. der Verschlusslaute /p/, /t/ und /k/ führt zu einer Injektion von Luft in den Ösophagus. Die Injektionsmethode wird von zahlreichen Laryngektomierten mit Erfolg angewendet.

! Im Unterschied zur Inhalationsmethode wird bei der Injektionsmethode ein Überdruck im Bereich der Mundhöhle und des Oropharynx erzeugt. Dabei erhöht die orofaziale Muskulatur den Druck und schiebt bzw. transportiert die Luft in den Ösophagus hinein.

Elektroakustische Sprechhilfen (Elektrolarynx)

Ist eine Stimmprothesen-Einlage nicht möglich und wird die Ösophagusersatzstimme nicht erlernt, muss auf eine elektroakustische Sprechhilfe mit vibratorischer Übertragung zurückgegriffen werden. Aus klinischer Sicht ist die Anwendung einer elektroakustischen Sprechhilfe angebracht, wenn der Laryngektomierte möglichst bald nach der Operation eine Soforthilfe zur interpersonellen Kommunikation wünscht.

Mit Hilfe elektroakustischer Sprechhilfen werden Schallschwingungen von der Halshaut auf den Vokaltrakt fortgeleitet und durch Artikulation in eine Ersatzstimme – ohne Larynx – umgewandelt. Der Laryngektomierte muss den Umgang mit einer elektroakustischen Sprechhilfe erlernen. Dabei sollte die individuelle Ansatzstelle mit der bestmöglichen Übertragung des von der Sprechhilfe erzeugten Grundtons bezüglich Tonhöhe und Lautstärke gefunden werden. Die Koordination von Sprechbeginn, Knopfdruck, Artikulation und Atempause muss unter Anleitung erlernt werden. Grundsätzlich sollte dabei der Laryngektomierte in unterschiedlichen Gesprächssituationen:

- das Atemgeräusch reduzieren
- die Sprechpausenmuster erlernen

Laryngektomierte, die nur mit einer elektroakustischen Sprechhilfe kommunizieren und die Ösophagusstimme nicht erlernt haben, müssen mit Hilfe weiterführender Verfahren (Blom-Singer-Insufflationstest, videofluoroskopische Funktionsdiagnostik) untersucht werden. Dabei müssen die Gründe für das Nichterlernen der Ösophagusstimme gefunden werden. Diese Untersuchungen sind gleichzeitig die Grundlage einer sekundären chirurgischen Stimmrehabilitation mit Hilfe einer Stimmprothese.

! In der Prioritätenliste der Stimmrehabilitation nach Laryngektomie steht an erster Stelle die primäre Versorgung mit einer Stimmprothese, wobei die Erfolgsaussichten 80–90 % betragen. Erst an zweiter Stelle rangiert die primäre Anbahnung einer Ösophagusstimme. Hier erreichen 50–60 % der Laryngektomierten eine gut verständliche Ersatzstimme. Eine elektroakustische Sprechhilfe sollte als ultimo ratio angesehen werden.

Myotomie, Lappenplastiken

Myotomie

Eine primäre Myotomie kann während einer Laryngektomie stattfinden. Damit wird ein Spasmus des M. constrictor pharyngis vermieden. Ist eine Stimmrehabilitation nicht möglich und wurde primär keine Myotomie durchgeführt, kann diese auch sekundär erfolgen.

Jejunum-Interponat, Lappenplastiken

Diese werden im Vergleich zur primären und sekundären Stimmrehabilitation mit Stimmprothesen seltener durchgeführt.

Es werden unterschiedliche Verfahren empfohlen. Beim Jejunum-Interponat wird eine siphonartige Jejunumschlinge mit Hilfe einer End-zu-End-Anastomose am kranialen Trachearand und am rekonstruktuierten Hypopharynx angelegt (vgl. Ehrenberger et al. 1985; Denk et al. 1992). Hagen (2002) empfiehlt bei Hypopharynxteilresektionen zur mikrovaskulären Rekonstruktion Unterarmlappen. Anhand seiner Erfahrungen bei 30 Patienten erscheint die Wiederherstellung eines ungestörten Schluckvermögens und der Erhalt einer befriedigenden Stimmfunktion ohne permanentes Tracheostoma nach kompletter Hemipharyngo-Hemilaryngektomie möglich.

Tab. 19.4: Vor- und Nachteile der Ösophagusstimme, des Elektrolarynx und der Stimmprothese

	Ösophagusstimme	Elektrolarynx	Stimmprothese
Vorteile	• unabhängig von apparativen Hilfen (Elektrolarynx) • unabhängig vom Arzt (Wechseln der Stimmprothese nicht erforderlich)	• relativ schnell erlernbar • unabhängig vom Arzt (Wechseln der Stimmprothese nicht erforderlich)	• sehr gute Stimmqualität
Nachteile	• mäßige Stimmqualität • intensive, längere Übungstherapie erforderlich	• unnatürlicher Stimmklang • Abhängigkeit von der Sprechhilfe	• regelmäßiger Wechsel durch den Arzt erforderlich • tägliche Reinigung durch den Patienten

Pulmonale Rehabilitation

Die Exstirpation des Larynx und die daraus folgende Trennung der oberen von den unteren Atemwegen hat nicht nur Auswirkungen auf die Stimmfunktion, sondern auch auf das Atmungssystem und die Geruchswahnehmung des Patienten (vgl. Hilgers, Ackerstaff 2000).

Hess et al. (1999) fanden unter 59 Laryngektomierten in 81 % obstruktive Atemwegserkrankungen. Davon hatten 41 % einen Nutzen einer gezielten Behandlung und damit eine Verbesserung der Lebensqualität.

Vor der Laryngektomie weist die eingeatmete Luft hohe – der Umgebung entsprechende – Wärme- und Feuchtigkeitswerte auf. Nach der Laryngektomie sinken diese Werte erheblich ab. Dies führt zu einer erhöhten Sekretproduktion und rezidivierendem Hustenreiz. Mit einem Stomafilter – auch künstliche Nase oder HME genannt – können die Wärme- und Feuchtigkeitswerte signifikant verbessert werden. HME (*Heat and Moisture Exchanger*, Wärme- und Feuchtigkeitsaustauscher, Atemluftfilter) ist eine spezielle Bezeichnung für einen Stomafilter. Der Stomafilter verringert die Auskühlung und Austrocknung der Schleimhäute durch die Speicherung der Wärme und Feuchtigkeit der Atemluft beim Ausatmen und die erneute Abgabe dieser gespeicherten Wärme und Feuchtigkeit an die trockene und kühle Luft beim Einatmen. Eine Verringerung der Sekret- und Borkenbildung des Respirationstraktes wird erreicht. Dabei wird auch der normale Atemwiderstand wieder hergestellt.

! Die wärme- und feuchtigkeitsregulierenden Eigenschaften von Stomafiltern verbessern die respiratorischen Probleme nach Laryngektomie.

Geruch und Geschmack nach Laryngektomie

Der mit der fehlenden Nasenatmung nach totaler Laryngektomie verbundene Geruchs- und Geschmacksverlust wird häufig nicht beachtet. Bei einer Untersuchung der Riech- und Geschmacksfunktion nimmt lediglich 1/3 der Patienten im Riechtest noch Gerüche war. Eine umfassende Stimmrehabilitation nach Laryngektomie bedeutet deshalb mehr als nur die Beachtung der Stimmfunktion. Vielmehr muss auch die reduzierte Geruchswahrnehmung mit behandelt werden. Dam et al. (1999) und Hilgers et al. (2002) empfehlen eine *„Polite-Yawning-Technik“* zur Behandlung der Riechstörung. Dabei wird ein „unterdrücktes Gähnen“ mit geschlossenen Lippen als Hilfsmaßnahme empfohlen. Es wird auch die Bezeichnung *„Nasal airflow-inducing manouvre“* („höfliches Gähnen“) verwendet.

Duschen, Baden, Schwimmen

Das Eindringen von Wasser über das Tracheostoma in die Lunge muss vermieden werden. Hierfür werden verschiedene Hilfsmittel empfohlen:

Ein **Duscheschutz** aus Kunststoff wird zusammen mit einem Flexiderm-Pflaster benutzt. Zwischen beiden Teilen besteht eine Steckverbindung. Zum Duschen wird der Duscheschutz auf das Gehäuse aufgesteckt, womit ein Eindringen von Wasser verhindert wird. Die Respiration erfolgt durch die untere Öffnung des Kunststoffwinkels in das Tracheostoma. Der Duschstrahl darf nicht gegen die Öffnung des Duscheschutzes gerichtet werden. Der Duscheschutz ist nicht zum Baden und Schwimmen geeignet.

Eine **Schwimmhilfe** stellt eine wasserdichte Verbindung vom Tracheostoma zum Mund her. Geatmet wird über die Nase oder mit einem Schnorchel. Vor Gebrauch dieses Hilfsmittels muss der Laryngektomierte eingewiesen werden und einen entsprechenden Kurs belegen.

Larynxtransplantation

Das Ziel einer Larynxtransplantation ist keineswegs die Lebensrettung, sondern eine Verbesserung der Lebensqualität des Betroffenen. Trotz vielfältiger experimenteller und klinischer Bemühungen konnte sich die Larynxtransplantation bis jetzt nicht etablieren. Zwei Operateure haben mit dem Ziel einer Larynxtransplantation weltweit Aufsehen erregt:

- 10.02.1969: Kluyskens (Belgien) führte die erste partielle Larynxtransplantation am Menschen durch. Dabei wurde ein allogenes Transplantat von einer Leiche in das Perichondrium des Patienten-Larynx eingenäht. Der an Larynxkarzinom erkrankte Patient überlebte 8 Monate bis zum Erscheinen eines Rezidivs am Tracheostoma nach erfolgreicher Transplantation (vgl. Kluyskens, Ringoir 1970).
- 04.01.1998: Eine komplette Larynxtransplantation wurde von Strom in der Cleveland Clinic in Ohio vorgenommen. Bei dem 40-jährigen Patienten bestand eine Trümmerfraktur des Larynx durch einen Motorradunfall, die bereits 17 Jahr vor der Operation auftrat. Gelöst wurden die Schluckfunktion, Revaskularisierung und Immunsuppression. Ungelöst blieb die Re-Innervation (vgl. Birchal 1998). 2001 wurde von Strome et al. ein Zustandsbericht, 40 Monate nach der Larynx-Transplantation vorgelegt. Danach soll sich die Stimm- und Schluckfunktion wieder eingestellt haben. Offensichtlich besteht noch ein Tracheostoma. Eine lebenslange immundepressive Behandlung ist unumgänglich.

! Die Larynxtransplantation allein aus der Sicht einer Verbesserung der Lebensqualität hat zurzeit keine Chancen für eine allgemeinen Anwendung.

Von Strome (2001) werden als Kandidaten aphonische Patienten mit einem Larynx-Trauma, Patienten mit großen benignen Chondromen, die laryngektomiert werden mussten und laryngektomierte Larynxkarzinom-Patienten, die mindestens 5 Jahre rezidivfrei sind, vorgeschlagen.

Literatur

Abitol, J.: Atlas of laser surgery. Singular Publishing Group, San Diego 1995

American Cancer Society. Cancer facts and figures. Atlanta Ga: Author; 1999

As van, C.J. et al.: Quantitative videofluoroscopy. A new evaluation tool for tracheoesophageal voice production. Arch. Otolaryngol Head Neck Surg 127 (2001) 161-169

Bender, E.: Funktionale Stimmrehabilitation nach minimal invasier Laserresektion von Kehlkopf-Karzinomen. L.O.G.O.S Interdisziplinär 6 (1998) 4, 272-281

Bigenzahn, W., Steiner, E., Denk, D.-M., Turetschek, K., Frühwald, F.: Stroboskopie und Bildgebung in der interdisziplinären Diagnostik von Frühstadien des Larynxkarzinoms. Radiologie 38 (1998) 101-105

Birchal, M.: Human laryngeal allograft shift of emphasis in transplantation. Lancet 351 (1998) 539-540

Blom, F.D.: Tracheoesophageal voice restoration: origin – evolution – state-of-the-art. Folia Phoniatr Logop 52 (2000) 14-23

Blom, F.D., Singer, M. I., Hamaker, R.C.: An improved esophageal insufflations-test. Arch.Otolaryng.111 (1985) 211-212

Blom, F.D., Singer, M.I., Hamaker, R.C.: Tracheoesophageal voice restoration following total laryngectomy. Singular Publishing Group, San Diego 1998

Böckler, R., Bonkowsky, V., Seidler, T., Hacki, T.: Vergleichende Stimmuntersuchung nach laserchirurgischer versus fronto-lateraler Kehlkopfteilresektion bei T1b- und T"-Stimmlippencarcinom. Laryngo-Rhino-Otol 78 (1999) 512-515

Böhme, G.: Frederic Chopin 1810-1849. In: Medizinische Porträts berühmter Komponisten. Band 1. G.Fischer Verlag, Stuttgart/New York 1981

Böhme, G.: Giacomo Puccini 1858-1924. In: Medizinische Porträts berühmter Komponisten. Band 2. G. Fischer Verlag (Stuttgart) und Bärenreiter Verlag (Kassel) 1987

Böhme, G.: Ultraschalldiagnostik der phonatorischen Leistungen des Laryngektomierten. Laryng.Rhinol.Otol. 67 (1988) 651-656

Böhme, G.: Sprach-, Sprech-, Stimm- und Schluckstörungen. Band 1, 3. Aufl. Gustav Fischer, Stuttgart 1997

Böhme, G.: Sonographie des Larynx und klinische Anwendungen. In: Lehrbuch der Ultraschalldiagnostik im Kopf-Hals-Bereich. R. Sader, B. Norer, H.-H. Horch (Hrsg.). Einhorn-Presse Verlag, Reinbek 2001

Böhme, G., Clasen, B.: Vergleichende Untersuchungen zur Qualität der Ösophagusstimme nach Laryngektomie. Insufflationstest und umgekehrte Sprachaudiometrie. HNO 37 (1989) 358-364

Böhme, G., Gross, M.: Stroboskopie and andere Verfahren zur Analyse der Stimmlippenschwingungen. Median-Verlag, Heidelberg 2001

Brasnu, D. et al.: False vocal card reconstruction of the glottis vertical partial laryngectomy: A preliminary analysis. Laryngoscope 102 (1992) 717–719

Dam, van F. et al.: Deterioration of olfaction an gustation as a consequence of total laryngectomy.Laryngoscope 109 (1999) 1150-1155

Denk, D.-M., Grasl, M.Ch., Frank, F., Ehrenberger, K.: Surgical results of tracheo-hypopharyngeal shunts by jejunal transplantation. Eur. Arch Oto-rhinolaryngol. 249 (1992) 248-252

Delsuphe, K.G. et al.: Voice quality after narrow-margin laser cordectomy compared with laryngeal irradiation. Otolaryngology-Head and Neck Surgery 121 (1999) 5, 5238-533

Desvatnikova, S. et al.: Tracheoesophageal puncture in the office setting with local anesthesia. Ann Otol Rhinol Laryngol 110 (2001) 613-616

Eerenstein, S.E.J. et al.: First results of the VoiceMaster prothesis in three centres in the Netherlands. Clin. Otolaryngol. 26 (2001) 99-103

Eerenstein, S.E.J. , Schouwenburg, P.F.: Secondary tracheoesophageal puncture with local anesthesia. Laryngoscope 112 (2002) 634-637

Ehrenberger, K., Wicke, W., Pizza, H., Roha, R., Grasl, M., Swoboda, H.: Jejunal grafts for reconstruction a phonatory neglottis in laryngectomized patients. Arch. Otorhinolaryngol. 242 (1985) 217-223

Gutzmann, H.: Stimme und Sprache ohne Kehlkopf. Z. Laryng. Rhinol. 1 (1909) 221-242

Grevers, G., Baumgartner, R., Leunig, A. (Hrsg.): Laser-Leitfaden für jede HNO-Region. Springer, Berlin 2001

Gross, M.: Stimmrehabilitation nach Laryngektomie. In: Sprach-, Sprech-, Stimm- und Schluckstörungen. Band 2: Therapie. 3. Auflage. Hrsg. G. Böhme. Urban&Fischer, München 2001

Gottstein, G.: Pseudostimme nach Totalexspiration des Larynx. Arch. Klin. Chir. 62 (1900) 126-146

Hagen, R.: Funktionelle Langzeitergebnisse nach Hemipharyngo-Hemilaryngektomie und mikrovaskulärer Rekonstruktion mit dem Unterlappen. Laryngo-Rhino-Otol 81 (2002) 233-242

Herrmann, I.F.: Speech restoration via voice prosthesis. Springer, Berlin 1986

Hess, M. et al.: Pulmonary function after total laryngecxtomy. Laryngoscope 109 (1999) 988-994

Hilgers, F.J.M., Ackerstaff, A.H.: Comprensive rehabilitation after total laryngectomy is more than voice alone. Folia Phoniatr Logop 52 (2000), 65-73

Hilgers, J.M., Balm, J.M.: Long-term results of vocal rehabilitation after total laryngectomy with the low-resistance, inwelling PROVOX voice prothesis system. Clin.Otolaryngol. 18 (1993) 517-523

Hilgers, F.J.M., Balm, A.J.M, Gregor, R.T.: Stimmrehabilitation nach Laryngektomie mit der PROVOX-Stimmprothese. Chirurgische und technische Aspekte. HNo 43 (1995). Teil I, - . Teil II, 261-267

Hilgers, F.J.M., Schouwenburg, P.F.A.: A new low-resistence self-retaining prosthesis (Provox TM) for voice rehabilitation after total laryxngectomy. Laryngoscope 1000 (1990) 1202-1207

Hilgers, F.J.M. et al.: Long-term results of olfaction rehabilitation using the nasal airflo-inducing („Polite Yawing") maneuver after total laryngectomy. ArechOtolarxngol Head Neck Surg 128 (2002) 648-654

Hirano, M. Y., Kurita, S., Mitsuoka, H.: Vocal function following hemilaryngectomy. Ann. Otol. Rhinol. 96 (1987) 586–589

Imhäuser, S., Zwirner, P., Kruse, E.: Stimmrehabilitation nach minimal-invasiver Larynxkarzinomresektion. In: Aktuelle phoniatrisch-pädaudiologische Aspekte 1999. Bd. 2. Hrsg. von M. Gross. R. Gross-Verlag. Berlin 1995, S. 161/162

Kluyskens, P., Ringoir, S.: Follow-up of a human larynx transplantion. Laryngoscope 80 (1970) 1244-1250
Leon, X. et al.: Influence of age on laryngeal carcinoma. Ann Otol Rhinol Laryngol 107 (1998) 164-169
Neumann, A., Schultz-Coulon, H.-J.: Management von Komplikationen nach prothetischer Stimmrehabilitation. HNO 48 (2000) 508-516
Oh, C.K. et al.: Fiberoptic examination of the pharyngoesophageal segment in tracheoesophageal speakers. Arch Otolaryngol Head Neck Surg 128 (2002) 692-697
Sataloff, R.T., Hawkshaw, M., Spiegel, J.R.: Atlas of Laryngoscopy. Singular Publishing Group, San Diego 2000
Schultz-Coulon, H.J.: Die Stimmprothese. Sprache Stimme Gehör 21 (1997) 13-19
Schuster, M., Lohscheller, J.: Untersuchung der Ersatzstimmbildung Laryngektomierter mittels endoskopischer Hochgeschwindigkeitstechnologie. Forum Logopädie 17 (2003) 1, 11–15
Seeman, M.: Ein Fall von Wiederherstellung der Stimme nach Laryngektomie. Zschr. Ohrenheilk. 54 (1920) 121
Seinsch, W.: Laryngektomie, ein auslaufendes Therapieverfahren? Laryngo-Rhino-Otol. 80 (2001) 674-676
Singer, M.I., Blom, F. D.: Tracheoesophageal puncture: A surgical prosthetic method for post laryngectomy speech restoration. 3rd Int Symp on Plastic and Reconstruction Surg of the Head and Neck, 1979
Singer, M., Blom, E.: An endoscopic technique for restoration of voice after laryngectomy. Ann.Otol. 89 (1980) 529-533
Steiner, W.: Endoskopische Laserchirurgie der oberen Luft- und Speisewege – Schwerpunkt Tumorchirurgie. Stuttgart/New York 1997
Stemple, J.C., Glaze, L.E., Gerdeman Klaben, B.: Clinical voice pathology. 3 Ed. Singular Publishing Group/Thomson Learning, San Diego 2000
Sittel, Chr. , Eckel, H.-E., Eschenburg, C.: Phonatory results after laser surgery for glottic carcinoma. Otolaryngology-Head and Neck Surgery 119 (1998) 4, 418-424
Sittel, Chr., Friedrich, G., Zorowka, P., Eckel, H.-E.: Sirgical voice rehabilitation after lasewr surgery for glottic carcinoma. Ann Otol Laryngol 111 (2002) 493-499
Sittel, Chr., Mlynczak, U., Prinzen, C.: Stimmleistungsfähigkeit nach Laserchirurgie malgnier Kehlkopferkrankungen. Forum Logopädie (1998) 6, 25-30
Steinhart, H.: Das Kehlkopfkarzinom. In: HNO Praxis heute 19. H. Ganz, H. Iro (Hrsg.). Springer, Berlin/Heidelberg 1999. S.95-135
Strome, M. et al.: Laryngeal transplantation and 40-month follow-up.. N.Engl J Med 344 (2001) Nr.22. P.1676-1679
Tigges, M. et al.: Phonationsmechanismus der Ersatzstimme nach Stimmventilprotheseneinlage. In: Aktuelle phoniatrisch-pädaudiologische Aspekte 1997/1998. Band 5. Hrsg.v.M.Gross. Median-Verlag, Heidelberg 1998. S.152-156
Tigges, M. et al.: Direkte Beobachtung der tracheo-ösophagealen Phonation bei 46 Laryngektomierten. In: Aktuelle phoniatrisch-pädaudiolgische Aspekte 1998/99. Band 6. Hrsg.M.Gross. Median-Verlag. S.131-133
Weissenbruch, R.van. et al.: Cineradiography of the pharyngooesophageal segment in postlaryngectomy patients. Ann.Otol.Rhinol.Laryngol. 109 (2000) 311-319
Weissenbruch, R.van: Voice rehabilition after total laryngectomy. In: Diseases of the larynx. A. Ferlito (Ed.). Arnold, London 2000.P.781-795
Wendler, J., Seidner, W., Kittel,G., Eysholdt, U.: Lehrbuch der Phoniatrie und Pädaudiologie, 3. Aufl. Thieme,Stuttgart/New York 1996
Wung Chung, R. P. et al.: The ultra-low resistance Groningen voice prosthesis: clinical experiences. Rev.Laryngol.Otol.Rhinol. 122 (2001) 2, 129-133
Zhao, R., Hirano, M., Tanaka, S., Sato, K.: Vocal fold epithelial hyperplasia. Vibratory behavior vs extent of lesion. Arch Otolaryngol Head Neck Surgery 117 (1991) 1015-1018
Zwirner, P., Michaelis, O., Imhäuser, S., Kruse, E.: Akustische Stimmanalysen nach minimal-invasiver laser-chirurgischer Larynxkarzinomresektion und Stimmrehabilitation. In: Aktuelle phoniatrisch-pädaudiologische Aspekte 1994. Bd. 2. Hrsg. v. M. Gross Verlag, Berlin 1995, S. 163/164

Hörbedingte Sprach-, Sprech- und Stimmstörungen

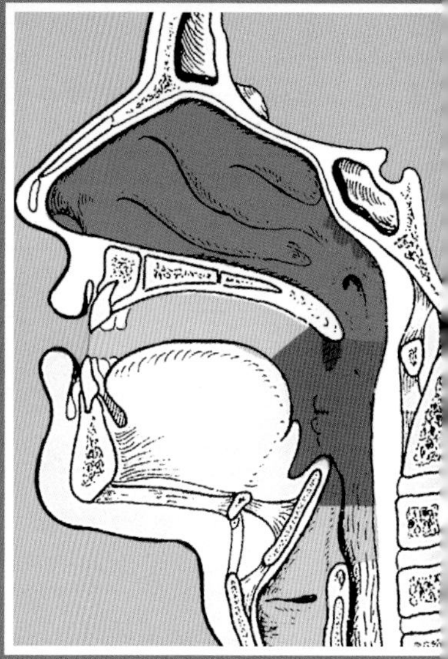

20 Hörbedingte Kommunikationsstörungen

Inhaltsübersicht

Einteilung: Die Einteilung von Hörstörungen kann nach unterschiedlichen Gesichtspunkten erfolgen. Einmal ist dies nach topographischen Gesichtspunkten möglich. Zum anderen wird eine Einteilung nach dem Zeitpunkt der Entstehung, aber auch ein Bezug zu den verbalen Fähigkeiten verwendet. Darüber hinaus differenziert man non-syndromale und syndromale Hörstörungen.

1. Topographische Einteilung

Die Einteilung von Hörstörungen im Kindes- und Erwachsenenalter erfolgt in:

- Störungen der Schallleitung (Schallleitungsstörung)
- Störungen der Schallempfindung (Schallempfindungsstörung)
- auditive Verarbeitungs- und Wahrnehmungsstörungen

Hörstörungen sind:

- beid- oder einseitig
- gering-, mittel- oder hochgradig, hörrestig bzw. beruhen auf einer Taubheit
- progredient oder nicht progredient

2. Zeitpunkt der Entstehung

Sensorineurale Hörstörungen im Kindesalter (prä-, peri- und postnatal) beruhen auf:

- angeborenen (konnatalen oder kongentialen) Hörstörungen
- erworbene Hörstörungen

Ursachen: Etwa 5 % der genetisch bedingten Hörstörungen treten erst im Kindes- oder Jugendalter auf, obwohl ihre Entwicklung schon in einer frühen Embryonalphase determiniert ist (vgl. Gross et al. 2000, 2001). Somit können postnatal entstandene Hörstörungen nicht mehr als konnatal bezeichnet werden.

3. Bezug zu den verbalen Fähigkeiten

Die Einteilung Gehorloser bzw. Ertaubter nach dem Zeitpunkt der Hörschädigung und verbalen Fähigkeiten in prä-, peri- und postnatal ist von grundsätzlicher Bedeutung.

- So versteht man unter **prälingual** Hörgestörten diejenigen, die von Geburt an hörgestört sind oder vor der Sprachentwicklung gehörlos wurden und über keine verbalen Fähigkeiten verfügen.
- Eine **perilinguale** Hörstörung besteht, wenn während der Spracherwerbsphase das Gehör verloren wird.
- Als **postlingual** hörgestört werden Hörgeschädigte bezeichnet, die nach Vollendung der Sprachentwicklung eine Hörstörung erworben haben. Sie verfügen zumindest über morphologisch-syntaktische Kenntnisse.

Die phonetisch-phonologischen Fähigkeiten sind je nach Ausmaß der Schwerhörigkeit und Sprachbegabung unterschiedlich.

4. Non-syndromale und syndromale Hörstörungen

Die Molekulargenetik gewinnt bei non-syndromalen und syndromalen Hörstörungen immer mehr an Bedeutung. Einzelheiten dazu werden im Kapitel 24 dargestellt.

! Der Begriff „Gehörlosigkeit“ basiert nicht nur auf einer physikalisch-audiologischen Messung, sondern muss zusätzlich die individuelle Fähigkeit der Sprachdiskrimination über das auditive System berücksichtigen. Davon, aber auch von der Sprachbegabung, hängen die verbalen kommunikativen Fähigkeiten ab.

Epidemiologie: Die Prävalenz von Hörschädigungen im Kindesalter beträgt:

- 3–4 %: leichte Hörstörungen, überwiegend schallleitungsbedingt
- 0,5–1 %: mittelgradige Hörstörungen, überwiegend sensorineural bedingt
- 1,2 %: 1000 Betroffene in Deutschland, Gehörlosigkeit bzw. Resthörigkeit

(vgl. Gross et al. 2001)

Pädaudiologische Abteilungen, pädaudiologische Beratungsstellen

Eine tragende Rolle spielen in Deutschland die Kliniken und Abteilungen für Phoniatrie und Pädaudiologie. Oft sind die pädaudiologischen Abteilungen den HNO-Kliniken angegliedert. Dabei findet eine enge Zusammenarbeit mit den pädaudiologischen Beratungsstellen der Hörgeschädigtenpädagogik statt.

Auditorische Deprivation (Reifung der Hörbahn)

Die Hirn- und Hörreifung ist genetisch präformiert und wird durch exogene Einflüsse stimuliert. Verknüpfungen von Nervenbahnen, die beim Neugeborenen und Säugling vielfältig abgelegt sind, werden durch tägliche Erfahrung und Übung entweder konsilidiert oder bei fehlendem (Hör-)Training ungenutzt zurückgebildet. Zu diesem Thema sind zahlreiche tierexperimentelle Untersuchungen publiziert worden (vgl. Keilmann 1994; Matschke 1998; Walger 1998; Klinke 1999). In diesem Lehrbuch werden die klinischen Aspekte geschildert.

! Beim reifen, menschlichen Neugeborenen ist die Kochlea voll entwickelt, ebenso ist die Anzahl der Neurone im N. cochlearis bereits endgültig. Dagegen findet ein Reifungsprozess der afferenten Hörbahn während der ersten Lebensjahre statt.

Eine Übersicht der Hörreifung ab der 9. Gestationswoche (Gestation = Schwangerschaft) gibt Tabelle 20.1.

Auditiv evozierte Potentiale und Hörprüfung

Die Reifungsprozesse bewirken, dass die auditive Reifung der Hörbahn im 3. Lebensjahr abgeschlossen ist. Aus audiologischer Sicht orientiert man sich dabei mit Hilfe der Hirnstammaudiometrie, speziell der Interpeaklatenzen I–V. Diese betragen im Erwachsenenalter bei Männern 4 ms, bei Frauen 3,9 ms und werden im Kindesalter bis zum Ende des 2. Lebensjahrs erreicht. Bei Neugeborenen ist normalerweise der Gipfel der Welle I um 0,2 ms verspätet, der Gipfel V um 1 ms im Bereich der hohen Pegel und 1,5 ms in Schwellennähe verlängert (vgl. Mrowinski, Scholz 2002).

Die Reifungsprozesse bewirken, dass die auditiv evozierten Potentiale bei Frühgeborenen, Säuglingen und Kleinkindern deutlich von der Norm abweichen (vgl. Böhme, Welzl-Müller 1998). Es bestehen enge Beziehungen zwischen Spracherwerbsstörungen bei Risikokindern und Reifungsstörungen der afferenten Hörbahn. Die Interpeak-Latenzen I–V bei 2-jährigen Risikokindern mit Spracherwerbsstörungen sind auffällig verlängert. Nach einem dreijährigen Intervall wird eine Normalisierung dieser Latenzen dann festgestellt, wenn gleichzeitig die Spracherwerbsstörung abgeklungen ist (vgl. Fuess et al. 2002).

! Die altersabhängigen Veränderungen der auditiv evozierten Potentiale bieten die Möglichkeit, Hinweise auf den Entwicklungsstand im Bereich der zentralen akustischen Bahnen zu erhalten.

20

Tab. 20.1: Physiologische Reifung des Hörorgans (vgl. M. Ptok, A. Ptok 1996)

9. Gestationswoche	Schneckengang
12. Gestationswoche	Stereozilien
22. Gestationswoche	Strukturen des kortischen Organs
26. Gestationswoche	Beginn des Hörens
28. Gestationswoche	Blinzelreflex, Startreflex durch Pulston bei 110 dB („Hörtests“)
bei Geburt	Kochlea
5 bis 10 Jahre (15. Jahr)	volle Ausreifung des gesamten Hörsystems

Anmerkung: Die deutlichsten funktionellen Entwicklungen finden zwischen der 26. und 28. Gestationswoche und in den ersten Monaten nach der Geburt statt

Bei Taubheit und Resthörigkeit treten die stärksten Auswirkungen einer Reifungsstörung der afferenten Hörbahn ein. Nur extrem laute Schallreize vermitteln Meldungen an das Gehirn. Deshalb ist bei genetisch bedingten, prä-, peri- und postnatal erworbenen Hörstörungen sehr frühzeitig eine beidohrige Hörgeräteversorgung oder eine Cochlear-Implant-Versorgung notwendig, um:

- die sensiblen Phasen der Entwicklung der afferenten Hörbahn auszunutzen
- eine Störung bzw. Verzögerung der Sprachentwicklung zu vermeiden

Die ersten Lebensjahre müssen für eine Versorgung mit Hörgeräten bzw. einem Cochlear-Implant voll ausgenützt werden.

> **!** Ziel aller Überlegungen ist: Wie verhindert man eine auditorische Deprivation. Die entscheidende Lösung ist ein universelles Hörscreening bei Neugeborenen.

20.1 Hörbedingte Kommunikationsstörungen im Kindesalter

Hörbedingte Kommunikationsstörungen sind oft bei Sprach-, Sprech- und Stimmstörungen im Kindesalter feststellbar.

20.1.1 Ursachen von Hörstörungen im Kindesalter

Schallleitungsschwerhörigkeiten

Unzweifelhaft sind Schallleitungsschwerhörigkeiten im Kindesalter am häufigsten feststellbar. Schallleitungsschwerhörigkeiten im Kindesalter können auf

- Fehlbildungen (Gehörgangsatresie, Fehlbildungen des Mittelohrs),
- Tubenfunktionsstörungen, z.B. Seromukotympanon,
- akuter Otitis media und
- chronischer Otitis media

beruhen.

> **!** Im Zusammenhang mit auditiven Kommunikationsstörungen spielt der Paukenerguss (Seromukotympanon) eine dominierende Rolle. 80–90 % aller Kinder sind bis zum 8. Lebensjahr mindestens einmal betroffen. Die meisten Erkrankungsphasen dauern weniger als 4 Wochen. 10–35 % der Kinder unter 7 Jahren weisen einen länger als 3 Monate bestehenden Paukenerguss auf. Ein noch häufigeres Auftreten ist bei Kindern mit LKG-Spalten, Down-Syndrom sowie kraniofazialen Dysmorphien feststellbar.

Im Zusammenhang mit auditiven Kommunikationsstörungen spielt dabei der Paukenerguss eine dominierende Rolle (vgl. Jahreshörbilanz; Kap. 6).

Schallempfindungsschwerhörigkeiten

Eine Darstellung der Molekulargenetik der Schallempfindungsschwerhörigkeiten im Kindesalter erfolgt im Kapitel 24. An dieser Stelle wird lediglich auf die Risikofaktoren eingegangen.

Risikofaktoren

Das *„Joint Committee on Infant Hearing"* (USA) hat ein *Position-Statement* (2000) empfohlen, das von folgenden Organisationen entwickelt wurde:

- American Speech-Language-Hearing Association (ASHA)
- American Academy of Otolaryngology-Head and Neck Surgery
- American Academy of Audiology
- American Academy of Pediatrics
- Directors of Speech and Hearing Programs in State Health and Welfare Agencies

Risikofaktoren bei Neugeborenen bis zum 28. Lebenstag:

- 48 Stunden oder länger auf einer Intensivstation
- Syndrome die mit einer Hörstörung einhergehen
- hereditäre Hörstörungen in der Familie
- kraniofaziale Fehlbildungen die mit einer morphologischen Abweichung des Ohrs einhergehen
- intrauterine Injektionen wie Zytomegalie, Herpes, Toxoplasmose, Masern

Risikofaktoren bei Säuglingen und Kleinkindern vom 29. Tag bis zum Alter von 2 Jahren:

- Bezugsperson hat Verdacht auf Verzögerung von Hören, Sprechen, Sprache oder Allgemeinentwicklung
- in der Familienanamnese permanenter Hörverlust im Kindesalter
- Syndrome die mit einer Hörstörung einhergehen
- bakterielle Meningitis
- intrauterine Infektionen wie Zytomegalie, Herpes, Masern, Toxoplasmose
- Hyperbilirubinämie, pulmonale Hypertension
- Syndrome assoziiert mit progressivem Hörverlust wie Neurofibromatose, Osteoporose, Usher-Syndrom
- neurodegenerative Erkrankungen wie Hunter-Syndrom, Friedreichsche Ataxie, Charcot-Marie-Syndrom
- Schädel-Hirn-Trauma
- rezidivierende oder persistierende Otitis media mit Paukenerguss >/ = 3 Monate

20.1.2 Universelles Hörscreening bei Neugeborenen

Das universelle Hörscreening bei Neugeborenen soll flächendeckend erfolgen und die Früherkennung von hörgeschädigten Kindern ermöglichen. Die Gründe sind zwingend, da aktuelle Untersuchungen immer wieder die nicht erwünschte Spätdiagnostik von hörgeschädigten Kindern belegen. Es hat sich gezeigt, dass die Früherfassung vom Ausmaß der Hörschädigung abhängt. Eine Übersicht über den unbefriedigenden Stand der Alters-Mittelwerte bei Vermutung, Diagnose und Therapiebeginn von kindlichen Hörstörungen vermittelt Abbildung 20.1.

! Aus otologischer und pädaudiologischer Sicht wird ein flächendeckendes universelles Hörscreening bei Neugeborenen gefordert.

Screening-Untersuchungen sind mit Hilfe otoakustischer Emissionen (TEOAE) einfach möglich. In einem mehrstufigen System des universellen Neugeborenen-Screenings ist bei fehlendem Nachweis von otoakustischen Emissionen eine BERA-Untersuchung im Rahmen einer pädaudiologischen Untersuchung erforderlich.

Jede Diagnostik einer Hörstörung jenseits des 3. Lebensmonats ist bereits eine Diagnostik, die zu spät erfolgt. Bis zum 6. Lebensmonat sollten bei nachgewiesener Hörstörung die notwendigen therapeutischen Maßnahmen eingeleitet sein. Von großer Bedeutung ist beim universellen Hörscreening ein differenziertes interdisziplinäres Follow-up (Tracking).

20.1.3 Spracherwerb hörgeschädigter Kinder

Der Spracherwerb hörgeschädigter Kinder ist generell davon abhängig, ob eine prä- oder postlinguale Sprachentwicklung möglich ist. Darüber hinaus sind das Ausmaß der Hörschädigung, die kognitiven Fähigkeiten und die Intelligenz, die emotionalen Faktoren sowie die familiären Anregungsmöglichkeiten und das therapeutische Angebot entscheidend. Die Sprech- und Ablesefähigkeiten sowie die Lese- und Schreibfertigkeiten sind sehr variabel.

! Eine Sprachentwicklungsstörung, die mit einer verwaschenen und undeutlichen Aussprache gekoppelt ist, verweist auf eine hörbedingte Kommunikationsstörung.

Die Sprach- und Sprechstörung hörgeschädigter Kinder ist komplexer Natur und lässt auf jeder linguistischen Sprachebene Veränderungen erkennen:

- Auf der phonetisch-phonologischen Ebene – Störungen wurden früher als „audiogene Dyslalie“ bezeichnet – zeigen sich Veränderungen in der Lautbildung und -diskrimination.

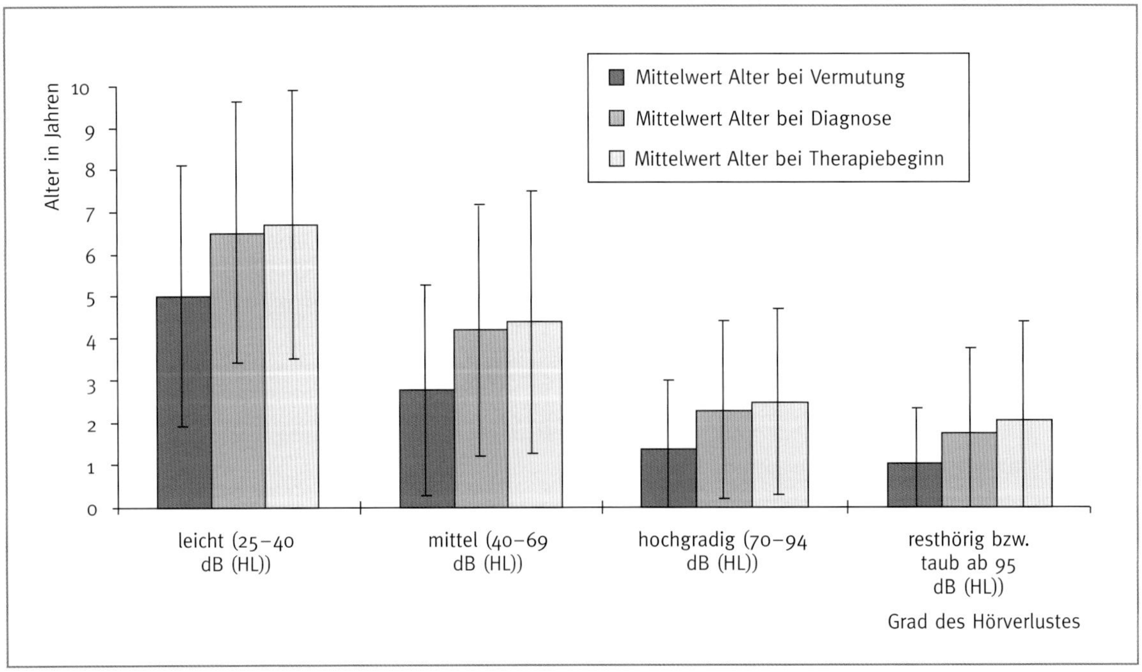

Abb. 20.1: Alter bei frühkindlichen Hörstörungen (Gross 2002)

- Die semantisch-lexikalische Ebene ist besonders bei hörgeschädigten Kindern verändert und geht mit einer Reduktion des Wortschatzes einher.
- Die syntaktisch-morphologische Ebene verdeutlicht den eingeschränkten Gebrauch grammatischer Regeln.
- Auf der pragmatisch-kommunikativen Ebene manifestiert sich die fehlende situationsadäquate interpersonelle Kommunikation des hörgeschädigten Kindes.

Unterschiedliche Variablen bestimmen die Entwicklungsergebnisse von hörbehinderten Kindern. Zu den Variablen permanent bilateral schwerhöriger Kinder gehören:

- Alter bei Förderungs- bzw. Therapiebeginn
- Frequenz, Intensität, Qualität der Interventionsmaßnahme
- Kommunikationsmodus in der Familie
- Mehrfachbehinderung des Kindes
- Migrantenfamilie

(vgl. Kiese-Himmel, Ohlwein 2002)

Konsequenz dieser Aussagen ist, dass jedes Kind individuell, mit einem medizinisch beschreibbaren Hörverlust und in einem individuellen Lebenskontext gesehen werden muss (vgl. Kiese-Himmel 1999). Zwangsläufig lassen sich die unterschiedlichen Sprachentwicklungsverläufe nicht bündeln.

> **!** Im Rahmen einer Jahreshörbilanz muss davon ausgegangen werden, dass bei einem beidseitigen Hörverlust von über 25 dB über 3 Monate eine audiogene Sprachstörung im Kindesalter möglich ist.

20.1.4 Integration Hörbehinderter durch die Hörgeschädigtenpädagogik

Aufgrund der zunehmenden Früherfassung mit Hilfe eins universellen Neugeborenen-Hör-Screenings sowie qualitativ hochwertiger apparativer Versorgung (digitale Hörgeräte, Einsatz von FM-Anlagen, Cochlear-Implants) und früh einsetzender hörgeschädigtenpädagogischer Förderung nimmt die Anzahl hörgeschädigter Kinder zu, deren Lautsprachkompetenz zum Schuleintritt annähernd altersgemäß entwickelt ist. Dem entsprechend steigt die Anzahl der integrativ versorgten hörgeschädigten Kinder in Regelkindergärten und -schulen.

Daraus ergeben sich auch strukturelle Veränderungen, wobei in den Förderzentren für Hörgeschädigte eine zunehmende Abkehr vom traditionellen Einteilungsprinzip nach den ehemaligen Kriterien „schwerhörig – gehörlos" stattfindet. Köhler-Krauß (2001) empfiehlt folgende Konzeption für ein Förderzentrum für Hörgeschädigte, für den sonderpädagogischen Förderbedarf von Schülern der Grundschulstufe und für Schwerhörigen- und Gehörlosenschulen:

- frühzeitige Diagnose der Hörschädigung
- zunehmend verbesserte Hörhilfen
- optimale individuelle Versorgung sowie Absenkung des Implantationsalters
- frühzeitige hörgeschädigtenspezifische Förderung
- Anerkennung der Gebärdensprache

An Hörbehindertenschulen wird vorwiegend in gemischten Klassen unterrichtet, d. h. Klassen mit einer ausgeprägt heterogenen Zusammensetzung von Schülern. Gehörlosen- und Schwerhörigenlehrer verstehen unter heterogenen bzw. gemischten Klassenzusammensetzungen folgende Schülergruppen (vgl. Große 2002):

- Schüler mit unterschiedlichen Arten und Graden von Hörschäden: gehörlose, schwerhörige, zentral auditiv verarbeitungs- und wahrnehmungsgestörte Schüler; Schüler mit Cochlea-Implantat usw.
- Schüler mit Mehrfachbehinderungen: hauptsächlich Lernbehinderung, Verhaltensstörungen, aber auch geistige Behinderung
- Schüler mit unterschiedlichen kommunikativ-sprachlichen Voraussetzungen: z. B. Lautsprache, Gebärdensprache, lautsprachbegleitenden bzw. -unterstützenden Gebärden
- Schüler mit unterschiedlichen Leistungsvoraussetzungen: Haupt- und Realschüler

> **!** Eine zukünftige Trennung von Gehörlosen- und Schwerhörigenschulen ist nicht aufrecht zu erhalten.

20.1.5 Sprachtherapie bei kindlichen Hörstörungen

Historischer Überblick

Manualsysteme: Charles-Michel de l'Epee gründete 1770 die erste Taubstummenanstalt in Paris und erarbeitete eine detaillierte Gebärden- und Fingersprache für den Unterricht, die als „französische Methode" bekannt wurde.

Orale Methode: Sie wird auch als „deutsche Methode" bezeichnet und vertritt die These, dass die Sprache der „hörenden" Welt den Weg und das Ziel der Gehörlosenbildung bestimmen muss. Samuel Heinicke gründete in Leipzig die erste Taubstummenanstalt in Deutschland, in der er nach der Lautsprachmethode Gehörlose unterrichtete.

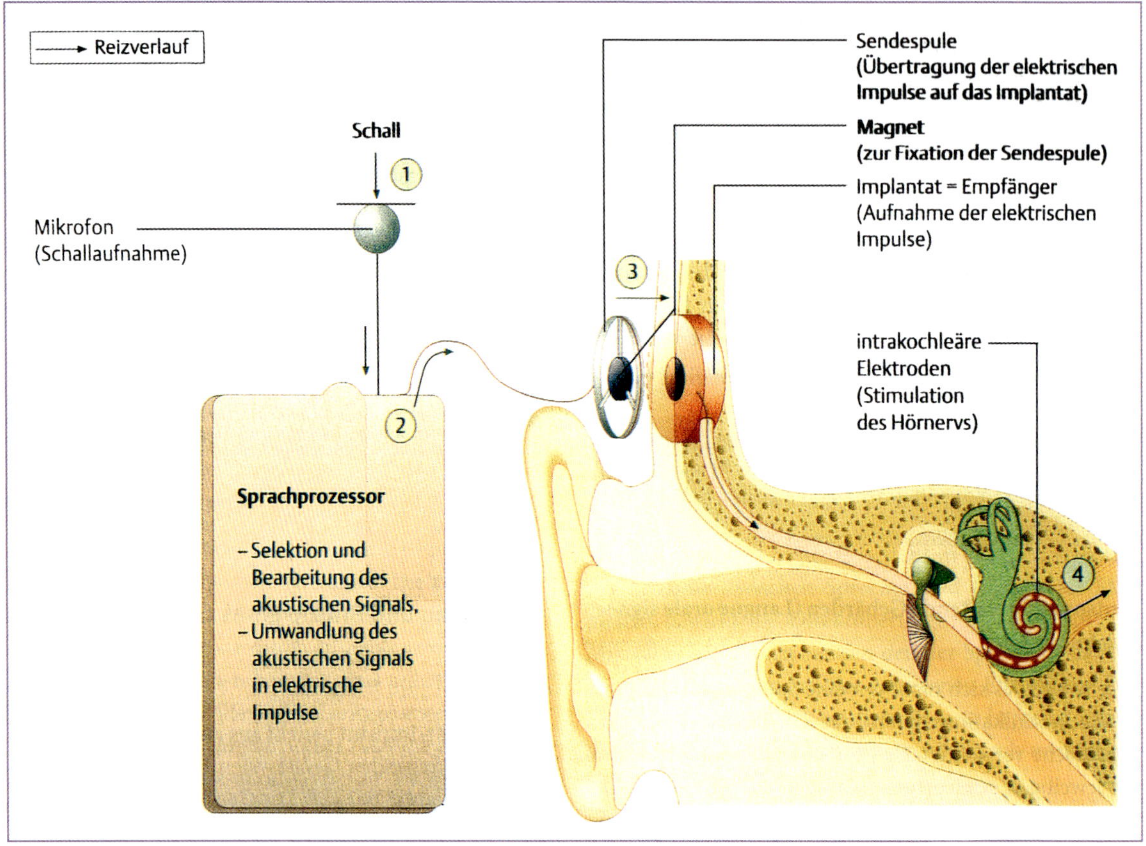

Abb. 20.2: Schematische Darstellung eines Cochlear-Implants (CI) (Probst, Grevers, Iro 2000)

- Der Empfänger wandelt die Kodes in spezielle elektronische Signale um.
- Diese Signale werden zu einem Elektrodenbündel in die Kochlea (intrakochleär) oder an das runde Fenster (extrakochleär) gesendet und stimulieren die Hörnervenfasern.
- Jede der einzelnen Elektroden ist programmiert, so dass die Signale unterschiedlicher Lautstärke und Tonhöhe übertragen werden können.
- Die akustischen Signale werden über die leitfähigen Hörnervfasern als Hörereignis vom Gehirn über die zentrale Hörbahn und den auditorischen Kortex erkannt und interpretiert (Abb. 20.2).

Mehrere Studien haben ergeben, dass eine größere Anzahl von Elektroden nicht unbedingt zu einem besseren Sprachverständnis führt. So können 6–10 Elektroden für ein optimales Sprachverständnis ausreichend sein. Fishman et al. (1997) wiesen z. B. nach, dass es zu keiner Veränderung in der Leistung kommt, wenn die Zahl der Elektroden von 7 auf 20 erhöht wird.

20.2.2 Indikationen und Versorgungsarten für ein Cochlear-Implant

Die Indikation für ein CI erfordert eine umfassende interdisziplinäre Voruntersuchung. Dabei muss u. a. die Funktionsfähigkeit von Hörnerv mit Hörbahn ermittelt werden.

Bei einer beidseitigen kochleären Gehörlosigkeit mit Leitfähigkeit des Hörnervs und nachgewiesener Nutzlosigkeit einer konventionellen Hörgeräteversorgung mit Hör-Sprach-Therapie kann eine Implantation mit einer Reizelektrode in das Innenohr durchgeführt werden. Der Beweis einer Leitfähigkeit des Hörnervs wird mit Hilfe eines **Promontorialtests** erbracht. Dabei erfolgt eine elektrische Reizung des Hörnervs – in Analogie zur Elektrokochleographie. Bei einem positiven Ausfall dieser Untersuchung berichtet der Gehörlose über Höreindrücke bei elektrischer Stimulation.

! Die Einteilung in prä- und postlingual hörgestört – also danach, ob eine Sprachentwicklung stattgefunden hat oder nicht – ist von ausschlaggebender Bedeutung für die Rehabilitation.

Indikationen einer Cochlear-Implantation (vgl. Leitlinie „Cochlear Implant Versorgung; Lenarz et al. 2002)

1. *Postlingual ertaubte und resthörige Kinder, Jugendliche und Erwachsene*

- Akut ertaubte Patienten sowie Patienten, die progredient ertaubt sind, möglichst frühzeitig
- Liegt die Ertaubung länger als 10 Jahre zurück, werden besondere Anforderungen in der Therapie und Rehabilitation gestellt.
- Eingeschlossen sind Patienten mit Restgehör, das für ein Sprachverstehen nicht ausreichend ist.

2. *Prälingual gehörlose Erwachsene*

- Nur unter besonders günstigen Umständen, die im Einzelfall zu begründen sind, ist eine Implantation indiziert.

3. *Kinder (taub geboren, vor und während des Spracherwerbs ertaubt, auch mit Resthörigkeit)*

- Bei diesen möglichst frühzeitige Implantation innerhalb der ersten Lebensjahre oder nach Feststellung der Taubheit oder der Resthörigkeit."

Bei einer Cochlear-Implant-Versorgung bei **gehörlosen Erwachsenen** sollte die beidseitige kochleäre Ertaubung nicht länger als 20 Jahre zurückliegen.

Versorgungsarten

Aus der einseitigen Versorgung mit Hilfe eines Cochlear-Implants etablieren sich unterschiedliche Versorgungsarten:

- einseitige Versorgung: ein Cochlear-Implant
- bilaterale (binaurale) Versorgung: zwei Cochlear-Implants (kann auch gleichzeitig stattfinden)
- bimodale Versorgung: ein Cochlear-Implant und ein Hörgerät
- elektroakustische Stimulation: Cochlear-Implant und Hörgerät auf der gleichen Seite
- Hirnstamm-Implant (*auditory brainstem implant*) bei bilateralen Schädigungen der Hornerven

20.2.3 Behandlungsgrundsätze

Auswahl des Cochlear-Implant-Trägers

Diese erfolgt nach interdisziplinären Gesichtspunkten. Berücksichtigung finden otologische, audiologische, logopädische und hörgeschädigtenpädagogische Überlegungen einschließlich des sozialen Umfelds. Einerseits muss eine intensive Abklärung der Ursachen der Gehörlosigkeit erfolgen, andererseits sind spezielle Voraussetzungen für ein Cochlear-Implant beim gehörlosen Kind und beim gehörlosen Erwachsenen zu beachten.

Voraussetzungen bei hörgeschädigten Kindern:

- beidseitiger Hörverlust, der:
  - eine chirurgische Hörverbesserung ausschließt
  - bei dem ein besserer Erfolg durch eine Versorgung mit Cochlear-Implant als mit Hörgerät zu erwarten ist
- Entwicklungsstand im Normbereich
- keine zusätzlichen Handicaps
- guter Gesundheitszustand, kein erhöhtes Operations- oder Narkoserisiko
- Förderung durch Familienangehörige gesichert
- Förderung durch die zuständige Schule gesichert
- Fehlen von Fortschritten in der Hör-Sprach-Entwicklung trotz optimaler Hörgeräteversorgung
- Alter: prälingual hörgeschädigte Kinder sollten bis zum 2. Lebensjahr, tendenziell im 1. Lebensjahr versorgt werden

(vgl. Böhme, Welzl-Müller 1998)

! Die Indikation für den CI-Einsatz bei Kindern wird sich immer stärker auf das erste Lebensjahr ausweiten. Die Gründe sind in der zunehmenden Verbreitung der universellen Neugeborenen-Hörscreenings zu sehen.

Voraussetzungen bei postlingual hörgeschädigten Jugendlichen und Erwachsenen:

- beidseitiger Hörverlust bzw. Restgehör mit extrem eingeschränktem Dynamikbereich, der eine konventionelle chirurgische oder prothetische Hörverbesserung ausschließt
- kochleärer Hörschaden bei elektrischer Erregbarkeit des Hörnerv einschließlich Hörbahnen und -zentren
- ‚informiertes' Einverständnis
- Alter und Allgemeinzustand erlauben einen risikofreien Eingriff
- Einverständnis für eine Trainingsphase
- keine wesentlichen Einschränkungen der mentalen Fähigkeiten

(vgl. Böhme, Welzl-Müller 1998)

Operative Technik

Die Elektroden werden mit Hilfe einer intrakochleären Technik nach Anlage einer Öffnung in der basalen Schneckenwindung – sog. Kochleostomie – in die Scala tympani eingeführt.

Anpassung eines Cochlear-Implants

Mit Hilfe eines Sprachprozessors erfolgt noch während des stationären Aufenthalts von 3–5 Tagen die erste Überprüfung der Elektrodenfunktion. Nach einer Einheilungsphase von 4–6 Wochen werden die elektrischen Signale so eingestellt, dass der Bereich der angenehmen Lautheit erreicht wird und die bestmögliche Sprachdiskriminierung möglich ist.

Evaluationsset zur Hör-/Sprachentwicklung nach Cochlea-Implantation bei Kindern (Lamprecht-Dinnesen et al. 2001)

Das Evaluationsset (Vorschlag des Arbeitskreises „Testmaterial für CI-Kinder") umfasst:

- Erhebungsbögen zu präoperativen Patientendaten und zum postoperativen Verlauf
- audiologische Untersuchungen, u. a. Hörfeldskalierung, Kindersprachtests
- Beurteilung der Sprache, z. B. Sprachverständnis und linguistische Kriterien
- Elternkriterien

Das Evaluationsset wird zurzeit durch den interdisziplinären Arbeitskreis weiterentwickelt.

Bilaterale (2CIs) und bimodale (1CI und 1 Hörgerät) Versorgung

Diese Versorgungsarten erreichen:

- verbessertes Sprachverstehen, besonders im Störgeräusch
- verbessertes Richtungshören

20

Auditorische Hirnstammprothese (Auditory brainstem Implant, ABI)

Die Indikation für den Einsatz einer mehrkanaligen Hirnstammprothese ist dann gegeben, wenn eine beidseitige Taubheit mit intakter Hörbahn auf der Höhe des 2. auditorischen Neurons im Bereich des Hirnstamms besteht. Die Versorgung mit einem Hirnstamm-Implantat ist somit erforderlich, wenn infolge einer retrokochleären Erkrankung der Hörnerv unterhalb des 2. Neurons nicht mehr leitungsfähig ist.

Indiziert ist dies (vgl. Leitlinie „Auditorisches Hirnstammimplantat"; Lenarz et al. 2002) bei Hörnervererkrankungen bei:

- postlingual ertaubten Patienten mit neuraler Taubheit beidseits bei funktionstüchtiger zentraler Hörbahn
- bilateraler Akustikusneurinome mit beiderseitigem Hörverlust
- Neurofibromatose Typ II
- traumatischer Hörnervenschädigung

Der Einsatz einer mehrkanaligen auditorischen Hirnstammprothese ist nur selten erforderlich.

Cochlear-Implant bei Mehrfachbehinderung

Ein Cochlear-Implantat bei Mehrfachbehinderten ist nach einer genauen Voruntersuchung durchaus möglich und auch erfolgreich. Mit Besonderheiten muss jedoch gerechnet werden. Neben einer Innenohrfehlbildung kann z. B. auch eine Mittelohrfehlbildung bestehen. In diesen Fällen ist eine genaue perioperative Einstellung des Sprachprozessors nicht möglich, da auf die Messung der Stapediusschwelle bei direkter elektrischer Stimulation nicht zurückgegriffen werden kann. Bei sorgfältiger Kandidaten-Auswahl ist auch ein Cochlear-Implantat bei Taub-Blindheit möglich.

> ! Eine Mehrfachbehinderung stellt grundsätzlich keine Kontraindikation für ein Cochlear-Implant dar.

20.2.4 Hör- und Sprachtraining

Die hör- und sprachtherapeutischen Angebote sind unterschiedlich, wobei stationäre, teilstationäre und ambulante Maßnahmen möglich sind (vgl. Lenarz et al. 2002).

Kindesalter

Die Behandlung von **prälingual hörgeschädigten Kindern** ist sehr aufwendig. Es ist eine schrittweise Sprachanbahnung erforderlich. Dieser Lernvorgang dauert Jahre.

Dagegen führt das Hör- und Sprachtraining bei **postlingual hörgeschädigten Kindern** zu rascheren Erfolgen. Diese Kinder können den bereits abgespeicherten Höreindruck vergleichen und verstehen das Gehörte innerhalb weniger Monate. In der Regel wird von ihnen ein offenes Sprachverstehen ohne sonstige Hilfsmittel erreicht.

Die logopädische und audiopädagogische Behandlung umfasst u. a.:

- Geräuschwahrnehmung

- Anwendung von klangerzeugendem Spielzeug
- Lallspiele
- Übungen orofazialer Funktionen
- Diskriminationsübungen
- Nachahmungsübungen
- Zuordnungsspiele
- Bestimmen der Silbenzahl
- phonematische Differenzierungsübungen
- Aufbau kommunikativer Fähigkeiten
- Biofeedback-Übungen

> ! Eine sehr frühe Hörgeräteversorgung oder Alternativen wie das Cochlear-Implant sollten für die Mehrheit der hochgradig hörgeschädigten und gehörlosen Kinder die hörgerichtete Komponente im Lautspracherwerb sichern.

Erwachsenenalter

Das Hör-Sprach-Training bei Erwachsenen betrifft vorwiegend postlingual Ertaubte.

CI-Rehabilitation bei Jugendlichen und Erwachsenen

Grundsätzlich ist eine ambulante und stationäre Behandlung möglich. Illg, Rost und Strauß-Schier (2000) empfehlen im Rahmen einer 2-wöchigen stationären Behandlung ein Hörtraining – 2x täglich im Einzelunterricht – mit folgender Basis-Rehabilitation:

- Lernstufe 1: Wahrnehmung von Tönen und Geräuschen
- Lernstufe 2: Übungen zur rhythmisch-prosodischen Sprachstruktur
- Lernstufe 3: Vokaltraining
- Lernstufe 4: Konsonantentraining
- Lernstufe 5: Wortverständnisübungen
- Lernstufe 6: Zahlenverständnis
- Lernstufe 7: Satzverständnis
- Lernstufe 8: Telefontraining

In zeitlich größer werdenden Abständen von 3-, 6- und 12-monatigen Intervallen kommen die CI-Träger zu einer eintägigen Nachsorge.

Musikgewohnheiten und -verständnis bei Cochlear-Implant-Trägern

Musik und Gehörlosigkeit schließen sich scheinbar gegenseitig aus. Trotzdem wenden sich Gehörlose der Musik aktiv zu und erreichen in Einzelfällen sogar Professionalität.

Für die gehörlosen Zuschauer bleibt die Musik ein optischer Eindruck – sie sehen Geiger geigen und Gitarristen Saiten zupfen, aber sie hören nichts. Trotz dieser unüberbrückbaren Kluft ist das Interesse der Gehörlosen an Musik groß.

Gfeller et al. (2000) beschreiben die Musikgewohnheiten von 65 postlingualen Implant-Trägern, 35 Frauen und 30 Männer. Mit Hilfe eines Fragebogens eruieren sie die Musikgewohnheiten, die früheren Musikbetätigungen und den Hörerfolg mit dem Cochlear-Implant in verschiedenen Hörsituationen. Sie gelangen zu differenzierten Ergebnissen, wobei der Hörgenuss von den Umgebungsgeräuschen und den unterschiedlichen Merkmalen der jeweiligen Musikstile abhängig ist.

Die Wahrnehmung von Instrumental- und Vokalmusik mit Cochlear-Implant beschreiben Mühler et al. (2000). Sie untersuchten 20 postlingual ertaubte Erwachsene, bei denen die Operation mindestens ein Jahr zurücklag. Ein Ergebnis war, dass nach der Implantation nur noch die Hälfte der Patienten regelmäßig Musik hörte, allerdings vorwiegend von Tonträgern im häuslichen Bereich.

Die Korrelationen von Musik- und Sprachverstehen von postlingual ertaubten CI-Trägern zwischen 19 und 79 Jahren untersuchten Brockmeier et al. (2002) bei 52 Männern und 51 Frauen. Sie gelangten zu folgenden Ergebnissen:

- 65 % hören regelmäßig Musik
- 75 % fangen innerhalb von 3 Monaten nach der Erstanpassung an
- 51 % beschreiben das Musikhörerlebnis als angenehm, 31 % aber nur als natürlich

Es fand sich keine statistische Korrelation zwischen Sprachhörvermögen und dem Einschätzen der Musikqualität.

> ! Die Beschäftigung mit Musik bei CI-Trägern kann die Lebensqualität generell verbessern.

Grundsätzlich ist die Entwicklung von Sprachprozessoren der Cochlear-Implantate speziell auf die Erkennung von Umweltgeräuschen und das Verstehen von Sprache ausgerichtet. Die Geräte reichen für das Musikhören nur bedingt aus.

> ! Ein **‚idealer Cochlear-Implant-Patient'** ist ein Kind oder ein Erwachsener, der aufgrund seines Lebensalters postlingual ist und innerhalb kurzer Zeit nach seiner beidseitigen Ertaubung implantiert werden kann.

Nachteile der Cochlear-Implant-Versorgung:

- kostenintensiv
- trainingsintensiv
- die derzeitigen Cochlear-Implantate gestatten keine kernspintomographischen Untersuchungen

- die berechenbare Lebensdauer des Implantats beträgt mindestens ca. 20 Jahre

Die mehrjährigen organisatorischen und inhaltlichen Aufgaben bei CI-Trägern werden optimal in **Cochlear-Implant-Zentren** gewährleistet. Dabei findet eine enge interdisziplinäre Zusammenarbeit statt.

20.3 Hörbedingte Kommunikationsstörungen im Erwachsenenalter

Die Ursache der Hörstörung im Erwachsenenalter ist vorwiegend eine beidseitige sensorineurale Hörschädigung. Bei dem heutigen Wissensstand ist es unmöglich, dass eine Fachdisziplin allein die Diagnostik, Behandlung und Förderung bewältigt. Es sind multimodale Ansätze von Otologen, Audiologen, Hörgeräteakustikern, Audiopädagogen, Hörgeschädigtenpädagogen, Logopäden bzw. Psychologen erforderlich.

Um den umfassenden auditiven Anforderungen bei Hörstörungen im Erwachsenenalter gerecht zu werden, bedarf es grundsätzlich zwei Schritten:

- einer beidohrigen Hörgeräteanpassung
- zusätzlichen rehabilitativen Maßnahmen

Der geniale Komponist Ludwig van Beethoven (1770–1827) hätte sicherlich durch eine beidohrige Versorgung mit analogen oder digitalen Hörgeräten einen Hörgewinn erreichen können. Stattdessen war er auf die Hilfe von einfachen Hörhilfen angewiesen. Der hörgestörte Ludwig van Beethoven litt an einer progredienten beidseitigen Hörstörung. Es ist anzunehmen, dass etwa ab 1813 auf dem rechten Ohr eine Taubheit und links eine Resthörigkeit bestand. Zur Kompensation dieser schweren Hörstörung bediente er sich verschiedener Hörgeräte. Den zahlreichen zeitgenössischen Berichten kann entnommen werden, dass der Komponist die verschiedenen Hörhilfen für das linke Ohr verwendete.

Betrachtet man das gesamte musikalische Werk Ludwig van Beethovens, so lassen sich auffällige Beziehungen zwischen zunehmender Hörstörung und kompositorischem Schaffen nicht mit Sicherheit erkennen. Beethoven konnte sein angeborenes inneres Hören durch jahrzehntelanges Training noch weiter steigern, so dass er die auditive Kontrolle nicht mehr benötigte.

Auch die beste **beidohrige Hörgeräteversorgung** kann beim heutigen Stand der Technik keine physiologische Hörfunktion vermitteln. Falls die beidseitige Hörgeräteversorgung nicht stattfindet bzw. erst als Spätversorgung eingeleitet wird, können audiogene Deprivationssyndrome – in Analogie zur auditorischen Deprivation im Kindesalter – auftreten. Dabei handelt es sich um Deprivationssyndrome auf der Ebene der afferenten Hörbahn. Belegbar sind diese zentralen Deprivationssyndrome z. B. am unversorgten Ohr bei monauraler Hörgeräteversorgung (vgl. Silman et al. 1992).

Die **rehabilitativen Maßnahmen** im Erwachsenenalter erfordern:

- Absehen: Dabei wird eine Integration der auditiven und visuellen Stimuli angestrebt.
- Einführung in lautsprachbegleitende Gebärden (LGB): Hier werden – im Gegensatz zur Gebärdensprache – die einzelnen Worte der Lautsprache „gebärdet“. Dies ist besonders bei Resthörigkeit erforderlich.
- Hörtraining: Dabei sollte das verbliebene Resthörvermögen mit Hörgeräten optimal genutzt werden.
- Hörtaktik: Das Erlernen von speziellen Verhaltensstrategien erleichtert die auditive Kommunikation.
- Sprachpflege (Sprache, Sprechen, Stimme): Eine gezielte Behandlung der Sprach-, Sprech- und Stimmstörung ist – besonders bei hochgradig und an Taubheit grenzender Schwerhörigkeit – erforderlich.
- Anwendung technischer Hilfsmittel (vgl. Kap. 20.4)
- Entspannungstraining: Entspannungsübungen wie Eutonie, autogenes Training etc. sollten im Bedarfsfall zur Kompensation von hörbedingten Stress-Situationen erlernt werden.
- Psychische Unterstützung: Diese muss besonders zur Krisenbewältigung – z. B. durch Hörverlust – erfolgen.

(vgl. Pahlke 1999)

> ! Die Entwicklung eines kombinierten Vorgehens mit Hilfe hoch entwickelter Hilfsmittel – z. B. digitaler Hörgeräte oder Cochlear-Implants – und eine frühe Hör-Sprach-Therapie als Funktionstraining ist auch im Erwachsenenalter Grundlage optimaler Ergebnisse in der Behandlung der auditiven Kommunikationsstörung.

20.4 Technische Kommunikationshilfen für Hörgeschädigte

Grundsätzlich muss es Ziel einer Hörgeräteversorgung sein, möglichst ohne technische Hilfsmittel auszukommen. Trotzdem benötigen zahlreiche Hörgeschädigte technische Kommunikationshilfen, die auch zusätzlich neben der Hörgeräteversorgung eine wesentliche Verbesserung der auditiven Dysfunktion ermöglichen.

Wir kennen neben individuellen Hörgeräten und Cochlear-Implants eine Reihe von technischen Kommunikationshilfen für Schwerhörige und Gehörlose. Vorwiegend werden dabei Hörgeräte mit verwendet. Zusatzgeräte an Hörgeräten bringen einen gewünschten Schall näher, überbrücken Entfernungen und unterdrücken oder vermindern Störschall (vgl. Blankenhahn 1993). Mit Hilfe eines Audio-Anschlusses werden Zusatzgeräte an das Hörgerät angekoppelt. Probleme ergeben sich dabei bei Im-Ohr-Hörgeräten.

Licht-Systeme

Verschiedene Lichtsysteme – über Netzanschluss – vermitteln intermittierende Lichtsignale anstelle akustischer Signale, z. B. beim Klingeln eines Weckers (Lichtwekker), der Türklingel sowie des Telefons. Neben dem Blinkwecker kann auch ein Vibrationswecker verwendet werden.

Akustische Telefonverstärker

Der akustische Telefonverstärker ist mit und ohne Hörgerät verwendbar. Mit Hörgerät wird er an die Mikrofonöffnung des Hörgeräts gehalten, ohne Hörgerät direkt an die Ohrmuschel.

Induktive Telefonverstärker

Dieser ist nur verwendbar, wenn in das Hörgerät eine Telefonspule eingebaut ist. Jetzt kann das auf „T" gestellte Hörgerät die Sprache des Telefons über den induktiven Telefonverstärker aufnehmen.

Drahtlose Kommunikationshilfen

Diese können auf dem Weg der induktiven Ankopplung mit oder ohne Hörgerät benutzt werden:

1. Fernbedienungen für Hörgeräte
Zum einen sind fast alle HdO-Geräte mit einer Telefon-(Induktionsspule (T-Schalter) ausgerüstet. Dieses System kann einem Verstärker zugeführt werden. Zum anderen ist eine Fernbedienung auf Ultraschall-, Infrarot- oder UKW-Basis möglich. Dabei ist die oft schwierige Bedienung des Einstellrädchens am Hörgerät, was besonders älteren Personen schwer fallen kann, nicht notwendig. Ein externes Fernbedienungssystem hat die Größe einer Scheckkarte und gestattet die Einstellung von verschiedenen Hörprogrammen, die je nach Situation ausgewählt werden können, z. B. für Zweigespräche, Musikhören, Sprechen bei Umgebungsgeräuschen sowie am Arbeitsplatz.

2. Fernbedienungssysteme ohne Hörgeräte
Diese werden vorwiegend in Schulen für Hörgeschädigte zur Sprach- und Sprechtherapie verwendet. Die interpersonelle Kommunikation wird dank der körpernahen Mikrofonbenutzung durch den Lehrer erleichtert, da damit die Raum- und Störgeräuscheinflüsse verringert werden. Der Empfang ist mit Kopfhörern, aber auch mit einem Hörgerät möglich. Darüber hinaus werden im Erwachsenenalter auch drahtlose Kommunikationshilfen mit einem Infrarot-Sender benutzt, die über eine Kinnbügelhalterung die akustischen Signale beidohrig zuführen. Sie können auch zum Fernsehen verwendet werden. Die Infrarot-Technik wird vorwiegend zum privaten Gebrauch empfohlen.

3. FM-System (Frequenzmodulations-System)
Diese technische Kommunikationshilfe wurde bereits im Kapitel 20.1.5 beschrieben.

Angebote der Post und der Telekom

Es können E-Mail, Internet, Handy speziell für Hörgeschädigte (Handy-Hörverstärker), Telefax, Videotext und Bildtelefon verwendet werden. Bis auf das Bildtelefon gehören die genannten technischen Kommunikationshilfen zum normalen Haushalt.

Bildtelefon

Das Bildtelefon ist ein ideales technisches Hilfsmittel. Man kann sich sehr gut auch in Gebärdensprache unterhalten, das Absehen vom Mund wird wesentlich erleichtert (vgl. Donath 1999). Damit ist das Bildtelefon auch zur Optimierung des Arbeitsplatzes Gehörloser gut geeignet.

Literatur

Becker, E., S. Daniel, A. Wild: Logopädische Therapie nach Cochlear-Implantation. Sprache – Stimme – Gehör 15 (1991), 113–114

Blankenhahn, R.: Hörgeräte-Ratgeber. Fischer 1993

Böhme, G.: Medizinische Porträts berühmter Komponisten. 2. Aufl. G. Fischer Verlag, Stuttgart/New York 1981

Böhme, G., Welzl-Müller, K.: Audiometrie. Hörprüfungen im Erwachsenen- und Kindesalter. Ein Lehrbuch. 4. Auflage. H. Huber, Bern 1998

Brockmeier, S.J. et al.: Korrelation von Musik- und Sprachverstehen von postlingual ertaubten Combi 40/40+ Nutzern. In: Aktuelle phoniatrisch-pädaudiologische Aspekte 2001/2002. Band 9. Hrsg. M. Gross u. E. Kruse. Median-Verlag, Heidelberg 2002. S.191-194

Dawson, R. W., P. J. Blamey, S. J. Dettmann, E. J. Barker, G. M. Clark: A clinical report on receptive vocabulary skills in cochlear implant users. Ear & Hearing 16 (1995) 3, 287–294

Dillier, N., T. Spillmann: Deutsche Version der Minimal Auditory Capability (MAC-)Test Batterie: Anwendungen bei Hörgeräte- und CVI-Trägern mit und ohne Störlärm. In: Moderne Verfahren zur Sprachaudiometrie. Hrsg. v. B. Kollmeier. Median Verlag Heidelberg 1992, 238–263

Donath, P.: Ruft doch mal an. Hörgeschädige Kinder 36 (1999) 3, 101-102

Döring, W. H., V. Hamacher: Neue Sprachverständlichkeitstests in der Klinik. Aachener Logatometest und „Dreisilbertest" mit Störschall. In: Moderne Verfahren der Sprachaudiometrie. Hrsg. v. B. Kollmeier. Median Verlag Heidelberg 1992, 137–168

Fishman, K.E. et al.: Speech recognition as a function of the number of electrodes used in the speak cochlear implant speech processor. J. of Speech, Language, and Hearing Research 40 (1997) 1201-1215

Fuess V. L. R. et al.: Delay in maturation of the auditory pathway and its relationship to language acquisition disorder. Ear, Nose & Throat Journal 81 (2002) 10, 706-712

Gfeller, K., Christ, A., Knutson, J.F., Witt, S., Murray, K.T., Tyler, R.S.: Musical backgrounds, listening habits, and aesthetic enjoyment of adult cochlear implant recipients. J. Am. Acad. Audiol 11 (2000) 7, 390-406

Gross, M. et al.: Angeborene Erkrankungen des Hörvermögens bei Kindern. Teil 1: Erworbene Hörstörungen. HNO 48 (2000) 879-886

Gross, M. et al.: Angeborene Erkrankungen de Hörvermögens bei Kindern. Teil 2: Genetische Hörstörungen. HNO 49 (2001) 602-617

Gross, M.: persönliche Mitteilung 2002

Große, K.-D.: Förderzentrum für Hörbehinderte als Perspektive. Sprache – Stimme - Gehör 26 (2002) 2, 80-83

Illg, A., Rost, U., Strauß-Schier, A.: CI-Rehabilitation bei Jugendlichen und Erwachsenen. Forum Logopädie 2000, Heft 1. S.14-15

Joint Commitee on Infant Hearing: 1994 Position Statement. ASHA 36 (1994) 12, 38–40

Keilmann, A.:Einfluß einer Schalldeprivation auf die akustisch evozierten Potentiale und die Expression des c-Fos Transkriptionsfaktors nach Beschallung während der Hörbahnreifung der Ratte. Habilitationsschrift, medizinische Fakultät der Universität Heidelberg. 1994

Kiese-Himmel, Chr.: Hörgestörte Kinder und ihr Spracherwerb. Median-Verlag, Heidelberg 1999

Kiese-Himmel, Chr., Ohlwein, S.: Die frühe Sprachentwicklung permanent hörgestörter Kinder im Verlauf. Sprache – Stimme – Gehör 26 (2002)2, 84-91

Klinke, R.et al.: Recruitment of the auditory cortex in congenitally deaf cats by long-term cochlear electrostimulation. Science 10 (1999) 1729-1733

Köhler-Krauß, R.: Der neue Lehrplan zum Förderschwerpunkt Hören und Kommunikation für die bayerische Grundschulstufe des Förderzentrums für Hörschädigte. HÖRPÄD 55 (2001) 4,178-184

Lamprecht-Dinnesen, A. et al.: Evaluationsset zur Hör-/Sprachentwicklung nach Cochlea-Implantation bei Kindern – Vorschlag des Arbeitskreises „Testmaterial für CI-Kinder". Z. Audiol 2001. Suppl. IV 49-51

Lehnhart, E.: Praxis der Audiometrie. 7. Aufl. Thieme, Stuttgart, New York 1996

Lenarz, T. et al.: Leitlinie. Cochlear Implant Versorgung einschließlich auditorisches Hirnstammimplantat. HNO Informationen 27 (2002) September, 275-279

Lenarz, T., E. Lehnhardt, E. Bertram (Hrsg.): Cochlear Implant bei Kindern. Thieme, Stuttgart 1994

Leonhardt, A.: Einführung in die Hörgeschädigtenpädagogik. Reinhardt Verlag, München 1999

Matschke, R.G.: Untersuchungen zur Reifung der menschlichen Hörbahn. Thieme, Stuttgart/New York 1998

Mrowinski, D., Scholz, G.: Audiometrie. 2. Aufl. Thieme, Stuttgart, New Cork 2002

Mühler, C., Breitenstein, K., Gräbel, S., W. Seidner: Wahrnehmung von Instrumental- und Vokalmusik nach Cochlea-Implantation. In: Aktuelle phoniatrisch-pädaudiologische Aspekte 1999/2000. Band 7. M. Gross. Median-Verlag, Heidelberg. 377-380

Müller-Deile, J., B. J. Schmidt, H. Rudert: Kieler Erfahrungen mit der Cochlear Implant-Versorgung. Laryngo-Rhino-Otol. 73 (1994), 300–310

Pahlke, T.: Rehabilitationsdefizite postlingual schwerhörig oder taub gewordener Menschen; aus der Sicht einer Betroffenen. HNO Informationen. 4/1999. S.29-30

Petitto, L.A. et al.: Language rhythms in baby hand movements. Nature 413 (2001) 35-36

Probst, R., Grevers, G., Iro, H.: Hals-Nasen-Ohren-Heilkunde. Thieme, Stuttgart/New York 2000

Ptok, M., Ptok, A.: Die Entwicklung des Hörens. Sprache-Stimme-Gehör 20 (1996) 1-5

Silman, S., Silverman, C.A., Emmer, M.B., Gewlfand, S.A.: Ault-onset auditory deprivation. J Am Audiol 3 (1992) 390-396

Thiel, M.M.: Logopädie bei kindlichen Hörstörungen. Ein mehrdimensionales Konzept für Therapie und Beratung. Springer, Berlin 2000

Uziel, A. S., M. Mondain (Ed.): Cochlear Implants in Children. Advances in Oto-Rhino-Laryngologyx. Vol. 50. Karger, Basel 1995

Walger, M.: Über den Einfluß von Hörstörungen auf die Reifung der Hörbahn. Habilitationsschrift. Medizinische Fakultät der Universität Köln. 1998

Walger, M., H. v. Wedel: Über den Einfluß von Hörstörungen auf die Reifung der Hörbahnsystems. Teil 1: Morphologische und funktionelle Reifung des Gehörs. Audiologische Akustik 33 (1994), 4–11

21 Auditive Verarbeitungs- und Wahrnehmungsstörungen (AVWS) im Kindes- und Erwachsenenalter

Inhaltsübersicht

21.1 Einleitung

Die auditorischen Funktionen sind ein komplexer Prozess. Dieser entwickelt und verändert sich das ganze Leben. Die Erstbeschreibungen von auditiven Verarbeitungs- und Wahrnehmungsstörungen erfolgten bereits vor etwa 50 Jahren. Arnold (1951) publizierte die „Untersuchung zentraler Hörstörungen mit neuen Hörprüfungsmethoden". Helmer Myklebust beschrieb 1954 erstmals den Begriff *„central hearing loss"* im Kindesalter. In der Zwischenzeit hat sich unser Wissen über die auditiven Verarbeitungs- und Wahrnehmungsstörungen erheblich erweitert und interdisziplinär aufgefächert.

Die Ursachen werden kontrovers diskutiert. Forschungsgruppen beschreiben bei den betroffenen Kindern „temporale Verarbeitungsdefizite" (vgl. Tallal 1996). Andere sprechen von einer „Schädigung der phonologischen Kodierung" (vgl. Studdert-Kennedy et al. 1996). Darüber hinaus haben u. a. Bellis (2003), Chermak und Musiek (1997), Lauer (2001) und Nickisch (2002) in ihren Monographien unser Wissen über die Diagnostik und Therapie auditiver Verarbeitungs- und Wahrnehmungsstörungen deutlich erweitert. Die Gesamtentwicklung ist keineswegs abgeschlossen und eine Fortsetzung der Forschungsaktivitäten findet weltweit statt.

Je nach Fachdisziplin wird der Begriff „auditive Verarbeitungs- und Wahrnehmungsstörungen" unterschiedlich gebraucht und dargestellt. Die feststellbaren Parameter werden je nach Blickwinkel mit unterschiedlichen Schwerpunkten in den Mittelpunkt der Betrachtungen gestellt. Daraus ergeben sich auch unterschiedliche fachbezogene diagnostische und therapeutische Schwerpunkte.

Synonyme: Für auditive Verarbeitungs- und Wahrnehmungsstörungen im Kindes- und Erwachsenenalter werden synonym zahlreiche Begriffe verwendet:

- auditive Verarbeitungsstörung
- akustische Agnosie
- Apperzeptionsstörung
- auditory processing disorders (APD)
- central auditory processing disorders (CAPD)
- Fehlhörigkeit
- language related disorder
- minimale zerebrale Dysfunktion (minimal cerebral dysfunction (MCD)
- Perzeptionsstörung
- psychogene Hörstorung
- spezifische Sprachentwicklungsstörung (specific language disorder)
- Teilleistungsschwäche
- Teilleistungsstörung
- temporale Fehlhörigkeit
- Wahrnehmungsstörung
- zentrale Fehlhörigkeit

- zentrale Schwerhörigkeit
- zentrale Hörstörung
- zentrale Hör- und Wahrnehmungsstörung
- zentral-auditive Wahrnehmungsstörung
- zentral-auditive Verarbeitungsstörung (ZAVST)
- zentrale Schwerhörigkeit
- zentrale Wahrnehmungsstörung
- zentral-nervöse Wahrnehmungsstörung

Prävalenz: Chermak und Musiek (1997) nehmen bei Kindern mit „*central auditory processing disorders*" eine Prävalenz von 2–3% an. Die Prävalenz soll bei älteren Erwachsenen weitaus höher liegen und 10–20% betragen (vgl. Cooper, Gates 1991). Das Verhältnis männlich zu weiblich beträgt 2:1.

Funktionelle Neuroanatomie und topographische Zuordnung

Auf der Basis klinischer Beobachtungen wird vermutet, dass einzelne Abschnitte der zentralen Hörbahn in unterschiedlichem Maße von einer Dysfunktion betroffen sein können. Eine besondere Rolle scheinen der Hörkortex und das Corpus callosum zu spielen.

Zentrale Hörbahn

Abbildung 21.1 vermittelt einen orientierenden Überblick vom peripheren Hörorgan bis zum Hörkortex einschließlich der sechs zugehörigen Neurone.

Auditorischer Hörkortex

Im Hörkortex sind Mustererkennungsprozesse möglich. Dabei bestimmt das Gehirn selbst, mit welchem Feld es gerade arbeitet. Es können primäre, sekundäre und tertiäre Felder differenziert werden. Die Funktionen des Hörkortex ermöglichen Laut- und Geräuschunterscheidung, Klang- und Wortverständlichkeit, akustische Aufmerksamkeit, Speicherung von Wort-, Musik- und Sprachinhalten. Die funktionellen Unterschiede im Hörkortex werden mit Hilfe bildgebender Verfahren sichtbar gemacht (vgl. Scheich 2001). Als nicht-invasives Verfahren sind die funktionelle Magnetresonanztomographie (fMRI) sowie die Positronenemissionstomographie (PET) zu nennen.

Corpus callosum

Die Funktion des Corpus callosum soll in enger Beziehung zu auditiven Verarbeitungs- und Wahrnehmungsstörungen stehen. Die Balkenfasern des Corpus callosum breiten sich im Marklager beider Hemisphären aus und bilden die Balkenstrahlung. Mit Hilfe des Corpus callosum findet ein interhemisphärischer Transfer statt (Abb. 21.2). Das alternde Corpus callosum hat Einfluss auf die auditive Verarbeitung.

Betrachtung aus interdisziplinärer Sicht

Aufgrund der komplexen Zusammenhänge der auditiven Verarbeitungs- und Wahrnehmungsstörungen ist eine Betrachtung aus interdisziplinärer Sicht erforderlich. Dabei ergeben sich enge Beziehungen zu mehreren Fachdisziplinen wie der Neurobiologie, Entwicklungsneurologie, Audiologie, Phoniatrie und Pädaudiologie, Pädiatrie, Logopädie, Ergotherapie, Neuropädiatrie, Kinder- und Jugendpsychiatrie, Neuropsychologie, Hörgeschädigtenpädagogik, Heilpädagogik, Psychologie und Pädagogik (Abb. 21.3).

> **!** Unsere Kenntnisse über auditive Verarbeitungs- und Wahrnehmungsstörungen sind noch lückenhaft und unvollständig. Eine Weiterentwicklung der Grundlagenforschung, der diagnostischen Verfahren sowie spezieller Therapieformen ist unbedingt erforderlich.

21.2 Auditive Verarbeitungs- und Wahrnehmungsstörungen im Kindesalter

Auditive Verarbeitungs- und Wahrnehmungsstörungen im Kindesalter können isoliert oder als komplexe Störungsbilder auftreten. Auch eine Beschreibung von Subgruppen ist möglich.

21.2.1 Definitionen, Prävalenz

Definitionen: Der gesamte Ablauf der Verarbeitung, Wahrnehmung und Kognition ist ein eng ineinander verwobener Prozess. Der Begriff **Verarbeitung** wird im Sinn einer Weiterleitung sowie Vorverarbeitung und Filterung von auditiven Signalen bzw. Informationen auf verschiedenen Ebenen (Hörnerv, Hirnstamm, Kortex) verwendet. Die **Wahrnehmung** (Perzeption) ist ein Teil der Kognition im Sinne einer zu höheren Zentren hin zunehmenden, bewussten Analyse auditiver Informationen verstanden. Dabei handelt es sich um bottom-up- und top-down-Prozesse. Die **Kognition** beruht auf einer Zusammenfassung mehrerer Modalitäten, z. B. der Intelligenz (vgl. Ptok et al. 2000).

Es besteht ein Defizit in der auditorischen Verarbeitungs- und Wahrnehmungsinformation. Diese Modali-

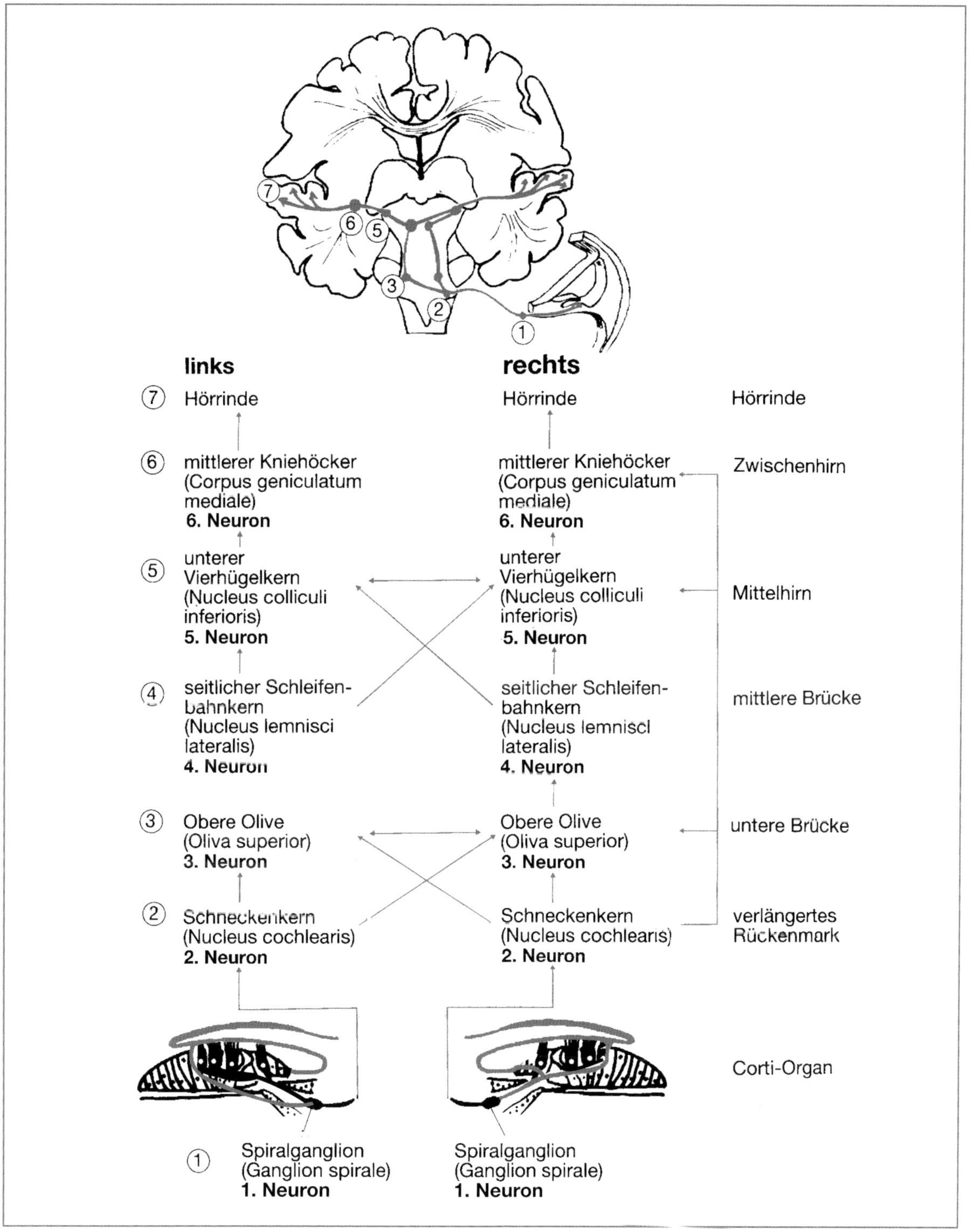

Abb. 21.1: Schematische Darstellung der zentralen afferenten Hörbahnen (Brunner, Nöldeke 2001)

21.2.4 Symptome

Entscheidend ist das klinische Symptom einer auditiven Aufmerksamkeitsstörung.

Aus phoniatrisch-pädaudiologischer Sicht besteht eine Analysestörung der in den akustischen Signalen enthaltenen Frequenz-, Zeit-, Intensitäts- und Phaseninformationen. Dadurch können Analyse und Integration dynamischer, spektraler und temporaler Beziehungen gestört sein (vgl. Ptok et al. 2000).

Eine Beurteilung der auditiven Teilfunktionen ist von grundlegender Bedeutung. Lauer (2001) und Nickisch (2002) favorisieren ihre Bedeutung für die Feststellung einer AVWS. Im Einzelnen handelt es sich um:

- auditive Aufmerksamkeitsstörungen
- Speicherungsstörungen
- Sequenzstörungen
- Lokalisationsstörungen
- Diskriminationsstörungen
- Selektionsstörungen (Figur-Hintergrund-Unterscheidung)
- Analysestörungen
- Synthesestörungen
- Ergänzungsstörungen

> **!** Speicherung und Diskrimination stellen zwei der Basisfunktionen dar. Hingegen zählen die Synthese, Ergänzung und Analyse zu den höheren Funktionen.

Begriffsbestimmung

1. Auditive Aufmerksamkeit
- Definition: Basisteilfunktion für die gesamte Verarbeitung und Wahrnehmung
- Beispiel: Kinder sind durch visuelle und auditive Reize ablenkbar.

2. Speicherung und Sequenz
- Speicherung: Fähigkeit auditive Stimuli zu speichern (auditive Merkspanne)
- Beispiel: Kind fragt häufig nach

3. Lokalisation
- Definition: Richtung und Entfernung auditiver Stimuli werden festgestellt
- Beispiele:
  - Kind findet versteckten Wecker nicht
  - Kind erkennt nicht die Richtung eines akustischen Signals

4. Diskrimination
- Definition: Ähnlichkeiten und Unterschiede zwischen auditiven Stimuli, insbesondere Phoneme, werden erkannt.
- Beispiel: Minimalpaar-Unterscheidungen, z. B. Dach – Bach, Katze – Tatze

5. Selektion
- Definition: Fähigkeit zur Unterscheidung bedeutungsvoller Informationen von Umgebungsgeräuschen (Störgeräuschen). Auch als Störlärmunterdrückung bzw. Figur-Hintergrund-Unterscheidung bezeichnet.
- Beispiele:
  - Kind hält sich bei zu lauten Geräuschen die Ohren zu
  - Kind fragt bei Umgebungsgeräuschen häufiger nach
  - Kind wird durch auditive Reize leicht von den Aufgaben abgelenkt.

6. Analyse
- Definition: Fähigkeit Wörter in Silben und/oder Sätze in Wörter zu zerlegen bzw. einzelne Elemente aus einer akustischen Gestalt herauszuhören (Phonologische Bewusstheit; Metalinguistik)
- Beispiel: Kind gelingt es selten, einzelne Laute in Wörtern zu erkennen und zu lokalisieren.

7. Synthese
- Definition: Fähigkeit aus einzelnen Elementen eine komplexe akustische Gestalt zusammenzusetzen
- Beispiele:
  - Kind kann schwer einzelne Buchstaben zu einem Wort zusammensetzen
  - Kind kann einzelne Laute korrekt bilden, kann diese aber nicht in einem Wort mit anderen Lauten korrekt sprechen

8. Ergänzung
- Definition: Fähigkeit fragmatische auditive Gebilde zu sinnvollen Informationen zu vervollständigen
- Beispiel: Kind kann schwer Wort- und Satzfragmente zu sinnvollen Wörtern und Sätzen zusammensetzen

(vgl. Koch, Nubel, Petri, Wohlleben 2001)

> **!** Als Folge können auditive Teilfunktionsstörungen resultieren, die teilfunktionsorientierte Behandlungsansätze erfordern.

Vergleich der Befunde unterschiedlicher Fachdisiziplinen

Dieser Frage wurde bis jetzt nur selten nachgegangen. In einer Untersuchung fanden Meyer-Harries et al. (2001)

eine relativ schlechte Übereinstimmung logopädischer Diagnosen mit unterschiedlichen apparativen Verfahren. Zur Validitätsprüfung sind unbedingt weitere Untersuchungen erforderlich.

! Unklar ist, inwieweit die logopädischen Diagnosen – z. B. die auditiven Teilfunktionen – mit den audiologischen Tests übereinstimmen oder lediglich als Teilergebnisse zu bewerten sind.

21.2.5 Diagnostik

Es sind umfangreiche anamnestische, klinische, audiologische, logopädische und psychometrische Untersuchungen erforderlich.

! Die auditiven Verarbeitungs- und Wahrnehmungsstörungen im Vorschul- und Schulalter beruhen auf einer Ausschlussdiagnostik von peripheren Hörstörungen und mentalen Entwicklungsstörungen.

Strukturierte Anamnese

Zuerst muss eine strukturierte Anamnese durchgeführt werden. Dies kann auf mehrfachem Weg erreicht werden:

- Ein allgemeiner Anamnese-Fragebogen (Schwangerschaft, Geburt, frühkindliche Entwicklung, Sprache, Motorik etc.) sowie eine Befragung über die schulische Situation hinsichtlich der Raumakustik ergänzt den allgemeinen Fragebogen.
- Die Eltern und/oder Pädagogen erhalten einen strukturierten Anamnesebogen, der vom Untersucher ausgewertet werden muss.
- Zusätzlich kann ein Fragebogen für das Fachpersonal verwendet werden. Der „Münchner strukturierte Fragebogen für Fachpersonal" (2002) fasst in einer konkreten Kurzform die wichtigsten anamnestischen Fragen bei auditiven Verarbeitungs- und Wahrnehmungsstörungen im Schulalter zusammen. Er stellt eine wichtige Grundlage für eine Testbatterie im Sinne eines Vorscreenings dar (vgl. Tab. 21.2).

Oto-rhino-laryngologische Untersuchungen

Die oto-rhino-laryngologische Untersuchung im Vorschul- und Schulalter erfordert besonders eine ohrmikroskopische Untersuchung, um ein Mukotympanon auszuschließen. Ebenfalls müssen der Nasopharynx zum Ausschluss von adenoiden Vegetationen und der Oropharynx zum Ausschluss einer Tonsillenhyperplasie beurteilt werden.

! Falls unter Einbeziehung der tympanometrischen Befunde eine Mittelohrschwerhörigkeit festgestellt wird, ist zuerst eine Behandlung dieses Krankheitsbildes erforderlich, bevor eine Beurteilung zum Ausschluss einer auditiven Verarbeitungs- und Wahrnehmungsstörung möglich ist.

Interdisziplinäre Diagnostik

Eine interdisziplinäre Diagnostik ist bei pädiatrischen, neuropädiatrischen, kinder- und jugendpsychiatrischen und psychologischen Befunden unumgänglich. Die oto-rhino-laryngologisch-phoniatrische und logopädisch-hörgeschädigtenpädagogisch-sprachheilpädagogische sind stark verzahnt und werden als gemeinsame Untersuchungsbasis angesehen.

Der erste Weg bei einem Schulversagen ist eine kinderärztliche Konsultation. Wird bei dieser Grunduntersuchung eine Seh- oder Hörstörung festgestellt, erfolgt eine erste weiterführende Diagnostik. Im Rahmen einer hals-nasen-ohrenärztlichen Diagnostik erfolgen Beurteilungen mit Hilfe der Tonschwellenaudiometrie, Tympanometrie, Sprachaudiometrie, otoakustischer Emissionen und ggf. einer Hirnstammaudiometrie. Damit ist eine Vorfilterung erreicht. Anschließend erfolgt eine differenzierte und interdisziplinäre Untersuchung entsprechend der Hauptbeschwerden. Besonders sollten Intelligenzstörungen und weitere Lernstörungen ausgeschlossen werden.

! Eine zuverlässige, aussagekräftige Testbatterie ist bis jetzt nicht bekannt. Es fehlen harte Diagnoseverfahren und -kriterien. Die AVWS kann mit den bis jetzt bekannt gewordenen Tests nicht eindeutig diagnostiziert werden, so dass im Vordergrund eine Ausschlussdiagnostik steht. Deshalb ist ein interdisziplinäres Vorgehen unerlässlich. Zwangsläufig ergeben sich dabei viele therapeutische Ansätze.

Zweizeitiges diagnostisches Vorgehen

Nach unseren Erfahrungen empfiehlt sich ein Vorgehen an zwei Zeitpunkten. Dabei handelt es sich um:

- einen Screeningtest
- eine minimale Testbatterie

Dieses Vorgehen ist analog zu anderen Screeningkonzepten – z. B. Hörscreening bei Neugeborenen, Hautscreening, Glaukomscreening, Schlaf-Apnoe-Screening – zu sehen.

Somit ist ein **„Auditives Verarbeitungs- und Wahrnehmungs-Screening"** ein erster Schritt. Bei Verdacht auf abweichende Befunde sollte sich eine **„Minimale Testbatterie"** anschließen. Zukünftige Untersuchungen sind allerdings erforderlich, um die Sensitivität (Wahrscheinlichkeit, dass ein Kranker einen positiven Test aufweist) und Spezifität (Wahrscheinlichkeit, dass ein Gesunder einen negativen Test aufweist) zu belegen.

Nachteile der Untersuchungskonzepte mit Hilfe unterschiedlicher Testbatterien:

- Ein Teil der notwendigen Tests besitzt keine Validität.
- Die Untersuchungen sind auch bei einer „minimalen" Testbatterie sehr zeitaufwändig.

Audiologische Tests

Für die Feststellung einer auditiven Verarbeitungs- und Wahrnehmungsstörung ist ein einzelnes audiologisches Verfahren nicht ausreichend. Die Diagnose gilt erst dann als gesichert, wenn mehrere audiologische Testverfahren übereinstimmend auf eine AVWS hinweisen

Tonaudiometrie, Tympanometrie

Schallleitungsschwerhörigkeiten und isolierte periphere Schallempfindungsschwerhörigkeiten dürfen nicht mit einer auditiven Verarbeitungs- und Wahrnehmungsstörung verwechselt werden. In einer Sonderschule für Schwerhörige wurde z. B. unter ca. 1100 Kindern, die in der Beratungsstelle vorgestellt wurden, bei ca. 25 % eine Schallleitungsstörung diagnostiziert. Vereinzelt wurden Kinder mit einer Schallempfindungsschwerhörigkeit oder einohriger Taubheit vorgestellt (vgl. Greis 2000). Bei diesen peripheren Hörschädigungen ist eine otologische Behandlung notwendig.

! Grundsätzlich muss eine Schalleitungsschwerhörigkeit und/oder isolierte periphere Schallempfindungsschwerhörigkeit pädaudiologisch ausgeschlossen werden.

Psychoakustische Tests

Fusion und Zeitauflösung

Die korrekte auditorische Analyse des Sprachverstehens erfordert ein sprachliches Angebot in Zeiteinheiten. Der Zusammenhang zwischen Sprach- und Zeitverarbeitung ist in Tabelle 21.1 erkennbar. Die Begriffe „Fusionsschwelle" und „Ordnungsschwelle" lassen die Schwierigkeiten der unterschiedlichen Zeitverarbeitungsprozesse erkennen.

Fusion und Zeitauflösung sind zwei gegensätzliche Ereignisse. Unter einer Fusion versteht man den Zeitpunkt, ab dem zwei Reize zusammengehört werden. Von einer Zeitauflösung spricht man, wenn zwei Reize getrennt gehört werden.

Ordnungsschwelle

Bei der Ordnungsschwelle wird der geringste Zeitabstand zwischen zwei kurzen Reizen ermittelt. Die Ordnungsschwelle ist abhängig vom Lebensalter. Unterschiede ergeben sich auch bei der Untersuchung mit Tönen oder Geräuschen, beim monauralen oder binauralen Vorgehen sowie bei der Prüfung mit Hilfe der Luftleitung, Knochenleitung oder überschwellig.

Normwerte im Kindesalter für Klickpärchen (Abb. 21.4):

- 5 Jahre: reichlich 150 ms
- 7 Jahre: knapp 150 ms
- 8 Jahre: ca. 125 ms
- 9 Jahre: reichlich 100 ms

Im **Erwachsenenalter** ist die Zeitdauer der Ordnungsschwelle weitaus kürzer. Übereinstimmend wird sie für gesunde Erwachsene mit 30–40 ms angegeben.

Die Testergebnisse sind besonders im Kindesalter von weiteren Faktoren wie der Reaktionsgeschwindigkeit, feinmotorischem Geschick, Konzentration, Aufmerksamkeit und Auffassungsgabe abhängig, so dass die alleinige Beurteilung im Hinblick auf zeitliche Informationsverarbeitungsprozesse durchaus fragwürdig erscheint (vgl. Nickisch 2002).

! Kinder mit auditiven Verarbeitungs- und Wahrnehmungsstörungen haben Schwierigkeiten mit der Detektion im zeitlichen Ablauf auditiver Informationen. Trotzdem können psychoakustische Testresultate – z. B. die Ordnungsschwelle – lediglich einen Baustein in der Gesamtdiagnostik darstellen.

21

Tab. 21.1: Zusammenhang von Sprach- und Zeitverarbeitung (vgl. Kegel 1996)

Zeitverarbeitung	Takt-Rate	Sprachverarbeitung
Ordnungsebene	20–60 ms	Merkmale und Laute
Strukturierungsebene	einige 100 ms	Silben und Wörter
Integrationsebene	etwa 3 Sekunden	Teilsätze und Sätze

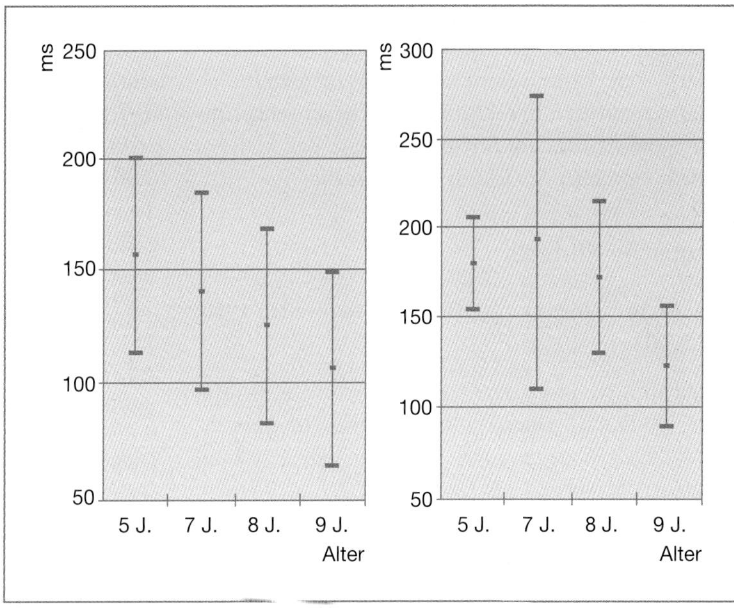

Abb. 21.4: Ordnungsschwellenwerte im Alter von 5–9 Jahren (Nickisch 1999)
a. bei unauffälligen Testwerten im Mottier- und Zahlenfolgegedächtnis
b. bei auffälligen Testwerten im Mottier- und/oder Zahlenfolgegedächtnis

Kindersprachaudiometrie ohne und mit Störgeräusch

Vorschulalter

Für die Diagnostik von auditiven Verarbeitungs- und Wahrnehmungsstörungen (AVWS) wird die Kindersprachaudiometrie ohne und mit Störgeräusch eingesetzt. Da es sich bei den AVWS vielfach um komplexe Störungsbilder mit Sprachentwicklungsstörungen und/ oder Lese-Rechtschreib-Störungen handelt, kann der Wert der Kindersprachaudiometrie ohne und mit Störgeräusch aufgrund des reduziertem Sprachentwicklungsstands – vorgegebene Wörter sind ggf. unbekannt – sowie Artikulationsstörungen im Vorschulalter eingeschränkt sein. Zusätzlich müssen auch Entwicklungs- und Verhaltensstörungen in Betracht gezogen werden. Die Verfahren sind somit aufgrund ihrer hohen Konzentrationsanforderungen – vor allem bei verhaltens- und entwicklungsgestörten Kindern – nicht vor dem Schulalter anwendbar (vgl. Mrowinski, Scholz 2002). Im Allgemeinen beginnt man bei 50–60 dB, bei Normalbefunden sollten 100 % erreicht werden.

Sprachaudiometrischer Bildertest: Mit Hilfe von Bildtafeln mit einfachen Prüfwörtern kann das prozentuale Sprachverständnis durch Zeigen der Tafeln ermittelt werden.

Mainzer Kindersprachtest: Im eigentlichen Sinn ist dieser Test kein Sprachtest, sondern ein Hörtest. Er ist für drei Altersgruppen standardisiert:

- Gruppe I: ab 4 Jahre
- Gruppe II: ab 4–5 Jahre
- Gruppe III: ab 6–8 Jahre

Göttinger Kindersprachverständnistest: Das Wortmaterial liegt für zwei Altersgruppen vor.

- Test I: 3–4 Jahre und Entwicklungsverzögerung (20 Wörter)
- Test II: 5–6 Jahre (100 Wörter)

Oldenburger Kinder-Reimtest: Jeweils drei Begriffe sind in Gruppen zusammengestellt. Innerhalb einer Gruppe unterscheiden sich die Wörter lediglich durch einen Laut an einer bestimmten Stelle, daher die Bezeichnung „Reimtest". Der Oldenburger Kinder-Reimtest wird zur Messung des Sprachverstehens bei Kindern und Jugendlichen von der 2.–6. Klasse angewendet.

Schulalter

Schulkinder mit einer normalen Entwicklung sollten mit guter Konzentration bei einem Nutz-Störschallpegelabstand von 5 dB in Ruhe ein Sprachverständnis von 100 % erreichen. Die Kindersprachaudiometrie ist bei diesen Voraussetzungen gut reproduzierbar und kann auf das Vorliegen einer auditiven Verarbeitungs- und Wahrnehmungsstörung hinweisen (vgl. Mrowinski, Scholz 2002).

Freiburger Sprachaudiometrie: Der Freiburger Einsilbertest ist ab dem 5. und bis zum 8. Lebensjahr anwendbar. Man kann z. B. mit einem Nutzschall von 65 dB beginnen. Der Störschall liegt demnach 5 dB tiefer, d. h. bei 60 dB. In Zukunft muss bei Gruppenvergleichen auch darauf geachtet werden, ob ein sprachsimulierendes Rauschen oder ein Breitbandrauschen verwendet wird. Schmalbandrauschen ist nicht geeignet.

Es kann ein modifizierter Freiburger Sprachverständnistest für Schulkinder (Westra 12) mit zwei bis drei verschiedenen Pegeleinstellungen erstellt werden (vgl. Zierath 2002).

Nach den Untersuchungen von Feldhusen et al. (2002) scheint sich zur Prüfung des Sprachverstehens unter Störschalleinfluss für die 2. Klasse das Material aus dem Göttinger Sprachtest II zu eignen.

Dichotische Hörtests

Dichotischer Hörtest für Kinder (Uttenweiler 1980, 1981, 2002)

Der dichotische Test nach Uttenweiler wird als integrierender Bestandteil einer Testbatterie zum Teil empfohlen und auch eingesetzt. Der Diskriminationstest kann ab einem Alter von 5,5–16 Jahren durchgeführt werden. Voraussetzung ist eine normale Entwicklung des Kindes (vgl. Uttenweiler 2002).

Normwerte: Diese wurden von Uttenweiler (1980) bei 100 Kindern im Alter von 5–8 Jahren erhoben. Hinsichtlicht der Verständlichkeit der Testwörter beträgt die günstigste Lautstärke 60 dB. Dabei ist eine Gruppeneinteilung erforderlich:

- Gruppe 1: Beidseits alle oder nahezu alle dichotischen Wörter werden fehlerfrei reproduziert (90 % der Kinder).
- Gruppe 2: Beidseits werden die Worte nur teilweise richtig oder unvollständig ohne Seitendifferenz wiedergegeben (10 % der Kinder).
- Gruppe 3: Es werden nur oder überwiegend die Worte einer Seite richtig genannt (nur 5 % der Kinder).

> ! Normwerte mit Hilfe des klassischen dichotischen Hörtests nach Uttenweiler wurden nur für das Alter von 5–8 Jahren erhoben.

Praktisches Vorgehen: Der Test besteht aus 50 dreisilbigen zusammengesetzten Substantiven mit Artikel. Zunächst wird monaural rechts und links mit 60 dB geprüft. Bei 100 %-igem Verständnis wird dichotisch untersucht und ebenfalls bei 60 dB begonnen. Zwei verschiedene Wörter werden beidseits über Kopfhörer gleichzeitig angeboten. Eine 100 %-ige Verständlichkeit wird erwartet. Im Bedarfsfall wird auf dem schlechter hörenden Ohr in Schritten von je 5 dB die Lautstärke erhöht.

Dokumentation: Diese erfolgt in einem fünfzeiligen Diagramm, getrennt für beide Ohren. In die erste Spalte wird der monaurale Befund für das rechte und linke Ohr eingetragen, in den darunterstehenden Spalten das dichotische Hörvermögen.

Nachteile: Bei längerer Untersuchungsdauer verringert sich die Aufmerksamkeit des zu prüfenden Kindes. Darüber hinaus wird vorwiegend das Kurzzeitgedächtnis geprüft. Eine Fehlerbreite muss aufgrund der oben beschriebenen drei Normgruppen grundsätzlich einkalkuliert werden.

Eine weitere Normerhebung führten Berger et al. (2002) bei 8- bis 10-jährigen Kindern durch. Sie verwendeten einen Auswertemodus (Bewertung vollständig richtig wiedergegebene Hörpaare, nur ein einziger Wert als Ergebnis ermittelt; günstige Lautstärke bzgl. der Verständlichkeit der Testwörter) und Ausgang von 70 dB. Der Vergleich mit 33 Kindern bei Verdacht auf auditive Verarbeitungs- und Wahrnehmungsstörungen ergibt auffällige Unterschiede.

Dichotischer Test für Erwachsene (Feldmann 1960, 1963,1965)

Die diagnostischen Möglichkeiten des Feldmann-Tests im Kindesalter sind begrenzt und können ebenso wie für den Uttenweiler-Test nur im Rahmen einer Testbatterie bewertet werden.

Testalter: Der Test wurde für das Erwachsenenalter konzipiert. In der diagnostischen Pädaudiologie besteht die Möglichkeit, diesen Test auch bei 8–10-jährigen Kindern einzusetzen (vgl. De Maddalena et al. 2002).

Praktisches Vorgehen: Zuerst werden monaural die Prüfwörter angeboten und eine 100 %-ige Verständlichkeit über Kopfhörer für das rechte und linke Ohr gesucht. Dann erfolgt die dichotische Prüfung, bei der der Patient normalerweise eine 100 %-ige Verständlichkeit erreichen sollte. Gesucht wird der Schallpegel, bei dem der Patient diese erreicht:

- Liegt diese auf einer Seite < 50 %, muss der Schallpegel um 10 dB erhöht werden.
- Bei 50–85 % wird der Pegel um 5 dB erhöht.
- Ab 90 % wird die Lautstärke beibehalten.

> ! Weiterführende Untersuchungen über die Volidität von dichotischen Hörtests bei auditiven Verarbeitungs- und Wahrnehmungsstörungen sind erforderlich.

Richtungshören

Zur Prüfung des binauralen Systems wird das Richtungshören eingesetzt.

Eine orientierende Prüfung ist mit Hilfe eines kleinen Weckers oder Metronoms möglich. Diese Hilfsmittel werden versteckt in verschiedenen Richtungen platziert und müssen von dem Kind gefunden werden. Das apparative Verfahren ist zeitlich aufwändig.

Grundsätzlich erlaubt die Prüfung des Richtungshörens eine verbesserte Detektion aufgrund einer interauralen Trennung von Nutz- und Störschall.

Die Einführung computergestützter Verfahren zur Bestimmung des Richtungshörens würde die zeitaufwändigen und komplizierten Verfahren, die auch durch die jeweilige Raumakustik beeinflusst werden, erleichtern.

Otoakustische Emissionen (OAE)

Die otoakustischen Emissionen zeigen bei auditiven Verarbeitungs- und Wahrnehmungsstörungen keine Veränderungen. Bei auditorischer Neuropathie – bei der die otoakustischen Emissionen normal, aber die Hirnstammpotentiale pathologisch sind – gewinnen sie an Bedeutung. Allerdings ist die auditorische Neuropathie selten. Sie kann auch als Subgruppe der auditiven Verarbeitungs- und Wahrnehmungsstörungen angesehen werden.

Frühe akustisch evozierte Potentiale (Brainstem-Potentiale)

Die Ableitung früher akustisch evozierter Potentiale bei auditiven Verarbeitungs- und Wahrnehmungsstörungen ergibt nur selten einen krankhaften Befund. Ihr Hauptnutzen besteht im Ausschluss von organischen Erkrankungen – z. B. Hirntumoren – der zentralen Hörbahn, die eine auditive Verarbeitungs- und Wahrnehmungsstörung vortäuschen können. Gemeinsam mit normalen otoakustischen Emissionen und pathologischen Hirnstamm-Potentialen kann auf eine auditorische Neuropathie geschlossen werden. Auch diese sind allerdings selten.

Späte akustisch evozierte Potentiale (u. a. Mismatch Negativity, MMN)

Die *Mismatch Negativity* gilt als ein empfindlicher elektrophysiologischer Indikator und wurde erstmals von Näätänen et al. (1978) beschrieben. Diese Teilkomponente der ereigniskorrelierten Potentiale (EKP) tritt in einem Zeitbereich von etwa 200 ms im Kindesalter auf. Dabei erfolgt ein automatischer Vergleichsprozess zwischen verschiedenen akustischen Reizen zur Objektivierung der auditorischen Diskrimination und Spracherkennung. Die abweichenden akustischen Reize werden als *„deviants"* bezeichnet. Die MMN wird am besten durch Bildung einer Differenzkurve zwischen Standard- und Devianzreiz dargestellt. Der Standardreiz wird rot markiert, der Devianzreiz blau, die *Mismatch-Negativity-Kurve* grün (vgl. Kap.16, Band 2 (2001), Abb. 16.1, 16.2).

Mismatch-Negativity-Potentiale können sowohl mit Sinustönen und Geräuschen als auch mit Silben und Wörtern evoziert werden. Bei der neurophysiologischen Untersuchung werden Änderungsdetektoren beurteilt. Die Kinder sollen nicht die über Kopfhörer eintreffenden auditiven Stimuli beachten. Um die Aufmerksamkeit von den auditiven Reizen abzulenken, sehen sich die Kinder während der Ableitung der MMN einen Videofilm ohne Ton an. Die Untersuchung der *Mismatch-Negativity* ist sehr aufwändig und nur vereinzelte Zentren können dieses neurophysiologischen Verfahren realisieren.

Nubel (2002, 215) teilte die Ergebnisse eines Kollektivs von 109 normalhörigen und altersgemäß entwickelten Kinder der 2. und 3. Schulklasse mit: „Die MMN zeigte bei den Kindern eine sehr viel größere Variabilität als bei Erwachsenen. Bei über 60 % des Kollektivs waren die Phonemreize /da/ vs. /ga/ zwei Negativierungen in der Differenzkurve nachweisbar (MMN I und MMN II)". Die Ergebnisse zeigen, dass diese Messungen zur Diagnostik von Teilaspekten auditiver Verarbeitungs- und Wahrnehmungsstörungenauch in der Klinik bei Kindern wertvoll sind. Die intraindividuelle Entwicklung von Potentialkomponenten muss aber in Längsschnittstudien noch weiter untersucht und mit auditorischen und sprachlichen Fertigkeiten korreliert werden.

> **!** Akustisch evozierte ereigniskorrelierte Potentiale (**Mismatch Negativity**) haben aufgrund ihres aufwändigen apparativen Vorgehens noch keinen Stellenwert in der Routinediagnostik gefunden.

Psychometrische Testverfahren

Die Beurteilung von auditiven Verarbeitungs- und Wahrnehmungsstörungen mit Hilfe psychometrischer Testverfahren aus phoniatrischer, kinderpsychiatrischer, -psychologischer und logopädischer Sicht ist erschwert, da es nicht für alle auditiven Teilfunktionen standardisierte verbale und nonverbale Testverfahren gibt. Der interdisziplinäre Arbeitskreis für auditive Verarbeitungs- und Wahrnehmungsstörungen im Schulalter (München) hat aufbauend auf den Einteilungen von Esser (1987) und Lauer (2001) eine Differenzierung vorgenommen (2002).

Es sei in diesem Zusammenhang auf Tabelle 24.3 verwiesen. An dieser Stelle wird lediglich beispielhaft auf den Mottier-Test eingegangen.

Mottier-Test

Vielfach wird als psychometrisches Verfahren bei der Beurteilung der Speicherung und Sequenz der Mottier-Test verwendet. Er erfasst auf normierter Grundalge das 5. bis 16. Lebensjahr (vgl. Bohny 1981). Der Mottier-Test ist

21

auch Bestandteil des Zürcher Lesetests (ZLT). Hier wird der Test lediglich in der 2. bis 6. Klasse als diagnostisches Verfahren eingesetzt (vgl. Linder, Grissemann 2002).

Der Mottier-Test besteht aus einer Reihe von 30 sinnfreien Wortgebilden mit 2–6 Silben in aufsteigender Reihenfolge. Diese Wortgebilde werden dem Kind bei gleichmäßiger Betonung mit verdecktem Mund einzeln vorgesprochen und sollen vom Kind korrekt nachgesprochen werden.

Der Mottier-Test hat sich u. a. bei den Untersuchungskonzepten von Wohlleben et al. (2002) und Nikkisch et al. (2002) bewährt.

Untersuchungskonzepte im Vorschulalter

Grundsätzlich muss gesagt werden, dass unser Wissen über Untersuchungskonzepte im Vorschulalter bei auditiven Verarbeitungs- und Wahrnehmungsstörungen noch sehr begrenzt ist.

Screening

Erste Erfahrungen eines Verarbeitungs- und Wahrnehmungs-Screenings bei 118 **unauffälligen Kindern** im Alter von 4–6 Jahren beschreiben Breitenstein et al. (2002). Sie beurteilten die von Lauer angegebenen einzelnen auditiven Teilbereiche in drei Altersgruppen:

- Gruppe 1: 4 Jahre
- Gruppe 2: 5 Jahre
- Gruppe 3: 6 Jahre

Vorher wurde eine audiologische Diagnostik zum Ausschluss peripherer Hörstörungen durchgeführt. Von den 118 Kindern konnten 35 aufgrund fehlender TEOAE und/oder Schwierigkeiten bei der Bewältigung der Testaufgaben nicht in die Untersuchung einbezogen werden. Damit verbleiben in:

- Gruppe 1: 10 Kinder
- Gruppe 2: 49 Kinder
- Gruppe 3: 24 Kinder

Die Testabschnitte Lokalisation, Synthese und Ergänzung wurden aufgrund der Altersstruktur nicht durchgeführt. Die statistische Bearbeitung von zehn auditiven Teilleistungen ergab gruppenabhängige Hinweise auf Normwerte. Bei sechs Kindern bestätigte sich in der erweiterten Diagnostik eine AVWS.

Die erhaltenen Leistungsprofile erleichtern eine Einschätzung der zentralen Hörverarbeitung und -wahrnehmung im Vorschulalter.

Komplexe Störungen

Im Vorschulalter werden oft Sprachentwicklungsstörungen und Aufmerksamkeitsdefizit-/Hyperaktivitätsstörungen mit einer auditiven Verarbeitungs- und Wahrnehmungsstörung in Beziehung gebracht. Die Abgrenzung und Differenzialdiagnose oder ein eventuelles Zusammengehören ist zurzeit nur in Longitudinalbeurteilungen erreichbar.

Diagnostik

Die diagnostischen Möglichkeiten zur Feststellung einer auditiven Verarbeitungs- und Wahrnehmungsstörung im Vorschulalter haben eine begrenzte Aussagekraft, da Untersuchungen zur Validität und Reliabilität noch fehlen. Unsere Kenntnisse sind unzureichend und bedürfen weiterer intensiver Forschungsarbeit. Allerdings kann bei longitudinalen Beobachtungen, die sich über Jahre erstrecken können, die Diagnose einer auditiven Verarbeitungs- und Wahrnehmungsstörung gestellt werden, besonders wenn die betroffenen Kinder vor der Einschulung stehen. Insgesamt müssen die einzelnen Testergebnisse schrittweise einer diagnostischen Klärung angenähert werden.

> ! Im Vorschulalter empfiehlt sich für eine sichere Beurteilung einer auditiven Verarbeitungs- und Wahrnehmungsstörung eine Longitudinalbeobachtung.

Untersuchungskonzepte im Schulalter

> ! Zurzeit ist weltweit kein einziges Verfahren bekannt, welches eine auditive Verarbeitungs- und Wahrnehmungsstörung im Schulalter eindeutig belegen kann.

Infolge der Komplexität der auditiven Verarbeitungs- und Wahrnehmungsstörungen kennen wir eine Vielzahl unterschiedlicher Testverfahren. Einige neuere Konzepte werden hier dargestellt. Die Beurteilungskonzepte sind allerdings so umfangreich, dass die Untersuchungen auf 2–3 Tage verteilt werden müssen, um Ermüdungserscheinungen bei den Kindern zu vermeiden. Die Hauptgütekriterien der unterschiedlichen Untersuchungskonzepte – insbesondere die Gesamtvalidität und -reliabilität – sind noch weitgehend unbekannt (vgl. Kiese-Himmel 2002).

Untersuchungskonzept nach Matulat et al. (1999)

Aufgrund ihrer Erfahrungen bei 201 Kindern im Alter von 4,4–17,3 Jahren empfehlen sie:

- pädaudiologische Anamnese
- periphere Hördiagnostik: Tonschwellenaudiogramm; Sprachaudiogramm; Tympanogramm; otoakustische Emissionen

- zentrale Hördiagnostik: Sprachaudiogramm im Störschall; dichotischer Hörtest; *binaural Intelligibilty Level Different-Test;* vergleichende Stapediusreflexmessung; Regiometrie; Gap-Detection-Test; Warnke-Test; Würzburger Hörfeld bei Hinweisen auf ein pathologisches Lautheitsempfinden; evtl. ERA-Verfahren
- logopädische Befunde: akustische Aufmerksamkeit; Speicherung und Sequenzbildung, z. B. Mottier-Test; Diskriminationstests, z. B. Bremer Lautdiskriminationstest; Analyse und Synthese, z. B. Untertests aus dem PET zum Sprachverständnis

Untersuchungskonzept nach Neuschaefer-Rube et al. (2000)

Es wurden 49 Kinder im Alter von 5–14 Jahren untersucht: Voruntersuchungen: Ohrmikroskopie, Tonaudiometrie, Impedanzmessung.

- *subjektive Audiometrie*: Tonaudiometrie; Göttinger oder Freiburger Sprachverständnistest mittels Kopfhörer, freiem Schallfeld und mit Störgeräusch; dichotische Hörtests nach Uttenweiler bzw. Feldmann
- *elektrophysiologische Hördiagnostik*: BERA; ipsilaterale CERA-Potentiale
- *sprach- und gedächtnisbezogene Diagnostik*: Bremer Lautdiskriminationstest; Zahlenfolgegedächtnis, z. B. Untertests aus PET oder HAWIK; Hör-Merkspanne, z. B. Mottier-Test, Zürcher-Lesetest, Rechtschreibtest; DRT

Untersuchungskonzept nach Arnold et al. (2000)

Bei 108 Kindern im Alter von 4,5– 14 Jahren empfehlen die Autoren:

- nach Ausschluss einer peripheren Hörstörung einen dichotischen Test
- die Prüfung des Sprachverständnisses im Störschall
- einen binauralen Zeichentest nach Sauer
- einen psychoakustischen Muster-Diskriminationstest
- einen adaptiven Melodien-Muster-Diskriminationstest

Als Schlussfolgerung wird definiert: „Zusammenfassend kann gesagt werden, dass es derzeit keinen einigen Test gibt, der eine auditive Wahrnehmungsstörung beweist und gegenüber anderen Störungsbildern wie Sprachentwicklungsstörungen oder Intelligenzdefiziten mit Sicherheit abgrenzt. Aus diesem Grund müssen mehrere Tests durchgeführt werden (Arnold et al. 2002, 291).“

Untersuchungskonzept nach Ptok (2000)

Eine Auswahl subjektiver Testverfahren:

- Tonschwellenaudiometrie
- Messung der Hörermüdung
- Sprachaudiometrie mit und ohne Störlärm
- Lautdiskriminationstest
- Hörtest mit zeitkomprimierter Sprache
- Überprüfung der Hörmerkspanne
- Überprüfung des Auflösungsvermögens für Frequenz-Unterschiede
- Tests zur phonologischen Fähigkeit (Phonemverschleifung, Phonemergänzung)
- dichotischer Test
- Hörfeldskalierung
- Bestimmung des Frequenzauflösungsvermögens

Objektive Tests:

- Hirnstammaudiometrie mit Amplituden- und Latenzauswertung
- elektrophysiologische Messung der binauralen Fusion
- Ableitung später akustisch evozierter Potentiale (*Mismatch Negativity*, P300)

Untersuchungskonzept nach Jerger und Musiek (2000): Minimale Testbatterie im Schulalter

Empfohlen werden zuerst ein Screening mit Fragen und ein Screening mit Tests für Schulkinder. Das Screening mit Fragen beinhaltet Beobachtungen von Verhaltensmustern, die erfragt werden müssen. Das Screening mit Tests beinhaltet einen dichotischen Test und einen Lücken-Aufdeckungs-Test. Die minimale Testbatterie im Schulalter umfasst folgende Einzeltests:

Psychoakustische Messungen:

- Reintonaudiometrie
- Sprachaudiometrie
- dichotischer Test
- Zeitdauer-Muster-Sequenz-Test (*duration patterns test*)
- zeitliche Lückenbestimmung (*temporal gap detection*)

Elektrophysiologische (bzw. elektroakustische) Messungen:

- Impedanzmessung
- otoakustische Emissionen
- *auditory brainstem response* (ABR)
- *auditory middle latency response* (AMLR)
- Verarbeitungspotential P 300 (optional)

Orientierendes Untersuchungskonzept nach Wohlleben, Nubel und Gross (2002)

148 Kinder der 2. und 3. Klasse, davon 101 Kinder (8,0–10,5 Jahre) eines Normalkollektivs und 47 Kinder im Alter von 8,1–10,9 Jahren mit Verdacht auf auditorische Verarbeitungs- und Wahrnehmungsstörung wurden beurteilt. Insgesamt sind nach dieser Untersuchung alle verwendeten Untersuchungsverfahren – abgesehen vom dichotischen Test und des PET/WE – geeignet.

Es wurden folgende Tests beurteilt:

- Freiburger Sprachaudiometrie, ohne und mit Störschall
- modifizierter dichotischer Test nach Uttenweiler (Prüflautstärke auf 50 dB begrenzt)
- Test mit zeitkomprimierten Wörtern (in Anlehnung an Nickisch)
- Heidelberger Lautdiskriminationstest (H-LAD)
- Mottiertest
- drei Untertests des „Psycholinguistischen Entwicklungstests“ (Zahlenfolgegedächtnis, PET/ZFG, Laute verbinden, PET/LV; Wörter ergänzen (PET/WE)
- Untertest „Sätze nachsprechen“ des Heidelberger Sprachentwicklungstests (HSET)

Darüber hinaus intellektuelle Leistungen (CPM), visuelle Wahrnehmung (Frostig-Test, MVPT-R) und Rechtschreibung (DRT).

Auditory Processing Battery (Emanuel 2002)

Auf der Grundlage einer Umfrage von 53 nordamerikanischen Audiologen wurden folgende Untersuchungen am häufigsten durchgeführt:

- Fragebogen
- audiologische Basisdiagnostik
- dichotische Hörtests
- minimale Sprachaudiometrie mit sinnlosem Wort- und Satzmaterial

Untersuchungskonzept nach Nickisch und Oberle (2002)

Auf der Grundlage von 13 Untersuchungsparametern konnten Nickisch und Oberle (2002) bei 59 Kindern zwischen 5 und 15 Jahren mit modalitätsspezifischer AVWS folgende Testprofile entwickeln. Die relativen Häufigkeiten auffälliger Testergebnisse pro Anzahl jeweils durchgeführter Tests ergeben für die fünf am häufigsten auffälligen Tests folgende pathologische Ergebnisse:

1. Mottiertest: 79,7 %
2. Lautdifferenzierung (Heidelberger Lautdifferenzierungstest): 67,8 %
3. Lautanalyse (Heidelberger Lautdifferenzierungstest): 52,9 %
4. Richtungshören: 46,9 %
5. Sprachaudiometrie im Störschall: 45,8 %

Kumulierte Häufigkeit aus 1 – 5:

- bei Kombination aus Test 1 und 2: 93,2 %
- bei Kombination aus Test 1, 2 und 5: 100 %

> ! Die Kumulation von Mottiertest, Heidelberger Lautdifferenzierungstest und Sprachaudiometrie im Störschall führt nach diesem Testprofil zu einer hohen Treffsicherheit.

Münchner Interdisziplinärer Arbeitskreis für auditive Verarbeitungs- und Wahrnehmungsstörungen im Kindesalter (2002, 2003)

Nach den vorläufigen gemeinsamen Ergebnissen und Diskussionen innerhalb des „Münchner Interdisziplinären Arbeitskreises“ wird folgendes Vorgehen in zwei Schritten empfohlen: Einmal müssen auf der Basis eines Screening-Tests Schulkinder gefunden werden, bei denen eine auditive Verarbeitungs- und Wahrnehmungsstörung vorliegen könnte. Bei Verdacht auf eine AVWS wird in einem zweiten Schritt eine individuelle mehrdimensionale Testbatterie durchgeführt.
Voraussetzung der beiden diagnostischen Schritte:

- Ausschluss einer peripheren Hörstörung
- Nachweis einer altersentsprechenden nonverbalen Intelligenz

Das Untersuchungskonzept umfasst drei Ebenen:

1. Screening-Test
Strukturierter Anamnese-Fragebogen für Fachpersonal (Tab. 21.2). Einschränkend muss festgestellt werden, dass ein strukturierter Fragebogen nicht hochspezifisch für eine auditorische Verarbeitungs- und Wahrnehmungsstörung sein kann.

Auditive Teilfunktionen: Folgende auditive Teilfunktionen werden überprüft (Tab. 21.3).

2. Individuelle audiologische Testbatterie
Subjektive audiologische Tests:

- Tonaudiometrie
- Tympanometrie
- Sprachaudiometrie ohne und mit Störgeräusch
- dichotische Tests
  - Uttenweiler-Test ab dem 5. Lebensjahr
  - Feldmanntest ab dem 8. Lebensjahr

Objektive audiologische Tests:

- OAE
- BERA

3. Je nach Befund interdisziplinäre Beurteilung

- Phoniatrie und Pädaudiologie
- Oto-Rhino-Laryngologie
- Logopädie, Sprachheilpädagogik Hörgeschädigtenpädagogik
- Pädiatrie
- Kinder- und Jugendpsychiatrie
- Neuropädiatrie
- Psychologie

Tab. 21.2: Strukturierter Anamnesefragebogen bei auditiven Verarbeitungs- und Wahrnehmungsstörungen im Schulalter. © Münchner Interdisziplinärer Arbeitskreis. Stand 20.09.2002. Ch. Averdieck, P. Bayerl, G. Böhme, R. Bucher, C. Büttner, S. Golonska (Grafische Darstellung: Entwurf), A. Geiger, K. Kaulitschek, B. Stelzer, M. Thiel (Grafische Darstellung: Endfassung), R. Reitschuster, N. Wagner.

Name

Anschrift

Geb.-Datum **Untersuchungsdatum** **Untersuchungsalter**

Wer hat die Fragen beantwortet?

Eine allgemeine Anamnese wurde bereits erhoben.
Grund der Konsultation:

Normale periphere Hörfunktion.
Bestanden Mittelohrentzündungen? **Wie häufig?**

Normale mentale Entwicklung.
Bestand eine Entwicklungsverzögerung?

Auditive Aufmerksamkeit

Ja – Nein	Ist das Kind unaufmerksam gegenüber Geräuschen?
Ja – Nein	Sind Konzentration und Aufmerksamkeit auffällig verringert? Abhängig von Gruppengröße – Lärmpegel – Dauer der Anforderung

Speicherung und Sequenz

Ja – Nein	Reagiert das Kind auf Fragen unzutreffend?
Ja – Nein	Hat das Kind Schwierigkeiten, mehrteilige Aufträge sinngemäß zu befolgen?
Ja – Nein	Kann sich das Kind einfache Texte nicht merken? Reime – Liedtexte – Hausaufgabenauftrag – Diktat

Lokalisation

Ja – Nein	Kann das Kind Geräusche anhand der Richtung nicht oder nur schwer erkennen (z. B. Fahrradklingel)?
Ja – Nein	Kann das Kind Sprache anhand der Richtung nicht oder nur schwer erkennen (z. B. wenn es gerufen wird)?

Diskrimination

Ja – Nein	Verwechselt das Kind im Diktat ähnlich klingende Laute (z. B. k – t wie bei Kanne – Tanne)?

Selektion

Ja – Nein	Ist das Kind durch Geräusche leicht ablenkbar?
Ja – Nein	Kann das Kind in lauten Situationen nicht zuhören? (Beklagt es sich z. B. über die Lautstärke anderer Kinder in der Klasse?)

Sonstiges

Ja – Nein	Fragt das Kind häufig nach?
Ja – Nein	Gibt es oft Missverständnisse?
Ja – Nein	Reagiert das Kind verzögert auf Hörreize?
Ja – Nein	Reagiert das Kind überempfindlich auf Geräusche?
Ja – Nein	Fällt das Kind auf durch besonders unruhiges oder zurückgezogenes Verhalten?
Ja – Nein	Hat das Kind Probleme beim Erstlese- und Erstschreiberwerb?
Ja – Nein	Bestehen in der Familie ähnliche Auffälligkeiten?

Analyse, Synthese und Ergänzung sind anamnestisch nicht erhebbar.

Bemerkungen:

21

- Umweltgeräusche nachahmen, Tierlaute nachahmen lassen und Übungen mit entsprechendem Bildmaterial verknüpfen, Wecker verstecken und suchen lassen, Uhrenticken lokalisieren.
- Symbole für „laut" und „leise" zeichnen und Musik und Geräusch entsprechend erzeugen.

Spielmaterialien werden auch in unterschiedlicher Form als industrielles Lernmaterial angeboten. Im Handel werden u. a. auch Spiele und Programme zur Förderung der phonologischen Bewusstheit angeboten.

Therapiekonzept aus phoniatrisch-logopädischer Sicht von Nickisch, Heber, Burger-Gartner (2002)

Folgende auditive Teilfunktionen werden mit Hilfe dieses Übungsprogramms trainiert:
- allgemeine Konzentration
- auditive Aufmerksamkeit
  - Differenzierung
  - Identifikation als Teil der Analyse
- Merkfähigkeit: Speicherung und Sequenzierung
- Analyse und Synthese

Bereiche:
- Elterninformationsstunde
- gezieltes Training der individuell auffälligen auditiven Teilbereiche
- Einüben von Kompensationen und Strategieveränderungen
- tägliche häusliche Übungen während des Behandlungsblocks
- signalverbessernde Interventionen
- spezielle ergänzende Trainingsformen

Es wird ein individuelles Therapiekonzept erstellt.

29 Schulkinder im Alter von 6–12 Jahren wurden bisher im Anschluss an den Behandlungsblock (Einzel- oder Gruppentherapie) **von höchstens 20 Therapiesitzungen** nachuntersucht (vgl. Nickisch 2002).

! Es wird ein symptomspezifisches, gezieltes Training empfohlen

Behandlungskonzept nach Bellis (2003)

Das Behandlungskonzept beruht auf drei Säulen:
1. Modifikation der Umgebung, u. a. Klassenraumakustik, bevorzugte Sitzplätze
2. direkte Therapie (Förderung), u. a. defizitspezifische Interventionen, interhemisphärische Übungen
3. kompensatorische Strategie, u. a. metakognitive Strategien (Gedächtnistraining, Sprachverständnisübungen), linguistische und metalinguistische Strategien (phonologische Bewusstheit)

Computerunterstützte Verfahren

In **Nordamerika** werden u. a. das *Fast Forword-Programm* sowie *Earobics* empfohlen. **Deutschsprachige computergestützte Therapieprogramme** empfehlen Nickisch et al. (2002). Dazu gehören Audio I, Audiolog 3, Cesar Schreiben 2.0, Cesar Lesen, Autris I, Detektiv Langohr, Würzburger Trainingsprogramm, Zeppelin trifft Kilibob.

Das Computergestützte Übungsprogramm *Fast Forword TM* (www.scientificLearning.com) beruht auf einem Training mit akustisch modifizierter Sprache mit zunächst langer Transientendauer, die schrittweise der normalen Sprache angenähert wird. Unter Transienten (Transition) versteht man Einschwingvorgänge und Übergangserscheinungen, also zeitlich Verläufe, von Formanten (klangtypische Energieverteilungen). Tallal et al. (1998) empfehlen dieses Programm bei einem Zeitaufwand von 100 Minuten täglich und 5 Tagen pro Woche über 6–8 Wochen.

Earobics (www.earobics.com) benutzt wissenschaftlich und klinisch belegte Förderungstechniken zur Verbesserung der Sprachfähigkeiten, der phonologischen Bewusstheit zur auditiven Verarbeitung. Damit wird ein besseres Lesen, Hören und Lernen erreicht

! Grundsätzlich gilt für das PC-Training, dass das Kind nicht allein trainieren soll. Zumindest sollten der Therapeut bzw. die Eltern das Training beaufsichtigen.

Änderung ungünstiger raumakustischer Bedingungen

Allgemeine Empfehlungen zur Raumakustik bilden die Basis eines auditorischen Trainings bei Schulkindern. Sinnvolle Maßnahmen sind:
- Sitzplatzoptimierung: rechtes Ohr sollte in den Raum und nicht zur Wandseite gerichtet sein
- Ruhe im Klassenraum
- mündliche Informationen durch visuelle Darbietungen ergänzen
- nur ein Kind mit AVWS pro Klasse

Ungünstige raumakustische Bedingungen in den Klassenräumen müssen erkannt und geändert werden. Für ruhige Bedingungen in Klassenräumen bieten sich fünf Lösungen an (vgl. ASHA leader 6 (2001) No.10). Hinsichtlich von Geräuschen, die
- **von außen** einwirken: Straßenverkehr, Flugzeug
  - *Lösung:* Schulen sollen in einer ruhigen Gegend errichtet werden, Geräusch-Dämmung bereits bei Bauplanung vorsehen

- **vom Gebäudesystem** verursacht werden: Heizung, Ventilation, Klimaanlage u. a.
  - *Lösung:* Erneuerung der bestehenden Systeme
- **durch hallende Gänge und Nachbarräume** entstehen
  - *Lösung:* Türen und Wände mit dämmenden Materialien versehen, Türen schließen
- **im Klassenraum** entstehen: Lärmpegel durch Schüler, technische Einrichtungen u. a.
  - *Lösung:* Kontrolle durch Lehrer, geräuscharme Ausrüstung
- **durch echoreiche Räume** hervorgerufen werden
  - *Lösung:* schallabsorbierende Installationen

Sprachlautstärke und Lärmpegel in einer Schulklasse

Es müssen Störgeräusche, Nachhall und Distanzen berücksichtigt werden (vgl. Warncke 2000).

Störgeräusche:

- normale Sprachlautstärke beträgt 65 dB, wenn die Messung aus einer Entfernung von 1 m erfolgt
- durchschnittlicher Lärmpegel in einer Schulklasse beträgt 60 dB
- Verbesserung des Signal-Störabstandes wenn immer lauter als 65 dB gesprochen wird.

Nachhall:

- Nachhallzeitwert: unter 1 Sekunde erforderlich (in gut abgestimmten Klassenräumen 0,2 Sekunden)

Distanz:

- die Schallintensität nimmt bei Verdopplung der Sprechentfernung um 6 dB ab: zum Beispiel wird ein 65 dB-Sprecher nur noch mit 59 dB gehört

Hörgeräteverordnungen

Die Verordnung von Hörgeräten bei auditiven Verarbeitungs- und Wahrnehmungsstörungen ist umstritten.

> **!** Isolierte nonverbale Therapieformen sollten immer gemeinsam mit verbalen Interventionen in ein Gesamtkonzept eingesetzt werden.

Beschulung in einer Hörgeschädigtenschule

Die Rahmenbedingungen sind in einer Schule für Hörgeschädigte für schwere Verlaufsformen von auditiven Verarbeitungs- und Wahrnehmungsstörungen günstiger. Dabei kann die Lern- und Leistungsfähigkeit verbessert werden. Bei Kindern mit normaler und überdurchschnittlicher Intelligenz kann damit ein Abrutschen in die Lernbehinderung verhindert werden

Ergebnisse ambulanter Therapie und stationärer Intensivtherapie

Der Benefit-, Effektivitäts- und Effizienznachweis bei auditiven Verarbeitungs- und Wahrnehmungsstörungen – d. h. kontrollierte Therapiestudien – ist bemerkenswert gering (vgl. Hesse et al. 1998).

Ambulante Therapie

- Ein teilfunktionsorientiertes Therapiekonzept empfiehlt Lauer (2001). Das Therapiekonzept ist nicht auf eine bestimmte Altersgruppe begrenzt, je nach Teilfunktion und Art der Übungen kann es im Vorschulalter bei 4- bis 6-jährigen oder im Grundschulalter angewendet werden
- Nickisch et al. (2002) beschreiben ihre Erfahrungen bei 29 Kindern, die im Anschluss nach einem Behandlungsblock von höchstens 20 Behandlungen nachuntersucht wurden. Die Ergebnisse erscheinen vielversprechend, sowohl im Hinblick auf eine Leistungssteigerung der trainierten auditiven Teilfunktionsbereiche als auch bezüglich eines Transfers der erlernten Inhalte auf die Lese-Rechtschreibleistungen in der Schule.

Stationäre Therapie

- Acht Kinder im Durchschnittsalter von 8–12 Jahren erhielten eine Intensivtherapie (stationär). Sie wurden prä- und posttherapeutisch beurteilt. Nach dem auditorischen Training hatten sich nach 3–6 Wochen bei 5 Kindern die Ergebnisse verbessert, bei 3 Kindern ließen sich keine Befunde mehr erheben. Bei den einzelnen Tests, besonders im dichotischen Test, konnte eine Verbesserung ermittelt werden (vgl. Hesse et al. 1998).
- 34 Kinder im Durchschnittsalter von 7–12 Jahren wurden stationär behandelt und im Abstand von 3–6 Wochen nach der Therapie erneut untersucht. Die Ergebnisse zeigen eine signifikante Verbesserung, sowohl in den subjektiv-audiologischen Untersuchungen (Dichotischer Test, Lautdiskrimination, Lautheitsskalierung), als auch in psycholinguistischen Entwicklungs-, Aufmerksamkeits- und Rechtschreibtests (vgl. Hesse et al. 2001).

> **!** Wünschenswert ist eine Wirksamkeitsevaluation der verschiedenen therapeutischen Strategien bei auditiven Verarbeitungs- und Wahrnehmungsstörungen im Kindesalter.

21.3 Komplexe Störungsbilder im Kindesalter (Komorbiditäten)

Kinder mit auditiven Verarbeitungs- und Wahrnehmungsstörungen werden oft mit Verhaltensstörungen – Aggression, Aufmerksamkeitsdefizit-/Hyperaktivtiätsstörung (ADHS), Schulangst – Entwicklungs- bzw. Lernstörungen, Sprachentwicklungsstörungen und Lese-Rechtschreib-Schwäche auffällig. Welches Störungsbild primär und welches sekundär ist, lässt sich in der Regel nicht feststellen. Im Einzelfall ist es schwierig bis unmöglich, eine diagnostische Abgrenzung zu ziehen (vgl. Ptok et al. 2000).

! Je präziser die Diagnose, umso effektiver die Therapie.

Erstrebenswert sind Testbatterien, die zum einen isolierte auditive Verarbeitungs- und Wahrnehmungsstörungen belegen oder ausschließen bzw. Besonderheiten bei Sprachentwicklungsstörungen, Lese-Rechtschreibschwachen, Lernbehinderten und/oder bei Aufmerksamkeitsdefizit-/Hyperaktivtiätsstörung erkennen bzw. abgrenzen können.

Kritik an der klinischen Relevanz von auditiven Wahrnehmungsstörungen wird insbesondere von Alberti (2000) und Suchodoletz (2002) geübt. Nach diesen Studien gibt es keinen Zusammenhang zwischen Sprachentwicklungs-, Lese-Rechtschreib- sowie Aufmerksamkeitsstörungen und Defiziten in der auditiven Wahrnehmungsfähigkeit.

21.3.1 Sprachentwicklungsstörungen

Auditive Verarbeitungs- und Wahrnehmungsstörungen können bei Sprachentwicklungsstörungen ursächlich mit einbezogen werden, gleichzeitig aber auch Ausdruck und Folge eines gestörten Spracherwerbs sein. Zusätzlich können sich die Defizite unabhängig voneinander stabilisieren. Es ist z. B. keineswegs zwingend, dass ein sozial-emotionales Problem, das in Folge verbaler Defizite entstanden ist, durch eine Verringung der sprachlichen Probleme automatisch mitbehoben wird (vgl. Weinert 2001).

Über die Zusammenhänge zwischen Ordnungsschwelle und Sprachentwicklungsstörung gibt es zahlreiche Untersuchungen. Spezifisch sprachentwicklungsgestörte Kinder erhielten nach den Angaben von Tallal et al. (1996) über ein Computerprogramm ein intensives Training zum zeitlichen Auflösungsvermögen auditiver Ereignisfolgen. Zusätzlich wurden sie mehrere Stunden pro Tag einem manipulierten Sprechinput ausgesetzt, bei dem sehr kurz andauernde phonetische Merkmale – z. B. Formantübergänge – zeitlich gestreckt und in der Intensität verstärkt waren. Nach nur vier Wochen hatten die Kinder – gemessen an verschiedenen rezeptiven Sprachtests – einen Rückstand von ungefähr zwei Jahren aufgeholt. Ein endgültiger Beweis steht jedoch noch aus.

21.3.2 Lese-Rechtschreib-Störung

Die Lese-Rechtschreib-Störung ist eine neurobiologisch begründete Störung des Lesen- und Rechtschreibenlernens. Die neurobiologische Basis ist bis jetzt nicht sicher und umfassend bekannt. Im Prinzip besteht ein Defizit in der Verarbeitung schneller akustischer Informationen und ihrer Beziehung zum eingeschränkten Lese- und Schreibverhalten (vgl. Kap. 12).

Verknüpfungen zwischen auditiven Verarbeitungs- und Wahrnehmungsstörungen und einer Lese-Rechtschreib-Störung werden vielfach diskutiert. Nach den Untersuchungen von de Maddalena et al. (2001) sind die Ergebnisse des **dichotisches Diskriminationstest von Feldmann** in der Diagnostik von Kindern mit Lese- und Rechtschreib-Störungen mit großer Zurückhaltung zu interpretieren, solange keine Normierungs- und Validierungsstudien vorliegen. Dagegen sprechen die Ergebnisse für eine gute Verwendbarkeit des dichotischen Diskriminationstests in der Diagnostik zentraler Hör- und Sprachverarbeitungsprozesse. Andererseits wird auch die **taktil-kinästhetische Wahrnehmung** in das Ursachengefüge einer Lese-Rechtschreib-Störung mit einbezogen (vgl. Donczik, Clausnitzer 2001). Diese Wahrnehmungstypen können bei Kindern mit Lese-Rechtschreibschwächen gestört sein (vgl. Kiese-Himmel, Kruse 1998).

Kiese-Himmel (1998) erklärt die taktil-kinästhetischen Störungen durch frühe Beeinträchtigungen im Sinne von Entwicklungsstörungen sensomotorischer Funktionen. Diese äußern sich in Sensibilitätsstörungen, Unsicherheiten des Gleichgewichts bzw. der Bewegungskoordination, Störungen der Raumwahrnehmung, des Muskeltonus, der Kraft- und Zielsteuerung, in unangemessenen Reaktionen auf taktile Reize, in Beeinträchtigungen der Feinmotorik sowie der modalen Reizaufnahme und -weiterleitung.

Eine neurobiologische Annäherung zur Erklärung der Lese-Rechtschreib-Störung gelingt mit Hilfe der **funk-**

21

tionellen Kernspintomographie (fMRI): Der nicht beeinträchtigte, erwachsene Leser zeigt eine linksseitige präfrontale Aktivität der Antworten bei raschen Veränderungen. Nach den Untersuchungen von Temple et al. (2000) – von acht Erwachsenen mit Kontrollgruppe – zeigen Betroffene mit Dyslexie keine Abweichungen der linksfrontalen Antworten. Fälle mit Dyslexie nahmen an einem Förderungsprogramm teil und zeigten eine Zunahme der Aktivitäten im linken präfrontalen Kortex nach einem Training. Diese Studie belegt – mit Hilfe der funktionellen Kernspintomographie – eine Plastizität des Gehirns bei Förderprogrammen.

Prävalenz: 2–4% der Menschen erlernen trotz hinreichend allgemeiner Intelligenz und regelrechter Beschulung nur unzureichend Lesen und Rechtschreiben. Es wird angenommen, dass ca. 10% der Kinder mit einer Lese-Rechtschreib-Störung und Verhaltensstörungen gleichzeitig eine Störung der auditiven Verarbeitung und Wahrnehmung aufweisen (vgl. Kommission Pädaudiologie der „Arbeitsgemeinschaft Deutschsprachiger Audiologen und Neurootologen" 1997).

Befunde: Lese-Rechtschreib-Schwache haben sowohl Schwächen im Bereich der phonologischen Bewusstheit als auch im Bereich der Sprachwahrnehmung (vgl. Schulte-Körner et al. 1998).

21.3.3 Aufmerksamkeitsdefizit-/Hyperaktivitätsstörung

Bei Kindern mit einem Aufmerksamkeitsdefizit bei hyperaktiven Störungen (*attention deficit hyperactivity disorder*, ADHD), im deutschen Sprachraum als Aufmerksamkeits-Defizit-Syndrom (ADS) bzw. Aufmerksamkeitsdefizit-/Hyperaktivitätsstörung (ADHS) bekannt, ist oft eine auditive Verarbeitungs- und Wahrnehmungsstörung feststellbar (vgl. Chermak et al. 1999; Chermak et al. 2002). Nicht selten reicht die Störung weit in das Erwachsenenalter hinein.

Einteilung: Die ICD-10 teilt die hyperkinetischen Störungen (ICD-F90) ein in:

- einfache Aktivitäts- und Aufmerksamkeitsstörung (ICD-90.0)
- hyperkinetische Störung des Sozialverhaltens (ICD-F90.1)

Die DSM-IV (*Diagnostic and Statistical Manual of Mental Disorders*) unterscheidet drei Subtypen:

- vorherrschend unaufmerksamer Subtyp
- vorherrschend hyperaktiv-impulsiver Subtyp
- gemischter Subtyp

In den „Leitlinien der Deutschen Gesellschaft für Kinder- und Jugendpsychiatrie und -psychotherapie" (2000) wird als Schwerpunkt bei den hyperkinetischen Störungen ein durchgehendes Muster von Unaufmerksamkeit, Überaktivität und Impulsivität definiert.

> **!** Aus gegenwärtiger Sicht besteht das Syndrom mit den inhaltlichen Schwerpunkten Hyperaktivität, Impulsivität und Unaufmerksamkeit.

Synonyme Begriffe:

- attention deficit disorder (ADD) nach WHO
- attention deficit hyperactivity disorder (ADHD) (USA)
- attention deficit disorder with hyperactivity (ADDH)
- Aufmerksamkeitsdefizitsyndrom (ADS)
- Aufmerksamkeits-/Hyperaktivitätsstörung (ADHS)
- hyperkinetische Störung (HKS)
- hyperaktives Syndrom
- Hyperaktivität
- hyperkinetisches Syndrom (Deutschland)
- kindliches hirnorganisches Syndrom
- kindliches hirnorganisches Psychosyndrom
- minimale zerebrale Dysfunktion (MCD) (überholt)
- psycho-organisches Syndrom (Schweiz)

Epidemiologie:

- Vollbild des Syndroms im Grundschulalter: 3–4%
- Vollbild des Syndroms im Jugendalter: 2%
- sehr schwer ausgeprägte Störungen (unbeschulbare Kinder): 1%
- Jungen sind 3- bis 9mal häufiger betroffen als Mädchen.

(vgl. Blanz 2001)

Ursachen: Die zu Grunde liegende neurobiologische Hirnfunktionsstörung ist noch nicht vollständig aufgeklärt. Folgende Ursachen werden vermutet:

- genetische
- neuropsychologische
- morphologische
- neurochemische

Komorbidität: Kinder mit einer Aufmerksamkeitsdefizit-/Hyperaktivitätsstörung haben in ca. 40% eine zusätzliche Störung.

Eine umfassende Differenzialdiagnose zum hyperkinetischen Syndrom bei Kindern ist aus emotional/psychischer, kognitiver und somatischer Sicht anzustreben (vgl. Freisleder 2001). Eine Komorbidität zwischen einer Aufmerksamkeitsdefizit-/Hyperaktivitätsstörung und peripheren Hörstörung kann oft beobachtet werden. Eine Ausschlussdiagnostik ist unbedingt erforderlich. In diesem Zusammenhang sei auch auf die Komorbidität mit einer auditiven Verarbeitungs- und Wahrnehmungsstörung hingewiesen.

Anamnese und Befunderhebung (Symptomatik): Bei der Anamnese muss besonders auf das Kindergartenalter geachtet werden, da bereits hier die ersten psychopathologischen Merkmale auftreten können.

Gewöhnlich werden die Kinder mit 3 bis 5 Jahren auffällig:

- Beginn: vor dem Alter von 7 Jahren
- Dauer: mindestens 6 Monate

Der Kinderarzt Dr. Heinrich Hoffmann beschrieb 1845 mehrere Einzelsymptome des hyperkinetischen Syndroms in seinem Buch für Kinder, genannt „Der Struwwelpeter“ (Abb. 21.5).

Vorschulalter

Eine Zuordnung im Vorschulalter ist schwierig. Welche Störung primär oder sekundär ist, lässt sich in der Regel nicht sagen. Die hypothetische Ausgangslage wird von Franke (2001, 8) hypothetisch beschrieben:

- „Kann das Kind Sprache nicht erwerben, weil es so unruhig ist? Eigentliche Ursache: **Hyperkinetisches Syndrom.**
- Reagiert es nicht auf Menschen, weil es so getrieben und unruhig ist? Eigentliche Ursache: **Aufmerksamkeitsstörung mit Hyperaktivität und Impulsivität.**
- Ist das Kind so unruhig und wendet sich von den Menschen ab, weil es nichts versteht? Eigentliche Ursache: **Sprachverständnis.**
- Lässt sich das Kind nicht auf Menschen ein, weil ihm ihre Beruhigungen so unangenehm sind? Eigentliche Ursache: **Wahrnehmungsstörung.**
- Schaut es die Menschen seiner Umgebung nicht an? Eigentliche Ursache: **Autismus.**
- Erwirbt das Kind Sprache nicht, weil es Sprache und kognitive Zusammenhänge nicht versteht, weil es ein schlechtes Gedächtnis hat und die Aufmerksamkeit nicht lang genug auf den Reizen, die ihm begegnen, halten kann? Eigentliche Ursache: **Geistige Behinderung.**“

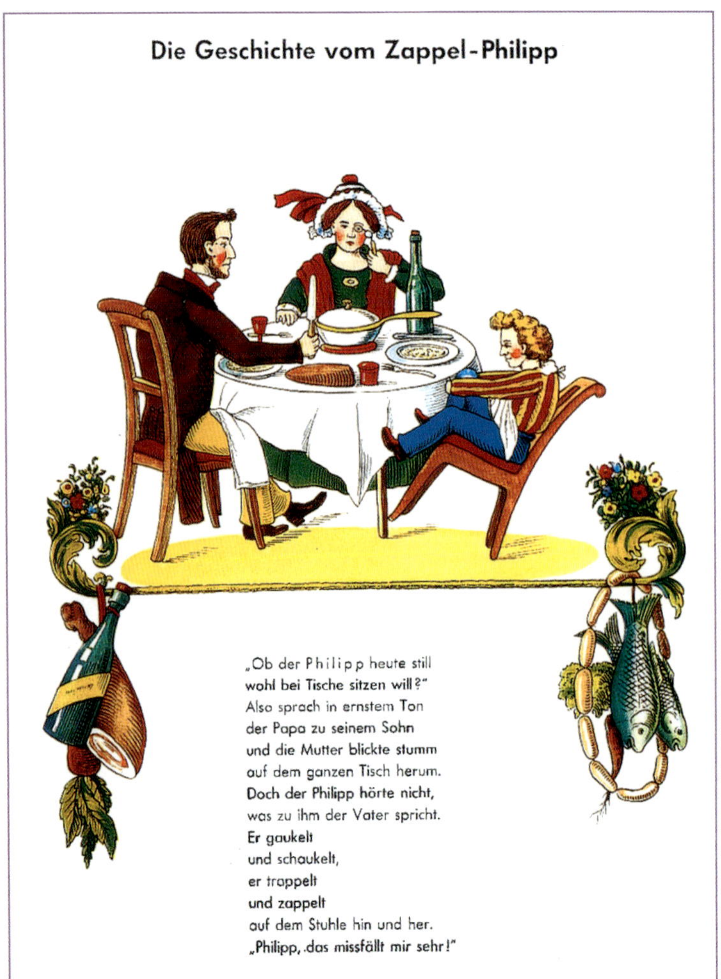

Abb. 21.5: Klassisches Beispiel für das hyperkinetische Syndrom ist der „Zappelphilipp“ von Heinrich Hoffmann, Kinderarzt in Frankfurt (1845)

Schulalter

Strukturierte Anamnese (American Psychiatric Association 1994):

Aufmerksamkeitsstörungen

Die Symptome sind von den Eltern als zutreffend zu beantworten, wenn sie beim Kind vor dem 7. Lebensjahr eingesetzt haben und wenigstens 6 Monate bestehen. Für das Vorliegen von Aufmerksamkeitsstörungen, Hyperaktivität und Impulsivität sprechen jeweils sechs und mehr zutreffende Antworten:

- Das Kind ist oft sehr unaufmerksam oder macht Flüchtigkeitsfehler bei Schulaufgaben oder bei kleineren Arbeiten im Haus.
- Das Kind hat Schwierigkeiten, auf Dauer aufmerksam bei einer Aufgabe oder bei einem Spiel zu sein.
- Das Kind hört oft nicht zu, wenn es direkt angesprochen wird.
- Das Kind verfolgt oder beendet oft nicht aufmerksam genug Anleitungen oder beendet oft nicht Aufgaben oder Spiel.
- Das Kind hat Schwierigkeiten, Aufgaben oder Freizeitaktivitäten zu organisieren.
- Das Kind mag nicht oder vermeidet Aufgaben, die eine längere konzentrierte Aufmerksamkeit verlangen, z. B. längere Schulaufgaben.
- Das Kind verliert oder vergisst häufig Dinge, z. B. Stifte, Bücher, Spielzeug usw.
- Das Kind wird leicht durch andere Einflüsse abgelenkt.
- Das Kind vergisst häufig Anweisungen oder Aufgaben.

Hyperaktivität und Impulsivität

Hyperaktivität

- Das Kind bewegt oft unruhig die Hände oder Füße oder rutscht unruhig auf dem Stuhl.
- Das Kind steht oft auf, obwohl es sitzen bleiben soll.
- Das Kind rennt oder klettert häufig zu wild.
- Das Kind hat Schwierigkeiten, bei ruhigen Spielen mitzumachen.
- Das Kind bewegt sich häufig so, „als ob es von einem unruhigen Motor getrieben wäre".
- Das Kind redet häufig sehr viel.

Impulsivität

- Das Kind antwortet oft schon, bevor die Frage gestellt wurde.
- Das Kind hat oft Schwierigkeiten abzuwarten, bis es an der Reihe ist.
- Das Kind unterbricht Gespräche anderer, redet dazwischen oder unterbricht die Spiele von anderen.

Symptome: Als Symptome gelten Unaufmerksamkeit, Überaktivität und Impulsivität.

Die Leitsymptome müssen mindestens 6 Monate ununterbrochen vorliegen, die Symptomatik situationsübergreifend auftreten und der Störungsbeginn im Vorschulalter liegen. Der impuls-hyperaktive Typ („Zappelphilipp") ist bei Jungen häufiger und der unaufmerksame Typ („Hans-Guck-in-die-Luft") mehr bei Mädchen.

Subtyp: Eine auditive Verarbeitungs- und Wahrnehmungsstörung kann sich mit einer Aufmerksamkeits-Defizit-Hyperaktivitäts-Erkrankung in der Symptomatologie überlappen. Der dabei zu beobachtende Subtyp tritt dann ohne Hyperaktivität und Impulsivität auf (vgl. Chermak et al. 2002).

> **!** Die Symptome können im Jugend- und Erwachsenenalter bestehen bleiben.

Therapie: Eine kinderpsychiatrische und psychologische Behandlung ist unerlässlich. Diese basiert auf einer multimodalen Therapie. Wichtig ist die Elternberatung. Zusätzlich ist eine psychotherapeutische Behandlung angebracht. Des Weiteren gehört zum multimodalen Behandlungskonzept eine Pharmakotherapie (Methylphenidat = Ritalin) zur Verminderung hyperkinetischer Symptome in der Schule und im Kindergarten, in der Familie oder in anderen Umgebungen (vgl. „Europäische Leitlinien und Leitlinien der Deutschen Ges. für Kinder- und Jugendpsychiatrie und Psychotherapie" 2000). Allerdings wird auch vor einer kritiklosen medikamentösen Behandlung gewarnt. Das gilt ganz besonders bei nicht erkannten Komorbiditäten, z. B. bei nicht erkannten (minimalen) Hörschädigungen.

> **!** Eine medikamentöse Behandlung kann nur ein Baustein einer umfassenden multimodalen Therapie sein.

21.3.4 Lernbehinderung, Intelligenzminderung

Eine **Lernbehinderung** wird entsprechend internationaler Terminologie als grenzwertige Intelligenz im Bereich von IQ 85–70 klassifiziert. Dagegen wird eine **Intelligenzminderung** als eine sich in der Entwicklung manifestierende, stehen gebliebene oder unvollständige Entwicklung der geistigen Fähigkeiten bezeichnet, wobei besondere Beeinträchtigungen von Fertigkeiten vorliegen, die zum Intelligenzniveau beitragen, z. B. Kognition, Sprache, motorische und soziale Fähigkeiten. Des Weiteren besteht stets eine Beeinträchtigung des Anpassungsverhaltens (vgl. Dt. Gesellschaft für Kinder- und

Jugendpsychiatrie u. a. (Hrsg.): Leitlinien zur Diagnostik und Therapie von psychischen Störungen im Säuglings-, Kindes- und Jugendalter 2000).

21.4 Auditive Verarbeitungs- und Wahrnehmungsstörungen im Jugend- und Erwachsenenalter

21.4.1 Ursachen

Auditorische Verarbeitungs- und Wahrnehmungsstörungen im Erwachsenenalter können u. a. bei otologisch-audiologischen, neurologischen und psychiatrischen Erkrankungen beobachtet werden (Tab. 21.4). Die nachstehende Aufzählung von verschiedenen Erkrankungen soll verdeutlichen, wie vielfältig die Möglichkeiten sind. Es wird eine topographische Einteilung der sehr verschiedenen Erkrankungen gewählt. Allerdings ist für die Zukunft nicht auszuschließen, dass eine weitere Differenzierung zu den unterschiedlichen Hirnarealen mit Hilfe einer gezielten Bestimmung der auditorischen Verarbeitungs- und Wahrnehmungsstörungen möglich wird.

Unterschiedlich lokalisierte auditorische Pathologien sind nach Griffiths (2002) aus neurologischer Sicht feststellbar. Er beschreibt:

- Hirnstamm-Erkrankungen
  - Hörstörungen (ungewöhnlich als Hirnstamm-Läsion)
  - temporale Defizite (Multiple Sklerose)
  - binaurale Defizite (Multiple Sklerose, vaskuläre Ursachen)
- Höhere-Level-Erkrankungen
  - zentrale Hörstörung
  - auditive Agnosie
  - auditive Agnosie mit Wort-Hörstörung
  - auditive Agnosie mit Aphasie
  - auditive Agnosie mit Umgebungsgeräusch-Agnosie

Als **Cocktail-Party-Effekt** bezeichnet man die Fähigkeit, sich in einem Stimmengewirr vieler Menschen auf eine ganz bestimmte Stimme zu konzentrieren. Das muss nicht die lauteste oder die räumlich nächste Stimme sein. Wir können uns somit aus völlig verschiedenen Mustern auf eine bestimmte Musterklasse, auf eine Stimme, konzentrieren. Im peripheren Hörsystem wird diese Trennung nicht vorgenommen. Dafür in Frage kommt offensichtlich unser Hörkortex. Unbestritten spielt die Mustererkennung bei auditiven Verarbeitungs- und Wahrnehmungsstörungen im Erwachsenenalter eine wichtige Rolle. Im frühen Kindesalter ist die Möglichkeit eines Cocktail-Party-Effekts sicherlich auch gegeben.

Tab. 21.4: Ursachen von auditorischen Verarbeitungs- und Wahrnehmungsstörungen im Erwachsenenalter

Lokalisation	Pathologie
achter Hirnnerv	• Akustikusneurinom • Neuritis
Hirnstamm	• Infarkt • Tumor • Multiple Sklerose
extrapyramidales System	• Parkinson Syndrom
HIrnrinde	• Infarkt • Tumor
diffuse Schädigungen	• Schädel-Hirn-Trauma • toxisch, u.a. Alkohol • Demenz, u.a. Alzheimer
psychiatrisch	• Schizophrenie

21.4.2 Untersuchungsverfahren

Neijenhuis et al. (2001) haben erste Erfahrungen mit einer „zentralen auditorischen Testbatterie" bei normalhörenden Erwachsenen zwischen 18 und 47 Jahren (n = 28) gesammelt und streben eine Validierung ihrer Testbatterie und Reduzierung ihrer sieben Tests an. Sie beurteilten folgende Verfahren:

- Sprachaudiometrie im Störgeräusch
- gefiltertes Sprachmaterial
- binauraler Fusionstest
- Satztest im Störgeräusch
- dichotischer Test
- Frequenz- und Zeitdauer-Muster-Test
- Backward-Masking-Test

Zusätzlich wurde von den Autoren eine strukturierte Anamnese erhoben.

Psychoakustische (kurze zeitliche Unterbrechung eines 1kHz-Sinustons) und elektrophysiologische (*Mismatch Negativity*, MMN) Untersuchungen führten Bertoli et al. (2002) bei 10 jüngeren (19–30 Jahre) und 10 älteren (62–79 Jahre) Normalhörenden durch. Bei der psychoakustischen Analyse mit Hilfe des zeitlichen Auflösungsvermögens ergaben sich keine Unterschiede zwischen jüngeren und älteren Normalhörenden. Dagegen fand sich auf der Ebene der automatischen vorbewussten Wahrnehmung bei älteren Probanden eine deutlich höhere Gap-Wahrnehmungsschwelle sowie signifikant kleinere MMN-Amplituden und längere MMN-Latenzzeiten als bei jüngeren Probanden.

> **!** Im Alter kommt es zu Veränderungen in der zentralen zeitlichen Hörverarbeitung (vgl. Bertoli et al. 2002).

21.4.3 Klinische Symptome

Wir sind in der Lage, den Cocktail-Party-Effekt auszunutzen. Es kann z. B. die Richtung, aus der ein Gesprächspartner spricht, bestimmt werden. Man kann ebenso einzelne Stimmen aus einem Chor heraushören oder den Klang der ersten Geige in einem Orchester erkennen. Es findet somit eine binaurale Selektion statt.

Klinische Zeichen der zentralen auditorischen Verarbeitungsstörung (vgl. Stach 2000):

- recognition of frequency-altered speech
- recognition of speech in competition
- recognition of speech at high-intensity levels
- temporale Verarbeitung
- Lokalisation
- Lateralisation
- dichotisches Hören
- binaurale Verarbeitung
- erworbene suprasegmentale Asymmetrie

21.4.4 Krankheitsbilder

Aufmerksamkeitsdefizit-/Hyperaktivitätsstörung (ADHS)

Prävalenz: Die Prävalenz von auditiven Verarbeitungs- und Wahrnehmungsstörungen im Erwachsenenalter beträgt 10–20 % (vgl. Cooper, Gates 1991). Nach Ebert et al. (2002) behalten ca. 10 % der Erwachsenen die Symptomatik, wenn man von 3–10 % aller betroffenen Kinder ausgeht. Diese Autoren beschreiben auch die diagnostischen Kriterien für ADHS im Erwachsenenalter. Diese beinhalten:

- Aufmerksamkeitsstörung, Konzentrationsstörung, Desorganisiertheit
- Hyperaktivität, im Erwachsenenalter oft abnehmend
- Impulsivität
- Affektlabilität, emotionale Überregibilität

Eine Aufmerksamkeitsdefizit/Hyperaktivitätsstörung kann mit einer auditiven Verarbeitungs- und Wahrnehmungsstörung gemeinsam auftreten oder sogar mit ihr verwechselt werden. Der Verlauf der Störung weist auch in das Erwachsenenalter hinein. Frölich und Lehmkuhl (2002) berichten aus differenzialdiagnostischer Sicht über eine 18 Jahre alte Patientin, bei der unter der klinischen Symptomatik einer Hyperaktivitäts-Aufmerksamkeitsstörung eine nicht abgeheilte Neuroborreliose bestand. Nach antibiotischer Behandlung remittierte die Symptomatik komplett.

> **!** Notwendigkeit einer strukturierten differenzialdiagnostischen Abklärung bei Erwachsenen mit vermuteter auditiver Verarbeitungs- und Wahrnehmungsstörung bzw. Hyperaktivitätsstörung mit Aufmerksamkeitsdefizit.

Auditive Agnosie

Die auditive Agnosie (reine Worttaubheit, Rindentaubheit) wird den zentralen Hörstörungen zugeordnet. Das Syndrom ist gekennzeichnet durch eine Beeinträchtigung des auditiven Sprachverständnisses, des Nachsprechens und des Diktatschreibens (vgl. Ackermann, Mathiak 1999). In wie weit die auditive Agnosie lediglich ein Bestandteil unterschiedlicher Erkrankungen auf verschiedenen Ebenen des Zentralnervensystems zuzuordnen ist, ist noch unklar.

Alkohol (akut, chronisch)

Die präzise neurophysiologische Basis des Einflusses von Alkohol auf das Gehirn ist nicht sicher bekannt. Auf jeden Fall sind vielfältige neurokognitive Veränderungen zu beobachten. Es finden sich signifikante Veränderungen der vorbewussten auditorischen Verarbeitung. Die auditorisch sensorischen Bahnen werden durch Alkohol deutlich beeinflusst. Damit kommt der *Mismatch Negativity*, der Beurteilung bei der akuten Alkoholintoxikation und bei chronischem Alkoholismus eine aussagekräftige Bedeutung zu (vgl. Ahveninen et al. 2000).

Schizophrenie

Patienten mit Schizophrenie zeigen ein regionales Profil von funktionellen Aktivitätsdefiziten in der präfrontalen und parietalen Hirnrinde im Arbeitsgedächtnis. Die neuralen Korrelationen der kognitiven Defizite bei Schizophrenie lassen sich mit Hilfe der Kernspintomographie (fMRI) beurteilen (vgl. Menon et al. 2001).

Borderline-Befunde

Patienten mit einem annähernd altersentsprechenden Tonaudiogramm bei auditiven Schwierigkeiten im

Sprachverstehen und beim Sprechen mit Hintergrund-Geräuschen können an einer auditorischen Verarbeitungs- und Wahrnehmungsstörung erkrankt sein. Dabei finden sich Abweichungen bei dichotischen Tests, Satzverstehens-Tests und auditorischen ereigniskorrelierten Potentialen (*mismatch negativity*). Die ergänzende Kernspintomographie des Gehirns kann diskrete Veränderungen in der Konsistenz mit Ischämie im Bereich der kleinen Gefäße ergeben (vgl. Barmiou et al. 2000). Die Behandlung beruht auf einem auditorischen Training.

Literatur

Ackermann, H., Mathiak, H.: Symptomatologie, pathologisch-anatomische Grundlagen und Pathomechanismen zentraler Hörstörungen (reine Worttaubheit, auditive Agnosie, Rindentaubheit). Fortschr. Neurol. Psychiat. 67 (1999) 509-523

Affolter, F.: Wahrnehmung, Wirklichkeit und Sprache. Neckar-Verlag, Villingen-Schwenningen 1987

Ahveninen, J. et al.: Acute and chronic effects of alcohol on preattentive auditory processing as reflected by Missmatch Negatvity. Audiol Neurotol 5 (2000) 303-311

Alberti, A.: Empirische Untersuchung zur klinischen Relevanz auditiver Wahrnehmungsstörungen. Hausarbeit zur Erlangung des Magistergrades an der Ludwig-Maximilians-Universität München, 2000

American Psychiatric Association: Diagnostic and statistical manual of mental disorders, 4 th ed. Washington, DC, 1994

American Speech-Language-Hearing Association (ASHA): Task Force on Central Auditory Processing Consensus Development.- Central Auditory Processing; Current Status of Research and Implications for Clinical Practis. In: Am. J. of Audiology 5 (1996) 41-54

Amorosa, H.: Sprachentwicklungsstörungen – eine Herausforderung zu interdisziplinärer Forschung. Interdisziplinäre Tagung über Sprachentwicklungsstörungen. München. 16.-17.6.2000

Arnold, G.E.: Die Untersuchung zentraler Hörstörungen mit neuen Hörprüfungsmethoden. Arch. Ohr. usw. Heilk. u. Z. Hals- usw. Heilk. 157 (1951), S. 521-542

Arnold, B., Baumann, U.: Welche audiologischen Testverfahren sind bei auditiven Wahrnehmungsstörungen sinnvoll? In: Aktuelle phoniatrisch-pädaudiologische Aspekte 1999/2000. Band 7. M. Gross. Median-Verlag, Heidelberg 2000.287-291

Bamiou, D.E. et al.: Central auditory processing disorder as the presenting manifestation of subtle brain pathology. Audiology 39 (2000) 168-172

Bellis, T.J.: Assessment and management of central auditory processing disorders in the educational setting. Singular Publishing Group, San Diego/London, 1996

Bellis, T.J.: Assessment and management of central auditory processing disorders in the educational setting. From science to practice. 2nd Ed. Thomson Delmar Learning. Clifton Park New York 2003

Berger, R., Hochweiler, A., Böddeker, J.: Ergebnisse zur Normerhebung des dichotischen Diskriminationstests. In: Aktuelle phoniatrisch-pädaudiologische Aspekte 2001/2002. Bd. 9. M. Gross, E. Kruse. Median-Verlag Heidelberg 2002, S. 205-228

Bertoli, S., Smurzynski, Probst, R.: Veränderungen des zeitlichen Auflösungsvermögen im Alter – psychoakustische und elektrophysiologische Messungen. Schweiz Med Forum Suppl.6. 23.Januar 2002

Blanz, B.: Hyperkinetische Störung, ADHD, Hyperaktivität. Kinderärztliche Praxis (2001) . Sonderheft „Unaufmerksam und hyperaktiv". Kirchheim-Verlag, Mainz

Bohny, A.: Verbale auditive Dysgnadie. Der Sprachheilpädagoge 13 (1981) 3, 50–53

Breitenstein, K., Suhl, M., Vogt, S., Seidner, W.: Auditive Wahrnehmung im Vorschulalter. In: Aktuelle phoniatrisch-pädaudiologische Aspekte 2001/2002. Band 9. M. Gross, E. Kruse. Median-Verlag, Heidelberg 2002. S.228-231

Brunner, R., Nöldeke, I.: Das Ohr. 2 Aufl. Thieme, Stuttgart/New York 2001

Brügge, W., Mohs, K.: Therapie der Sprachentwicklungsverzögerung. Eine Übungssammlung. Reinhardt Verlag, München/Basel 2001

Chermak, GD, Hall , JW, Baran, JA, Sloan, C, Musiek, FE: Diagnosis and Management of CAPD and ADHA. Singular Publishing Group, San Diego 1997

Chermak, GD, Hall III, JW, Musiek, F.E: Differential diagnosis and management of central auditory processing disorder and attention deficit hyperactivity disorder. J. Am. Acad. Audiol. 10 (1999) 6, 289-303

Chermak , GD , Musiek, FE: Central auditory processing disorders – new perspectives. Singular Publishing Group, San Diego 1997

Chermak, G.D., Tucker, E., Seikel, J.A.: Behavioral characteristics of auditory processing disorder and attention-deficit hyperactivity disorder: predominantly inattentive type. J Am Acad Audiol 13 (2002) 332-338

Cooper, J.C.jr, Gates, G.A.: Hearing in the elderly – the Framingham cohort. 1983-85, Part II. Prevalence of central auditory processing disorder. Ear Hearing 12 (1991) 5, 304-311

De Maddalena, H. et al.: Zur Altersabhängigkeit des dichotischen Diskriminationstests von Feldmann. In: Aktuelle phoniatrisch-pädaudiologische Aspekte 2002/2003. Band 10. Hrsg. v. M. Gross u. E. Kruse. Median-Verlag, Heidelberg 2002. S.322-326

De Maddalena, H., Watzlawick-Schumacher, M., Arold, R.: Der dichotische Diskriminationstest von Feldmann in der Diagnostik von Kindern mit Lese- und Rechtschreibstörungen. Laryngo-Rhino-Otol. 80 (2001) 610-616

Deutsche Gesellschaft f. Kinder- und Jugendpsychiatrie und Psychotherapie u. a. (Hrsg.): Leitlinien zur Diagnostik und Therapie von psychischen Störungen im Säuglings-, Kindes- und Jugendalter. Deutscher Ärzte Verlag, Köln 2000

Döpfner, M., Schürmann, S., Lehmkuhl, G.: Wackelpeter und Trotzkopf, 2. Aufl. Beltz, Weinheim 2000

Donczik, J., Clausnitzer, V.: Wird die taktil-kinästhetische Wahrnehmung als Element des Ursachengefüges von Lese-Rechtschreibschwächen vergessen? Die Sprachheilarbeit 48 (2001) 4, 179-188

Ebert, D., Berger, M., Hesslinger, B.: Die Aufmerksamkeits-/Hyperaktivitätsstörung oder hyperkinetische Störung im Erwachsenenalter und Persönlichkeitsstörung – Differenzialdiagnose und forensische Aspekte. MMW-Fortschr. Med 31/1005, Nr. 47/2003, 144. Jg.

Emanuel, D.C.: The auditory processing battery: survey of common practices. J Am Acad Audiol 13 (2002) 93-117

Esser et al. (1987): Auditive Wahrnehmungsstörungen und Fehlhörigkeit bei Kindern im Schulalter. Sprache – Stimme – Gehör 11 (1987), 10–16

Feldhusen et al.: Auditive Verarbeitungs- und Wahrnehmungsstörung. In: Aktuelle phoniatrisch-pädaudiologische Aspekte 2001/2002. Band 9. Median-Verlag, Heidelberg 2002. S.207-211

Feldmann, H.: Untersuchungen zur Diskrimination differenter Schallbilder bei simultaner monmauraler und binauraler Darbietung. Arch.Ohr.-Nas.-u.Kehlk.-Heilk. 176 (1960) 601

Feldmann, H.: Prinzipien der Simulationsproben unter besonderer Berücksichtigung einseitiger Hörstörungen. Z. Laryng. Rhinol. Otol. 42 (1963) 687

Feldmann, H.: Dichotischer Diskriminationstest, eine neue Methode zur Diagnostik zentraler Hörstörungen. Arch. Ohr.-, Nas.- u. Kehlk.-Heilk. 184 (1965)294-329

Franke, U.: ADHD-Kinder in der Logopädie: Diagnose und Umgang. Forum Logopädie 15 (2001) 2, 7-14

Freisleder, F.J.: Das A und O: die richtige Diagnose. Kinderärztliche Praxis (2001) Sonderheft „Unaufmerksam und hyperaktiv". Kirchheim-Verlag, Mainz

Frölich, J., Lehmkuhl, G.: Differenzialdiagnostische Abklärung der Aufmerksamkeitsdefizit-/Hyperaktivitätsstörung im Jugendlichen- und Erwachsenenalter. Nervenheilkunde 21 (2002) 160-163

Gozal, D., Pope, D.W.: Snoring during early childhood and academic performance at ages thirteen to fourteen years. Pediatrics 107 (2001) 6, 1394-1399

Greis, K.: Diagnostik zentraler Hörstörungen in der Schule für Schwerhörige. Sprache – Stimme – Gehör 24 (2000) 143-145

Griffith, T. D.: Central auditory pathologie. British Medical Bulletin 63 (2002), 107–120

Hesse, G., Nelting, M., Brehmer, D., Lemmermann, E., Ptok, M.: Benefit-, Effektivittäts- und Effizienznachweis bei zentral-auditiven Verfahren bei zentral-auditiven Verarbeitungs- und Wahrnehmungsstörungen. Sprache-Stimme-Gehör 22 (1998) 194-198

Hesse, G., Nelting, M., Mohrmann, B., Laubert, A., Ptok, M.: Die stationäre Intensivtherapie bei auditiven Verarbeitungs- und Wahrnehmungsstörungen im Kindesalter. HNO 49 (2001) 636-641

Hoffmann, Heinrich: Der Struwwelpeter. Gondrom-Verlag, Bindlach 1994

Jerger, J.: Controversial issues in central auditory processing disorders, In : Seminars in Hearing 19 (1998) 4, 393-398

Jerger, J., Musiek, F.: Report of the Consensus Conference on the Diagnosis of Auditory Processing Disorders in school-aged children. J Am Acad Audiol 11 (2000) 467-474

Kegel, G.: http://www.psycholinguistik.uni-muenchen.de/publ/stoer_sprach_zeit.html

Kiese-Himmel, C.: Taktil-kinästhetische Störung. Hogrefe, Göttingen 1998

Kiese-Himmel, C.: Auditive Verarbeitungs- und Wahrnehmungsstörungen im Kindesalter – Was verbirgt sich inter dieser populär gewordenen diagnostischen Etikettierung? Sprache Stimme Gehör 26 (2002) 38-39

Kiese-Himmel, C., Kruse, E.: Höhere taktile und kinästhetische Funktionen bei ehemals sprech-/sprachentwicklungsgestörten Kindern. Folia Phoniatrica et Logopaedica 50 (1998) 195-204

Koch, A., Nubel, K., Petri, B., Wohlleben, B.: 1. Berliner Forum. Auditive Verarbeitungs- und Wahrnehmungsstörungen. Materialien. Workshop. 6.Oktober 2001

Lauer, N.: Zentral-auditive Verarbeitungsstörungen im Kindesalter, 2.Aufl. Thieme, Stuttgart 2001

Lauer, N.: Diagnostik und Behandlung zentral-auditiver Verarbeitungsstörungen in der Logopädie. Praxis Ergotherapie 14 (2001) 4, 221-228

Linder, M., Grissemann, H.: Zürcher Lesetest (ZLT). 6.Aufl. 2000. Hogrefe, Göttingen 2002

Lüerßen, R., Kramer, S., Ptok,M.: Zentrale Schwerhörigkeit: Eine Folge unzureichender Synchronisation? Aktuelle phoniatrisch-pädaudiologische Aspekte 2001/2002. Band 9 Median.Verlag 2002. S.211-212

Matulat, P et al: Diagnose zentraler Hörverarbeitungsstörungen und auditiver Wahrnehmungsstörungen – Eine retrospektive Erhebung. Z. Audiol 1999, Suppl II. 112-114

Menon, V. et al.: Functional neuroanatomy of auditory working memory in Schizophrenia: Relation to positive and negative symptoms. NeuroImage 13 (2001) 433-446

Meyer-Harries, N.C., Kraus de Camargo, O., Bode, H.: Beurteilung der auditiven Wahrnehmung. Kinderärztliche Praxis (2001) Nr.7, 470-473

Mrowinski, D., Scholz, G.: Audiometrie. 2. Aufl. Thieme, Stuttgart/New York 2002

Myklebust, H.: Auditory disorders in children. Grune & Stratton, New York 1954

Näätänen, R., Gaillard. A.W., Mantysalo, S.: Early selective-attention effect on evoked potential reinterpreted. Acta Psychol. 1978, 313-329

Neijenhuis, K.A.M. et al.: Development of central auditory test battery for adults. Audiology 40 (2001) 69-77

Neuschaefer-Rube, Ch. et al.: Zur Problematik auditiver Verarbeitungsstörungen. Sprache – Stimme – Gehör 24 (2000) 113-118

Nickisch, A.: Ordnungsschwellenwerte im Vor- und Grundschulalter. Sprache-Stimme-Gehör 23 (1999) 63-70

Nickisch, A., Heber, D., Burger-Gartner, J.: Auditive Verarbeitungs- und Wahrnehmungsstörungen bei Schulkindern. 2.Aufl. Verlag modernes lernen, Dortmund 2002

Nickisch, A., Oberle, D.: Analyse von Testprofilen bei auditiven Verarbeitungs- und Wahrnehmungsstörungen. In: Aktuelle phoniatrisch-pädaudiologische Aspekte 2002/2003. Band 10. Hrsg. v. M. Gross u. E. Kruse. Median-Verlag, Heidelberg 2002. S.327-331

Nickisch, A.: Therapie auditiver Wahrnehmungsstörungen nach dem Konzept von Heber, Burger-Gartner und Nickisch zur Behandlung gestörter auditiver Teilfunktionen – erste Therapieverlaufsergebnisse. In: Aktuelle phoniatrisch-pädaudiologische Aspekte 2001/2002. Band 9. M. Gross u. E. Kruse. Median-Verlag, Heidelberg 2002. S.239-242

Northern, J.L., Downs, M.P.: Hearing in children, 3 th edition. Williams & Wilkins, Baltimore 1984

Nubel, K.: Objektivierung auditorischer Diskriminationsleistungen während des Spracherwerbs. In. Aktuelle phoniatrisch-pädaudiologische Aspekte 2001/2002. Band 9. M. Gross, E. Kruse. Median-Verlag, Heidelberg 2002. S.212-217

Ptok, M.: Auditive Verarbeitungs- und Wahrnehmungsstörungen aus phoniatrisch-pädaudiologischer Sicht. Abstract. Deutsche Gesellschaft für Audiologie. 2. Jahrestagung. München, 24.-26.3.1999

Ptok, M.: Auditive Verarbeitungs- und Wahrnehmungsstörungen und Legasthenie. Hess. Ärzteblatt 61 (2000) 52-54

Ptok, M et al.: Auditive Verarbeitungs- und Wahrnehmungsstörungen. Konsensus-Statement. HNO 48 (2000), 357-360

Putz, R., Pabst, R.: Atlas der Anatomie des Menschen – Sobotta. Bd. 1. Kopf, Hals, obere Extremität. 21. Aufl., Urban & Fischer, München 2000

Scheich, H.: Neuronale Dynamik der Sprachverarbeitung. Pro Scienta. 26.8.-1.9.2001

Schönweiler, R, Ptok, M: Phoniatrie und Pädaudiologie, 2. Aufl. Eigenverlag, Hannover 2000

Schönweiler, R.: Hörbericht 71/2001. S. 5. In: GEERS Hörakustik

Schulte-Körne, G., Deimel, W., Bartling, J., Remschmidt, H.: Die Bedeutung der auditiven Wahrnehmung und der phonologischen Bewusstheit für die Lese-Rechtschreibschwäche. Sprache-Stimme-Gehör 22 (1998) 1, 25-3

Putz, R., Pabst, R. (Hrsg.): Sobotta – Atlas der Anatomie des Menschen. Band 1: Kopf, Hals, obere Extremität. 21. Aufl. 2000, Urban & Fischer, München/Jena

Stach, B.A.: Diagnosing central auditory processing disorders in adults. In: Audiology Diagnosis. Ed. R.J.Roeser et al. Thieme New York, 2000. P. 355 – 379

Studdert-Kennedy, M., Mody: Auditory processing deficits in the reading impairmed: a critical review of the evidence. Psychometric Bulletin Review 2 (1995) 508-514

Suchodoletz, W. v.: Empirische Untersuchung zur klinischen Relevanz auditiver Wahrnehmungsstörungen. In: Zentral-auditive Wahrnehmungsstörungen – therapierelevantes Phänomen oder Phantom? Hrsg. v. G. Homburg, C. Iven, V. Maihack. Prolog Therapie- und Lernmittel OHG, Köln 2002

Tallal, P. et al.: Language comprehension in language-learning impaired children improved with acoustically modified speech. Science 271 (1996) 81-84

Temple, E. et al.: Disruption of the neural response to rapid acoustic stimuli in dyslexia: evidence from functional MRI. PNAS 97 (2000)25, 13907-13912

Uttenweiler, V.: Dichotischer Diskriminationstest für Kinder. Sprache-Stimme-Gehör 4 (1980) 107-111

Uttenweiler, V.: Dichotische Diskrimination differenter Schallbilder bei Kindern zwischen 5 und 8 Jahren. Sprache-Stimme-Gehör 5 (1981)62-64

Uttenweiler, V.: Diagnostik zentraler Hörstörungen, auditiver Wahrnehmungs- und Verarbeitungsstörungen. Sprache – Stimme – Gehör 20 (1996) 80-90

Uttenweiler, V.: persönliche Mitteilung 2002

Warncke, H.: Moderne Übertragungstechniken für den Einsatz in der (Schwerhörigen-)Schule. Hörakustik 35 (2000) 1, 6-21

Weinert, S.: Therapie von Sprachenwicklungsstörungen – Anspruch und Realität. Abstracts. 7. Münchner kinder- und jugendpsychiatrisches Frühjahrssymposium über Entwicklungsstörungen. München 5.5. 2001

Wohlleben, B., Nubel, K., Gross, M.: Orientierende Tests zur Diagnostik auditiver Verarbeitungs- und Wahrnehmungsstörungen. In: Aktuelle phoniatrisch-pädaudiologische Aspekte 2001/2002. Band 9. M. Gross, E. Kruse. Median-Verlag, Heidelberg 2002. S.222-225

Yopp, H.K.: The validity and reliability of phonemic awareness tests. Reading Quaterly 23 (1988) 159-177

Zierath, P.: Diagnostik und Förderung bei Kindern mit auditiven Wahrnehmungs- und Verarbeitungsstörungen durch Bildungseinrichtungen für Hörgeschädigte. Sprache – Stimme – Gehör 26 (2002) 3, 111-116

Kommunikationsstörungen infolge neuropsychiatrischer Erkrankungen

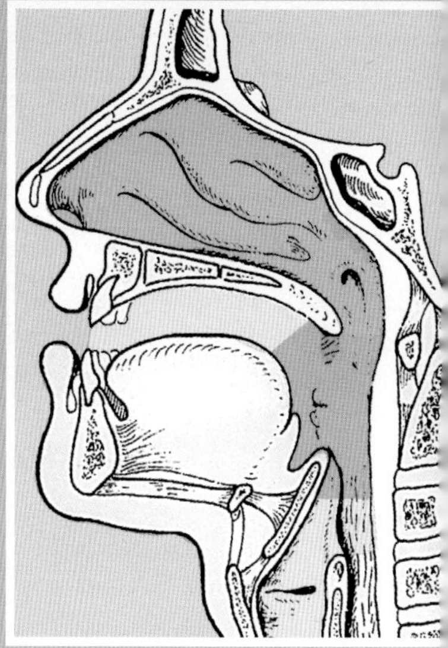

22 Neurologisch-neuropsychologische Erkrankungen

Inhaltsübersicht

Die Stimm-, Sprech-, und Sprachfunktion ist phylo- und ontogenetisch eine der frühesten und variabelsten Leistungen des zentralen Nervensystems. Phylogenetisch betrachtet ist die Stimme weitaus älter als die Sprache und das Sprechen.

Das normale Sprechen des Menschen setzt aus morphologischer Sicht ein korrektes Funktionieren der kortikalen Bereiche, ein exaktes Mitwirken der harmonisierenden extrapyramidalen, bulbären und zerebellaren Bahnen und Kerne voraus. Eine Intaktheit der orofazialen peripheren Strukturen einschließlich der neurologischen Funktionen ist ebenso erforderlich. Hinzu kommen Motorik, Kognition, Wahrnehmung und Emotionalität.

Stimm-, Sprech- und Sprachstörungen ist bei neurologischen und psychiatrischen Erkrankungen und ihren psychosomatischen Störungen die Bedeutung von Früh-, Begleit- und/oder Brückenbefunden beizumessen.

Neurolaryngologie (Neurophoniatrie)

Dieses Spezialgebiet betrifft vor allem die Neuroanatomie, Biochemie, Immunologie, Neurobiologie und bildgebende Verfahren. Ein Grund, weshalb die Neurolaryngologie unterbewertet wird, liegt darin, dass der Neurologe nicht den Kehlkopf beurteilt und der Laryngologe über ungenügende neurologische Kenntnisse verfügt. Hinzu kommt, dass Zusatzsymptome wie Dysphagien oft nicht in die Gesamtdiagnostik integriert werden. Die systematische Überprüfung der Hirnnerven V (N. trigeminus), VII (N. facialis), VIII (N. vestibulocochlearis), IX (N. accessorius) und XII (N. hypoglossus) ist ein wichtiger Bestandteil der Diagnostik.

Neuropsychologie

Die klinische Neuropsychologie ist ein interdisziplinäres Gebiet (vgl. Goldenberg 2002; Hartje, Poeck 2002). Sie beruht auf den Forschungs- und Untersuchungsmethoden der klassischen Psychologie und den medizinischen Disziplinen Neurologie, Neuroanatomie und Neurophysiologie und ist eng mit der Neurolaryngologie, aber auch mit der Neurolinguistik verknüpft. Ein Schwerpunkt ist die Beurteilung der **Hemisphärendominanz**. Die Hemisphärendominanz und ihre Beziehungen zur verbalen und nonverbalen Kommunikation sind von grundlegender Bedeutung. Die Links-Hirn-Dominanz ist z. B. entscheidend für die Aphasiologie. Zur Spezialisierung der beiden Hemisphären: Die linke Hemisphäre vermittelt den Umgang mit der Sprache und im engeren Sinn mit dem Lesen und Schreiben. Sie dient auch der Entwicklung von Verhaltensweisen beim Lösen von Problemen und der Erinnerung an visuell dargebotenes, verbales Material. Die rechte Hemisphäre ist perzeptiv führend bei der visuellen und auditiven Analyse von nicht verbalem oder schlecht verbalisiertem Material, besonders im Hinblick auf dessen zeitliche und räumliche Struktur.

„Die **neuropsychologische Therapie** befasst sich mit den kognitiven, emotionalen und motivationalen Störungen nach Hirnschädigungen. Bezogen auf das komplexe Zusammenwirken dieser Störungen verknüpft sie eine Vielzahl psychologischer und psychotherapeutischer Methoden zu einem Behandlungskonzept. Dieses wird in einem interaktionellen Prozess zwischen Therapeut, Patient und in der Regel dessen Angehörigen auf

Sprachdominante Hemisphäre

Die sprachdominante Hemisphäre ist bei Rechtshändern etwa zu 95 % die linke Großhirnhemisphäre. Nur bei etwa 1 – 2 % der Rechtshänder ist die Sprachverarbeitung in der rechten Hemisphäre repräsentiert und etwa gleich selten in beiden Gehirnhälften. Bei Beidhändern (Ambidexter) und Linkshändern ist die Lokalisation aphasischer Störungen weniger eindeutig. Nur in etwa 60 % verarbeiten Linkshänder Sprache vornehmlich in der linken Hemisphäre, während die rechte Hemisphäre etwa bei 40 % der Linkshänder sprachominant ist. Die lokalisatorische Zuordnung der Sprachverarbeitung ist bei Frauen weniger strikt als bei Männern.

Ursachen: Am häufigsten führen zerebrovaskuläre Erkrankungen zu Aphasien. Sie sind in etwa 80 % Folgezustand nach Obliteration der A. cerebri media, die zu einer Mangeldurchblutung (Ischämie) einer begrenzten Hirnregion führt. In etwa 20 % der Fälle besteht eine Hirnblutung (hämorragischer Insult). Dagegen sind bei einem Schädelhirntrauma oft mehrere Areale betroffen, die sich nicht immer dem umschriebenen Versorgungsgebiet einer bestimmten Hirnarterie zuordnen lassen. Hirntumoren können ebenfalls Aphasien verursachen.

Zwei Statistiken (Abb. 22.2, Tab. 22.1) verdeutlichen die Ätiologie der Aphasien. Beide verweisen eindeutig auf die dominierende Rolle von Schlaganfall-Patienten bei der Entstehung von Aphasien.

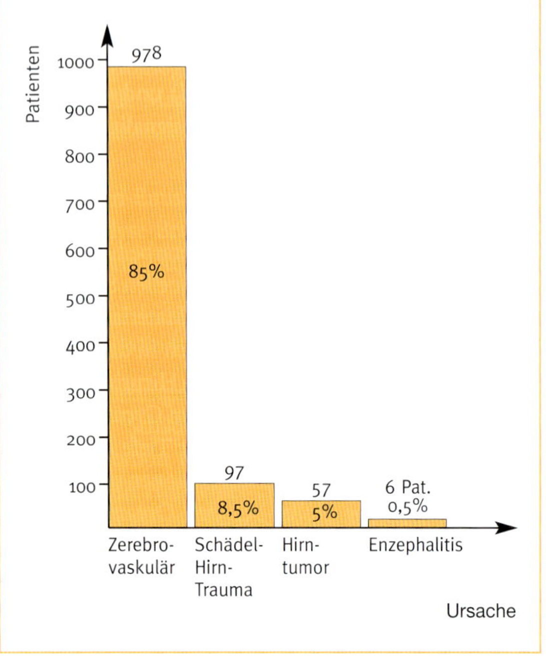

Abb. 22.2: Ursachen bei 1138 erwachsenen Aphasikern (Böhme 1984)

Tab. 22.1: Ätiologie bei 436 Aphasikern (Schöler, Grötzbach 2002)

Ursache der Aphasie	Häufigkeit in Prozent
Schlaganfall	80
Schädel-Hirn-Trauma	10
Hirntumor	7
Hirnatrophie	1
entzündliche Erkrankung des ZNS	1
Hypoxie	1

Diagnostik: Eine systematische Untersuchung aphasischer Störungen wird heute ebenso im akuten Stadium wie in der nachfolgenden Rückbildungsphase bis hin zur chronischen Aphasie durchgeführt. Außer einer Eingangsdiagnostik zur Erhebung des Störungsbilds sind auch therapiebegleitende diagnostische Untersuchungen erforderlich. Zum Teil sind entsprechende Verfahren sehr umfassend und zeitaufwändig. Die klassische Untersuchung auf Aphasie ist nach wie vor die systematische Analyse der Spontansprache. Zusätzlich können – je nach Belastbarkeit des Patienten – Tests zu einzelnen Modalitäten (z. B. Sprechen, Verstehen, Schreiben, Lesen) oder isolierten Teilleistungen (z. B. Nachsprechen, Benennen, laut Lesen) der Sprachverarbeitung durchgeführt werden.

Im deutschsprachigen Raum kommt dem „Aachener Aphasie-Test" (AAT) derzeit die größte Bedeutung zu (vgl. Huber et al. 1983, 2002). Der AAT ist als standardisierter Test für die Beurteilung stabiler Störungsbilder entwickelt worden, d. h. er kann ab einem Zeitpunkt von 4 – 6 Wochen nach dem Ereignis eingesetzt werden. Zusätzlich wurden von der Aachener Arbeitsgruppe verschiedene Supplemente zum AAT (vgl. Huber et al. 1993) entwickelt, die es erlauben, einzelne Symptome genauer zu untersuchen. Von den Autoren Stadie et al. (1994) und Cholewa et al. (1994) – der Potsdamer Arbeitsgruppe – wurden auf PC lauffähige automatisierte Untersuchungsverfahren vorgelegt, die auf theoretischen Annahmen des Logogen-Modells basieren. Für das akute Stadium liegt der „Aachener Aphasie-Bedside-Test" (AABT) vor (vgl. Biniek 1993). Dieser Test vermittelt erste psychometrisch gesicherte Informationen bereits in den ersten Tagen und Wochen.

Aachener Aphasie-Test (AAT)

Dieser Test ist ein ursprünglich speziell für die deutsche Sprache entwickeltes, psychometrisch gut abgesichertes und sauber normiertes Verfahren auf neurolinguistischen Beobachtungsebenen (vgl. Huber et al. 1980; Weniger et al. 1981; Willmes et al. 1980). Inzwischen ist der Test auch ins Italienische (vgl. Luzzatti et al. 1987) und Niederländische (vgl. Graetz et al. 1990) übertragen und dort standardisiert worden. Miller, Willmes und de Bleser (2000) beschreiben die Entwicklung der englischen Version. Die Normierungsstichprobe besteht aus 135 Sprechern ohne und 93 mit Aphasie. Über die fünf Untertests hinaus wird zunächst ein halbstandardisiertes Spontansprachgespräch geführt, das nach festen Kriterien ausgewertet wird. Die mit dem AAT erzielten Ergebnisse können auch zur Grundlage der Verlaufskontrolle der Aphasietherapie dienen.

Die Durchführungsdauer des Tests beträgt je nach Schweregrad der Störung 60–90 Minuten. Bei wenig belastbaren Patienten kann die Untersuchung auf zwei Untersuchungssitzungen verteilt werden. Die anschließende Auswertung erfordert 30–60 Minuten.

Testteile:

1. Spontanes Gespräch zu vorgegebenen Themen auf sechs Bewertungsebenen (0–5):
   - Kommunikationsverhalten
   - Artikulation und Prosodie
   - automatisierte Sprache
   - semantische Struktur
   - phonematische Struktur
   - syntaktische Struktur
2. Token-Test
3. Nachsprechen: Laute, Wörter, Sätze
4. Schriftsprache: lautes Lesen, Zusammensetzen und Schreiben nach Diktat
5. Benennen: einfache Nomina, Farb-Adjektive, Nomina-Komposita, Situationen und Handlungen
6. Sprachverständnis: für auditiv und schriftlich vorgegebene Items auf Wort- und Satzebene

Testresultate: Mit dem Ergebnis der Untersuchung lassen sich folgenden Aussagen treffen:

- Abgrenzung einer aphasischen Störung gegen nichtaphasische Störungen
- Bestimmung des Schweregrads
- Klassifizierung der Störung: vier Standardsyndrome und Sonderformen
- Hinweise auf Alexie, Agraphie
- erste Grundlage der Therapieplanung

Supplemente zum AAT

In fünf Zusatztests zum „Aachener Aphasie-Test" können folgende Teilleistungen der Sprachverarbeitung gesondert untersucht werden:

- modalitätsspezifisches Zuordnen (visuell, taktil, akustisch) und Benennen
- lexikalisches Diskriminieren nach dem Logogen-Modell
- Satzverstehen
- Nacherzählen (propositionales Verstehen und Planen) von Texten

Obwohl die Validierungsuntersuchungen zu den einzelnen Supplementen bereits abgeschlossen sind, ist das Testmaterial bisher noch nicht zugänglich.

Vor- und Nachteile des Aachener Aphasietests

Vorteile:

- Mit Hilfe des AAT gelingt eine Syndromdiagnostik und Verlaufsuntersuchung.
- Die Untertests des AAT ermöglichen erste Hinweise auf die Schwerpunktsetzung der Therapie.
- Die Ergebnisse sind im Therapieverlauf vergleichbar. Der AAT ermöglicht eine interdisziplinäre Verständigung.

Nachteile:

- Die hirntopographischen Zuordnungen sind nicht sicher.
- Die Syndromzuordnung kann sich im Verlauf der Therapie ändern.
- Die Aussagekraft über pragmatische Fähigkeiten – u. a. Alltagsfähigkeiten – ist eingeschränkt.

(vgl. Tesak 2001; Schöler, Grötzbach 2002)

Aachener Aphasie-Bedside-Test (AABT)

Die Erfassung von Sprachstörungen in der Akutphase nach zerebraler Ischämie erfordert aufgrund der geringen Belastbarkeit des Patienten ein spezielles Vorgehen. Der AABT belastet den schwerkranken Patienten wenig. Das standardisierte Verfahren (vgl. Biniek et al. 1992 zu den testpsychologischen Gütekriterien) prüft Kommunikationsstörungen mit folgenden Untertests:

- Spontansprachegespräch
- Blick- und Kopfbewegungen
- Mundbewegungen
- Singen, Reihen- und Floskelsprechen
- Identifizieren von Realgegenständen
- Benennen von abgebildeten Objekten (Strichzeichnungen)

Drei Untertests prüfen das Sprachverstehen, zwei die sprachlich-expressiven Leistungen und ein Untertest prüft das Benennen. Für jeden Untertest ist eine standardisierte, vierstufige Stimulierung vorgesehen. Auf diese Weise ist über sprachliche Leistungen hinaus eine Aussage über die Stimulierbarkeit der Patienten möglich, welche für die Planung therapeutischer Maßnahmen herangezogen werden kann. Der AABT erlaubt bereits nach 72 Stunden eine Differenzierung zwischen einer Aphasie mit guter und schlechter Prognose. Eine Klassifizierung ist zu diesem frühen Zeitpunkt noch nicht möglich, da stabile Störungsmuster in den ersten Tagen und Wochen ohnehin noch nicht vorliegen. In der Regel dauert die Untersuchung etwa 15–40 Minuten.

Amsterdam-Nijmegen Everyday Language Test (ANELT)

Während die beiden bisher beschriebenen Tests vorwiegend sprachsystematische Parameter überprüfen, liegt mit dem ANELT (vgl. Blomert, Buslach 1994) ein für die deutsche Sprache standardisiertes Untersuchungsverfahren vor, mit dem die funktionelle Dimension sprachlichen Handelns erfasst werden kann. Es geht dabei um die Frage, inwieweit Aphasiker trotz sprachlicher Defizite in der Lage sind, die verbliebenen Möglichkeiten kommunikativ effektiv einzusetzen. Mit Hilfe des ANELT können diese Fähigkeiten in kleinen simulierten Alltagssituationen – z. T. unter Verwendung von Realgegenständen, z. B. ein Schuh beim Schuhmacher, eine Brille beim Optiker – überprüft werden, indem kommunikative Aufgaben sprachlich gelöst werden müssen. Nonverbale Fähigkeiten werden mit dem ANELT nicht erfasst. Es bestehen zwei Parallelversionen von jeweils zehn Items, um auch Veränderungen der verbalen Kommunikationsfähigkeit über die Zeit (Vor- und Nachuntersuchung) messen zu können.

Bogenhausener Semantik-Untersuchung

Die Untersuchungen von Glindemann et al. (2002) zeigen:
- dass Störungen des semantischen Zuordnens relativ häufige Begleitstörungen von Aphasien sind
- Störungen des semantischen Zuordnens stellen dabei eigenständige Probleme dar
- Aphasie-Symptome und ungestörter Zugang zur Semantik können sich gegenseitig beeinflussen und verstärken

Verlaufsphasen und aphasische Syndrome

Der Verlauf von Aphasien lässt sich mindestens in eine Akutphase und eine stabile Phase unterteilen, in denen es zu Spontanremissionen kommen kann, die durch systematische sprachtherapeutische Übungen wesentlich verstärkt werden können. Die dritte Phase ist die chronische Phase, in der spontane sprachsystematische Leistungsverbesserungen selten sind. Allerdings lassen sich in dieser Phase noch gute Fortschritte bei der Anpassung der verbliebenen Störungen an die Erfordernisse des individuell variierenden Kommunikationsalltags erreichen. Spätestens in der chronischen Phase sollten Aphasiker soweit wie möglich sozial eingebunden werden. In Selbsthilfegruppen kann dazu ein guter Beitrag geleistet werden.

Akute, postakute und chronische Aphasiephase

Klinischer Verlauf bei Aphasien mit vaskulärer Ätiologie:
- Akutphase: 2–6 Wochen
- Postakutphase
  - früh: 1–4 Monate
  - spät: 5–12 Monate
- chronische Phase: über 12 Monate

(vgl. Huber, Ziegler 1999)

In der Akutphase von Aphasien sind viele neuropsychologische Leistungen noch sehr variabel, so dass eine Zuordnung zu einem der aphasischen Syndrome nicht sinnvoll ist. Die ausgeprägten Störungen führen dazu, dass die Patienten gar nicht in der Lage sind, Sprache zu verstehen sowie sich sprachlich zu äußern. Manche Aphasiker äußern nur wenig mit Automatismen oder Neologismen. Bei weniger schwer betroffenen Patienten sind Wortfindungsstörungen zu beobachten. Bei 20–30 % der Patienten bildet sich die Aphasie in wenigen Monaten wieder deutlich zurück. Der Rest erreicht ein stabiles Stadium, in dem eine Zuordnung zu einem der Syndrome möglich ist.

> ! 70–80 % aller Aphasien können einem Syndrom zugeordnet werden.

Nachdem sich der Allgemeinzustand der Patienten stabilisiert hat und auch das sprachsystematische Störungsprofil weniger variabel geworden ist, können **vier aphasische Standardsyndrome** und **zwei Sonderformen** unterschieden werden:

Standardsyndrome:
- globale Aphasie
- Wernicke-Aphasie
- Broca-Aphasie
- amnestische Aphasie

Sonderformen:
- Leitungsaphasie
- transkortikal-sensorische Aphasie
- transkortikal-motorische Aphasie
- gemischt transkortikale Aphasie

In der anglo-amerikanischen Literatur wird zwischen **flüssigen** und **nicht flüssigen Aphasien** differenziert:

Nicht flüssige Aphasien:
- Broca-Aphasie
- globale Aphasie
- transkortikal-motorische Aphasie

Flüssige Aphasien:
- amnestische Aphasie
- Wernicke-Aphasie
- transkortikal-sensorische Aphasie
- Leitungsaphasie

! Die heute leider immer noch häufig verwendeten Bezeichnungen „motorische" und „sensorische" Aphasie sind unzutreffend, da sie die Störungen unzulässig auf lediglich eine Modalität einengen. Bei einer Wernicke-Aphasie – fälschlich oft „sensorische Aphasie" genannt – ist z. B. nicht nur das Sprachverständnis betroffen, sondern Symptome der auffälligen Sprachproduktion haben leitsymptomatischen Charakter.

Globale Aphasie

Dieses Störungsbild stellt die schwerste Form der Aphasie dar. Dabei ist sowohl das Sprachverständnis als auch die Fähigkeit zur sprachlichen Äußerung stark betroffen. Die Sprachproduktion ist **unflüssig** und verlangsamt. Häufig sind starke Sprach- und Sprechanstrengungen zu beobachten. Das Leitsymptom der globalen Aphasie sind die **sprachlichen Automatismen**, d. h. verständliche und/oder unverständliche sprachliche Äußerungen, die Patienten gegen ihre Intention äußern. Bei schweren globalen Aphasien kann es zur fortlaufenden Aneinanderreihung von wenigen wiederkehrenden Automatismen (Silben, Wörter, Teile von Phrasen, z. B. /ta ta ta ta/ oder /di di di di/) kommen, die *recurring utterances* genannt werden. In weniger schweren Fällen werden z. B. auch die Partikel „ja" und „nein", Begrüßungsformeln oder die Namen engster Angehöriger automatisiert und inadäquat verwendet. Manchmal gelingt eine Reihe von Floskeln (z. B. „das geht nicht" oder „alles klar", „kein Problem"), die in vielen Situationen passend erscheinen. Ihre Verwendung soll nicht darüber hinwegtäuschen, dass die Patienten auch hierbei nur eine geringe oder keine Sprachkontrolle haben. Bei den wenig erfolgreichen Versuchen sich mitzuteilen, kommt es zu grob abweichenden, semantischen und phonematischen Paraphasien und Neologismen. Zusätzlich ist bei globaler Aphasie häufig die Sprechmotorik stark beeinträchtigt (Tab. 22.2).

Wernicke-Aphasie

Das Leitsymptom dieses Syndroms ist der **Paragrammatismus**, d. h. der Satzbau ist komplex angelegt – Haupt- und Nebensätze werden z. B. durch Konjunktionen wie „während", „als", „weil", „ob" oder „dass" verknüpft – bei dem es in der sequentiellen Abfolge von Sätzen und Satzteilen zu Verdopplungen und Verschränkungen kommt. Es gibt viele Satzabbrüche. Flexionsendungen und Funktionswörter werden häufig verwechselt oder

Tab. 22.2 Klassifikationsschema der zentralen Sprachstörungen (Aphasien) (Bauer et al. 2001)

Aphasie-Standard-Syndrome	Aphasie-Nichtstandard-Syndrome

Globale Aphasie
– Leitsymptom: Sprachautomatismen
– Sprachfluss: stark eingeschränkt, oft dysarthrisch
– Kommunikation: sehr schwer bis schwer gestört
 	
Wernicke-Aphasie
– Leitsymptome: Paragrammatismus, Paraphasien
– Jargon
– Sprachfluss: unauffällig, teilweise überschießend (Logorrhoe)
– Kommunikation: bei Jargon schwer gestört
– sonst schwer bis mittelgradig
 	
Broca-Aphasie
– Leitsymptome: Agrammatismus, Sprechapraxie
– Sprachfluss; eingeschränkt, oft dysarthrisch
– Kommunikation: schwer bis mittelgradig gestört
 	
Amnestische Aphasie
– Leitsymptome: Wortfindungsstörungen
– Sprachfluss: unauffällig, aber häufig Suchverhalten und Satzabbrüche
– Kommunikation: mittelgradig bis leicht gestört
	Leitungsaphasie
	– Leitsymptome: herausragend gestörtes Nachsprechen mit phonematischen Paraphasien und Suchverhalten, stark reduzierte verbale Merkspanne
	– Sprachfluss: unauffällig, aber häufig phonematisches Suchverhalten und Satzabbrüche
	– Kommunikation: mittelgradig gestört
	
	Transkortikale Aphasie
	– Leitsymptom: herausragend gutes Nachsprechen
	– Sprachfluss:
	  – unauffällig, aber eingeschränktes Verstehen (transkortikal-sensorisch)
	  – stark eingeschränkt mit gutem Verstehen (transkorikal-motorisch)
	  – stark eingeschränkt mit schlechtem Verstehen (gemischt-transkortikal)
	– Kommunikation: mittelgradig bis stark gestört

ganz ausgelassen. Die Sprachproduktion ist dabei trotz z. T. starker phonematischer Schwierigkeiten flüssig. Es kommt zu vielen semantischen Paraphasien und Neologismen. In schweren Fällen, in denen neben Floskeln und Stereotypien fast ausschließlich unverständliche semantische und/oder phonematische Paraphasien und Neologismen geäußert werden, spricht man von Jargon. Das Sprachverständnis ist erheblich gestört, so dass die Kommunikationsfähigkeit stark eingeschränkt ist.

Broca-Aphasie

Das Leitsymptom dieses Syndroms ist der **Agrammatismus**. Dabei liegen nur ganz einfache Satzstrukturen vor. Häufig sind nur Ein- und Zwei-Wort-Sätze zu beobachten. Es wird dann auch von Telegrammstil gesprochen, obwohl dieser agrammatische Telegrammstil bei genauerer Betrachtung nur wenig mit den postalisch bedingten Ökonomisierungen zu tun hat, die man bei Telegrammen verwendet. Selbst bei weniger schwerem Agrammatismus, bei dem mehrere Nomina und wenige Verben geäußert werden können, fehlen häufig Funktionswörter oder sie werden falsch verwendet, z. B. Präpositionen oder Pronomina. Auch die Flexionsendungen – z. B. Pluralendungen, Personalendungen, Kasusmarkierungen – sind oft falsch oder ganz ausgelassen. Dabei kann es zu vielen kommunikativen Missverständnissen kommen. Zusätzlich können viele phonematische Paraphasien vorliegen. Der Wortschatz ist insgesamt eingeschränkt. Das Sprachverständnis ist meist nur leicht gestört. Auch bei diesem Störungsbild ist oft die Sprechmotorik betroffen (Dysarthrophonie).

Amnestische Aphasie

Mit diesem Störungsbild liegt uns das Standardsyndrom mit den am wenigsten schwerwiegenden Symptomen vor. Das Leitsymptom der amnestischen Aphasie sind die **Wortfindungsstörungen**. Dabei kommt es zu Wortwahlschwierigkeiten sowie zu einigen semantischen und phonematischen Paraphasien. Die Sprachproduktion ist meist flüssig. Die Syntax ist in der Regel nicht primär gestört. Wegen der Wortfindungsstörungen kann es aber zu Suchverhalten und Umwegstrategien kommen, die für Satzabbrüche und leichte Unflüssigkeiten verantwortlich sind. Das Sprachverständnis und die Artikulation sind nur geringfügig gestört.

Leitungsaphasie

Mit diesem Begriff wird eine seltener auftretende Sonderform der aphasischen Syndrome bezeichnet, bei der das Leitsymptom mit **herausragend starken Störungen im Nachsprechen** bezeichnet wird. Die Spontansprache dieser Patienten ist weitgehend flüssig. Es kann zu phonematischen Schwierigkeiten kommen.

Transkortikale Aphasien

Bei dieser Sonderform wird zwischen verschiedenen Typen differenziert. Allen gemeinsam ist, dass das Nachsprechen hier besonders gut erhalten bleibt. Bei guten Nachsprechleistungen sind bei der transkortikal-motorischen Aphasie die Spontansprache und das Benennen hochgradig reduziert. Als operationales Kriterium geben die Autoren des AAT an, dass das Nachsprechen eines Patienten dann gegenüber den anderen sprachlichen Leistungen als herausragend gut bewertet werden kann, wenn die Nachsprechleistungen im AAT mindestens 20 Prozentränge besser sind als die Leistungen in den anderen Untertests. Dabei sollen die Leistungen im Nachsprechen aber über dem Prozentrang 60 liegen. Die Störung stellt häufig eine Verlaufsform dar, die sich in der chronischen Phase zu einer Broca-Aphasie oder in leichteren Fällen zu einer amnestischen Aphasie zurückbilden kann. Oft ist das Störungsbild nach dem Rückbildungsprozess auch nicht mehr mit einem der gängigen Syndrome zu klassifizieren. Die entsprechenden Läsionen werden der Broca-Region zugeordnet. Bei der **transkortikal-sensorischen Aphasie** stehen neben einer geringen Sprachproduktion Sprachverständnisstörungen im Vordergrund. Das Nachsprechen erfolgt oft ohne Verständnis des Gesprochenen. Die entsprechenden Läsionen werden zwischen Sprachregion und Assoziationskortex beschrieben (vgl. Masuhr, Neumann 1996).

Nicht klassifizierbare Aphasie

In der klinischen Praxis kommt es immer wieder vor, dass sich eine aphasische Störung keinem der beschriebenen Syndrome zuordnen lässt. Solche Störungsprofile nennt man nicht klassifizierbare Aphasie. Das kommt besonders bei nicht vaskulären Ätiologien wie Schädel-Hirn-Traumen, zerebraler Hypoxie, Enzephalitis etc. vor.

Aphasie im Kindes- und Jugendalter

Erworbene Aphasien im **Kindesalter** treten nach normaler Sprachentwicklung infolge einer hirnorganischen Schädigung auf. Vorwiegend kommen sie nach Schädel-Hirn-Traumen vor. Abweichend von den beschriebenen Aphasiesyndromen im Erwachsenenalter ist die Symptomatik vom jeweiligen Entwicklungsstand der Patienten abhängig. Die typischen aphasischen Syndrome im frühen Kindesalter ähneln initial nicht selten der globalen Aphasie im Erwachsenenalter. Diese Befunde können als initialer Mutismus bezeichnet werden. Wegen der noch sehr großen Plastizität des kindlichen Gehirns kann sich die Symptomatik schnell zurückbilden. Unabhängig von guten alltagssprachlichen Fähigkeiten können sich bei den nachfolgenden schulischen Anforderungen Störungen in der Schriftsprache und in allen höheren sprachlichen Leistungen bemerkbar machen.

Die Neurotopographie sprachlicher Fähigkeiten ist bei Kindern bis zu 8 Jahren von der für Erwachsene unterschiedlich (vgl. Friederici 1994). Posteriore Läsionen führen bis zu diesem Alter nicht wie in späteren Lebensjahren zu flüssigen Aphasieformen wie der Wernicke-Aphasie oder der amnestischen Aphasie, sondern fast ausschließlich zu nicht flüssigen Aphasieformen. Dagegen wird im Erwachsenenalter nach neurotopographischen Gesichtspunkten die Broca-Aphasie meist im Zusammenhang mit Läsionen im anterioren Anteil der linken Hemisphäre gesehen, die Wernicke-Aphasie dagegen mehr mit Läsionen im posterioren Anteil der linken Hemisphäre.

Bei **Jugendlichen** sind ebenfalls – wie bei den Kindern – gute Besserungen zu erwarten. Allerdings können auch hier eingeschränkte verbale Fähigkeiten als Sekundärfolgen auftreten, welche die schulische und berufliche Ausbildung beeinträchtigen können. Typische Symptomkombinationen wie bei den aphasischen Standardsyndromen sind auch bei Jugendlichen nicht zu erwarten.

Das Untersuchungsverfahren von Goorhuis-Brower (1993) erlaubt Aussagen über den Verlauf der kindlichen Aphasie. Die verwendeten Parameter nach Goodglas und Kaplan (1972) sind Artikulation, Sprechflüssigkeit, Syntax und Morphologie, Wortfindung, Paraphasien, Sprachverständnis, Wiederholungsphänomene und Verhalten. Es zeigt sich, dass die erworbene Aphasie im Kindes- und Jugendalter mehr durch eine allgemeine Reduktion und Vereinfachung der Sprache gekennzeichnet ist als durch auffällige Symptomkombinationen im Sprachsystem. Allerdings verläuft diese Vereinfachung nicht klar und eindeutig. Aphasien im Kindesalter können sekundär die gesamte Entwicklung und das Verhalten der Kinder beeinflussen.

Aphasien bei Polyglotten

Durch die multikulturelle Durchmischung der modernen Gesellschaften erhalten immer mehr aphasische Störungen Bedeutung, die mehrsprachige Patienten erleiden. In Ländern mit mehreren Amtssprachen – z. B. Belgien oder Kanada – hat man bereits langjährige Erfahrungen mit diesen Störungsbildern. Paradis (1995) empfiehlt einen bilingualen Aphasie-Test, der bereits in über 60 Sprachen und 100 spezifischen Sprachpaaren verfügbar ist. Dabei werden linguistische Leistungen und Sprachfähigkeiten im Wort-, Satz und Abschnittslevel beschrieben. Bei solchen polyglotten Aphasien können wir polyglotte aphasische Reaktionen beobachten, d. h. die Patienten verwenden – häufig unbemerkt – Wörter aus mehreren Sprachen in einer Äußerung. Häufig ist die zuerst erlernte Sprache (Muttersprache) von den aphasischen Beeinträchtigungen geringer betroffen als die später erworbene Zweit- und/oder Drittsprache. Im Krankheitsverlauf werden vier Rückbildungsmuster unterschieden:

- Die Sprachen kehren in der Reihenfolge ihrer Geläufigkeit zurück.
- Die einzelnen Sprachen bilden sich gleichzeitig in vergleichbarem Umfang zurück.
- Manchmal wird die Sprache, in der sich der mehrsprachige Aphasiker in den ersten Tagen und Wochen zu äußern versucht, durch eine andere allmählich verdrängt.
- Die einzelnen Sprachen können sich selektiv zurückbilden, während die Störungen in einer oder in mehreren Sprachen unverändert anhalten.

Grundsätzlich gilt für die Behandlung der polyglotten Aphasie: Sie sollte in der Sprache durchgeführt werden, die für den Kranken im Kommunikationsalltag auf absehbare Zeit die relevanteste ist. Das kann die Muttersprache sein, aber auch die Sprache des Landes, in welcher der Patient seinen dauernden Wohnsitz hat. Es empfiehlt sich auch, die Angehörigen in der Weise zu beraten, dass die dominierende Sprache, die auch die Therapiesprache sein sollte, für den Zeitraum der Behandlungen soweit möglich auch im häuslichen Kontext gesprochen wird.

> **!** Die Vor- und Nachteile der Aphasie-Syndrome (Tab. 22.3) werden kontrovers diskutiert (siehe auch oben).

Demenz und Schlaganfall

Henon et al. (2001) führten bei 169 Patienten mit Stroke eine 3-jährige Verlaufsbeobachtung durch. Im Untersuchungszeitpunkt wurden bei 36 Patienten Demenzen festgestellt. Davon konnten 20 als mögliche vaskuläre und 10 als mögliche Alzheimer-Demenz eingeordnet werden. Sechs waren nicht sicher einzuschätzen. Damit kann bei 1/3 der Patienten ein vorher bestehender degenerativer Prozess nach dem Schlaganfall auffällig werden.

> **!** Ein akut vaskuläres Ereignis kann eine zuvor asymptomatische Alzheimer Demenz ans Licht bringen.

22

Tab. 22.3: Aphasische Standardsyndrome: Symptome (Schöler, Grötzbach 2002)

	Syndrome					
Symptome	**Globale Aphasie**		**Wernicke-Aphasie**		**Broca-Aphasie**	**Amnestische Aphasie**
Echolalie	••	••	•	•		
Perseverationen	••	••	•	•	?	
Redefloskeln			•	•	•	••
Stereotypien	••	••	••	••	•	•
Sprachautomatismen	•••					
Recurring utterances		•••				
Agrammatismus					•••	
Paragrammatismus			•••	•••		
phonematische Paraphasien	?	?	•	••	••	?
semantische Paraphasien	?	?	••	•	•	•
Conduite d'approche			•	•	••	••
Conduite d'écart	•	•	•	•		
phonematische Neologismen	••	••	•	••	•	
semantische Neologismen	••	••	••	•		
Logorrhö	?		••	••		
nichtflüssig	••				••	
Sprachanstrengung	••				••	?
semantischer Jargon			?			
phonematischer Jargon				?		
Wortfindungsstörungen	••	••	••	••	••	•••

••• Leitsymptom; •• stark ausgeprägt; • vorhanden; ? gelegentlich vorhanden.

Dyslexie

Die Schriftprobe eines Patienten (Abb. 22.3) verdeutlicht die Zusammenhänge zwischen Aphasie und Schreibstörung.

Nicht-aphasische zentrale Sprachstörungen

Definition: Nicht-aphasische zentrale Sprachstörungen beruhen auf Veränderungen der kognitiven Exekutivfunktionen, die an der Planung und Steuerung sprach- und kommunikationsrelevanter Verarbeitungsprozesse beteiligt sind. Klassische aphasische Symptome lassen sich nicht nachweisen.

Der Begriff nicht-aphasische zentrale Sprachstörungen wurde aus neuropsychologischer Sicht vorgeschlagen (vgl. Prigatano et al. 1986).

Frontalhirnläsionen

In diesem Zusammenhang wird auf Kommunikationsstörungen bei Patienten mit Frontalhirnläsionen hingewiesen (vgl. Glindemann, von Cramon 1995). Die neuropsychologischen Befunde können von Patient zu Patient stark variieren. Es kann z. B. eine weitschweifige Sprachproduktion bestehen. Dem stehen Patienten mit einer großen Spracharmut gegenüber. Patienten mit entsprechend gestörten Exekutivfunktionen haben auch bei erfolgreicher Therapie je nach Schweregrad der Störung ausgeprägte Schwierigkeiten im Wiedererwerb der notwendigen Flexibilität für die Bewältigung von wechselnden kommunikativen Anforderungen. In der Regel sind lediglich für häufig wiederkehrende Bedingungen starre Ablaufmuster anstelle variabler Handlungspläne zu erarbeiten.

Differenzierte Maßnahmen zur Behandlung von nicht-aphasischen zentralen Sprachstörungen werden im Band 2 dieses Lehrbuchs in Kapitel 16.3 beschrieben.

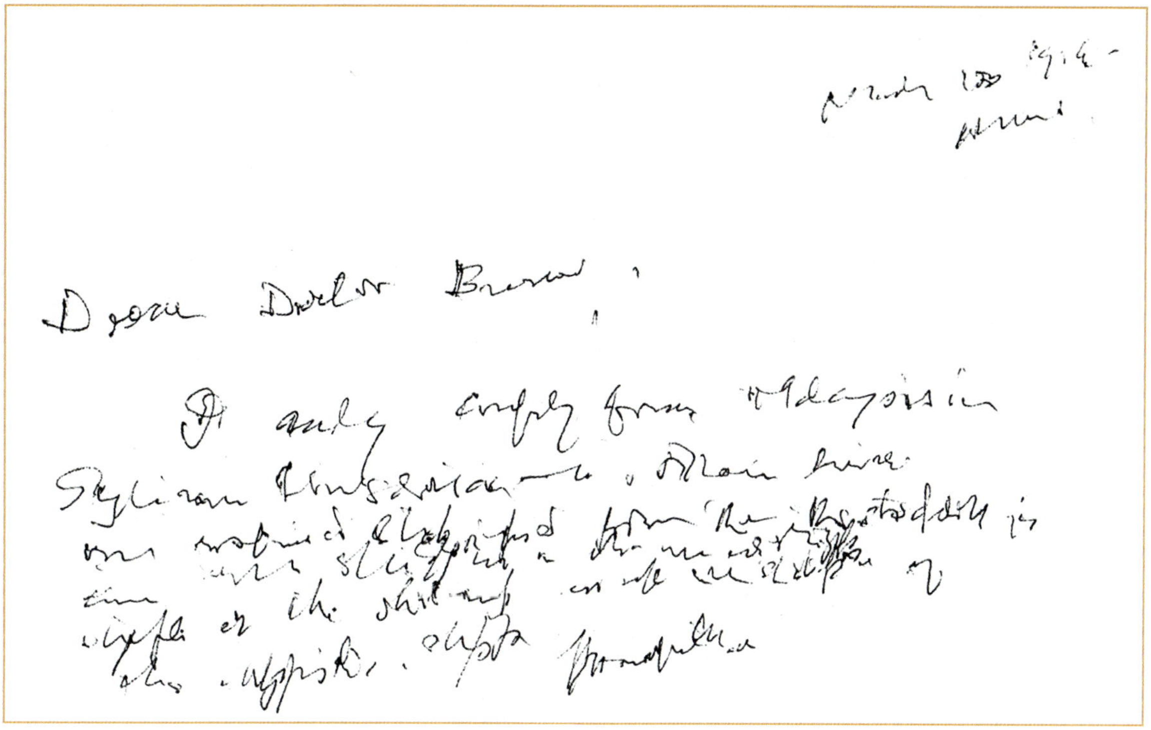

Abb. 22.3: Zustand nach intrazerebraler Hämorrhagie im Bereich der linken internen Kapsel mit Hemiparese rechts und Aphasie. Schwere Schreibstörung eines Erwachsenen. Beurteilung im Intervall von Monaten in englischer Sprache.

Therapie von Aphasien

Für die Therapie von Aphasien ist besonders der Tatbestand einzubeziehen, dass es nicht *den* Aphasiker und *den* an Aphasie leidenden Patienten gibt, sondern die unterschiedlichsten Arten von Störungsprofilen der Aphasien mit verschiedenen Ursachen. Deshalb kann es auch nicht *die* Behandlung *der* Aphasie geben, sondern es müssen individuelle Indikationen und Kontrainidikationen der Therapie in Betracht gezogen werden.
Prinzipien zur Erreichung therapeutischer Ziele:

- Reaktivierung: die Sprache ist meist nicht ganz verloren
- Reorganisation: das Gehirn weist eine Plastizität auf
- Kompensation: man kann auf verschiedene Weise kommunizieren

Die Überlegungen haben zu verschiedenen therapeutischen Modellen geführt, die fortlaufend weiter differenziert werden. Heute muss vermehrt bereits im akuten Krankheitsverlauf therapeutisch gearbeitet werden. Die Behandlung muss so lange fortgesetzt werden, bis mit zuverlässigen Messverfahren keine Leistungsverbesserungen mehr objektivierbar sind, also bis ein chronisches Stadium erreicht ist. Das grundsätzliche Ziel jeder Aphasietherapie ist deshalb, den Patienten zur Bewältigung der Alltagssituationen zu befähigen, in denen er lebt. Die Möglichkeiten einer Rehabilitation von Aphasikern hangen vom Lebensalter, vom Schweregrad der Grunderkrankung und dem aphasischen Störungsbild sowie von persönlichen Faktoren – u. a. Sprachgewohnheiten – ab.

Für eine optimale Behandlung der Aphasien ist das interdisziplinäre Zusammenspiel zwischen Ärzten, Neuropsychologen, Logopäden, Neurolinguisten bzw. Sprachheilpädagogen wünschenswert. Soweit senso-motorische Störungen mit den sprachlichen Beeinträchtigungen interferieren – z. B. die Handmotorik mit Schreibstörungen oder die krankheitsbedingte Körperhaltung mit Sprechatmungsbeschwerden – ist auch die Kooperation mit den Ergo- und Physiotherapeuten anzustreben. Die Angehörigenarbeit wird in alle Phasen der Behandlung integriert.

Grundsätzlich muss abgeklärt sein, ob überhaupt eine Indikation für eine Sprachtherapie besteht. Manchmal ist der Allgemeinzustand zu schlecht und in erster Linie eine Stabilisierung notwendig. Wenn die Grunderkrankung keine Aussicht auf Erfolg der Behandlungen zulässt, sollte man den Aphasiker nicht zusätzlich mit einer logopädischen Behandlung belasten. Eine physiotherapeutische oder ergotherapeutische Therapie kann zeitweise dominieren. Die Zweckmäßigkeit von logopädischen Behandlungen kann auch in Frage gestellt werden, wenn ausgeprägte bilaterale Schädigungen, eine Demenz oder eine Psychose vorliegen.

Grundsätzliche Methoden in der Aphasietherapie

Drei **Therapiephasen** in der Aphasietherapie:
- Verfahren zur Aktivierung in der Akutphase
- Verfahren der Störungsmodifizierung: störungsspezifisches Üben sprachsystematischer und kommunikativ-pragmatischer Fähigkeiten
- Verfahren der Konsilidierung: therapeutisch supervidierte Rückführung in den privaten oder beruflichen Alltag, Selbsthilfegruppen

Diese Einteilung basiert auf dem Phasenmodell der Aphasietherapie, wie es von der „Aachener Schule" vertreten wird (vgl. Springer, Weniger 1980; Springer 1986; Huber 1992; Huber et al. 1993).

Dabei unterscheidet man eine Aktivierungs- von einer Modifizierungs- und einer Konsolidierungsphase. In der Modifizierungsphase wird schwerpunktmäßig sprachsystematisch gearbeitet, während die kommunikativen Aspekte des funktionellen Sprachgebrauchs in situativen Kontexten der Konsolidierungsphase zugewiesen sind.

Glindemann beschreibt u. a. im Band 2 (2001) dieses Lehrbuchs differenziert die Methoden der Aphasietherapie anhand dieser drei Therapiephasen.

Die **Therapieziele** können auf verschiedenen Faktoren aufbauen. Einige Therapieziele:
- medizinisch-biologische Fakten
- Symptome
- Pragmatik, Funktion
- Wünsche, Bedürfnisse der aphasischen Person
- psycho-soziale Situation, Angehörige
- Rahmenbedingungen des Therapeuten

(vgl. Tesak 2001)

Diese Therapieziele ermöglichen eine Fülle von differenzierten Verfahren zur Behandlung einer Aphasie.

Bei dem folgenden Vorgehen werden Einzelziele mit Übungen, Hilfen, Steigerungen und Materialempfehlungen favorisiert. **Therapiebausteine** sind:
- Sprachverständnis
- automatisierte Sprachelemente
- Wortfindung und Wortabruf
- Satzbildung
- Textproduktion
- Dialogverhalten
- totale Kommunikation
- Schreiben und Lesen
- Umgang mit Zahlen
- Krankheitsverarbeitung und soziale Integration
- berufliche Reintegration
- medikamentöse Therapie

(vgl. Schöler, Grötzbach 2002)

Somit bestehen zahlreiche Möglichkeiten einer individuellen Behandlung. Die meisten Verfahren sind allerdings noch nicht evaluiert.

> **!** Je nach Art und Schweregrad der aphasiologischen Befunde werden spezifische Ziele und Übungen ausgewählt.

Kommunikationstherapie mit Aphasikern und Angehörigen

Bongartz (1998) empfiehlt eine mehrstufige Kommunikationstherapie. Diese besteht aus:
- Stufe 1: Selbst- und Fremdwahrnehmungsübungen mit Angehörigen
- Stufe 2: Verständigungsübungen im PACE-Setting
- Stufe 3: Conversational-Coaching-Übungen
- Stufe 4: dialogischen Verständigungsübungen

Spezielle Therapieprogramme

Pace (Promoting Aphasics Communication Effectiveness)

Der PACE-Ansatz von Davis und Wilcox (1981, 1985) hat sich als ein geeignetes Verfahren erwiesen, sprachsystematische Aspekte der Therapie mit kommunikativ-pragmatischen zu kombinieren.

Rest (Reduzierte Syntax Therapie)

Mit Hilfe der „Reduzierten Syntax Therapie" wird die Behandlung des schweren Agrammatismus bei Aphasie angestrebt (vgl. Schlenck et al. 1995). Ausgangspunkt ist, dass Patienten mit Agrammatismus in der Lage sind, bestimmte syntaktische Fragmente ganzheitlich syntaktisch zu aktivieren. Diese ganzheitliche Aktivierung syntaktischer Fragmente kann durch ein Funktionstraining verbessert werden.

Modak (Modalitätenaktivierung)

Lutz (1997) empfiehlt eine kontinuierliche Anregung aller Modalitäten. Dabei handelt es sich um einen Ansatz für mittelschwer oder schwer betroffene Aphasiker. Die Behandlung erfolgt mit Hilfe von Bildkarten. Diese werden typischerweise in Vierer-Sets verwendet.

Computergestützte Aphasietherapie

Ein Computertraining kann als Zusatzverfahren in die Aphasietherapie integriert werden. Nach den Untersuchungen von Gadatsch, Ritz und Schlee (2001) wird deutlich, dass überwiegend mit Unterstützung der Therapeutin gearbeitet wird. Auch zu Hause wird offensichtlich mehr mit Unterstützung der Angehörigen, als völlig selbstständig geübt.

Überwiegend wird der Computer bei Broca-Aphasie und amnestischer Aphasie eingesetzt, obwohl nach Ansicht der Autoren die syndromorientierte Einteilung der Aphasien eine Klassifikation darstellt, die nicht mehr dem aktuellen Forschungsstand entspricht.

Gadatsch et al. (2001) schildern die **Vor- und Nachteile einer computergestützten Aphasietherapie.**

Vorteile:
- autonomes Üben
- motivationsfördernd
- erwachsenengerechtes Material
- Feedback
- Therapieerweiterung
- weniger Aufwand für Therapeutin

Nachteile:
- fehlende Flexibilität innerhalb der Programme
- fehlender kommunikativer Wert
- Alter der Patientinnen
- Preis von Hard- und Software
- Bedienungsschwierigkeiten
- kein PC vorhanden
- schlechte Darstellungen

Um eine Effektivität des zusätzlichen Computertrainings bei erwachsenen Aphasikern zu gewährleisten, wird eine Anwendung über mindestens 6 Wochen von täglich einer Stunde empfohlen. Die computergestützte Therapie ist besonders für technisch interessierte Aphasiker geeignet. Auf der Basis einer video-gestützten Aphasietherapie gelingt eine Verbindung von Bildern mit der Laut- und Schriftsprache.

Es fehlen allerdings eindeutige Nachweise der Wirksamkeit über längere Zeit und die positive Auswirkung auf die Bewältigung von Alltagssituationen für alle höheren kognitiven Funktionen des Gedächtnisses, des Denkens und der Sprache (vgl. Caprez 2000).

Therapiebegleitende medikamentöse Maßnahmen bei Aphasie

Eine medikamentöse Therapie der Aphasie bei Zustand nach Insult kann nur als Zusatzbehandlung verstanden werden. Damit ist eine Unterstützung der neuropsychologischen, neurolinguistischen bzw. logopädischen Intensivbehandlung bei chronisch aphasischen Patienten möglich. Hierbei zeigen Nootropika (Piracetam) bisher die besten Studienergebnisse (vgl. Enderby et al 1994; Platt et al. 1992; Poeck et al. 1993).

In einer multizentrischen Studie belegen Enderby et al. (1994) nach 12 Wochen Zusatzbehandlung mit Piracetam eine Verbesserung der Aphasie. 6–9 Wochen nach einem Schlaganfall erhielten die Patienten doppelblind und randomisiert für einen Zeitraum von 12 Wochen Piracetam oder Placebo. Platt et al. (1992) konnten dabei durch emissions-computertomographische Untersuchungen (SPECT) belegen, dass die Ausdehnung minderperfundierter Hirnareale unter Piracetam in 85,2 %, dagegen unter Placebo nur in 20,7 % reduziert werden konnte. Bei Patienten mit einer mehr als 12 Monate bestehenden Aphasie – ein Zeitraum, nach dem keine spontane Besserung mehr zu erwarten ist – führt die Gabe von 4 x 1600 mg Piracetam pro Tag über 6 Wochen im Vergleich zu Placebo zu einem positiven Einfluss auf die verbale Kommunikationsfähigkeit und damit zu einer deutlichen Steigerung des Effekts des Sprachtrainings (vgl. Huber 1996). Die Ergebnisse wurden mit dem „Aachener Aphasie-Test" (AAT) evaluiert.

Angehörigenarbeit, Eigenprogramme, Selbsthilfeorganisation

Angehörigenarbeit: Die Beratung und Betreuung von Aphasikern als therapiebegleitende Maßnahme kann über die Angehörigen erfolgen. Zusätzlich sind Eigenprogramme für den Patienten und seine Angehörigen entwickelt worden. Weiterhin unterstützen zahlreiche Selbsthilfeorganisationen Aphasiker.

Damit der Aphasiker häufig angesprochen und zur Kommunikation angeregt wird, sollte bei stationärer Rehabilitation die Unterbringung in einem Einzelzimmer vermieden werden. Zur Aphasietherapie gehört auch ein Alltagstraining (in-vivo-Training). Dieses beinhaltet das Training der Aphasiker im Umgang mit Geld und Behörden, z. B. das Ausfüllen von Formularen.

Familienangehörige und Therapeuten sollten mit dem Aphasiker langsam und deutlich sprechen, d. h. die Sprechgeschwindigkeit muss den Bedürfnissen und Fähigkeiten des Aphasikers angepasst werden. Zu empfehlen ist das Benutzen von einfachen Sätzen und Redewendungen. Manchmal kann die interpersonelle Kommunikation einfach dadurch gefördert werden, dass die Angehörigen lernen, dem Patienten geduldig zuzuhören, ohne ihn zu unterbrechen.

Eigenprogramme: Für Aphasiker mit chronischen Ausfällen werden für die Langzeittherapie Eigenprogramme empfohlen. Diese „*Workbooks*" vermitteln sprachliche

Anregungen. Aphasiker können sich allein mit Hilfe eines Arbeitsbuchs einarbeiten, zusätzlich können sie von Angehörigen unterstützt werden (vgl. Franke 1993). Aphasiker, Anarthriker bzw. Dysarthriker, die sich weder durch Sprechen noch durch Schreiben ausdrücken können, benötigen Kommunikationshilfen. Ein Bild-Grundwortschatz hilft dieser Patientengruppe, sich anhand von Bildern in einer vereinfachten Form verständlich zu machen (vgl. Franke 1993).

Selbsthilfevereinigung: Die Selbsthilfegruppen als therapiebegleitende Maßnahme nehmen einen wichtigen Stellenwert im Behandlungsprogramm bei Aphasie ein. Im Prinzip können Selbsthilfegruppen für solche Aphasiker sehr nützlich sein, deren verbale Leistungen keine intensive Therapie mehr erfordert oder deren logopädisch-linguistische Behandlung abgeschlossen ist. Selbsthilfegruppen vermitteln auch Kontaktmöglichkeiten unter den Aphasikern. Es ergeben sich jedoch auch Schwierigkeiten und Hindernisse. So sind die verbalen Leistungen der einzelnen Mitglieder sehr unterschiedlich. Es muss darauf geachtet werden, dass alle Aphasiker zu Wort kommen und jeder gleichberechtigt beteiligt ist.

Abschließend werden auf der Grundlage von Qualitätskriterien und Standards für die Aphasietherapie Richtlinien für die Häufigkeit einer Sprachtherapie entsprechend der „Leitlinien der Deutschen Gesellschaft für Neurotraumatologie und Klinische Neuropsychologie" angegeben (vgl. Bauer et al. 2001; Tab. 22.4).

Prognose

Für zahlreiche Aphasiker ist die Wiederherstellung im Frühstadium – speziell im ersten Monat – bis zu einem gewissen Grad spontan, für wenige Aphasiker sogar fast völlig spontan. Zur Rehabilitationsprognose von Aphasien unterschiedlicher Genese werden klinische, logopädische, neuropsychologische, neurolinguistische, computertomographische und kernspintomographische Ergebnisse einbezogen.

Eine Übersicht über die Einflüsse auf eine bessere und schlechtere Prognose vermittelt Tabelle 22.5.

Aphasiologische Terminologie

Wesentliche aphasische Symptome, die beim Aphasiker in unterschiedlich charakteristischen Bündeln feststellbar sind, lassen sich auch einzeln beschreiben:

- **Agrammatismus, Paragrammatismus**: Ein **Agrammatismus** ist durch den Wegfall grammatischer

Tab. 22.4 Richtlinien für die Häufigkeit von Sprachtherapie bei zentralen Sprach- und Sprechstörungen (Bauer et al. 2001)

Monate nach Insult	Verlaufsphase
0-1	*Akut*: 1–2x täglich je ca. 30 Minuten, sofern stimulierbar
Standardisierte Diagnostik von Sprache und Sprechen, nicht-sprachlicher Kognition und Lernen	
1-4/6	*Postakut/früh:* sofern Lernfortschritte • ambulant kontinuierlich, mindestens 3x pro Woche je 60 Minuten *und* • ambulante/stationäre Intensivtherapie, 6–8 Wochen, 1-2 x täglich je 60 Minuten
Standardisierte Diagnostik von Sprache und Sprechen, nicht-sprachlicher Kognition und Lernen	
4/6-12	*Postakut/früh:* sofern Lernfortschritte • ambulant kontinuierlich, 1–3x pro Woche je 60 Minuten *und* • ambulante/stationäre Intensivtherapie, 6–8 Wochen 1–2x täglich je 60 Minuten
Standardisierte Diagnostik von Sprache und Sprechen, nicht-sprachlicher Kognition und Lernen	
nach 12 Monaten in jährlichen Abständen	*Chronisch:* sofern Lernfortschritte • ambulant kontinuierlich, mindestens 2x pro Woche je 60 Minuten *und* • ambulante/stationäre Intensivtherapie, 6–8 Wochen, 1–2x täglich je 60 Minuten
Standardisierte Diagnostik von Sprache und Sprechen, nicht sprachlicher Kognition und Lernen	
nach 12 Monaten	*Chronisch:* sofern keine Lernfortschritte • ambulant 1x pro Woche oder seltener zur Konsolidierung und kommunikativer Beratung, • danach Ende der Behandlung

Tab. 22.5 Einflussgrößen für Rückbildung einer Aphasie (Tesak 2001)

bessere Prognose	**schlechtere Prognose**
kleine Läsionen	große Läsionen
anteriore Läsionen	posteriore Läsionen
traumatische Ursachen	cerebro-vasculäre Ursache
umschriebene Hirnschäden	diffuse Hirnschäden
kurz nach Ereignis	lange nach Ereignis (1 Jahr u.m.)
wenige zusätzliche Probleme (Aufmerksamkeit, Gedächtnis, Lernen)	viele zusätzliche Probleme
Frauen	Männer
Linkshänder	Rechtshänder
verstehbare Sprachäußerungen	unverständliche Sprachäußerungen (Jargon)
gute Verstehensleistung	schlechte Verstehensleistung
Schweregrad: leicht	Schweregrad: schwer
wenige Automatismen	viele Automatismen
hohe Motivation	geringe Motivation
familiäre Mithilfe	ohne Unterstützung
hohe prämorbide Intelligenz	geringe prämorbide Intelligenz
hohe Schulbildung (12 Jahre u. mehr)	geringe Schulbildung (unter 12 Jahre)
jüngeres Lebensalter (unter 50)	älteres Lebensalter (über 50)
keine Depression	Depression
Sprachtherapie	keine Sprachtherapie

Funktionswörter wie Artikel und Pronomen sowie der Flexionsformen und durch die Beschränkung auf die bedeutungstragenden Nomina, Verben und Adjektive gekennzeichnet. Das Vorliegen eines Agrammatismus unterstützt die Diagnose eine Broca-Aphasie. Beim **Paragrammatismus** finden sich Sätze, in denen Bestandteile falsch kombiniert, verdoppelt und zum Teil ineinander verschränkt sind. Ein Agrammatismus verweist am ehesten auf eine Wernicke-Aphasie.

- **Dysarthrie**: Dysarthrien lassen sich durch eine verwaschene und unpräzise Artikulation erkennen, da sie auf einer Störung der Sprechmotorik beruhen. Oft besteht neben einer Sprechanstrengung eine Beeinträchtigung der Stimmgebung (Dysarthrophonie), der melodischen, dynamischen und temporalen Sprachakzente (Dysprosodie) sowie der Sprechatmung (Dysarthrophonie).
- **Flüssige** und **nicht flüssige Sprachproduktion**: Bei einer **flüssigen Sprachproduktion** bestehen eine durchschnittliche Phrasenlänge von mehr als fünf Wörtern, wenige Unterbrechungen und eine normale Sprechgeschwindigkeit. Die **nicht flüssige Sprachproduktion** ist durch eine durchschnittliche Phrasenlänge von weniger als drei Wörtern, vielen Unterbrechungen und langsamer Sprechgeschwindigkeit gekennzeichnet.
- **Iterationen**: zwangsweise Wiederholungen von Lauten, Silben und Wörtern
- **Jargon**: Gehäuftes Auftreten von phonematischen bzw. semantischen Paraphasien, so dass die Sprache unverständlich wird.
- **Logoklonie**: sinnlose Wiederholung von Silben oder Wörtern
- **Logorrhoe**: starker Rededrang
- **Neologismen**: Wortneubildungen, die entweder für bestehende oder neue Begriffe und Vorstellungen gebraucht werden. Es ist ein in der Sprache nicht vorkommendes Wort, das meist aus anderen Wörtern zusammengezogen oder gebildet wird. Auch eine ungewöhnliche, dem normalen Sprachgebrauch fremde Verwendung eines Wortes kann als Neologismus bezeichnet werden. Man unterscheidet einen phonematischen und einen semantischen (‚Wortsalat‘) Neologismus.

- **Palilalie**: zwanghaftes Wiederholen von Silben und Worten; erfolgt oft mit gesteigertem Sprechtempo und abnehmender Lautstärke
- **Paragrammatismus**: vgl. Agrammatismus, Paragrammatismus
- **Paraphasie**: Es finden sich verbale Entgleitungen, d. h. es werden Wortformen verwendet, die den Gedanken nicht richtig wiedergeben. Zwei grundsätzliche Verlaufsformen sind zu unterscheiden:
  - Phonematische Paraphasie: Lautliche Veränderungen eines Worts durch Substitution, Auslassung, Umstellung oder Hinzufügung, z. B. „Bick" statt „Blick", „Blick" statt „Bild" oder „Mehsel" statt „Messer". Treten die Entstellungen sehr häufig auf, dass die Sprache unverständlich wird, spricht man von einem phonematischen Jargon.
  - Semantische Paraphasie: Dabei werden die einzelnen Worte durch andere mit ähnlicher Bedeutung ersetzt. Anstelle von „Schuh" wird z. B. der Begriff „Strumpf" verwendet. Weitere Beispiele sind „Schreibzeug" anstelle von „Bleistift", „Gabel" statt „Löffel".
- **Perseverationen**: Sprachliche Automatismen. Dabei kommt es zum Haftenbleiben an Vorstellungen. Erkennbar sind andauernde Wiederholungen des vorangegangenen Begriffs oder Sinns, d. h. es kommt zu gleichlautenden Wiederholungen. Die Umstellung auf ein anderes Thema ist erschwert. Eine vorgehaltene Uhr wird z. B. als richtige Uhr bezeichnet. Wird dann aber der Patient aufgefordert, einen vorgehaltenen Bleistift, eine Krawatte etc. zu benennen, wird weiterhin „Uhr" gesagt.
- **Phonematische Paraphasie**: vgl. Paraphasie
- **Recurring utterances**: Flüssig und melodiös hervorgebrachte Sprachautomatismen ohne kommunikativen Inhalt. Es kommt zum stereotypen Wiederholen von Laut-, Silben- oder Wörterketten. Fortlaufend wird z. B. „ta-ta-ta-ta" oder „und-und-und-und" geäußert. Von den *recurring utterances* sind die *occasional utterances* (gelegentlichen Äußerungen) abgrenzbar.
- **Semantische Paraphasie**: vgl. Paraphasie
- **Sprachanstrengung**: Erschwertes sprachliches Formulieren. Es bestehen Schwierigkeiten, Gedanken sprachlich auszudrücken, z. B. durch Störungen der Wortfindung sowie in der Wort- und Satzbildung.
- **Sprachautomatismen**: vgl. *recurring utterrances* und Stereotypien
- **Sprechanstrengung**: Gemeint ist erschwertes Sprechen. Sprechmotorische Schwierigkeiten können durch eine Störung der Artikulation, Phonation oder des Sprechrhythmus hervorgehoben werden.
- **Schriftsprachstörungen**: Da die meisten aphasischen Symptome supramodal sind, treten sie in der gleichen oder ähnlichen Form auch in der Schriftsprache auf. Beim Schreiben lassen sich ähnliche Symptome wie in der lautlichen Sprachproduktion erkennen. Diese treten als phonematische und semantische Paraphasie sowie als agrammatische und paragrammatische Besonderheiten auf.
- **Stereotypien (Verbigerationen)**: Sinnloses, mechanisches Wiederholen von Wörtern, einzelnen Satzbruchstücken, Sätzen sowie Sprachautomatismen ohne Bindung an eine Stimmung oder kommunikative Bedeutung.
- **Sprachverständnisstörungen**: Leichtere Ausfälle lassen sich nicht immer im spontanen Verhalten des Aphasikers erkennen und müssen durch eine gezielte Überprüfung gesucht werden.
- **Wortfindungsstörungen**: Es handelt sich um Verzögerungen oder Stockungen in den Äußerungen. Störungen in der Fähigkeit, Bezeichnungen von Gegenständen, Ereignissen oder Tätigkeiten richtig zu benennen. Zum Teil werden verbale Ersatzstrategien wie Umschreibungen, Redefloskeln oder Pantomime benutzt. Typisch ist, dass der Aphasiker das gesuchte Wort oft nach kurzer Zeit spontan produzieren kann.

Qualitätssicherung und Aphasiologie

Zur Qualitätssicherung ist eine computergestützte Evaluierung in der Aphasietherapie erforderlich. Nach Cholewa (2001) verfügen die Programme über folgende Grundfunktionen:

- Formate und (tutorielle) Hilfestellungen für die Erstellung evaluierbarer Therapiepläne
- Eingabe-, Speicherungs- und Darbietungsfunktionen für das von den Anwendern – d. h. den Therapeuten – erstellte Therapiematerial
- Monitoring des Therapieverlaufs
- Dokumentation des Therapieverlaufs

! In Zukunft werden computergestützte Evaluierungssysteme bei der Aphasietherapie einen wichtigen Beitrag zur Qualitätssicherung liefern

22.1.2 Sprechapraxie bei Erwachsenen, bukkofaziale Apraxie

Sprechapraxie

Definition: Die Sprechapraxie ist eine erworbene zentralmotorische Störung des Sprechens, bei der eine „Störung der Programmierung von Sprechbewegungen" angenommen wird.

Damit besteht bei einer Sprechapraxie nicht wie bei den Dysarthrien eine Parese oder Tonusänderung im orofazialen und oropharyngealen Bereich. Genauso wenig ist die Sprechapraxie eine Aphasie, obwohl sie gemeinsam mit Aphasien auftritt. Die Sprechapraxie kann den idiomotorischen Apraxien zugeordnet werden und ist von einer bukkofazialen Apraxie abgrenzbar.

Ursachen: Die Sprechapraxie tritt meist bei Schädigungen im Versorgungsgebiet der linken A. cerebri media auf, wobei vor allem der Bereich der vorderen Sprachregion, des angrenzenden Operculums sowie der vorderen Inselrinde einschließlich des darunterliegenden Marklagers betroffen sind. Eine Sprechapraxie im Erwachsenenalter kann neben zerebrovaskulären Insulten, Schädel-Hirn-Traumen und zerebralen Degenerationen auftreten.

Erklärungsmodelle: Es werden nur wenige experimentelle Modelle beschrieben (vgl. Varley, Whiteside 2000; Ziegler 2001, 267). Letzteres geht davon aus, dass „eine Sprechapraxie aus einer Störung des Zugriffs auf automatisierte sprechmotorische Routinen von der Größenordnung eines Wortes oder einer Silbe resultiert und die Patienten bei der Artikulation eine „indirekte" Route des Assemblierens von Teilkomponenten komplexer Programme verwenden".

Diagnostik: Abgesicherte psychometrische Verfahren sind bis jetzt nicht bekannt. Grundsätzlich sollte jedoch immer nach einer begleitenden Aphasie oder Dysarthrie gesucht werden. Bei schweren aphasischen oder dysarthrischen Störungen ist aufgrund der geringen Sprachproduktion, der überwiegend automatisierten oder unverständlichen Äußerungen der Nachweis einer Sprechapraxie schwierig. Die klinische Untersuchung sollte zur Bewertung ausreichend spontane Sprachproduktion und Nachsprechaufgaben enthalten.

Eine Beurteilung der stummen Suchbewegungen der Zunge bei geschlossenem Mund gelingt mit Hilfe der Ultraschalldiagnostik oder Elektropalatographie.

Symptome: Sprechapraktische Störungen lassen sich auf drei grundsätzlichen Ebenen (Tab. 22.6) beschreiben (vgl. Ziegler 1991):

- Ebene der Lautbildung: segmentale Ebene
- Ebene der Prosodie: suprasegmentale Ebene
- Ebene des Sprechverhaltens

Die Folgen einer Sprechapraxie sind eine unflüssige Sprechweise und Störungen in den Lautstrukturen. Dabei handelt es sich um phonologische Fehler. Suchbewegungen der Zunge und eine Sprechanstrengung sind hinweisende Symptome einer Sprechapraxie.

Vorwiegend gehen Sprechapraxien mit Aphasien, weniger mit Dysarthrien einher. In der Regel handelt es sich um Broca-Aphasien oder globale Aphasien.

Die Symptome der Sprechapraxie – z. B. phonematische Entstellungen, prosodische Störungen, Suchbewegungen, Korrekturen – sind fakultativ. Diese Veränderungen der segmentalen und suprasegmentalen Ebene und des Sprechverhaltens stellen sich bei jedem Patienten anders dar und sind vor allem im Schweregrad sehr unterschiedlich (vgl. Bischoff 1994).

! Sprechapraktische Störungen sind häufig – aber nicht notwendigerweise – mit einer Broca-Aphasie oder globalen Aphasie assoziiert.

Differenzialdiagnose: Die Sprechapraxie im Erwachsenenalter muss von der Entwicklungsdyspraxie im Kindesalter (vgl. Kap. 6.1.4) abgegrenzt werden.

Therapie: Besteht zusätzlich zur Aphasie oder Dysarthrie eine Sprechapraxie, werden die Störungsbereiche vorrangig behandelt, deren Verbesserungen mit der größten funktionellen Relevanz einhergehen (vgl. Schöler, Grötzbach 2002).

! Die Diagnose und Therapie von Sprechapraxien unterscheidet sich von der eigentlichen Aphasiebehandlung.

Bukkofaziale Apraxie

Definition: Die bukkofaziale Apraxie (Gesichtsapraxie) ist wie die Sprechapraxie eine zentralmotorische Störung. Die Beweglichkeit der Lippen, der Zunge und des Kiefers sind erhalten, wobei oft sprechapraktische

Tab. 22.6 Drei Ebenen der Sprechapraxie (Ziegler 1991)

Segmentale Ebene	Suprasegmentale Ebene	Sprechverhalten
Entstellungen	Silbisches Sprechen	Suchbewegungen
Phonemfehler	Sprechpausen	Störung der Bewegungsinitiierung
Entstellte Phonemfehler	Dehnungen, Iterationen	Sprechanstrengungen

Störungen mit einer bukkofazialen Apraxie assoziiert sind. Beide Störungen können jeweils ohne die anderen auftreten.

Ursachen: Die bukkofaziale Apraxie wird ebenfalls den idiomotorischen Apraxien zugeordnet. Sie beruht auf einer Läsion des motorischen Assoziationskortex der Gesichtsmuskulatur oder der dorthin führenden Assoziationsfasern.

Diagnostik: Folgende Bewegungsanalysen werden zuerst nach verbaler Aufforderung und danach imitatorisch verlangt: Pfeifen, Nase rümpfen, Zähne fletschen, Zunge herausstrecken, Oberlippe lecken, Unterlippe lecken, Wange aufblasen, Schmatzen, Schmalzen mit breitem Mund (wie Küsschen geben), Schmatzen mit breitem Mund, Schnalzen wie Pferdegalopp, Mund spitzen, Zischen, Räuspern.

Kriterien, nach denen die Patientenreaktionen beurteilt werden:

- Ersatzhandlungen
- Überschusssymptome
- fragmentarische Bewegungen
- schrittweise Annäherung an das Bewegungsziel

Symptome: Die bukkofaziale Apraxie kann sowohl die Gesichtsmuskulatur und Zunge, als auch den Kehlkopf und sogar die Atmung betreffen.

Eine bukkofaziale Apraxie ist bei 80 % aller Patienten mit einer Aphasie feststellbar, und zwar besonders dann, wenn die Sprachproduktion durch häufige phonematische Paraphasien ausgezeichnet ist (vgl. Poeck, Hacke 2001).

Eine laryngeale Apraxie bei Broca-Aphasie: Hoole et al. (1997) beschreiben Stimmstörungen aufgrund veränderter laryngealer Einstellbewegungen. Dem Patienten gelingt es z. B. nicht, bei Aufforderung zu phonieren, was an der fehlenden Adduktionsbewegung der Stimmlippen erkennbar ist. In Analogie verbleiben die Stimmlippen in Respirationsstellung, auch wenn der Patient zum Hustenstoß aufgefordert wird und eine Phonationsstellung der Stimmlippen dazu erforderlich ist.

Therapie: Die bukkofaziale Apraxie ist weitaus häufiger als eine Sprechapraxie, besitzt jedoch beim alleinigen Auftreten keine Relevanz im Alltagsleben. Sie wird therapeutisch bedeutsam, wenn gleichzeitig eine Sprechapraxie, Dysarthrie oder Dysphagie nachweisbar ist. Grundsätzlich müssen bei der Behandlung der Sprechapraxie auditive, visuelle und taktile Hilfen in die Behandlung integriert werden.

Engl-Kasper (1993) empfiehlt folgende Therapietechniken:

- Verfahren zum Aufbau der Artikulation
- Vermittlungstechniken
- stimulierende Verfahren
- rhythmisch-melodische Verfahren
- gestische Reorganisation des Sprechens
- Übungen zur bewussten Sprachkontrolle
- Veränderungen der psychosozialen Umgebung
- Entspannungsmethoden

Zusätzlich kann ein Behandlungsversuch mit Hilfe einer Biofeedback-Methode (Ultraschall, Elektropalatographie) hilfreich sein.

Einzelheiten zum therapeutischen Vorgehen werden im Band 2 (2001) dieses Lehrbuchs von Vogel geschildert.

22.1.3 Dysarthrie

1877 führte Kussmaul den Dysarthrie-Begriff zur Beschreibung von Artikulationsstörungen bei zentralen Erkrankungen ein. 1975 differenzierten Darley, Aronson und Braun sechs unterschiedliche Kategorien einer Dysarthrie nach klinischen Symptomen: Flaccide Dysarthrie, spastische Dysarthrie, ataktische Dysarthrie, hypokinetische Dysarthrie, hyperkinetische Dysarthrie und gemischte Dysarthrie (flaccid-spastisch).

In der Zwischenzeit hat sich unser Wissen über die Dysarthrie durch wissenschaftliche und praktische Ergebnisse entscheidend weiterentwickelt.

Definition: Dysarthrien sind erworbene neurogene Sprechstörungen, die durch eine Schädigung des zentralen oder des peripheren Nervensystems verursacht werden und auf einer Beeinträchtigung der Steuerung und Ausführung von Sprechbewegungen beruhen (vgl. Ziegler et al. 2002). Es können neben der verwaschenen und unpräzisen Artikulation Veränderungen der Stimmqualität sowie der Sprechatmung auftreten, so dass man von einer Dysarthrophonie spricht. Zusätzlich kann eine Dysprosodie nachweisbar sein.

Nomenklatur: Der Begriff „zentrale Sprechstörungen“ umfasst Dysarthrien und Apraxien. Dysarthrophonien beinhalten Störungen der Artikulation (Dysarthrie), Stimmfunktion (Dysphonie) und Sprechatmung (Dyspnoe). Im klinischen Gebrauch wird oft neben dem Begriff Dysarthrie die Bezeichnung Dysarthrophonie benutzt (vgl. Vogel 2002). Besteht ein Sprechunvermögen, wird diese als Anarthrie bezeichnet. Unter einer Dysprosodie werden Abweichungen bei der Intonation, Akzentuierung oder im Rhythmus verstanden. Dagegen ist die Aphasie eine Sprachstörung. In die Gruppe der „*motor speech disorders*“ werden u. a. Dysarthrien, Apraxien, neurogener Mutismus im Erwachsenenalter und erworbene psychogene Sprechveränderungen einschließlich dem neurogenen Stottern einbezogen (vgl. Duffy 1995).

Klassifikation: Die Qualitätskriterien und Standards für diese neurogene Sprechstörung wurden für den deutschsprachigen Raum von der „Arbeitsgemeinschaft für Aphasieforschung und -behandlung" erarbeitet (vgl. Bauer et al 2001). Ein Klassifikationsschema (Tab. 22.7) vermittelt einen guten Überblick über die unterschiedlichen Verlaufsformen.

Untersuchung:

! Bei der Beurteilung dysarthrischer Sprechstörungen ist der neurologische Befund die Ausgangsbasis.

Darauf aufbauend sind neuroradiologische Untersuchungen zur Lokalisation der Dysarthrie erforderlich. Von Bedeutung sind die Computertomographie (CT), Magnetresonanztomographie (MRT), funktionelle Magnetresonanztomographie (fMRI), Positronen-Emissions-Tomographie (PET), Single-Photon-Emissionstomographie (SPECT), Magnetenzephalographie (MEG) und Elektroenzephalographie (EEG) (vgl. Kent et al. 2001).

Auf diese Befunde aufbauende Untersuchungen:

- inspektive Untersuchung der Sprechorgane einschließlich transnasaler Nasopharyngoskopie und Lupenstroboskopie
- systematische auditive Diagnostik
- Analyse der Bewegungsparameter durch instrumentelle Messverfahren, z. B. Elektropalatographie, elektroakustische Analysen, Elektroglottographie

Die instrumentellen Messverfahren erfordern Spezialwissen und sind nur in Spezialabteilungen möglich. Eine zusammenfassende Beurteilung von Velopharynx und Larynx bei Dysarthrie (vgl. Schröter-Morasch 2002) vermittelt Abbildung 22.4.

Diagnostische Profilbestimmungen

Die diagnostische Profilbestimmung der Dysarthrie ist eine logopädisch-neuropsychologische Aufgabe. Es stehen mehrere Verfahren zur Verfügung, die als Screening, zur Präzisierung der Befunde und therapiebegleitend wahlweise verwendet werden können.

Frenchay-Dysarthrie-Untersuchung (vgl. Enderby 1991): Das Screeningverfahren besteht aus zehn Untertests mit jeweils zwei bis sechs Aufgaben:

Tab. 22.7 Klassifikation der zentralen Sprechstörungen (Baur et al. 2001)

	Schlaff	Spastisch	Dysarthriesyndrom *Rigid–hypokinetisch*	Ataktisch	Dyskinetisch
Sprechatmung	verkürzte Exspiration	verkürzte Exspiration	verkürzte Exspiration	paradoxe Atmungsmuster, hörbare Einatmung	inspiratotrisches Sprechen
Stimmqualität	behaucht	gepresst, rau	behaucht, rau	variabel	wechselnd
Stimmstabilität	Lautstärke-abnahme	–	Lautstärkeabnahme, Stimmschwund	Tonhöhen- und Lautstärke-variation	unwillkürliche Phonation, Tonhöhen-sprünge, unwillkürliche Lautstärke-änderung, Stimmzittern
Resonanz	hypernasal	hypernasal	–	variabel	–
Artikulations-schärfe	reduziert	reduziert	reduziert	variabel	variabel
Artikulatinsbasis	vorverlagert	rückverlagert	–	–	–
Sprechtempo	verlangsamt	verlangsamt	normal oder beschleunigt	verlangsamt	verlangsamt
Intonation	monoton	monoton	monoton	variabel	–

	Gaumensegel	**Rachen**	**Kehlkopf**
in Ruhe	• Strukturveränderungen (rechts/links) • Abstand von Rachenhinterwand erhöht • Verziehen nach rechts/links • Hypertonus (rechts/links) • Hypotonus (rechts/links) • Hyperkinesen (rechts/links)	• Strukturveränderungen (rechts/links) • Ausweitung (rechts/links) • Hyperkinesen (rechts/links) • Speichel/Nahrungsreste (Retentionen)	• Strukturveränderungen (rechts/links) • Speichel-/Nahrungsreste (Penetration, Aspiration) • reduzierte Abduktion (rechts/links) • Hypertonus (rechts/links) • Hypotonus (rechts/links) • Hyperkinesen (rechts/links) • reduzierte Bewegungen (rechts/links) • Höhendifferenz der Stimmlippen
bei Willkürbewegungen	phonieren auf /a:/, /a-a-a/: • keine Anhebung (rechts/links) • Hyperkinesen (rechts/links)	phonieren auf /a:/, /a-a-a/: • reduzierte Kontraktion (rechts/links) • Hyperkinesen (rechts/links)	Atemanhalten, leichtes Pressen: • reduzierter Glottisschluss (vorn/mittig/hinten/ gesamt) stärkeres Pressen: • reduzierter supraglottaler Verschluss willkürliches Husten: • reduzierter Glottisschluss reduzierter supraglottaler Verschluss bei Phonation: • reduzierte Adduktion (rechts/links) • reduzierte a.p. Distanz • Hyperadduktion • Einspringen der Taschenfalten • Stroboskopie reduzierter Glottisschluss • Öffnungsquotient erhöht • Öffnungsquotient erniedrigt • Irregularität (rechts/links) • erweiterte Amplituden (rechts/links) • verkürzte Amplituden (rechts/links) • verminderte Randkantenverschiebung (rechts/links) • eingeschränkte Tonhöhenvariation • eingeschränkte Laustärkevariation
bei unwillkürlicher Aktivität	Würgereflex, Gähnen, path. Weinen: • keine Anhebung (rechts/links) • Würgereflex nicht auslösbar Schlucken; endonasale Beobachtung: • keine Anhebung (rechts/links)	Würgereflex, Gähnen, path. Weinen: • reduzierte Kontraktion (rechts/links) • Hyperkinesen (rechts/links) Schlucken; endonasale Beobachtung; • reduzierte Kontraktion (rechts/links) • Rententionen	Würge-/Hustenreflex, Stöhnen, path. Weinen: • reduzierte Adduktion (rechts/links) • reduzierter Glottisschluss Schlucken, transnasale Beobachtung: • reduzierter Glottisschluss • reduzierter supraglottischer Verschluss • Penetration • Aspiration

Überprüfung der Berührungsempfindung

	Gaumen		Zungenrücken		Rachenhinterwand	
	links	rechts	links	rechts	links	rechts
unauffällig						
eingeschränkt						
aufgehoben						

Abb. 22.4: Beurteilung von Velopharynx und Larynx bei Dysarthrie (Schröter-Morasch 2002)

- Reflexe
- Respiration
- Lippenbewegungen
- Kiefer
- Gaumensegel
- Stimme
- Zunge
- Verständlichkeit
- beeinflussende Faktoren wie Gehör, Sehvermögen, Zähne, Sprache, psychische Verfassung, Körperhaltung
- andere Faktoren wie Sprechgeschwindigkeit, kinästhetische Wahrnehmung

Die jeweiligen Ergebnisse werden in einem Säulendiagramm festgehalten. Die Frenchay-Dysarthrie-Untersuchung ist wenig zeitaufwändig und hat sich als schnell durchführbares Testinstrument – auch in Akutkliniken – bewährt (vgl. Oehlrich 1994). Dagegen kann sie aus neuropsychologischer Sicht wenig spezifische Informationen liefern, um therapeutische Maßnahmen steuern zu können (vgl. Vogel, Ziegler 1992).

Bewertungsbogen für Dysarthrie (vgl. Robertson, Thomson 1992)

Mit dem Dysarthrie-Profil werden acht für das Sprechen wichtige Parameter untersucht. Die quantitative Bewertung erfolgt in Form einer Skalierung von normal, gut (angemessen), ausreichend, schlecht und Null. Die qualitativen Merkmale bestehen aus folgenden Parametern:

- Atmung
- Phonation
- Gesichtsmuskulatur
- Diadochokinese
- Reflexe
- Artikulation
- Verständlichkeit
- Prosodie, Sprechgeschwindigkeit

Die Untersuchungsergebnisse werden in einem Bewertungsbogen zusammengefasst.

Münchener-Verständlichkeits-Profil (MVP) (vgl. Ziegler et al. 1992; Ziegler 1994)

Die Hauptursache der eingeschränkten Verständlichkeit ist eine artikulomotorisch bedingte Unfähigkeit zu differenzierter Lautbildung. Das MVP erlaubt, die Verständlichkeitsstörung einschließlich therapeutisch relevanter Störungsmuster nach sprechmotorischen Kriterien zu differenzieren. Die Prinzipien dieses Verständlichkeits-Tests beruhen auf Wortidentifikation, phonetischer Textstruktur, Trägersatzeinbettung – Hörer erhält keine Information über das jeweilige Zielwort – und Vermeidung von Wiederholungseffekten. Das MVP enthält 60 systematisch ausgewählte Zielwörter und zwölf nach einem Zufallsverfahren bestimmte ‚Füller'. Damit ergibt sich eine Analogie zu den in der Sprachaudiometrie angewendeten phonetisch strukturierten Wortidentifikationsverfahren.

Neurophoniatrische Beurteilung

Die flexible Nasopharyngolaryngoskopie erlaubt eine Beurteilung der velopharyngealen und laryngealen Funktionen während des Sprechens. Zusätzlich kann die Lupenlaryngoskopie (-stroboskopie) zur Diagnostik verwendet werden. Es muss systematisch nach Seitenunterschieden bei der Ab- und Adduktion der Stimmlippen gesucht werden. Dies gelingt am leichtesten bei einseitiger Asymmetrie der muskulären Kehlkopfkonfiguration. Bei beidseitigen Adduktionsstörungen im Sinne einer zentralen Stimmstörung sind Diskrepanzen zwischen nicht möglicher Bewegung bei Intention und im Affekt feststellbar. Nach Sensibilitätsstörungen muss systematisch gesucht werden, wobei sich dabei methodische Schwierigkeiten bei der präzisen Beschreibung der Befunde ergeben können.

Ursachen, Einteilung und Symptome

Ursachen: Dysarthrische Sprechstörungen lassen sich vorwiegend bei neurologischen, aber auch bei internistischen Erkrankungen feststellen. Bei unklaren Dysarthrien sollte besonders an Nebenwirkungen von Barbituraten, aber auch an Neuroleptika, Tranquilizer und andere Psychopharmaka gedacht werden (Tab. 22.8).

Einteilung: Die klinische Einteilung dysarthrischer Sprechstörungen (Tab. 22.9) in verschiedene Gruppen wie schlaffe oder spastische Dysarthrie, aber auch hypokinetische (Parkinson-Syndrom) oder hyperkinetische (Chorea) sowie ataktische Dysarthrie, erfordert Erfahrungen. Hinzu kommt, dass sich die verschiedenen Symptome auch überlappen können. Auch ein Syndromwandel ist möglich.

Symptome: In der Praxis finden sich selten reine Verlaufsformen, vorwiegend bestehen Mischformen von Dysarthrien. Am einfachsten lassen sich motorische Störungen der Sprech- und Stimmmuskulatur mit Bewegungseinschränkungen, Atrophie und Faszikulationen erkennen. Damit sind bulbäre Verlaufsformen von suprabulbären, extrapyramidalen, kortikalen und zerebellären Befunden abgrenzbar. Die Symptome entsprechen somit nicht immer der neurologischen Grundkrankheit. Deshalb besitzt die neurologische (neuroanatomische) Dysarthrie-Einteilung vorwiegend diagnostische Bedeutung. In der Tab. 22.9 sind daher neben der neurologischen Einteilung die funktionellen Klassifikationsmerkmale gegenübergestellt.

Tab. 22.8 Hauptursachen dysarthrischer Störungen (Ziegler 2002)

Erkrankung	Prävalenz	Auftretenshäufigkeit dysarthrischer Störungen
Schädel-Hirn-Traum (SHT)	ca. 100	30–50 % der schweren SHT
Zerebrovaskuläre Erkrankungen	ca. 600	15–30 % der Überlebenden
Degenerative Stammganglienerkrankungen		
• M. Parkinson		75–90 %
• M. Huntington	150-200	80–90 %
• Steele-Richardson-Olszewski Syndrom	3–7	ca. 75 %
• Multisystemdegeneration	2	bis 100 %
• M. Wilson	unbekannt, ca. 3	unbekannt
Degenerative Kleinhirnerkrankungen		
• Zerebelläre Ataxien	ca. 2	unbekannt
• Friedreichsche Ataxie	1–2	100 %
Entzündliche Erkrankungen		
• Multiple Sklerose (MS)	50–60	40–50 %
Erkrankungen des motorischen Neurons		
• Amyotrophe Lateralsklerose (ALS)	4–6	bis 100 %
Erkrankungen der peripheren Nerven und des neuromuskulären Übergangs		
• Myasthenia gravis	0,5–12,5	< 10 %

Tab. 22.9 Klinisches Einteilungsschema der Dysarthrien (Huber 2002)

Klinische Bezeichnung der Dysarthrie	Typische Bewegungsstörung	Ort der Läsion
bulbär	hypoton (schlaff)	Hirnstamm
suprabulbär	hyperton (spastisch)	absteigende motorische Bahnen, beidseitig
extrapyramidal[1]	hypokinetisch (rigide), hyperkinetisch (choreatisch oder dystonisch)	Stammganglien, beidseitig
zerebellar	ataktisch	Kleinhirn
kortikal[2]	hyperton (spastisch)	prämotorischer und motorischer Kortex und/oder absteigende motorische Bahnen, einseitig

[1, 2] Anatomisch korrektere Bezeichnung sind Stammganglien- und Hemisphärendysarthrie.

Bulbäre Dysarthrie

Sie beruht auf Schädigungen der Hirnnervenkerne im Bereich der Medulla oblongata und ist somit peripher lokalisiert. Sie tritt bei Bulbärparalyse und amyotropher Lateralsklerose auf. Eine Atrophie der Sprechmuskulatur, besonders der Zunge, verweist gemeinsam mit einer Bewegungsstörung eindeutig auf eine periphere Läsion. Dagegen besteht bei einer zentralen Bewegungsstörung lediglich eine aufgehobene oder eingeschränkte willkürliche Beweglichkeit bei erhaltener reflektorischer Funktion.

Suprabulbäre (kortikobulbäre, pseudobulbäre) Dysarthrie

Sie beruht auf einer doppelseitigen Schädigung des Tractus corticonuclearis der Pyramidenbahn und tritt besonders bei multiplen Hirninfarkten oder posttraumatisch auf. Es findet sich eine spastische Parese der am Sprechvorgang beteiligten Muskulatur. Das offene Näseln kann ein Leitsymptom der suprabulbären Dysarthrie sein.

Extrapyramidale Dysarthrie

Sie ist durch eine strio-pallidäre Symptomatik gekennzeichnet und kann beim Parkinsonismus, bei Chorea, Athethose und Wilson-Krankheit beobachtet werden.

Zerebelläre Dysarthrie

Diese tritt bei spinozerebellärer Erkrankung (Friedreich-Ataxie), hereditärer zerebellärer Atrophie (Marie-Krankheit), Trauma, Kleinhirntumor und vaskulärer Störung auf. Die zerebelläre Dysarthrie ist durch eine Verlangsamung des Sprechtempos sowie eine skandierende Sprechweise gekennzeichnet. Von Skandieren ist die Rede, wenn das Sprechen durch eine zerebelläre Störung der Koordination nicht mehr flüssig und in natürlicher Weise modulliert, sondern langsam, mühsam und oft stockend abläuft, während jede einzelne Silbe betont wird. Dabei sind auch die Stimmgebung und manchmal die Sprechatmung beeinträchtigt. Auch eine verwaschene Artikulation ist möglich.

Hemisphären-Dysarthrie (kortikale Dysarthrie)

Es besteht eine Schädigung der motorischen Hirnrinde. Die Hemisphären-Dysarthrie weist eine spastische Charakteristik auf. Die Dysarthrie kann mit einer Broca-Aphasie, aber auch mit einer Sprechapraxie verknüpft sein.

! Die neurologische (neuroanatomische) Dysarthrie-Einteilung kann lediglich zur Systematisierung angewendet werden, da reine Verlaufsformen eher selten sind und Mischformen überwiegen. Dagegen wird eine funktionelle Einteilung angestrebt.

Schweregrad

Der Schweregrad ist von zahlreichen Teilsymptomen der Mobilität von Lippen, Zunge, Gaumensegel und Kehlkopf sowie von der Funktion der Respirationsmuskulatur abhängig, bei der ein präzises Zusammenspiel der artikulomotorischen Fähigkeiten erforderlich ist. Eine Skalierung des Schweregrads in Punktwerte von 0–5 kann deshalb hilfreich sein (Tab. 22.10)

! Eine Dysarthrie kann zum einen als isolierte Sprechstörung auftreten, zum anderen in der Form der kortikalen (Hemisphären-)Dysarthrie eine aphasische Sprachstörung begleiten.

Therapie

Eine ausführliche Darstellung der Therapieschwerpunkte und Behandlungsmöglichkeiten einer Dysarthrie erfolgt durch Vogel im Band 2 (2001) dieses Lehrbuchs.

Für die Behandlung von zentralen sprechmotorischen Störungen werden aus interdisziplinärer Sicht Therapieschwerpunkte bevorzugt, die folgenden Bereiche besonders erfassen:

- Respirationsmotorik
- Kehlkopfmotorik
- velopharyngeale Motorik
- orofaziale Motorik
- pragmatische Fähigkeiten

Tab. 22.10 Skala zur Einschätzung der Verständlichkeit bei Dysarthrie (vgl. Huber 2002)

Punktwert	Symptome
0	keine Äußerung oder nur Stöhnlaute
1	auch bei genauem Hinhören und mehrfachen Wiederholungen der Äußerungen ist eine lautstrukturelle Wiedergabe nicht möglich; es liegen sehr schwere sprechmotorische Auffälligkeiten vor
2	nur bei genauem Hinhören und oft nur nach Wiederholung ist eine eindeutig lautstrukturelle Wiedergabe möglich; es liegen schwere sprechmotorische Auffälligkeiten vor
3	bei genauem Hinhören ist eine eindeutig lautstrukturelle Wiedergabe möglich, jedoch liegen durchgehend deutliche sprechmotorische Auffälligkeiten vor
4	eindeutige lautstrukturelle Wiedergabe ist gut möglich, jedoch durchgehend minimale oder wechselnde leichte sprechmotorische Auffälligkeiten
5	keine sprechmotorischen Auffälligkeiten in Artikulation und/oder Phonation und/oder Prosodie und/oder Sprechgeschwindigkeit

Die sprechmotorische Störung erfordert eine Behandlung der artikulomotorischen Fähigkeiten, der Sprechstimme sowie der Sprechatmung. Abhängig von den Befunden ist schwerpunktmäßig eine Therapie der Artikulation, Prosodie und/oder laryngealen bzw. respiratorischen pathologischen Bewegungsmuster notwendig.

Nicht immer ist eine auf einzelne Sprechorgane bezogene Behandlung notwendig. Manchmal ist es sogar effektiver, das koordinierte Zusammenspiel aller motorischen Sprechfunktionen durch entsprechende Techniken, wie z. B. bewusstes Betonen, zu forcieren. Neben den Verfahren zur Behandlung sprechmotorischer Funktionen sind Biofeedback-Verfahren bekannt geworden. Prothetische oder operative Maßnahmen stehen vor allem zur Therapie velopharyngealer und laryngealer Schließungsinsuffizienzen zur Verfügung. Bei Störungen aufgrund progredienter neurologischer Erkrankungen kann eine gezielte Behandlung an einzelnen Funktionskomponenten ebenfalls sinnvoll sein. Allerdings wird der Schwerpunkt dabei nicht so sehr auf die Verbesserung oder Restitution einzelner Bewegungsfunktionen, als vielmehr auf das Trainieren kompensatorischer Techniken gelegt (vgl. Vogel 2002).

Kommunikationshilfen

Folgende Hilfen werden empfohlen:
- Zeichen und Symbole (u. a. Bliss-Symbole)
- Kommunikationstafeln (den Bedürfnissen und Fähigkeiten angepasst)
- Elektronische Hilfen (u. a. Canon Communicator als elektronisches Schreibgerät; am Kopf befestigter Zeigestab zeigt auf etwas, Verwendung spezieller Schalter, die mit der Hand oder dem Fuß bedient werden)

22.2 Neurologische Erkrankungen

22.2.1 Die Versorgung von Schlaganfall-Patienten in Stroke Units

Vaskuläre Erkrankungen des zentralen Nervensystems können zu folgenden neuropsychologischen Syndromen bzw. zu Schluckstörungen führen:
- Aphasie
- Sprechapraxie
- Dysarthrie
- Dysphagie

Eine plötzlich aufgetretene Aphasie oder Dysarthrie lässt an eine Stenose der Hirnversorgung der Gefäße denken. Auch eine transitorische ischämische Attacke (TIA) – diese dauert nicht länger als 24 Stunden – lässt an ein Schlaganfallrisiko denken.

> **!** „Schlaganfall" ist der Überbegriff für alle zerebrovaskulären Erkrankungen mit akut auftretenden Defiziten.

Synonym werden Insult, apoplektischer Insult, Apoplexie oder Stroke verwendet.

Epidemiologie des Schlaganfalls: Es gibt unterschiedliche Angaben über die jährlich auftretenden Schlaganfälle in Deutschland (vgl. Kolominsky-Rabas, Heuschmann 2002):
- 350 000 Neuerkrankungen pro Jahr (Stiftung Deutsche Schlaganfallhilfe, Informationen für Betroffene und Interessierte)
- 120 000 – 240 000 Neuerkrankungen pro Jahr (Stellungnahme zum Stroke-Unit-Konzept, Barmer Ersatzkasse 1998)
- 250 000 Neuerkrankungen pro Jahr (Kommission 1.06 „Stroke Unit" der Deutschen Gesellschaft für Neurologie)

Kroczek et al. (2002) nennen folgende epidemiologischen Daten:
- Inzidenz (neue Schlaganfälle/100 000): 180
- Schlaganfälle Deutschland/Jahr: ca. 200 000
- Mortalität nach 30 Tagen: 8 – 20 %
- Mortalität nach 5 Jahren: 40 – 60 %
- erneuter Schlaganfall nach 30 Tagen: 3 – 10 %
- erneuter Schlaganfall nach 5 Jahren: 25 – 40 %
- teilweise/komplette Pflegebedürftigkeit: 24 – 53 %
- dritthäufigste Todesursache in den Industrienationen

Eine differenzierte Alters-Analyse der Inzidenz eines Schlaganfalls liefert Berger (2000):

Bei Frauen:
- 25 – 34 Jahren: 6

Danach erfolgt ein konstanter Anstieg:
- 55 – 64 Jahre: 200
- 65 – 74 Jahre: 400 – 800

Bei Männern:
- 25 – 34 Jahre: 8
- 35 – 44 Jahre: 20
- 45 – 54 Jahre: 120
- 55 – 64 Jahre: 200 – 400
- 65 – 74 Jahre: 600 – 1000

Epidemiologie der akuten Aphasie bei Schlaganfall: In einer Stroke Unit fanden sich unter 308 Patienten 207 mit einer vaskulären Aphasie (vgl. Godefroy et al. 2002).
Pathogenese:
- ischämischer Hirninfarkt: ca. 80 % (Verschluss eines gehirnversorgenden Gefäßes mit Thrombusbildung; am häufigsten Versorgungsgebiet der A. cerebri media)
- intrazerebrale Blutung: ca. 20 %
- Subarchanoidalblutung: ca. 3 – 5 %
- Sinusvenenthrombose: ca. 1 – 2 %

Je nach Zuordnung gibt es unterschiedliche Syndrome. Am bekanntesten ist von den Hirnstammsyndromen das Wallenberg-Syndrom (Gefäßverschluss der A. cerebelli inferior posterior).

Nachfolgend wird speziell auf die interdisziplinären diagnostischen und therapeutischen Möglichkeiten im Rahmen einer Stroke Unit eingegangen.

Stroke Unit

Definition: Eine Stroke Unit (Tab. 22.11) ist eine Intensivstation speziell für Schlaganfall-Patienten im Akutstadium. Die Behandlung sollte spätestens 6 Stunden nach der Akuterkrankung beginnen. Sie erfolgt

22

Tab. 22.11: Merkmale einer Stroke Unit (Kroczek et al. 2002)

Merkmal einer Stroke Unit:
• 4–8 Betten für 500 000–1 000 000 Einwohner • Computertomographie in 24-Stunden-Bereitschaft • Angiographie in 24-Stunden-Bereitschaft • Präsenzlabor in 24-Stunden-Bereitschaft • Monitoring für Blutdruck, Atmung, Temperatur, Pulsoxymetrie und EKG • vollständig ausgestattetes neurosonologisches Labor • EKG • Echokardiographie einschließlich TEE • qualitätssichernde Maßnahmen (Dokumentation, Datenbank) • 5,6 Arztstellen für Stroke Unit Schichtdienst • 2 Pflegekräfte/Bett • 1 Physiotherapeutenstelle • ½ Ergotherapeutenstelle • ½ Logopädenstelle • ½ Sozialarbeiterstelle • ½ Schreibkraftstelle

in interdisziplinärer Kooperation durch Neurologen, Internisten, Radiologen, Phoniater, Physio-, Logo- und Ergotherapeuten bei enger Einbeziehung des Pflegepersonals.

Eine interdisziplinäre Behandlung in der Frühphase minimiert die Defektzustände nach Apoplexie. Dabei sind frühe Besserungen in den ersten Lebenstagen durch strukturelle Rückbildungen der zerebralen Apoplexiefolgen zu erklären. Besserungen in den folgenden Wochen sind deutlich langsamer und korrelieren oft mit der Rückbildung eines Hirnödems. Die danach erreichbaren, trainingsabhängigen Veränderungen werden überwiegend durch die Plastizität des Gehirns erklärt.

Die Aufgaben der Phoniatrie, Logopädie und Sprachheilpädagogik bestehen in der Befunderhebung, Therapie und Angehörigenberatung bei Patienten mit:

- Aphasien
- Dysarthrophonien, bukkofazialen bzw. Sprechapraxien
- Dysphagien
- Stimmstörungen, u. a. Stimmlippenlähmungen

Prognose des ischämischen Schlaganfalls in neurologischen Stroke Units: Nach Weimar et al. (2002) gelangte man bei 3740 Patienten mit einer mittleren Liegedauer von 3 Tagen – die mittlere Gesamtliegedauer in der dokumentierten Klinik beträgt 12 Tage – bei Nachbefragung nach 3 Monaten zu folgenden Ergebnissen: Nach 3 Monaten sind 10,5 % aller Patienten verstorben sowie 56,2 % funktionell unabhängig

Von 14 befragten neurologischen Stroke Units allerdings nur 7 Zentren mit einer Vollständigkeit der Nachbefragungsrate von über 80 %.

! Die neuronale Plastizität wird als Grundlage für eine klinische Rückbildung von Sprach- und Schluckstörungen angesehen. Dabei entsteht die Reorganisation im Gehirn nicht nur spontan, sondern kann durch ein rehabilitatives Training in hohem Maß gefördert werden.

Diagnostik und Therapie bei Aphasie, Dysarthrie und Sprechapraxie

Diagnostik: Im deutschsprachigen Raum stehen für Stroke Units drei standardisierte Aphasie-Testverfahren zur Verfügung:

- Aachener Aphasie-Bedside-Test (AABT) (Biniek 1993)
- Kurze Aphasieprüfung (KAP) (Lang et al. 1999)
- Aphasie-Schnell-Test (AST) (Kroker 2000)

Tabelle 22.12 stellt die Aphasie-Tests zusammenfassend dar.

Der Aachener Aphasie-Test (AAT) ist aufgrund des instabilen Zustands von Schlaganfall-Patienten in einer Stroke Unit erst nach 4–6 Wochen möglich. Deshalb empfehlen Kroczerk et al. (2002) auf der Grundlage ihrer Erfahrungen in ihrer kritischen Bewertung u. a. folgende Untersuchungssequenzen:

- Sprachverständnis, Situationsverständnis (bei Nullreaktion Verdacht auf Apraxie)
- Aufforderung zu mundmotorischen Bewegungen (bei Nullreaktion Verdacht auf bukkofaziale bzw. Sprechapraxie)
- automatisierte Reihen, Sprichwörter ergänzen, Floskeln sprechen, Singen
- Benennen von Objekten auf Wortebene anhand von Bildkarten
- Benennen von Situationsbildern auf Satzebene anhand von Bildkarten
- lautes Lesen auf Wort-, Satz- und Textebene
- Lesesinnverständnis auf o.g. Ebene
- Schreiben ohne Berücksichtigung der motorischen Leistungen

Differenzialdiagnostisch muss in der Akutphase mit aufgehobener Sprach- und Sprechfunktion immer an eine Sprechapraxie bzw. bukkofaziale Apraxie gedacht werden.

Therapie: Eine Behandlung von Aphasien, Sprechapraxien und Dysarthrophonien ist auch in der Akutphase möglich. Dazu folgende Überlegungen:

- Die Frühdiagnostik ist die Basis sprachtherapeutischer Maßnahmen.
- Die Frühtherapie ist abhängig von der körperlichen und kognitiven Belastbarkeit.
- Erfahrungen einer Sprachtherapie im Frühstadium sind noch gering.

Tab. 22.12 Akut-Aphasie-Tests (Bley et al. 2002)

	AABT **Aachener Aphasie-Bedside-Test**	**KAP** **Kurze Aphasieprüfung**	**AST** **Aphasie-Schnell-Test**
Material	Testprotokoll, Tasse, Messer, Gabel, Teller, Bildvorlagen, Tonbandgerät	Testprotokoll, Bleistift, Radiergummi, Brille, Sicherheitsnadel, Armbanduhr, Telefon oder Radio, Token-Test, Tonbandgerät	Testprotokoll, Vorlage komplexes Bild, Lesestreifen
Dauer	15–40 min	ca. 30 min	5–15 min
Subtests			
Spontansprache	10 min. semistandardisiertes Interview	4 min. semistandardisiertes Interview	–
Benennen	Benennen abgebildeter Objekte	Benennen von Körperteilen, Gegenständen im Raum und „komplexeren Sachverhalten"	Benennen abgebildeter Objekte/min
Automatisierte Sprachleistungen	Singen, Reihensprechen, Floskeln	Reihensprechen	–
Sprachverstehen	*Auditiv:* Aufforderung zu Blick- und Kopfbewegungen, identifizieren von Objekten	*Auditiv*: Identifizieren von Objekten/Handlungsaufforderungen *Lesesinn*: s. oben	*Auditiv*: Zeigen abgebildeter Objekte und Handlungen Lesesinn: s. oben
Schriftsprache	–	*Lesen:* Buchstaben, Wörter, Sätze, Zahl *Schreiben:* kopieren, Diktat	*Lesen:* s. Lesesinnverständnis *Schreiben:* Name, schriftliches Benennen
Nachsprechen	Floskeln	Laute, Wörter, komplexe Sätze	–
Sprechleistungen	Artikulationsschnelligkeit, Phonationsdauer	Bewertung bei Spontansprachanalyse	Beobachtung während der Testdurchführung
Sonstiges	Aufforderungen zu Mundbewegungen	Token-Test; verbale Reproduktionsaufgabe	Token-Test: verbale Flüssigkeitsaufgabe
Ergebnisse	Erfassung unterschiedlicher Stimulierungsstufen in allen Subtests Ermittlung von PR-/T-Werten einzelner Subtests an bestimmten Untersuchungstagen	Zuordnung zu Standard-Aphasie-Syndromen, Schweregrad	Aphasie vs. keine Aphasie, Schweregrad

- Eine Möglichkeit ist das Benennen auf Wort- und Satzebene anhand von Bildkarten.
- Ein angemessenes Therapiematerial ist noch nicht vorhanden

(vgl. Bley et al. 2002; Kroczek et al. 2002)

Falls erforderlich muss eine tägliche logopädische Behandlung erfolgen. Die Patienten können ggf. selbst mit Hilfe eines Spiegels üben. Zusätzlich spielt bei Sprachstörungen eine pharmakologische Unterstützung der Rehabilitation eine wichtige Rolle.

Diagnostik und Therapie bei Dysphagie

Epidemiologie: Die epidemiologischen Daten einer Dysphagie nach Schlaganfall werden mit einer großen Variationsbreite angegeben. Unbestritten sind Schluckstörungen vom Ausmaß des neurologischen Defizits abhängig. Die Prävalenz wird bei Akutfällen unterschiedlich angegeben. Sie beträgt 10 % und steigt bei ausgeprägten neurologischen Defiziten bis auf 50 % an (vgl. Siebler 2002). Daniels (2000) beobachtet sogar in 76 % bei akuten Schlaganfällen eine Dysphagie und eine Aspirations-Inzidenz in 43–58 %. Über 2/3 der Aspirationen im Rahmen einer Dysphagie bei Akuterkrankung verlaufen innerhalb der ersten fünf Tage stumm (vgl. Brailey et al. 1998).

Pathogenese: Grundsätzlich werden unterschieden:

- Großhirnläsionen
- Hirnstammläsionen (Locked-in-Syndrom, Wallenberg-Syndrom)

Diagnostik: Auf einer Stroke Unit sind Bedside-Screening Tests, eine transnasale flexible Videoendoskopie mit Blauschluck sowie eine Videofluoroskopie möglich.

Lim et al. (2001) sowie Martino et al. (2000) empfehlen eine Bedside-Diagnostik mit Hilfe eines 50 ml Wasser-Tests mit jeweiligen 10ml Schlucken. Anschließend wurde eine pulsoxymetrische Untersuchung durchgeführt und mit der endoskopischen Untersuchung (FEES) verglichen. Die Ergebnisse des Sauerstoffsättigungsniveaus können die Gefahr einer Aspiration anzeigen.

Differenzialdiagnose: Wird der Bolus lediglich in der Mundhöhle hin und her geschoben und ist ein Schluckakt nicht möglich, muss auch an eine Schluck-Apraxie gedacht werden.

Therapie: Es müssen alle Schluckstörungen bei Hirnstamminfarkt versorgt werden. Aber auch supratentorielle Läsionen mit kortikalen Dysphagien erfordern eine Schlucktherapie.

! In den ersten Tagen sind eine Nahrungskarenz und parenterale Flüssigkeitszufuhr erforderlich.

Bei Verdacht auf Dysphagie sind großzügige Indikationen für eine (kurzfristige) parenterale Ernährung oder eine nasogastrale Sonde erforderlich. Notwendige Maßnahmen im Rahmen der funktionellen Schlucktherapie:
- bei nicht mobilisierbaren Patienten tonusregulierende Maßnahmen, Stimulationen und Mobilisationstechniken
- bei kooperativen Patienten Schluckmanöver, Haltungsänderungen und diätetische Maßnahmen

Neben übenden Verfahren ist auch eine geeignete Kost mit angedickten Getränken erforderlich.
Für Schluckversuche gelten u. a. folgende Regeln
- Schluckversuche mit Wasser und/oder Götterspeise in Gegenwart des Therapeuten
- befinden sich noch Speisereste im Mund, ein- bis mehrmals nachschlucken lassen
- evtl. Speisereste manuell entfernen
- Mundpflege nach jedem Essen
- nach dem Essen mindestens 20 Minuten sitzen
- bei Dysphagien durch Flüssigkeiten, diese mit handelsüblichen Produkten andicken

(vgl. Kroczek et al. 2002)

! Eine erfolgreiche Frührehabilitation einer Dysphagie bei Schlaganfall in einer Stroke Unit ist eine interdisziplinäre Aufgabe. Dabei muss in der Akuttherapie schnell gehandelt werden, denn das Zeitfenster für eine optimale Therapie – auch um die Folgen des Schlaganfalls möglichst gering zu halten – ist sehr eng. Ideale Behandlungsvoraussetzungen bestehen, wenn der Therapiebeginn unter 6 Stunden nach dem akuten Insult liegt.

Parenterale und enterale Ernährung

Grundsätzlich sollte bei Dysphagien innerhalb der ersten Tage nach Symptombeginn eine Nahrungskarenz eingehalten werden (vgl. Siebler 2002). Damit wird verhindert, dass eine nicht erkannte Dysphagie zu einer As-

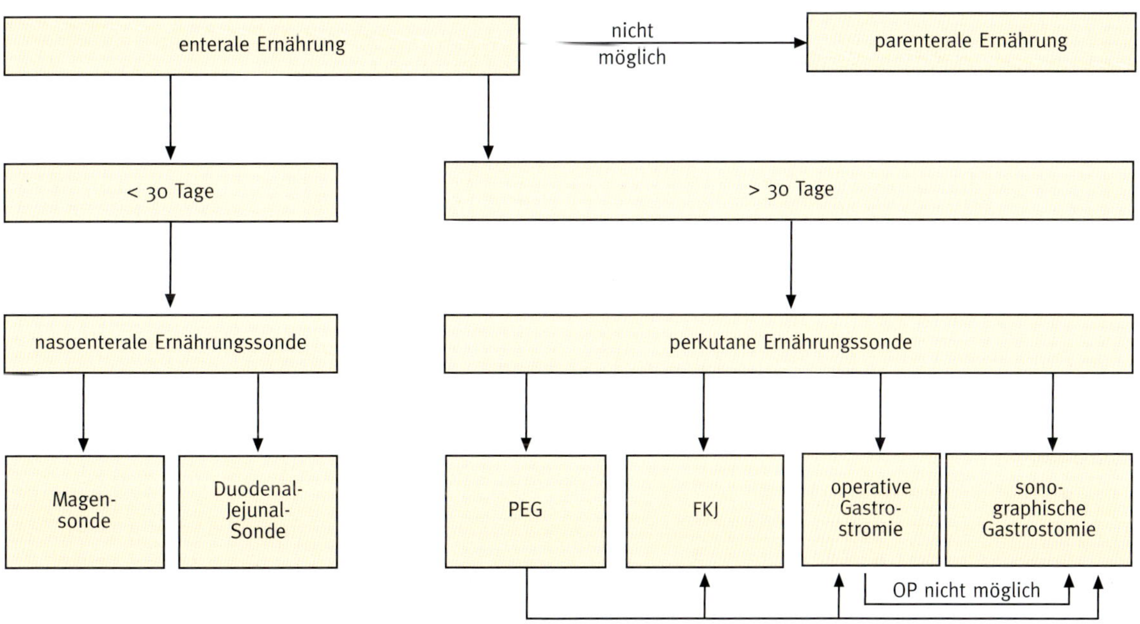

Abb. 22.5: Auswahl des Sondierungsverfahrens (Kalde, Vogt, Kolbig 2002, 93)

piration und damit zu einer Aspirationspneumonie führt.

Bei der Akutbehandlung des Schlaganfalls bei 1100 Patienten – im Median 14 Tage stationär – gelangten Slany et al. (2002) zu folgenden Ergebnissen: Es erfolgte bei knapp 80 % eine parenterale Flüssigkeitszufuhr. Davon wurden:

- 12 % parenteral ernährt
- 5 % erhielten eine nasogastrale Sonde
- 4 % eine PEG-Sonde

Prosiegel und Wagner-Sonntag (2002) empfehlen in der akuten Phase bei Verdacht auf Dysphagie eine großzügige Indikation für eine parenterale Ernährung oder nasogastrale Sonde. Zusätzlich ist eine Schlucktherapie erforderlich. In der postakuten Phase ist bei erfolgloser Schlucktherapie und entsprechend der Dysphagie-Diagnostik erforderlich:

- nasogastrale Sonde
- perkutane endoskopische Gastrostomie (PEG)
- Tracheotomie

Die Indikation zu einer PEG muss frühzeitig gestellt werden. Der Zeitpunkt für eine PEG wird unterschiedlich angegeben. Sicherlich hängt dies mit den unterschiedlichen Möglichkeiten für eine intensive Dysphagie-Therapie zusammen. Nach über 30 Tagen empfehlen Kalde et al. (2002) eine PEG (Abb. 22.5).

Prosiegel und Wagner-Sonntag (2002) empfehlen bei voraussichtlicher Dauer der Schlucktherapie über 6 Wochen eine PEG. Eine frühzeitige PEG ist bei schweren Hirnstamm-Insulten unumgänglich. Bei Gefahr von Aspirationspneumonien oder beidseitigen Stimmlippenparesen ist sogar die Indikation einer Tracheotomie gegeben. Nach Teasell et al. (2001) war unter 563 Stroke-Patienten bei jedem zwanzigsten Patenten eine PEG-Therapie erforderlich.

Eine Tracheotomie mit abgeblockter Kanüle ist erforderlich, wenn trotz Sonden- und parenteraler Ernährung rezidivierende Aspirationspneumonien auftreten.

> **!** Kaudale Hirnstammsyndrome sind aufgrund der sehr oft nachweisbaren Dysphagien ein großes Risiko für eine Aspiration.

22

22.2.2 Parkinson-Syndrome

Die Erkrankungen des extrapyramidalen Systems (Parkinson-Syndrome, Chorea) betreffen subkortikale Kerngebiete, die als Basalganglien (Stammganglien) bezeichnet werden. Eine Aufgabe der Basalganglien besteht darin, einen ungestörten Ablauf von willkürlichen und unwillkürlichen Bewegungsfolgen zu ermöglichen.

Die Parkinson-Syndrome werden wie folgt eingeteilt:

- idiopathische Parkinson-Krankheit
- andere Parkinson-Syndrome: enzephalitischer Parkinsonismus, medikamentös-toxisch induziertes Parkinsonsyndrom, Altersparkinsonoid, posthypoxisches Parkinson-Syndrom
- Multisystematrophien mit Parkinson-Symptomen: supranukleäre Lähmung, olivo-ponto-zerebelläre Atrophie, Shy-Drager-Syndrom

(vgl. Poeck, Hacke 2001)

Die größte Bedeutung hat die idiopathische Parkinson-Krankheit als Ausdruck eines degenerativen Prozesses der kleinen dopaminergen Neurone in der Substantia nigra.

Epidemiologie: Die Prävalenz beträgt 200 auf 100.000, die Rate der jährlichen Neuerkrankungen (Inzidenz) wird auf 20 pro 100 000 Einwohner geschätzt. Demnach leiden in der Bundesrepublik Deutschland ca. 250.000 Personen an der Parkinson-Krankheit (vgl. Masuhr, Neumann 1998).

> **!** Die hohen Prävalenzzahlen sowie die steigende Lebenserwartung verweisen auf die zunehmende Bedeutung therapeutischer Maßnahmen bei Kommunikationsstörungen von Parkinson-Erkrankten.

Symptomatik: Die Leitsymptome des Parkinson-Syndroms:

- Tremor
- Bradykinese, Hypokinese, Akinese
- Rigor

Sie sind nicht immer gleich stark ausgeprägt.

Die Frequenz des Parkinson-Tremors beträgt 5/sec. Die Hypokinese beruht auf einer Bewegungsarmut bzw. die Akinese auf einer Bewegungslosigkeit. Der Rigor – eine Steifheit, Starre bzw. Zahnradphänomen – ist leicht feststellbar. Diese Befunde spielen auch für die begleitende Sprechstörung eine bedeutsame Rolle.

Die hypokinetische Dysphonie bei Parkinson-Krankheit ist kein konstantes Symptom. Gelegentlich kann jedoch die hypokinetische Dysphonie sogar als erstes Symptom einer Parkinson-Krankheit feststellbar sein. Akinese, Rigor und Tremor sind vorrangig auslösende Ursachen. Infolge der hypokinetischen Phonationsmuskulatur klingt die Stimme leise und kraftlos. Auffällig ist neben der reduzierten Lautstärke das Beibehalten der gleichen Tonhöhe. Bei der laryngologischen Untersuchung erkennt man eine erschwerte Adduktion beider Stimmlippen, wobei diese zwar rasch auseinanderwei-

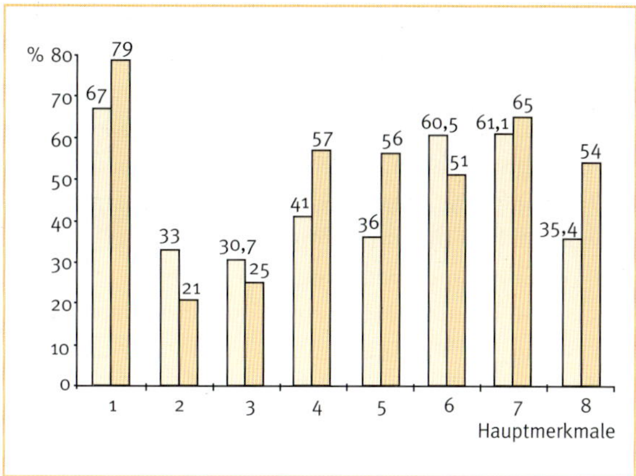

Abb. 22.6: Hauptmerkmale der veränderten Kehlkopfbefunde weiblicher (heller Balken) und männlicher Patienten (dunkle Balken) mit M. Parkinson (Stelzig et al. 1999)

1 = symmetrische Abduktion und Adduktion der Stimmlippen
2 = asymmetrische Abduktion und Adduktion der Stimmlippen
3 = Kehlkopftremor
4 = Taschenfaltenhypertrophie beidseits
5 = Vokalisatrophie beidseits
6 = insuffizienter Glottisschluss
7 = pathologisch veränderte Schwingungsamplitude
8 = pathologisch veränderte Randkantenverschieblichkeit

chen, sich jedoch nur langsam nähern. Die Adduktion kann nicht aufrechterhalten werden. Es entsteht eine Schließungsinsuffizienz der Stimmlippen bei Phonation. Dagegen ist die Abduktion beider Stimmlippen symmetrisch. Der Ruhetremor des Parkinson-Kranken lässt sich ebenfalls in Form von Zitterbewegungen der Stimmlippen erkennen und führt zum Stimmtremor.

Stelzig et al. (1999) beschrieben auf der Grundlage von 100 Patienten mit Morbus Parkinson – fünf konnten nicht in die Untersuchung einbezogen werden – die Hauptmerkmale der veränderten Kehlkopfbefunde, wobei u. a. geschlechtsspezifische Unterschiede auffielen (Abb. 22.6).

Die Sprechfunktion kann durch eine Dysarthrie unterschiedlich undeutlich und unpräzise sein, so dass die Verständlichkeit erschwert wird. Die Dysarthrophonie des Parkinson-Kranken erfasst die Artikulation, Respiration und Phonation.

Das klinische Phänomen einer Propulsion des Gangs kann auch am Sprechvorgang erkannt werden. Daher kann eine Pause bestehen, bevor die Sprechfunktion in Gang kommt. Manche Parkinson-Kranke können ihren Redefluss nicht abbremsen. Nach kurzer Sprechbelastung zeigt sich ein deutliches Nachlassen der Leistungsfähigkeit. Zusätzlich kann sich ein unkoordiniertes Zusammenspiel der Respirations-, Phonations- und Artikulationsmuskulatur einstellen. Besonders die Akinese erschwert die orofaziale Motilität.

Eine ein- oder beidseitige Fehlinnervation des Gaumensegels ruft eine Hypernasalität hervor. Sie entsteht durch das Wegziehen des hochgehobenen und gespannten weichen Gaumens von der hinteren Rachenwand.

Eine Dysprosodie bei extrapyramidalen Erkrankungen – speziell bei der Parkinson-Krankheit – stellt sich wie folgt dar: Die Dynamik (Lautstärke und Ermüdbarkeit), die rhythmischen und zeitlichen Akzente (Klangdauer und Tempo) sowie die Sprachmelodie können betroffen sein. Eine Mikrophonie beruht auf einer leisen und intensitätsarmen Stimme. Auffallend ist eine verkürzte Phonationsdauer. So erlischt die Stimme beim Tonhalten nach wenigen Sekunden.

Ein verringertes Sprechtempo wird als Bradylalie bezeichnet. Durch die Akinese der Artikulationsmuskulatur stellt sich eine extreme Verlangsamung der artikulatorischen Fähigkeiten, eine Bradyarthrie ein. Allerdings kann auch eine Steigerung der Sprechgeschwindigkeit beobachtet werden. Treten die melodischen Akzente in den Hintergrund, resultiert eine Monotonie.

Die Veränderungen des Schriftbilds können sich in einer sehr kleinen Schrift, einer Mikrographie, oder in einer zu großen Schrift bemerkbar machen. Ein großes Schriftbild wird beim Schreiben allmählich immer kleiner, unleserlich und zittrig.

Eine Dysphagie wird bei bis zu 30–81 % der Patienten mit einem Parkinson-Syndrom angegeben (vgl. Kap. 25.9).

Behandlung: Eine wichtige Behandlungsoption ist die medikamentöse Substitution des Dopamindefizits. Neben der Dopamin-Medikamentation und auch aufgrund ihrer Nebenwirkungen hat sich die Palette der spezifischen Parkinson-Medikamente erweitert. Etwa nach drei Jahren einer L-Dopamin-Therapie lässt die Wirkung nach und eine Kombination mit Amantadin, Dopaminantagonisten etc. wird erforderlich (vgl. Poeck, Hacke 2001). Die Transplantation von fetalem Nervengewebe sowie neurochirurgische Verfahren haben sich bei einigen Patienten bewährt, allerdings nur bei fortgeschrittenen Stadien. Die klinische Anwendung einer Gentherapie mit Nervenwachstumsfaktoren könnte möglicherweise in der Zukunft einen Ansatz bieten.

In den letzten Jahren hat sich die Meinung verstärkt, dass die Sprach-, Sprech- und Stimm- Behandlung der Parkinson-Dysarthrophonie durchaus sinnvoll und effektiv sein kann und die erzielten Verbesserungen auch ohne Weiterführung der Therapie bis zu 12 Monate erhalten bleiben (vgl. Penner, Götz 1998). Es ist deshalb sinnvoll, die Behandlung in einem mehrwöchigem Zeitraum 1- bis 2mal pro Jahr als Einzel- oder Gruppentherapie durchzuführen.

Als Schwerpunkt der Therapie bei Stimmstörungen wird das „*Lee Silverman Voice Treatment Programm*" (LSVT) erstmalig 1987 von Ramig für Parkinson-Kranke empfohlen (vgl. Ramig et al. 1994; Benecke 1999). Das Programm wurde nach einer der ersten damit behandelten Patientin „Lee Silverman" benannt. Es beruht auf einer Intensiv-Kombinationstherapie von Respirations- und Phonationsübungen. Ziel ist die Stärkung der Stimmlippenadduktion.

Erdmann (2002) fasst die Grundpfeiler des LSVT nochmals zusammen:

- hoher Einsatz (*high effort*)
- Stimme im Mittelpunkt (*voice focus*)
- intensive Behandlung (*intensive treatment*)
- Einstellung (*calibration*)
- Quantifizierung (*quantification*)

> **!** Nur ein kleiner Teil der Parkinson-Patienten erhält Stimmtherapie, so dass diesem Krankheitsbild mit seinen Kommunikations- und Schluckstörungen mehr Aufmerksamkeit geschenkt werden sollte.

Hirnchirurgische Verfahren können in bestimmten Fällen zu einer Verbesserung der Stimm- und Sprechfunktion führen. Verwiesen wird in diesem Zusammenhang auf die Pallidotomie – die stereotaktische Zerstörung eines umschriebenen Areals im medialen Globus pallidus – und tiefe Hirnstimulation (vgl. Schulz, Grant 2000).

In den letzten Jahren wird auch ein phonochirurgischer Eingriff, d. h. eine perkutane Kollagentherapie der Stimmlippen, zur Behandlung der hypokinetischen Dysphonie empfohlen. Berke et al. (1999) erzielten in 75 % eine Stimmverbesserung, Kim et al. (2002) in 61 %.

> **!** Ein Behandlungserfolg ist entscheidend davon abhängig, dass der Parkinson-Patient kognitiv nicht beeinträchtigt ist und zu entsprechender Mitarbeit – evtl. auch im Rahmen immer wiederkehrender Behandlungszyklen – motivierbar ist.

22.2.3 Spasmodische Dysphonie

Die spasmodische Dysphonie, früher als spastische Dysphonie bezeichnet, wird den zentralen Stimmstörungen zugerechnet werden. Aus neurologischer Sicht wird sie den Dystonien zugeordnet. Unter dem Begriff Dystonie fasst man ein Krankheitsspektrum zusammen, das durch eine zentralnervöse Fehlfunktion bei der Kontrolle von Bewegungen gekennzeichnet ist. Die spasmodische Dystonie zählt zu den kraniozervikalen Dystonien (Blepharospasmus, oromandibuläre Dystonie, Torticollis). Da es sich bei der spasmodischen Dysphonie vorwiegend um eine isolierte Verlaufsform handelt, wird diese auch als fokale Dystonie bezeichnet. Neben der isolierten Verlaufsform kann auch eine Assoziation mit anderen kraniozervikalen Dystonien beobachtet werden.

Prävalenz: Die spasmodische Dysphonie ist eine seltene Krankheit mit einer Prävalenz von etwa 3,5 pro 1 Million Einwohner (vgl. Nutt et al. 1988).

Ursachen: Unterschieden wird zwischen einer primären layngealen Dystonie bei unbekannter Ursache und einer sekundären laryngealen Dystonie infolge Neuroleptika, Schädel-Hirn-Trauma und Anoxie. Die exakte Ursache der spasmodischen Dysphonie ist unbekannt (vgl. Gibbs, Blitzer 2000).

Einteilung: Grundsätzlich wird zwischen drei Typen der spasmodischen Dysphonie differenziert:

- Adduktortyp
- Abduktortyp
- Mischtyp (Adduktor-Abduktortyp)

In 26 % ist ein zusätzlicher Tremor und in 11 % ein Schreibkrampf feststellbar (vgl. Schweinfurth et al. 2002).

Diagnostik: Grundlage jeder Untersuchung ist die auditive Beurteilung sowie die Laryngoskopie. Zusätzlich besitzt die transnasale Fiberlaryngoskopie beim Sprechen eine Bedeutung. Der stroboskopische Befund bei einer spasmodischen Dysphonie vom Adduktortyp ist nur gelegentlich für die Diagnose zielführend. Eine elektromyographische Beurteilung der Kehlkopfmuskulatur dient der Abgrenzung gegenüber anderen Stimmstörungen. Elektroakustische Untersuchungen zeigen eindrucksvoll die typischen Stimmunterbrechungen der spasmodischen Dysphonie.

Symptome: Bei der spasmodischen Dysphonie vom Adduktortyp besteht eine stöhnend-ächzende, angespannt-gequetschte Stimmgebung, die von einer extremen Spannung des gesamten Phonationsapparats begleitet wird. Zusätzlich stellen sich – besonders bei Vokaleinsätzen – Unterbrechungen der Phonation ein. Laryngologisch zeigt sich, dass die Stimmlippen bei Phonation überadduziert sind, was intermittierend zu Pausen und Abbrüchen bei der Phonation führt. Diese Stimmabbrüche (*vocal breaks*) sind ein typisches Symptom. Während der Respiration können zum Teil tremorähnliche Bewegungsabläufe der Stimmlippen stattfinden.

Die spasmodische Dysphonie vom Abduktortyp ist durch einen verhauchten und zum Teil aphonischen Stimmklang gekennzeichnet. Während der Phonation kommt es zu Abduktionsbewegungen, ein Glottisschluss tritt nicht ein. Die Dauer von hauchigen Stimmsegmenten – getriggert durch initiale stimmlose Konsonanten – ist doppelt bzw. dreifach so lang wie die normale Phonation. Neben der eingeschränkten Stimmintensität besteht ein reduzierter Stimmumfang. Die Sprechatmung ist auffällig gestört.

Die gemischten Verlaufsformen vom Adduktor-Abduktortyp erfordern besondere Aufmerksamkeit, da sie klinisch oft nicht erkannt werden. Initial werden exkavierte Stimmlippen mit unvollständiger Annäherung beobachtet, die bei längerer Phonation in eine Überadduktion der Stimmlippen während der Phonation übergehen.

Die Symptome einer spasmodischen Dysphonie sind auditiv gut belegbar. Flüstern und Lachen lassen die akustischen Symptome in den Hintergrund treten. Das Singvermögen ist bei leichter und mittelschwerer spasmodischer Dysphonie kaum gestört. Dagegen kann bei schweren Verlaufsformen das Singvermögen aufgehoben oder eingeschränkt sein.

! Am häufigsten wird der Adduktortyp einer spasmodischen Dysphonie beobachtet. Seltener und oft nicht erkannt wird der Abduktortyp bzw. eine Mischform.

Differenzialdiagnose: Die spasmodische Dysphonie vom Adduktortyp kann mit einer hyperfunktionellen Dysphonie verwechselt werden. Der Abduktortyp erinnert laryngologisch-phoniatrisch an eine psychogene Dysphonie bzw. an eine hypofunktionelle Dysphonie. Des Weiteren muss differenzialdiagnostisch an eine paradoxe Stimmlippenbeweglichkeit gedacht werden. Gleichzeitig kann bei der spasmodischen Dysphonie ein Tremor bestehen (20–60 %; je nach Autor!). Auch ein Myoklonus des Larynx kann ggf. mit einer spasmodischen Dysphonie verwechselt werden.

Behandlung: Zur Behandlung einer spasmodischen Dysphonie werden mehrere therapeutische Ansätze beschrieben.

- Die psychosomatische Behandlung führt, abgesehen von einer Verbesserung der psychischen Ausgangssituation des Stimmgestörten, zu keiner Besserung der Stimmfunktion.
- Eine logopädische Stimmtherapie bleibt ebenfalls erfolglos oder führt lediglich zu einer vorübergehenden Besserung der Stimmbeschwerden.
- Eine lokale Applikation von Botulinum-Toxin in die Stimmlippen ist dagegen eine erfolgversprechende Behandlung. Es existieren zwei verschiedene Präparate auf dem Markt (Dysport® und Botox®). In den USA findet das Präparat „Botox" breite Anwendung. Dagegen wird in Deutschland überwiegend „Dysport" verwendet.

! Die Dosierungen von Botox® und Dysport® werden in Einheiten angegeben, sind jedoch nicht vergleichbar.

Die operative Therapie der spasmodischen Dysphonie mit Botulinum-Toxin wurde von Blitzer (1986) eingeführt. Damit wird eine partielle, temporäre medikamentöse Denervierung der laryngealen Muskulatur erreicht. Zur Behandlung der fokalen Dystonien wird das Botulinum-Toxin A verwendet. Es kommt zu einer Blockierung der Azetylcholinfreisetzung an der präsynaptischen Membran der muskulären Endplatte. Dabei kommt es zu einer selektiven chemischen Blockade der neuromuskulären Übertragung an den Muskel, in den die Botulinum-Toxin-Injektion erfolgte.

Die selektive Denervierung im Stimmlippen-Muskel-Komplex setzt mit einer Latenz von 2–8 Tagen ein und lässt im Mittel von 3 (4)–4 (6) Monaten nach. Der temporäre Erfolg beruht auf einer Unterbrechung der Nerv-Muskel-Verbindung durch das Botulinum-Toxin. Anschließend muss die Behandlung regelmäßig nach Abklingen des Behandlungserfolgs wiederholt werden.

! Die Erfahrungen mit einer Botox-Behandlung zeigen, dass die Zeitdauer einer optimalen Stimmfunktion inter- und intraindividuell sehr unterschiedlich ist.

Anwendungstechniken:

- transkutane EMG-gesteuerte Applikation (Lokalanästhesie)
- transorale lupenendoskopische Applikation (Lokalanästhesie)
- mikrolaryngoskopische Anwendung unter Jet-Ventilation ohne Intubation (ebenfalls mit simultaner EMG-Ableitung), falls der Patient die oben genannten Techniken ablehnt (vgl. Pototschnig, Thumfart 1999)

Nebenwirkungen: Die Nebenwirkungen der Botox-Behandlung sind bei richtiger Dosierung vorübergehender Natur. Die erwünschte Schwächung überaktiver Muskeln kann zu stark sein oder benachbarte Muskeln mit erfassen. Gelegentlich treten auch in den ersten Tagen Schluckstörungen auf. Die Nebenwirkungen sollten generell auf die erste postoperative Woche beschränkt sein.

Prognose: Eine vollkommen normale Stimmqualität kann auch nach einer optimalen Therapie mit Botox erzielt werden.

Im „Consensus Statement" (1998) ist zur Botulinum-Toxin-Applikation folgendes nachzulesen:

- Botulinum Toxin Therapie ist sicher und effektiv in der Behandlung von Strabismus, Blepharospasmus, Spasmus hemifacialis, spasmodischer Dysphonie des Adductor-Typs, oromandibuläre Dystonie und zervikaler Dystonie.
- Botulinum Toxin ist nicht kurativ bei chronisch-neuralen Störungen.

- Die Sicherheit der Botulinum Toxin-Therapie während der Schwangerschaft, des Stillens und chronischer Anwendung in der Kindheit ist unbekannt.
- Langzeiteffekte chronischer Therapie mit Botulinum Toxin sind noch unbekannt.
- Botulinum Toxin-Therapie sollte durch Ärzte mit geeignetem Instrumentarium angewandt werden.
- Die Behandlung der spasmodischen Dysphonie erfolgt mit Botulinum Toxin bevorzugt durch transorale Injektion.

! Ein Zusammenhang zwischen spasmodischer Stimmsymptomatik und psychosozialer Genese ist nicht nachweisbar (vgl. Kiese-Himmel et al. 2002).

22.2.4 Kleinhirndegeneration mit Ataxie

Die häufigsten Verlaufsformen eines neurodegenerativen Prozesses des Kleinhirns sind die Friedreich-Ataxie, die zerebellare Heredoataxie (Nonne-Marie-Krankheit) sowie die olivo-ponto-zerebelläre Verlaufsform.

Grundsätzlich unterscheidet man aufgrund neuerer molekulargenetischer Untersuchungen zwischen:

- nicht erblichen degenerativen Ataxien
- erblichen degenerativen Ataxien

Symptome: Die Kennzeichen einer zerebellären Dysarthrie sind vor allem eine Verlangsamung des Sprechtempos bzw. der artikulatorischen Bewegungsabläufe, eine erhöhte Variabilität von Tonhöhe und Lautstärke, eine monotone und „skandierende" Sprechweise sowie eine Beeinträchtigung der artikulatorischen Präzision (vgl. Ackermann, Ziegler 1992). Grundsätzlich kommt eine logopädische Behandlung in Betracht.

Friedreich-Ataxie

Hier handelt es sich um eine erbliche degenerative Ataxie (vgl. Poeck, Hacke 2001). Parallel zum progredienten Krankheitsbild entsteht allmählich eine zerebelläre Dysarthrie mit skandierendem Sprechen. Im orofazialen Bereich finden sich unzweckmäßige Kontraktionen beim Sprechen, obwohl die willkürlichen Bewegungen der Zunge nach allen Richtungen möglich sind. Als Hauptsymptom lässt sich neben der zerebellären Dysarthrie eine Verlangsamung des Sprechens beobachten.

Idiopathische zerebelläre Ataxie

Es besteht eine zerebelläre oder olivo-ponto-zerebelläre (Nonne-Marie-Krankheit) Atrophie (vgl. Klingelhöfer, Spranger 2001).

Bei der olivo-ponto-zerebellären Degeneration, die um das 40. Lebensjahr beginnt, fällt ebenfalls eine zerebelläre Dysarthrie auf. Im weiteren Verlauf können Symptome eines Parkinsonismus hinzutreten. Dabei lassen sich neben der zerebellären Dysarthrie extrapyramidale Symptome mit Tremor, Rigor und Akinese feststellen. Zusätzlich kann eine Dysphagie auftreten.

Die Nonne-Marie-Krankheit ist eine dominant erbliche Krankheit. Es lässt sich ebenfalls eine Dysarthrie ermitteln. Die Koordinationsstörungen der Artikulationsmuskulatur sind im Vergleich zu den Befunden bei Friedrich-Apraxie noch ausgeprägter. Bei einer hochgradigen verbalen Kommunikationsstörung kann allmählich die verbale Verständlichkeit aufgehoben werden (vgl. Böhme 1977). Zusätzlich kann die Stimme tiefer, rauer und lauter werden, so dass sogar von einer „Löwenstimme" gesprochen wird. Die Sprechfunktion kann auch stoßweise und explosiv stattfinden. Ein Sprechen mit ‚Luftverschwendung' ist ebenfalls möglich.

22.2.5 Progressive Bulbärparalyse, Amyotrophische Lateralsklerose

Progressive Bulbärparalyse

Die progressive Bulbärparalyse beruht auf einer Degeneration der kaudalen motorischen Hirnnervenkerne im Bereich der Medulla oblongata. Dabei entsteht eine rein motorische periphere Lähmung des zweiten motorischen Neurons. Die degenerativen Veränderungen im Kerngebiet erfassen den N. hypoglossus, N. glossopharyngeus, N. vagus, N. fazialis und den motorischen Anteil des N. trigeminus. Oft wird die progressive Bulbärparalyse im Verlauf einer amyotrophen Lateralsklerose (ALS) diagnostiziert (vgl. Masuhr, Neumann 1998). Differenzialdiagnostisch muss eine Pseudobulbärparalyse abgegrenzt werden.

Die Krankheit beginnt im 3. bis 5. Lebensjahrzehnt mit einer **bulbären Dysarthrie.** Als Frühsymptom kann eine Sprechstörung, eine erschwerte und unpräzise Artikulation auftreten. Klinisch finden sich auf Grund einer Hypoglossusparese folgende Symptome:

- Muskelatrophie der Zunge
- Fazikulationen der Zunge
- Motilitätsstörungen der Zunge

Die bulbäre Dysarthrie kann von einer **Hypernasalität** infolge einer Lähmung des Gaumensegels und im späteren Krankheitsverlauf von einer **Dysphonie** bei Kehlkopfbeteiligung begleitet werden.

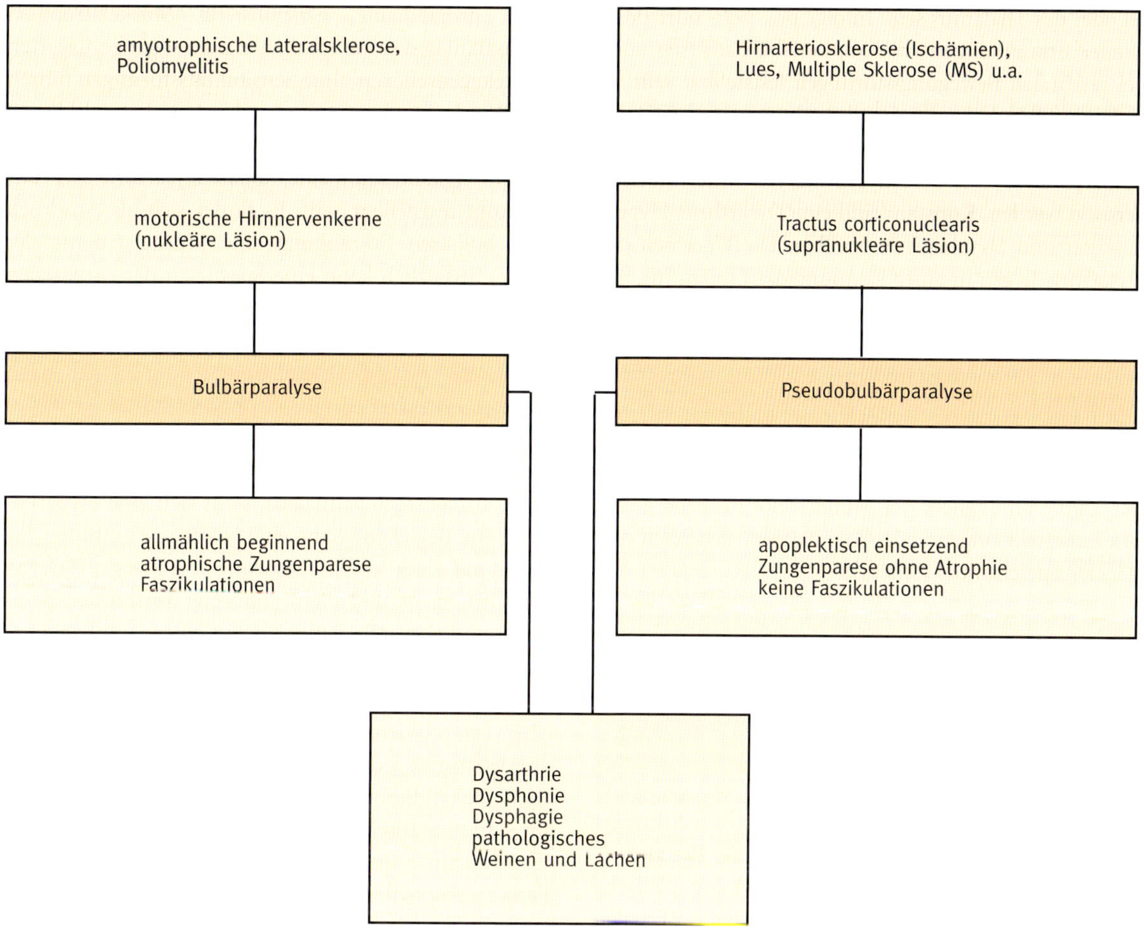

Abb. 22.7: Differenzialdiagnose Bulbärparalyse und Pseudobulbärparalyse (Masuhr, Neumann 1998)

Die progressive Bulbärparalyse führt gleichzeitig zu einer bulbären **Dysphagie** mit Hypersalivation. Die Hypersalivation ist nicht auf eine verstärkte Speichelproduktion, sondern auf eine verminderte Schluckfähigkeit infolge einer Lähmung der Schlundmuskulatur zurückzuführen (vgl. Borasio, Witt 1994). Es entwickelt sich eine erschwerte Nahrungsaufnahme, so dass rezidivierende Aspirationspneumonien auftreten können. Besteht zusätzlich eine Gaumensegelparese, kann flüssige Nahrung durch die Nase regurgitiert werden. Infolge einer Masseterparese können die Kranken den Mund nicht mehr geschlossen halten (vgl. Poeck, Hacke 2001). Aus einer bulbären Dysarthrie entwickelt sich allmählich eine **Anarthrie**.

Eine kausale **Behandlung** ist nicht bekannt, so dass vorrangig die Lebensqualität des Patienten verbessert werden muss. Einer logopädischen Behandlung einschließlich eines Schlucktrainings bei Dysphagie sind deshalb Grenzen gesetzt. Zur Verminderung der Speichelproduktion sind einerseits medikamentöse Maßnahmen erforderlich, zum anderen kann das Erlernen spezieller Schlucktechniken – vor allem des supraglottischen Schluckes (vgl. Kap. 25.6.3) – die Aspirationsgefahr vermindern. Bei völliger Schluckunfähigkeit muss eine perkutane endoskopische Gastrostomie (PEG) erwogen werden. Bei einer Anarthrie sind nonverbale Kommunikationshilfen wie Schreibtafeln oder Maßnahmen im Sinn der unterstützten Kommunikation erforderlich.

! Die progressive Bulbärparalyse ist oft die nukleäre Form einer Lateralsklerose.

Differenzialdiagnose Bulbärparalyse und Pseudobulbärparalyse

Die Pseudobulbärparalyse (Suprabulbärparalyse) ist Ausdruck einer supranukleären Läsion von Hirnnervenbahnen (Tractus corticonuclearis beidseits).

Ursachen: Ursächlich können Hirnstamminfarkte oder lakunäre Infarkte im Bereich der Pons, der inneren Kap-

- *Stirnhirn*: Aufgrund einer Antriebs- und Affektivitätsstörung können die spontanen verbalen Äußerungen versiegen. Die Antworten sind lakonisch, für ein Gespräch nicht mehr ausreichend. Dabei kann eine Echolalie auftreten. Läsionen der sprachdominanten Hemisphäre können zu einer Broca-Aphasie führen.
- *Balken*: Die Symptomatik der umschriebenen Balkentumoren ist uncharakteristisch.
- *Schläfenlappen*: Eine Läsion der dominanten Hemisphäre kann zu einer Wernicke- oder amnestischen Aphasie führen.
- *Parietallappen*: Bei Läsion der dominanten Hemisphäre finden sich anamnestische Aphasien, aber auch Dyslexien.
- *Okzipitallappen*: Häufig finden sich Dyslexien.
- *Basalganglien*: Neurologisch findet sich ein akinetisches Parkinson-Syndrom.
- *Dienzephalon*: Kaum neurologische Herdsymptome.
- *Kleinhirn*: Bei Tumoren der Kleinhirnhemisphäre skandierendes Sprechen.
- *Hirnstamm*: Bei größerer Ausdehnung finden sich Hirnnervenlähmungen.

Kommunikationsstörungen im Kindesalter

Die Lokalisation der Hirntumoren besitzt – wie im Erwachsenenalter – eine besondere Bedeutung für das Auftreten von Sprach-, Sprech-, Stimm- und Schluckstörungen. Dazu führen Bigenzahn et al. (1988) aus, dass verbale Kommunikationsstörungen bei infratentoriellen Tumoren am häufigsten (64 %) feststellbar sind und dass mit zunehmendem Alter die Häufigkeit von Sprachstörungen in der Restitutionsphase abnimmt. Sie fordern im Hinblick auf den großen Anteil sprachauffälliger Kinder nach Therapie eines Hirntumors (48 %) eine frühzeitig einsetzende gezielte phoniatrisch-logopädische Betreuung.

Prä- und postoperativer Vergleich der Sprache bei linkshirnigen Tumoren

Die verbalen Ausfälle von Patienten mit Hirntumoren zeigen in ihrem Ausmaß und Charakter deutliche Unterschiede von jenen mit zerebrovaskulärer Ätiologie. Dabei sind die Aphasie-Syndrome weniger prägnant ausgeprägt als bei zerebrovaskulär bedingten Aphasien (vgl. Benke et al. 1992).

22

Dysphagie und Hirntumoren

In 14,5 % – bei 17 von 117 Patienten – kann eine Dysphagie bei primären Hirntumoren im Erwachsenenalter festgestellt werden (vgl. Newton et al. 1994): Die Dysphagie ist besonders bei unilateralen supratentorialen Tumoren mit Umgebungs-Ödem, aber auch bei Hirnstamm-Tumoren nachweisbar. Eine Bedside-Untersuchung sowie eine ergänzende Video-Fiberendoskopie und Videofluoroskopie bzw. Hochfrequenzkinematographie ist zum Ausschluss einer Aspiration notwendig. Ein konservatives Schlucktraining oder eine perkutane endoskopische Gastrostomie (PEG) ist im Bedarfsfall erforderlich.

! Bei einer progredienten Aphasie, Apraxie, Dysarthrie oder Dysphagie muss ein Hirntumor ausgeschlossen werden.

Therapie: Grundsätzlich sollte bei Sprach-, Sprech-, Stimm- und Schluckstörungen eine logopädische Behandlung stattfinden.

Im Rahmen der neurochirurgischen Behandlung lassen sich bei Tumoren der linken Hirnhälfte folgende Feststellungen treffen (vgl. Whittle et al. 1998): Bei 40 Hirntumorpatienten bestand bei 25 eine Aphasie. Postoperativ kam es bei 23 zu einer signifikanten Verbesserung der Sprachfähigkeit. Dabei zeigten sich deutliche Unterschiede zwischen den einzelnen Tumorarten. Patienten mit einem Glioblastom hatten präoperativ die schlechtesten Testwerte und das höchste Risiko einer postoperativ fortbestehenden Symptomatik. Günstige Ergebnisse fanden sich bei Patienten mit anaplastischem Gliom, Meningeome und Hirnmetastasen.

22.2.8 Epilepsie

Die Eigentümlichkeiten der Sprechweise, die sich bei Epileptikern einstellen können, lassen sich unterscheiden in:

- Sprachstörungen in Abhängigkeit vom epileptischen Anfall
- Sprachstörungen bei Epilepsie im anfallsfreien Intervall
- Sprachstörungen infolge Gaben von Antiepileptika

Sprachstörungen in Abhängigkeit vom epileptischen Anfall

Die akuten Sprachsymptome sind überwiegend vor einem, während eines und nach einem epileptischen Anfall zu beobachten. Die häufigsten Sprachbefunde sind aphasische Störungen. Manchmal lassen sich auch Dysarthrien feststellen. Die Aura, Anfangsstadium eines epileptischen Anfalls, kann zu Wortfindungsstörungen und Sprachverständnisstörungen führen.

Sprachstörungen bei Epilepsie im anfallsfreien Intervall

Am häufigsten sind amnestische Aphasien. Manche Patienten neigen zu einem Haften- und Klebenbleiben an immer gleichen Wörtern (Perseverationen), so dass in ausgeprägten Fällen ein immer wiederkehrendes Schema von sprachlichen Stereotypien auftritt. Des Weiteren werden Dysarthrien im anfallsfreien Intervall beobachtet.

Erworbene Aphasie mit Epilepsie im Kindesalter (Landau-Kleffner-Syndrom)

Im Alter von 4–5 Jahren (3–7) entwickelt sich bei Kindern mit bis dahin unauffälliger sprachlicher und psychomotorischer Entwicklung eine Sprachentwicklungsstörung. Die Äußerungen werden immer knapper, agrammatisch und wortarm, bis sich eine Symptomatik entwickelt, die einer **schweren globalen Aphasie** des Erwachsenen gleicht (vgl. Poeck, Hacke 2001). Vor, während oder nach Einsetzen der Sprachstörung bekommen die Kinder selten generalisierte epileptische Anfälle. Nach einer antikonvulsiven Glukokortikoid- oder ACTH-Therapie beginnen die Kinder wieder zu sprechen. Im günstigsten Fall entwickeln sich die verbalen Fertigkeiten normal (vgl. Lermann et al. 1991).

> ! Bei ungeklärten Sprachentwicklungsstörungen oder einer Aphasie im Kindesalter kann in seltenen Fällen an das Landau-Kleffner-Syndrom gedacht werden.

Sprachstörungen infolge Antiepileptika

Im Allgemeinen kann mit einer Dysarthrie gerechnet werden, wenn eine Überdosierung bei Gaben mit Antikonvulsivia stattfindet.

Behandlung

Eine Sprachbehandlung bei Epilepsie im Kindesalter ist ermutigend. Die üblichen Behandlungsprinzipien haben auch für die einzelnen Formen der Sprach- und Sprechstörungen beim Epileptiker Geltung. Die antiepileptische Therapie mit Medikamenten kann die Sprachbehandlung überflüssig machen.

Im Kindesalter hat die antiepileptische Therapie einen günstigen Effekt auf die Anfälle, jedoch nicht auf die Aphasie (vgl. Poeck, Hacke 2001). Die Landau-Kleffner-Kinder dürfen nicht wie gehörlose Kinder behandelt werden, da es sich um eine Aphasie mit Sprachverständnisstörungen handelt. Eine individuelle Therapie ist empfehlenswert (vgl. Baur 1996).

22.2.9 Multiple Sklerose

Die multiple Sklerose ist eine der häufigsten organischen Krankheiten des Zentralnervensystems.

Inzidenz: In Mitteleuropa 3–7 Erkrankte; *Prävalenz*: 30–60 pro 100.000 Einwohner (vgl. Poeck, Hacke 2001).

Ätiologie und *Pathogenese*. Die multiple Sklerose ist eine entzündliche Autoimmunerkrankung gegen Myelinproteine des Zentralnervensystems, wobei ätiologisch sowohl genetische als auch Umweltfaktoren eine Rolle spielen (vgl. Bogumil 2000).

Symptome. Bei der multiplen Sklerose, einer schubförmig oder chronisch verlaufenden Entmarkungskrankheit von Gehirn und Rückenmark, kann eine Dysarthrie, aber auch eine Dysphagie feststellbar sein.

Der Anteil der Patienten mit milder bis schwerer Dysarthrie beträgt 51 %; dies stellten Hartelius et al. (2000) bei 77 MS-Patienten fest. Nach diesen Untersuchungen war die durch MS bedingte Dysarthrie meist vom gemischten Typ mit ataktischen und spastischen Sprechelementen. Bei Krankheitsbeginn berichten etwa 1/4 der MS-Kranken über Störungen des Sprechens und des Gleichgewichts. Im weiteren Krankheitsverlauf kommt bei 3/4 aller Patienten eine intermittierende oder fortschreitende Sprech- und Koordinationsstörung hinzu (vgl. Masuhr, Neumann 1998). In diesem fortgeschrittenen Stadium finden sich regelmäßig Dysarthrie, Dysphonie und Dysphagie.

Die sog. Charcot-Trias – bestehend aus skandierendem Sprechen, Nystagmus und Intensitätstremor, wobei es sich um zereberelläre Symptome handelt – tritt nur selten in isolierter Form auf. Auch ein Beginn mit einer bulbären Dysarthrie, gekoppelt mit Dysphonie und Dysphagie, ist nicht häufig feststellbar.

Es wird ein individuelles logopädisches, sprachheilpädagogisches bzw. neuropsychologisches Therapiekonzept empfohlen. Dieses kann auf einer Methodenkombination beruhen:

- Basisübungen (Haltungsübungen, Ess- und Trinktraining in Verbindung mit mundmotorischen Übungen und Fazilitation der Kau- und Schluckmuskulatur)
- Atem- und Stimmtherapie
- Artikulationsbehandlung

(vgl. Poncet 1993)

> ! Die Möglichkeiten und Grenzen der Sprechtherapie ergeben sich aus dem Verlauf der Grundkrankheit (vgl. Murdoch, Theodoros 2000).

22

Behandlung: Eine fachübergreifende Frühbehandlung ist bei zerebralen Bewegungsstörungen grundsätzlich erforderlich. Durch gezielte Übungen kann das Kind lernen, seine gestörten Funktionen besser zu benutzen. Immer muss der gesamte Körper in die Behandlung mit einbezogen werden. Eine differenzierte logopädische Behandlung erfordert spezielle Kenntnisse (vgl. Pörnbacher 2001; Stiller 2001; Band 2 dieses Lehrbuchs). Verwiesen wird auf die:

- Bobath-Therapie
- Vojta-Therapie
- Propriozeptive Neuromuskuläre Fazilitation (PNF)
- konduktive Erziehung (Bewegungspädagogik nach Petö)
- sensorische Integrationsbehandlung

Weiterhin sind eine Verbesserung der orofazialen Funktionen (Mund- und Esstherapie), eine Förderung der rezeptiven und expressiven Sprachleistungen sowie eine Dysarthrie-Therapie notwendig.

Die Therapie der **Hypersalvation** beruht auf unterschiedlichen Maßnahmen: Die Sprach- und Sprechtherapie kann nach neuropsychologisch-logopädischen Grundsätzen erfolgen.

Des Weiteren wird eine Botulinum-A-Toxin-Therapie in die Glandula submandibularis bzw. in die Glandula submandibularis und Parotis zur Behandlung einer Hypersalivation als minimal invasives Vorgehen empfohlen (vgl. Suskind, Tilton 2002).

Die **unterstützte Kommunikation** – der Einsatz unterstützender und/oder alternativer Kommunikationssysteme – wird international eingesetzt und ist ein wesentlicher Bestandteil der interdisziplinären Behandlung bei zerebralen Bewegungsstörungen. Es wird auch von augmentativer und alternativer Kommunikation (AAGC) gesprochen (vgl. Jensen 2000).

Als sehr unterschiedliche nicht-technische und technische Kommunikationshilfen (vgl. Einert 2001; Schneider 2001) werden u.a. empfohlen:

- Buchstabentafeln
- Blisstafeln
- andere Symboltafeln
- elektronische Kommunikationshilfen: u. a. Alphatalker, Lightwriter, Canon Communicator, Touch-Talker, Delta-Talker sowie tragbare Computer mit unterschiedlicher Kommunikationssoftware und Sprachausgabe

! Die unterstützte Kommunikation ist eine sinnvolle Ergänzung zur Sprach- und Sprechtherapie bei zerebralen Bewegungsstörungen.

22

Literatur

Ackermann, H., Ziegler, W.: Die zerebelläre Dysarthrie. Fortschr.-Neurol.Psychiat.60 (1992) 28 – 40

Bauer, A., de Langen-Müller, U., Glindemann, R., Schlenck, C., Schlenck, K.-J., Huber, W.: Qualitätskriterien und Standards für die Therapie von Patienten mit erworbenen neurogenen Störungen der Sprache (Aphasie) und des Sprechens (Dysarthrie): Leitlinien 2001. Sprache Stimme Gehör 25 (2001)148-161

Baur, S.: Landau-Kleffner-Syndrom. Edition Marhold, Berlin 1996

Behnke, T., Andree, B., Wagner, M., Schelosky, I.: Sprache bei linkshirnigen Tumoren. : Ein prä- und postoperativer Vergleich. Abstracts 19. Jahrestagung d. Arbeitsgemeinschaft für Aphasieforschung und Behandlung. Wien. 5.–7.11.1992

Benecke, P.: Lee Silverman voice treatment: intensives Stimmtraining für Parkinson-Patienten. Forum Logopädie 1999, Heft 1, 26-28

Berger, K. et al.: Die Häufigkeit des Schlaganfalls in Deutschland. Dtsch.med.Wschr. 125 (2000) 21-25

Berke, G.S. et al.: Treatment of parkinson hypophonia with percutaneous collagen augmentation. Laryngoscope 109 (1999) 8, 1295-1299

Bigenzahn, W., Thun-Hohenstein, L., Höfler, H., Strahl, H., Mair, S.: Sprachauffälligkeiten bei Kindern nach Hirntumoren. Zbl. F. HNO 136 (1988) Heft 5–6, 354–355

Biniek, R.: Akute Aphasien. Forum Logopädie. Thieme, Stuttgart 1993

Bischof, B.: „...Keine Vorstellung von Lautbildung." L.O.G.O.S. Interdisziplinär 2 (1994) 2, 244-247

Bley, M., Wagner, A., Berrouschot, J.: Aphasiediagnostik auf der Stroke Unit. Nervenarzt 73 (2002) 336-341

Blitzer, A., Brin, M.F., Fahn, S., Lange, D., Lovelace, R.E.: Botulinum toxin (BOTOX) for the treatment of „spastic dysphonia" as part of a trial of toxin injections for the treatment of other cranial dystenias. Laryngoscope 96 (1986) 11, 1300-1301

Blomert, J., Buslach, D. C.: Funktionelle Aphasiediagnostik mit dem Amsterdam-Nijmegen Everyday-Language-Test (ANELT). Forum Logopädie (!994) 2, 3–6

Bobath, K.: A neurophysiological basis for the treatment of cerebral palsy. Heinemann, London 1980

Bogumil, T.: Die Pathophysiologie der Multiplen Sklerose. Nervenheilkunde 19 (2000) 291-294

Böhme, G.: Sprach-, Sprech-, Stimm- und Schluckstörungen. Band 1: Klinik. 3 Aufl. G.Fischer, Stuttgart 1997

Böhme, G.: Die zerebelläre Dysarthrie. HNO 25 (1977) 436-438

Bongartz, R.: Kommunikationstherapie mit Aphasikern und Angehörigen. Thieme, Stuttgart/New York 1998

Borasio, G. D., Witt, Th. N.: Hyspersalivation – soll man intervenieren? Münch. med. Wschr. 136 (1994) 5, 14

Brailey, K. et al.: Aspiration in patients with acute stroke. Arch Phys Med Rehabil 79 (1998) 1, 14-19

Castillo Morales, R.: Die orofaziale Regulationstherapie. Pflaum Verlag, München 1991

Caprez, G.: Einsatz des Computers in der Rehabilitation: Welche Anwendungen sind sinnvoll und effektiv? SAL-Bulletin Nr.905. März 2000

Cholewa, J.: Qualitätssicherung durch computergestützte Evaluierung in der Aphasietherapie. Forum Logopädie 15 (2001) 1, 19-22

Cholewa, J., S. Tabatabaie, N. Stadie, R. de Bleser: Das Programm PHONO: Computergestützte Analyse expressiv-phonologischer Fehlleistungen. Neurolinguistik 8 (1994)1, 27–40

Consensus Statement: Botulinum Toxin – ein bewährtes therapeutisches Prinzip mit neuen Indikationen. Workshop Neurologie. 7.10.1998. Universitätsklinikum Benjamin Franklin, Berlin

Daniels, S. K.: Optimal patterns of care for dysphagia stroke patients. Seminars in Speech and Language 21 (2000) 4, 323–331

Darley, F.L., Aronson, A.E., Brown, J.R.: Motor speech disorders. W.B.Saunders, Philadelphia 1975

Davis, G. A., M. J. Wilcox: Adult aphasia rehabilitation: Applied pragmatics. College Hill Press, San Diego, Cal. 1985

Dedel-Orth, A., Zwirner, P.: Longitudinale Untersuchungen von Hörstörungen bei Kindern mit Down-Syndrom. In: Aktuelle phoniatrisch-pädaudiologische Aspekte 2001/2002. Bd. 9. M. Gross, E. Kruse. Median-Verlag, Heidelberg 2002. S. 157–159

Duffy, J.R.: Motor speech disorders. Mosby, St.Louis 1995

Einert, K.: Unterstützte Kommunikation in der Prävention und frühen Therapie. Forum Logopädie 15 (2001) 6, 7-18

Enderby, P.M.: Frenchay Dysarthrie- Untersuchung. Handanweisung. Übersetzt v. K. Grossstück et al. Fischer, Stuttgart/Jena/New York 1991

Enderby, P., J. Broeckx, W. Hospers, F. Schildermans, W. Deberdt: Effekt of Piracetam on recovery and rehabilitation after stroke: a double-blind, placebo-controlled study. Clinical Neuropharmacology 17 (1994) 4, 320 – 331

Engl-Kasper,, E.-M.: Verfahren zur Therapie der Sprechapraxie bei aphasisch-apraktischen Patienten. Neurolinguistik 7 (1993) 2, 69-89

Erdmann,S.: Neue Ansätze in der Sprachtherapie bei der Parkinson'schen Erkrankung. L.O.G.O.S. Interdisziplinär 10 (2002) 3, 180-185

Franke, U.: Arbeitsbuch Aphasie, 5 Aufl. Fischer, Stuttgart/Jena/New York 2002

Franke, U.: Bild-Grundwortschatz für Sprach- und Sprechbehinderte, Aphasiker, Anarthriker und Dysarthriker, 2. Aufl. Fischer, Stuttgart/Jena/New York 1993

Friederici, A.D.: Funktionale Organisation und Reorganisation der Sprache während der Sprachentwicklung. Eine Hypothese. Neurolinguistik 8 (1994) 1, 41 – 55

Friederici, A.D., Cramon, D.Y.von, Kotz, S.A.: Language related brainb potentials in patients with cortical and subcortical left hemispher lesions. Brain 122 (1999) 1033-1047

Gadatsch, S., Ritz, D., Schlee, W.: Computereinsatz in der Aph asietherapie: Eine binationale Studie. Forum Logopädie 15 (2001) 4, 17-25

Gibbs, S.R., Blitzer, A.: Botulinum toxin for the treatment of spasmodic dysphonia. In:Voice Disorders und Phonosurgery I. Otolaryngologic Clinics of North America. 33 (2000) 4, 879-894

Glindemann, R., Springer, L.: PACE-Therapie und sprachsystematische Übungen – Ein integrativer Vorschlag zur Aphasietherapie. Sprache – Stimme – Gehör 13 (1989) 188-192.

Glindemann, R., Willmes, K., Huber, W., Springer, L.: The efficacy of modelling in PACE-therapy. Aphasiology 5 (1991) 425-431

Glindemann, R., von Cramon, D.Y.: Kommunikationsstörungen bei Patienten mit Frontalhirnläsionen. Sprache – Stimme – Gehör 19 (1995) 1-7

Glindemann, R., Klintwort, D., Ziegler, W., Goldenberg, G.: Bogenhausener Semantik-Untersuchung. BOSU. Urban & Fischer, München, Jena 2002

Godefroy, O. et al.: Vascular aphasias. Stroke 33 (2002),3, 702-705

Goldenberg, G.: Neuropsychologie. 3. Aufl. Urban & Fischer, München 2002

Goodglas, H., E. Kaplan: The assessment of aphasia and related disorders, Lea Febiger, Philadelphia 1972

Goorhuis-Brower, S. M.: Kinder mit Aphasie. L.O.G.O.S. inderdisziplinär 1 (1993) 1, 26 – 28

Graetz, P., R. de Bleser, K. Willmes: Die niederländische Version des Aachener Aphasietests (AAT). Abstract zum Vortrag, gehalten auf der 17. Jahrestagung der Arbeitsgemeinschaft für Aphasieforschung und –behandlung, Erlangen, den 8. – 10. November 1990, S. 16

Grosse, K.-P., Henn, W.: Genetik. In: Pädiatrie. 2. Aufl. Hrsg. v. F. C. Sitzmann. Thieme, Stuttgart 2002

Hamann, G.F., Siebler, M., Scheidt, W.v.: Schlaganfall. Ecomed, Landsberg 2002

Hartelius, L., Runmarker, B., Andersen, O.: Prevalence and characteristics of dysarthria in a multiple-sclerosis incidence cohort: relation to neurological data. Folia Phoniatr Logop 52 (2000) 160-177

Hartje, W., Pock, K.: Klinische Neuropsychologie. 5. Aufl. Thieme, Stuttgart 2002

Henon, H. et al.: Poststroke dementia incidence and relationship to prestroke cognitive deficit. Neurology 57 (2001) 1216-1222

Hildmann, A., Hildmann, H., Kessler, A.: Hörstörungen beim Down-Syndrom. Laryngo-Rhino-Otol 81 (2002) 3-7

Hohoff, A., Ehmer, U.: Die Effekte der Stimulationsplattentherapie nach Castillo-Morales auf die Sprachentwicklung von Kindern mit Trisomie 21. J Orofac Orthop/Fortschr Kieferorthop 58 (1998)6, 330-339

Hohoff, A. et al.: Die Sprachlautbildung von Kindern mit Morbus Down. J Orofac Orthop/Fortschr Kieferorthop 59 (1998) 220-228

Hoole, P., Schröter-Morasch, H., Ziegler, W.: Patterns of laryngeal apraxia in two patients with Broca's Aphasia. Clinical Linguistics & Phonetics 11 (1997) 6, 429-442

Huber, W.: Therapy of aphasia – various appraoches in comparison. In: Neuropsychological Rehabilitation. N. v. Steinbüchel, D.Y. v. Cramon, E. Pöppel (eds.) Springer Berlin 1992

Huber W.: Nootropikum unterstützt das Sprachtraining. Ärztliche Praxis Nr. 25, 26. März 1996

Huber, W.: Dysarthrie. In: Klinische Neuropsychologie. Hrsg. v. W. Hartje, K. Poeck. 5. Aufl. Thieme, Stuttgart/New York 2002. S. 174–202

Huber, W., D. Weniger, K. Poeck, K. Willmes: Aachener Aphasie Test. Aufbau und Überprüfung der Konstruktion. Nervenarzt 51 (1980) 475 – 482

Huber, W., D. Weniger, K. Poeck, K. Willmes: Aachener Aphasie Test. Hogrefe, Göttingen 1983

Huber, W., Poeck, K. Weniger, D.: Klinisch-neuropsychologische Syndrome und Störungen. In: Klinische Neuropsychologie. Hrsg. v. W. Hartje, K. Poeck. 5. Aufl. Thieme, Stuttgart/New York 2002

Huber, W., G. Klingenberg, K. Poeck, K. Willmes: Die Supplemente zum Aachener Aphasie Test. Aufbau und Resultate der Validierung. Neurolinguistik 7 (1993) 1, 43 – 66

Huber, W., L. Springer, K. Willmes: Approaches to aphasia therapy in Aachen. In Aphasia Treatment – World Perspectives. A. Holland, M. M. Forbes (eds.). Singular Publishing Group Inc., San Diego, Cal. 1993

Huber, W., Poeck, K. Weniger, D.: Klinisch-neuropsychologische Syndrome und Störungen. In: Klinische Neuropsychologie. Hrsg.v.W.Hartje, K.Poeck.3. Aufl. Thieme, Stuttgart/New York 1997

Huber, W., Ziegler, W.: Störungen von Sprache und Sprechen. In: Sturm, W., Herrmann, M., Wallesch, C,-W. (Hrsg.) : Lehrbuch der klinischen Neuropsychologie. Swets & Zeitlinger, Frankfurt 1999

Huber, P. et al.: Zur Geschichte der Aphasiologie und Sprachlokalisation im Gehirn. Schweiz.Med.Wochenschr 130 (2000) 49-59

Jensen, M.H.: Augmentative and alternative Communication in logopedcis. Folia Phoniatr Logop 52 (2000) 126-135

Jerusalem, F., Zierz, S.: Muskelerkrankungen. 2. Aufl. Thieme, Stuttgart/New York 1991

Johnson, E.R.: Pharyngeal transit times in myopathy. Phonoscope 1 (1998) 2, 113-116

Kalde, S., Vogt, M., Kolbig , N. (Hrsg.): Enterale Ernährung. 3.Aufl. Urban&Fischer, München/Jena 2002

Kent, R.D., Duffy, J.R., Kent, A., Clift, A.: Clinicoanatomic studies in dysarthria: review, critique, and directions for research. Journal of Speech and Hearing Research 44 (2001) 3, 535-551

Kiese-Himmel, D. et al.: Verändern sich psychologische Faktoren bei Patienten mit spasmodischer Dysphonie nach Botulinum-Toxin-Injektion? Laryngo-Rhino-Otol. 81 (2002), 683–689

Kim, S.H. et al.: Percutaneous laryngeale collagen augmentation for treatment of parkinsonian hypophonia. Otolaryngology – Head and Neck Surgery 126 (2002) 6, 653-656

Klingelhöfer, J., Spranger, M.: Klinikleitfaden Neurologie Psychiatrie. 2. Aufl. Urban&Fischer, München/Jenas 2001

Kolominsky-Rabas, P., Heuschmann, P.U.: Epidemiologie des Schlaganfalls. In: Schlaganfall. Hrsg. v. G.F.Hamann, M.Siebler u.W.v.Scheidt. Ecomed, Landsberg 2002. S.25-45

Kroczek, G., Schaumberg, K., Hilden, T., Husberg, A., Kalb, S., Seifert, H.: Stroke Unit. Pflaum, München 2002

Kroker, C.: Aphasie-Schnell-Test. Steiner, Leverkusen 2000

Kussmaul, A.: Störungen der Sprache. Vogel, Leipzig 1877

Lang, C.H., Dehm, A., Dehm, B., Leuschner, T.: Kurze Aphasieprüfung. Swets Test Services, Frankfurt/M. 1999

Lerman, P., T. Lerman-Sagie, S. Kivity: Effect for early corticosteroid therapy for Landau-Kleffner-Syndrome. Develop. Med. Child Neurol. 33 (1991) 257-266.

Lim, S.H. et al.: Accuracy of bedside clinical methods compared with fiberoptic endoscopic examination of swallowing (FEES) in determining the risk of aspiration in acute stroke patients. Dysphagia 16 (2001) 1, 1-6

Lutz,L.: MODAK – Modalitätenaktivierung in der Aphasietherapie. Ein Therapieprogramm. Springer, Berlin 1997

Luzzatti, C., K. Willmes, R. Bisiacchi, R. De Bleser, L. Fraglia, A. Mazzucchi, M. Posteraro, M. Taricco: L‘ Aachener Aphasie Test (AAT), Proprieta psicometrice della versione italiana. Arch. Psychol. Neurol. Psychiat. 48 (1987) 480–519

Mao, V.H. et al.: Laryngeal myasthenia gravis: report of 40 cases. J.of Voice 15 (2001) 1, 122-130

Martino, R. et al.: Screening for oropharyngeal dysphagia in stroke: insufficient evidence for guidelines. Dysphagia 15 (2000) 19-30

Masuhr, K.F., Neumann, M.: Neurologie. 4.Aufl. Hippokrates Verlag Stuttgart 1998

Miller, N., Willmes, K. und De Bleser, R.: The psychometric properties of the English language version of the Aachen Aphasia Test (EAAT). Aphasiology 14 (2000) 7, 683-722

Murdoch, B. & Theodoros, D. (Eds.): Speech and language disorders in multiple sclerosis. Whurr Publishers, London 2000

Neuhäuser, G.: Neuropädiatrie. In: Pädiatrie. 2. Aufl. Thieme, Stuttgart 2002. S.679 - 736

Newton, H. B:, Newton, C., Pearl, D., Davidson, T.: Swallowing assessment in primary brain tumor patient with dysphagia. Neurology 44 (1994), 1927–1932

Nutt, J.G.et al.: Epidemiology of focal and generalized dystonia in Rochester, Minnesota. Mov.Disord. 3 (1988) 188-194

Oehlrich, R.: Die Frenchay-Dysarthrie-Untersuchung. Forum Logopädie (1994) 3, 21 – 24

Paradis, M. (ed.): Aspects of bilingual aphasia. Pergamanon Press Oxford 1995

Penarrocha, M.et al.: Oral alterations in Steinert‘s myotomic dystrophy: a presentation of two cases. Oral Surg Oral Med Oral Pathol 69 (1990) 698-700

Penner, H., Götz, W.: Die Parkinson-Dysarthrophonie in der Logopädie. Forum Logopädie (1998) 6, 5-11

Platt, D., J. Horn, J.-D. Summa, R. Schmitt-Rüth, B. Reinlein, J. Kauntz, E. Krönert: Zur Wirksamkeit von Pircetam bei geriatrischen Patienten mit akuter zerebraler Ischämie; eine klinisch kontrollierte Doppelblindstudie. Medwelt 43 (1992) 181–190

Poeck, K.: Sprech- und Sprachstörungen bei neurologischen und psychiatrischen Krankheiten. In: Phoniatrie – Pädaudiologie, 2. Aufl. Hrsg. v. P. Biesalski, F. Frank. Thieme Stuttgart, New York 1994, 138–159

Poeck, K., Hacke, W.: Neurologie. 11. Aufl. Springer, Berlin 2001

Poeck, K., W. Huber, K. Willmes: Piracetam an an add-on treatment to intensive speech therapy for aphasia. 2nd International Conference On Stroke. Geneva, Switzerland, May 12–15 1993, Abstract

Poncet, H.: Sprachtherapie bei Multipler Sklerose. In: Zentrale Sprach- und Sprechstörungen. Bd. 6. Hrsg. v. M. Grohnfeldt. Edition Marhold, Berlin 1993

Pototschnig, C., Thumfart, W.F.:; Die Behandlung der spasmodischen Dysphonie. In: Botulinum-Toxin-Therapie im Kopf-Hals-Bereich. Urban & Vogel , München 1999. S.135-151

Prigatano, G. P., J. R. Roueche, D. J. Fordyce: Nonaphasic language disturbances after brain injury. In: G. P. Prigatano, H. K. Fordyce, H. K. Zeiner, J. R. Roueche, M. Pepping, B. C. Wood: Neuropsychological rehabilitation after brain injury. The John Hopkins University Press, Baltimore 1986

Prosiegel, M., Wagner-Sonntag, E.: Schluckstörungen. In: Schlaganfall. Hrsg.v.G.F.Hamann, M. Siebler, W.v.Scheidt. Ecomed, Landsberg 2002. S. 612-624

Ramig, L. et al.: Voice treatment for patients with Parkinson disease: development of an approach and preliminary efficacy data. J.of Med.Speech-Language Pathology 2 (1994) 2, 191-209

Rogers, B. et al.: Characteristics of dysphagia in childrne with cerebral palsy. Dysphagia 9 (1994) 69-73

Schlenck, C., K. J. Schlenck: Beratung und Betreuung von Angehörigen aphasischer Patienten. L.O.G.O.S. interdisziplinär (1994) 2, 90 – 97

Schlenck, C., Schlenck, K.J., Springer, L.: Die Behandlung des schweren Agrammatismus. In: Forum Logopädie. Hrsg. v. L. Springer, D. Schrey-Dern. Thieme, Stuttgart/New York 1995

Schneider, A.: Unterstützte Kommunikationsstörungen: Eine sinnvolle Ergänzung der logopädischen Arbeit. Forum Logopädie 15 (2001) 6, 19-22

Schöler, M., Grötzbach, H.: Aphasie. In: Praxiswissen Logopädie. Hrsg.v.M.Thiel. Springer, Berlin 2002

Schröter-Morasch, H.: Beurteilung der Sprechorgane und ihre sensomotrischen Funktionen. In: Dysarthrie. W. Ziegler, H. Vogel, B. Gröne, H. Schröter-Morasch. 2. Aufl. Thieme, Stuttgart 2002, S. 53–70

Schulz, G.M., Grant, M.K.: Effects of speech therapy and pharmacologic and surgical treatment on voice and speech in Parkinson‘s disease: a review of the literature. J. Commun.Disord.33 (2000) 59-88

Schweinfurth, J.;., Bilante, M., Courey, M.S.: Risk factors and demographics in patients with spasmodic dysphonia. Laryngoscope 112 (2002) 2,220-223

Siebler, M.: Komplikationen nach dem Schlaganfall. In: Schlaganfall. Hrsg.v.G.F.Hamann, M.Siebler, W.v.Scheidt. Ecomed, Landsberg 2002. S.501-508

Slany, J. et al.: Insultbehandlung in internen Abteilungen. Eine österreichische Multizenterstudie. Dtsch Med Wschr 127 (2002) 1575-1580

Springer, L..: Behandlungsphasen einer syndromspezifiischen Aphasietherapie. Sprache – Stimme – Gehör 10 (1986) 22-29

Springer, L.: Logopädische Behandlung von neurologisch bedingten Sprach- und Sprechstörungen. In: Phoniatrie – Pädaudiologie, 2. Aufl. Hrsg. v. P. Biesalski, F. Frank. Thieme, Stuttgart/New York 1994, 160 – 174

Springer, L., D. Weniger: Aphasietherapie aus logopädisch-linguistischer Sicht. In: Therapie der Sprach- Sprech- und Stimmstörungen. Hrsg. v. G. Böhme. Fischer Stuttgart 1980

Stadie, N., J. Cholewa, R. de Bleser, S. Tabatbaie: Das neurolinguistische Expertensystem LeMo I. Theoretischer Rahmen und Konstruktionsmerkmale des Testteils LEXIKON. Neurolinguistik 8 (1994) 1, 1–25

Stelzig, Y., Hochhaus, W., Gall, V., Henneberg, A.: Kehlkopfbefunde bei Patienten mit Morbus Parkinson. Laryngo-Rhino-Otol. 78 (1999) 544-551

Suskind, D., Tilton,A.: Clinical study of Botulinum.A toxin in the treatment of sialorrhoe in children with cerebral palsy. Laryngoscope 112 (2002) 73-81

Swart, J.: Hörstörungen und Rehabilitation bei Kindern mit Trisaomie 21 (M.Down). In:XXIInd World Congress of the international association of logopedics and phoniatrics.. Congress Proceedings, Hannover 1992

Teasell, R. et al.: Use of percutaneous gastrojejenuostomy feeding tubes in the rehablitation of stroke patients. Arch Phys Med Rehabil 82 (2001) 10. 1412-1415

Tesak, J.: Geschichte der Aphasie. Schulz-Kirchner Verlag, Idstein 2001

Tesak, J.: Grundlagen der Aphasietherapie. 3.Aufl. Schulz-Kirchner-Verlag, Idstein 2001

Varley, R., Whiteside, S.P.: What is the underlying impairment in acquired apraxia of speech? Aphasiology 15 (2001) 1, 39-49

Vogel, M., Ziegler, W.: Die Frenchay-Dysarthrie-Untersuchung. Neurolinguistik 6 (1992) 2, 165–167

Vogel, M.: Die Behandlung der Dysarthrie. In: Dysarthrie. Grundlagen– Diagnostik – Therapie. 2. Auf. Ziegler, W., Vogel, M., Gröne, B., Schröter-Morasch, H. Thieme, Stuttgart/New York 2002, S. 99–132

Vogel, M.: persönliche Mitteilung 2002

Vogel, M., W. Ziegler: Die „Frenchay-Dysarthrie-Untersuchung" Neurolinguistik 6 (1992) 2, 165 - 167

Voijta, V., Peters, A.: Das Vojta-Prinzip. Sprnger, Berlin 1992

Wacker, A. et al.: Vergleich von Aachener Aphasie-Test, klinischer Untersuchung und Aachener Aphasie-Bedside-Test bei Hirntumorpatienten. Nervenarzt 73 (2002) 765-769

Weber, Chr., Friederici, A.D.: Neurophysiologische Aspekte der Sprachverarbeitung – Perspektiven für die Sprachpathologie. Die Sprachheilarbeit 47 (2002) 156-164

Weimar, C. et al.: Behandlung des ischämischen Schlaganfalls in 14 neurologischen Stroke Units. Nervenarzt 73 (2002) 342-348

Weniger, D., Willmes, K., Huber, W., Poeck, K.: Der Aachener Aphasie Test. Reliabilität und Auswertungsobjektivität. Nervenarzt 52 (1981) 269-277

Whittle, I.R. et al.: Effects of resective surgery for leftsided intracranial tumours on language function: a prospective study. Lancet 351 (1998) 1014-1018

Willmes, K., K. Poeck, D. Weniger, W. Huber: der Aachener Aphasie Test. Differentielle Validität. Nervenarzt 51 (1980) 553 – 560

Ziegler, W.: Sprechapraktische Störungen bei Aphasie. In: Einführung in die linguistische Aphasiologie. G .Blanken. (Hrsg.). Freiburg 1991. S.89-119

Ziegler, W.: Prüfung der Verständlichkeit dysarthrischer Patienten I, Grundlagen. Sprache – Stimme – Gehör 18 (1994) 24 – 28

Ziegler, W.: Prüfung der Verständlichkeit dysarthrischer Patienten II. Methoden. Sprache – Stimme – Gehör 18 (1994) 111 – 116

Ziegler, W.: Apraxia of speech is not a lexical disorder. Aphasiology 15 (2001) 1, 74-77

Ziegler, W.: Sprechapraxie bei Erwachsenen. In: Lehrbuch der Sprachheilpädagogik und Logopädie. Band 2. M.Grohnfeldt (Hrsg.). Kohlhammer, Stuttgart, 2001. S.262-268

Ziegler, W.: Grundlagen der Dysarthrie. In: Dysarthrie. Grundlagen – Diagnostik – Therapie. 2. Aufl. Ziegler, W., Vogel, M., Gröne, B., Schröter-Mroasch, H., Thieme, Stuttgart/New York 2002, S. 1–25

Ziegler, W., E. Hartmann, I. Wiesner: Dysarthriediagnostik nach dem „Münchener Verständlichkeits-Profil" (MVP) – Konstruktion des Verfahrens und Anwendungen. Nervenarzt 63 (1992) 602 – 608

Ziegler, W., Vogel, M., Gröne, B., Schröter-Morasch, H.: Dysarthrie. Grundlagen-Diagnostik-Therapie. 2.Aufl. Thieme, Stuttgart/New York 2002

23 Psychiatrische Erkrankungen

Inhaltsübersicht

Die Ausdrucksmittel der Sprache, des Sprechens und der Stimme sind eine Summationsleistung verschiedener Organe und Organsysteme einschließlich des zentralen Nervensystems mit seinen psychischen Leistungen. Mit den Sprechorganen lassen sich, wenn man von den artikulatorischen Fähigkeiten absieht, sämtliche menschliche Regungen ausdrücken und vermitteln. Eine wesentliche Bedeutung kommt dabei der Prosodie zu, die u. a. Nuancierungen der Stimmung wie Lachen und Weinen, Freude und Trauer, Lust und Unlust, Zorn, Hass, Drohung, Ironie, Zärtlichkeit in charakteristischer Weise zum Ausdruck bringen kann. Besonders bei Psychosen und Neurosen zeigt der Stimmklang die veränderte Stimmungslage an, während das Wort in seiner artikulatorischen Form unverändert erscheint. Die interdisziplinäre Diagnostik muss deshalb diesen diffizilen Symptomen besondere Aufmerksamkeit zuwenden.

Es wird nachdrücklich darauf hingewiesen, dass Sprach-, Sprech- und Stimmstörungen im akuten Stadium, aber auch erst nach jahrelangem chronischen Verlauf psychiatrischer Erkrankungen zu beobachten sind. Zum Teil besitzen sie sogar den Wert von Früh- und Leitsymptomen.

Dysphrasie

Unter Dysphrasien versteht man Veränderungen des zentralen Sprachgebildes bei Psychosen. Man darf sich nicht nur mit der psychiatrischen Symptomatik bei Psychosen begnügen. Vielmehr sollte das Wesen der Sprache – die ‚Sprachwelt' des psychiatrisch Kranken – mit in die Diagnostik einbezogen werden. Demzufolge gibt neben dem „was" der sprachlichen Äußerung das „wie" Einblick in die Art der psychiatrischen Erkrankung, denn mit dem phonatorischen, artikulatorischen und sprachinhaltlichen Verfall bei Psychosen kann auch eine katastrophale Veränderung im psychischen Bereich und Verhaltne einhergehen.

Logoneurosen

Es handelt sich um Veränderungen der verbalen Kommunikation bei Konversionsneurosen, um somatoforme Störungen ohne organisches Substrat. Bei Logoneurosen lassen sich keinerlei Veränderungen des Sprachgebildes – wie bei Dysphrasien – erkennen. Vielmehr bestehen emotional gesteuerte Störungen der Sprache, des Sprechens und der Stimme, wobei der neurotisch erkrankte Patient die kortikale Kontrolle über seine Phonations- und Artikulationsleistungen verliert. Der Sprachinhalt und -ausdruck kann, ohne dass das Sprachgebilde einbezogen wird, Veränderungen zeigen.

Dyslogie

Sprach, Sprech- und Stimmbefunde bei geistigen Entwicklungsstörungen im Kindes- und Erwachsenenalter bezeichnet man als Dyslogie. Hier bestehen zahlreiche phonetisch-phonologische, syntaktisch-morphologische, semantisch-lexikalische und pragmatisch-kommunikative Veränderungen im Bereich der strukturellen Ebenen des Sprachsystems. Besonders auffallend sind Artikulationsstörungen, ein Dysgrammatismus sowie Veränderungen des Redeflusses. Zusätzlich können Dysprosodien und Dysphonien nachweisbar sein.

23.1 Mutismus

Definitionen: Der Mutismus ist ein partielles oder vollständiges Schweigen (nicht Sprechen) bei erhaltener Sprechfähigkeit und abgeschlossener Sprachentwicklung. Der periphere und zentrale Sprechapparat sowie das Hörvermögen sind normal.

Elektiver Mutismus: Beim elektiven Mutismus handelt es sich um eine emotional bedingte Störung der sprachlichen Kommunikation. Sie ist durch selektives Sprechen mit bestimmten Personen oder in definierten Situationen gekennzeichnet. Artikulation, rezeptive und expressive Sprache der Betroffenen liegen in der Regel im Normbereich, allenfalls sind sie – bezogen auf den Entwicklungsstand – leicht beeinträchtigt (vgl. Leitlinien der Deutschen Gesellschaft für Kinder- und Jugendpsychiatrie und -psychotherapie 1999).

Totaler Mutismus: Beruht auf einer völligen Sprechverweigerung und kann als ausgeprägte Sonderform des Mutismus gelten.

Selektiver bzw. elektiver Mutismus: Nach heutigem Verständnis ist der Begriff „selektiver" Mutismus die treffendere Bezeichnung.

Akinetischer Mutismus: Es wird zunehmend eine organische Verlaufsform des Mutismus als Ausdruck einer zentral-motorischen Störung im Erwachsenenalter beschrieben.

Prävalenz: Die Zahlen schwanken aufgrund fehlender umfangreicher empirischer Untersuchungen zwischen 0,5 und 7 % (vgl. Hartmann 1997). Es sind mehr Mädchen als Jungen betroffen.

Klassifikation des selektiven Mutismus nach ICD-10 und DSM-IV: Im ICD-10 wird von einem elektiven Mutismus, im DSM-IV von einem selektiven Mutismus gesprochen.

Ursachen: Zum Teil zeigen die Kinder bereits vor Erkrankungsbeginn eine Entwicklungsverzögerung und weisen eine ängstliche und scheue Persönlichkeitsstruktur auf. Der insgesamt ungünstige Verlauf spricht gegen rein psychogene Ursachen (vgl. Braun-Scharm 2001).

> **!** Eine multifaktorielle Verknüpfung der verschiedenen Erklärungsansätze ist durchaus möglich.

Symptome: Die Spontansprachanalyse zeigt, dass die Pragmatik der Sprachanwendung gestört ist. Es findet sich eine partielle bzw. im Extremfall als Unterform eine komplette Sprechverweigerung. Dabei ist die physiologische Sprachentwicklung abgeschlossen. Die elektive Sprechverweigerung, der **selektive Mutismus,** besteht nur gegenüber einem bestimmten Personenkreis, z. B. gegenüber Eltern, Lehrern oder Gleichaltrigen. Dagegen erfasst die Sprechverweigerung beim **totalen Mutismus** alle bekannten und fremden Personen, mit denen ein sozialer Kontakt aufgebaut werden könnte.

Begleitet wird der selektive oder totale Mutismus oft von psychischen Auffälligkeiten wie Schüchternheit, Sensibilität, Unsicherheit, Eigensinnigkeit etc. Organische Begleitbefunde, z. B. eine frühkindliche Entwicklungsstörung, sind möglich. Eine Intelligenzdiagnostik mit sprachfreien Tests ist unerlässlich.

Phonische Leistungen wie Flüstern, Lachen und Husten sind nicht möglich. Deshalb ist der Mutismus leicht von einer psychogenen Aphonie abgrenzbar. Kompensatorisch werden nonverbale Hilfsmittel wie Mimik, Gestik und schriftliche Aufzeichnungen eingesetzt.

> **!** Die selektive Verlaufsform wird am weitaus häufigsten beobachtet.

Ein selektiver Mutismus kann auch bei sexuellem Missbrauch festgestellt werden (vgl. MacGregor et al.1994).

Der akinetische Mutismus im Erwachsenenalter ist oft in der Akutphase bei globaler Aphasie feststellbar (vgl. Huber et al. 2002). Auch bei schweren Hirnstammsyndromen ohne Verlust der Wachheit soll ein akinetischer Mutismus feststellbar sein. Allerdings ist dieses Syndrom umstritten (vgl. Poeck, Hacke 2001).

Abbildung 23.1 veranschaulicht als gemeinsame Darstellung den selektiven (psychogenen) und akinetischen (zentral-organischen) Mutismus.

Differenzialdiagnose: Mit Hilfe einer Ausschlussdiagnostik muss eine schizophrene Störung ausgeschlossen werden. Es muss weiterhin bei einem Mutismus an Aphasie, Agnosie, mentale Entwicklungsstörungen mit schwerster Sprachentwicklungsstörung (Anarthrie) oder Gehörlosigkeit gedacht werden. Im Unterschied zum Autismus sind mutistische Kinder durchaus an nonverbalen Beziehungen zu Mitmenschen interessiert.

Therapie: Grundsätzlich werden eine Verhaltenstherapie, Psychoanalyse, Familientherapie, Pharmakotherapie, Spiel- und Sprachtherapie empfohlen (vgl. Bahr 1996). Die psychoanalytische bzw. verhaltenstherapeutische Behandlung kann durch eine Sprachtherapie ergänzt werden. Neben einer ambulanten Behandlung, kann auch eine teilstationäre oder stationäre Therapie notwendig werden.

Es erscheint wesentlich, dass ein absolutes Vertrauensverhältnis zwischen Kind und Sprachtherapeut entsteht. Die Behandlung kann sich über Monate

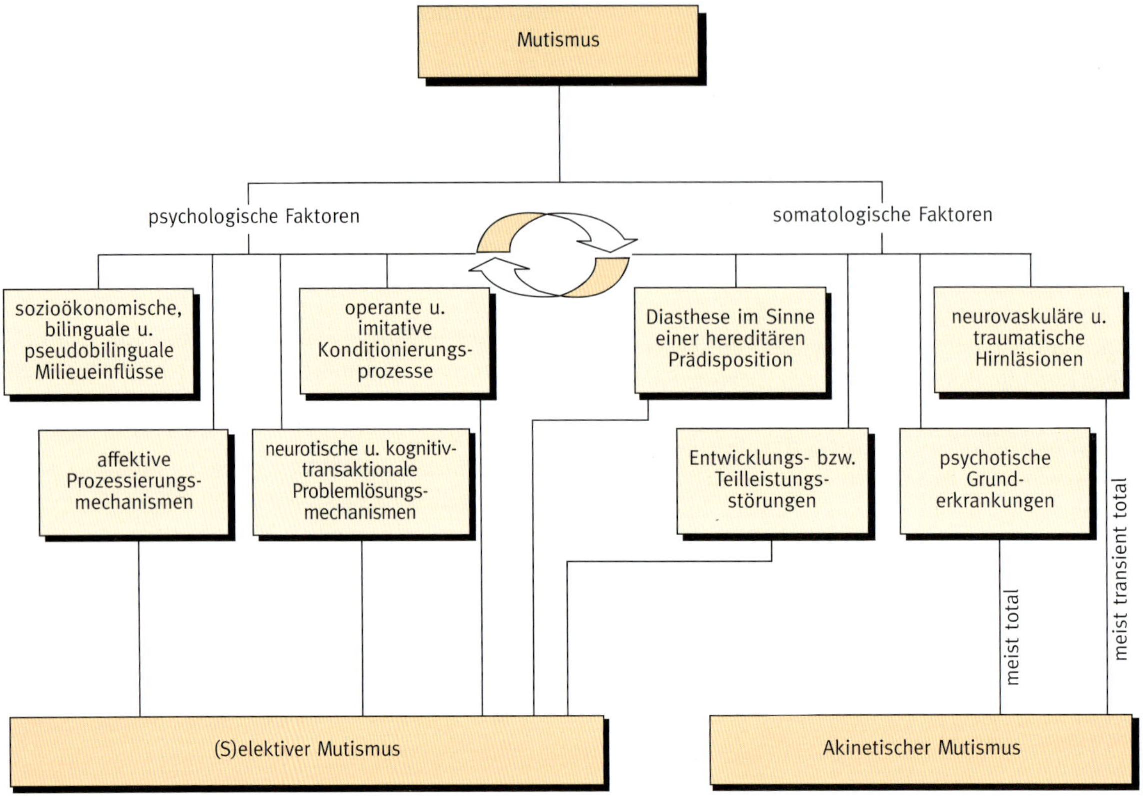

Abb. 23.1: Klassifikation des Mutismus unter Berücksichtigung ätiologischer Kriterien (Hartmann 2002)

erstrecken. Grundsätzlich ist eine ‚Verführung' zum Sprechen anzustreben.

Bei leichten Verlaufsformen kann sich ein Milieuwechsel günstig auf den Krankheitsverlauf auswirken, ebenso eine Betreuung im Kindergarten, wo ein Kontakt mit Gleichaltrigen besteht. Manchmal führt auch ein Nichtbeachten des Mutismus zum gewünschten Erfolg.

Prognose: Die Prognose ist durch den zum Teil monate- und jahrelangen Verlauf keineswegs günstig. Allerdings weist besonders der selektive Mutismus eine hohe Spontanremissionsrate auf.

23.2 Autismus

Die Erkrankungen aus dem autistischen Spektrum lassen sich mindestens in zwei Verlaufsformen einteilen. Es handelt sich um:

- den frühkindlichen Autismus (Kanner-Syndrom)
- das Asperger-Syndrom (autistische Persönlichkeitsstörung)

Frühkindlicher Autismus (Kanner-Syndrom)

Definition: Das Leitsymptom des frühkindlichen Autismus ist eine hochgradige interpersonelle Kontaktstörung, deren erste Anzeichen bereits in den ersten Lebensmonaten auftreten (vgl. Remschmidt et al. 2002).

Prävalenz: Diese beträgt etwa 4–5 pro 10.000 Kinder und Jugendliche

Ätiologie und Pathogenese: Die **genetischen Einflüsse** sind anhand von Familienuntersuchungen und Zwillingsstudien unbestritten. Auch **strukturelle und funktionelle Veränderungen** des Gehirns werden diskutiert. Kernspintomographische Untersuchungen (vgl. Piven et al. 1997) ergaben eine signifikante Volumenzunahme des gesamten Kleinhirns.

Klinik: Erstsymptome sind bereits in den ersten Lebensmonaten feststellbar. Insgesamt bleiben die Kinder in ihrer emotionellen und motorischen Entwicklung zurück. Sie verhalten sich abweisend und abwehrend und nehmen keinen Blickkontakt auf. Es fällt eine Sprachentwicklungsverzögerung auf.

Diagnose: Wesentliche Hinweise ergeben sich anhand der Anamnese und durch Beobachtungen. Die Diagnose wird im Allgemeinen erst nach dem 3. bis 4. Lebensjahr gestellt (vgl. Howlin et al. 1999).

Therapie: Verhaltensorientierte, direkte und strukturierte Behandlungsmethoden erreichen die besten Erfolge. Die individuelle Behandlung beruht auf:

- Frühförderung
- verhaltenstherapeutischen Methoden
- körperbezogenen Therapiemaßnahmen

(vgl. Remschmidt 2002)

! Der Sprachtherapeut sollte bei therapieresistenten Sprachentwicklungsstörungen immer an die Möglichkeit einer Erkrankung aus dem autistischen Spektrum denken und dann eine kinderpsychiatrische Beurteilung veranlassen.

Asperger-Syndrom (Autistische Persönlichkeitsstörung)

Definition: Es handelt sich um eine Extremvariante der schizoiden Persönlichkeitsstruktur. Die Kinder weisen ebenfalls eine Beziehungsstörung auf, die aber weniger stark ausgeprägt ist als beim frühkindlichen Autismus. Sie sind nicht selten gut bis überdurchschnittlich intelligent und werden später auffälliger als die Kinder mit Kanner-Syndrom. Etwa dann, wenn besondere Anforderungen an ihre soziale Eingliederungsfähigkeit – wie der Besuch des Kindergartens oder spätestens in der Schule – gestellt werden. Der Ausprägungsgrad der Störung ist sehr unterschiedlich (vgl. Remschmidt et al. 2002).

Prävalenz: Es werden Häufigkeiten bis zu 7 auf 1000 Kinder im Alter von 7–16 Jahren beschrieben.

Ätiologie und Pathogenese: Angenommen werden genetische Faktoren, Umweltnoxen und frühe hirnorganische Schädigungen als (Mit-)Ursachen.

Klinik: Im Unterschied zum frühkindlichen Autismus (Kanner-Syndrom) wird beim Asperger-Syndrom eine normale Sprachentwicklung festgestellt. Des Weiteren bestehen oft übermäßig intensive, eng umgrenzte und praxisferne Sonderinteressen. Die Intelligenz ist gut, die Motorik dagegen schlecht.

Diagnose: Die Beurteilung erfolgt anhand der Anamnese und der Verhaltensbeobachtung.

Therapie: Eine frühe Beratung der Bezugspersonen sowie eine sensomotorische Übungsbehandlung ist erforderlich.

Prognose: Im Allgemeinen ist die Prognose günstig.

! Das Asperger-Syndrom ist eine ausgeprägte Kontakt- und Kommunikationsstörung, die spätestens im Vorschulalter manifest wird und durch Beeinträchtigungen des Interaktionsverhaltens, mangelndes Einfühlungsvermögen, motorische Auffälligkeiten und ausgeprägte Sonderinteressen charakterisiert ist.

Differenzialdiagnose von Erkrankungen des autistischen Spektrums: Verwiesen wird u. a. auf:

- schwere geistige Behinderung
- Sprachentwicklungsstörung
- Rett-Syndrom
- frühkindliche schizophrene Psychose
- Mutismus

Tab. 23.1: Differenzialdiagnose der autistischen Syndrome (Kanner-Syndrom, Asperger-Syndrom) (Remschmidt 2002)

	Frühkindliche Autismus (Kanner Syndrom)	Autistische Psychopathie (Asperger-Syndrom)
erste Auffälligkeiten	meist in den ersten Lebensmonaten	markante Auffälligkeiten etwa vom 3. Lebensjahr an
Blickkontakt	zunächst oft fehlend, später selten, flüchtig, ausweichend	selten, flüchtig
Sprache	• später Sprachbeginn, häufig sogar Ausbleiben einer Sprachentwicklung (etwa 50 %) • stark verzögerte Sprachentwicklung • Die Sprache hat anfänglich keine kommunikative Funktion (Echolalie).	• früher Sprachbeginn • rasche Entwicklung einer grammatisch und stilistisch hochstehenden Sprache • Die Sprache hat immer eine kommunikative Funktion, die allerdings gestört ist (Spontanrede).
Intelligenz	meist erheblich eingeschränkte intellektuelle Leistungen, charakteristische Intelligenzstruktur	gute bis überdurchschnittliche intellektuelle Leistungen, Intelligenzschwäche selten
Motorik	keine Einschränkungen, sofern nicht eine zusätzliche Erkrankung vorliegt	auffällige Motorik: motorische Ungeschicklichkeit, grob- und feinmotorische Koordinationsstörungen, ungelenke und linkische Motorik

Differenzialdiagnose der autistischen Syndrome untereinander: Die Abgrenzung des frühkindlichen Autismus vom Asperger-Syndrom erfolgt vor allem mit Hilfe des Krankheitsbeginns, im sprachlichen und im intellektuellen Bereich sowie in den motorischen Besonderheiten (Tab. 23.1).

Der späte Sprachbeginn beim frühkindlichen Autismus unterscheidet sich vom frühen Sprachbeginn beim Asperger-Syndrom.

23.3 Alkoholkrankheiten

Die verbale Kommunikationsfähigkeit ist aus phonetisch-linguistischer, phoniatrisch-logopädischer und neurologischer Sicht ein empfindlicher Alkoholindikator, wobei bereits oberhalb des gesetzlichen Schwellenwerts schwerwiegende Beeinträchtigungen der feinmotorischen Koordination deutlichen werden (vgl. Künzel et al. 1992).

Alkoholrausch

Der einfache Alkoholrausch führt bereits zu einem schlecht artikulierten Sprechen, seltener zu einem skandierenden Sprechen. Diese verbalen Kommunikationsstörungen sind Ausdruck einer zerebellären Beteiligung (vgl. Poeck, Hacke 2001). Der pathologische Rausch ist bereits Symptom einer reversiblen exogenen Psychose und führt zu einer weiteren Verstärkung der verbalen zerebellären Symptomatik.

Alkoholdelir

Das normale Fließen des Sprechens und der Sprache in Sätzen, regelrechter Grammatik und Syntax kann beim subakuten Verlauf noch weitgehend erhalten bleiben. Dagegen führt das perakute Delirium zu einer unpräzisen Artikulation, zu einer zerebellären Dysarthrie. Ein häufig anzutreffendes Symptom bei Alkoholdelir ist die Koprolalie, das zwanghafte Aussprechen unflätiger Wörter. Bei einer Entziehungspsychose kann sich das Alkoholdelir wir folgt darstellen (Poeck, Hacke 2001, 590): „Die Kranken sprechen fast unaufhörlich in schlecht artikulierter, fast oder ganz unverständlicher Rede vor sich hin. Sie können sich aber, wenn das Delir nicht extrem schwer ist, auf Ansprechen zuwenden und einige Sätze lang geordnet antworten. Gewöhnlich driften sie aber dann wieder in ihr fortgesetztes, unverständliches Reden ab, das keine erkennbare kommunikative Funktion hat".

Von besonderer Bedeutung sind die Veränderungen der Prosodie. Die einzelnen Stimmeigentümlichkeiten geben über das aktuelle Befinden Auskunft. Die Veränderungen der dynamischen Sprachakzente zeigen sich u. a. in der übermäßigen Lautstärke bei Erregungszuständen. Stimm-, Sprech- und Sprachgebilde entsprechen einander und sind der Gesamtsituation adäquat.

Alkoholbedingte Korsakow-Psychose

Es finden sich mehrere typische Symptome:

- Perseverationen: Haftenbleiben sowie mehrfaches Wiederholen desselben Wortes und derselben Wörter
- Konfabulationen: Durch Erzählen von Vorgängen, die nur in der Phantasie existieren, werden Gedächtnislücken ausgefüllt. Dabei ist der Erzählende von der Richtigkeit überzeugt.

(vgl. Wirth 2000)

Alkoholtoxische Hirnatrophie

Steht neben den neurologischen Symptomen eine zerebelläre Dysarthrophonie im Vordergrund, muss eine isoliert oder begleitende Kleinhirnfunktionsstörung angenommen werden.

Alkoholembryopathie

Die keineswegs seltene Alkoholembryopathie mit schwerwiegender Sprachentwicklungsstörung wurde bereits im Kapitel 6.1.5 beschrieben.

23.4 Demenz

Definition: Chronische organische Psychosyndrome sind die Folge einer chronischen Veränderung des Gehirns. Das Demenz-Syndrom ist durch das Fehlen einer Bewusstseinstrübung gekennzeichnet, charakteristisch ist eine objektiv nachweisbare erworbene Beeinträchtigung des Gedächtnisses – vor allem der Lernfähigkeit für neue Informationen, Reproduktion von Erinnerungen – sowie ein zunehmender Verlust früherer intellektueller Fähigkeiten (vor allem abstraktes Denken, Urteilsvermögen, Konzentrationsfähigkeit). Eine weitere Gruppe von Symptomen betrifft Veränderungen der Persönlichkeit wie Motivation, Psychomotorik, emotionale Kontrolle und Sozialverhalten (vgl. Möller et al. 2001).

Epidemiologie: Die Prävalenz demenzieller Syndrome liegt im Alter von 65 bis 70 Jahren bei 2–6%. Mit zunehmendem Alter steigt die Häufigkeit und liegt bei über 85-Jährigen bei über 40%. Den geschätzten prozentualen Anteil der verschiedenen Formen altersbedingter Demenz vermittelt Abbildung 23.2.

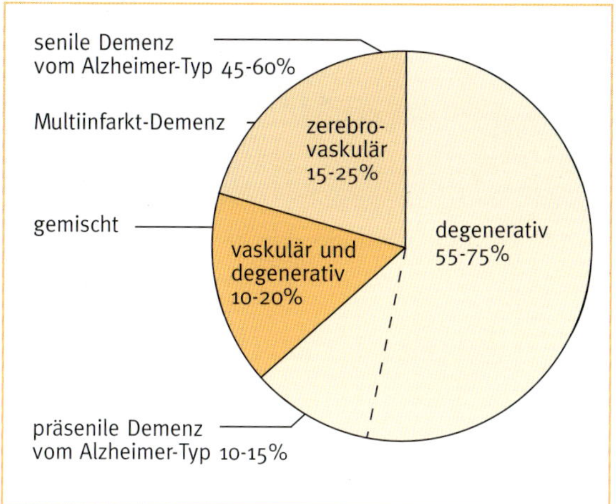

Abb. 23.2: Geschätzter prozentualer Anteil der verschiedenen Formen altersbedingter Demenz (Möller et al. 2001)

! Mit zunehmendem Durchschnittsalter der Bevölkerung wird die Zahl der Demenzkranken in Zukunft zunehmen

Ursachen: Die wichtigsten Ursachen einer Demenz lassen sich wie folgt differenzieren:

- Demenz bei Alzheimer Krankheit
- vaskuläre Demenz
- Demenz bei andernorts klassifizierten Krankheiten (u. a. Pickkrankheit)

Diagnostik: Die Diagnose erfolgt anhand der Anamnese (Fremdanamnese), des psychopathologischen Befunds, der neuropsychologischen Untersuchung und der Suche nach organischen Ursachen.
Als Screening-Untersuchungen haben sich bewährt:

- der Mini-Mental-Status-Test (MMST) bei mittelschweren und schweren Demenzen (Tab. 23.2)
- der Uhrentest
- spezielle neuropsychologische Tests bei leichten oder fraglichen Demenzen („*mild cognitive impairment*")

Der Mini-Mental-Status-Test (MMST) (vgl. Folstein et al. 1975) ist ein einfacher und aussagekräftiger, international eingeführter Test, der innerhalb von etwa 10 Minuten durchführbar ist. Er kann vom Arzt und seinen Mitarbeitern ohne lange Einarbeitungszeit vorgenommen werden (vgl. Füsgen 2001).

! Der Mini-Mental-Status-Test ist in jeder Praxis durchführbar. Die Durchführung des Tests erfordert kein spezielles psychiatrisches oder psychologisches Wissen.

Der Uhrentest kann in verschiedenen Varianten durchgeführt werden. Dabei kann die visuell-räumliche Organisation auf das abstrakte Denken geprüft werden. Als Standardtest von 2–5 Minuten Dauer gilt es, das Ziffernblatt einer Uhr zu zeichnen, alle Zahlen einzutragen und die Zeiger auf eine bestimmte Uhrzeit einzustellen. Am häufigsten wird zehn Minuten nach elf gewählt. Ivemeyer und Zerfaß (2002) verweisen auf unterschiedliche Bewertungen und Interpretationen.

Im angloamerikanischen Schrifttum werden weitere standardisierte psychometrische Verfahren zur Validierung von sprachtherapeutischen Interventionen angewendet (vgl. Tomoeda 2001):

- Arizona Battery for Communication Disorders of Dementia (ABCD)
- Scales of Adult Independence, Language and Recall (SAILR)
- Functional Linguistic Communication Inventory (FLCI)
- Severe Impairment Battery (SIB)

Symptome: Folgende neuropsychologische Störungen können feststellbar sein:

- Aphasie: besonders Wortfindungsstörungen und Echolalie, reduzierter Wortschatz
- Agnosien: Nichterkennen von Gegenständen oder Personen
- Apraxie: komplexe Handlungsabläufe sind nicht durchführbar
- Alexie: Lesestörung
- Agraphie: Schreibstörung
- Akalkulie: Rechenstörung

Während Wortschatz und Sprachverständnis bald gestört sein können, wird die Laut- und Satzebene erst relativ spät beeinträchtigt.

Stadien der Alzheimer-Krankheit (vgl. Möller et al. 2001)

Speziell auf die Alzheimer-Krankheit bezogen, lassen sich drei Stadien abgrenzen (Tab. 23.3). Dabei ist die Sprachsymptomatik eng mit Gedächtnis, Orientierung, kognitiven und nicht kognitiven Symptome sowie Motorik verknüpft.

! Die Sprach- und Sprechfunktion ist von wesentlicher Bedeutung für die Diagnostik einer Demenz. Eine eindeutige Differenzierung zwischen den verschiedenen Demenzformen ist allerdings aufgrund der verbalen Kommunikationsstörung nicht möglich. Vielmehr gelingen Rückschlüsse von den Auswirkungen einer Demenz auf die Kommunikationsfähigkeit.

Differenzialdiagnose: Es müssen normale zerebrale Altersveränderungen, eine Alzheimer-Krankheit sowie

23

Tab. 23.2 Mini-Mental-Status-Test (MMSE) (Müller et al. 2001)

		richtige Antwort = 1 Punkt	total Punkte
Orientierungsvermögen			1
1. Fragen Sie nach:	Jahr?		1
	Jahreszeit?		1
	Datum?		1
	Tag?		1
	Monat?		1
2. Fragen Sie nach:	Staat (Land)?		1
	Bundesstaat (Kanton)?		1
	Stadt bzw. Ortschaft?		1
	Spital, Altersheim?		1
	Stockwerk		1
Merkfähigkeit			
3. Nennen Sie 3 Gegenstände, 1 Sekunde pro Objekt. Der Patient soll sie wiederholen (1 Punkt für jede korrekte Antwort). Wiederholen Sie die 3 Namen, bis der Patient alle gelernt hat:			3
Aufmerksamkeit und Rechnen			
4. Beginnend mit 100, jeweils 7 subtrahieren (1 Punkt für jede korrekte Antwort; Stopp nach 5 Antworten). Andere Möglichkeit: Lassen Sie ein Wort mit 5 Buchstaben rückwärts buchstabieren.			5
Erinnerungsfähigkeit			
5. Fragen Sie nach den Namen der unter (3) genannten Gegenstände (je 1 Punkt pro richtige Antwort).			3
Sprachvermögen und Verständnis			
6. Zeigen Sie einen Bleistift und eine Uhr. Der Patient soll sie beim Zeigen benennen (je 1 Punkt pro richtige Antwort).			2
7. Lassen Sie nachsprechen „Bitte keine Wenn und Aber“.			1
8. Lassen Sie einen 3-teiligen Befehl ausführen, z. B. „Nehmen Sie das Blatt Papier, falten Sie es in der Mitte und legen Sie es auf den Boden“ (max. 3 Punkte).			3
9. Der Patient soll folgende auf einem Blatt (groß) geschriebene Aufforderung lesen und sie befolgen: „Schließen Sie die Augen“.			1
10. Lassen Sie den Patienten einen Satz eigener Wahl schreiben (mit Subjekt, Verb und Objekt; soll einen Sinn ergeben. Bei der Bewertung spielen Schreibfehler keine Rolle).			1
11. Vergrößern Sie die untenstehende Zeichnung auf 1–5 cm pro Seite und lassen Sie den Patienten sie nachzeichnen (1 Punkt, wenn alle Seiten und Winkel richtig sind und die Überschneidungen ein Viereck bilden).			1
total Punkte			30
„Schließen Sie die Augen!“			

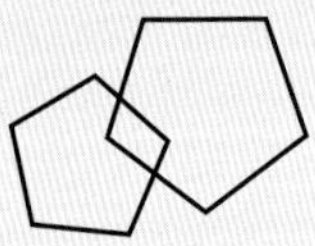

Normale ältere Personen erreichen 24 bis 30 Punkte. Bei Personen mit mindestens abgeschlossener Primärausbildung (Grund- und Hauptschulausbildung) deuten 23 oder weniger Punkte auf eine beginnende Demenz hin.

Tab. 23.3 Drei Stadien der Alzheimer-Krankheit (Möller et al. 2001)

leichte Alzheimer-Krankheit (Stadium I)	**Symptomatik**
– Gedächtnis	– schwaches Erinnerungsvermögen für kurz zurückliegende Ereignisse; das Erlernen neuer Informationen ist gestört
– Orientierung, visuell-räumliche Fähigkeiten	– gestörtes Orientierungsvermögen in fremder Umgebung; Tendenz, sich zu verirren; eingeschränkte Fähigkeit, Abbildungen zu kopieren
– Sprache	– Wortfindungsstörungen; reduzierter aktiver Wortschatz
– andere kognitive Funktionen	– eingeschränktes Urteilsvermögen
– nicht kognitive Symptome	– Gleichgültigkeit, depressive Verstimmungen, Unruhe
– Motorik	– normal
mittelschwere Alzheimer-Krankheit (Stadium II)	**Symptomatik**
– Gedächtnis	– tief greifende Störung des Kurzzeitgedächtnisses; Erinnerung an frühere Ereignisse geht verloren
– Orientierung, visuell-räumliche Fähigkeiten	– örtliche Desorientierung auch in vertrauter Umgebung; Nichterkennen der Wohnung oder der Angehörigen; Patienten gehen leicht verloren; schwache Bildverarbeitung; Apraxie
– Sprache	– zunehmende Störungen des Sprachverständnisses und des sprachlichen Ausdrucks, Wortfindungsstörungen; Wortverwechselungen, Silbenverdrehungen
– andere kognitive Funktionen	– Akalkulie (Unfähigkeit, einfache Rechnungen vorzunehmen); schwere Störungen des Urteilsvermögens
– nicht kognitive Symptome	– Unruhe, Aggressivität, Wahn, Sinnestäuschungen
– Motorik	– Unruhe und Umherwandern
schwere Alzheimer-Krankheit (Stadium III)	**Symptomatik**
– Gedächtnis und kognitive Fähigkeiten	– schwerste Störungen des Gedächtnisses und aller kognitiven Funktionen
Sprache	– charakterisiert durch Echolalie und Palilalie; Patienten können stumm werden
– persönliche Pflege	– totaler Verlust der Fähigkeit zur eigenen Pflege, Harn- und Stuhlinkontinenz können vorkommen
– Motorik	– unsicheres Stehen, wiederholtes Fallen, verminderte Mobilität, Gliederstarre, gebeugte Haltung, Schluckstörungen, zerebrale Krampfanfälle; schließlich Bettlägerigkeit

die vaskuläre Demenz neben anderen neurologisch-psychiatrischen Erkrankungen abgegrenzt werden.

Neuropsychologisch-logopädische Therapie: Das Ziel ist nicht nur, den intellektuellen Abbau zu verzögern, sondern auch die Selbstständigkeit des Patienten im Alltag möglichst lange zu erhalten. Der Verlust der kognitiven Fähigkeiten muss gebremst werden. Dazu bedarf es einer ständigen Aktivierung mentaler und auch physischer Art. Gedächtnistraining, Orientierungs- und Wahrnehmungstraining sollten ebenso zu den Alltagsaktivitäten gehören wie regelmäßige Bewegung, Physiotherapie, soziale Aktivitäten und Kontakte.

! Eine Frühdiagnose einer Demenz ist wichtig, um medikamentöse Behandlungsmöglichkeiten, neuropsychologische Therapie und Angehörigenberatung akzentuiert einzusetzen.

Zur Behandlung von Wortfindungsstörungen empfiehlt Füsgen (2001):

- tägliches Rätsellösen
- Formulierungsübungen, z. B. das Ergänzen von Wortreihen
  - Wind und ... (Wetter)
  - Kind und ... (Kegel)
  - Haus und ... (Hof)

Das Erinnern und Wiederfinden bestimmter Wörter wird durch Merksätze oder kleine Verse erleichtert, die oft aus den Anfangsbuchstaben der zu merkenden Wörter gebildet werden können (Mnemotechnik).

Bei einem Teil der Patienten kann in einem frühen Stadium durch ein gezieltes Übungsprogramm auf die verbale Kommunikationsfähigkeit Einfluss genommen werden. Dies gelingt mit einer neuropsychologischen bzw. logopädischen Therapie.

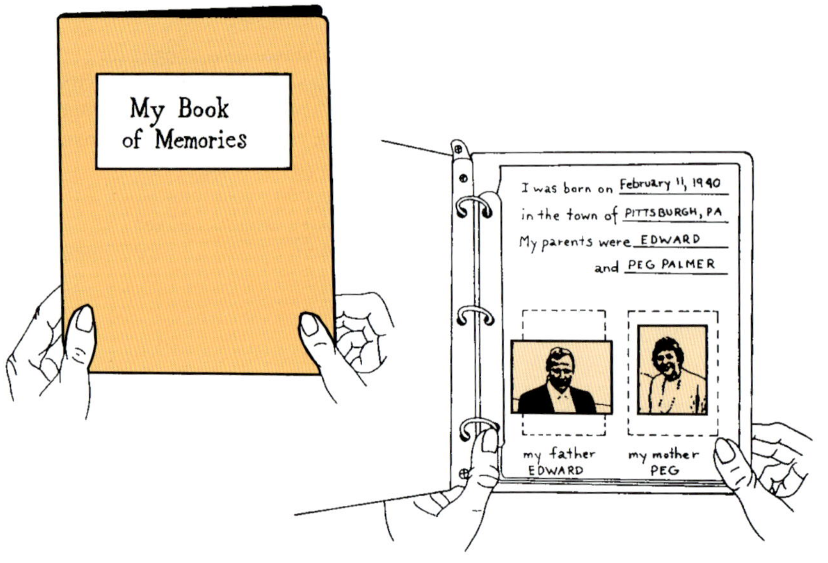
My Book of Memories
I was born on February 11, 1940
in the town of PITTSBURGH, PA
My parents were EDWARD
and PEG PALMER
my father EDWARD
my mother PEG

Abb. 23.3: Buch für Erinnerungshilfen (Bourgois 1994)

Ziel der Therapie ist es, dem Patienten unter Ausnutzung der Plastizität seines Gehirns Strategien zu vermitteln, wie er mit seinem Defizit am besten umgehen könnte, und ihm auch genügend Stimulation zu liefern (vgl. Gasser 1993). Ein Buch für Erinnerungshilfen für den täglichen Gebrauch, aber auch zum Training, ist dabei von Nutzen (Abb. 23.3).

Es werden auch ausführliche direkte und indirekte Interventionen zur Leistungsverbesserung bei Alzheimer-Patienten empfohlen (vgl. Bayles et al. 2001). Übertragen auf deutsche Verhältnisse empfiehlt Ihssen (2002) am Beispiel eines „Frühstücksklub" ein schrittweises Training der Kommunikation und im Rahmen einer logopädischen Intervention eine Validierung mit Hilfe psychometrischer Verfahren. Ein multimodales Gedächtnistraining (MMGT) empfiehlt Wolf (2002), welches kognitive und nicht-kognitive Übungen umfasst. Zeitlich parallel dazu wird eine Angehörigengruppe zur Problemlösung betreut.

! Aus psychiatrischer Sicht werden Programme zur kognitiven Aktivierung einschließlich Gedächtnistraining zurückhaltend betrachtet, da sie zu keinen Verbesserungen der kognitiven Leistungen führen. Als positiver Effekt ist jedoch die Erhöhung der Lebenszufriedenheit zu werten (vgl. Möller et al. 2001).

Die **medikamentöse Therapie** bietet Ansatzpunkte für eine begrenzte Zahl von Demenzkranken. Der erste Schritt bei der medikamentösen Behandlung der Demenz ist, eine kritische Überprüfung, inwieweit Medikamente eingenommen werden, die die kognitiven Beeinträchtigungen beeinflussen können. In einem zweiten Schritt sollten kausal behandelbare Ursachen behandelt werden.

Eine spezifische medikamentöse Demenztherapie mit Hilfe von Antidementiva wurde in letzter Zeit entwickelt. Zahlreiche Medikamente befinden sich noch in Erprobung. Genannt werden hier Azetylcholinesterasehemmer. Mit Hilfe des Mini-Mental-Status-Tests lässt sich der Therapieerfolg verfolgen.

Eine Testbatterie – die je nach Zustand des Patienten alle 3–6 Monate wiederholt werden muss – kann auf folgenden Kriterien beruhen:

- Mini-Mental-Status-Test
- Barthel-Index
- Einschätzung der subjektiven ‚Befindlichkeit'
- Beurteilung begleitender Symptome, z. B. Unruhe
- Einschätzung organisch-internistischer Begleiterkrankungen
- Überprüfung der Begleitmedikation

Aufbauend auf diesen Maßnahmen muss eine neuropsychologisch-medikamentöse Therapie entwickelt werden.

! Eine medikamentöse Therapie ohne psychometrische Verlaufskontrolle ist unvollständig.

23.5 Schizophrenie

Definition: „Die schizophrenen Psychosen gehören zur Hauptgruppe der endogenen Psychosen. Bei diesen Erkrankungen kommt es zum Auftreten charakteristischer, symptomatisch oft sehr vielgestaltiger psychopathologischer Querschnittsbilder mit Wahn, Halluzinationen, formalen Denkstörungen, Ich-Störungen, Affektstörungen und psychosomatischen Störungen. Nachweisbare körperliche Ursachen fehlen. Die neueren Klassifikationssysteme verlangen eine bestimmte Mindesterkrankungsdauer, Schizophrenieartige Bilder, die dieses Kriterium nicht erfüllen, werden als schizophrenieforme Erkrankung klassifiziert." (Möller et al. 2001, 134).

Epidemiologie: Die Prävalenz beträgt 0,5–1 %. Die jährliche Inzidenzrate liegt bei 0,05 %

Ätiopathogenese: Es wird eine multifaktorielle Genese angenommen, u. a. eine genetische Disposition, perinatale Schädigungen oder psychosoziale Faktoren.

Sprach-, Sprech- und Stimmstörungen

Veränderungen des Sprachgebildes

Sprachstörungen im engeren Sinne sind bei der Schizophrenie relativ selten. Weitaus häufiger sind Denkstörungen, die bei dem engen Zusammenhang zwischen Denken und Sprache das Sprachvermögen beeinträchtigen können. Der Sprachinhalt und damit das Sprachgebilde, d. h. die Dysphrasie, können bei Schizophrenen vollkommen unverständlich erscheinen, so dass man von einer schizophrenen Sprachverwirrtheit oder Sprachzerfahrenheit bzw. von einer Kataphasie (Schizophasie) nach Kraepelin (1923) spricht (vgl. Pfuhlmann et al. 1998).

> **!** Die Kataphasie ist eine durch formale Denkstörungen und sprachliche Auffälligkeiten gekennzeichnet Psychose des schizophrenen Formenkreises.

Die Schizophasie ist durch Verbigerationen, Neologismen und Agrammatismus gekennzeichnet, wobei die psychischen Leistungen nur geringgradig beeinträchtigt sind. In seltenen Fällen steht eine schizophrene Sprachveränderung allein oder zumindest prominent im Vordergrund der gesamten schizophrenen psychotischen Erkrankungen (vgl. Lasar, Kotterba 1993).

Die schizophrene Sprache macht den Eindruck, als sei sie das Mischergebnis zweier parallel laufender Gedankenströme, eines sachbezogenen Gedankenstroms und eines Stroms, welcher der Phantasie entspringt und vom Patient eliminiert werden kann. Vereinzelt reden chronisch Schizophrene verworren, schreiben aber geordnet. Dagegen schreiben andere verworren, reden aber geordnet. Bei manchen Schizophrenen können beide Symptome miteinander gekoppelt sein. Sie bedienen sich in ihren Äußerungen langgliedriger syntaktischer Perioden und bringen dabei, was die Konstruktion der Sätze anbelangt, sogar eine Genauigkeit zustande, die umso erstaunlicher erscheint, als die Präzisionen der gedanklichen Aussage wesentlich abfällt.

Es werden drei Forschungsansätze zur Analyse psychotischer Sprechveränderungen genannt (vgl. Hotchkiss, Harvey 1986):

1. Erkenntniserweiterung durch klinische Beobachtung und Interviews
2. aufgabenorientierte Untersuchungen Schizophrener im Gruppenvergleich
3. linguistische Analysen von Sprach- und Schreibbeispielen Erkrankter

Neuropsychologische Symptome bei klinische Beobachtung

In erster Linie sind Wortneubildungen, die als **Neologismen** bezeichnet werden, zu nennen. Diese können vereinzelt auftreten oder zu einem Wortsalat führen. Hier können die Äußerungen des Kranken völlig unverständlich sein. Manche Schizophrene neigen zu **Verbigerationen**. Hier handelt es sich um ein sinnloses mechanisches Wiederholen von Wörtern, Satzbruchstücken, Sätzen und verständlichen Sprachautomatismen ohne Bindung an eine Stimme oder kommunikative Bedeutung. Weitere Symptome sind eine **Logorrhoe** (Rededrang) und **Kontaminationen** (Wortverdrehungen). Der Rededrang kann durch ein rasendes monotones Sprechtempo charakterisiert sein, so dass dieser Rededrang auch „Robotersprechen" genannt wird. Unter **Paraphasie** wird eine verbale Kommunikationsstörung verstanden, die durch Ersetzen, Auslassen, Hinzufügen oder Umstellen einzelner Laute in einem Wort (phonematische oder literale Paraphasie) oder durch Verwechseln von Wörtern (semantische oder verbale Paraphasie) gekennzeichnet ist. Die **Manieriertheit** der Schizophrenen ist durch einen gespreizten und gezierten Redestil gekennzeichnet. Ein **Psittacismus** („Papageiensprache") beruht auf einer Nachahmung des Vogelschnatterns. Von den beschriebenen Symptomen muss die Kunstsprache, die auch als Glossolalie, Privatsprache oder Eigensprache definiert wird, abgegrenzt werden. Die **Glossolalie** ist unverständlich und wie eine Fremdsprache in sich geschlossen. Hier bestehen Lautäußerungen, die anscheinend nur für den Schizophrenen einen Sinn haben. Der Zuhörer kann den Sprachinhalt nicht erfassen. Bei den **Neophasien** (Neologie) handelt es sich um neugebildete, bedeutungshaltige Sprachen mit festem Vokabular und klarer Grammatik (vgl. Spoerri 1964). Verweigert der Schizophrene jedes Sprechen, so bezeichnet man diesen Zustand als **Aphrasie.** Der psychiatrisch Kranke hat nichts auszusagen und bemüht sich auch nicht um gestellte Fragen. Manche Schizophrene äußern sich nur ausnahmsweise mündlich.

Störungen des Denkens, der Sprache und der Kommunikation

In der klinischen Literatur über Schizophrenie werden ziemlich einheitlich Wortwiederholungen, assoziative Worteinschübe, Wortspielerein, Aufzählen von Objekten und Neologismen beschrieben. Aus dieser Sicht sind die meisten der unter Denkstörungen bei Schizophrenie erfassten Besonderheiten Störungen der Kommunikation. Psychometrische Untersuchungen können mit Hilfe der *„Scale for the assessment of thought, language and communication"* erfolgen. Dabei ist eine getrennte Beurteilung negativer und positiver Denkstörungen möglich. (vgl. Übersicht bei Rist 1995)

Veränderungen der Stimmqualitäten

Folgende Stimmsymptome und Ausdrucksformen bei Schizophrenie sind möglich (mod. nach Moses 1956):

- Der Rhythmus ist deutlicher als die Melodie.
- Die Brust- und Kopfregister werden oft getrennt benutzt. So ist manchmal für einige Tage ein isoliertes Kopfregister – was besonders für die Schizophasie gilt – zu beobachten.
- Melismen – Stimmfunktionen, die aufrichtige Willensäußerungen des Sprechers unterstreichen, um eine Reaktion des Angeredeten zu erreichen – werden nicht verwendet.
- Verminderte Nasenresonanz (funktionelles geschlossenes Näseln).
- Die Melodie ist niemals gleitend, sondern ‚springt' treppenförmig über Intervalle und zeigt dabei keine Beziehungen zum Satzinhalt.
- Manieriertheiten sind oft in schauspielerische Übertreibung verwandelt.
- Die Akzente haben keine direkten Beziehungen zum Sprachinhalt. Keineswegs entspricht der Gehalt der Sprechstimme dem Inhalt des Ausgesagten, so dass diese Symptome auch als Paraphonie bezeichnet werden können (vgl. Spoerri 1964).

Sprechtonhöhe und Sprechgeschwindigkeit

Sie werden bei schizophrenen Frauen wie folgt beschrieben:

- Die Sprechtonhöhe liegt etwas höher als bei Gesunden, es wurde jedoch keine Signifikanz ermittelt.
- Die Variabilität der Sprechtonhöhe ist bei schizophrenen Frauen deutlich ausgeprägter als bei Gesunden. Diese Beobachtungen stehen im Gegensatz zu der Auffassung, dass bei Patienten mit Schizophrenie eine monotone Sprechweise vorherrscht.
- Schizophrene lesen einzelne Sätze mit wesentlich geringerer Geschwindigkeit als gesunde Frauen. Für den gesamten Abschnitt ergeben sich allerdings keine Unterschiede, da die psychiatrisch Kranken ohne Pause von einem Satz zum anderen übergehen.
- Die beschriebenen Abweichungen bei den schizophrenen Frauen zeigen eine direkte Abhängigkeit vom Schweregrad der psychiatrischen Erkrankung.

(vgl. Saxman, Burk 1968)

Negativ-schizophrene Patienten mit charakteristischen Symptomen wie Affektarmut, Affektverflachung, emotionale Abstumpfung oder Verarmung des sprachlichen Ausdrucks unterscheiden sich bei der Stimm- und Sprachanalyse mit Computer-Systemen in Sprechweise und Klang deutlich von Gesunden, aber auch von Depressiven (vgl. Stassen 1995).

Akustische Halluzinationen

Ein typisches Symptom der Schizophrenie sind akustische Halluzinationen (Abb. 23.4) in der Art von ‚Stimmen', die die Handlungen des psychiatrisch Kranken ständig begleiten, ihnen Befehle geben oder sie beschimpfen.

> ! Schizophrene erleben Wahn und Wirklichkeit identisch.

Therapie: Bei einzelnen Schizophrenen kann eine Stimm-, Sprech- und/oder Sprachtherapie erforderlich sein. Eigene Beobachtungen bei einem 31-jährigen Schizophrenen: Bei ihm bestand seit über drei Jahren eine Aphonie, die sich prompt nach Umstellen der Kopfstimme – als einem möglichen Symptom der Schizophrenie – auf eine Bruststimme normalisierte.

23.6 Manisch-depressive Krankheit

Die endogene Psychose ist eine in unregelmäßigen Abständen auftretende psychiatrische Krankheit mit manischen oder depressiven Phasen. Die Phasen entstehen ohne erkennbares äußeres Motiv. Allerdings drückt

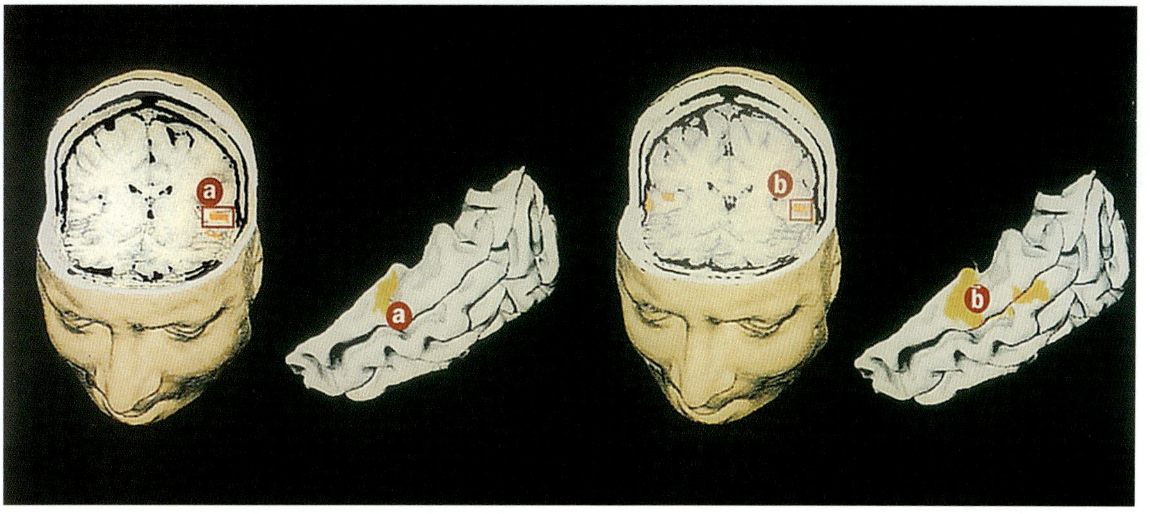

Abb. 23.4: Akustische Halluzinationen und funktionelle Kernspintomographie (fMRT) (Dierks et al. 1999). Das Gehirn kann nicht entscheiden, ob fremde Stimmen real sind oder als Halluzination im Kopf entstehen.
a. Während einer Halluzination: Primäre Hörrinde (rot) ist aktiv, obwohl keine Laute von außen ans Ohr dringen
b. Reale Stimme: Die gleichen Bereiche sind aktiv, wenn akustische Signale von außen an das Ohr gelangen

sich in der lebhaften Sprache des Manischen seine euphorische Erregung, in der langsamen und leisen Sprache des Melancholischen die depressive Hemmung aus. Die manisch-depressiven Krankheitsbilder sind durch eine wesentliche Beeinträchtigung der Stimmqualitäten gekennzeichnet.

Manie

Der ideenflüchtige Manische kann fortwährend den Faden verlieren und verbindet die Worte im oberflächlichen Zusammenhang miteinander. Den dranghaft Redenden ist das „Was" des Gesagten unwichtig im Vergleich mit dem bloßen „Dass" des Sprechens (vgl. Kainz 1960). Dabei kommt es zu dramatischen manischen Steigerungen. Hier ist der Sprachantrieb größer als der Einfallsreichtum. Man kann auch von einer Sprachschablone sprechen (vgl. Spoerri 1964).

Die rhythmischen Qualitäten der **Stimme** werden durch gesteigerte Affektkomponenten verändert und kommen in der Sprechstimme durch eine gesteigerte Dynamik zum Ausdruck. Die an- und abschwellende Lautstärke wird vom Kranken als effektsteigerndes Mittel verwendet. Die Stimmqualitäten beim manischen Zustand können wie folgt beschrieben werden (Moses 1956): „Es treten völlig unkontrollierte Intensitäten als ausgeprägte dynamische Akzente auf. Diese sind oft von einem rasenden Tempo begleitet. Die Melodie gleitet durch die Tonhöhen, so dass die Intervalle niemals sprunghaft werden. Die Akzente sind musikalischer Natur, während der dynamische Akzentcharakter weniger hervortritt."

Depression

Bei endogener Depression ist die Sprachstörung zumindest während einer Zeit der Krankheit, häufig im Beginn, das führende Symptom (vgl. Lemke 1957). Die Sprache des Depressiven klingt jammernd, wimmernd, schluchzend, seufzend, zögernd, gedrückt, ängstlich, klagend, verlangsamt, leise und tonlos. Die Sprachdynamik ist herabgesetzt. Außerdem können Depressive wertkarg und still sein. Der Mund wird nur wenig zum Sprechen geöffnet. Die Patienten verfallen auch in eine Stummheit oder in einen Stupor. Mitunter kommt es infolge Angst und Beklemmung zu eigenartigen Sprechabläufen, etwa zu einer Art von silbenweisem Skandieren durch häufig eingeschobene Inspirationen (vgl. Kainz 1960).

Die depressiv klingende Stimme wird oft als monoton beschrieben. Das typische Merkmal ist aber nicht die Monotonie, sondern die regelmäßige Wiederholung derselben abwärts gleitenden Intervalle. Demzufolge ist die Monotonie durch melodische Abläufe, die sich in gleicher Weise wiederholen, zu erklären (vgl. Zwirner 1930).

Elektroakustische Untersuchungen (Spektralanalyse)

Kranke mit einer manisch-depressiven Krankheit können in ihrer Umgangssprache vollkommen unauffällig erscheinen. Entscheidend ist, ob die markanten Stimm- und Sprachsymptome bei unbehandelter endogener Psychose oder bei Gaben von Medikamenten beurteilt werden. In der manischen Phase besteht eine Überbetonung der dynamischen und melodischen Akzente, bei der depressiven Phase dagegen eine Dämpfung aller Sprachakzente (vgl. Hanson 1991). Die elektroakustischen Analysen ergeben in der manischen Phase eine bewegte Meloskurve, dagegen in der depressiven Phase eine abgeflachte Meloskurve. Nach Gaben von Antidepressiva normalisiert sich die Stimmfunktion des depressiv Kranken (vgl. Darby et al. 1984).

Mit Hilfe von Stimm- und Sprachanalysen (auf der Basis von Computersystemen) des Sprechverhaltens und der Klangfarbe der Stimme gelingt es bei zwei Drittel der depressiven Patienten eine Besserung zu dokumentieren, in drei Viertel eine Abgrenzung zwischen depressiv und gesund zu erkennen und zuverlässig zwischen leichten und schweren Fällen einzuschätzen (vgl. Stassen 1995).

Behandlung

Grundlage der Therapie der endogenen manisch-depressiven Krankheit ist die psychiatrische Behandlung.

Literatur

Bahr, R.: Mutismus. L.O.G.O.S Interdisziplinär 4 (1996) 1, 4-14

Bayles, K.A.: Alzheimer's disease: guidelines for providing optimal care. Seminars in Speech and Language 22 (2001) 4

Bourgeois, M.S.: Teaching caregivers to use memory aids with patients with dementia. Seminars in Speech and Language 15 (1994) 4, 291-305

Braun-Scharm, H.: Kinder- und jugendpsychiatrische Erkrankungen einschließlich Oligophrenie.. In: Psychiatrie und Psychotherapie. 2.Aufl. Thieme, Stuttgart 2001

Darby, J. K., N. Simmons, P. A. Berger: Speech and voice parameters of depression: A pilot study. J. of Communication Disorders 17 (1984) 75-85.

Dierks, Th. et al.: Activation of heschl's gyrus during auditory hallucinations. Neuron 22 (1999) 615-621

Folstein, M.F. et al.: „Mini mental state". A practical method for grading the cognitive state of patients for the clinican. J. Psychiatr Res 12 (1975) 189-198

Füsgen, I.: Demenz. Praktischer Umgang mit Hirnleistungsstörungen. 4. Aufl. Urban und Vogel, München 2001

Gasser, M.: Abbau der sprachlichen Kommunikation bei altersbedingter Demenz. ORL 16. Aktuelle Probleme der Otorhinolaryngologie. Huber, Bern 1993. S.98-103

Hanson, J.: Stimm- und Sprachsymptome bei Psychosen. In: Die Krankheit der Stimme – die Stimme der Krankheit. Hrsg. v. H. Gundermann. Fischer, Stuttgart 1991. S. 65-70

Hartmann, B.: Mutismus. 4. Aufl. Edition Marhold, Berlin 1997

Hartmann, B.: Mutismus. Diagnostik und Evaluation im Spannungsfeld nosographischer Modifikationen. Die Sprachheilarbeit 47 (2002) 5, 212–218

Hotchkiss, A., Harvey, P. D.: Linguistics analyses of speech disorders in psychosis. Clin. Psychol. Rev. 9 (1986), 155–175

Howlin, P., Asgharian, A.: Thew diagnosis of autism and Asperger syndrome: findings from a survey of 770 families. Dev Med Child Neurol 41 (1999) 834-839

Huber, W., Poeck, K., Weniger, D.: Aphasie. In: Klinische Neuropsychologie. W. Hartje, K. Poeck. 5. Aufl. Thieme, Stuttgart/ New York 2002

Ihssen, W.B.: Der Frühstücksclub. Ein Beispiel logopädischer Intervention bei Menschen mit Alzheimer-Demenz. L.O.G.O.S. Interdisziplinär 10 (2002) 3, 210-214

Ivemeyer, D. Zerfaß, R.: Demenztests in der Praxis. Urban & Fischer, München/Jena 2002

Kainz, F.: Die Sprache der Geisteskranken und Geistesschwachen. In: Psychologie der Sprache, 2. Bd. Enke, Stuttgart 1960.

Kraeplin, E., Lange J.,: Psychiatrie. Bd. 3 Klinische Psychiatrie, 8. Aufl. Barth, Leipzig 1923

Künzel, H., A. Braun, Ul. Eysholdt: Einfluß von Alkohol auf Sprache und Stimme. Kriminalstatistik Verlag, Heidelberg 1992

Lasar, M:, Kotterba, S.: Schizophrene Sprachveränderungen und Aphasie. Sprache – Stimme – Gehör 17 (1993). 108–113

Leitlinien der Deutschen Gesellschaft für Kinder- und Jugendpsychiatrie und -psychotherapie 1999

Lemke, R.: Die Sprache bei depressiver Verstimmung. Psychiat. Neurol. med. Psychol. 9 (1957) 105-114.

MacGregor, R., Pullar, A., Cundall, D.: Silent at school-elective mutism and abuse. Arch. of Disease in Childhood 70 (1994) 540-541

Möller, H.-J., Laux, G., Deister, A.: Psychiatrie und Psychotherapie. 2. Aufl. Thieme, Stuttgart 2001

Moses, P.: Die Stimme der Neurose. Thieme, Stuttgart, 1956.

Pfuhlmann, B. et al.: Die Kataphasie: eine durch formale Denkstörungen und sprachliche Auffälligkeiten gekennzeichnet Psychose des schizophrenen Formenkreises. Nervenarzt 69 (1998) 257-263

Piven, J. et al.: An MRI study of autism: the cerebellum revisited. Neurology 49 (1997) 546-551

Poeck, K, Hacke, W.: Neurologie. 11. Aufl. Springer, Berlin, Heidelberg 2001

Remschmidt, H.: Autismus. Erscheinungsformen, Ursachen, Hilfen. 2. Aufl. Verlag C. H. Beck, 2002

Remschmidt, H., Quaschner, K., Wehmeier, P.M.: Kinder- und Jugendpsychiatrie. In: Pädiatrie. 2. Aufl. F. C. Sitzmann (Hrsg.) Stuttgart 2002

Rist, F.: Psychologische Beiträge zum Verständnis schizophrener Störungen. In: Was ist Schizophrenie? H. Häfner (Hrsg.). Fischer, Stuttgart 1995, S. 147–170

Saxman, J.H., Burk, K. W.: Speaking fundamental frequency and rate characteristics of adult female schizophrenics. J. Speech Res. 11 (1968), 194–203

Spoerri, Th.: Sprachphänomene und Psychos. Karger, Basel 1964.

Stassen, H. H.: Affekt und Sprache. Stimm- und Sprachanalysen bei Gesunden, depressiven und schizophrenen Patienten. Springer, Berlin 1995.

Tomoeda, Ch. K.: Comprehensive assessment for dementia: A necessrity for differential diagnosis and management. In: Seminars in Speech and Language 22 (2001) 4,275-289

Wirth, G.: Sprachstörungen. Sprechstörungen. Kindliche Hörstörungen. 5. Aufl. Deutscher Ärzte Verlag, Köln 2000

Wolf, R.: Multimodales Gruppentraining – Berufsübergreifende Intervention bei Demenzerkrankungen. 31. Jahreskongress des dbl. 6.-8.Juni 2002. Lübeck.

Zwirner, E.: Beitrag zur Sprache der Depression. J. Psychol. Neurol. 41 (1930) 43-49.

Molekulargenetik und Kommunikationsstörungen

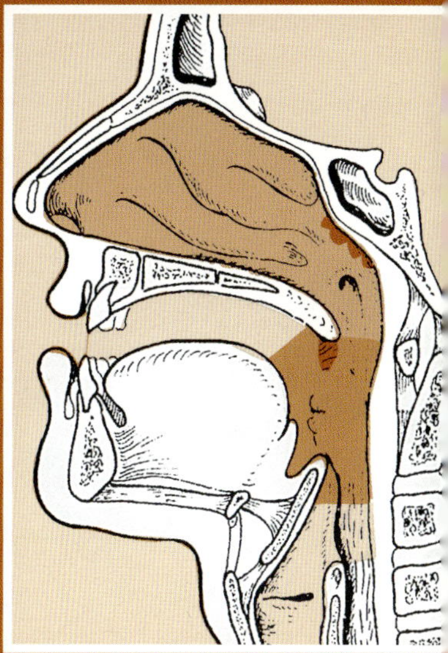

24 Molekulargenetik bei Kommunikationsstörungen

Inhaltsübersicht

24.1 Einleitung

Die Gesamtheit des genetischen Materials einer Zelle oder des Organismus wird als **Genom** bezeichnet. Dazu gehören nicht nur die Gene selbst, sondern auch Bereiche auf dem Erbmolekül DNS (Desoxyribonukleinsäure, engl. Abkürzung DNA). Das Genom des Menschen ist zu etwa 99,99 % entschlüsselt. Es besteht nicht nur aus jenem DNS-Faden, der auf den Chromosomen im Zellkern ‚aufgeknäult' ist. Auch andere Bestandteile der Körperzelle besitzen eigene Erbmoleküle, z. B. die Mitochondrien. Die Informationen der Gene werden durch die Abfolge ihrer vier mit A, C, G und T abgekürzten Bausteine bestimmt. Jede Informationseinheit wird als Gen bezeichnet.

Auf keinem Gebiet der Biomedizin wurden in den letzten Jahren so revolutionäre Entdeckungen gemacht wie in der Molekulargenetik. Im Februar 2001 stellten zwei konkurrierende Teams – die *„Human Genome Organisation"* (HUGO) und die US-Firma *„Celera"* – ihre jeweiligen Arbeitsversionen des menschlichen Genoms in den Zeitschriften *Nature* (*International human genome sequencing consortium*, 2001) und *Science* (Venter et al. 2001) vor und waren unabhängig voneinander auf 30 000–40 000 Gene gekommen.

Die Aufklärung der genetischen Grundlagen zahlreicher Kommunikationsstörungen hat der Diagnostik völlig neue Möglichkeiten eröffnet. Dadurch ergeben sich z. T. auch neue Ansätze für die Prävention und Therapie. Ein Fernziel der menschlichen Genomforschung ist es, die Ursachen von Erbkrankheiten zu finden und so eine Heilung zu ermöglichen.

> **!** Im Jahr 2001 wurde die Genkarte des Humangenoms – von der etwa 95 % sequenziert ist – als Meilenstein in der Molekulargenetik publiziert. Genomforscher aus sechs Ländern haben 2003 das menschliche Erbgut zu 99,99 % entziffert.

Definitionen

Zuerst sollen einige Definitionen über wichtige Begriffe genannt werden, da diese oft Anlass für Missverständnisse geben.

Allel: Bestimmte Ausprägung einer variablen DNA-Sequenz im Genom. Synonym zu Allel werden auch die Begriffe „Variante" oder „Sequenzvariante" gebraucht.

Autosomal-dominante Vererbung: Eine Mutation ist ausreichend, um eine Hör- oder Sprachstörung auszulösen. Daher ist auch der Elternteil krank, der das Gen weitervererbt hat.

Autosomal-rezessive Vererbung: Das mütterliche und das vaterliche Gen müssen beide die Mutation tragen, damit die Hör- oder Sprachstörung entsteht. Die Eltern können daher auch normalhörende bzw. -sprechende Mutationsträger sein.

Chromosom: Speicherplatz für die DNA-Moleküle in der Zelle.

Deformität: Die Störung findet in utero statt, z. B. bei Mangel an Fruchtwasser, Myom-Erkrankung.

DNA: Desoxyribonukleinsäure

Disruption: Normale Anlage des Kindes, allerdings hat eine exogene Schädigung stattgefunden, z. B. durch Alkohol-Missbrauch oder durch medikamentöse Einwirkung.

Dysplasie: Fehlbildungen oder Fehlentwicklungen eines Gewebes oder eines Organs aus pathohistologischer Sicht mit unzureichender Differenzierung.

Dysmorphie: Veränderungen des Gewebes in der Form, z. B. des Larynxskeletts, der Ohrmuschel oder bei Akromegalie.

Fehlbildung: Der gesamte Körper ist betroffen.

Gen: Abschnitt der DNS (Desoxyribonukleinsäure, engl. DNA, *deoxyribonucleic acid*), der die Information für ein Eiweiß (Protein) enthält.

Genetischer Lokus: Position im Genom, an der eine bestimmte genetische Sequenz bzw. eine bestimmte genetische Information lokalisiert ist.

Mutation: Erbliche Veränderung der Reihenfolge der DNA-Bausteine bei einem Individuum. Sie führt zu einer Veränderung oder dem Fehlen des Eiweißes (Protein).

Syndrom: Symptomenkomplex (phänotypisch), dessen Ursache bekannt ist. Dagegen ist die Pathogenese unbekannt, z. B. Down-Syndrom.

Sequenz: Symptomenkomplex (phänotypisch), dessen Pathogenese bekannt ist. Dagegen ist die Ursache unbekannt oder heterogen.

Human Genom

Chromosom

Über drei Milliarden Bausteine der Basen A, G, C und T sind auf 23 Chromosomenpaare verteilt. Die daraus entstehende „genetische Sprache" mit vier Buchstaben bedingt die Diversität des Menschen. Jedes Genom mit 30.000–40.000 Genen ist eine Art Bauplan. Es enthält die Anleitung dafür, wie aus einer befruchteten Eizelle ein Mensch entsteht. Beim Menschen sind diese Informationen auf 46 Chromosomen gespeichert, zwei davon sind sog. Gonosomen. Ein menschlicher Zellkern enthält normalerweise 46 Chromosome, von denen jeweils 23 von der Mutter und vom Vater stammen. Auf den Chromosomen sind die Erbanlagen (Gene) linear angeordnet. Die Chromosomen sind in der befruchteten Eizelle, der Zygote, und in allen Körperzellen doppelt vorhanden (diploider Chromosomensatz). Eine Ausnahme bilden die Geschlechtschromosomen des heterogametischen Geschlechts, beim Menschen das männliche Geschlecht.

Die Anzahl der Chromosomen ist ein artspezifisches Merkmal. Der Mensch besitzt – wie bereits erwähnt – 23 Chromosomenpaare (homologe Chromosomen), also im diploiden Satz 46 Chromosomen. Neben 22 Paaren von **Autosomen**, sind als **Gonosomen** (Geschlechtschromosomen) das relativ große X und das Y-Chromosom vorhanden (XY = männlich, XX = weiblich).

Desoxyribonukleinsäure (DNA)

Die Chromosomen bestehen hauptsächlich aus Desoxyribonukleinsäure und Histonen. Dieser Hauptbestandteil der Chromosomen ist ein langes, fadenförmiges Molekül. Würde man alle DNS-Fäden einer Zelle aneinander legen, ergäbe sich eine etwa zwei Meter lange Kette. Sie passt nur deshalb in die Zelle hinein, weil sie – ähnlich wie der Faden eines Wollknäuels – Platz sparend aufgewickelt ist. Auf der DNS befinden sich die Gene, Abschnitte, die den Bauplan für Eiweißstoffe enthalten.

Genetische Analyse

Voraussetzungen zum Einsatz molekulargenetischer Verfahren:

- Stammbaum
- Anamnese
- minutiöse klinische Diagnostik von Kopf bis Fuß
- Blutentnahme (10ml EDTA-Blut, ggf. zusätzlich 10ml Heparin-Blut)
- Einverständniserklärung des Patienten oder Erziehungsberechtigten
- Lagerung des Blutes oder der extrahierten DNA
- ggf. Datenbank-Recherche
- ggf. Datensammlung
- ggf. bioinformatische Analyse

(vgl. Gross 2002)

Am Beginn einer genetischen Analyse steht die Erhebung des Stammbaums. Dabei muss bei jedem Patienten mit Verdacht auf eine genetisch bedingte Erkrankung eine sich über mehrere Generationen erstreckende Stammbaumanalyse erfolgen. Die Aufzeichnung erfolgt mit einer festgelegten Symbolik (Abb. 24.1).

24.2 Hörstörungen

Molekulargenetische Verfahren erlauben eine differenzierte Betrachtung pathophysiologischer Zusammenhänge von sensorineuralen Hörstörungen. Hörstörungen können genetisch bedingt oder erworben sein. Auf der Grundlage der Datensätze des „Deutschen Zentralregisters für kindliche Hörstörungen" (Berlin) hat sich gezeigt, dass in Deutschland 36 % aller permanenten Hörstörungen genetisch bedingt und 18 % vermutlich erworben sind. Der Anteil mit unklarer Ätiologie beträgt 46 %. Etwa 5 % der genetisch bedingten Hörstörungen zeigen sich erst im Kindes- oder Jugendalter, obwohl die Entwicklung bereits in einer sehr frühen Embryonalphase determiniert ist (vgl. Gross et al. 2001).

Wir können bei den monogenetisch bedingten Formen der Hörstörungen unterscheiden zwischen:

- autosomal-rezessiven
- autosomal-dominanten
- chromosomalen
- mitochondralen

Abb. 24.1: Bedeutung der Symbole zur Erstellung eines genetischen Stammbaums (Scholz 2002, 43)

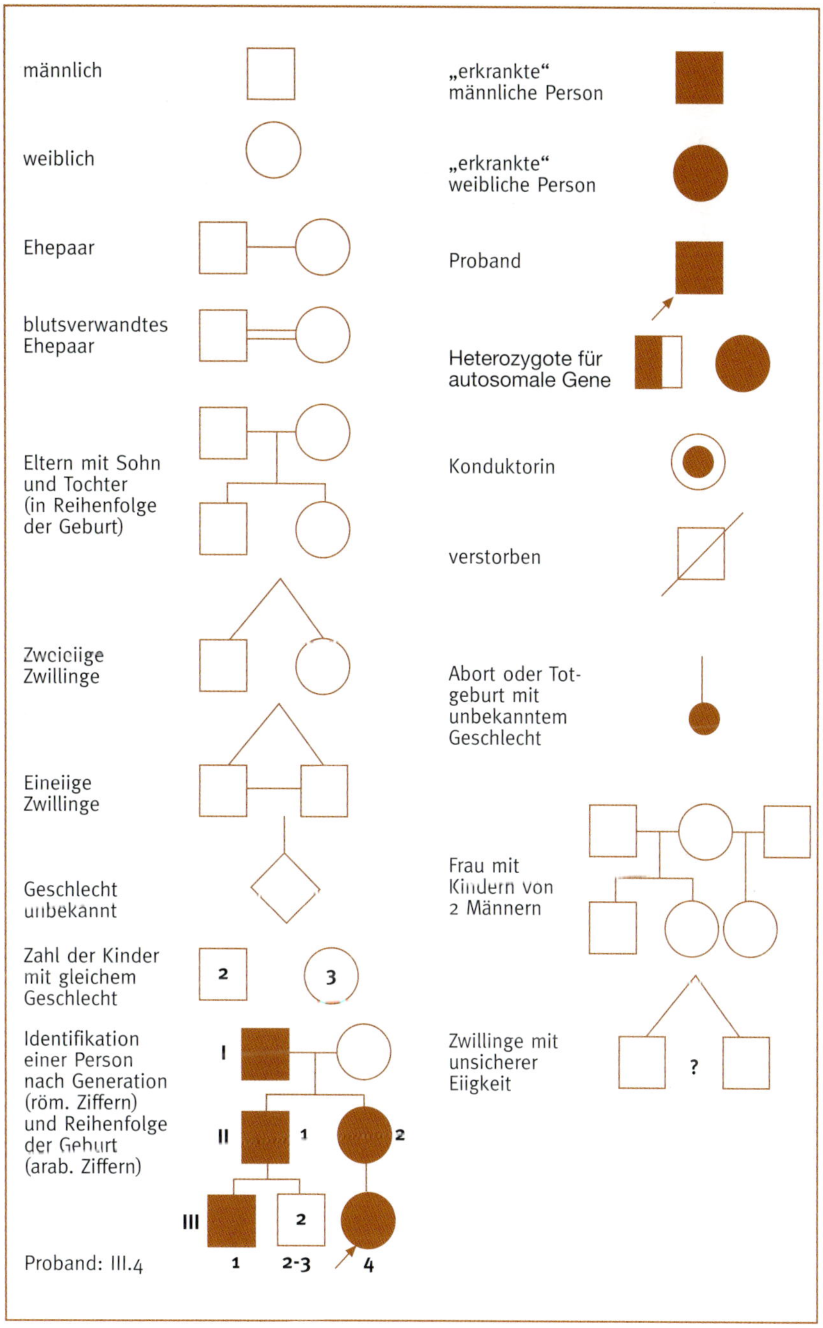

Non-syndromale und syndromale Hörstörungen

Die genetisch bedingten sensorineuralen Hörstörungen lassen sich klinisch in non-syndromale und syndromale Hörstörungen einteilen.

Häufigkeit: International werden folgende epidemiologische Daten beschrieben:

- non-syndromal: ca 70 %
- syndromal: ca. 30 %

(vgl. Lalwani, Castelein 1999)

- non-syndromal: 70 – 75 %
- syndromal 25 – 30 %

(vgl. Engel, Laccone 1999)

Die non-syndromalen Hörstörungen werden wie folgt vererbt:

- ca. 85 % autosomal-rezessiv
- ca. 13 – 15 % autosomal dominant
- ca. 1 – 3 % X-chromosomal

(vgl. Engel, Lacone 1999)

24

Tab. 24.1: Identifizierte Gene bei non-syndromaler Hörstörung (Gross et al. 2001, mod. nach Steel et al. 2001), non-syndromale Genorte (Vererbungsmodus: *DFNA* autosomal dominant, DFNB autosomal rezessive, *DFNx*-gebunden)

Moleküle	Gen	Genort	Proteintyp
Connexin26	GJB2	DFNB1, DFNA3	Ionenkanalkomponente
Connexin31	GJB3	DFNA2+und rezessive Form	Ionenkanalkomponente
Connexin30	GJB6	DFNA3	Ionenkanalkomponente
KCNQ4	KCNQ4	DFNA2	Ionenkanalkomponente
Pendrin	ODS	DFNB4+Pendred	Ionentransporter
Myosin7A	MYO7A	DFNB2, DFNA11+Usher	Myosine
Myosin15	MYO15	DFNB3	Myosine
Myosin9	MYH9	DFNA17	Myosine
Diaphanous	HDA1	DFNA1	zytoskelettales Protein
POU3F4	POU3F4X-gebunden	DFN3	Transkriptionsfaktor
POU4F3	POU4F3	DFNA15	Transkriptionsfaktor
α-Tectorin	TECTA	DFNNB21, DFNA8/12	extrazelluläre Matrix
Coch	COCH	DFNA9	extrazelluläre Matrix
Kollagen11A2	COL11A2	DFNA13+Osmed	extrazelluläre Matrix
Otoferin	OTOF	DFNB9	Synapsenkomponente
DFNAS	DFNAS	DFNAS	unbekannt
TMPRSS3	TMPRSS3	DFNB10	Serinprotease
Claudin14	CLDN14	DFNB29	Claudin
Otocadherin	CDH23	DFNB12	Cadherin

Mitochondrale Hörstörungen

Mitochondrale Zytopathien sind Krankheiten, die im Zusammenhang mit einer defekten mitochondralen DNA stehen. Dabei handelt es sich um eine heterogene Gruppe von Krankheitsbildern, die sich in unterschiedlichen Syndromen äußern.

Identifizierte Hörstörungsgene

Es werden zwischen 100–150 Gene vermutet, deren Genprodukte im Innenohr und am eigentlichen Hörvorgang eine entscheidende Rolle spielen (vgl. Pfister, Stand 2002).

Eine internationale Kodierung hat sich für die unterschiedlichen Genorte der zahlreichen non-syndromalen Hörstörungen etabliert:

- DFN (für *deafness*): Es handelt sich um einen Hörstörungsgenort
- DFNA: autosomal-dominant
- DFNB: autosomal-rezessiv
- DFN: X-chromosomal gebunden

Eine zusätzlich angefügte arabische Ziffer mit Hilfe dieser internationalen Kodierung verweist auf die chronologische Reihenfolge der Entdeckung.

Routinediagnostik angeborener Hörstörungen mit Verdacht auf genetische Ursache

Eine Anamnese und gründliche klinische Untersuchung von Kopf bis Fuß ist unumgänglich. Zusätzlich sind eine Stammbaumaufzeichnung und Hörprüfung der nächsten Verwandten sowie Laboruntersuchungen erforderlich (vgl. Gross et al. 2002).

Molekulargenetische Diagnostik bei Hörstörungen:

- vom Patienten 10 ml EDTA-Blut (bzw. 5ml beim Kleinkind) zur DNA-Extraktion
- Anamnese
- Phänotypusbeschreibung
- Stammbaum
- Audiogramm
- unterschriebene Einverständniserklärung für genetische Diagnostik

Bei Verdacht auf eine genetisch bedingte (familiäre) Hörstörung im Kindes- und Erwachsenenalter sollte man:

- zuerst einen Stammbaum skizzieren; dieser sollte nach Möglichkeit mindestens drei Generationen erfassen
- einen Fragebogen zur Diagnostik ausfüllen
- eine molekulargenetische Diagnostik (DNA-Analyse) durchführen; dazu ist eine Blutabnahme erforderlich

Tab. 24.2: Identifizierte Gene, die an der Entstehung syndromaler Hörstörungen beteiligt sind (Auswahl, Gross et al. 2001, mod. nach Steel et al. 2001 [90])

Moleküle	Gen	Zusätzlich betroffene Strukturen	Syndrom	Proteintyp
Connexin32	GJB1	periphere Nerven	Charcot-Marie-Tooth	Ionenkanalkomponente
ATP6B1	ATP6B1	renale tubuläre Azidose	renale Azidose mit Hörstörung	Ionenpumpe
Pendrin	PDS	Schilddrüse	Pendred	Ionentransporter
KvLQT1	KCNQ1	Herz	Jervell-Lange-Nielsen	Ionenkanalkomponente
IsK	KCNE1	Herz	Jervell-Lange-Nielsen	Ionenkanalkomponente
Myosin7A	MYO7A	Retina	Usher 1B	Myosine
EYA1	EYA1	Niere, Kiefer	Branchio-Oto-Renales	Transkriptionsfaktor
PAX3	PAX3	Pigmentierung	Waardenburg Typ I	Transkriptionsfaktor
MIFT	MIFT	Pigmentierung	Waardenburg Typ II	Transkriptionsfaktor
SOX10	SOX10	Pigmentierung, Darm	Waardenburg Typ IV	Transkriptionsfaktor
EDNRB	EDNRB	Pigmentierung, Darm	Waardenburg Typ IV	Rezeptor
EDN3	EDN3	Pigmentierung, Darm	Waardenburg Typ IV	Ligand
FGFR3	FGFR3	Schädel	Kraniosynostose mit Hörstörung	Rezeptor
Teracle	TCOF1	Schädel und Kiefer	Treacher-Collins	Transportprotein
Norrin	Norrin	Auge, Gehirn	Norrie	extrazelluläre Matrix
Kollagens 4	COL4A3/4/5	Niere	Alport	extrazelluläre Matrix
Kollagen 2	COL2A1	Auge, Gelenke, Gaumen	Stickler	extrazelluläre Matrix
Kollagen 11	COL11A1/2	Skelett	Osmed, Stickler	extrazelluläre Matrix
USH2A	USH2A	Retina	Usher2A	extrazelluläre Matrix
Harmonin	USH1C	Retina	Usher 1C	PDZ-haltiges Protein
Otocadherin	CDH23	Retina	Usher 1D	Cadherin
DDP	TIMM8A	Muskel	DFN1	mitochondriales Protein

Connexin-26-Mutationen

Mutationen im Connexin26-Gen (CX 26) aus der *gap junction protein* Familie sind die häufigste Ursache monosymptomatischer sensorineuraler Hörstörungen im Kindesalter. Connexine sind Proteine, die sog. „*gap-junctions*" bilden. Dabei handelt es sich um Membrankanäle zwischen zwei angrenzenden Zellen, die dem schnellen Transport von kleinen Molekülen dienen. Das Connexin26-Gen ist aus differenzialdiagnostischer Sicht das am besten untersuchte Gen bei nicht-syndromalen Hörstörungen.

Aus der Vielzahl der bisherigen Untersuchungsergebnisse lässt sich folgendes zusammenfassen: Es hat sich herausgestellt, dass Mutationen im GJB2-Gen (Connexin26) gehäuft die 35delG Mutation für einen wesentlichen Anteil der autosomal-rezessiv vererbten kindlichen Hörstörungen verantwortlich sind. Diese genetisch bedingte nicht-syndromale sensorineurale Hörstörung im Kindes- und Erwachsenenalter mit prälingualer Manifestation tritt sehr häufig auf. Deshalb wird mit Hilfe einer DNA-Analyse bei Verdacht auf eine autosomal-rezessive Hörstörung nach einer Connexin26-Mutation gesucht. Im Bedarfsfall wird die Diagnostik nach weiteren Genorten angeschlossen.

Prävalenz: Es sollen bewusst nur Prävalenzen anhand der deutschsprachigen Bevölkerungsgruppen genannt werden, da die Prävalenzen von GJB2-Mutationen bei prälingualer Hörstörung weltweit zwischen 0 % und 39,8 % schwanken (vgl. Pampanos et al. 2002).

Lange et al. (2001) fanden unter 15 Patienten mit hereditärer beidseitiger Hörstörung vier Patienten mit einer 35delG-Mutation, Roskos et al. (2001) bei 54 Kindern eine Gesamt-Prävalenz von 15,74 % sowie Hahn et al. (2002) unter 74 Kindern neun mit einer 35delG-Mutation. Ca.10 % der bei Geburt vorliegenden mittel- bis hochgradigen Schwerhörigkeiten sind auf einen GJB2-Gendefekt (Connexin26) zurückzuführen (vgl. Kupka et al. 2002). Zoll et al. (2002) beschreiben eine Prävalenz von 16,7 %.

Die klinischen Kriterien und Indikationen für einen Connexin26 Test:

- Ausschluss einer erworbenen Schwerhörigkeit
- rezessiver Vererbungsmodus
- nicht-syndromale Schwerhörigkeit
- von Geburt an bestehende Hörstörung
- mittel- bis hochgradige Schwerhörigkeit

(vgl. Pfister 2001)

> **!** Grundsätzlich sollte im Kleinkindalter bei Verdacht auf Connexin26 (CX26) ein molekulargenetisches Screeningverfahren stattfinden.

Hörstörungen bei mitochondralen Zytopathien

Diese sind Ursache von unterschiedlichen, seltenen neurologischen Syndromen. Von 28 Kindern konnte bei 11 (39 %) – u. a. betroffen durch das Kearns-Sayre-Syndrom – von Zwirner und Wilichowski (1999) eine sensorineurale Hörstörung nachgewiesen werden.

Aminoglykosid-Hypersensitivität

In der Regel reichen Mutationen im mitochondralen Genom für die Ausbildung einer Hörstörung nicht aus. Es müssen zusätzliche genetische oder Umweltfaktoren hinzukommen.

Dabei spielt z. B. die Aminoglykosid-Hypersensitivität bei Gabe von Aminoglykosiden eine Rolle. Bei ototoxischen Schädigungen – bzw. bei Hörverlust nach Aminoglykosid-Gabe trotz kontrolliertem Serum-Spiegel – muss an diesen genetischen Zusammenhang gedacht werden. Im Prinzip ist es möglich, eine erhöhte Empfindlichkeit gegenüber bestimmten Antibiotika (Aminoglykoside) mit Hilfe genetischer Tests nachzuweisen. Durch den Einsatz alternativer Antibiotika kann eine Hörschädigung vermieden werden.

> **!** Eine Indikation zur DNA-Diagnostik besteht u. a. bei Innenohrschwerhörigkeit und zusätzlicher familiärer Nierenerkrankung oder Aminoglykosid-Hypersensitivität.

24.3 Sprach- und Sprechstörungen

Sprach- und Sprechstörungen, z. B. spezifische Sprachentwicklungsstörungen und Stottern, können genetisch bedingt sein. Zwillingsstudien sind von grundsätzlicher Bedeutung bei der Unterscheidung von genetischen Verknüpfungen und Umgebungseinflüssen.

> **!** Während bei Hörstörungen unsere Kenntnisse über die molekulargenetischen Zusammenhänge weit fortgeschritten sind, ist dies bei Sprach- und Sprechstörungen noch nicht der Fall.

Spezifische Sprachentwicklungsstörungen

Obwohl spezifische Sprachentwicklungsstörungen familiär ausgelöst werden, lassen die Stammbäume nicht immer eindeutige Zusammenhänge erkennen (vgl. Kap. 6.2.2). Als Beispiel werden allerdings auch Stammbäume von Familien beschrieben, die mindestens über drei Generationen familiäre Ursachen einer spezifischen Sprachentwicklungsstörung erkennen lassen. Dazu zwei Beispiele:

- Zum einen die Verteilung von Lateralität, Sprachschwäche und Musikalität über drei Generationen von Jackson (1970).
- Zum anderen ist die „KE-Family" zu nennen, wo anhand eines Stammbaums eine spezifische Sprachent-

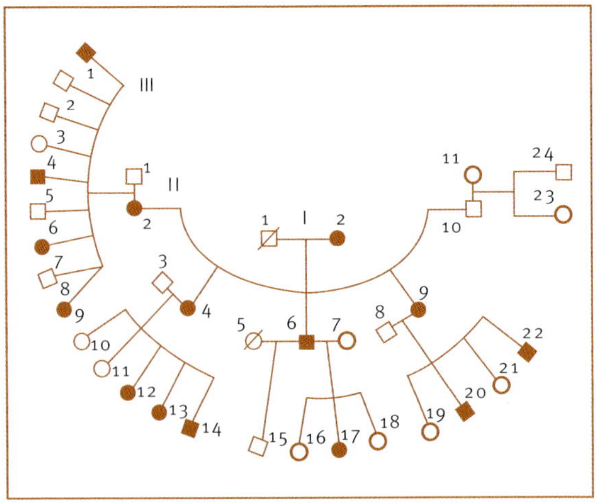

Abb. 24.2: Stammbaum der „KE-family". Die romanischen Nummern verweisen auf die Generationen und die arabische Nummerierung auf die Mitglieder-Stammbaum-Nummern innerhalb einer Generation. Betroffene Mitglieder mit schwarzen Symbolen, nicht betroffene Mitglieder mit leeren Symbolen. Frauen: Kreis. Männer: Vierecke. Verstorbene: /. Zwillinge: ^ (Vargha-Khadem et al.1998)

Tab. 24.3: Aufstellung von genetischen Studien bei artikulatorischen/phonologischen Erkrankungen (vgl. Felsenfeld 2002)

Methodik	Quelle	Hinweise
Stammbäume	Hurst et al. (1990)	KE Family
	Gopnik (1990)	KE Family
	Vargha-Khadem et al. (1995)	KE Family
Familienstudien	Lewis et al. (1989)	Die Familien der untersuchten Kinder hatten mehr Sprech-, Sprach- und Leseprobleme als die Familien der Kontrollgruppen.
	Lewis et al. (1993)	Eine formell aufgeführte Trennungsanalyse: das Hauptgen bzw. dominierende Gen und das polylgenetische Modell entsprechen beide den Daten.
	Felsenfeld et al. (1995)	Kinder der Untersuchten zeigten seltener als die Kinder der Kontrollgruppen eine ausgeprägte expressive Sprach- und Artikulationsstörung.
Zwillingsstudien	Lewin, Thompson (1992)	Bei eineiigen Zwillingen zeigten sich signifikant häufiger übereinstimmende Anzeichen von Sprechstörungen als bei ihren Zwillingsbrüdern.
Studien bei adoptierten Kindern	Felsenfeld, Plomin (1997)	Kinder mit einem positiven biologischen (elterlichen) Hintergrund von Sprechstörungen hatten selbst ein erhöhtes Risiko, Sprechstörungen auszubilden, auch wenn sie von ihren betroffenen Eltern während oder um den Zeitpunkt der Geburt zur Adoption freigegeben wurden.

wicklungsstörung festgestellt werden konnte (vgl. Vargha-Khadem et al. 1998; Abb. 24.2). Die Positronen-Emissions-Tomographie ergab funktionale Abweichungen in beiden kortikalen und subkortikalen motorischen Regionen. Die Analyse der magnetenzephalographischen Beurteilung ermittelte Abnormitäten der genannten Areale, besonders im Nucleus caudatus.

Mehrfach wird auf eine Lokalisation des Gens der Region 7q31 hingewiesen (vgl. Fisher et al. 1998). Die Mutation des Chromosoms 7, auch FOXP2 genannt, soll zu Hirnregionen in Beziehung stehen, die die Sprache und das Sprechen kontrollieren (vgl. Kap. 6.2.2).

Eine kommentierte Aufstellung von genetischen Studien bei artikulatorischen bzw. phonologischen Erkrankungen findet sich bei Felsenfeld (2002) (Tab. 24.3).

Bishop (2002) unterscheidet drei Modelle bei spezifischen Sprachentwicklungsstörungen (Abb. 24.3). Danach vermutet sie, dass genetische Einflüsse nicht obligat zu erwarten sind:

! In Zukunft sind weitere Präzisierungen über die Zusammenhänge von Humangenetik und spezifischen Sprachentwicklungsstörungen zu erwarten.

Stottern

Die Diskussionen über die genetischen Ursachen beim Stottern werden bereits seit Jahrzehnten geführt. Einige Fragen zum Zusammenhang zwischen Molekulargenetik und Stottern wurden bereits im Kapitel 11 erörtert. Eine aktuelle Übersicht vermittelt Felsenfeld (2002) anhand kommentierter neuerer Untersuchungen (Tab. 24.4).

Die erbliche Disposition beim Stottern kann durch mehrere Gene bestimmt werden, die erst in Wechselwirkung miteinander und in Wechselwirkung mit Umweltfaktoren zur Manifestation der Redeflussstörung führen (Hypothese Böhme 2003).

24.4 Stimmstörungen

Cri-du-chat-Syndrom (Deletion 5p-Syndrom)

Es besteht eine Monosomie. Eine Deletion (Verlust) am kurzen Arm von Chromosom 5 (5 p-) führt zur Ausbildung des seltenen Katzenschrei-Syndroms (*Cri-du-chat-Syndrom*) (vgl. Scholz 2002; Abb. 24.4). Es wird angenommen, dass bis zu 1 % der schwer behinderten Kinder dieses Syndrom haben. Die Inzidenzrate beträgt 1:50.000. Das Leitsymptom ist das hohe monotone

Modell A:

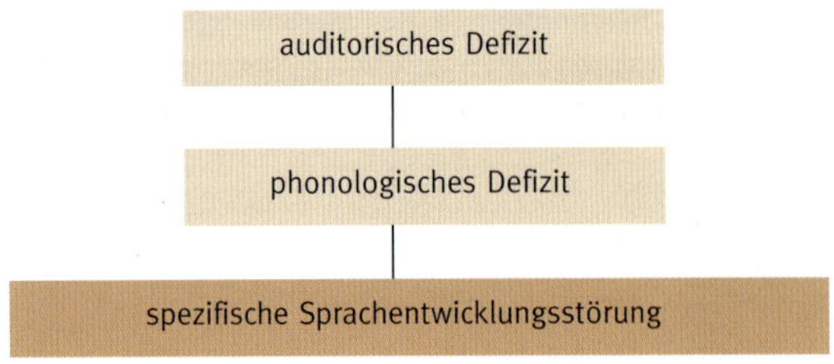

Hier wird die auditorische Verarbeitungsschädigung und unzureichende phonologische Verarbeitung als ein Symptom des gleichen zugrunde liegenden Problems angesehen.

Modell B:

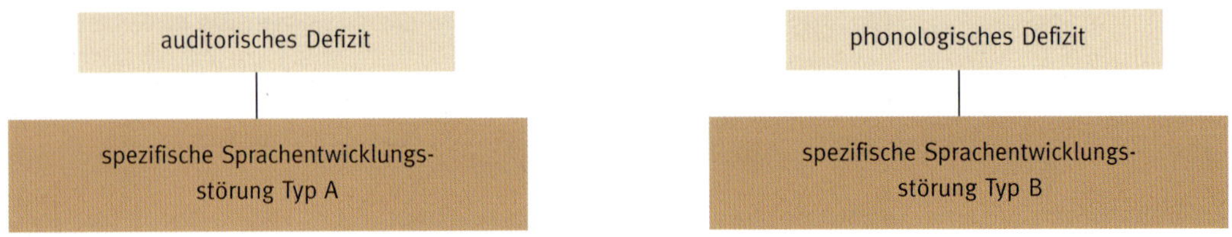

Bei diesem Modell werden unterschiedliche zugrunde liegende Defizite als Ursache von Subtypen einer Sprachentwicklungsstörung angesehen.

Modell C:

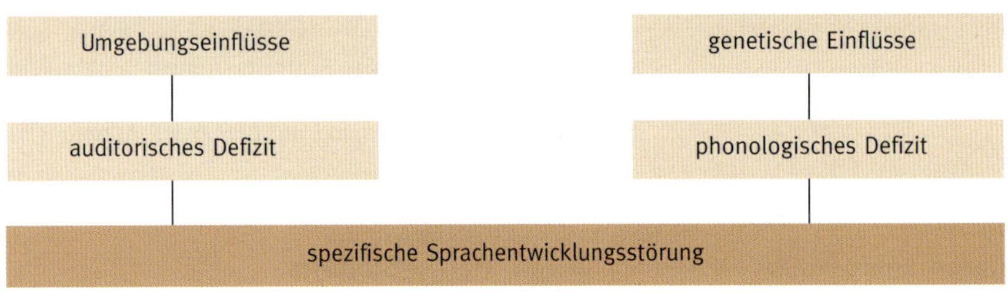

Abb. 24.3: Modelle bei spezifischen Sprachentwicklungsstörungen nach Bishop (2002)

Tab. 24.4: Aufstellung von genetischen Studien bei Stottern (vgl. Felsenfeld 2002)

Methodik	Quelle	Hinweise
Stammbaum	MacFarlane, Hanson, Walton, and Mellon (1991)	Verwandtschaft 1638 in der Gegend von Utah-Idaho
Familienstudien	Cox et al. (1984)	Eine Trennungsanalyse wurde aufgeführt; das polygenetische Modell passte am besten hinein
	Ambrose et al. (1993)	Eine Trennungsanalyse mit Verwandten der Vorschulprobanden aufgeführt, Beweise für einen einzelnen Locus wurden gefunden
Zwillingsstudien	Howie (1981)	Eineiige Zwillinge waren übereinstimmend anfälliger für Stottern als zweieiige Zwillinge
	Andrews et al. (1991)	Statistisches (ACE) Modell wurde ausgearbeitet; die Vererblichkeit des Stotterns beträgt 0.71 in einer großen Population von erwachsenen Zwillingen
	Felsenfeld et al. (2000)	Statistisches (ACE) Modell wurde ausgearbeitet, die Vererblichkeit des Stotterns beträgt 0.70 in einer großen Population von erwachsenen Zwillingen

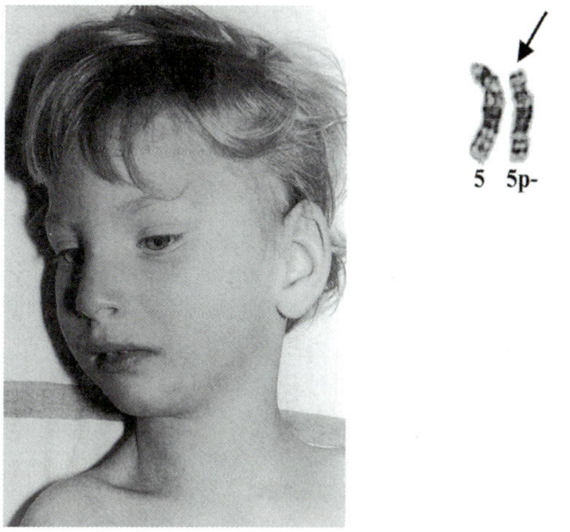

Abb. 24.4: Katzenschrei-Syndrom (5 p-) (Grosse, Henn 2002)

Schreien in den ersten Lebensmonaten, was an das Schreien einer Katze erinnert. Zusätzlich besteht eine ausgeprägte mentale und statomotorische Retardierung. Die Folge ist eine schwerwiegende Sprachentwicklungsstörung. Phänotypisch fallen ein kleiner Kopf, eine breite Nasenwurzel, ein kleines Kinn und eine Vierfingerfurche auf.

Die vielfältigen Interaktionen zwischen Genen und Umgebungseinflüssen bei Stimm- und Sprachstörungen beruht auf den genetisch kodierten Proteinen des Organismus. Dieser Bereich wird auch als Proteomik bezeichnet.

! Die Interaktionen zwischen Genen und Umgebungseinflüssen zeigen sich ständig bei Stimm- und Sprachstörungen. Dabei tritt die Gesamtheit der genetisch kodierten Proteine eines Organismus in Funktion (vgl. Gray, Thibeault 2002).

24.5 Lese-Rechtschreib-Störung

Die Bedeutung der Genetik als wichtige Ursache für Lese Rechtschreib-Störungen ist allgemein bekannt. Es besteht ein geschlechtsgebundener autosomal-dominanter Erbgang, wobei molekulargenetische Studien wiederholt gezeigt haben, dass auf den Chromosomen 6 und 15 – aber auch auf den Chromosomen 1 und 2 – dafür wichtige Genorte liegen.

Zukünftige Untersuchungen der Molekulargenetik werden die Beziehungen zu Umwelteinflüssen sowie auditiven und visuellen Faktoren bei Lese-Rechtschreib-Störung weiter entwickeln (vgl. Kap. 12).

! Phoniater, Pädaudiologen und Humangenetiker können gemeinsam wichtige Beiträge zur Genetik von Hör-, Sprach-, Sprech- und Lese-Rechtschreib-Störungen leisten. Dabei stellt der Humangenetiker das molekularbiologische Inventarium zur Verfügung, während der Phoniater und Pädaudiologe ihre klinischen Analysen und Stammbaumanalysen hinzufügen müssen.

Literatur

Bishop, D.V.M.: The role of genes in the etiology of specific language impairment. J.of Communication Disorders 35 (2002) 311-328

Engel, W., Laccone, F.: Aktueller Stand der Humangenetik und seine Relevanz für kommunikative Funktionen. In: Akutelle phoniatrisch-pädaudiologische Aspekte 1998/99. Band 6. Hrsg. v. M. Gross. Median-Verlag, Heidelberg 1999. S.243-255

Felsenfeld, S.: Finding susceptibility genes for developmental disorders of speech: the long and winding road. J. of Communication Disorders 35 (2002) 329-345

Fisher, S. et al.: Localisation of a gene implicated in a severe speech and language disorder. Nat Genet 18 (1998) 168-170

Gray, S.D., Thibeault, S.L.: Diversity in voice characteristics – interaction between genes and enviroment, use of microarray analysis. J. of Communication Disorders 35 (2002) 347-354

Gross, M.: persönliche Mitteilung 2002

Gross, M., Lange, K., Spormann-Lagodzinski, M.: Angeborene Erkrankungen des Hörvermögens bei Kindern. Teil: Genetische Hörstörungen. HNO 49(2001) 602-617

Grosse, K.-P., Henn, W., Genetik. In: Pädiatrie. 2. Aufl. Thieme, Stuttgart 2002, S. 131-151

Hahn, M. et al.: Klinischer Phänotyp bei homozygoten und heterozygoten Trägern der 35delG-Mutation im Connexin26 Gen. In: Akutelle phoniatrisch-pädaudiologische Aspekte 2001/2002. Band 9. Hrsg. M. Gross u. E. Kruse. Median-Verlag, Heidelberg 2002. S.144-148

International human genome sequencing consortium. Nature Vol.409, Issue no 6822 (2001) 860-921

Jackson, J.F.: Erbbiologie der Sprache. In: Die Sprache und ihre Störungen. G. E. Arnold. 3. Aufl. Springer, Wien/New York 1970. S.106

Kress, W.: Zytogenetische und molekulargenetische Methoden in der Differentialdiagnose von Entwicklungsstörungen. In: Entwicklungsstörungen bei Kindern, 2. Aufl. Straßburg, Dachenender, Kress. Urban & Fischer, München/Jena 2000

Kupka, S. et al.:Frequency of GJB2 mutations in german control individuals and patients showing sporadic nonsyndromic hearing impairment. Hum. mutat. 20 (2002) 1, 77-78

Lange,K. et al.: Prävalenz von GJB2 Gen (Connexin26) Mutationen bei Hörstörung im Kindes- und Erwachsenenalter. In: Aktuelle phoniatrisch-pädaudiologische Aspekte 2000/2001. Band 8. M. Gross u. E. Kruse. Median-Verlag, Heidelberg 2001. S.182-184

Lalwani, A. K., Castelein, C. M.: Cracking the auditory genetic code: nonsyndromic hereditary hearing impairment. The American Journal of Otology. 20 (1999) 1, 115-132

Pampanos, A. et al.: Prevalence of GJB2 mutations in prelingual deafness in the Greek population. Int. J. of Pediatric Otorhinolaryngology 65 (2002) 101-108

Pfister, M.: Molekulargenetik erblicher, nicht-syndromaler Schwerhörigkeiten. In: Aktuelle phoniatrisch-pädaudiologi-

24

sche Aspekte 2000/2001. Band 8. M. Gross u. E. Kruse. Median-Verlag, Heidelberg 2001. S.172-177

Pfister, M.: Gene und Schwerhörigkeit. Laryngo-Rhino-Otol. 81 (2002), 768–770

Roskos, M. et al.: Connexin26-Mutationen bei Kindern mit angeborenen oder frühkindlichen Hörstörungen im gemischt-ethnischen Krankengut einer deutschen Pädaudiologischen Poliklinik. In: Aktuelle phoniatrisch-pädaudiologische Aspekte 2000/2001. Band 8. M. Gross u. E. Kruse. Median-Verlag, Heidelberg 2001. S. 187-191

Scholz, A.: Humangenetik. 14. Aufl. Thieme, Stuttgart/New York 2002

Steel, K.P., Kros, C.J.: A genetic approach to understanding auditory function. Nat Genet 27 (2001) 143-149. Review

Vargha-Khadem, F. et al.: Neural basis of an inherited speech and language disorder. PNAS 95 (1998) Issue 21, 12695-12700

Venter, J.C. et al.: Annotation of the Celera Human Genome Assembly. Science Vol.291, No.5507 (2001) 1304-1351

Zoll, B. et al.: Evaluation of Cx26/GJB2 in German hearing impaired persons: mutation spectrum and detection of disequilibrium between M34T (c.101T>C) and −493del10. Human Mutations in Brief 20 (2002), 98-102

Zwirner, P., Wilichowski, E.: Hörstörungen bei Patienten mit mitochondrialen Zytopathien. In: Aktuelle phoniatrisch-pädaudiologische Aspekte. Band 6. Hrsg. M. Gross. Median-Verlag, Heidelberg 1999

Dysphagie

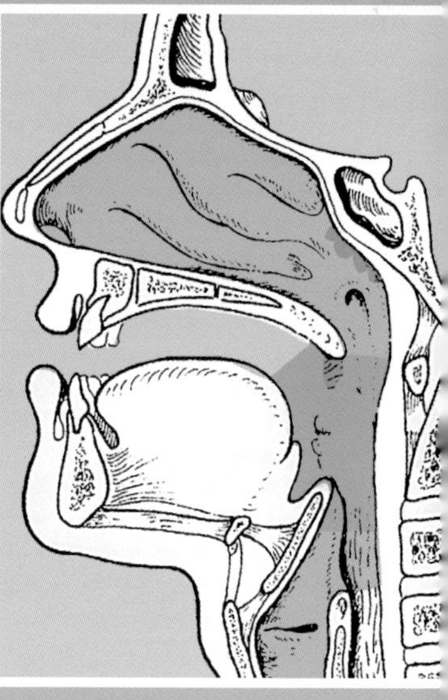

25 Dysphagie

Inhaltsübersicht

Zunehmend gewinnen Schluckstörungen (Dysphagien) für zahlreiche Fachdisziplinen und damit auch für Phoniatrie und Logopädie an Bedeutung. Es ist durchaus möglich, dass Dysphagien gemeinsam mit Sprach-, Sprech- und Stimmstörungen auftreten. Es ergeben sich vielfältige interdisziplinäre diagnostische Aufgaben und zahlreiche Möglichkeiten einer konservativen (funktionellen), medikamentösen, aber auch operativen Behandlung sowie spezieller diätetischer Maßnahmen.

Für die auffällige Zunahme von Schluckstörungen sind zwei Gründe wesentlich:

- eine zunehmende Lebenserwartung und die damit verbundenen neurologischen sowie onkologischen Erkrankungen im Kopf-Hals-Gebiet und ihre Folgeerscheinungen
- Fortschritte der diagnostischen und therapeutischen Möglichkeiten

Zum einen ist eine enge **interdisziplinäre Zusammenarbeit** aus medizinischer Sicht, d. h. von Neurologen, Radiologen, Oto-Rhino-Laryngologen, Phoniatern, Pädiatern, Neuropädiatern, Gastroenterologen, Pneumologen, Chirurgen, Mund-Kiefer-Gesichtschirurgen, Dermatologen und Psychiatern erforderlich. Zum anderen wird ganz wesentlich der diagnostische und therapeutische Bereich von Logopäden, Sprachheilpädagogen und Neurolinguisten bestritten. Dazu gehören auch Bobath- und Voijta-Therapeuten für die Behandlung von Schluckstörungen im Kindes- und Erwachsenenalter. Spezielle Fragen der Diätetik werden von Diätassistenten beantwortet.

> **!** Die Diagnostik und Behandlung einer Dysphagie im Kindes- und Erwachsenenalter erfordert ein interdisziplinäres Team.

Geschmack, Geruch, Speichelfluss, Kauen und Schlukken bilden die Basis unserer Essgewohnheiten. Eine Dysphagie muss von **Essstörungen** abgegrenzt werden. Die Zahl der Essstörungen steigt. Zu den krankhaften Störungen des Essverhaltens gehören:

- Anorexia nervosa (Magersucht)
- Bulimia nervosa (Ess-Brech-Sucht)
- psychogene Adipositas (Übergewicht)

Alle drei Formen beruhen auf psychischen Problemen.

25.1 Definition, Epidemiologie

Definitionen

Definition: Unter eine Dysphagie versteht man eine Störung der Aufnahme, der Zerkleinerung oder des Transports von Nahrung/Flüssigkeiten in der oralen, pharyngealen oder ösophagealen Phase, einschließlich des Transports von Speichel und Sekret (vgl. „Leitlinien der Deutschen Gesellschaft für Phoniatrie und Pädaudiologie" 1999).

Drooling: Nahrungsaustritt aus der Mundhöhle nach vorn bei ungenügendem Lippenschluss.

Leaking: Vorzeitiges Abgleiten des Bolus über den Zungengrund in den Pharynx vor Auslösen des Schluckreflexes.

Regurgitation: Aufsteigen von Intestinalinhalt ohne Würgereiz.

Penetration: Eintritt von flüssiger und/oder fester Nahrung in den Kehlkopf bis zum Niveau der Supraglottis. Es tritt noch keine Aspiration auf.

Aspiration: Eintritt von flüssiger und/oder fester Nahrung in den Kehlkopf unterhalb des Stimmlippen-Niveaus.

Silent aspiration: Eintritt von flüssiger und/oder fester Nahrung in den Kehlkopf auch unterhalb des Stimmlippen-Niveaus bei fehlendem Hustenreflex aufgrund fehlender Sensibilität von Larynx und Trachea.

Retention: Bolusreste in der Mundhöhle, den Valleculae, Sinus piriformes und im Ösophagusdivertikel.

Pouch: Beruht auf einer lateralen Wandschwäche des Pharynx, was zu einer postdeglutiven Aspiration führen kann.

Odynophagie: Schmerzhafter Schluckvorgang.

Globus pharyngis: Eine im Rachen-Kehlkopfbereich lokalisierte Missempfindung, die unabhängig vom Schluckakt auftritt.

Epidemiologie

Inzidenz: Etwa 12 % der Patienten in Akutkrankenhäusern und 40–50 % der Altenheimbewohner leiden vorübergehend an einer Dysphagie (vgl. Jones, Doner 1991). Zumindest haben 20 % der Altenheimbewohner eine manifeste Dysphagie und 50 % Essprobleme (vgl. Keller 1993). Auch in neueren Studien stellt man bei Altenheimbewohnern unverändert in 50 % eine „*deglutition disorder*" (vgl. Finiels et al. 2001) fest.

Die *silent aspiration* („stumme Aspiration") hat multifaktorielle Ursachen, tritt aber besonders nach Schlaganfall auf.

25.2 Neuroanatomie, Physiologie und Biomechanik des Schluckvorgangs

25.2.1 Neuroanatomie

Neuroanatomische Betrachtungsweisen des normalen und pathologischen Schluckvorgangs richten sich nach der kortikalen, suprabulbären und bulbären Topographie (vgl. Hamdy et al. 1999; Prosiegel 2002; Prosiegel, Wagner-Sonntag 2002).

Läsionen des Großhirns

Hamdy et al. (1999) und Daniels (2001) beschreiben mit Hilfe der transkraniellen Magnetstimulation (TMS) und Positronenemissionstomographie (PET) kortikale Repräsentationsareale für das Schlucken. Es sind individuelle dominante und nicht-dominante Schluckhemisphären belegbar. Diese befinden sich besonders im untersten Bereich des sensomotorischen Kortex (frontoparietales Operkulum) sowie in der vorderen Insel. Da bei der Mehrzahl der Menschen asymmetrische Repräsentationen – unabhängig von der Händigkeit – bestehen, kann von einer schluckdominanten Großhirnhemisphäre ausgegangen werden. Aus diesem Grund sind auch kortikale Dysphagien möglich. Bei beidseitigen Läsionen des Schluckkortex kann aufgrund einer Läsion der kortikobulbären Bahnen z. B. auch eine Pseudobulbärparalyse (Suprabulbärparalyse) auftreten.

Läsionen des Hirnstamms

Die neuroanatomische Kontrolle des Schluckvorgangs auf Hirnstammebene ist von wesentlicher Bedeutung und umfasst:

- efferentes System, d. h. die motorischen Hirnnervenkerne
- afferentes System, d.h. die sensorischen Fasern der Hirnnerven
- Central Pattern Generators (CPG) for Swallowing

Tab. 25.1: Orale Phase des Schluckaktes – Innervation

Struktur	afferent	efferent
Lippen	V2, V3	VII
Zunge	V3	XII
Mandibula	V	V (Kauvorgang)
Gaumen	V, IX, X	IX, X
Wangen	V	V (Kaumuskulatur), VII

Die „*Central Pattern Generators*" befinden sich in der rostralen Medulla oblongata, dorsal in der Nähe des Nucleus tractus solitarii und ventral in der Umgebung des Nucleus ambiguus (vgl. Prosiegel, Wagner-Sonntag 2002).

Aufgrund von Läsionen des Hirnstamms können ein Wallenberg- oder Locked-in-Syndrom entstehen.

Für den **normalen Ablauf des Schluckakts** bei gleichzeitigem Schutz der Atemwege ist die Koordinierung von fünf Hirnnerven einschließlich der zervikalen Nerven C1–3 erforderlich. Die oropharyngeale Muskulatur wird durch folgende Hirnnerven innerviert:

- N. trigeminus (V): Kaumuskulatur
- N. facialis (VII): orofaziale Muskulatur
- N. glossopharyngeus (IX): Pharynxmuskulatur sowie sensibles hinteres Zungendrittel, Gaumenbögen einschließlich Pars oralis des Pharynx
- N. vagus (X): Gaumen-, Pharynx- und Larynxmuskulatur, Ösophagus
- N. hypoglossus (XII): Zungenmuskulatur

Eine **Differenzierung der Innervation in die orale und pharyngeale Phase** des Schluckens kann Tabelle 25.1 und 25.2 entnommen werden (vgl. Aviv et al. 2001).

Tab. 25.2: Pharyngeale Phase des Schluckaktes – Innervation

Struktur	afferent	efferent
Zungenbasis	IX	XII
Epiglottis (linguale Oberfläche)	IX	
Epiglottis (laryngeale Oberfläche)	X (SLN)	X
Larynx (Stimmlippen)	X (SLN)	X
Larynx (unterhalb der Stimmlippen)	X	X
Pharynx (Naso- und Oropharynx)	IX	X*
Pharynx (Hypopharynx)	X (SLN)	X

* Außer M. stylopharyngeus (IX)
SLN = N. laryngeus superior (innerer Ast)

Der Schluckakt wird in eine willkürliche und eine unwillkürliche Phase unterteilt. Das Kauen und die Einleitung des Schluckvorgangs an Triggerzonen im Bereich des Velums und der Oropharynxhinterwand verlaufen willkürlich. Der unwillkürliche Vorgang umfasst den Bolustransport vom Oropharynx zum Magen. Dadurch laufen reflexartig Mechanismen zum Schutz der oberen Luftwege ab.

Der funktionelle obere Ösophagussphinkter (*upper esophageal sphincter*, UES) kontrolliert den Eingang in den Ösophagus und besteht aus einer Mischung von Öffnungs- und Schließungsmuskeln. Öffnungsmuskeln sind der M. thyrohyoideus und genohyoideus, Schließungsmuskeln der M. cricopharyngeus, thyropharyngeus und der zervikale Ösophagusbereich (vgl. Lang, Shaker 1994). Der krikopharyngeale Muskel ist somit ein Teil des pharyngo-ösophagealen Segments (PES).

25.2.2 Physiologie und Biomechanik beim normalen Schluckvorgang

Das Schlucken ist ein hoch differenzierter physiologischer Vorgang. Obwohl man das Schlucken willentlich einleiten kann, verläuft es meist unbewusst. Der Schluckakt ist sehr leistungsintensiv. Der gesunde Erwachsene schluckt in 24 Stunden 580- (vgl. Logemann 1993) und bis zu 2000mal (vgl. Garliner 1981).

Im Wachzustand wird außerhalb der Mahlzeiten etwa einmal pro Minute in Abhängigkeit zur Speichelproduktion – ca. 0,5ml pro Minute – geschluckt, wobei beim tiefen Schlaf das Schlucken fast aufhört und Cluster beim Ein- und Aufwachen möglich sind.

Die schematische Darstellung eines normalen Schluckakts im sagittalen Schnitt veranschaulicht den Ablauf des Bolustransports (Abb. 25.1).

Die Beschreibung des normalen Schluckablaufs basiert auf einer orientierenden Unterteilung in unterschiedliche Phasen. Es werden verschiedene Einteilungen getroffen.
Die Einteilung in *drei Phasen* unterscheidet:

- orale Phase
- pharyngeale Phase
- ösophageale Phase

(vgl. Schultz at al. 1979; Groher 1997)

Bei der klassischen Einteilung in *vier Phasen* kommt die orale Vorbereitungsphase hinzu (vgl. Logemann 1998).

Die Einteilung in *fünf Phasen* beruht auf folgender Einteilung:

- präorale (antizipatorische) Phase
- präparatorische Phase

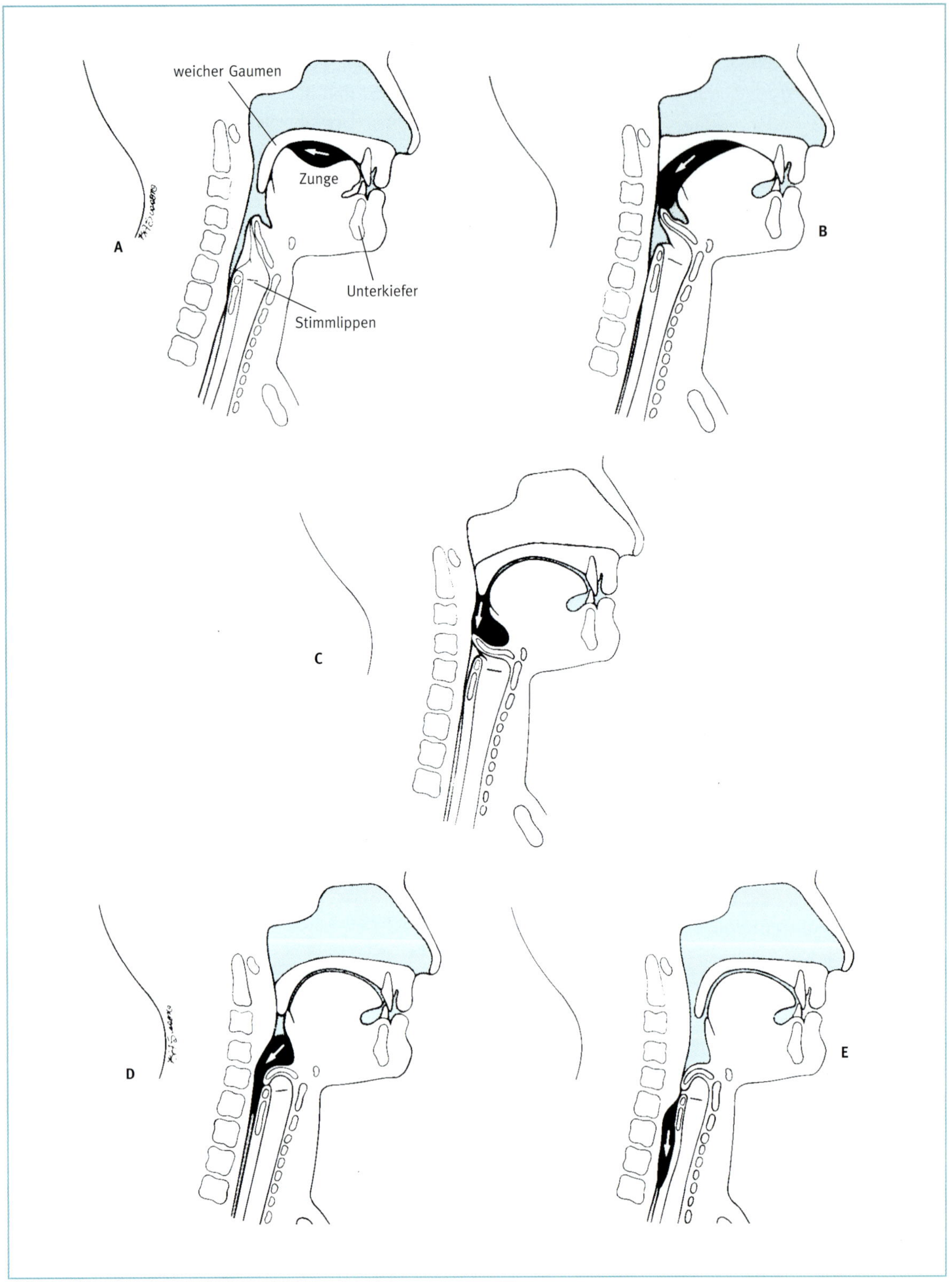

Abb. 25.1: Schema des Ablaufs eines normalen Schluckakts im sagittalen Schnitt (Logemann 1998)
A. Nach Zerkleinern und Einspeicheln wird der Speisebolus zwischen Zunge, hartem und weichem Gaumen gehalten
B. Bolusaustreibung mit anhebender Zunge und Elevation des weichen Gaumens in Richtung Nasopharynx
C. Epiglottisabschluss und Eintritt des Bolus in den Hypopharynx
D. und E. Peristaltische Bolusbewegung durch den offenstehenden oberen Ösophagussphinkter und Übertritt in den zervikalen Ösophagus

Tab. 25.3: Vier Phasen des Schluckvorgangs (Logemann 1998)

	Transit-Time abhängig von der Viskosität der Nahrung
1. Orale Vorbereitungsphase Kauen, Vermischen mit Speichel	Individuell unterschiedlich
2. Orale Phase Bolusförderung in den Oropharynx	1–1,5 Sek. oder weniger
3. Pharyngeale Phase Refluxgetriggerte Bewegungskette in den Ösopahgus	1 Sek. oder weniger
4. Ösophageale Phase Bolustransport durch den Ösophagus in den Magen	8–20 Sek.

- linguale Phase
- pharyngeale Phase
- osophageale Phase

(vgl. Leopold, Kagel 1983, 1997)

Es wird überwiegend die klassische Einteilung in vier Phasen verwendet. Berücksichtigung findet die Transit-Zeit, die ganz unterschiedlich für die vier Phasen ist und von der Viskosität der Nahrung abhängt (Tab. 25.3).

Vier Phasen des normalen Schluckvorgangs

Die eigentlichen vier Phasen des Schluckvorgangs zeigen in ihren dynamischen Abläufen fließende Übergänge. Allerdings verlaufen die physiologischen und biomechanischen Vorgänge während der vier Phasen bei der Nahrungsaufnahme in Abhängigkeit zur Topographie, Art des Bolus und zum Alter sehr differenziert. Wesentlich ist, dass die Schluckphasen zum Teil willkürlich sind und sich zwangsläufig überlappen. Die unten genannten Transitzeiten sind abhängig von der Viskosität der Nahrung.

1. Vorbereitende Phase (Beißen, Kauen)
Die komplexen sensomotorischen Abläufe mit Beiß- und Kauvorgang, Speisebolusformung und Propulsion im Mund bis zur Passage durch den Oropharynx und Hypopharynx erfolgen in einem individuell unterschiedlichen Tempo. Die Dauer der oralen Vorbereitungsphase ist sehr unterschiedlich. Diese Phase verläuft willkürlich. Die Lippen sind geschlossen. Es besteht ein physiologischer Tonus der Wangen. Die Kiefergelenke führen rotierende Bewegungen aus, ebenso die lateralen Zungenbezirke. Das Velum nimmt eine anteriore Stellung ein, die Speisen gelangen nicht in den Oropharynx. Die Nahrung wird durch Kauen zerkleinert und mit Speichel vermischt, bis ein „Bolus" entsteht.

! Die Dauer der vorbereitenden Phase ist individuell von unterschiedlicher Länge.

2. Orale Phase
Die eigentliche orale Phase dauert 1–1,5sec oder weniger. Wie die zur Zubereitung dienende Kauphase verläuft auch die orale Phase willkürlich. Der Bolus kann einmal auf dem Zungenrücken („Schneidezahntyp") oder im vorderen Mundbodenbereich unter der Zunge („Schöpflöffeltyp") positioniert werden (vgl. Cook et al. 1989). Die Lippen sind geschlossen, die Wangen werden zunehmend tonisiert. Es entsteht ein negativer Sog, durch einen Triggermechanismus wird der Schluckreflex ausgelöst. Dabei tritt ein velopharynyngealer Verschluss ein. Durch Druck gelangt der Bolus in den Oropharynx.

! Die orale Phase dauert 1–1,5 Sekunden oder weniger.

3. Pharyngeale Phase
Diese Phase dauert in der Regel 1 Sekunde oder weniger. Direkt nach Auslösen des Schluckreflexes beginnt die pharyngeale Phase, die unwillkürlich abläuft. Dabei verstärkt sich der velopharyngeale Abschluss. Es stellt sich eine Hyoid-Larynx-Elevation mit anteriorer Bewegung ein. Dabei tritt ein Larynxverschluss – Taschenfalten- und Stimmlippenverschluss, die Aryregion nähert sich dem laryngealem Anteil der Epiglottis – mit Retraktion der Zungenbasis ein. Der Bolus gelangt in die Valleculae und Sinus piriformes. Die pharyngeale Muskulatur bewegt sich peristaltisch nach unten. Es kommt zur krikopharyngealen Öffnung, d. h. der obere Ösophagussphinkter öffnet sich durch die kraniale und anteriore Hyoid-Larynx-Elevation und der Bolus gleitet in den Ösophagus.

> **!** Die pharyngeale Phase dauert 1 Sekunde oder weniger.

4. Ösophageale Phase

Der ösophageale Transit dauert 8–20 Sekunden. Auch das ösophageale Stadium ist wie die pharyngeale Phase ein reflektorischer Vorgang. Dabei kommt es zu peristaltischen Wellen im Ösophagusbereich sowie zu einer Öffnung des unteren Ösophagussphinkters. Jetzt wird der Bolus in den Magen befördert. Gleichzeitig richtet sich die Epiglottis wieder auf, das Hyoid sowie der Larynx senken sich. Damit ist der Respirationstrakt wieder geöffnet und der physiologisch Schluckakt abgeschlossen.

> **!** Die ösophageale Phase dauert 8–20 Sekunden.

Hyoidbewegungen während des Schluckens

Die Aufwärts- und Vorwärtsbewegung des Larynx-Hyoid-Komplexes während des Schluckens ist bedeutungsvoll. Die Aufwärtsbewegung ist für den Schluckvorgang in der Mundhöhle wichtig, die Vorwärtsbewegung unterstützt die Öffnung des oberen Ösophagussphinkters (vgl. Ishida et al. 2002). Neben der palpatorischen Feststellung und videofluoroskopischen Beurteilung gelingt eine Registrierung ebenso mit Hilfe der Ultraschalldiagnostik.

25.3 Altern und Dysphagie

Grundsätzlich wird zwischen einer primären und sekundären Presbyphagie unterschieden.

Primäre Presbyphagie

Es zeigt sich, dass die pharyngeale Schluckdauer bei Probanden über 60 Jahren eine statistisch signifikante Triggerung des Schluckens gegenüber jüngeren Erwachsenen aufweist (Abb. 25.2).

Sekundäre Presbyphagie

Eine sekundäre Presbyphagie kann bereits durch eine Dehydration erklärt werden. Oft lässt sich bei alten Personen eine ungenügende Flüssigkeitszufuhr feststellen. Die Schleimhaut der Mundhöhle, des Oropharynx, Larynx, Hypopharynx und Ösophagus ist trocken, es kann eine Dysphagie folgen.

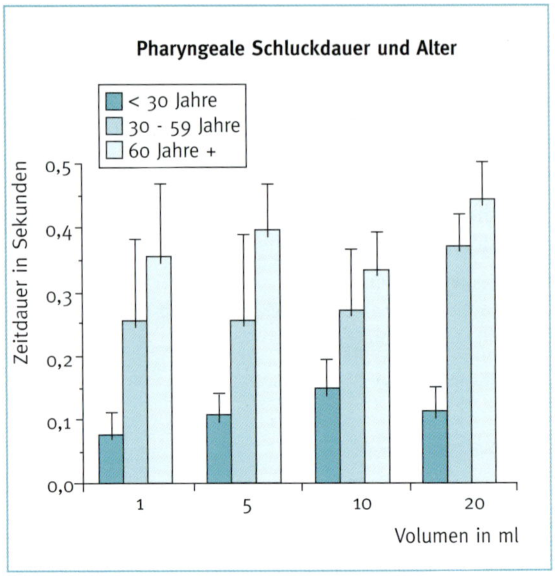

Abb. 25.2: Pharyngeale Schluckdauer und Alter: Mit zunehmendem Alter und Volumenzunahme der Nahrung verlängert sich die pharyngeale Schluckdauer (Logemann 1993)

Differenzialdiagnostisch muss an einen Zahnverlust – auch wenn Prothesen nicht vorhanden sind oder unbenutzt bleiben – einen Umbau der Alveolarkämme und Kiefergelenkserkrankungen gedacht werden.

Die sekundäre Presbyphagie beruht auf unterschiedlichen Krankheitsbildern:

- neurodegenerative Erkrankungen: Morbus Parkinson, Demenz, Amyotrophische Lateralsklerose, Myasthenia gravis
- zerebrovaskuläre Erkrankungen: Schlaganfall
- strukturelle Erkrankungen im Kopf-Hals-Gebiet

Einzelheiten zur sekundären Presbyphagie sind den einzelnen Kapiteln zu entnehmen. Dies gilt besonders für neurogen bedingte Dysphagien und Schluckstörungen bei strukturellen Erkrankungen im Kopf-Hals-Gebiet.

25.4 Ursachen und Symptomatik (Aspiration)

Ursachen: Dysphagien umfassen ein weitgefächertes, ätiologisches Spektrum. Zwischen entzündlichen, neurogenen und psychogenen Störungen sowie strukturellen Veränderungen im Kopf-Hals-Gebiet liegt eine große Palette unterschiedlicher Möglichkeiten. Tabelle 25.4 vermittelt einen ersten Überblick über die unterschiedlichen Ursachen einer Dysphagie. Einzelheiten werden in den einzelnen Kapiteln erörtert.

25

Tab. 25.4: Ursachen einer Dysphagie

Kopf-Hals-Erkrankungen
Entzündliche Erkrankungen wie Stomatitis, Tonsillitis, Pharyngitis
Bös- und gutartige Tumoren im Bereich der Mundhöhle, des Oropharynx, Larynx, Hypopharynx

Neurologische Erkrankungen
Ischämischer Insult, amyotrophe Lateralsklerose, Multiple Sklerose, Parkinson-Syndrom, Pseudobulbärparalyse, Bulbärparalyse, Tumoren, neuromuskuläre Erkrankungen, Schädel-Hirn-Trauma, Hirnnervenerkrankungen

Ösophaguserkrankungen
Morphologisch: Gastro-ösophageale Refluxkrankheit, Ösophagitis, Fremdkörper, Divertikel, Membranstenosen (Web)
Motilitätsstörungen: Achalasie (neuromuskuläre Störung des unteren Ösophagussphinkters), Ösophagus-Spasmus (Nussknackerösophagus)

Sonstige Erkrankungen
Medikamentöse Nebenwirkungen, Morbus Forestier,
Psychosomatische

Symptomatik der Aspiration:

! Von grundlegender Bedeutung für das Auftreten einer Aspiration ist, ob der Hustenreflex erhalten ist oder fehlt.

Die Beschwerden des Patienten müssen gegenüber einem Globus pharyngis abgegrenzt werden. Allerdings können eine Dysphagie und ein Globus pharyngis gleichzeitig bestehen. Zusätzlich muss an eine Aspiration und an eine „stumme Aspiration“ (*silent aspiration*) gedacht werden. Dies gilt besonders für rezidivierende Bronchopneumonien bei internistisch-neurologischen Erkrankungen, vor allem nach Schlaganfall, aber auch bei alten und älteren Patienten. Diese Aspirationspneumonien infolge stummer Aspiration sind keineswegs selten. Grundsätzlich muss auch zwischen einer Penetration und Aspiration differenziert werden.

Die Symptomatik und besonders die Aspiration zum Zeitpunkt ihres Auftretens während des Schluckvorgangs können röntgenologisch bestimmt werden. Die Unterscheidung zwischen einer prä-, intra- und postdeglutitiven Aspiration ist von außerordentlicher Bedeutung. Mit Hilfe einer fiberendoskopischen oder radiologischen Beurteilung ist festzustellen, ob die Aspiration vor, während oder nach der Triggerung des Schluckreflexes auftritt.

Schweregradeinteilung der Aspiration aus radiologischer Sicht:

- Grad 1: Penetration des im Aditus und Ventriculus larxyngis retinierten Materials bei erhaltenem Hustenreflex
- Grad 2: Aspirationsvolumen von ca. 10 % des Bolus bei erhaltenem Hustenreflex
- Grad 3: Aspiration von unter 10 % des Bolus bei reduziertem Hustenreflex oder einem Volumen von über 10 % bei erhaltenem Hustenreflex
- Grad 4: Aspiration von mehr als 10 % des Bolus bei fehlendem Hustenreflex

(vgl. Hannig et al. 1995, 1999)

Tabelle 25.6 verdeutlicht die Klassifikation der Aspiration aus klinischer Sicht, Tabelle 25.7 die aus videoendoskopischer Sicht.

Tab.: 25.5 Einteilung der Aspiration in Schweregrade auf der Basis röntgen-kinematographischer Funktionsanalysen (Hannig, Wuttge-Hannig und Hess 1995)

I.	Aspiration des im Vestibulum und Ventriculus laryngis retinierten Materials bei erhaltenem Hustenreflex
II.	Aspiration von ca. 10% des Bolusvolumens bei erhaltenem Hustenreflex
III.	Aspiration von unter 10% des Bolus bei reduziertem Hustenreflex oder einem Volumen über 10% bei erhaltenem Hustenreflex
IV.	Aspiration von > 10% des Bolusvolumens bei fehlendem Hustenreflex

! Die phasen- und schweregradbezogenen Aspirationseinteilungen sind untereinander nicht vergleichbar.

Prä-, intra- und postdeglutitive Aspiration

Aufgrund der unterschiedlichen Pathogenese und den daraus resultierenden variablen Möglichkeiten einer Dysphagie-Therapie sind drei Formen einer Aspiration abgrenzbar:

- *Prädeglutitive Aspiration:* Sie beruht auf einer Störung der oralen Boluskontrolle vor Auslösen des unwillkürlichen Schluckakts, so dass es zu einem vorzeitigen Übertritt der Nahrung in die Valleculae und Sinus pi-

Tab. 25.6: Schweregradeinteilung der Aspiration nach dem klinischen Befund (Miller, Eliachar 1994)

I.	Gelegentliche Aspiration ohne Komplikationen
II.	Intermittierende Aspiration von Flüssigkeiten, aber Möglichkeit den eigenen Speichel und Festkörper zu beherrschen. Keine klinischen Zeichen von Pneumonie oder chronischer Hypoxie
III.	Die Unfähigkeit einer oralen Ernährung (flüssige und feste Speisen, intermittierende Pneumonie/Hypoxie)
IV.	Schwerwiegende lebensbedrohliche Aspiration von Flüssigkeiten, Festkörpern und Speichel; chronische Pneumonie/Hypoxämie

riformes kommt. Der vorzeitig freigesetzte Bolus trifft dabei auf einen noch inkomplett elevierten und ungeschützten Larynx. Die reflexgetriggerte Larynxelevation und Glottisschlussfunktion sind noch nicht abgeschlossen, so dass eine Aspiration in die Trachea stattfindet. Auch eine fehlende sensorische Kontrolle im Oropharynx kann zur prädeglutitiven Aspiration führen. Oft findet sich eine Kombination von gestörter Motorik und Sensorik.

- *Intradeglutitive Aspiration*: Während des unwillkürlichen Schluckakts erfolgt die Aspiration. Sie beruht u. a. auf einer reduzierten oder aufgehobenen ein- oder beidseitigen Pharynxkontraktion. Auch die gestörte ventrokraniale Bewegung des Kehlkopfs und Zungenbeins und ein dadurch verzögerter Verschluss durch die Epiglottis sowie eine Öffnungsstörung bzw. Spastik des oberen Ösophagussphinkters können zu einer intradeglutitiven Aspiration führen.
- *Postdeglutitive Aspiration:* Die Passage der Glottisebene erfolgt nach dem unwillkürlichen Schluckakt. Es kommt zu einem Übertritt von im Hypopharynx verbliebenen Nahrungsresten in die Trachea nach Ablauf des Schluckvorgangs. Die postdeglutitive Aspiration beruht ebenfalls auf einer Sphinktermotilitätsstörung bzw. einem Spasmus des oberen Ösophagussphinkters. Jetzt kann sich sekundär eine Dilatation des Pharynx einstellen. Nach Ablauf des Schluckreflexes kommt es reflektorisch zur Respiration und damit zu einer dorsokaudalen Bewegung des Larynx sowie zu einer Verkleinerung des hypopharyngealen Raums. Als Folge werden die zurückgehaltenen Nahrungsreste durch die sich öffnende Glottis in die Subglottis und in das tracheobronchiale System aspiriert.

Tab. 25.7: Schweregradeinteilung der Aspiration nach dem videolaryngoskopischen Befund (Schröter-Morasch 1996)

I.	Gelegentliche Aspiration bei erhaltenem Hustenreflex
II.	Permanente Aspiration bei erhaltenem Hustenreflex oder: gelegentliche Aspiration ohne Hustenreflex mit gutem willkürlichem Abhusten
III.	Permanente Aspiration ohne Hustenreflex mit gutem willkürlichem Abhusten
IV.	Permanente Aspiration ohne Hustenreflex, ohne willkürliches effektives Abhusten

! Eine Retention von Nahrung im Bereich der Valleculae und Sinus piriformes kann als Prädiktor einer Aspiration gewertet werden.

25.5 Diagnostik

Aufgrund der Lokalisation und des unterschiedlichen Zeittempos beim Schlucken ist ein differenziertes und interdisziplinäres Vorgehen erforderlich. Gezielt müssen mit Hilfe verschiedener Methoden die orofazialen Funktionen – besonders der Lippen, Zunge sowie der Zähne und der Kaumuskulatur – beurteilt werden. Anschließend ist eine Diagnostik des Nasopharynx, Oropharynx, Hypopharynx und Larynx erforderlich. Dabei spielt das Gaumensegel mit seinen verschiedenen velopharyngealen Verschlussmustern, die Pharynxmuskulatur, die Epiglottis und das Zungenbein mit seiner parallel zur Larynxelevation stattfindenden Funktion eine besondere Rolle. Die Funktion des pharyngo-ösophagealen Segments, aber auch die des unteren Ösophagussphinkters und die Morphologie und Motilität des Ösophagus, sind integrierende Bestandteile der Gesamtdiagnostik. Nicht unbegründet werden zur Mehrfachdiagnostik Computer-Systeme empfohlen, die als „*Swallowing Workstation*„ eine Datensammlung und einen Datenvergleich der verschiedenen Parameter ermöglichen. Gleichzeitig ist mit dieser mobilen „*Swallowing Workstation*“, selbstverständlich auch nur mit Hilfe einfacher Untersuchungstechniken, eine Beurteilung am Krankenbett, eine „Bedside-Beurteilung“ möglich.

Interdisziplinäre Testbatterie

Es ist eine störungsspezifische Auswahl der zur Verfügung stehenden Verfahren erforderlich. Die interdisziplinäre Diagnostik der Dysphagie beruht deshalb auf einer variablen Testbatterie:

- schluckzentrierte Anamnese

- medizinische Beurteilung: u. a. phoniatrisch-laryngologisch, neurologisch, gastroenterologisch, stomatologisch
- logopädische Beurteilung
- Videoendoskopie: transnasale Fiberendoskopie (Fiberoptic Endoscopic Evaluation of Swallowing, FEES), Lupenlaryngoskopie
- Flexible Endoscopic Evaluation of Swallowing with Sensory Testing (FEEST)
- Videofluoroskopie bzw. -kinematographie

Ergänzende Untersuchungen:
- Auskultation
- ph-Metrie
- Manometrie
- radiologische Zusatzdiagnostik (CT, MR)
- Ultraschall-Diagnostik
- Gastro-Ösophagoskopie
- Bronchoskopie
- Szintigraphie
- Elektromyographie

! Die Diagnostik der orofazialen, oropharyngealen und ösophagealen Dysphagie kann nur interdisziplinär erfolgen.

25.5.1 Anamnese

! Die Ursache von Schluckstörungen kann bei 80–90 % der Patienten bereits anamnestisch erfasst werden.

Schröter-Morasch (1994) empfiehlt einen Anamnesebogen zur klinischen Erfassung von Schluckstörungen nach Hirnverletzungen, also für Patienten mit erworbenen Hirnschädigungen. Dabei ist bereits ein Screening auf eine Dysphagie hin möglich. Es sind u. a. Fragen nach der Dauer der Schluckbeschwerden, Husten, unklares Fieber (als Folge einer Aspiration!), Lokalisation der Symptome, Unterschiede zwischen fester und flüssiger Nahrungsaufnahme, Schmerzen beim Schlucken, Kloßgefühl (Globus pharyngis) und begleitende Stimm-, Sprech- und Sprachstörungen bedeutungsvoll.

Speziell muss die Aufmerksamkeit auf die Art der Nahrungsaufnahme gelenkt werden. Patienten reagieren ganz unterschiedlich auf saure, kalte oder in ihrer Viskosität divergierende Nahrungsmittel. So gibt es z. B. Patienten, die zwar Wasser schlucken können, aber hochgefährdet für Aspirationen sind, wenn sie breiige oder feste Nahrung aufnehmen. Eine „Festkörperdysphagie" – hier ist die Nahrungsaufnahme von festen Speisen erschwert – gibt einen Hinweis auf morphologische Veränderungen der Schluckwege.

Wichtig sind auch Fragen nach möglichen Nebenwirkungen von Medikamenten. Verwiesen wird insbesondere auf zahlreiche Medikamente, die eine Trockenheit der Schleimhäute im Bereich der Mundhöhle, des Oropharynx, Larynx und Ösophagus auslösen können.

25.5.2 Phoniatrisch-logopädische Beurteilung

Die klinische Beurteilung des fazio-oropharyngeal-laryngealen Trakts erfolgt zuerst auf der Basis einer rhino-pharyngo-laryngologischen Beurteilung.

Grundsätzlich sind eine Nasen- und Lupenendoskopie und eine videoendoskopische Funktionsdiagnostik erforderlich. Die eingehende Untersuchung der Nase, des Naso-, Oro- und Hypopharynx sowie Larynx ist Grundlage jeder Dysphagiediagnostik. Dabei müssen morphologisch sichtbare orale, oropharyngeale und laryngeale Veränderungen ausgeschlossen werden. Besondere Aufmerksamkeit muss auch entzündlichen Veränderungen gewidmet werden. Ein Speichelsee im Bereich der Sinus piriformes kann als ein Hinweis für eine Penetration oder Aspiration gelten.

Bei der phoniatrisch-logopädischen Erstuntersuchung sollte auch der Hustenreflex geprüft werden. Weiterhin muss im Bedarfsfall eine laryngo-stroboskopische Untersuchung erfolgen.

Die funktionelle Untersuchung schließt neurolaryngologische Kriterien ein. Die eingehende phoniatrisch-logopädische Beurteilung dient außerdem dem Ausschluss von Aphasien, Sprechapraxien und/oder Dysarthrien.

Weitere Einzelheiten zur phoniatrischen und logopädischen Diagnostik sind in Band 2 (2001) den Beiträgen von Nussser-Müller-Busch und Denk zu entnehmen.

25.5.3 Dysphagie-Bedside-Untersuchung

Im Prinzip ist der Schluckakt nicht sichtbar. Zur ersten Einschätzung eignet sich die palpatorische Beurteilung der Beweglichkeit des Mundbodens, Zungenbeins und Kehlkopfs mit Hilfe eines speziellen Handgriffs (Abb. 25.3).

Der Patient wird zum Schlucken aufgefordert. Dabei sollte normalerweise eine **Hyoid-Larynx-Elevation** stattfinden.

Bei der Nahrungsaufnahme kann festgestellt werden, wie viele Schluckversuche pro Bolus erforderlich sind. Die orale, aber auch die pharyngeale Schluckphase, kann verlängert sein. Dies ist mit dem Hyoid-Larynx-Elevations-Handgriff leicht feststellbar.

Die Prüfung der **Gurgelfunktion** und das **Sprechen mit Nahrung in der Mundhöhle** gehören ebenfalls zur diagnostischen Voruntersuchung und sind Bestandteil des Dysphagie-Bedside-Status.

Es sollte bei der Dysphagie-Bedside-Untersuchung auch der **Hustenreflex,** besonders das **Abhusten** („*throat clearing*") geprüft werden. Der Hustenreflex ist ein unwillkürlicher Schutzreflex zum Vermeiden einer Aspiration. Bei Dysphagiepatienten kann der Hustenreflex fehlen. Oft besteht eine pharygneale und/oder endolaryngeale Störung der Sensibilität oder eine motorische Störung im Glottisbereich.

Der **Würg- und Gaumenreflex** („Gag- und Palatalreflex") bewirkt eine Kontraktion der Pharynxmuskulatur und ein rasches Heben des Velums. Neben einem aufgehobenen Würgreflex kann auch eine segmentale Sensibilitätsstörung nachweisbar sein. Es kann auch ein einseitiger Würg- und/oder Gaumenreflex bestehen. Zur groben Information ist eine Stimulation mit einem in kaltes Wasser getauchten Wattestäbchen erforderlich.

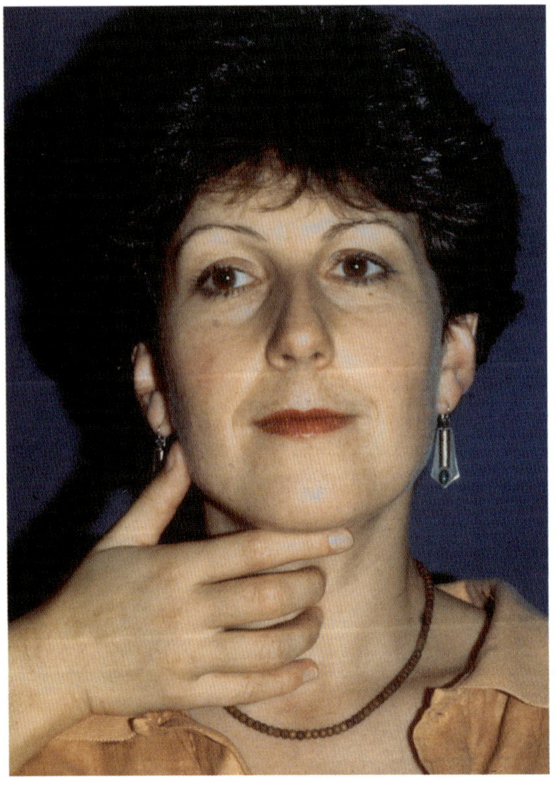

Abb. 25.3: Handgriff zur externen Überprüfung der Schluckfunktion
- Zeigefinger am äußeren Mundboden
- Mittelfinger in Höhe des Zungenbeins
- Ringfinger in Höhe der Incisura thyreoidea
- kleiner Finger in Höhe des Ringknorpels

> **!** Bedside-Untersuchungen – einschließlich FEES – können die Gefahr einer Aspirationspneumonie verringern. Damit wird auch eine Verkürzung der Liegezeit im Krankenhaus erreicht.

In diesem Zusammenhang wird auch auf Kap. 22.2.1 (Stroke Units) verwiesen.

25.5.4 Videoendoskopische Funktionsdiagnostik

Die videoendoskopische Beurteilung des Schluckverlaufs ist ein wertvolles diagnostisches Verfahren bei Dysphagien, obwohl eine direkte Untersuchung des oberen Ösophagussphinkters nicht möglich und die orale Phase nur eingeschränkt beurteilbar ist.

> **!** Die videoendoskopische Untersuchung wird durch die fehlende Beurteilung des eigentlichen oropharyngealen Schluckvorgangs limitiert.

Fiberoptic Endoscopic Evaluation of Swallowing (FEES)

Die „flexible transnasale Fiberendoskopie" hat international eine weite Verbreitung gefunden (vgl. Langmore 2001). Diese dynamische Methode ist ein wesentlicher Bestandteil der Dysphagiediagnostik und kann auch zu Behandlungszwecken angewendet werden. Ein portables System gestattet auch eine Untersuchung am Krankenbett (Bedside-Untersuchung).

Empfehlenswert ist eine abgestufte Untersuchung mit Hilfe der:
- indirekten Beurteilung mit Hilfe eines Lupenlaryngoskops (transoral)
- fiberoptischen Untersuchung (transnasal)

Zusätzlich wird bei Tracheotomierten die transstomatale Endoskopie empfohlen (vgl. Schröter-Morasch 2000).

Die Auswertung der endoskopischen Befunde kann indirekt über das optische System des Fiberendoskops, aber auch über einen Monitor zur Videodokumentation mit einer Bild-zu-Bild-Analyse erfolgen. Nach dem Einführen des flexiblen Fiberendoskops wird der velopharyngeale Abschluss mit Hilfe von Phonationsmanövern beurteilt. Anschließend wird das Fiberendoskop in Höhe der Hinterwand des Oropharynx zuerst in Höhe der Uvula, dann oberhalb der Epiglottis positioniert. Dabei beurteilt man die intralaryngealen Anteile sowie die Valleculae und Sinus piriformes. Nach Ausschluss morphologischer Veränderungen wird der funktionelle Ablauf im Bereich der oberen Schluckstraße untersucht. Dabei kann der Schluckakt mit Nahrungsmitteln von unterschiedlicher Konsistenz geprüft werden. Die Beurteilung mit Hilfe eines Trokkenschlucks kann erste Hinweise zur Funktion der Pharynxkonstriktoren, zur Beweglichkeit des Gaumensegels und des Zungengrunds, zu den Kippbewegungen der Epiglottis sowie laryngealen Schutzreflexmechanismen geben.

Eine **Beurteilung der Pharynxmuskulatur** unter Zuhilfenahme der transnasalen Fiberendoskopie gestattet grundsätzlich die Abgrenzung von einseitigen Lähmungen gegenüber beidseitigen Paresen. Eine Untersuchung findet bei kräftiger Hi-Phonation in der Kopfstimme statt. Jetzt kontrahiert normalerweise die Pharynxmuskulatur beidseitig, die supraglottischen Bezirke erscheinen eingeengt.

Eine **Überprüfung mit unterschiedlichen Konsistenzen** erfolgt mit Hilfe der sog. Blauschluckmethode (vgl. Thumfart 1990). Als diagnostisches Schluckmedium wird 1/2 Teelöffel Wasser, der mit 1 ml Methylenblau angefärbt ist, verwendet.

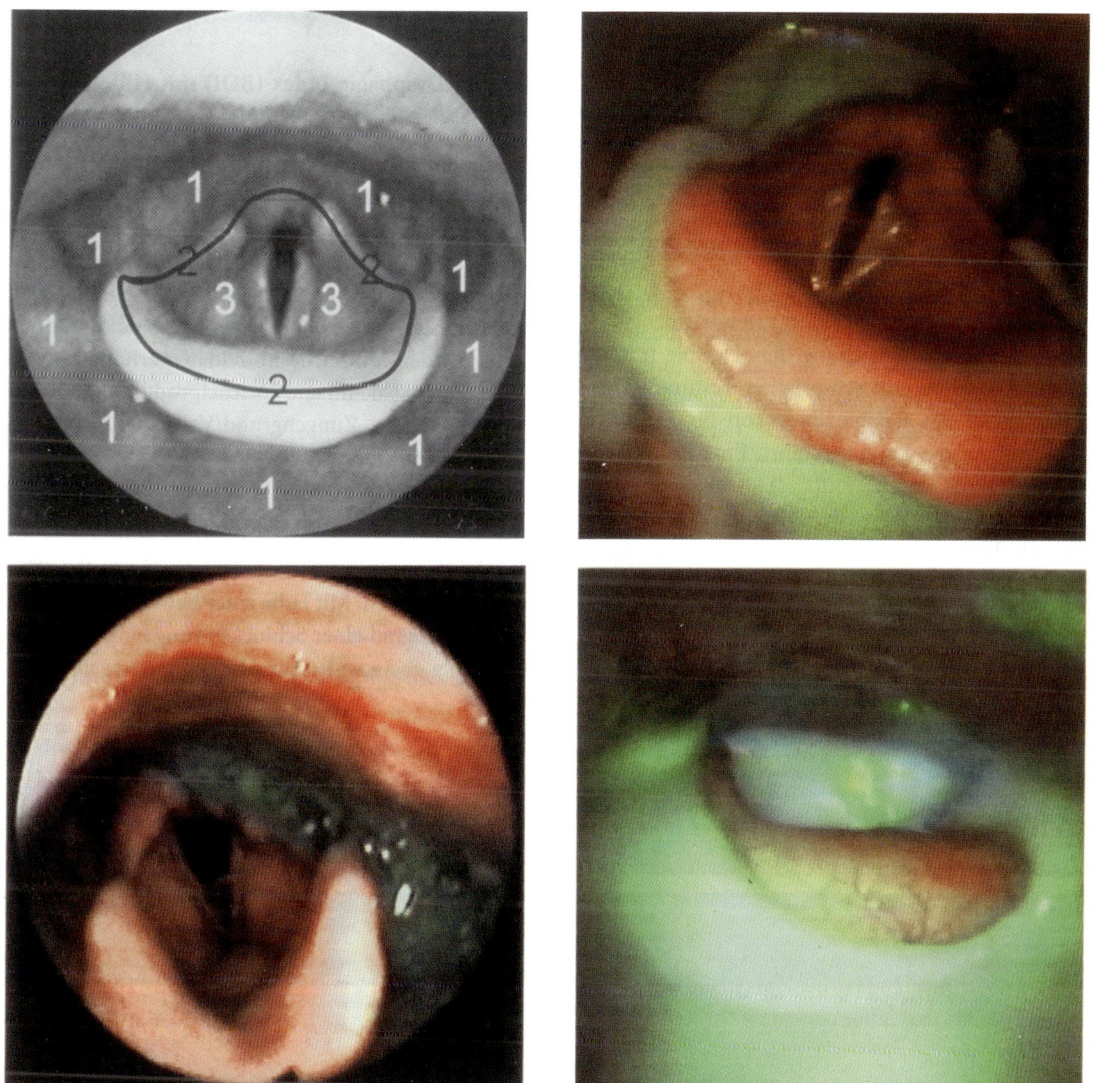

A B C D

Abb. 25.4: Videoendoskopie bei Dysphagie (Langmore 2001). Zunahme der Risiken für eine Aspiration. Drei Level:
A: Konfiguration der drei Level
B. Bolus umschließt den Larynx (Level 1)
C. Bolus erreicht den laryngealen Rand (Level 2)
D. Bolus penetriert in den Larynx (Level 3)

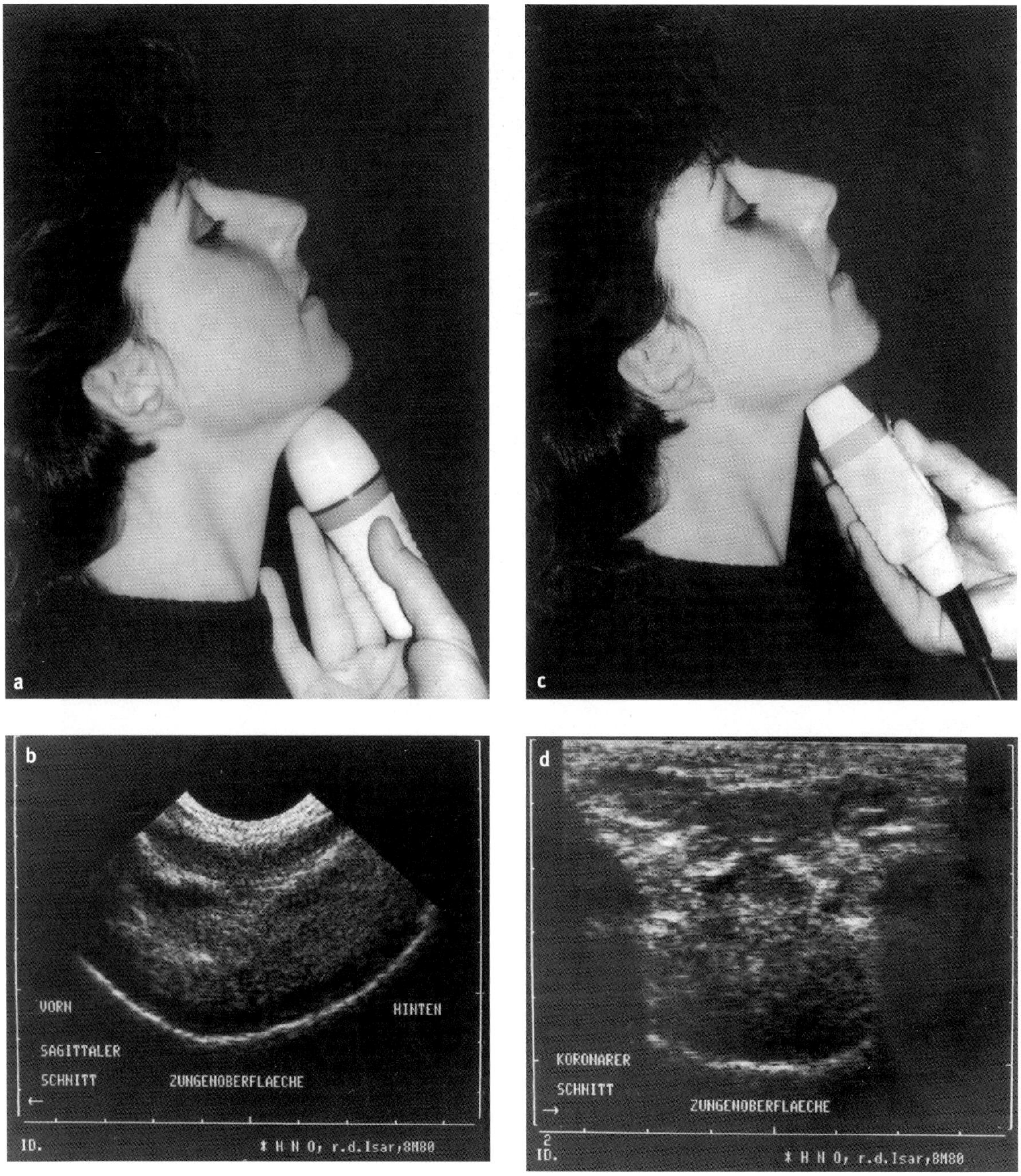

Abb. 25.7: Transkutane Ultraschall-Diagnostik der Zunge. Sagittaler Medianschnitt (a,b); koronarer Schnitt durch die Zungenmitte (c,d) (Böhme 2001).

Phase möglich. Ein einfaches Verfahren der Einzelbilddarstellung im Bewegungsablauf mit Zeitbestimmung in Sekunden ist die von uns entwickelte Ultraschall-Kinematographie. Mit Hilfe des Verfahrens gelingt es, einen Bewegungsablauf der oralen Vorbereitungsphase und oralen Phase in Einzelbildern – hier in 63 Einzelbildern – zu dokumentieren. Abbildung 25.8 zeigt eine kontinuierliche Einzelbilddarstellung von 12 Bildern, ausgewählt aus einem Gesamtprogramm von 63 Bildern, bei einem Bewegungsablauf von 4 Sekunden.

Gezeigt wird ein Proband beim Kauen und Schlucken eines Kekses. Dabei sieht man den Bewegungsablauf des Schluckvorgangs anhand der Zungenoberfläche, Binnenmuskulatur und des Mundbodens. Die letzte Abbil-

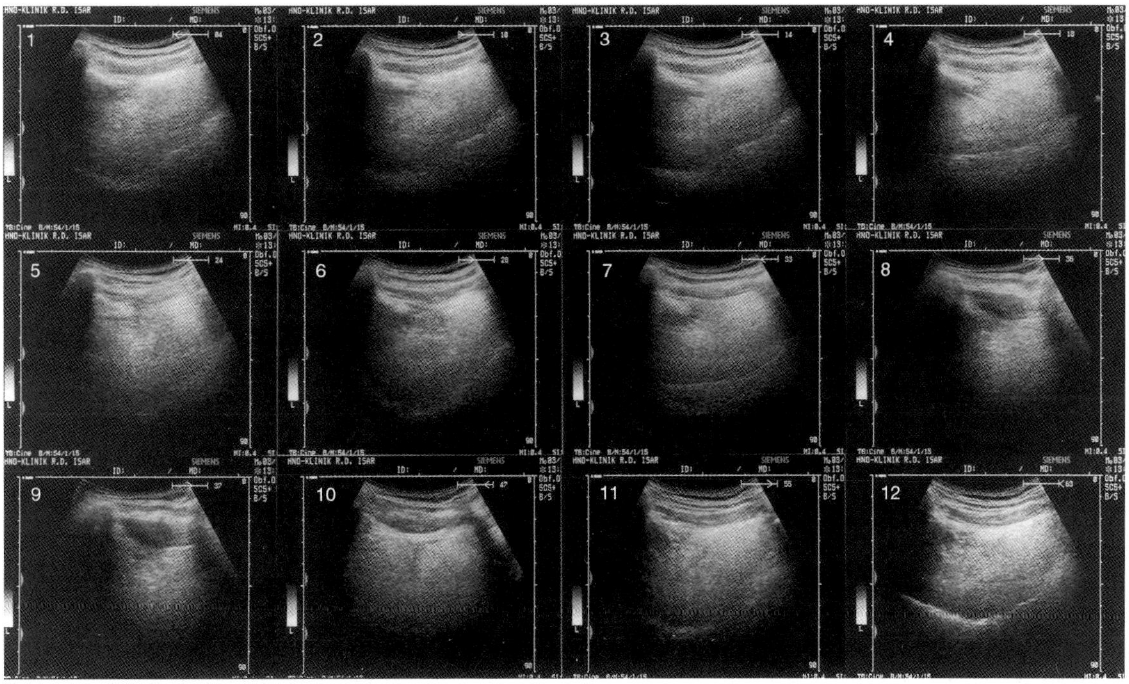

Abb. 25.8: Ultraschall-Kinematographie der Zunge (Böhme 2001). Einzelbilddarstellung (12 von 63 Bildern) der oralen Vorbereitungsphase und oralen Phase der Zunge im sagittalen Strahlengang. Zeitdauer des ultrasonographischen Bewegungsablaufes vier Sekunden. Es handelt sich um einen Normalbefund eines erwachsenen Probanden beim Kauen und Schlucken von Keks.

dung – das 12. Einzelbild – dieser Darstellung repräsentiert eigentlich das 63. Bild und damit die letzte Dokumentation dieser Serie mit einer typischen Ruhestellung der Zunge im sagittalen Schnitt nach Abschluss der oralen Phase. Aufschlussreich sind u. a. die Volumenänderungen der Zunge beim Kauen und Schlucken.

Pharyngeale Phase (indirekte Untersuchung)

Die Ultraschall-Diagnostik der pharyngealen Phase des Schluckakts bietet bei weitem nicht die differenzierten Möglichkeiten einer sonographischen Beurteilung, wie sie in der oralen Vorbereitungsphase und oralen Phase möglich ist. Grundsätzlich sind zur indirekten Untersuchung der pharyngealen Phase eine Beurteilung der Hyoid-Larynx-Elevation und Epiglottisbewegungen möglich.

Die normale Hyoid-Larynx-Elevation erlaubt lediglich die indirekte Aussage über die Öffnung des oberen Ösophagussphinkters.

Vorteile der Ultraschall-Diagnostik bei Dysphagie

- Bedside-Untersuchung ist möglich
- natürliche Trink- und Essgewohnheiten sind möglich
- keine Strahlenbelastung, keine Kontrastmittel
- beliebig oft und leicht reproduzierbar
- Bewertung natürlicher Nahrungsmittel möglich. Es können unterschiedliche Bolusarten verwendet werden:
  - Keks (Kauen beobachten): orale Vorbereitungsphase
  - Wasser (Prüfung der Haltefunktion): orale Phase
  - Joghurt, Pudding (Schlucken beobachten): pharyngeale Phase

Nachteile der Ultraschall-Diagnostik bei Dysphagie

- Limitation der Eindringtiefe der verschiedenen Schallköpfe
- Penetration und Aspiration können nicht direkt beurteilt werden

25.6.2 Techniken zur Verbesserung der oralen Sensorik

Folgende Einteilung der Techniken zur Verbesserung der oralen Sensorik hat sich bewährt (vgl. Logemann 1998):

- Zunehmender Druck auf die Zunge nach unten mit Hilfe eines Löffels, wenn sich Speisen in der Mundhöhle befinden.
- Applikation eines sauren Bolus (50 % Limonaden-Juice, 50 % Barium) zur radiologischen Beurteilung
- Applikation eines kalten Bolus
- Applikation eines Bolus zum Kauen
- Applikation eines Bolus mit einem großen Volumen (3 ml oder mehr)
- thermotaktile Stimulation

Thermosondenstimulation

Die thermal-taktile Stimulation mit Eisanwendung (*Icing*) – basierend auf Rood (1956) – ist ein vielfach angewendetes Verfahren zur Behandlung der Dysphagie. Es wird angenommen, dass ein Hauptareal zur Triggerung des Schluckakts im Schleimhautbereich der vorderen Gaumenbögen zu suchen ist. Eine thermale Stimulation mit Eis gilt als sehr starker Reiz. Die Eisstimulation kann mit einem vereisten kleinen Zahnarzt- oder Larynxspiegel oder mit einem mit Watte umwickelten Holzstäbchen, ebenfalls vereist, erfolgen (Abb. 25.9).
Thermo-taktile Stimulation der vorderen Gaumenbögen:

- Ein Nasopharynxspiegel (Größe 00) wird etwa 10 Sekunden lang in Eiswasser getaucht.
- 5maliges Auf- und Abstreichen der vorderen Gaumenbögen mit der Rückseite des Spiegels.
- Spiegel einige Sekunden in Eiswasser tauchen und die gegenüberliegende Seite stimulieren.
- Anschließend nimmt der Patient Nahrung in den Mund und versucht zu schlucken.
- Bei Aspirationsgefahr wird lediglich zum Speichelschlucken aufgefordert.
- 5- bis 10maliges Wiederholen der Sequenz, 3–4mal täglich.

(vgl. Logemann 1998)

Die Wirkung der thermischen Reizandwendung durch Eis kann mit Geschmackszusätzen, z. B. Zitrone, verstärkt werden. Der Therapeut prüft nunmehr mit externen Handgriffen (Abb. 25.10), ob ein Schluckreflex möglich ist.

Eine weitere modifizierte Stimulation wird von Nusser-Müller-Busch (2001) vorgeschlagen: Neben der Reflexstimulation wird ein Tonusausgleich der Motorik angestrebt. Eine kurzzeitige Eisstimulation der Zunge, Wangeninnenseiten, Gaumensegel und Zäpfchen führen zu einer Tonussteigerung.

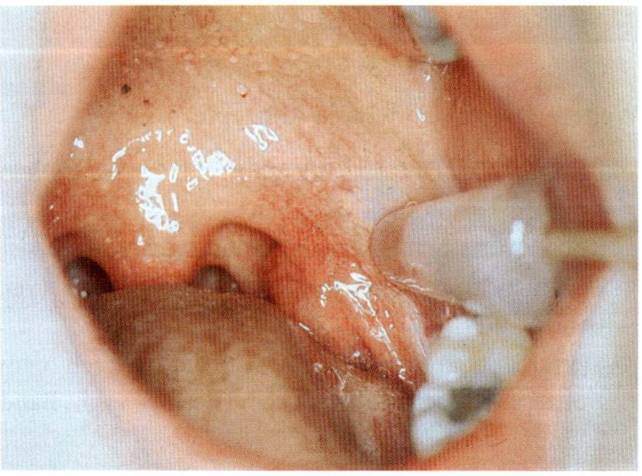

Abb. 25.9: Stimulation des Schluckreflexes im Bereich des vorderen Gaumenbogens mit vereistem Wattestäbchen.

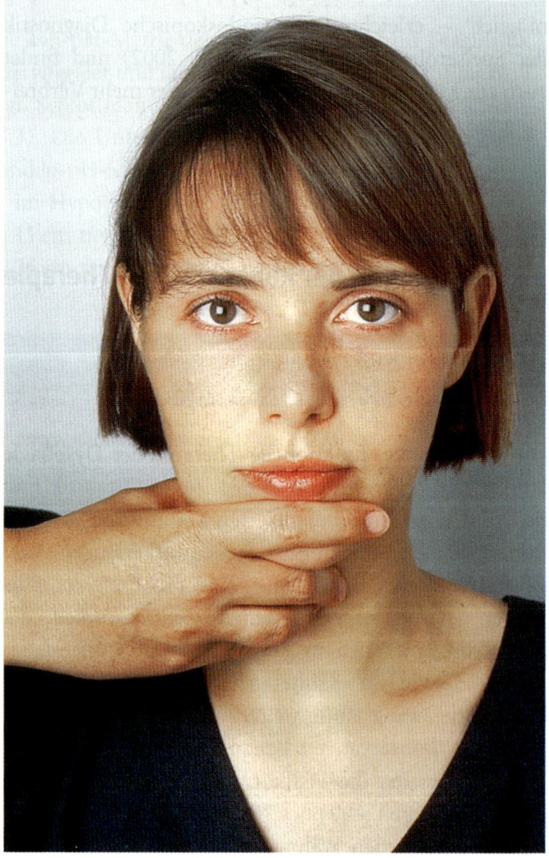

Abb. 25.10: Therapeutische Unterstützung (Kieferkontrolle) beim Schlucken: Kontrolle von Lippen (Zeigefinger) und Mundboden-Zunge (Mittelfinger).

25

25.6.3 Kompensatorische Therapieverfahren

Kompensatorische Maßnahmen werden während der Nahrungsaufnahme eingesetzt und ermöglichen das Schlucken oder erleichtern es zumindest. Die Verfahren können auch ohne Nahrungsaufnahmen durchgeführt werden.

Von grundlegender Bedeutung für die Dysphagietherapie sind:

- Haltungsänderungen
- Schluckmanöver
- Kombinationen von Haltungsänderungen und Schluckmanöver

! Aufgrund der klinischen Befunde, Videoendoskopie und/oder Videofluoroskopie ist immer ein individuelles, funktionelles Schlucktraining erforderlich.

Haltungsänderungen

Es werden spezielle Veränderungen der Kopfhaltung empfohlen, die zur Erleichterung der Nahrungsaufnahme bei Dysphagie – besonders bei prä-, peri- und postdeglutitiver Aspiration – angewendet werden können.

Wird der Kopf nach vorn gebeugt, fällt auch die Zunge nach vorn, die Valleculae werden weit gestellt und die Epiglottis nach hinten verlagert. Bei Kopfbeugung nach hinten wird die anterior-posteriore Zungenbewegung erleichtert.

Bei oralen Schluckstörungen sollte z. B. der Kopf auf die gesunde Seite gekippt werden. Bei pharyngealen und laryngealen Erkrankungen erfolgt dagegen eine Rotation zur kranken Seite. Wird der Kopf bei einer Lähmung der Pharynxkonstriktoren zur kranken Seite geneigt, kann der Sinus piriformis verschlossen werden.

Tab. 25.10: Haltungstechniken bei unterschiedlichen Schluckstörungen (Logemann 1998)

Mit Fluoroskopie festgestellte Störungsbilder	Angewandte Haltung	Erklärung
Uneffizienter oraler Transport (reduziert posteriore Propulsion des Bolus durch die Zunge)	Kopf zurück (head back)	Verwendete Schwerkraft zum Transport aus der Mundhöhle
Verzögerte Triggerung des pharyngealen Schluckens (Bolus passiert den Ramus der Mandibula, aber der pharyngeale Schluck ist nicht getriggert)	Kopf nach unten (chin down)	Erweiterung der Valleculae, damit der Bolus nicht in die Atemwege gelangt
Reduzierte Zungengrundretraktion (Residuen in den Valleculae)	Kinn nach unten (chin down)	Drückt Zungengrund nach rückwärts in Richtung Rachenwand
Einseitige Larynxdysfunktion (Aspiration während des Schluckens)	Kopf rotiert zur geschädigten Seite (head rotated to damaged side)	Verbesserung des Stimmlippenschlusses durch äußeren Druck, engt den Kehlkopfeingang ein
Reduzierter laryngealer Verschluss (Aspiration während des Schluckens)	Kopf nach unten (chin down)	Plazierung der Epiglottis mehr in eine schützende Position
Reduzierte pharyngeale Kontraktion (Residuen breiten sich im gesamten Pharynx aus)	Hinlegen auf eine Seite (lying down on one side)	Elimination des Schwerkrafteffekts auf pharyngeale Residuen
Einseitige Pharynxparese (Residuen nur auf einer Seite des Pharynx)	Kopf rotiert zur geschädigten Seite (head rotaded to damaged side)	Nimmt die kranke Seite aus dem Bolusweg
Einseitige orale und pharyngeale Schwäche auf derselben Seite (Residuen im Mund und Pharynx auf derselben Seite)	Kopf auf die stärkere Seite gekippt (head tilt to stronger side)	Dirigiert den Bolus auf die gesunde Seite
Krikopharyngeale Dysfunktion (Residuen in den Sinus piriformes)	Kopf rotiert (head rotated)	Zieht das Krikoid weg von der posterioren Pharynxwand und reduziert den verbleibenden Druck im krikopharyngealen Sphinkter

Tab. 25.11: Vier Schluckmanöver bei Dysphagie (Logemann 1997, 1998)

Schluckmanöver	Anwendung	Erklärung
supraglottisches Schlucken	• reduzierter oder verspäteter Stimmlippenschluss	• willkürliches Anhalten der Atmung schließt normalerweise Stimmlippen vor und während des Schluckens
	• verzögerte pharyngeale Phase	• Verschluss der Stimmlippen vor und während des Schluckens
super-supraglottisches Schlucken	• reduzierter Verschluss des Luftweg-Eingangs	• forciertes Luftanhalten bringt Aryknorpel nach ganz vorn, schließt Larynxeingang vor und während des Schluckens
kraftvolles Schlucken	• reduzierte Rückwärtsbewegung des Zungengrunds	• Anstrengung verstärkt die Rückwärtsbewegung des Zungengrunds
Mendelsohn-Manöver	• reduziert laryngeale Elevation	• laryngeale Elevation öffnet den oberen Ösophagussphinkter (OÖS), prolongierte Larynxelevation prolongiert die OÖS-Öffnung
	• dyskoordinierter Schluck	• normalisiert Zeit der pharyngealen Phase

Schluckmanöver

Schluckmanöver dienen der Förderung des Bolustransports und/oder dem Schutz der Atemwege. Es werden mehrere Verfahren unterschieden:

- supraglottisches Schlucken
- super-supraglottisches Schlucken
- kraftvolles Schlucken
- Mendelsohn-Manöver

Von grundlegender Bedeutung sind folgende Schluckmanöver (Tab. 25.11).

Die Abbildungen 25.11–25.14 vermitteln anhand einer schematischen Übersicht Einzelheiten der einzelnen Schluckmanöver.

Supraglottisches Schlucken

Im Prinzip wird das supraglottische Schlucken (Abb. 25.11) bei einem unvollständigen laryngealen Verschluss angewendet, um eine intradeglutitive Aspiration zu vermeiden. Voraussetzung für das supraglottische Schlucken sind ausreichend bewegliche Stimmlippen, ein Glottisschluss muss erreichbar sein. Der Patient wird zu folgendem aufgefordert:

- Atme tief ein und halte den Atem an (bei Tracheotomierten mit dem Finger das Tracheostoma verschließen)
- Schlucken
- Sofort nach dem Schlucken abhusten, ohne vorher einzuatmen

Die Nahrungsaufnahme wird bei dieser Schlucktherapie langsam gesteigert, wobei die Konsistenz zu Beginn nicht flüssig sein sollte.

Super-supraglottisches Schlucken

Dieses Manöver (Abb. 25.12) wird bei einem reduzierten Luftwege-Eingangsverschluss erforderlich. Dabei wird zum supraglottischen Schlucken ein weiteres Manöver hinzugefügt. Neben dem verstärkt angehaltenen Atem

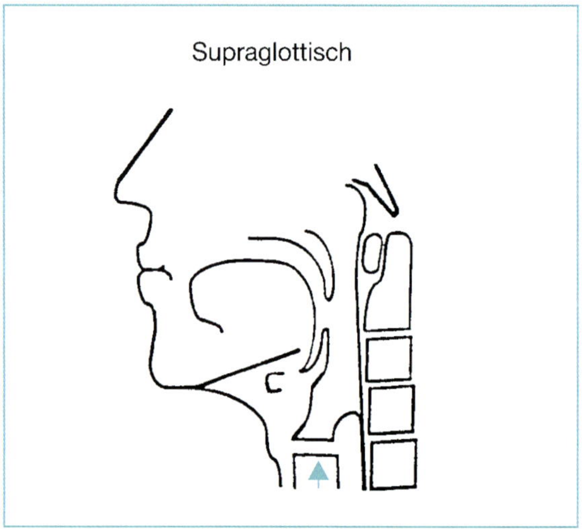

Abb. 25.11: Schluckmanöver „supraglottisches Schlucken" (Logemann 1993). Eine seitliche Darstellung der Mundhöhle und des Pharynx zeigt den Angriffspunkt beim supraglottischen Schlucken mit Verschluss der Stimmlippen.

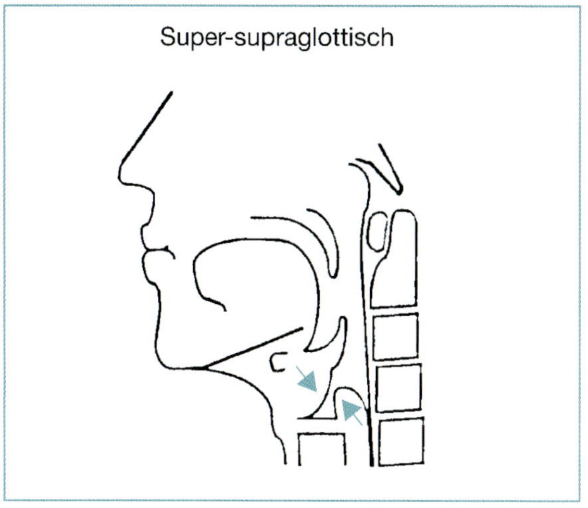

Abb. 25.12: Schluckmanöver „super-supraglottisches Schlucken" (Logemann 1993). Eine seitliche Darstellung der Mundhöhle und des Pharynx zeigt den Angriffspunkt des super-supraglottischen Schluckens als Verschluss des Eingangs des Luftwegs zwischen den Aryknorpeln und der Epiglottisbasis.

wird vor und während des Schluckens der Druck durch eine Art Bauchpresse verstärkt. Dabei wird die Supraglottis intensiv verschlossen, so dass die Aryknorpel den laryngealen Anteil der Epiglottis berühren.

Kraftvolles Schlucken

Dieses Manöver (Abb. 25.13) wird besonders bei reduzierter Zungengrundbeweglichkeit angewendet. Dabei kommt es zu einer effektiveren posterioren Bewegung des Zungengrunds und zu einer Optimierung der oralen Phase.

Es werden drei unterschiedliche Techniken empfohlen:

- Zurückschieben des Zungengrunds
- Gähnen
- Gurgeln

(vgl. Veis et al. 1997)

Mendelsohn-Manöver

Dieses Manöver (Abb. 25.14) wird ebenfalls bei reduzierten laryngealen Bewegungsmustern mit ungenügendem Glottisschluss angewendet. Dabei wird eine willkürliche Hyoid-Larynx-Anhebung angestrebt. Der Schluckgestörte muss lernen, seinen Kehlkopf in seiner höchsten Position zu halten. Die Einstellung wird erreicht, wenn gleichzeitig eine Zungenanhebung erfolgt. Nun wird der Patient zum Schlucken aufgefordert, wobei während und nach dem Schlucken die Zunge an den Gaumen gepresst werden soll. Die Öffnung des oberen Ösophagussphinkters wird weitgehend mechanisch durch das Hochsteigen des Larynx und den Zug der supra- und infrahyoidalen Muskulatur erreicht.

Shaker-Manöver (Kopfhalte-Manöver)

Das „Head-raising-Manöver" wird von Shaker et al. (1997, 2002) empfohlen. Dabei wird ein 3maliges, wiederholtes 1-minütiges Kopfhochhalten in auf dem Rücken liegender Position – unterbrochen von jeweils einer 1-minütigen Pause – geübt. Anschließend wird mit Hilfe der Kopf-

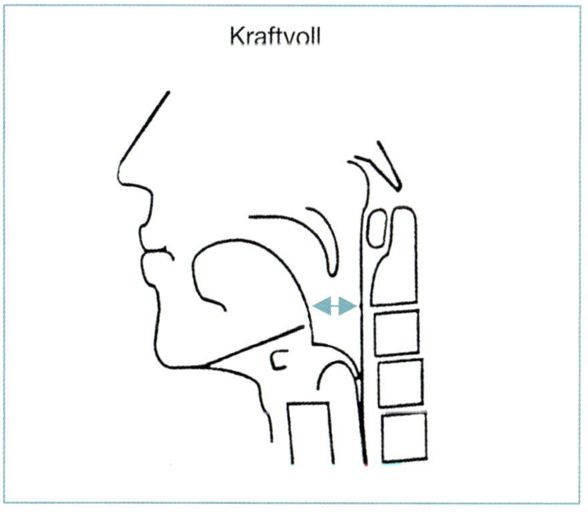

Abb. 25.13: Schluckmanöver „kraftvoll" (Logemann 1993). Eine seitliche Darstellung der Mundhöhle und des Pharynx zeigt den Angriffspunkt beim kraftvollen Schlucken als Abnahme der Distanz zwischen Zungengrund und posteriorer Rachenwand während des pharyngealen Schluckstadiums.

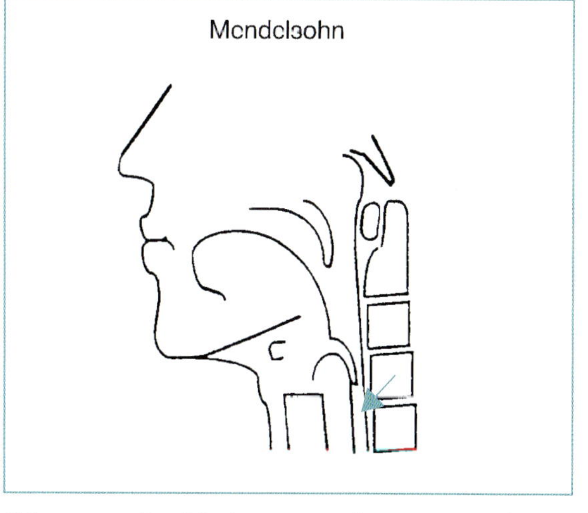

Abb. 25.14: Mendelsohn-Manöver (Logemann 1993). Eine seitliche Darstellung der Mundhöhle und des Pharynx zeigt den Angriffspunkt beim Mendelsohn-Manöver mit Öffnung des oberen Ösophagussphinkters während der pharyngealen Schluckphase.

halte-Übungen der Kopf 30-mal konsekutiv in der gleichen liegenden Position angehoben. Bei jeder Übung werden die Patienten aufgefordert, den Kopf soweit anzuheben, dass sie ihre Füße sehen können, ohne ihre Schultern anzuheben. Als Folge kann eine Öffnung der UES-Öffnung verbessert werden; eine anteriore Larynx-Exkursion sollte sich einstellen (vgl. Stanschus 2000).

Masako-Manöver (Zungenhalte-Manöver)

Das Manöver stellt eine Weiterentwicklung des modifizierten Valsalva-Manövers dar (vgl. Fujiu, Logemann, Pauloski 1995; Fuijiu, Logemann 1996). Dabei wird die weit herausgestreckte Zunge zwischen den Zähnen eingeklemmt. Dann erfolgt ein Trocken-Schluck-Versuch, wobei die Zunge fest zwischen den Zähnen eingeklemmt bleibt. Man sollte niemals mit einem Bolus – außer mit Speichel - probieren. Dieses Manöver ist für Patienten in der pharyngealen Phase geeignet. Während der Bolusaustreibung tritt ein verbesserter Kontakt von Zungenbasis und Rachenhinterwand während der Boluspropulsion ein (vgl. Stanschus 2000).

> **!** In der konservativen Behandlung von Dysphagien nach onkologischen Erkrankungen im Kopf-Hals-Gebiet und neurogenen Dysphagien bestehen unterschiedliche Management-Strategien.

25.6.4 Biofeedback

Für ein Biofeedback als Bestandteil einer konservativen Schluckrehabilitation werden mehrere Verfahren empfohlen:

- transnasale flexible Videoendoskopie
- Ultraschall
- zervikale Auskultation (akustisch)
- Oberflächen-Elektromyographie

Denk (1997, 2000, 2001) empfiehlt ein Biofeedback mit Hilfe der transnasalen flexiblen Videoendoskopie in der ersten Phase der Dysphagie-Therapie.

> **!** Ein visuelles Biofeedback mit Hilfe der transnasalen flexiblen Videoendoskopie kann die Therapiedauer verkürzen und die Chancen auf einen Therapieerfolg vergrößern.

Nach eigenen Erfahrungen eignet sich auch die submentale Ultraschalldiagnostik der Zunge als Biofeedback-Monitoring bei Dysphagien.

Die zervikale Auskultation dient dem Abhören der akustischen Schlucksignale. Dabei wird besonders der oropharyngeale Übergang beim Schlucken kontrolliert (vgl. Huckebee 2002).

Ein Oberflächen-EMG-Biofeedback (*surface electromyography*, sEMG) wird von Huckabee (2002) und Stanschus (2002) empfohlen. Dabei werden submental platzierte Oberflächen-Elektroden verwendet. Es gelingt mit diesem Verfahren, das Ausmaß und Timing von Muskelkontraktionen zu überwachen. Das Oberflächen-EMG-Feedback wird besonders bei schweren Dysphagien zur Unterstützung des Mendelsohn-Manövers empfohlen.

Eine ausführliche Darstellung der konservativen Therapie der Dysphagie erfolgt im Band 2 (2001) dieses Lehrbuchs. Dabei wird eine getrennte Besprechung der oropharyngealen Dysphagien nach Kopf-Hals-Tumoren (Denk) und neurogenen Dysphagien (Nusser-Müller-Busch) vorgenommen.

25.7 Dysphagie bei onkologisch bedingten strukturellen Veränderungen im Kopf-Hals-Gebiet

Oto-Rhino-Laryngologen, Phoniater, Mund-Kiefer-Gesichtschirurgen und Dysphagie-Therapeuten werden postoperativ bei onkologischen Erkrankungen im Kopf-Hals-Gebiet sehr oft mit Fragestellungen der oropharyngealen und laryngealen Dysphagie konfrontiert. Dabei handelt es sich um einen Zustand nach:

- anteriorer oraler Chirurgie
- posteriorer oraler Chirurgie
- Teilresektionen des Kehlkopfs
  - supraglottische Teilresektion
  - vertikale Teilresektion oder Hemilaryngektomie
- totaler Laryngektomie
- Radiochemotherapie

Die konservative Schluckrehabilitation von Dysphagien bei onkologischen Kopf-Hals-Erkrankungen unterscheidet sich von der konservativen Dysphagie-Behandlung bei neurologischen Erkrankungen. Die postoperativen Veränderungen erfassen die Respiration, Kommunikation und Schluckfunktion. Vorwiegend wird eine Dysphagie nach operativen Eingriffen bei Tumoren der Zunge, des Gaumens, Oropharynx, Larynx und Hypopharynx sowie nach Mandibulotomie beobachtet. Allerdings können sich auch Dysphagien nach Radiochemotherapie einstellen.

> **!** Eine Dysphagie bei onkologischen Erkrankungen beruht auf einer chirurgischen Entfernung von Muskeln, Knochen, Knorpel oder neuralen Strukturen oder tritt nach Radiochemotherapie auf.

Eine konservative Therapie der Dysphagien sollte möglichst bald, etwa 8–10 Tage nach dem operativen Eingriff, stattfinden. Es ist ratsam, zu Beginn der Strahlentherapie mit einem Schlucktraining zu beginnen, damit der Schluckmechanismus vor einer Narbenbildung in Gang kommt.

25.7.1 Zustand nach Tumoroperationen im Bereich der Mundhöhle und des Oropharynx

Der Schweregrad der Dysphagie ist u. a. von der Lokalisation des morphologischen Defekts sowie der Zungengrundresektion abhängig. Auf dieser Grundlage gelangt man zu einer differenzierten Betrachtung der Folgen nach anteriorer und posteriorer oraler Chirurgie. Im Einzelnen lassen sich folgende Befunde ermitteln.

Zustand nach anteriorer oraler Chirurgie:
- reduzierte Boluskontrolle und beeinträchtigter Kauvorgang
- verzögerter oraler Transport und wiederholte Zungenbewegungen
- verzögertes pharyngeales Schlucken
- reduzierte laryngeale Elevation und krikopharyngeale Öffnung, wenn die Mundbodenmuskulatur betroffen ist

Zustand nach posteriorer oraler Chirurgie:
- reduzierte Boluskontrolle und beeinträchtigtes Schlucken
- verzögerter oraler Transport und pharyngealer Transport
- reduzierte Pharynxwand-Kontraktion
- reduzierte Hyoid-Larynx-Elevation

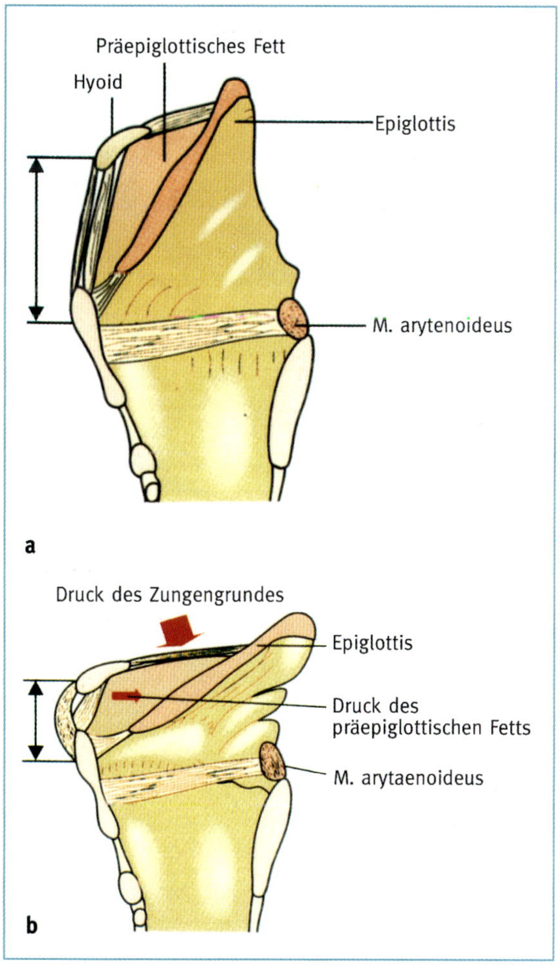

Abb. 25.15: Larynx und Schluckakt (Westhofen 2001)
a. Atemstellung
b. Schluckstellung

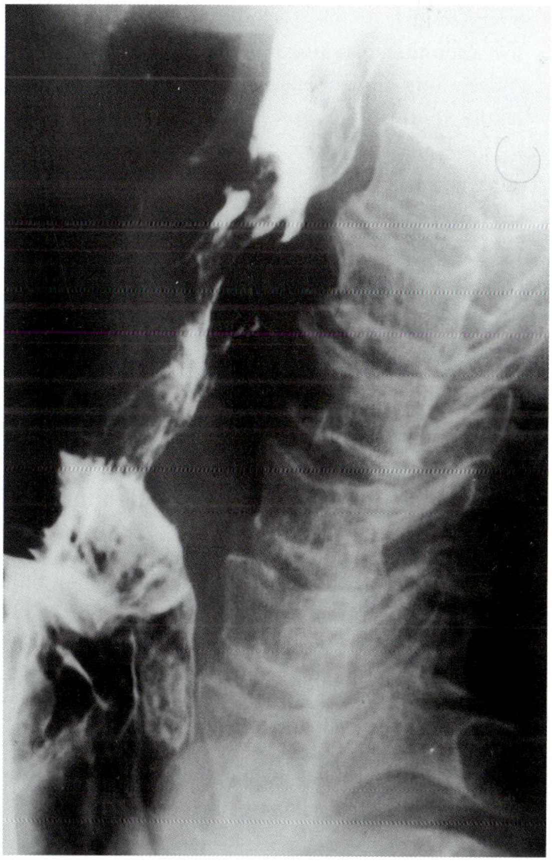

Abb. 25.16: Hochgradig stenosierender Pharynxtumor in der konventionellen Pharyngographie. Schleimhautdestruktion von Valleculae-Niveau bis inkl. des oberen Ösophagussphinkters; Verbreiterung des prävertebralen Ösophagussphinkters; Verbreiterung des prävertebralen Weichteilsaums durch die Tumormasse. Drei Etagen-Tumor (Wuttge-Hannig, Hannig 2003).

25

Eine ausgedehnte Entfernung von T4-Läsionen mit Beteiligung des Zungengrunds, Entfernung des M. geniohyoideus und M. mylohyoideus sowie eine Entfernung der lateralen Pharynxwand führen signifikant zu einer Dysphagie (vgl. Hirano et al. 1992).

> **!** Der Schweregrad der Dysphagie ist u. a. von der Lokalisation des morphologischen Defekts sowie der Zungengrundresektion abhängig.

Behandlungsplan

Logemann (1998) und Lazarus (2000) empfehlen folgendes Vorgehen:

- prä- und postoperative Beratung
- Bedside-Untersuchung 5–7 Tage postoperativ oder 12–14 Tage nach Lappenchirurgie
- Differenzierte funktionelle Schlucktherapie entsprechend der speziellen chirurgischen Intervention auf der Grundlage der morphologischen Ausfälle und/oder Rekonstruktions-Technik. Auch eine postoperative Radiotherapie muss in Betracht gezogen werden.
- Anwendung finden Haltungsänderungen, thermaltaktile Stimulationen sowie Schluckmanöver.

25.7.2 Zustand nach Tumoroperationen des Larynx

Der Schutz vor einer Aspiration von Getränken und Speisen beruht auf einer differenzierten glottischen und supraglottischen Biomechanik. Dabei spielt die normale Epiglottisfunktion eine wesentliche Rolle (Abb. 25.15)

Zustand nach Teilresektion des Kehlkopfs

Die Schluckfunktion nach partieller Teilresektion des Larynx ist abhängig von der Art des chirurgischen Eingriffs, Ausmaß der Resektion und rekonstruktiven Maßnahmen.

Teilresezierte Patienten mit Dysphagie und Aspiration können an einer Aspirationspneumonie erkranken, besonders dann, wenn der Hustenreflex nicht möglich ist. Bestehen zusätzlich präoperative pneumologische Erkrankungen, erhöht sich die Gefahr einer Aspirationspneumonie.

Vertikale Kehlkopfteilresektion

Tritt eine Dysphagie nach einer Hemilaryngektomie auf, kann eine kombinierte Therapie von kompensatorischen Verfahren einen Verschluss der oberen Atemwege fördern.

Horizontale Kehlkopfteilresektion (Supraglottische Teilresektion)

Nach einer supraglottischen extralaryngealen Teilresektion kann wochen- und monatelang eine Dysphagie bestehen, da die Betroffenen ein neues Schluckmuster er-

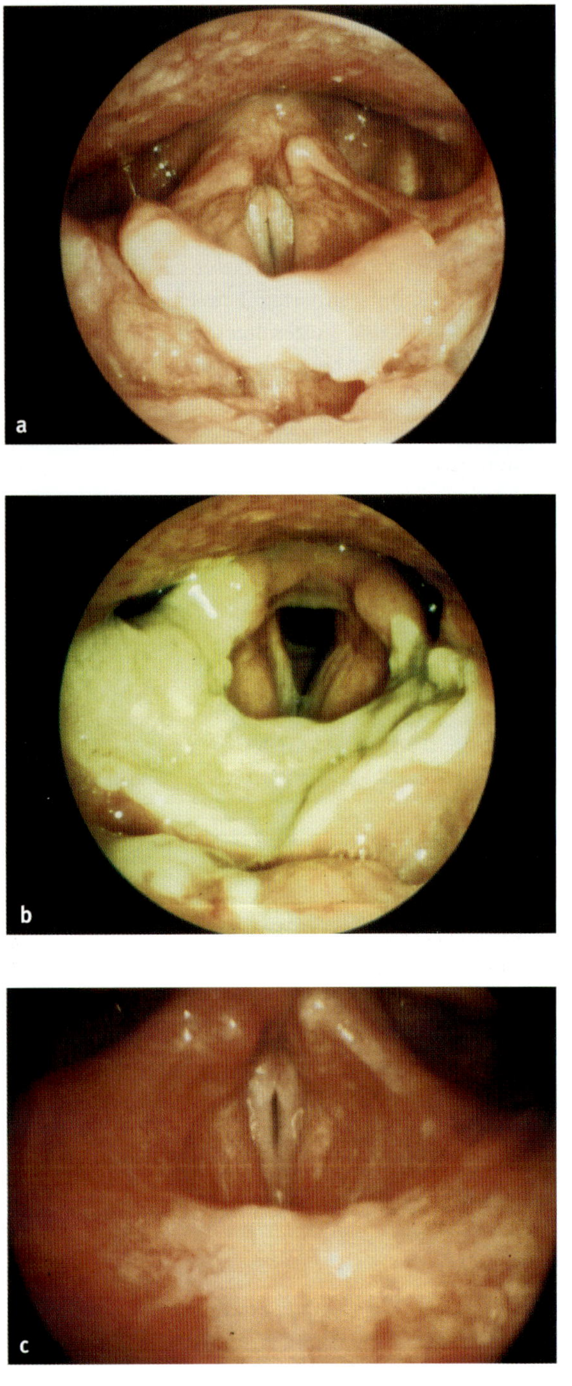

Abb. 25.17: Epiglottiskarzinom am freien Rand rechts Klinik: Präoperativ (a), 6. Tag postoperativ nach laserchirurgischer Epiglottektomie (b), 15 Monate postoperativ (c) (Böhme 2001)

lernen müssen. Dagegen ist nach einem enoralen laserchirurgischen Eingriff wesentlich seltener eine Dysphagie feststellbar.

Schätzungsweise ist postoperativ bereits nach 7–9 Tagen eine funktionelle Schlucktherapie möglich.

Abbildung 25.17 zeigt die prä- und postoperativen Befunde bei einem Epiglottis-Karzinom mit Dysphagie. Postoperativ war eine konservative Schlucktherapie erforderlich.

! Dysphagien bei Zustand nach transzervikaler supraglottischer Operation (Alonso) führen oft zu rezidivierenden Bronchopneumonien. Bleibt die konservative Dysphagie-Therapie erfolglos, ist ein operativer Glottisverschluss in Erwägung zu ziehen. Dagegen ist bei enoralem laserchirurgischem Vorgehen eine Dysphagie seltener.

Die Vorteile der Laserchirurgie bei Larynxkarzinom sind:

- Verzicht auf eine Tracheotomie
- mikrochirurgisch-endoskopisches Vorgehen
- Blutungsarmut

Zustand nach totaler Laryngektomie

Eine veränderte Schluckdynamik stellt sich zwangsläufig nach totaler Laryngektomie ein.

Eine Dysphagie nach totaler Laryngektomie kann auf unterschiedlichen Ursachen beruhen:

- chirurgisch: veränderte Schluckdynamik des Neopharynx
- Radiotherapie: Xerostomie, submuköse Fibrose, Lymphödem, gastro-ösophagealer Reflux
- postoperative Komplikationen: pharyngokutane Fistel, anteriore pharyngeale Pouches
- andere Ursachen: Rezidiv, Stimmprothese, abnorme Motilität/Peristaltik nach Laryngopharyngektomie, Zungengrundresektion

(vgl. Sullivan et al. 2001)

Im Bedarfsfall müssen Strikturen dilatiert bzw. postoperative Segelbildungen chirurgisch behandelt werden. Manchmal erleichtern Haltungsänderungen, z. B. Kopfrotation beim Schlucken, die Nahrungsaufnahme.

Nach den Untersuchungen von Ward et al. (2002) wurde eine Dysphagie festgestellt bei:

- Laryngektomie in 98 % (54 von 55 Patienten)
- Pharyngolaryngektomie mit freier Jejunum Rekonstruktion in 100 % (37 Patienten)

Die Ernährung mit einer ‚normalen Diät' im Intervall von mindestens drei Jahren ist bei folgenden Patienten möglich:

- Laryngektomie in 58 % (21 Patienten)
- Pharyngolaryngektomie mit freier Jejunum-Rekonstruktion in 50 % (7 Patienten)

25.7.3 Zustand nach Radiochemotherapie

Die Dysphagie bei Zustand nach Radiochemotherapie wird durch folgende Befunde erklärt:

- Xerostomie (Mundtrockenheit) bei Strahlensialadenitis
- submuköse Fibrose
- verzögertes pharyngeales Schlucken
- veränderte Zungenmorphologie und reduzierte Kiefergelenkbewegung
- reduzierte pharyngeale Kontraktion

! Eine Radiochemotherapie kann zu einer verlängerten Transitzeit bei der Nahrungsaufnahme, nachweisbaren Residuen von Speiseresten und gehäuften Schlucken mit Aspiration führen (vgl. Pauloski 2000).

Nach einer Radiochemotherapie besteht of eine permanente Xerostomie. Die akute Mukosa-Schädigung ist langsam rückläufig, wobei eine vorher bereits bestehende „*silent aspiration*" erst den Patienten bewusst wird. Diese beiden Defizite treten oft erst später auf und verursachen dem Patienten in großem zeitlichem Abstand zur vorangegangenen Therapie Beschwerden. Als Langzeitfolge sind v.a. eine Fibrosierung des Unterhautgewebes und eine fibrotische Degeneration der Muskelanteile erkennbar. Daraus resultiert eine Versteifung der Hyoid-Larynx-Ventral-Kranial-Bewegung.

Die Kombination unterschiedlicher medikamentöser Therapiemodalitäten kann die Xerostomie nicht verhindern, jedoch deutlich verringern (vgl. Brinda-Raitmayr et al. 1999). In diesem Zusammenhang empfehlen Momm et al. (2001, 835) „zunächst viele Therapiemöglichkeiten (Lutschtabletten, Bonbons, Pastillen, Mundspüllösungen, Kaugummi, Zahnpasta, Speichelersatzpräparate) zum Test anzubieten, so dass sie die individuell beste Therapie ausfindig machen können. Dabei sollte frühzeitig auch ein Speichelersatzpräparat auf Mucinbasis als gut verträgliche und bei der Mehrzahl der Patienten wirksame supportive Therapiemöglichkeit angewandt werden."

25.8 Dysphagie bei nicht tumorös bedingten, strukturellen Veränderungen im Kopf-Hals-Gebiet

Folgende Krankheitsbilder können zu nicht tumorös ausgelösten Dysphagien im Kopf-Hals-Gebiet führen:

- non-syndromale und syndromale Fehlbildungen
- entzündliche Erkrankungen
- Iatrogene Schädigungen
- Divertikel
- Verbrennungen, Verätzungen, Fremdkörper
- ein- und beidseitige Stimmlippenlähmungen
- HWS-Erkrankungen
  - Zustand nach operativen Eingriffen
  - Morbus Forestier

Entzündliche Erkrankungen

Grundsätzlich muss bei einer Dysphagie immer eine entzündliche Erkrankung, z. B. eine Pharyngitis, ausgeschlossen werden. Das Leitsymptom ist das schmerzhafte Schlucken, eine Odynophagie.

Non-syndromale und syndromale Fehlbildungen

Sehr unterschiedliche Fehlbildungen können zu Dysphagien führen.

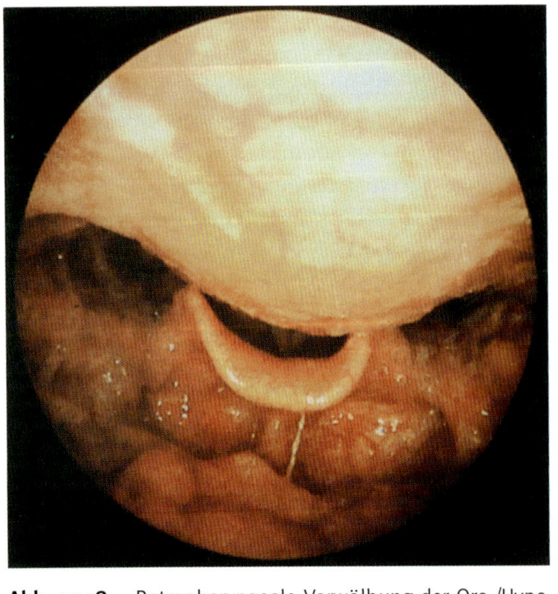

Abb. 25.18: Retropharyngeale Vorwölbung der Oro-/Hypopharynxhinterwand (Morbus Forestier) (Hartwein, Rüther 1984)

Iatrogene Schädigungen

Medikamentöse Nebenwirkungen können eine Dysphagie auslösen. Deshalb muss im Rahmen einer Dysphagie-Beurteilung immer diese Möglichkeit ausgeschlossen werden.

Divertikel

Besonders bei älteren Patienten muss an ein Divertikel gedacht werden.

Verbrennungen, Verätzungen, Fremdkörper

Ein Fremdkörper oder ein großer Nahrungsbolus kann eine akute Dysphagie verursachen.

Ein- und beidseitige Stimmlippenlähmungen

Vorwiegend im Akutstadium können ein- und beidseitige Stimmlippenlähmungen zu einer Dysphagie und damit auch zu einer Aspiration führen. Oft findet sich dabei ein in das Glottislumen nach vorn gekippter Aryknorpel, der die Symptomatik einer Penetration und Aspiration erleichtert. Ein phonochirurgischer Eingriff kann die Dysphagie verhindern.

Morbus Forestier

Folgende Synonyme werden gebraucht:

- vertebragene Dysphagie
- Spondylosis deformans der HWS
- Hyperostosis ankylosans vertebralis senilis
- Spondylosis hyperostotica
- diffuse idiopathische Skeletthyperostose

Bei einer retropharyngealen Vorwölbung (Abb. 25.18) muss an einen Morbus Forestier gedacht werden. Dabei handelt es sich um eine Sonderform einer degenerativen Spondylosis deformans. Zur differenzialdiagnostischen Abklärung ist eine radiologische Diagnostik (Computertomographie, Kernspintomographie) erforderlich.

Bei der älteren Bevölkerung finden sich bei bis zu 30 % asymptomatische anteriore zervikale Osteophyten. Dabei kann es sich um nicht entzündliche Verknöcherungen von Bändern, Sehnen und Faszien im Wirbelsäulenbereich handeln. Diese führen nicht immer zu einer Dysphagie. Sehr häufig sind auch asymptomatische Osteophyten in Höhe des Ösophagus. Dagegen tritt ein Morbus Forestier mit Dysphagie vorwiegend im Bereich der anterioren Halswirbelsäule auf. Kasper et al. (2002) beschreiben den M. Forestier als Manifestation einer diffusen idiopathischen Skeletthyperostose, die mit laryngealen Befunden wie Aktinomykose, Stimmlippenstillstand und inspiratorischem Stridor einhergehen kann.

Bei eindeutigen Beschwerden im Sinn einer Dysphagie ist eine operative Entfernung der zervikalen Osteophyten erforderlich.

> **!** Beim Morbus Forestier besteht nur selten eine ausgeprägte klinische Symptomatik.

25.9 Dysphagie bei neurologischen Erkrankungen

Neurogen bedingte Schluckstörungen spielen eine bedeutsame Rolle. Sie sind weitaus häufiger feststellbar als Dysphagien nach onkologischen oder nicht tumorösen Erkrankungen im Kopf-Hals-Gebiet. Grundsätzlich muss bei fehlenden strukturellen Veränderungen im Bereich der Schluckstraße an neurologische oder psychogene Erkrankungen gedacht werden. Dabei ist ein häufiger Befund die gestörte oropharyngeale Phase mit einer Dysfunktion des oberen Ösophagussphinkters. Als Folge können sich eine Dehydratation, Kachexie sowie respiratorische Komplikationen wie chronisch-obstruktive Bronchitis oder Asthma bronchiale einstellen.

Eine Einseitigkeit der Passagefunktion bzw. ein verminderter Tonus eines Hemipharynx verweist auf ein einseitiges zerebrales Geschehen, eine Bilateralität spricht für eine neuromuskuläre Genese (vgl. Hannig et al. 1995).

Epidemiologie: Die Ursachen und Häufigkeiten neurogener Dysphagien sind sehr unterschiedlich. Tabelle 25.12 vermittelt einen Überblick über die Häufigkeiten bei neurogenen Dysphagien.

Pathomechanismus: Die morphologischen Strukturen der am Schluckvorgang beteiligten Organe Mundhöhle, Oropharynx, Larynx und Ösophagus sind bei neurogenen Dysphagien erhalten Es besteht vielmehr eine sensomotorische Störung der Steuerung des Schluckvorganges. In der Regel betreffen die komplexen Störungsmuster sämtliche Phasen des Schluckakts.

Untersuchung: Eine Beurteilung der oropharyngealen Strukturen bei neurologischen Erkrankungen erfordert ein differenziertes Vorgehen. Neben videoendoskopischen und videofluoroskopischen Untersuchungen müssen die Merkmale der peripheren und zentralen Bewegungsstörungen im Bereich der Schluck- und Sprechorgane genau unterschieden werden (Tab. 25.13).

Tab. 25.12: Prävalenz unterschiedlicher neurogener Dysphagien

Ursachen	Häufigkeit	Autor	Jahr
Schlaganfall	45–65 %	Schindler, Kelly	2002
Hirnstamm	47 %	Teasell	2002
Parkinson-Syndrom	30 %	Clarke et al.	1998
	81 %	Coates et al.	1997
	40–50 %	Buchholz, Prosiegel 1999	1999
Multiple Sklerose	34 %	Calcagno et al.	2002
	29 %	De Pauw et al.	2002

Tab. 25.13 Unterscheidungsmerkmale peripherer und zentraler Bewegungsstörungen der Schluck-/Sprechorgane (Schröter-Morasch 1999)

Beurteilungskriterium	periphere Parese	zentrale Parese
Willkürbewegungen	aufgehoben	aufgehoben oder beeinträchtigt
reflektorische und emotionale Bewegungen	aufgehoben	erhalten
Muskeltonus	erniedrigt	anfangs erniedrigt, später erhöht
Muskelatrophie	bei längerem Bestehen vorhanden an der Zunge möglicherweise Ausbildung eines Sulkus	nicht vorhanden
Faszikulationen	möglicherweise vorhanden	nicht vorhanden
Hyperkinesen	nicht vorhanden	möglicherweise vorhanden

25

Neben der Beweglichkeitsprüfung spielen Muskeltonus, Schleimhautverhältnisse und Sensibilität eine wesentliche Rolle. Sensibilitätsprüfungen mit Hilfe eines Watteträgers erfolgen an den Lippen, der Wangenschleimhaut, Zunge, am harten und weichen Gaumen sowie am Pharynx. Der Patient muss die Augen geschlossen halten und angeben, ob er die Berührung empfindet und seitengleich bemerkt. Anschließend erfolgt die Reflexauslösung durch Berühren der Schleimhaut des Gaumensegels, Gaumenbogens, Zungengrunds und der Pharynxhinterwand.

! Es empfiehlt sich bei neurogen ausgelösten Dysphagien eine Videoendoskopie und/oder Videofluoroskopie.

Behandlung: Die konservative Therapie neurogen bedingter Schluckstörungen im Erwachsenenalter ist durchaus möglich und sollte auch konsequent eingeleitet werden. Damit gelingt es u. a., eine Aspiration zu verhindern.

Die Behandlungsergebnisse sind vom Allgemeinzustand und den kognitiven Fähigkeiten abhängig. Prosiegel et al. (2002) führten eine prospektive Studie bei 208 Patienten mit einer neurogenen Dysphagie durch. Unter den Ätiologien dominierte der Schlaganfall mit 48 %. Vor der Therapie wurde eine Videofluoroskopie und/oder fiberoptische Endoskopie durchgeführt. Die mittlere Dauer der Schlucktherapie betrug bei dieser Patientengruppe 2 Monate (ohne Ernährungssonde 1, mit Ernährungssonde 2,5, mit Trachealkanüle 3,5 Monate). 55 % der sondenernährten Patienten konnten sich nach der funktionellen Dysphagietherapie voll oral ernähren.

Schlaganfall

Epidemiologie: Die häufigste Ursache einer Dysphagie bei neurologisch-internistischen Erkrankungen sind zerebrovaskuläre Erkrankungen. Dabei sind Schluckstörungen vom Ausmaß des neurologischen Defizits und der Lokalisation abhängig. Aus verständlichen Gründen sind deshalb die epidemiologischen Daten sehr unterschiedlich.

Innerhalb der ersten 6 Monate wird eine Dysphagie in 45–65 % beobachtet (vgl. Schindler, Kelly 2002). Bei Hirnstamm-Schlaganfällen wird von Teasell et al. (2002) eine Dysphagie-Häufigkeit von 47 % angegeben. Das Wallenberg-Syndrom, ein Hirnstammsyndrom, führt in 69 % der Fälle zu einer Dysphagie (vgl. Dieterich 2002).

! Die Inzidenz einer Dysphagie nach Schlaganfall beträgt je nach Lokalisation und Ausmaß der morphologischen Strukturen 45–69 %.

Die **unterschiedliche Lokalisation** eines Schlaganfalls erleichtert unser Verständnis für neurologisch verursachte Dysphagien. Diese können das Großhirn und/oder den Hirnstamm erfassen, sie können unilateral oder bilateral auftreten, es kann die sprachdominante oder die nicht sprachdominante Seite betroffen sein. Bei den Hirnstamminfarkten ist u. a. an das Wallenberg-Syndrom sowie an das Locked-in-Syndrom zu denken. Computertomographische und kernspintomographische Untersuchungen ermöglichen eine Lokalisation der Läsion und erste Hinweise auf die Gefahr einer Aspiration. Eine Aspirationsgefahr besteht bei anteriorer Lokalisation und subkortikaler periventrikulärer Hirnregion (vgl. Daniels, Foundas 1999).

Bei Schlaganfallpatienten mit Dysphagie ist im Pharynx und im supraglottischen Larynxbereich ein sensorisches Defizit nachweisbar (vgl. Aviv et al. 2001). Dieses kann zu einer Aspiration führen. Die Gründe beruhen auf einer reduzierten Stimuluserkennung und diskriminativen Kapazität des Laryngopharynx.

! Eine sensorische Kapazitätseinschränkung des Laryngopharynx bei Zustand nach Schlaganfall spielt eine prädisponierende Rolle für die Entstehung einer Aspiration.

Eine konservative Behandlung mit Hilfe der oben beschriebenen Techniken ist empfehlenswert (Abb. 25.19). In Kap. 22.2 wurde bereits die Versorgung von Schlaganfall-Patienten in Stroke Units beschrieben.

Parkinson-Syndrom

Eine begleitende Dysphagie wird als Folge der Rigidität und Hypokinese der extrapyramidalen Krankheit erklärt und korreliert mit dem Schweregrad der zentralen Sprechstörung. Oft sind abnorme Befunde während des forcierten, sich wiederholenden Schluckens feststellbar.

Eine Dysphagie tritt bei 30–81 % der Patienten mit einem Parkinson-Syndrom ein (vgl. Tab. 25.12).

Progressive Bulbärparalyse, amyotrophische Lateralsklerose (ALS)

Oropharyngeale Dysphagien bei Patienten mit progressiver Bulbärparalyse und amyotrophischer Lateralsklerose sind ein typisches Symptom und die Folge einer progressiven Schädigung der bulbären Funktionen. Aufgrund der Grundkrankheit sinkt der oropharyngeale und hypo-

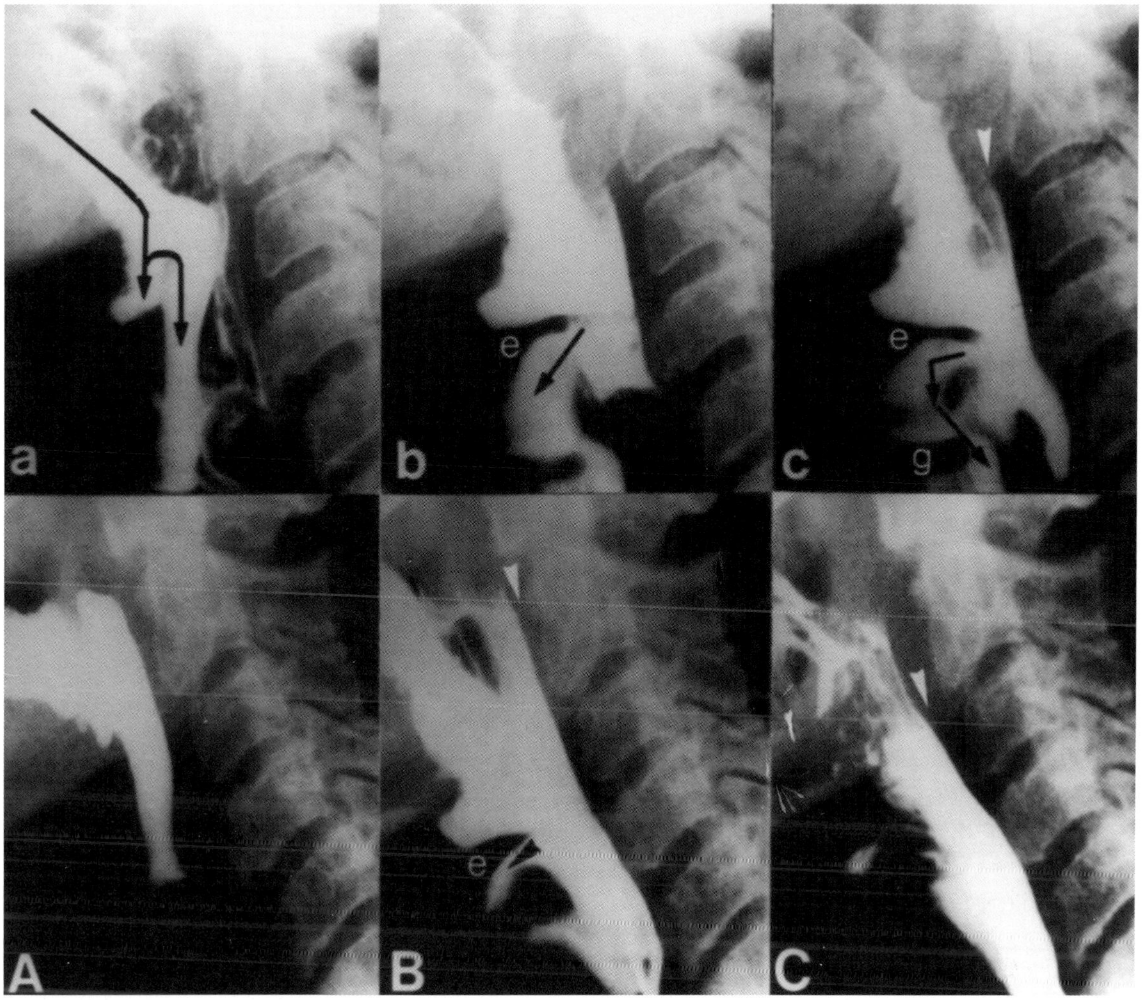

Abb. 25.19: Prädeglutitive Aspiration (laterale Strahlengang) in der Hochfrequenzkinematographie bei Patienten mit Zustand nach Cerebri-Media-Infarkt.
a. Prädeglutitiver Eintritt von KM in die Valleculae (schwarze Pfeile) ohne Auslösung eines Schluckreflexes und Übertritt in die Trachea.
b. Insuffiziente Larynxelevation, fehlender Epiglottisschluss = e. Eindringen von KM in den Adituslarnygis (schwarzer Pfeil). Wegen fehlender Schluckreflextriggerung Ausbleiben der Öffnung des oberen Ösophagussphinkter.
c. Beginn des Schluckreflexes mit beginnender peristaltischer Welle (weißer Pfeilkopf), Fortschreiten des Konstrastmittel-Eintritts in die Luftwege (e = Epiglottis, g= Glottis).

Sequenz A–C (8 Wochen nach konservativer Therapie) Thermosondenstimulation und Erlernen des Mendelson-Manövers
A. Immer noch leicht vorzeitiger Kontrastmittelaustritt aus der Mundhöhle.
B. Nur noch leicht verzögerte Triggerung des Schluckreflexes bei Übertritt des Bolus von den Valleculae in den Rec. piriformes, fast zeitgerechter Schluss des Aditus laryngis mit nur noch geringem subepiglottischen Eintritt von Kontrastmittel (schwarzer Pfeil; e = Epiglottis)
C. Jetzt normale pharyngeale Peristaltik; Entleerung des subepiglottischen Kontrastmitteldepots durch die intrinsische Larnyxmuskulatur.
(Wuttge-Hannig, Hannig 2003)

Tab. 25.14: DYSPHAGIE – Schwere-Skala bei Amyotrophischer Lateralsklerose (Strand et al. 1996)

	Normale Essgewohnheiten
10	Normale Schluckfunktion: Patient negiert Kau- oder Schluckbeschwerden. Die Untersuchung ergibt keinen krankhaften Befund.
9	Symbolische Abnormität: Nur vereinzelte ALS-Patienten bemerken gerinfügige Hinweise darüber, wo sich Nahrungsmittel im Recessus, in der Mundhöhle oder im Rachen befinden.
	Frühsymptome bei Essproblemen
8	Geringe Schluckprobleme: Klagen über geringfügige Schluckbeschwerden. Im Wesentlichen ist eine regelmäßige Diät erforderlich. Vereinzelt Erstickungsanfälle.
7	Zeitverzögerung (beim Schlucken) oder kleine Bissen: Die Dauer der Essenszeit nimmt deutlich zu, und kleinere Bissgrößen sind notwendig. Konzentration beim Schlucken von Flüssigkeiten erforderlich.
	Veränderungen der Konsistenz der Diät
6	Weiche Diät: Diät ist primär auf weiche Nahrungsmittel begrenzt. Wunsch nach spezieller Zubereitung der Nahrung.
5	Flüssige Diät: Orale Aufnahme ist ausreichend. Ernährung ist primär auf flüssige Diät limitiert. Ausreichend dünnflüssige Nahrungsaufnahme ist allgemein ein Problem. Kann mit Anstrengung selbst essen.
	Sondenernährung erforderlich
4	Zusätzliche Sondenernährung: Alleinige orale Nahrungsaufnahme ist nicht mehr ausreichend. Der Patient benutzt oder benötigt eine Sonde für zusätzliche Nahrungsaufnahme. Der Patient ernährt sich weiterhin ausreichend oral (mehr als 50 %).
3	Sondenfütterung mit gelegentlicher oraler Ernährung: Primäre Ernährung und Flüssigkeitsaufnahme wird mit Sonde bewältigt. Eine orale Ernährung wird bei weniger als 59 % erreicht.
	Orale Ernährung nicht möglich
2	Sekretionsbehandlung mit Aspirator oder medikamentös: Eine orale Aufnahme ist nicht mehr gefahrlos möglich. Behandlung der Sekretion mit Aspirator und/oder medikamentös. Schlucken reflektorisch.
1	Aspiration der Sekretion: Sekretion kann nicht mehr nicht-invasiv behandelt werden. Schlucken selten möglich.

pharyngeale Druck beim Schlucken. Eine Funktionsbestimmung dieser Symptomatik ist mit Hilfe der Videomanometrie gut möglich (vgl. Higo et al. 2002).

Mit Hilfe einer Schweregrad-Einteilung in 10 Stufen wird ein Überblick über die Symptomatologie der amyotrophen Lateralsklerose gewonnen (Tab. 25.14).

! Bei amyotrophischer Lateralsklerose kann eine funktionelle Dysphagie-Therapie die subjektive Schluckstörung mildern.

Neuromuskuläre Erkrankungen

Das Symptom Dysphagie – einschließlich der Möglichkeiten einer Behandlung bei progressiver Muskeldystrophie, myotoner Dystrophie und Myasthenia gravis pseudoparalytika – wurde bereits im Kapitel 22.2.6 beschrieben.

Hirntumoren

Auf Einzelheiten wurde bereits im Kapitel 22.2.7 eingegangen.

Multiple Sklerose

Auf Einzelheiten wurde bereits im Kapitel 22.2.9 eingegangen.

Schädel-Hirn-Trauma

Symptome: Die sehr unterschiedliche Symptomatologie lässt sich durch die unfallbedingte variable Lokalisation der Schädel-Hirn-Traumata erklären.

Psychogene Dysphagie

Die psychogene Dysphagie betrifft eine Gruppe von Patienten mit akuter und chronischer Dysphagie mit Furcht vor dem Schlucken. Shaprio et al. (1997) bezeichnen dieses Merkmal als Phagophobie.

Normale Befunde mit Hilfe einer klinischen, endoskopischen und radiologischen Untersuchung sind bei diesen Patienten mit Schluckbeschwerden bei psychogener Dysphagie charakteristisch.

Eine Essstörung wird oft fälschlicherweise angenommen. Dagegen spricht für eine psychogene Dysphagie eine hohe Angstbereitschaft, eine interpersonelle Empfindlichkeit sowie eine Depressivität (vgl. Barofsky, Fontaine 1998).

! Patienten mit psychogenen Schluckstörungen haben im Allgemeinen keine Essstörung.

25.10 Zustand nach Schädelbasischirurgie, zervikaler Wirbelsäulenchirurgie

Grundsätzlich ist eine oto-rhino-laryngologische und phoniatrische Diagnostik einschließlich Videostroboskopie, flexibler Videoendoskopie und Videofluoroskopie erforderlich, damit entsprechend den unterschiedlichen Hirnnervenausfällen eine individuelle funktionelle Dysphagietherapie eingeleitet werden kann.

Zustand nach Schädelbasis-Chirurgie und -Radiotherapie

Nach einer operativen Behandlung von Tumoren im Bereich der Schädelbasis – u. a. Glomustumoren, Vagusneurinome, Nasopharynx-Karzinom – kann eine Dysphagie feststellbar sein. Als Ursache sind Schädigungen folgender kranialer Hirnnerven nachweisbar: N. trigeminus (V), N. facialis(VII), N. glossopharyngeus (IX), N. vagus (XII) (vgl. Jennings et al. 1992).

Unter 50 befragten Patienten mit Zustand nach Radiotherapie eines Nasopharynx-Karzinoms bestand in 67 % eine Dysphagie (vgl. Hughes et al. 2000).

Zustand nach zervikaler Wirbelsäulenchirurgie

Stimm-, Sprech- und Schluckstörungen treten oft nach zervikaler Wirbelsäulenchirurgie auf. Dabei handelt es sich um Befunde nach Bandscheibenoperationen mit ventralem Zugang und nach operativer Stabilisierung von HWS-Frakturen. Winslow et al. (2001) berichten über eine Dysphonie in 51 % und eine Dysphagie in 60 % der Fälle. Dabei treten unterschiedliche Hirnnervenausfälle je nach Lokalisation des Tumors und dem erforderlichen operativen Zugangsweg auf. Im C2–C3-Level kann eine Hypoglossusparese entstehen, im C5–C7 eher eine Vagusparese (vgl. Aviv et al. 2001). Wesentlich sind deshalb eine präoperative Aufklärung, eine postoperative Beurteilung und ggf. eine Behandlung.

! Aufgrund der Besonderheiten der Schädelbasis und zervikalen Wirbelsäulenchirurgie ist eine enge Zusammenarbeit zwischen Chirurgie, Phoniatrie und Dysphagietherapeuten erforderlich.

25.11 Kau-, Trink- und Schluckstörungen im Kindesalter

Die Schluckfunktion des Fetus beginnt bereits in der 10. Schwangerschaftswoche. Die Entwicklung in den ersten Lebensmonaten und Jahren ist von den anatomischen Strukturen der orofazialen Muskulatur, der Mandibel, Zähne, Zunge, des Gaumens sowie der Epiglottis einschließlich Larynx und Hypopharynx abhängig (Abb. 25.20). Dabei übernehmen die Hirnnerven N. trigeminus (V), N. facialis (VII), N. hypoglossus (IX), N. vagus (X) und N. hypoglossus (XII) eine wesentliche Kontrollfunktion.

! Es bestehen signifikante Unterschiede zwischen den oropharyngealen Strukturen im Kindes- und Erwachsenenalter.

Im Vergleich zu Erwachsenen zeigen sich im oralen und pharyngealen Raum mehrere anatomische Unterschiede:

- Die Größe des oralen Raumes ist klein. Die Zunge befindet sich komplett innerhalb des oralen Raums.
- Die Epiglottis berührt die Zunge und hat eine hohe Position. Oft besteht ein Kontakt zum weichen Gaumen.
- Das Zungenbein und der Larynx befinden sich in einem hohen Level.
- Es sind bukkale Polster vorhanden.

Ursachen: Beeinträchtigt oder aufgehoben wird der Schluckakt durch Lippen-Kiefer-Gaumenspalten, Choanalatresie oder weitere Fehlbildungen wie Ösophagusatresie und tracheoösophageale Fisteln. Auch Ösophagusverätzungen und -fremdkörper können eine Dysphagie auslösen. Im Kardiabereich spielt der gastro-ösophageale Reflux die Hauptrolle für die Regurgitation und Ösophagitis. Außerdem kann der Schluckakt bei Hirndruckerscheinungen gestört sein. Neurologische Erkrankungen wie Myopathie, Bulbärparalysen und zerebrale Bewegungsstörungen können ebenfalls zu einer Dysphagie im Kindesalter führen.

Wesentliche Kategorien bei Schluckstörungen von Säuglingen, Kleinkindern und Kindern:

- Neurologisch:
  - Enzephalopathie, z. B. infantile Zerebralparese, perinatale Asphyxie
  - Schädel-Hirn-Trauma
  - Neoplasma
  - mentale Retardierung
  - Entwicklungsverzögerung

- Anatomisch und strukturell:
  - kongenital, z. B. tracheo-ösophageale Fistel, Gaumenspalte
  - erworben
- Genetisch:
  - chromosomal, z. B. Down-Syndrom
  - syndromal, z. B. Pierre Robin Sequenz, Treacher Collins Syndrome
  - angeborene metabolische Fehler
- Sekundär bei systemischen Erkrankungen:
  - respiratorisch, z. B. gastrointenstinale Dysmotilität, Verstopfung
  - kongenitale Herzfehler
- Psychosozial und Verhalten:
  - orale Deprivation
- Sekundäre Probleme der medizinischen Bedingungen:
  - Iatrogen

(vgl. Arvedson, Brosky 2002)

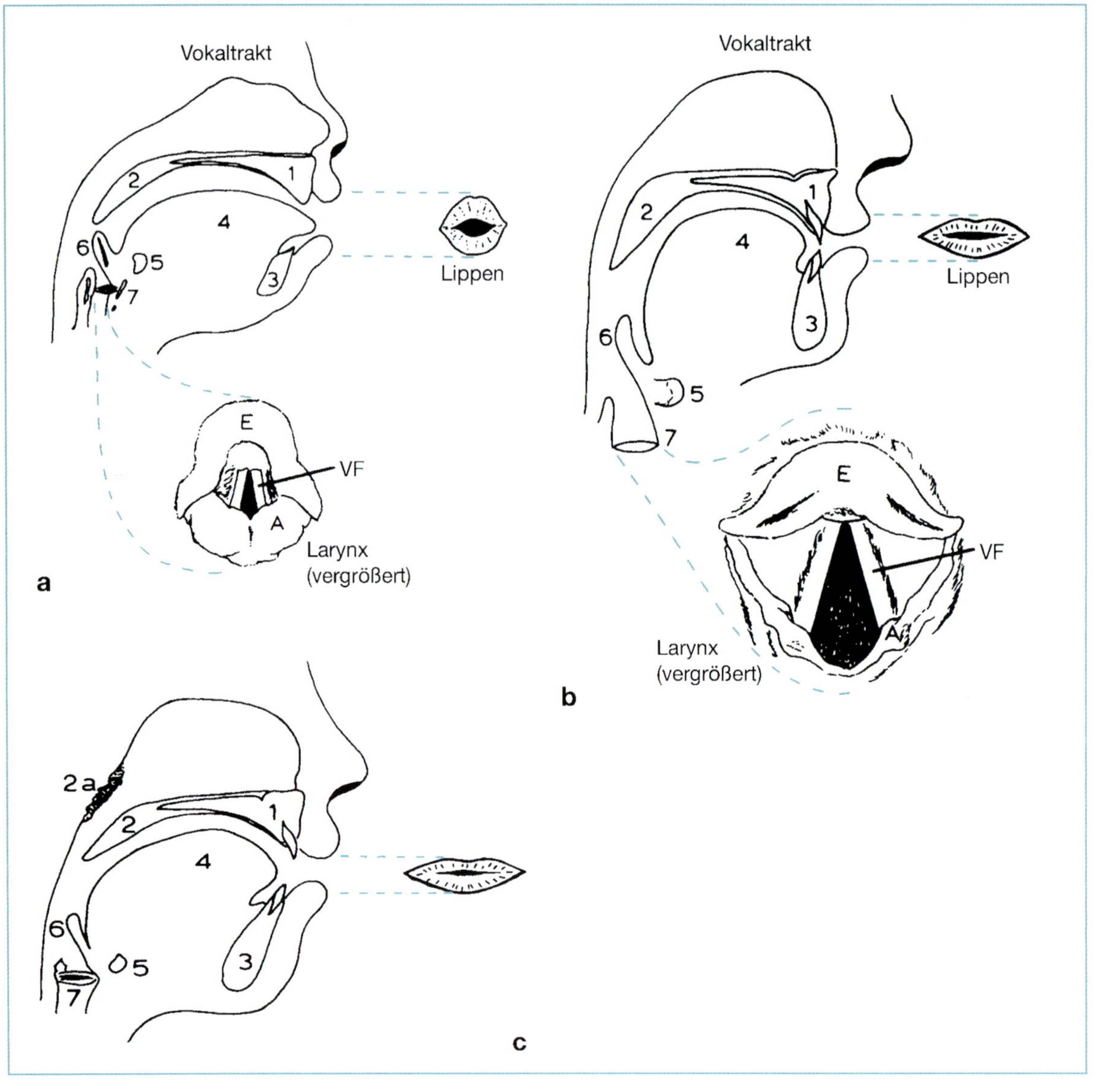

Abb. 25.20:
a. Sagittaler Schnitt durch den Vokaltrakt beim Neugeborenen. Blick auf die Lippen vorn.
1 harter Gaumen, **2** weicher Gaumen, **3** Unterkiefer, **4** Zunge, **5** Zungenbein, **6** Epiglottis, **7** Larynx, **E** = Epiglottis, **A** = Arytaenoidknorpelk, **VF** = Stimmlippen
b. Sagittaler Schnitt durch den Vokaltrakt beim Erwachsenen. Blick auf die Lippen von vorn. Vergleiche mit Abb. 1 und 3. Blick auf die Lippen von vorn.
c. Sagittaler Schnitt durch den Vokaltrakt bei einem jungen Kind (ca. 6. Jahr). Blick auf die Lippen von vorn.
(Kent, Vorperian 1995)

Tab. 25.15: Normale Entwicklung der selbstständigen Fütterungsgeschicklichkeiten im frühen Kindesalter (Arvedson 1993)

Alter in Monaten	Geschicklichkeitslevel
0,5	Beginn der Hand-Mund-Bewegung
2–4	Hand befindet sich an der Flasche beim Füttern
4	Gewöhnung an den Löffel
4–6	Beginn des Trinkens aus der Tasse
5–6	Beide Hände halten die Flasche
5–7	Halbfeste Konsistenz vom Löffel
6	Kekse werden kurz zum Mund geführt
6	Lippenschluss um den Löffel
6	Mampfen beginnt – vertikale Kiefergelenksaktionen
7	Kauen beginnt – rotierende Kiefergelenksaktionen
6–8	Flüssigkeiten werden aus einer Tasse getrunken
8–9	Unterstützung mit dem Löffel
9	Keks im Mund – absichtliches Greifen nach dem Löffel
9–10	Trinken aus einer Tasse, gehalten von einer Hilfsperson
10–11	Greifzangenbeherrschung beim Essen mit den Fingern
12	Selbstständiges Füttern mit Halten eines Löffels mit der ganzen Hand
12	Tasse wird mit beiden Händen gehalten, vier bis fünf aufeinanderfolgende Schlucke
12	Hält und führt Flasche selbstständig
15–24	Verbesserung der Funktionen für unabhängiges selbstständiges Essen

Diagnostik: Grundlage der Diagnostik ist die normale Entwicklung der selbstständigen Fütterungsgeschicklichkeiten im frühen Kindesalter (Tab. 25.15).

Die vielschichtigen oropharyngealen und ösophagealen Ursachen einer Dysphagie im Kindesalter erfordern eine genaue Abklärung. Je nach Ursache, Alter des Kindes und der technischen Möglichkeiten empfiehlt sich folgendes Vorgehen:

- Beurteilung der orofazialen Strukturen, wobei die Parameter der Bewegung, motorischen Aktivität und Stärke sowie der Zusammenhang zwischen Schluck- und Sprechfunktion beachtet werden müssen.
- Videoendoskopische Beurteilung mit flexiblen Systemen, bei Bedarf Endoskopie mit starren Systemen.
- Ultraschalldiagnostik der oralen Phase und indirekt des oropharyngealen Ablauf. Bei stimulierten und unstimulierten Schlucken sind die Kontinuität, die Zeitdauer, die Zungen- und Zungenbeinaktivität sowie die kompensatorische Unterstützung zu prüfen.
- Videofluoroskopie mit Bariumbrei

Eine fiberoptische endoskopische Beurteilung von Dysphagien im Kindesalter wird immer häufiger und auch sehr früh durchgeführt (Tab. 25.16). Mögliche Komplikationen sind Nasenbluten, Erbrechen, vasovagale Synkope, Laryngospasmus und Larynxödem.

Videoendoskopie und Videofluoroskopie (Röntgen-Videokinematographie) sind für die Diagnostik – auch als Routineverfahren – kindlicher Dysphagien durchaus geeignet. Aufgrund der unterschiedlichen Vorteile und Limitationen ergänzen sich beide Verfahren bei der Beurteilung des Schluckakts und sollten nicht alternativ, sondern komplementär eingesetzt werden, wobei hinsichtlich der Aspirationsdiagnostik eine Übereinstimmung in 69 % erzielt werden kann (vgl. Denk et al. 2002).

! Diagnostische Besonderheiten der Dysphagie-Beurteilung im Kindesalter.

Dabei handelt es sich um drei kardinale Überlegungen:

- Die extraorale Phase des Schluckvorgangs ist für Kinder von besonderer Bedeutung.
- Kinder haben oft dentale Probleme.
- Bei Kindern besteht oft eine Rhinopharyngitis.

Differenzialdiagnose der chronischen Aspiration: Von ausschlaggebender Bedeutung ist, ob der Säugling bzw. das Kind aspiriert.

Tab. 25.16 Fiberoptische endoskopische Beurteilung von Dysphagen im Kindesalter: Anzahl und Alter

	Jahr	Anzahl	Alter
Diesener	2000	295 davon 64 mit Dysphagie	1–25 Jahre
Hartnick et al.	2000	568	3 Tage–21 Jahre
Leder et al.	2000	23	11 Tage–20 Jahre
Thompson et al.	2000	100	1 Monat–24 Jahre

Differenzialdiagnostische Überlegungen:
- Obere Luftwege:
  - akute lebensbedrohende Krankheiten
  - rezidivierender Krupp
- Untere Luftwege:
  - Pneumonie
  - Asthma bronchiale
  - chronische Lungenerkrankungen
  - interstitionelle Lungenerkrankungen
  - zystische Fibrose
- Herzversagen mit Stauung
- Entwicklungsstörung, Unterernährung

(vgl. Aarvedson, Brodsky 2002)

Therapie: Eine konservative Schluckbehandlung ist indiziert bei Risikokindern mit Dysphagie, erschwerter Nahrungsaufnahme beim Füttern, zerebralen Bewegungsstörungen oder Zustand nach Verletzungen oder Fehlbildungen (Lippen-Kiefer-Gaumen-Spalte).

Grundsätzlich gelten bei Saug- und Schluckstörungen von Früh- und Neugeborenen folgende Empfehlungen:
- Kinder mit Störungen bei der Nahrungsaufnahme im Neugeborenenalter kommen auch zu späten Zeitpunkten wegen Störungen der Nahrungsaufnahme ins Krankenhaus oder zur Logopädie in die Praxis.
- Unterlassene frühe Therapie bringt später größere Probleme, z. B. Hypersensibilität im orofazialen Trakt bei Sondenernährung.
- Eine frühzeitige logopädische Therapie kann die Kau-, Trink- und Schluckentwicklung positiv beeinflussen und in die richtige Richtung lenken.

(vgl. Nusser-Müller-Busch 1996)

Auch im Kindesalter werden zur Behandlung eingesetzt:
- Haltungsänderungen
- Behandlungen der gestörten oralen Sensorik
- Schluckmanöver
- Training der orofazialen Motorik

! Die Behandlung einer Dysphagie im Kindesalter erfordert differenzierte Erfahrungen. Grundsätzlich sind dazu spezielle Kenntnisse erforderlich.

Zum Teil ist parallel oder primär zur konservativen Schluckbehandlung eine chirurgische Intervention notwendig.

Eine ausführliche Darstellung der funktionellen therapeutischen Möglichkeiten von Kau-, Trink- und Schluckstörungen im Kindesalter erfolgt im Band 2 (2001), Kapitel 20.

25.12 Diätetische Maßnahmen

Diätetische Maßnahmen sind ein wichtiger Bestandteil des Behandlungsplans bei Dysphagien im Erwachsenen- und Kindesalter. Dabei ist eine enge Zusammenarbeit zwischen den beteiligten Fachdisziplinen erforderlich. Mögliche Malnutrition (Mangelernährung) und Fehlernährung sind zu erkennen und in das interdisziplinäre Konzept zu integrieren.

! 30–50% aller onkologischen Patienten sind mangelernährt (vgl. Motsch et al. 2001).

Grundsätzlich ist vor Beginn diätetischer Maßnahmen und einer funktionellen (konservativen) Behandlung zu klären, ob der Patient ohne Aspiration schlucken kann, ob lediglich eine Penetration besteht oder beide Symptome nicht nachweisbar sind. Im Hinblick auf eine differenzierte Ernährung müssen auch die Ursache der Dysphagie sowie die Art der konservativen oder chirurgischen Behandlung geklärt sein. Dabei ist von entscheidender Bedeutung, ob eine neurogene Dysphagie oder eine Dysphagie bei onkologischen HNO-Erkrankungen besteht. Neurogene Dysphagien – speziell bei Schlaganfall – sollten möglichst einer konservativen Behandlung zugeführt werden (vgl. Kap. 22.2, Stroke Unit). Dagegen kann bei malignen Neubildungen im Kopf-Hals-Gebiet – bedingt durch das Karzinom – eine Dysphagie bestehen. Dann ist eine enterale Ernährung der parenteralen Ernährung vorzuziehen. In diesen Fällen wird vorrangig die perkutane endoskopisch kontrollierte Gastrostomie (PEG) empfohlen (vgl. Waldfahrer, Iro 2002).

Enterale und parenterale Ernährung

Im Zusammenhang von diätetischen Maßnahmen bei Dysphagie werden die Grundzüge der enteralen und parenteralen Ernährung dargestellt.

Enterale Ernährung

Enteral bedeutet, dass der Magen-Darm-Trakt mit einbezogen wird und eine gewisse – wenn auch teilweise eingeschränkte – Digestions- und Respirationsleistung des gastrointestinalen Trakts vorausgesetzt wird. Wenn möglich, sollte die enterale Ernährung bevorzugt werden. Abbildung 25.21 gibt einen Überblick über die verschiedenen Sondenlagen bei unterschiedlichen Verfahren der künstlichen Ernährung.

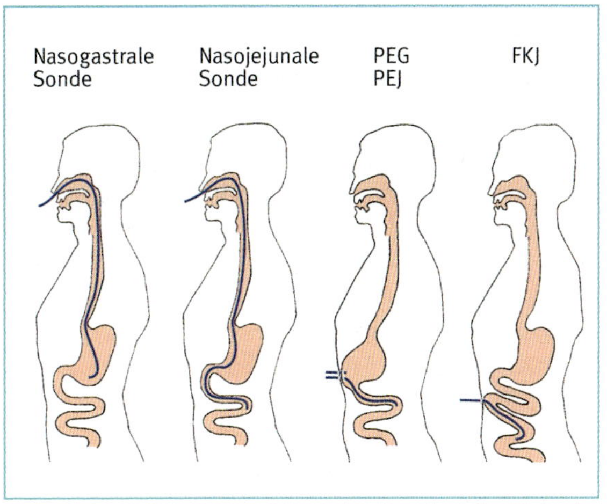

Abb. 25.21: Übersicht über die verschiedenen Sonden bei unterschiedlichen Verfahren der künstlichen Ernährung (Kalde et al. 2002, 94). Nasogastrale Sonde, Nasojejunale Sonde, Perkutane Endoskopische Gastrostomie (PEG), Perkutane Endoskopisch kontrollierte Gastrostomie (PEJ), Feinnadel-Katheter-Jejunostomie (FKF)

Dargestellt werden:
- nasogastrale Sonde
- nasojejunale Sonde
- perkutane endoskopisch kontrollierte Gastrostomie (PEG)
- perkutane endoskopisch kontrollierte Jejunostomie (PEJ)
- Feinnadel-Katheter-Jejunostoma (FKJ)

Parenterale Ernährung

Die Ernährung wird direkt der Blutbahn zugeführt. Zu unterscheiden sind:
- die zentralvenöse Infusion: mit allen essentialen Nahrungsbestandteilen
- die periphervenöse Infusion: Elektrolyte, Glukose und Flüssigkeit

> **!** Von besonderer Bedeutung bei schluckgestörten Patienten ist eine ausreichende Flüssigkeitszufuhr von 2–3 Litern pro Tag.

Grundsätze

- Es sollten feste Speisen in weicher Form angeboten werden.
- Flüssigkeiten sollten angedickt werden.

Die Möglichkeiten einer „festen" und „flüssigen" Ernährung bei Dysphagie werden individuell festgelegt. Industriell angefertigte Verdickungsmittel – alle Produkte sind mit modifizierter Maisstärke angedickt – können somit entsprechend den Notwendigkeiten angepasst werden. Für zwei Liter Flüssigkeit werden z. B. etwa 150 g Verdickungsmittel benötigt. Zwei Teelöffel reichen für das Eindicken einer Tasse Kaffee. Kalorienreiche Trockensubstanzen können bei einer Malnutrition verwendet werden. Spezielle Diätetika können zusätzlich zur normalen Nahrung benutzt werden. Für Diabetiker sind ebenfalls spezielle Diätetika im Handel.

Ziel der diätetischen Maßnahmen ist die Art von Nahrungsaufnahme, bei der am effizientesten geschluckt werden kann. Stärkemittel verdicken z. B. die Nahrungsmittel und verändern damit die Viskosität. Es kann gängigen, flüssigen Nahrungsmitteln beigefügt werden, so dass eine festere Nahrungsmittelkonsistenz den Schluckakt erleichtert. Im Allgemeinen wird mit dickflüssigen Substanzen begonnen, wobei man allmählich auf flüssigere Konsistenzen übergeht. Bei der Dysphagie-Behandlung werden Flüssigkeiten verdickt und feste Nahrung als Püree oder in weicherer Form zubereitet. Das Angebot im Rahmen der Ernährungsmedizin für Patienten mit Dysphagie ist variabel und umfassend.

Zu Beginn der diätetischen Behandlung sollten Milchprodukte vermieden werden, da diese einen zähen Schleim verursachen, der schwer geschluckt werden kann. Kleine bröcklige Nahrungsmittel werden besonders bei pharyngealen Peristaltikstörungen nur erschwert geschluckt und können ‚hängen bleiben'. Störungen der Zungenmotorik und -sensibilität erschweren die Aufnahme von Flüssigkeiten. Dagegen gelingt das Trinken von Flüssigkeiten leichter bei postdeglutitven Formen einer Aspiration.

Hilfsmittel bei Dysphagie

Wesentlich ist auch die Positionierung der Nahrung in der Mundhöhle. Bestehen Sensibilitätsstörungen, sollten noch funktionstüchtige Bereiche der Mundhöhle für eine Nahrungsaufnahme ausgewählt werden. Speziell geformte Therapielöffel („Glossektomie-Löffel") werden vorrangig bei Zungenresektionen verwendet und erleichtern die Positionierung der Nahrung bei Dysphagie. Als Trinkhilfen werden Becher mit Nasenkerbe verwendet.

> **!** Die krankheitsangepasste Viskosität der Nahrungsmittel muss bei einer Dysphagie besonders beachtet finden.

Abschließend wird auf das Kapitel 23 im Band 2 dieses Lehrbuches (2001) verwiesen. Frau Nusser-Müller-Busch beschreibt eingehend die „Diätetik bei Schluckstörungen im Erwachsenen- und Kindesalter".

25.13 Trachealkanülen, Tracheotomie

Die interdisziplinäre Therapie bei Dysphagie erfordert Kenntnisse über die Funktionen der unterschiedlichen Trachealkanülen sowie über die Besonderheiten bei tracheotomierten Patienten.

25.13.1 Trachealkanülen

Generell sind unterschiedliche Größen erhältlich. Die Wahl der Kanülengröße orientiert sich am Durchmesser der Trachea. Eine Innenkanüle – die Seele (*Inlet*) ist der innere, herausnehmbare Teil einer Trachealkanüle – dient zur schnellen Reinigung der Kanüle. In der Intensivmedizin werden Kanülen ohne *Inlet* verwendet, da lediglich ein kurzfristiger Einsatz erforderlich ist.

Trachealkanülen aus Kunststoff und Silber

Trachealkanülen bestehen aus Kunststoffen (Silikon, PVC, Polyurethan) und Metall (Silber). Silberkanülen sind eher dünnwandig und gestatten somit eine bessere Ventilation. Dagegen sind Kunststoffkanülen elastisch und können sich der Trachea anpassen. Die Biegung der Kanüle und ihre Länge ist sehr unterschiedlich und kann anhand von speziellen Angeboten individuell ausgewählt werden. Dabei müssen die unterschiedlichen Tracheastomata sowie verschiedene Einsatzbereiche (Trachealstenose, beatmungsabhängige Patienten, Aspiration) beachtet werden. Eine schadhafte Kanüle – besonders an der Kanülenspitze – muss ausgewechselt werden. Während der Strahlentherapie muss unbedingt eine Kunststoffkanüle verwendet werden, da sie strahlendurchlässig ist. Bei weitem Tracheostoma erübrigt sich eine Trachealkanüle.

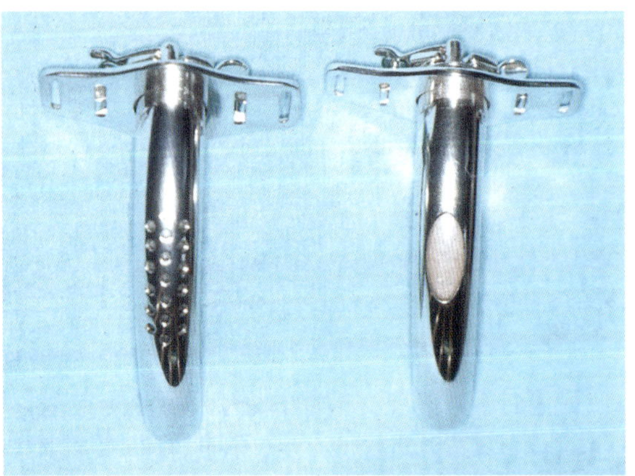

Abb. 25.22: Sprechkanülen: Loch und Siebkanülen.

Sprechkanülen

Sie dienen zur Langzeitversorgung und können nur von Patienten verwendet werden, deren Glottisfunktion noch erhalten geblieben bzw. funktionstüchtig sind. Dies ist z. B. nach einem Larynxtrauma oder einer Larynxteilresektion der Fall. Das Kanülenrohr ist zum Teil nach oben offen bzw. zum Teil gesiebt (Abb. 25.22).

Das Ventil öffnet sich beim Ein- und schließt sich beim Ausatmen. Die Ausatmungsluft gelangt durch das Loch oder Sieb im Kanülenrohr in den Kehlkopf und kann dort zur Phonation genutzt werden.

Es werden Sprechventile in Form einer Ventilklappe verwendet. Diese in die Kanüle integrierte Sprechventilklappe kann durch Borken beeinflusst werden, so dass aufsteckbare Klappen bevorzugt werden. Aufsetzbare Sprechventilklappen sind für alle Trachealkanülen kompatibel.

Geblockte Kanülen

Grundsätzlich muss zwischen einer geblockten Kanüle – mit *Cuff* zur Absicherung gegen eine Aspiration – und einer entblockten Trachealkanüle (entcufft) unterschieden werden. Die Trachealkanülen verfügen über eine aufblasbare Manschette (*Cuff*), die eine Aspiration verhindert. Der Druck des *Cuff* sollte nicht über 24 mm Hg liegen. Die Beurteilung eines Tracheostomas erfordert die Klärung des gegenwärtigen Status und ob eine geblockte Kanüle aufgrund einer Aspiration erforderlich ist. Zuerst sollte die Kanüle mit dem Finger verschlossen werden; gleichzeitig wird der Patient zur Phonation aufgefordert. Bei normaler Glottis ist eine Stimmgebung möglich. Weiterhin wird versucht, ob der Patient bei verschlossener Trachealkanüle durch den Mund abhusten kann. Bei einer Aspiration gelangen während der Nahrungsaufnahme Flüssigkeit und/oder feste Speisereste in die Trachea und erscheinen sichtbar auch am Tracheastomarand. Bei fehlendem Hustenreflex kann neben oraler Nahrungskarenz (parenterale Ernährung) eine gecuffte Kanüle indiziert sein.

Mit Hilfe der Videoendoskopie lässt sich beim Blauschluck (vgl. Kap. 25.5.4) feststellen, ob eine Penetration oder Aspiration besteht. Dies lässt sich auch beim peroralen Blauschluck (*Evans Blue dye test*, Evans blauer Farbtest) nachweisen. Bei einer Aspiration gelangt blaue Flüssigkeit bei liegender Kanüle an den Tracheostomarand. Falls dies nicht der Fall ist, kann auch bei entblockter Kanüle eine konservative Dysphagietherapie stattfinden.

25

Es kann nicht angenommen werden, dass Patienten mit abgeblockter Kanüle beim Essen aspirationsfrei sind, da sie weder phonieren, noch husten oder räuspern können. Aspiriertes Material bleibt dann oberhalb der Blockung liegen. Aus diesen Gründen sollten Patienten mit einer dauergeblockten Kanüle nicht essen (vgl. Herbst 2000).

Dauerbeatmung

Eine verbale Kommunikation des dauerbeatmeten Patienten über eine Trachealkanüle ist durchaus möglich. Dabei wird eine gefensterte oder gesiebte Kanüle mit Abblockung verwendet.

Spezialkanülen für laryngektomierte Patienten

Diese sind in ihrer Länge verkürzt und haben entsprechend dem Trachealdurchmesser ein verbreitertes Lumen.

> **!** Die funktionelle Therapie bei Dysphagie erfordert Kenntnisse über die unterschiedlichen Trachealkanülen.

Vorteile und Nachteile der einzelnen Materialien

Kunststoffe

Die Lebensdauer ist im Vergleich zu Silberkanülen kurz. Die Haltedauer beträgt 3–6 Monate.

Silikon: Vorteilhaft ist die Flexibilität von Silikonen. Sie passen sich gut der Trachea an. Es besteht eine Strahlendurchgangigkeit, so dass bei einer Radiotherapie die Kanüle nicht entfernt werden muss. Anwendung finden sie bei Laryngektomierten und bei der Provox-Prothese.

Von Nachteil ist das kleine Innenlumen im Vergleich zu Metallkanülen. Silikon ist ein Weichmacher. Die Silikonkanülen sind ölempfindlich. Stomaöl sollte deshalb nicht verwendet werden. Als Alternative wird physiologische Kochsalzlösung empfohlen.

PVC (Polyvinylchlorid): Dieser Kunststoff ist besonders für Patienten geeignet, bei denen eine Strahlentherapie stattfindet. Nachteilig ist, dass PVC ein Weichmacher ist.

Polyurethan: Diese Kunststoffkanülen passen sich besonders gut der Trachealwand an. Der Weichmacherzusatz, der ein erhöhtes Änderungsvermögen der Form ermöglicht, ist wie bei den anderen Kunststoffkanülen ein Nachteil.

Mediplast: PVC-freie Trachealkanüle aus Kunststoff. Anwendung finden sie bei Patienten mit abnormen Reaktionen auf PVC.

Teflon: Anwendung bei langzeitbeatmeten Patienten oder bei Patienten im Wachkoma

Rügheimer-Kanülen (Rüsch-Kanülen, Einwegkanülen): Die Kunststoffkanülen, z. B. Tracheoflex, sind voll flexibel und passen sich gut der Trachea an. Durch das eingearbeitete Drahtskelett bleibt die Rügheimer-Kanüle formstabil. Die maximale Lebensdauer beträgt 30 Tage.

Stoma-Button: Dieser besteht aus flexiblem Silikon und dient dazu, das Tracheostoma offen zu halten. Er ist für Patienten geeignet, die keine Trachealkanüle benötigen.

Metalle

Die Metallkanülen bestehen aus Silber. Die Vorteile sind die hohe Metallfestigkeit, ein großes Innenlumen – ohne dass sich der Außendurchmesser ändert – sowie die lange Lebensdauer. Es ist eine problemlose Sterilisation der Kanüle möglich.

Von Nachteil sind die Starrheit des Materials und die hohe Kälteempfindlichkeit. Eine Verwendung bei Strahlentherapie ist nicht möglich.

Trachealkanülen und Zubehör

Unterschieden werden:

- Trachealkanülen ohne Sprechventil
- Trachealkanülen mit Sprechventil
- Trachealkanülen mit Möglichkeit zur Abblockung

Eine blockierbare Trachealkanüle, d. h. sie verfügt über einen aufblasbaren *Cuff*, verhindert eine Aspiration in die Trachea und damit in die Lunge.

Sonderformen von Trachealkanülen

Zu unterscheiden sind:

- Stomabutton
  - Intravent
  - Barton-Mayo-Button
  - Grid-Button
- Trachealkanülen mit Universalaufsatz
- T-Tuben
- externe Zufuhr von Sauerstoff

Der Stoma-Button dient dazu, das Tracheostoma offen zu halten. Er ist ideal geeignet für Patienten, die ansonsten keine Trachealkanüle mehr benötigen.

Sonderanfertigungen

Sieben Größen von Standardkanülen sind praktisch im Handel immer verfügbar. Manchmal sind aufgrund anatomischer Gegebenheiten bei allen Typen Sonderanfertigungen möglich. Dabei kann die Länge, Krümmung und der Durchmesser der Kanüle berücksichtigt werden. Zusätzlich ist eine Stomaabdichtung durch kanülenunabhängige Maßnahmen möglich.

Kombination mit einem Sprechventil und HME

Ein Stomafilter mit einem Wärme- und Feuchtigkeitsaustauscher („*Heat and Moisture Exchanger*" HME) erleichtert Laryngektomierten das Atmen und verbessert die Sprechqualität (vgl. Kap. 19.5.1). Dies ist möglich bei:
- Provox-Prothesen
- Blom-Singer-Prothesen

> **!** Eine erfolgreiche konservative (funktionelle) Dysphagietherapie ermöglicht eine Dekanülisierung und/oder Sondenentfernung und damit eine normale orale Ernährung

25.13.2 Tracheotomie

Eine Tracheotomie wird oft durchgeführt. Grundsätzlich werden unterschieden:
- klassische Tracheotomie
- Punktionstracheotomie (perkutane Dilatationstracheotomie)

Die klassische Tracheotomie beruht auf der Anlage einer direkten Verbindung zwischen Trachea und Halshaut. Ein plastisches Tracheostoma wird durch das Einnähen der Halshaut an die Trachea erreicht. Dabei entsteht ein epithelisierter Kanal, der einen Kanülenwechsel erleichtert und die Gefahr der Blutungen deutlich reduziert (vgl. Boenninghaus, Lenarz 2001). Bei der Punktionstracheotomie wird über einen Führungsdraht und nach Dilatation eine Kanüle in einen tastbaren Bereich der Trachea eingeführt (vgl. Probst et al. 2000). Das Verfahren wird besonders zur kurzzeitigen Tracheotomie in der Intensivmedizin und in der Notfallmedizin eingesetzt.

Differenzierte Techniken in Abhängigkeit zur Operationsindikation beschreibt Schelling (2002):
- Koniotomie
- Tracheotomie
  - plastisches Tracheostoma
  - nicht-plastisches Tracheostoma
- perkutane Tracheotomietechniken
  - perkutane Dilatationstracheotomie (PDT)
  - translaryngeale Tracheotomie

Auswirkungen einer Tracheotomie bei Dysphagie-Patienten

Aufgrund der Verwendung einer Kanüle bei Tracheotomie kann eine Dysphagie auftreten. Dies hat folgende Gründe:
- Die Hyoid-Larynxelevation kann reduziert sein.
- Bei gecufften Kanülen besteht auch die Gefahr einer Kompression des Ösophagus durch den Cuff.
- Postoperativ kann sich nach einer Tracheotomie eine Sensibilitätsstörung im Bereich des Hypopharynx und Larynx einstellen.
- Unterstützend für eine Dysphagie ist der mögliche Ausfall der Geruchs- und Geschmacksreize.

Ist die Hyoid-Larynx-Elevation behindert oder drückt eine gecuffte Kanüle über die Trachea in Richtung Ösophaguslumen, kann eine verzögerte oder erschwerte Öffnung des oberen Ösophagussphinkters eintreten. Durch die Tracheotomie kann auch eine Störung des laryngealen Schutzreflexes eintreten.

> **!** Beim Schluckversuch mit tracheotomierten Patienten unter Absaugbereitschaft ist nach Möglichkeit der **Cuff** zu entleeren und das Tracheostoma zur Normalisierung des oralen und subglottischen Drucks digital zu verschließen (vgl. Denk 1996).

25.14 Chirurgische Maßnahmen

Eine ausführliche Darstellung der operativen Behandlung bei Dysphagie findet der interessierte Leser im Band 2 dieses Lehrbuchs (2001). Hier sind die unterschiedlichen Verfahren nach topographischen Gesichtspunkten interdisziplinär von Sader, Bonkowski sowie Feussner und Harms beschrieben. Die nachfolgenden Ausführungen vermitteln lediglich eine Einführung in dieses spezielle Thema.

Eine Aspiration mit der Gefahr einer rezidivierenden Pneumonie kann bei zahlreichen neurologischen Erkrankungen sowie bei Zustand nach onkologischen Operationen und Radiochemotherapie im Kopf-Hals-Gebiet gegeben sein. Dabei ergeben sich zwangsläufig unterschiedliche Betrachtungsweisen. Unbestritten wird man bei neurologischen und auch bei onkologischen Erkrankungen immer zuerst an eine primäre funktionelle (konservative) Rehabilitation denken. Darüber hinaus gibt es Krankheitsbilder mit zunehmender Kachexie und Indikation einer primären Versorgung durch eine nasogastralen Sonde bzw. einer perkutanen endoskopischen Gastrostomie (PEG). Aus funktioneller

Sicht kann auch neben der enteralen Ernährung eine parenterale Ernährung zur Sicherung des Flüssigkeitshaushaltes dominieren. Beachtet werden müssen die Chancen der funktionellen Dysphagie-Therapie.

! Die Entscheidungen zwischen parenteraler Ernährung (Infusionstherapie) und/oder nasogastralen Sonden bzw. perkutaner endoskopischer Gastrostomie kann nur individuell und in Abhängigkeit zum Krankheitsbild gefällt werden.

Nasogastrale Sonden

Der differenzierte Einsatz der verschiedenen Sonden (vgl. Abb. 25.21) ist abhängig vom Krankheitsbild und den Möglichkeiten einer funktionellen Dysphagietherapie.

Perkutane Endoskopische Gastrostomie (PEG)

Neben der parenteralen Ernährung (Infusionstherapie) und nasogastralen Sonden wird am häufigsten eine PEG (perkutane endoskopische Gastrostomie) verwendet. In der Hand des erfahrenen Endoskopikers handelt es sich um eine sichere, komplikationsarme Methode.

Perkutane Jejunostomie (PEJ)

Eine perkutane Jejunostomie wird bei inoperablen Ösophagus- und Magenkarzinomen durchgeführt. Als palliativ minimal-invasive Behandlungsmöglichkeit ist bei chirurgisch nicht mehr sanierbaren gastrointestinalen Malignomen unter Umständen eine enterale Nahrungszufuhr nur noch über einen Dünndarm-Ernährungskatheter möglich (vgl. Feussner et al. 1996).

Wenn klinisch, radiologisch und endoskopisch keine Besserung einer Aspiration bei Dysphagie erkennbar ist, wenn z. B. auch rezidivierende Aspirationspneumonien eintreten und eine konservative Schlucktherapie erfolglos bleibt oder nicht indiziert ist, ist eine chirurgische Behandlung angezeigt. Zur chirurgischen Behandlung von Aspirationen infolge Erkrankungen im Bereich des pharyngo-ösophagealen Übergangs und Larynx werden unterschiedliche operative Maßnahmen empfohlen.

! Eine chirurgische Dysphagie-Therapie setzt voraus, dass alle Möglichkeiten einer konservativen Behandlung ausgenutzt wurden und eine Besserung der Aspiration nicht eingetreten ist.

Unterschiedliche Möglichkeiten einer chirurgischen Therapie

Folgende unterschiedliche Möglichkeiten der chirurgischen Behandlung einer Dysphagie bei Aspiration werden nach topographischen Gesichtspunkten erörtert:
- Velopharyngoplastik
- Phonochirurgie (ein- und beidseitige Stimmlippenlähmung)
- Larynx-Karzinom (Zustand nach Teilresektion, Zustand nach Laryngektomie)
- laryngeale Separation bzw. Suspension
- laryngeale Diversion
- Glottisverschluss bzw. Laryngektomie
- Ösophagusdivertikel
- Myotomie
- Botulinum Toxin
- Antirefluxchirurgie
- endoskopische Refluxtherapie

Velopharyngoplastik

Eine Aspiration bzw. eine Regurtation von Flüssigkeiten in die Nase kann die Folge unterschiedlicher Krankheitsbilder im Bereich des Velopharynx sein, so dass eine Velopharyngoplastik indiziert sein kann.

Phonochirurgie (ein- und beidseitige Stimmlippenlähmung)

Bei Larynxparesen kann es zu einer Aspiration kommen. Dabei gleitet die flüssige und/oder feste Nahrung – besonders wenn noch eine Sensibilitätsstörung besteht – in die Subglottis. Im Bedarfsfall ist eine endolaryngeale oder extralaryngeale Phonochirurgie erforderlich.

Laryngeale Suspension

Der Larynx wird an das Zungenbein fixiert oder durch einen Draht an die Mandibula aufgehängt.

Laryngeale Separation bzw. Diversion

Bei beiden Techniken wird die Trachea durchtrennt und mit dem unteren Stumpf als Tracheostoma mit der Haut vernäht. Der obere Stumpf wird entweder verschlossen (laryngeale Separation) oder in den Ösophagus abgeleitet (laryngeale Diversion).

Glottisverschluss, Laryngektomie

Mit Hilfe unterschiedlicher Verfahren kann bei extremer Aspiration die respiratorische Kehlkopffunktion aufgehoben werden.

Divertikel

Synonym zum Begriff zervikales Divertikel werden die Begriffe Zenker-Divertikel, Pulsionsdivertikel bzw. Hypopharynx-Divertikel verwendet. Die Häufigkeitsverteilung von Ösophagusdivertikeln wird wie folgt angegeben:

- zervikales Divertikel (Zenker-Divertikel): 70 %
- Traktionsdivertikel (in Höhe der Trachealbifurkation): 21,5 %
- epiphrenisches Divertikel: 8,5 %

(vgl. Feussner, Harms 2001, Band 1)

Die Ätiologie der Ösophagusdivertikel wird durch eine Wandausbuchtung durch abnormen intraluminaren Druck (Pulsionsdivertikel) oder einen Zug von außen (Traktionsdivertikel) bestimmt.

Zur Behandlung des zervikalen Ösophagusdivertikels werden empfohlen:

- das klassische Vorgehen von außen über einen linkszervikalen Schnitt mit Abtragung des Divertikels
- die endoluminale Schwellendurchtrennung

Unter 63 Patienten mit Zenker-Divertikel konnten Zbären et al. (2000) 58 erfolgreich mit mikroendoskopischer Schwellenspaltung mit dem CO_2-Laser heilen. Damit ist die mikroendoskopische Schwellendurchtrennung beim Zenker-Divertikel eine sichere und erfolgreiche Alternative zur klassischen transkutanen Divertikulotomie (vgl. Krespi et al. 2002).

Myotomie des oberen ösophagealen Sphinkters

Eine krikopharyngeale Myotomie kann

- nach Kopf-Hals-Karzinom-Chirurgie und
- bei krikopharyngealer Achalsie

notwendig werden.

Voraussetzung ist der Ausschluss einer gastro-ösophagealen Refluxkrankheit. Der Zugangsweg ist endoskopisch. Dabei wird ein CO_2-Laser verwendet.

> **!** Die Myotomie des M. cricopharyngeus ist die häufigste Indikation für eine chirurgische Maßnahme bei Dysphagie. Voraussetzungen sind eine ausreichende Larynxelevation, Zungenschubkraft und Pharynxkontraktion.

Voraussetzung einer Myotomie des unteren ösophagealen Sphinkters ist eine Reduktion des unteren Ösophagusdruckes, ohne einen gastro-ösophagealen Reflux zu provozieren. Der Zugangsweg ist transthorakal oder transabdominal.

Botulinum Toxin

Botulinum Toxin wird z. B. zur Behandlung der Aspiration bei krikopharyngealer Dysfunktion empfohlen. Es werden unterschiedliche Erfahrungen bei kleinen Fallzahlen mitgeteilt. Parameswaran und Soliman (2002) konnten u. a. bei 11 von 12 Patienten nach endoskopischer Botulinum-Toxin-Injektion 3,8 Monate mit günstigen Erfolgen beobachten.

Wenn der Spasmus im Rahmen der Grundkrankheit nicht abklingt, z. B. bei einem Schlaganfall, muss Botulinum Toxin immer wieder im Intervall nachinjiziert werden oder es wird eine Myotomie angeschlossen. Prospektive kontrollierte Studien werden empfohlen.

Antirefluxchirurgie

Im Rahmen der Antirefluxchirurgie wird eine Fundoplication empfohlen. Dabei erfolgt eine manschettenförmige Faltung und Fixierung des Magenfundus um den distalen Ösophagus zur operativen Behandlung einer Refluxösophagitis oder Hiatushernie. In den letzten Jahren werden auch die Möglichkeiten einer endoskopischen Refluxtherapie zunehmend erörtert.

Literatur

Arvedson, J.C.: Oral-motor and feeding assessment. In: Pediatrics swallowing and feeding: Assessment and management. J.C.Arvedson, L.Brodsky (eds.). Singular Publishing Group, San Diego 1993

Arvedson, J.C., Brodsky, L.: Pediatric swallowing and feeding. Assessment and management. Singular Publishing Group, San Diego 1993

Arvedson, J.C., Brodsky, L.: Pediatric swallowing and feeding. 2. Ed. Singular, Thomson Learning, Albany 2002

Aviv, J.E. et al.: A new bedside endoscopic test of the motor an sensory components of swallowing. Ann Otol Rhinol Laryngol 107 (1998) 378-387

Aviv, J.E. et al.: The safety of endoscopic swallowing evaluations. In: Endoscopic evaluation and treatment of swallowing disorders. S.E.Langmore. Thieme, New York/Stuttgart 2001.P.235-242

Aviv, J.E., Kidder, T.M., McCulloch, T.: Swallowing disorders: otolaryngologic aspects. American Academy of Otolaryngology – Head and Neck Foundation , Inc. Alexandria, VA, 2001

Aviv, J.E. et al.: Swallowing disorders: otolaryngologc aspects. American Academy of Otolaryngology-Head and Neck Surgery Foundation. Alexandria, VA.USA. 2001

Barofsky, I., Fontaine, K.R.: Do psychogenic dysphagia patients have an eating disorder?. Dysphagia 13 (1998) 24-27

Bartolome, G.: Grundlagen der funktionellen Dysphagietherapie (FDT). In: Schluckstörungen. 2.Aufl. Bartolome, G.et al. Urban&Fischer, München/Jena 1999

Bartolome, G.: Funktionelle Dysphagietherapie. In: Schluckstörungen. 2.Aufl. Bartolome, G. et al. Urban&Fischer, München/Jena 1999

Boenninghaus, H.-G., Lenarz, Th.: Hals-Nasen-Ohren-Heilkunde. 11. Aufl. Springer, Berlin 2001

Böhme, G.: Ultraschall-Diagnostik bei Sprech- und Schluckstörungen. In: Lehrbuch der Ultraschalldiagnostik im Kopf-Hals-Bereich. Hrsg. R.Sader, B.Norer,H.-H.Horch. Einhorn-Presse Verlag, Reinbek 2001. S.390-408

Brinda-Raitmayr, K., Their, G., Schratter-Sehn, A.U.: Prophylaxe und Behandlung der Xerostomie. Otorhinolaryngol Nova 9 (1999) 35

Buchholz, D.W., Prosiegel, M.: Neurologisch bedingte Schluckstörungen. In: Schluckstörungen. 2.Aufl.Bartolome et al. Urban & Fischer, München/Jena 1999

Calcagno, P. et al.: Dysphagia in multiple sclerosis – prevalence and prognostic factors. Acta Neurol Scand 105 (2002) 1, 40-43

Clarke, C.E.etal.: Referral criteria for speech and language therapy assessment of dysphagia caused by idiopathic Parkinson's disease. Acta Neurol Scand 97 (1998) 1, 27-35

Coates, C., Bakheit, A.M.: Dysphagia in Parkinson'sdisease. Eur Neurol 38 (1997)1, 49-52

Cook, J . et al.: Timing of videofluoroscopic, manometric events, and bolus transit during oral andpharyngeal phases of swallowing. Dysphagia 4 (1989) 8-15

Daniels, S.K., Foundas, A.L.: Lesion localization in acute stroke patients with risk of aspiration. J.of Neuroimaging 9 (1999) 91-98

Daniels, S.K.: The cortical control of swallowing. In: Swallowing and swallowing disorders (dysphagia). Division 13. Vol.10, No3. American Speech and Hearing Association. October 2001

Denk, D.-M.: Phoniatrische Aspekte der oropharyngealen Dysphagie in Diagnostik und Therapie. HNO 44 (1996), 339-353

Denk, D.-M.: Videoendoscopic biofeedback: a simple method to improve the efficacy of swallowing rehabilitation of patients after head and neck surgery. ORL 59 (1997) 100-105

Denk, D.-M.: Dysphagie nach Therapie von Kopf-Hals-Malignomen. In: Oropharyngeale Dysphagien. Hrsg.W.Bigenzahn u.D.-M.Denk. Thieme, Stuttgart 1999. S.120-129

Denk, D.-M.: Funktionelle Therapie oropharyngealer Dysphagien nach Kopf-Hals-Tumoren. In: Sprach-, Sprech-, Stimm- und Schluckstörungen. Band 2. 3.Aufl. G. Böhme (Hrsg.). Urban&-Fischer, München/Jena 2001. S.386-406

Denk, D.-M., Schima, W., Bigenzahn, W.: Erfolgskriterien für eine erfolgreiche Schluckrehabilitation. In: Aktuelle phoniatrisch pädaudiologische Aspekte 1999/2000. Band 7. Median-Verlag, Heidelberg 2000. S.223-226

Denk, D.-M., Schima, W., Schneider, B., W. Bigenzahn: Zur Wertigkeit von Videoendoskopie und Röntgen-Videocinematographie in der Diagnostik kindlicher Dysphagien. In: Aktuelle phoniatrisch-pädaudiologische Aspekte 2002/2003. Band 10. Hrsg.v.M.Gross u.E.Kruse. Median-Verlag, Heidelberg 2002. S.400-404

De Pauw, A.et al.: Dysphagia in multiple sclerosis. Clin Neurol Neurosurg 104 (2002) 4, 345-351

Diesener, P.: Videoendoscopy in children. State of the arte: Dysphagia 2000. Munich, Germany. Sept.15-16. 2000. Abstract

Dieterich, M.: Hirnstamminfarkte und Basilaristhrombose. In: Schlaganfall. Hrsg.v.G.F.Hamann, M.Siebler, W.v.Scheidt. EcomedVerlagsgesellschaft, Landsberg 2002.. S.161-168

Dodds, W.: The physiology of swallowing. Dysphagia 3 (1989) 171-178

Ekberg, O.: Radiologic evaluation of swallowing. In: Dysphagia. Diagnosis and Management. Third Edition. M.E. Groher (Ed.). Butterworth-Heinemann, Boston 1997. P.191-222

Feussner, H., Unbehaun, N.; Siewert, J.R.: Minimal-invasive Chirurgie in der Onkologie. Münch.med.Wschr. 138 (1996) 13,221-224

Feussner, H.: Pathologie, Funktionsdiagnostik und Therapie ösophagealer Schluckstörungen. In: Schluckstörungen. 2. Aufl. Bartolome et al. Urban&Fischer. München/Jena 1999. S.313-325

Fuijiu, M., Logemann, J.A.: Effect of a tongue-holding maneuver on posterior pharyngeal wall movement during deglutition. Am.J.of Speech-Language Pathology 5 (1996) 23-30

Fuijiu, M., Logemann, J.A., Pauloski, B.R.: Increased postoperative posterior pharyngeal movement in patients with anterior oral cancer: preliminary findings and possible implications for treatment. Am. J. of Speech-Language Pathology (1995) 4, 24-30

Finiels, H., Strubel, D., Jacquot, JM: Deglutition disorders in the elderly. Epidemiological aspects. Presse Med 2001 Nov 10; 30(33)1623-1634

Garliner, D. (Hrsg.): Myofunctional therapy. Library of Congress. USA 1981. Zit. bei Schalch 1999

Groher, M.E.: Dysphagia. 3.Ed. Butterworth-Heinemann, Boston 1997

Hacki, T.: Endoskopische Mehrfarben-Schluckuntersuchung. Laryngo-Rhino-Otol 79 (2000) 335-340

Hall, K.D.: Pediatric dysphagia. Singular/Thomson Learning. San Diego 2001

Hamdy, S., Aziz, Q., Rothwell, J.C. et al.: Explaining oropharngeal dysphagia after unilateral hemispheric stroke. Lancet 350 (1997) 686-692

Hamdy, S. et al.: Identification of the cerebral loci processing human swallowing with H_2 ^{15}O PET acitivation. J. Neurophysiol 81 (1999) 1917-1926

Hannig, Chr.: Radiologische Funktionsdiagnostik des Pharynx und des Ösophagus. Springer, Berlin/Heidelberg 1995

Hannig, Chr., Wuttge-Hannig, A., Hess, U.: Analyse und radiologisches Staging des Typs und Schweregrades einer Aspiration. Der Radiologe 35 (1995) 741-746

Hannig, Chr., Wuttge-Hannig, A.: Radiologische Funktionsdiagnostik von Schluckstörungen bei neurologischen Krankheitsbildern und bei therapierten onkologischen Kopf-Hals-Erkrankungen. In: Schluckstörungen. 2. Aufl. G. Bartolome et al. Urban & Fischer, München/Jena 1999, S. 65–110

Hartnick, Chr. J. et al.: Pediatric fiberootic endoscopic evaluation of swallowing. Ann Otol Rhinol 109 (2000) 996-999

Hartwein, J., Rüther, W.: Sponylosis hyperostotica (M.Forestier) – zur Differerentialdiagnose der Dysphagie. Laryng.Rhinol.Otol. 63 (1984) 25-26

Herbst,W.: Neurogene Dysphagien und ihre Patienten mit Trachealkanülen. Schulz-Kirchner Verlag, Idstein 2000

Higo, R. et al.: Videomanofluormetric study in amytrophic lateral sclerosis. Laryngoscope 112 (2002) 911-917

Hirano, M. et al.: Dyphagia following various degrees of surgical resection for oral cancer. Ann.Otol .Rthinol.Laryngol.191 (1992) 138-141

Huckabee, M.L.: Biofeedback-Monitoring zur Effektivierung der Schluckrehabilitation. In: Methoden in der klinischen Dysphasiologie. S. Stanschus (Hrsg.). Schulz-Kirchner Verlag, Idstein 2002

Hughers, P.L. et al.: Dysphagia In treated nasopharyngeal cancer. Head & Neck 22 (2000) 4, 393-397

Ishida, R. et al.: Hyoid motion during swallowing: factors affecting forward and upward displacement. Dysphagia 17 (2002) 262-272

Jennings, K.S., Strosky, D., Jackson, G.: Swallowing problems after exzision of tumors of the skull base: Diagnosis and management in 12 patients. Dysphagia 8 (1992) 40-44

Jones, B., Donner, M.: Normal and abnormal swallowing. Springer, New York/Berlin 1991

Kalde, S., Kolbig, N., Vogt, M. (Hrsg.): Enterale Ernährung. 3. Aufl. Urban & Fischer, München/Jena 2002

Kasper, D.et al.: Manifestationsformen der diffusen idiopathischen Skeletthyperostose (M.Forestier) in der HNO-Heilkunde. HNO 50 (2002) 978-983

Keller, H.H.: Malnitrition in institutionalized elderly: How and why?. J. Am. Geriatr. Soc. 4 (1993) 1212-1218

Kent, R.D., Vorperian: Development of the craniofacial-oral-laryngeal anatomy: a review. J. of Medical Speech-Language Pathology 3 (1995) 3, 145-190

Krespi, Y. et al.: Endoscopic treatmetn of Zenker's diverticulum using CO2 laser. Otolaryngology _Head and Neck Surgery 127 (2002)4, 309-314

Lang, L.M., Shaker, R.: An update on the physiology of the components of the upper esophageale sphincter. Dysphagia 9 (1994) 229-232

Langmore, S.E.: Endoscopic evaluation and treatment of swallowing disorders. Thieme, Stuttgart/New York 2001

Langmore, S.E., Aviv, J.E.: Endoscopic procedures to evaluate oropharyngeal swallowing. In: Endoscopic evaluation and treatment of swallowing disorders. S.E. Langmore (Ed.). Thieme, Stuttgart/New York. P. 73-100, 2001

Lazarus, C.L.: Managmement of swallowing disorders in head and neck cancer patients: optimal patterns of care. Seminars in speech and language 21 (2000) 4, 293-309

Leder, S.B., Karas, D.E.: Fiberoptic evaluation of swallowing in the pediatric population. Laryngoscope 110 (2000) 1132-1336

Leopold, N.A., Kagel, M.C.: Swallowing, ingestion and dysphagia: a reappraisal. Arch Phys Med Rehab. 64 (1983) 371-373

Leopold, N.A., Kagel, M.C.: Dysphagia-ingestion or deglutition?: A proposed paradigm. Dysphagia 12 (1997) 202-206

Leitlinien der Deutschen Gesellschaft für Phoniatrie und Pädaudiologie. HNO 47 (1999) 766-776

Link, D.T. et al.: Pediatric laryngopharyngeal sensory testing during flexible endoscopic evaluation of swallowing feasible and correlative. Ann Otol Rhinol Laryngol 109 (2000) 10, 899-905

Logemann, J.A.: Manual for the videofluorographie study of swallowing, 2.ed.Pro-Ed., Austin TX. 1993

Logemann, J.A.: Noninvasive approaches to deglutitive aspiration. Dysphagia 8 (1993) 331-333

Logemann, J.: Professional education and training. In: Dysphagia. A continuum of care. Ed.B.C.Sonies. Aspen Publishers, Gaithersburg (Maryland) 1997. P.123-136

Logemann, J.A..: Role of the modified barium swallow in management of patients with dysphagia. Otolaryngol Head Neck Surg 116 (1997) 335-338

Logemann, J.A.: Evaluation and treatment of swallowing disorders. Pro-ed, Austin 1998

Logemann, J.: Mechanismus of normal and abnormal swallowing. In: Otolaryngology Head & Neck Surgery. Volume Three. Third Edition. Ed.C.W.Cummings. Mosby, St.Louis 1998

Mancusi, G. et al.: Zur Bedeutung des video-endoskopisch kontrollierten Schluckversuches im Management dysphagischer Patienten. Oto-Rhino-Larynologica NOVA 11 (2001) 5,232

Miller, F.R., Eliachar, I.: Managing the aspiration patient. American J. of Otolaryngology 15 (1994) 1, 1-17

Momm,F. et al.: Xerostomie nach Strahlentherapie. HNO 49 (2001) 831-836

Motsch, Chr., Kahl, S., Nebelung, K.: Grundlagen der enteralen Ernährung, Sondentechniken, PEG. Laryngo-Rhino-Otol 80 (2001) 449-457

Newton, H., Newton, B., Pearl, C., Davidson, D.: Swallowing assessment in primary brain tuner patients with dysphagia. Neurlogy 44 (1994) 1927–1932

Niers, N.: Der physiologische Schluckvorgang und altersbedingte Veränderungen. In: Kolb, G.(Hrsg.). Dysphagie. Kompendium für Ärzte und Sprachtherapeuten in Klinik, Rehabilitation und Geriatrie. Urban&Vogel, München 2000. S.11-24

Nusser-Müller-Busch, R.: Logopädie in der Neonatologie. Jahrestagung des Deutschen Bundesverbands für Logopädie. Lübeck, 17.Mai 1996.

Nusser-Müller-Busch, R.: Therapie neurogener Schluckstörungen. In: Sprach-, Sprech-, Stimm- und Schluckstörungen. Band 2. 3.Aufl. G.Böhme (Hrsg.). Urban&Fischer, München/Jena 2001. S.375-385

Parameswaran, M.: Endoscopic Botulinum Toxin injection for cricopharyngeal dysphagia. Ann Otol Laryngol 111 (2002) 871-874

Pauloski, B.R. et al.: Swallow function and percpetion of dysphagia in patients with head and neck cancer. Head & Neck 22 (2000) 555-565

Postma, G. N. et al.: The role of transnasal esophagoscopy in head and neck oncology. Laryngoscope 112 (2002) 12, 2242–2243

Probst, R., Grevers, G., Iro, H.: Hals-Nasen-Ohren-Heilkunde. Thieme, Stuttgart/New York 2000

Prosiegel, M. et al.: Schluckstörungen bei neurologischen Patienten. Nervenarzt 73 (2002) 364-370

Prosiegel, M.: Neurologie von Schluckstörungen, In: Dysphagie. M. Prosiegel (Hrsg.). Verlag Hygieneplan. Bad Homburg 2002, S. 9–46

Prosiegel, M., Wagner-Sonntag, E.: Schluckstörungen. In: Schlaganfall. Hrsg. v. G. F. Hamann et al. Ecomed Verlagsgesellschaft, Landsberg 2002

Rood, M.: Neurophysiological mechanisms utilized in the treatment of neuromuscular dysfunction. Am.J.Occupational Therapy 10 (1956) 220-225

Schalch,F.: Schluckstörungen und Gesichtslähmung. 5. Aufl. Urban & Fischer, München 1999

Schelling, A.: Tracheotomie und Kanülenversorgung. In: Dysphagie. Hrsg. v. M. Prosiegel. Verlag Hygieneplan, Bad Homburg 2002. S. 134–144

Schindler, J.S., Kelly, J.H.: Swallowing disorders in the elderly. Laryngoscope 112 (2002) 589–602

Schlottmann, A., Wilke, W., Pahn, J.: 24-h-pH-Metrie des Hypopharynx. HNO 47 (1999) 112-116

Schröter-Morasch, H.: Anamnesebogen zur klinischen Erfassung von Schluckstörungen nach Hirnverletzungen. EKN-Materialien für die Rehabilitation. Bd.5. Dortmund. Verlag Modernes Lernen, Bergmann Publishing 1994

Schröter-Morasch, H.: Schweregradeinteilung der Aspiration bei Patienten mit Schluckstörung. In: Gross, M. (Hrsg.). Aktuelle phoniatrisch-pädaudiologische Aspekte 1995. Bd.3. R. Gross Verlag, Berlin 1996. S.145-146 (1996)

Schröter-Morasch, H.: Ätiologie und klinische Manifestation von Schluckstörungen. Sprache-Stimme-Gehör 23 (1999) 11-15

Schröter-Morasch,H.: Klinische Untersuchung des Oropharynx und videoendoskopische Untersuchung der Schluckfunktion. S.111-140. In: Schluckstörungen. 2. Aufl. Bartolome, G. et al. Urban&Fischer, München/Jena 1999

Schröter-Morasch, H.: Neurogene Dysphagien. In: Oropharyngeale Dysphagien. Hrsg.v.W.Bigenzahn, D.-M.Denk. Thieme, Stuttgart/New York 1999

Schröter-Morasch, H. et al.: Values and limitations of pharyngolaryngoscopy (transnasal, transoral) in Patients with dysphagia. Folia Phoniatr Logop 51 (1999) 172-182

Schröter-Morasch, H.: Role of Videoendoscopy. State oft the art: Dysphagia 2000. Munich, 15.-16.September 2000. Abstract

Schröter-Morasch, H., Ziegler, W.: Transorale Endoskopie des Schluckvermögens (TOES) – Entwicklung und Evaluation eines Untersuchungsbogens. In: Aktuelle phoniatrisch-pädaudiologische Aspekte 2002/2003. Band 10. Median-Verlag, Heidelberg 2002. S.405-410

Schultz, A. et al.: Dysphagia associated with cricopharyngeal dysfunction. Arch Phys Med Rehabil 60 (1979) 381

Seidl, R.O., Nusser-Müller-Busch, R., Ernst, A.: Evaluation eines Untersuchungsbogens zur endoskopischen Schluckuntersuchung. Sprache – Stimme – Gehör 26 (2002) 28-36

Shaker, R. et al.: Augmentation of deglutitive upper esophageal sphincter opening in the elderly by exercise. Am J Physiol 272 (1997) G1518-1522

Shaker, R. et al.: Rehabilitation of swallowing by exercise in tube-fed patients with pharyngeal dysphagia secondary to abnormal UES opening. Gastroenterology 122 (2002) 5, 1314-1421

Shaprio, J., Franko„ D.L., Gagne, A.: Phagophobia: a form of psychoghenic dysphagia. A new entity. Ann.Otol.Rhinol.Laryngol 106 (1997) 286-290

Shawker, T.H. et al.: Real-time ultrasound visualization of tongue movement during swallowing. J.Clin.Ultrasound 11 (1983) 485-490

Sonies, B.C.: Instrumental procedures for dysphagia diagnosis. Seminars in Speech Language and Hearing 12 (1991) 3, 185-197

Stanschus, S.: Videofluorskopie und diätetische Maßnahmeen bei Dysphagie. Forum Logopädie 14 (2000) 3, 7-14

Stanschus, S.: Einführungskurs „Neurogene Dysphagie bei Erwachsenen". Seminar am Aphasiker Zentrum NRW. 21.10.2000. Hand-out.

Stanschus, S., Seidel, S.: Rehabilitation pharyngealer Schluckstörungen unterr Verwendung von Oberflächen-EMG: Fünf Fallstudien. Forum Logopädie 16 (2002) 5, 6-11

Strand, E.A. et al.: Management of oral-pharyngeal dysphagia symptoms in amyotrophic lateral sclerosis. Dysphagia 11 (1996) 129-139

Sullivan,P.A., Hartig,G K.: Dysphagia after total laryngectomy. Current Opion in Otolaryngology & Head and Neck Surgery 9 (2001) 139-146

Teasell, R. et al. : Clinical characteristics of patients with brainstem strokes admitted to a rehabilitation unit. Arch Phys Med Rehabil 83 (2002) 7, 1013-16

Thumfart, W.F.: Funktionelle und elektrophysiologische Diagnostik bei Dysphagie. Arch. of Oto-Rhino-Laryngology. Supplement 1990/I . 51-85

Veis, S.L., Logemann, J.A., Colangelo, L.: Effects of three techniques on Tongue base posterior movement. ASHA Annual Convention. Boston.1997. Convention Program.P.110

Vincent, D.A.et al.: The proximal probe in esophageale pHmonitoring: development of a normative database. J. of Voice 14 (2000) 2, 247-254

Waldfahrer, F., Iro, H.: Grundlagen und Konzepte zur enteralen Ernährung von HNO-Patienten. HNO 50 (2002) 201-208

Ward, W.C. et al.: Swallowing outcomes following laryngectomy and pharyngolaryngectomy. Arch Otolaryngol Head Neck Surg 128 (2002) 181-186

Westhofen, M.: Hals-Nasen-Ohrenheilkunde systematisch .UNI-MED Verlag, Bremen 2001

Wilging, J.P.et al.: Use of FEES to assess and manage pediatrics patients. In: Langmore, S.E.: Endoscopic evaluation and treatment of swallowing disordfers. Thieme, New York/Stuttgart 2001

Winslow, C.P.et al.: Dysphonia and dysphagia following the anterior approach to the cervical spine. Arch Otolaryngol Nead Neck Surg 127 (2001) 51-55

Wuttge-Hannig, A.: Hannig, Chr.: Radiologische Untersuchung des Schluckens – Videofluoroskopie. In: Dysphagie. M. Prosiegel (Hrsg), Verlag Hygieneplan, Bad Homburg 2002, S. 81–88

Wuttge-Hannig, A.: Hannig, Chr.: persönliche Mitteilung 2003

Zbären, P., Schär, P. Häusler, R.: Zenker-Divertikel: Mikroendoskopische Schwellenspaltung mit dem CO_2-Laser. Otorhinolaryngol Nova 10 (2000) 284-290

Begutachtung

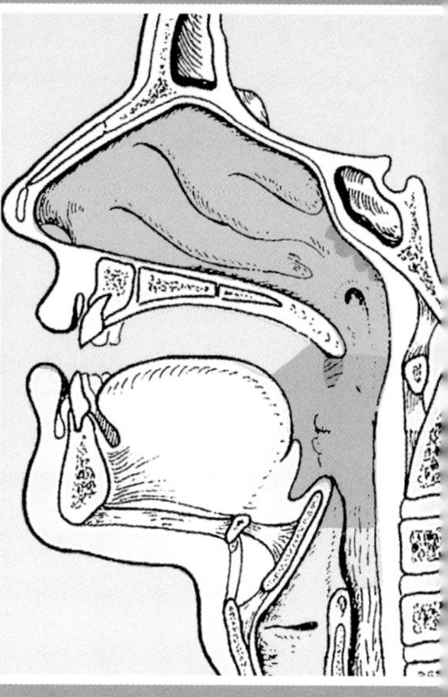

26 Begutachtung

Inhaltsübersicht

26.1 Einleitung

Die Begutachtungen von Sprach-, Sprech-, Stimm- und Schluckstörungen und kindlichen Hörstörungen nehmen an Häufigkeit zu und erfordern oto-rhino-laryngologische und phoniatrisch-pädaudiologische Erfahrungen. Darüber hinaus sind oft Zusatzkenntnisse in Logopädie, Sprachheilpädagogik, Neuropsychologie und Neurolinguistik erforderlich.

Grad der Behinderung (GdB)

In der Neufassung des Schwerbehindertengesetzes (SchwbG) vom 24.7.1986 wurde der Begriff der „Minderung der Erwerbsfähigkeit" (MDE) durch den „Grad der Behinderung" (GdB) ersetzt. Es soll damit zum Ausdruck gebracht werden, dass es nicht nur um die Minderung der Erwerbsfähigkeit im Sinne dieses Wortes geht – der Schwerbehinderte soll insbesondere in das Arbeits- und Erwerbsleben eingegliedert werden –, sondern generell um das Ausmaß von Funktionsstörungen (vgl. Feldmann 2001). Die für einzelne Körperschäden anzusetzenden Werte haben sich durch die Umbenennung nicht geändert. Die Zahlenwerte für die einzelnen Körperschäden sind gleich geblieben, nur der GdB wird nicht mit dem Zeichen % versehen. Der neue Begriff GdB erlaubt eine Aussage über die Leistungsfähigkeit am Arbeitsplatz. Der Grad der Behinderung (GdB) ist nach Zehnergraden abgestuft. Ein Grad der Behinderung um 10 bleibt unberücksichtigt. Andererseits finden leichtere Gesundheitsstörungen Berücksichtigung, die noch keinen Grad der Behinderung um 20 bedingen, deren Auswirkungen aber im Zusammenwirken mit anderen Funktionsstörungen besondere Bedeutung erlangen.

Erwerbsunfähigkeit

Schwerbehinderte sind nach dem Schwerbehindertengesetz (SchwbG) Personen mit einem Grad der Behinderung um wenigsten 50 von Hundert gemindert. Erwerbsunfähigkeit im sozialen Entschädigungsrecht bzw. völlige Erwerbsunfähigkeit im Einkommenssteuerrecht wird immer dann angenommen, wenn der Grad der Behinderung mehr als 90 beträgt. Für die dauernde Erwerbsunfähigkeit ist außerdem Voraussetzung, dass in absehbarer Zeit keine Aussicht auf wesentliche Besserung besteht. Die Erwerbsunfähigkeit nach dem Schwerbehindertengesetz ist also begrifflich nicht identisch mit der Erwerbsunfähigkeit in der gesetzlichen Rentenversicherung.

! Der Grad der Behinderung (GdB) darf nicht mit der Leistungsfähigkeit (Erwerbsfähigkeit) verwechselt werden.

26.2 Sprach-, Sprech- und Stimmstörungen

Phoniatrische Beurteilung vor Ergreifung eines Sprechberufes

Sehr häufig ist eine phoniatrische Beurteilung vor dem Ergreifen eines Sprecherberufs oder während der Ausbildung notwendig. Dies gilt auch für die Beurteilung von Gesangsstudenten vor bzw. während des Studiums. Dabei muss in kurzer und konkreter Form eine Aussage über die Stimm-, Sprech- und Sprachfunktion unter Einbeziehung der auditiven Kommunikationsfähigkeit abgegeben werden.

Jede Schädigung der Stimme, des Sprechens und der Sprache einschließlich der hörbedingten Kommunikationsstörungen ist als schwerwiegendes psychosoziales

Tab. 26.1: Phoniatrische und audiologische Erkrankungen, die das Ergreifen eines Sprechberufs ausschließen

- Kehlkopffehlbildungen
- Sulcus glottidis
- irreversible ein- oder beidseitige Kehlkopflähmung
- rezidivierende Stimmlippenknötchen
- rezidivierende Stimmlippenpolypen
- Kehlkopfpapillome
- therapieresistente Mutationsstörungen
- rezidivierende und therapieresistente funktionelle Dysphonien (hyperfunktionelle und hypofunktionelle Dysphonie)
- rezidivierende und therapieresistente psychogene Dysphonien und Aphonien
- rezidivierende und therapieresistente organische Dysphonien
- chronische, therapieresistente Laryngitis
- chronische und irreversible Veränderungen der Stimme durch Kehlkopfverletzungen
- Gaumensegellähmungen mit fehlender Kompensation
- submuköse Gaumenspalte
- Stottern, Poltern
- Zustand nach Operation einer Lippen-Kiefer-Gaumenspalte mit auffälliger Hypernasalität
- therapieresistente Dysglossien, Dysarthrien und Aphasien
- mittlere bzw. hochgradige Schallleitungs- oder Schallempfindungsschwerhörigkeit
- ein- oder beidseitige Taubheit

Problem zu werten. Dies gilt im Zusammenhang mit funktionellen und organischen Stimmstörungen für alle stimm- und sprechintensiven Berufen. Für diese Berufsgruppen (vgl. Kap. 13.2) bedeuten die Stimme, das Sprechen und die Sprache berufsnotwendiges Handwerkszeug. Selten tritt sogar eine Berufsunfähigkeit ein.

! Für die phoniatrische Begutachtung sind der Beruf sowie die individuelle Sprechbelastung von ausschlaggebender Bedeutung.

Phoniatrische und audiologische Erkrankungen, die das Ergreifen eines Sprechberufs ausschließen, sind in Tabelle 26.1 aufgeführt.

Funktionelle Stimmstörungen

Nicht selten wird vom Phoniater eine Begutachtung von Kommunikationsstörungen verlangt. Dabei handelt es sich vorwiegend um Patienten, die im Lehramt tätig sind, oder um postoperative Schädigungen, bei denen eine Begutachtung erforderlich wird. Dies braucht nicht nur im Rahmen großer Gutachten oder Obergutachten geschehen. Funktionelle Stimmstörungen sind nicht in der Liste der Berufskrankheiten aufgeführt, und sie können auch nicht zur Berufskrankheit erhoben werden. Dagegen wird oft nach der Berufsfähigkeit bei Sprechberufen gefragt.

Funktionelle Stimmstörungen sind Ausdruck dafür, dass der Stimmapparat die besonderen Anforderungen, die der Beruf mit sich bringt, nicht ausreichend kompensieren kann oder dass er hierfür nicht ausreichend ausgebildet ist. Es besteht für die funktionelle Stimmstörung keine Berufskrankheit, sie ist auch nicht in der Liste der Berufskrankenverordnung aufgeführt und wird auch nicht unter Anwendung des sog. Härteparagraphen (§ 9 Abs. 2 SGB VII) als Berufskrankheit anerkannt (vgl. Brusis 2001).

! Funktionelle Stimmstörungen sind nicht in der Liste der Berufskrankenverordnung aufgeführt und können auch nicht als Berufskrankheit anerkannt werden.

Organische Stimmstörungen

Postoperative Befunde nach Strumektomie mit Rekurrensparesen können eine Begutachtung erforderlich machen. In diese Gruppe gehören auch phonochirurgische Eingriffe sowie Begutachtungen nach onkologischen Erkrankungen im Kehlkopfbereich.

Grundsätzlich ist vorauszusehen, dass künftig nur eine Identifizierung des N. recurrens als sachgerecht und standardmäßig vom Gutachter beurteilt wird. Es sei denn, im Operationsbericht wurde die Nichtdarstellung überzeugend begründet (vgl. Kienzle, Weltrich 2001).

Posttraumatische Stimmstörungen können von schwersten Larynxschäden begleitet werden.

Erwerbs- und Berufsunfähigkeit nach Laryngektomie

Der Grad der Behinderung (GdB) eines Laryngektomierten wird wie folgt eingeschätzt:

- Bei guter Ösophagusstimme bzw. Anwendung einer Stimmprothese und ohne Begleiterscheinungen außerhalb des Kopf-Hals-Bereichs (z. B. chronische Bronchitis) wird in der Regel auf 70 % GdB geschätzt.
- Bei zusätzlichen Begleiterkrankungen wie chronischer Tracheitis, chronisch-obstruktiver Bronchitis oder ungenügender Ösophagusstimme, wird von 80 % GdB ausgegangen.
- Es besteht postoperativ bei allen Laryngektomierten wegen eines malignen Tumors eine Heilungsbewährung von 5 Jahren. Der GdB beträgt während dieser Zeit insgesamt 100 (Entfernung des Kehlkopfes 80, Heilungsbewährung 20). Nach diesem Zeitpunkt ist lediglich der eigentliche Organschaden ausschlaggebend. Dabei kann die für einen Laryngektomierten

Tab. 26.2 Grad der Behinderung (GdB) bei Sprach-, Sprech- und Stimmstörungen (Wirth 2000)

Es gelten folgende Prozentsätze:	
schwere Funktionsstörung der Zunge durch Gewebsverlust, narbige Fixierung oder Lähmung je nach Umfang und Artikulationsstörung	30–40 %
Kieferklemme mit Notwendigkeit der Aufnahme flüssiger Nahrung und entsprechender Sprechstörungen	50 %
Verlust eines Teiles des Unterkiefers mit schlaffer Pseudoarthrose:	
• ohne wesentliche Beeinträchtigung der Kaufunktion und Artikulation	0–10 %
• mit erheblicher Beeinträchtigung der Kaufunktion und Artikulation	20–50 %
Verlust eines Teiles des Oberkiefers:	
• ohne wesentliche kosmetische und funktionelle Beeinträchtigung	0–10 %
• mit entstehender Wirkung, wesentlicher Beeinträchtigung der Nasen- und Nebenhöhlen (Borkenbildung, ständige Sekretion)	20–40 %
Verlust erheblicher Teile des Alveolarfortsatzes mit wesentlicher, prothetisch nicht voll ausgleichbarer Funktionsbehinderung	20 %
ausgedehnter Defekt des Gaumens mit gut sitzender Defektprothese	30 %
Verlust des Gaumens ohne Korrekturmöglichkeit durch geeigneter Prothese (Störung der Nahrungsaufnahme)	50 %
• Lippen-, Kiefer-, Gaumenspalte bis zum Abschluss der operativen Behandlung generell	100 %
anschließend nach individueller Begutachtung unter Berücksichtigung von Sprech-, Kau-, Schluckfunktionen und kosmetischen Gesichtspunkten	20–50 %
Verlust des Kehlkopfes:	
• bei guter Speiseröhrensprache und ohne Begleiterscheinungen außerhalb des Halsbereichs (z. B. Bronchitis), unter Mitberücksichtigung der Beeinträchtigung der körperlichen Leistungsfähigkeit (fehlende Bauchpresse)	70 %
sonst:	80 %
• Beachte: anhaltende schwere Bronchitiden und Beeinträchtigungen durch Nervenlähmungen im Hals und Schulterbereich sind ggf. zusätzlich zu berücksichtigen.	
• Bei Verlust des Kehlkopfes wegen eines malignen Tumors ist fünf Jahre nach der Beseitigung der Geschwulst eine Heilungsbewährung abzuwarten; GdB während dieser Zeit:	100 %
Teilverlust des Kehlkopfes:	
• je nach Sprechfähigkeit und Beeinträchtigung der körperlichen Leistungsfähigkeit	20–50 %
• bei Teilverlust des Kehlkopfes wegen eines malignen Tumors ist fünf Jahre nach der Beseitigung der Geschwulst eine Heilungsbewährung abzuwarten;	
Gdb während dieser Zeit.	
• bei Geschwulstentfernung im Frühstadium (T1 NO MO):	50–60 %
• sonst:	80 %
Dauerkanüle notwendig nach Luftröhrenschnitt:	
• reizlos oder mit geringen Reizerscheinungen (Tracheitis, Bronchitis) und mit guter Sprechstimme	40 %
• mit erheblichen Reizerscheinungen und/oder erheblicher Beeinträchtigung der Sprechstimme bis zum Verlust der Sprechfähigkeit (z. B. bei schweren Kehlkopfveränderungen)	50–70 %
Trachealstenose:	
• mit geringer Atembelastung – auch bei Belastung	0–10 %
• mit stärkerer Atembehinderung	20–40 %
• mit erheblicher Atembehinderung bereits in Ruhe	50 %
• mit Notwendigkeit, eine Dauerkanüle zu tragen	40–50 %
Stimmlippenlähmung:	
• einseitig:	
– kompensiert, mit guter Stimme	0–10 %
– mit dauernder Heiserkeit	20 %
– mit Aphonie	30 %
• beidseitig:	
– je nach Atembehinderung und Stimmfunktion	30–50 %
– mit Notwendigkeit, eine Dauerkanüle zu tragen	40–50 %

Tab. 26.2 Fortsetzung

Es gelten folgende Prozentsätze:	
Artikulationsstörungen durch Lähmungen oder Veränderungen in Mundhöhle oder Rachen:	
• mit gut verständlicher Sprache	10 %
• mit schwer verständlicher Sprache	20–40 %
• mit kaum verständlicher Sprache	50 %
Stottern:	
• leicht	0 %
• mittelgradig	
– auf bestimmte Situationen begrenzt	10 %
– nicht situationsabhängig	20 %
• schwer	30 %
• Beachte: Außergewöhnliche psychoreaktive Störungen sind ggf. zusätzlich zu berücksichtigen (s. Nummer 18, Absatz 8, S. 26)	
Stimmstörungen:	
• mit Heiserkeit bei Belastungen	0–10 %
• mit dauernder erheblicher Heiserkeit	20 %
• mit Aphonie	30 %
Hirnpathologische herdbedingte Ausfälle (z. B. Aphasie, Apraxie, Agnose):	
• leicht (z. B. Restaphasie)	30–50 %
• mittelgradig (z. B. mittelgradige, kombinierte Aphasie)	60–80 %
• schwer (z. B. fast totale bis totale kombinierte Aphasie)	100 %
Periphere Fazialisparese:	
• einseitig	
– kosmetisch nur wenig störende Restparese	0–10 %
– ausgeprägtere Restparese oder Kontrakturen	20 %
– komplette Lähmung oder entstellende Kontraktur	30 %
• beidseitig komplette Lähmung	50 %
Angeborene oder in der Kindheit erworbene Taubheit oder an Taubheit grenzende Schwerhörigkeit (geringer Hörrest) mit Sprachstörungen:	
• angeboren oder bis zum 7. Lebensjahr erworben (wegen der schweren Störung des Spracherwerbs)	100 % (lebenslang)
• später erworben mit schweren Sprachstörungen (schwerverständliche Lautsprache, geringer Sprachschatz):	100 %
• sonst je nach Sprachstörung:	80–90 %
Legasthenie:	
• leicht, ohne wesentliche Beeinträchtigung der Schulleistungen:	0–10 %
• sonst bis zum Ausgleich:	20–30 %
Einschränkung der geistigen Leistungsfähigkeit mit Bildungsfähigkeit nur in Sonderschulen, beruflicher Eingliederung nur in einfache, sog. ungelernte Tätigkeiten, leichteren Störungen der Sprachentwicklung, Intelligenzrückstand entsprechend einem Intelligenzalter von etwa 10–12 Jahren bei Erwachsenen (I.Q. von etwa 70–60), je nach Erfolg der Sonderschule (ggf. weiterer Bildungsunfähigkeit nach Sonderschulabschluss), Störungen der Persönlichkeitsentwicklung, Fähigkeit zu selbständiger Lebensführung und sozialer Einordnung:	30–70 %
Schwerer Intelligenzmangel mit stark eingeengter Bildungsfähigkeit, erheblichen Mängeln im Spracherwerb, Intelligenzrückstand entsprechend einem Intelligenzalter unter 10 Jahren bei Erwachsenen (I.Q. unter 60):	
• bei relativ günstiger Persönlichkeitsentwicklung und sozialer Anpassungsmöglichkeit (Teilerfolg in einer Sonderschule, selbstständige Lebensführung in einigen Teilbereichen und Einordnung im allgemeinen Erwerbsleben mit einfachen motorischen Fertigkeiten noch möglich):	80–90 %
• bei stärkerer Einschränkung der Eingliederungsmöglichkeiten mit hochgradigem Mangel an Selbstständigkeit und Bildungsfähigkeit, fehlender Sprachentwicklung, Beschäftigungsmöglichkeit auf Dauer nur in einer Werkstatt für Behinderte (beim Down-Syndrom fast immer):	100 %

Tab. 26.3 Abschätzung von aphasiebedingter MdR und GdB nach Token-Test T-Werten (Wallesch, Görtler 2000)

Token Test T-Wert	Gesetzliche Unfallversicherung (MdE in %)	Scherbehindertengesetz und soziales Entschädigungsrecht (GdB/MdE in %)
> 70	individuelle Beurteilung	individuelle Beurteilung
60–70	40–50	mindestens 50
50–60	50–60	70–80
40–50	60–80	80–100
< 40	mindestens 80	100

Tab. 26.4: GdB/MdE-Richtsätze für Hörstörungen und gehörbedingte Sprachstörungen (v. Arentsschild 1972; Feldman 2001)

1\. Taubheit beiderseits — GdB/MdE-Grad
(Hörreste für Lauterkennung nicht verwertbar, mittlerer Hörverlust für Töne nach *Röser* durch Schallempfindungsstörung über 90 dB) — 100

a) seit Geburt oder nach Frühertaubung (vor dem 9. Lebensjahr) — 90
b) nach Ertaubung vor voll gefestigtem Sprachbesitz und vor Abschluss der Schulbildung (9.–18. Lebensjahr) — 80
c) bei sprachlichen Spätfolgen einer Spätertaubung (nach dem 18. Lebensjahr) mit schlechter Sprachverständlichkeit.

2\. Hörrestigkeit auf dem besseren Ohr (entspricht etwa der Möglichkeit zur Erkennung von Vokalen, mittlerer Hörverlust für Töne durch Schallempfindungsstörung 90-80 dB)

a) bei Eintritt der Hörrestigkeit vor dem 9. Lebensjahr
b) bei Eintritt der Hörrestigkeit im 9.–18. Lebensjahr — 90
c) bei sprachlichen Spätfolgen einer nach dem 18. Lebensjahr eingetretenen Hörrestigkeit mit schlechter Sprechverständlichkeit — 80

80

3\. An Taubheit grenzende Schwerhörigkeit auf dem besseren Ohr (Satzverständnis ohne Absehen der Sprache möglich, zwischen laut am Ohr und 0,25 m, mittlere Hörverlust für Töne durch Schallempfindungsschwerhörigkeit 80–60 dB, bei Schallleitungskomponente ggf. auch über 80 dB)

a) bei Eintritt des Schwerhörigkeitsgrades vor dem 9. Lebensjahr mit eingeschränktem Wortschatz — 80
b) bei normalem Wortschatz bzw. Eintritt des Schwerhörigkeitsgrades nach dem 18. Lebensjahr und schlechter Sprechverständlichkeit durch gehörbedingte Artikulationsstörung — 70

4\. Hochgradige Schwerhörigkeit auf dem besserem Ohr (sicheres Satzverständnis bei Umgangssprache zwischen 0,25 m und 1 m, mittlerer Hörverlust für Töne ohne Berücksichtigung der Art der Schwerhörigkeit (60-50 dB)

bei eingeschränkter Sprechverständlichkeit durch gehörbedingte Artikulationsstörung je nach Schwerhörigkeitsgrad auf dem schlechterem Ohr — 55–60

5\. Mittelgradige Schwerhörigkeit auf dem besserem Ohr (Satzverständnis bei Umgangssprache zwischen 1 und 4 m, mittlerer Hörverlust für Töne 50–40 dB)

bei eingeschränkter Sprechverständlichkeit durch gehörbedingte Artikulationsstörung je nach Grad der Schwerhörigkeit auf dem schlechteren Ohr — 40–50

Anmerkung:
Die Beurteilung des Schwerhörigkeitsgrades erfolgt bei Erwachsenen möglichst aufgrund des Sprachaudiogrammes, ersatzweise durch Sprechabstandsprüfung und bei Bedarf durch Lauterkennungsprüfung. Nur bei Kindern mit noch nicht abgeschlossener Sprachentwicklung ist die Errechnung des mittleren Hörverlustes für Töne in Verbindung mit der Prognose der Sprachentwicklung für das Erwachsenenalter zu verwenden. Die Formel nach *Röser* lautet:

$$Hvt = \frac{3mal\ Hv\ (min) + 2mal\ Hv\ (2) + HV\ (max)}{6}$$

Hx (max) ist der größte, Hv (2) der zweitgrößte und Hv (min) der kleinste Hörverlust bei einer der 3 Frequenzen 500 Hz, 1000 Hz und 2000 Hz. Die Bemessung des GdB/MdE-Grades soll nach erfolgreicher Cochlea-Implantation (CI) im Regelfall nicht zurückgestuft werden.

Stichwortregister

B

C

D

E

T

U

V